# 消化系统疾病临床诊断与治疗

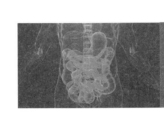

谭松 主编

云南出版集团公司
云南科技出版社

图书在版编目（CIP）数据

消化系统疾病临床诊断与治疗 / 谭松主编. -- 昆明：
云南科技出版社，2018.3
ISBN 978-7-5587-1249-4

Ⅰ．①消… Ⅱ．①谭… Ⅲ．①消化系统疾病－诊疗
Ⅳ．①R57

中国版本图书馆CIP数据核字（2018）第063014号

消化系统疾病临床诊断与治疗
谭　松　主编

责任编辑：王建明　　蒋朋美
责任校对：张舒园
责任印制：蒋丽芬
装帧设计：庞甜甜

书　　号：978-7-5587-1249-4
印　　刷：廊坊市海涛印刷有限公司
开　　本：889mm×1194mm　　　1/16
印　　张：44.5
字　　数：1432千字
版　　次：2020年7月第1版　　2020年7月第1次印刷
定　　价：198.00元

出版发行：云南出版集团公司云南科技出版社
地址：昆明市环城西路609号
网址：http://www.ynkjph.com/
电话：0871-64190889

# 前　言

　　消化系统疾病是内科最常见的疾病,与人们健康密切相关。随着人们生活水平的提高、社会经济的发展,消化内科疾病已成为严重危害人类身体健康的重要疾病之一。近年来,人们对消化内科疾病的研究日新月异,新概念、新方法不断提出,人们对消化内科疾病有了新的认识。高超的医术离不开丰富的临床经验,为了满足临床诊疗工作的需要,我们特组织多名经验丰富的消化内科专家、学者协力编写了这本《消化系统疾病临床诊断与治疗》。

　　本书自临床的基础理论到专业性疾病,从病因、病理至诊断、治疗,从常用的诊疗技术到内镜的诊疗方法,层次分明地予以阐述,重点在于展示实用性强的临床诊断、鉴别诊断及治疗方法。全书内容全面翔实,重点突出,深入浅出,方便阅读,是一本实用性很强的医学著作。

　　本书编写过程中,参阅了大量相关专业文献书籍。但由于各位编者的临床经验及编书风格有所差异,加之时间仓促,疏漏或不足之处在所难免,希望诸位同道不吝指正和批评,以期再版时予以改进、提高,使之逐步完善。

# 目　　录

## 第一篇　诊疗篇

**第一章　消化系统疾病常见症状** ……………………………………………………（1）

第一节　吞咽困难 …………………………………………………………………（1）

第二节　呕吐 ………………………………………………………………………（2）

第三节　呕血与黑便 ………………………………………………………………（7）

第四节　便血 ………………………………………………………………………（8）

第五节　低血容量休克 ……………………………………………………………（13）

第六节　腹痛 ………………………………………………………………………（15）

第七节　腹泻 ………………………………………………………………………（19）

第八节　便秘 ………………………………………………………………………（20）

第九节　黄疸 ………………………………………………………………………（22）

第十节　腹水 ………………………………………………………………………（23）

第十一节　肝大 ……………………………………………………………………（32）

第十二节　腹腔肿块 ………………………………………………………………（34）

**第二章　食管疾病** ……………………………………………………………………（42）

第一节　先天性食管疾病 …………………………………………………………（42）

第二节　食管功能性疾病 …………………………………………………………（51）

第三节　Barrett 食管 ………………………………………………………………（71）

第四节　食管创伤 …………………………………………………………………（77）

第五节　糜烂性食管炎 ……………………………………………………………（84）

第六节　食管异物 …………………………………………………………………（89）

第七节　胃食管反流病 ……………………………………………………………（93）

**第三章　胃部疾病** ……………………………………………………………………（112）

第一节　急性胃扩张 ………………………………………………………………（112）

第二节　急性胃炎 ……………………………………………………………………（114）

第三节　慢性胃炎 ……………………………………………………………………（122）

第四节　慢性胃病动力障碍 …………………………………………………………（126）

第五节　药源性胃病 …………………………………………………………………（131）

第六节　急性胃粘膜病变 ……………………………………………………………（136）

第七节　上消化道出血 ………………………………………………………………（137）

第八节　急性胃肠炎 …………………………………………………………………（148）

第九节　胃潴留 ………………………………………………………………………（149）

第十节　膈疝和胃扭转 ………………………………………………………………（150）

第十一节　消化性溃疡 ………………………………………………………………（161）

第十二节　消化性溃疡并发症 ………………………………………………………（167）

第十三节　胃癌 ………………………………………………………………………（172）

第十四节　胃良性肿瘤 ………………………………………………………………（182）

第十五节　胃癌以外的其他恶性肿瘤的治疗与合理用药 …………………………（184）

第十六节　胃癌并发症 ………………………………………………………………（188）

第十七节　胃部手术后的近期并发症 ………………………………………………（191）

第十八节　功能性胃十二指肠病 ……………………………………………………（201）

第四章　肠道疾病 ……………………………………………………………………（204）

第一节　十二指肠炎 …………………………………………………………………（204）

第二节　嗜酸粒细胞性胃肠炎 ………………………………………………………（206）

第三节　急性出血坏死性肠炎的治疗与合理用药 …………………………………（208）

第四节　肠梗阻 ………………………………………………………………………（211）

第五节　假性肠梗阻综合征 …………………………………………………………（212）

第六节　胃肠扭转 ……………………………………………………………………（217）

第七节　急性阑尾炎 …………………………………………………………………（226）

第八节　急性盲肠炎 …………………………………………………………………（230）

第九节　急性肠系膜上动脉梗死 ……………………………………………………（234）

第十节　炎症性肠病 …………………………………………………………………（235）

第十一节　抗生素相关性腹泻 ………………………………………………………（248）

第十二节　感染性腹泻 ………………………………………………………………（257）

第十三节　细菌性痢疾 ………………………………………………………………（266）

第十四节　结肠瘘 ……………………………………………………………………（269）

第十五节　溃疡性结肠炎 ……………………………………………………………（271）

第十六节　肛门直肠疾病 ……………………………………………………………（273）

第十七节　下消化道出血 ……………………………………………………………（283）

第十八节　肠结核 …………………………………………………………（290）

第十九节　大肠癌 …………………………………………………………（291）

第二十节　消化道憩室 ……………………………………………………（293）

第二十一节　功能性肠病 …………………………………………………（297）

第二十二节　胃肠道息肉综合征 …………………………………………（304）

第二十三节　类癌及类癌综合征 …………………………………………（307）

**第五章　肝脏疾病** ………………………………………………………（313）

第一节　病毒性肝炎 ………………………………………………………（313）

第二节　自身免疫性肝炎 …………………………………………………（323）

第三节　肝硬化腹水 ………………………………………………………（324）

第四节　脂肪性肝病 ………………………………………………………（328）

第五节　酒精性肝病 ………………………………………………………（329）

第六节　药物性肝损害 ……………………………………………………（331）

第七节　原发性胆汁性肝硬化 ……………………………………………（337）

第八节　肝脓肿 ……………………………………………………………（339）

第九节　肝性脊髓病 ………………………………………………………（340）

第十节　肝动脉闭塞 ………………………………………………………（343）

第十一节　肝肾综合征 ……………………………………………………（345）

第十二节　门脉高压症 ……………………………………………………（347）

第十三节　原发性肝癌 ……………………………………………………（350）

第十四节　肝性脑病 ………………………………………………………（352）

第十五节　肝衰竭 …………………………………………………………（359）

**第六章　胆道疾病** ………………………………………………………（369）

第一节　胆石症 ……………………………………………………………（369）

第二节　胆道微胆石症 ……………………………………………………（373）

第三节　胆囊炎 ……………………………………………………………（374）

第四节　胆汁淤积症 ………………………………………………………（379）

第五节　胆管蛔虫症 ………………………………………………………（382）

第六节　胆管肿瘤 …………………………………………………………（385）

第七节　胆道出血 …………………………………………………………（389）

第八节　急性化脓性梗阻性胆管炎 ………………………………………（397）

第九节　原发性硬化性胆管炎 ……………………………………………（409）

第十节　胆管癌 ……………………………………………………………（412）

第十一节　胆囊癌 …………………………………………………………（414）

**第七章　胰腺疾病** ································································································ (418)

　　第一节　急性胰腺炎 ······················································································ (418)

　　第二节　慢性胰腺炎 ······················································································ (426)

　　第三节　复发性胰腺炎 ··················································································· (431)

　　第四节　特发性胰腺炎 ··················································································· (431)

　　第五节　胰腺脓肿 ·························································································· (435)

　　第六节　胰腺良性肿瘤 ··················································································· (436)

　　第七节　胰腺癌 ····························································································· (437)

　　第八节　胰岛细胞瘤 ······················································································ (441)

　　第九节　胰腺的先天性疾病 ············································································· (445)

　　第十节　胰性脑病 ·························································································· (446)

**第八章　腹腔、腹膜后疾病** ················································································· (453)

　　第一节　腹膜疾病 ·························································································· (453)

　　第二节　肠系膜疾病 ······················································································ (459)

　　第三节　网膜疾病 ·························································································· (462)

　　第四节　呃逆 ································································································ (464)

　　第五节　横膈疾病 ·························································································· (465)

　　第六节　腹膜后疾病 ······················································································ (469)

**第九章　中医治疗儿科消化系统疾病** ······································································ (476)

　　第一节　消化性溃疡 ······················································································ (476)

　　第二节　婴幼儿腹泻 ······················································································ (478)

　　第三节　肠梗阻 ····························································································· (482)

# 第二篇　内镜篇

**第十章　消化内镜基础** ······················································································ (485)

　　第一节　内镜的发展过程 ················································································ (485)

　　第二节　纤维内镜的结构与原理 ········································································ (487)

　　第三节　电子内镜的结构与原理 ········································································ (489)

　　第四节　特殊类型内镜的结构与原理 ··································································· (491)

　　第五节　消化内镜发展与展望 ··········································································· (495)

**第十一章　内镜消毒与保养** ················································································ (500)

　　第一节　内镜消毒的重要性及基本原理 ································································ (500)

　　第二节　内镜及附件清洗消毒的方法和步骤 ·························································· (503)

第十二章　消化内镜检查的适应证、禁忌证和并发症 ……………………………………（505）

第十三章　上消化道内镜检查 ………………………………………………………………（519）

第一节　食管疾病 ……………………………………………………………………………（519）

第二节　胃疾病 ………………………………………………………………………………（536）

第三节　十二指肠疾病 ………………………………………………………………………（555）

第十四章　小肠镜检查 ………………………………………………………………………（561）

第十五章　结肠镜检查 ………………………………………………………………………（570）

第十六章　食管病变内镜治疗 ………………………………………………………………（590）

第一节　食管良性病变 ………………………………………………………………………（590）

第二节　食管恶性病变 ………………………………………………………………………（610）

第十七章　胃部病变内镜治疗 ………………………………………………………………（614）

第一节　胃部良性病变 ………………………………………………………………………（614）

第二节　胃部恶性病变 ………………………………………………………………………（629）

第十八章　肠道病变内镜治疗 ………………………………………………………………（635）

第一节　肠道良性病变 ………………………………………………………………………（635）

第二节　肠道恶性病变 ………………………………………………………………………（655）

第十九章　肝脏病变内镜治疗 ………………………………………………………………（662）

第一节　肝脏超声内镜检查技术 ……………………………………………………………（662）

第二节　适应证、禁忌证及并发症 …………………………………………………………（662）

第三节　肝脏占位性病变 ……………………………………………………………………（663）

第四节　肝门部肿瘤 …………………………………………………………………………（666）

第二十章　胆、胰疾病的内镜治疗 …………………………………………………………（668）

第二十一章　内镜相关急症 …………………………………………………………………（681）

第一节　消化内镜在消化急症中的应用 ……………………………………………………（681）

第二节　消化道异物的内镜处理 ……………………………………………………………（689）

第三节　消化内镜诊疗技术相关并发症及处理 ……………………………………………（692）

第四节　深度镇静技术与内镜操作 …………………………………………………………（697）

参考文献 ………………………………………………………………………………………（702）

# 第一篇 诊疗篇

# 第一章 消化系统疾病常见症状

## 第一节 吞咽困难

吞咽困难是指吞咽费力、食物通过口咽部或食管时有梗阻感、吞咽过程时间较长、伴有或不伴有咽部或胸骨后疼痛，严重时甚至不能咽下食物。

【病因】

1.口咽部疾病 溃疡性口炎或咽炎、咽白喉、咽结核、咽肿瘤、咽后壁脓肿等。

2.食管疾病 ①食管器质性疾病，食管炎、食管溃疡、食管肿瘤、食管内异物、先天性食管异常、食管瘢痕性狭窄；②食管肌功能失常，贲门失弛缓症、弥漫性食管痉挛、胃食管括约肌过敏；③食管受压，纵隔肿瘤、甲状腺肿大、心血管疾病如大量心包积液、主动脉瘤等。

3.神经肌肉疾病 迷走神经麻痹、重症肌无力、多发性肌炎、皮肌炎等。

4.全身性疾病 破伤风、狂犬病、肉毒中毒、士的宁中毒、酒精中毒、缺铁性吞咽困难等。

5.精神因素 如癔症。

【诊断】

1.病史

(1)注意起病年龄、病程、饮食习惯、有无嗜酒史及腐蚀剂损伤史等。

(2)注意吞咽困难出现的部位、持续时间、病情发展情况、是否为进行性咽下困难等。

(3)吞咽困难伴随症状，如吞咽痛、胸骨后疼痛、胃灼热、食物反流、声音嘶哑、体重下降等。

2.体检

(1)一般情况：注意营养状态、有无贫血、失水现象。

(2)咽部检查：咽扁桃体有无炎症或白膜，咽壁有无肿胀、触痛和波动感等。

(3)颈部检查：有无肿块、局部有无炎症、水肿、触痛，颈部运动有无受限。

(4)胸部检查：纵隔有无增宽、心界是否扩大等；此外有指征时应作神经系统检查。

3.化验检查

(1)血常规及红细胞沉降率检查。

(2)血生化检查：检测血钾、钠、氯、钙等，了解有无水、电解质紊乱。

4.特殊检查

(1)食管镜或胃镜检查：可明确有无异物、狭窄、肿瘤、憩室、炎症病变及先天性异常等。

（2）X线检查：胸部X线及X线钡餐检查，可发现有无纵隔肿瘤、心血管异常、食管病变等。

（3）饮水试验：患者采取坐位，检查者以听诊器体件放置于患者剑突下左侧腹壁，嘱饮水一口，如食管无梗阻，则于10秒钟内听到喷射性杂音。

（4）必要时做食管测压及24小时pH检测。

**【治疗】**

1.未完全梗阻者给予富有营养的流质或半流质饮食。

2.给予补液、纠正水电解质紊乱。

3.尽快明确病因，进行病因治疗。

4.对症治疗：如解痉、镇痛等。

5.介入治疗：如用支架扩张食管，解除食管良性狭窄。

6.有外科手术适应证者，应及时手术治疗。

（王文平）

# 第二节　呕吐

## 一、概述

呕吐是胃内容物反流入食管，经口吐出的一种反射动作。可分为三个阶段，即恶心、干呕和呕吐，但有些呕吐可无恶心或干呕的先兆。呕吐可将咽入胃内的有害物质吐出，是机体的一种防御反射，有一定的保护作用，但大多数并非由此引起，且频繁而剧烈地呕吐可引起脱水、电解质紊乱等并发症。

## 二、病因学

1.**感染**　病毒性急性胃肠炎、细菌性急性胃肠炎、急性病毒性肝炎等、阑尾炎、胆囊炎腹膜炎、急性输卵管、盆腔炎等。

2.**腹腔其他脏器疾病**

（1）脏器疼痛：胰腺炎、胆石症、肾结石、肠缺血、卵巢囊肿蒂扭转。

（2）胃肠道梗阻：幽门梗阻（溃疡病、胃癌、腔外肿物压迫）、十二指肠梗阻（十二指肠癌、胰腺癌）、肠粘连、肠套叠、嵌顿疝、肠结核、肠道肿瘤、肠蛔虫、肠扭转、肠系膜上动脉压迫综合征、输出襻综合征、胃肠动力障碍（糖尿病胃轻瘫、非糖尿病胃轻瘫）、假性肠梗阻（结缔组织病、糖尿病性肠神经病、肿瘤性肠神经病、淀粉样变等）。

3.**内分泌代谢性疾病**　低钠血症、代谢性酸中毒、营养不良、维生素缺乏症、糖尿病酸中毒、甲状腺功能亢进症、甲状腺功能减退症、甲状旁腺功能亢进症、垂体功能减退症、肾上腺皮质功能减退症、各种内分泌危象、尿毒症等。

4.**神经系统疾病**　中枢神经系统感染（脑炎、脑膜炎）、脑肿瘤、脑供血不足、脑出血、颅脑外伤、脑寄生虫病等。

5.**药物等理化因素**　麻醉药、洋地黄类、化疗药物、抗生素、多巴胺受体激动药、非甾体抗感染药、茶碱、酒精、放射线等。

6.精神性呕吐　神经性多食、神经性厌食。

7.前庭疾病　晕动病、梅尼埃综合征、内耳迷路炎。

8.妊娠呕吐　妊娠剧吐、妊娠期急性脂肪肝。

9.其他　心肺疾患(心肌梗死、肺梗死、高血压、急性肺部感染、肺心病)，泌尿系疾患(急性肾炎、急性肾盂肾炎、尿毒症)，周期性呕吐、术后恶心呕吐、青光眼等。

## 三、发生机制

呕吐中枢位于延髓第四脑室基底部，传入神经主要为迷走神经、内脏神经、前庭神经、舌咽神经、视神经和嗅神经。传出神经为迷走神经、内脏神经、膈神经、腹肌脊神经、舌咽神经等。来自胃肠道病变部位和其他脏器的传入冲动刺激了呕吐中枢，反射性地引起胃、膈肌、腹肌以及咽、腭、会厌等一系列的共济运动，从而形成了呕吐动作。呕吐中枢邻近呼吸中枢、自主神经中枢、涎核和前庭核，故在呕吐前和呕吐时常伴有面色苍白、出汗、多涎、脉搏和呼吸频率改变等现象。

## 四、诊断

因为呕吐仅是一种症状，其病因复杂多样、伴发症状不同、表现形式近似，所以需要认真地采集病史，仔细地体格检查、必要又有针对性地选择实验室和影像学检查，最后经过客观的综合分析才能得出初步诊断。

1.病史　一般说来小儿各年龄组的呕吐均以内科原因占多数，特别是在新生儿期。由于呕吐是消化系统的一个症状，故采集病史首先应围绕喂养方法、进食内容、时间和习惯等方面进行。对新生儿除注意呕吐的发生和发展情况外，还应了解母亲的妊娠和生产史及用药史。体重的变化常能客观地反映呕吐的严重程度及其对小儿的影响。内科疾病所致者以感染性原因最为常见，外科疾病所致者则以腹腔器官感染和消化道梗阻为主。

2.呕吐特点分析　应结合年龄因素和疾病考虑。分清呕吐为功能性或器质性及内科性或外科性。

(1)时间和次数：呕吐开始出现的时间和每天呕吐的次数，因疾病可有明显差别。如新生儿生后数小时内开始吐咖啡色黏液和3岁以下幼儿反复呕吐咖啡色物，显然源于不同原因。前者可能误咽母血所致，后者则可能是肠套叠。

(2)方式：可呈溢出样，如奶汁从新生儿口角少量流出；或自口内反流涌出；或从口腔大量吐出；或自口腔和鼻孔同时喷出。在新生儿期前者可能是生理性的，后者则多见于先天性肥厚性幽门狭窄。

(3)内容和性质：对诊断消化道梗阻有重要的参考价值。

## 五、鉴别诊断

### (一)反射性呕吐

1.咽刺激　是由于咽部受刺激，刺激了舌咽神经而诱发的反射性呕吐，见于刷牙及医生对病人进行咽检查时。

2.消化系统疾病

(1)胃十二指肠疾病:胃部黏膜刺激或炎症可引起恶心呕吐。①细菌性如细菌性食物中毒;②化学性,如某些化学物品及药物的刺激,见于烈酒、阿司匹林、磺胺类、氯化铵、氨茶碱、四环素类抗生素等;③物理性,如胃过度充盈时对胃黏膜的直接刺激见于急性胃扩张。

(2)各种原因的幽门梗阻:由于消化性溃疡、胃癌、胃黏膜脱垂症、胃肉芽肿(多由血吸虫病引起)以及罕见的胃肿瘤等疾病造成。①幽门括约肌痉挛,其所致呕吐通常在进食后几小时内发生,注射阿托品后缓解,可见于消化性溃疡活动期与慢性胃炎急性发作时。②幽门瘢痕性狭窄,其所致呕吐常并发胃扩张与胃潴留,常在食后 6～12h 发生,呕吐量大,多呈喷射状,多含有隔夜的食物。大多由于溃疡瘢痕狭窄引起,发病多在中年,呕吐物中胃酸多增高;少数由胃癌引起,发病多在中年以上,呕吐物中常缺胃酸或低酸。③幽门管被肿瘤脱垂的胃黏膜或肉芽肿所梗阻。如罕见的胃肿瘤(肉瘤、淋巴肉瘤等)、胃肉芽肿等。胃部膜脱垂症时,脱垂的黏膜可阻塞幽门管并可继发胃黏膜的炎症、糜烂与溃疡形成,引起间歇性上腹痛、恶心、呕吐,甚至上消化道出血。

(3)肠系膜上动脉综合征:任何原因导致肠系膜上动脉与腹主动脉之间的距离变小致夹在其中的十二指肠受压而造成排空困难,即可逐渐发生上腹胀痛、恶心呕吐。一般于食后数小时后发作,采取俯卧位时可使症状缓解。X线钡剂透视检查可见二指肠近段扩张钡剂滞留,胃与十二指肠排空延缓。本病以瘦长体型的女性为多,年龄在 20～40 岁。

(4)输出襻综合征:由于部分胃切除术后空肠输出襻的功能性梗阻引起周期性大量胆汁性呕吐,发生原因未明,典型症状常于术后 8～12d 出现,表现为上腹部饱胀或胀痛,特别在食后恶心呕吐,呕吐后或插入胃管抽空胃内容物后症状缓解,但几小时后症状又可再现。X线钡剂透视检查显示胃内有大量空肠滞留液,多数病例经对症治疗后症状缓解。由于手术瘢痕收缩、手术误差等引起的空肠输出襻器质性狭窄,如反复出现机械性肠梗阻的表现,则往往须手术治疗。

(5)十二指肠梗阻:十二指肠梗阻可由肠外病变压迫或肠内病变阻塞所引起,表现为十二指肠病变部位肠腔的局限性狭窄,最常见的症状是间歇性腹痛与呕吐。腹痛多位于上腹正中或偏右,可为间歇性隐痛乃至阵发性剧痛,伴恶心、呕吐,有时呕血及便血。上腹部可出现蠕动波、振水音,有时出现腹部包块。病因以结核最为多见,其他原因如非特异性粘连或肠腔狭窄、环状胰、癌瘤、肉芽肿性变等均少见。诊断须根据 X线钡剂检查、纤维十二指肠镜检查与剖腹探查。

3.其他消化系统疾病

(1)腹腔脏器急性炎症:急性腹膜炎早期呕吐轻微,时发时止,病情发展时则呕吐成为持续性,继之为中毒性,最后则由于麻痹性肠梗阻引起。急性阑尾炎早期常有脐周痛或中上腹痛,伴恶心呕吐与食欲缺乏,易被误诊为急性胃炎。急性胆囊炎、胆石绞痛及胆道蛔虫病,也常有恶心呕吐,但多不严重,呕吐物可为食物胃液、胆汁,有时可见蛔虫,呕吐后病情未见减轻。

(2)急性病毒性肝炎:本病黄疸前期数天至 1 周可有食欲缺乏,恶心呕吐、腹痛,伴有或不伴有发热,可误诊为急性胃炎、消化不良等,黄疸出现后,自觉症状反而减轻。若急性肝炎病情加剧重新出现呕吐,黄疸进行性加深,须考虑急性亚急性肝萎缩的可能性。

(3)肠梗阻:主要症状是呕吐、肠绞痛与排便排气停止。呕吐常剧烈,并伴有恶心,早期的呕吐为神经反射性,呕吐物初为食物、胃液继而为黄绿色的胆汁。反射性呕吐停止后,隔一段时间后出现典型的肠梗阻的反流性呕吐,两种呕吐间隔时间长短,取决于梗阻部位的高低。梗阻部位愈高间隔时间愈短。低位回肠梗阻时,时间间隔较长,反流性呕吐是由于肠内积液不能通过梗阻部位,积聚于梗阻上部的肠段,达相当大量时形成肠逆蠕动而吐出所致,呕吐物早期呈胆汁样液体,继而呈棕色或浅绿色,晚期呈带有粪臭气的液体,这是由于食物在低位肠道内有较长时间的潴留,受肠内细菌作用而腐败分解所致。

4.急性中毒 急性中毒多由化学物理因素引起,特别是有害化学物质,如农药中毒,有机溶剂中毒(如苯、汽油、氯化烃类化合物等),金属中毒(铅、汞、锰、铬等),植物中毒(如毒草、乌头碱类植物、发芽马铃薯等)等都可在中毒早期出现恶心呕吐药物反应。呕吐物中多有毒物的气味或残渣,通过询问病人或家属病史,以及出现的临床症状,结合呕吐物的检测一般不难做出诊断。

5.呼吸系统疾病 急性肺炎在发病初期可有呕吐,小儿尤为多见。百日咳的痉挛期,在痉挛性咳嗽发作之后常有反射性呕吐,将胃内容物吐出。

6.泌尿系统疾病 急性肾炎的高血压脑病常突然发生中枢性呕吐,急性肾盂肾炎以恶心呕吐而起病者占30%~36%。肾结石绞痛发作呕吐多与绞痛同时出现。各种原因所致的尿毒症病人常较早出现头痛、恶心、呕吐。如并发尿毒症性胃炎呕吐更为严重。

7.循环系统疾病 急性心肌梗死的早期特别是疼痛剧烈时,常发生恶心、呕吐,可能是由于心肌病灶的刺激引起迷走神经对胃肠的反射性作用所致。偶有疼痛定位于上腹部而呕吐剧烈者,可被误诊为急性胃炎或其他急腹症;充血性心力衰竭有时发生呕吐,可能与肝淤血有关,但在洋地黄治疗过程中应警惕洋地黄的毒性作用所致;低血压性晕厥或休克的初期也常有恶心、呕吐,同时伴面色苍白、心悸、出汗等自主神经失调症状。

8.妇科疾病 女性内生殖器的急性炎症刺激经由自主神经的传入纤维传入呕吐中枢而引起反射性呕吐。炎症扩散可引起急性盆腔腹膜炎出现高热、下腹痛与压痛,白细胞增多并有排尿困难等症状。

9.青光眼 闭角型青光眼是原发性青光眼较常见的一种类型,以女性为多,发病多在40岁以后。表现头痛剧烈,可因眼压增高经三叉神经的反射作用而引起呕吐。

### (二)中枢性呕吐

1.中枢神经系统疾病

(1)脑血管病变:①高血压脑病时,由于血压急剧升高,脑血循环急剧障碍导致脑水肿与颅内压升高,出现剧烈头痛、眩晕、恶心、呕吐,甚至惊厥昏迷等症状。②高血压动脉硬化的病人突然剧烈头痛呕吐,应警惕脑出血,特别是小脑出血,常出现剧烈头痛、呕吐,以暴发性后脑部疼痛及呕吐为前驱症状,继而出现脑膜刺激征,脑脊液呈血性可诊为蛛网膜下腔出血。③Wallenberg综合征发病通常在40岁以上,病变主要由于椎动脉血栓闭塞引起,有眩晕、恶心、呕吐等前庭神经刺激症状。④动脉供血不足大多发生于中年以上,男性发病高于女性,临床表现多种多样,最常见者为眩晕、恶心、呕吐等,可提示有前庭功能障碍。

(2)中枢神经系统感染:颅内感染可因炎性渗出导致颅内压增高,而有头痛、呕吐等症状。①乙型脑炎大多累及小儿常有恶心呕吐,多发生于病程的第1~2天,呕吐次数不多仅少数呈喷射状。②病毒性脑炎发生恶心呕吐者也不少见。③脊髓灰质炎的前驱期与麻痹前期也常有头痛、咽痛、恶心呕吐,与流行性感冒相似。④流行性脑膜炎常以高热寒战、头痛、恶心呕吐为急性起病,呕吐是由于颅内压增高、呕吐中枢受刺激以及脑膜受刺激而产生的反射性作用引起,在本病流行期间不难确定诊断。⑤脑脓肿常为继发性,大多由于邻近化脓性病灶的直接蔓延,如耳源性脑脓肿起源于慢性化脓性中耳炎或乳突炎,耳源性脑脓肿多位于额叶或小脑多为单发性。少数病例起源于血行性或外伤性感染,血行性脑脓肿常为多发性,如有颅内压增高和(或)脓肿直接刺激呕吐中枢时,则除感染症状外病人还有头痛、呕吐等症状。

(3)脑肿瘤:脑肿瘤常有三种主要症状:即呕吐、头痛、视力障碍,眼底检查常见视盘淤血。此外还常有不同程度脑神经损害的症状。呕吐原因为①肿瘤发生在脑脊液通路或其附近引起颅内压迅速增高;②肿瘤直接压迫和刺激延髓呕吐中枢,或前庭神经、迷走神经等幕下脑瘤引起呕吐者较幕上脑瘤早而多见。脑肿瘤所致的呕吐,和饮食关系不大,常发生于头痛剧烈之时,呕吐后头痛可暂时减轻。无明显消化系疾病的顽固性呕吐须考虑颅内尤其是脑室占位性变的可能性。小儿脑瘤病人,往往表现为不伴有头痛的喷射性呕吐。

（4）头部外伤:脑震荡之后,可出现头痛、呕吐、眩晕,并非脑有器质性损伤,而是呕吐中枢受物理刺激所致脑挫伤常引起。持续性剧烈头痛伴喷射性呕吐与意识障碍加重者须考虑有颅内血肿形成。

2.药物毒性作用　阿扑吗啡、洋地黄、依米丁(吐根碱)、雌激素、硫酸铜、甲睾酮(甲基睾丸素)等,以及氮芥、环磷酰胺、沙可来新(溶肉瘤素)、氟尿嘧啶、丝裂霉素 C 等,抗癌药物均可兴奋化学感受器触发带,引起呕吐。洋地黄疗程中最早的中毒症状常是食欲缺乏、恶心、呕吐,如兼有心律失常更可肯定洋地黄中毒的诊断。

3.代谢障碍体内毒素的刺激、放射性损害

（1）低钠血症:重度低钠性失水病人常有乏力、恶心呕吐、肌肉痉挛、腹痛等症状,甚至神志淡漠、嗜睡血压下降与昏迷。病因多为急性胃肠炎、大面积烧伤、肾上腺危象、糖尿病酮症酸中毒、失盐性肾炎等,稀释性低钠血症、水中毒、抗利尿激素分泌异常症也常引起频频的呕吐。

（2）糖尿病酮症酸中毒:糖尿病病人可因感染、手术、麻醉、中断胰岛素治疗等而发生酮中毒。病人常以厌食恶心、呕吐等为早期症状。由于厌食呕吐与多尿,致加重了失水与失钠,又使呕吐加剧促进酮血症性昏迷。

（3）甲状腺危象:为甲状腺功能亢进症的严重并发症.诱因为感染、创伤、未经充分准备而施行手术、精神刺激等,[131]碘治疗甲状腺功能亢进症时也偶尔诱发。主要表现为高热或过高热、心动过速、不安或谵妄、大汗、呕吐与腹泻等,如不及时救治,可因周围循环衰竭而引起死亡。

（4）肾上腺危象:肾上腺皮质功能减退症可因感染、手术、过度劳累、中断糖皮质激素治疗等而诱发肾上腺危象。主要表现为体温降低、恶心呕吐、失水、血压下降与周围循环衰竭,最后可陷入昏迷。由于病人常有吐泻交替,可被误诊为急性胃肠炎。

（5）妊娠呕吐:妊娠呕吐约见于半数的孕妇,多发生于妊娠期 5～6 周,但最早可见于妊娠第 2 周,一般持续数周而消失。发生原理未明,有认为与血中雌激素水平增高有关,精神因素也可起一定的作用。病人常有困倦思睡,嗜食酸味的食品,呕吐之前常有恶心。分散病人注意力可使呕吐减轻或暂止。体检乳头颜色加深,尿妊娠试验反应阳性。症状轻重不同,轻者不影响日常生活,重者可引起失水、电解质紊乱、酸碱平衡失调营养障碍。妊娠毒血症发生于妊娠第 24 周以后,多见于年轻初产妇,主要症状为血压升高、蛋白尿、水肿与视力减退,恶心与呕吐常是先兆子痫的表现。

（6）急性全身性感染:多数急性全身性感染性疾病可发生恶心呕吐,尤以重症为多见,可能是由于发热与毒血症状态时,胃蠕动与胃分泌减少,消化功能减退,未消化的食物易积存于胃内易于呕吐。儿童的呕吐中枢兴奋阈值低,在急性传染病时尤易发生呕吐。最常引起呕吐的急性感染,首先是中枢神经系统急性感染、胃肠道急性感染、腹腔脏器的急性感染等。病原体可为细菌性病毒性、疟原虫等。细菌性食物中毒时呕吐多发生于腹泻之前;霍乱与副霍乱时,呕吐多发生在腹泻之后。

（7）放射性损害:在深部 X 线治疗、[60]钴照射等治疗之后,均可发生食欲缺乏、恶心、呕吐。急性放射病的初期表现为神经系统的过度反应,致出现头晕、头痛、乏力、恶心、呕吐、腹泻等症状。

### （三）前庭障碍性呕吐

1.迷路炎　本病是急性与慢性化脓性中耳炎的常见并发症,病理分为迷路周围炎、局限性迷路炎、弥漫性浆液性迷路炎与弥漫性化脓性迷路炎四种类型。而后者的病情最严重。主要临床表现为发作性眩晕、恶心、呕吐、眼球震颤等,诊断主要靠病史和耳科检查。

2.梅尼埃综合征　本病以中年男性较多。表现为突发的旋转性眩晕(多为水平性)、耳聋与耳鸣,眩晕发作时意识清醒,常伴有面色苍白、出冷汗、恶心、呕吐、血压下降等反射性迷走神经刺激症状,发作历时数分钟乃至数小时以上,间歇期长短也各有不同。

3.晕动病　本症状发生在航空、乘船、乘汽车或火车时,以面色苍白、出汗、流涎、恶心、呕吐等为主要表现。原因未明,由于反复的俯仰运动、旋转或上下颠簸所致的迷路刺激明显地起重要作用。迷路功能丧失的人常不会患晕动病。精神因素可能有重要关系,有些身体健康的人对乘车乘船完全不能耐受,有的虽能耐受,但在车船中嗅到不愉快的气味或听到震耳的噪声等不良刺激即可发生恶心、呕吐。

**(四)神经官能性呕吐**

呕吐可为胃神经官能症症状之一,其特点是呕吐发作和精神刺激有关。呕吐可以立即发生,呕吐全不费力,每口吐出量不多,吐毕又可再食,虽长期反复发作而营养状况影响不大,嗅到不愉快的气味,听到震耳的噪声或见到厌恶的食物而出现的呕吐称条件反射呕吐,也属神经官能症性呕吐范畴。对神经官能性呕吐须除外一切器质性病因方能确定诊断,女性和神经不稳定的人,其呕吐中枢兴奋阈限较低,受各种刺激作用时易发生呕吐。

(王文平)

# 第三节　呕血与黑便

呕血是指患者呕吐血液,黑粪是指排出柏油样黑色粪便。常由上消化道疾病(食管、胃十二指肠、胃空肠吻合术后的空肠、胰腺、胆道)急性出血所致,少数见于某些全身性疾病。大量呕血易发生失血性休克,危及生命。

**【病因】**

1.消化性溃疡　为呕血、黑粪最常见的病因。

2.食管、胃底静脉曲张破裂。

3.急性胃黏膜损害　如急性出血性糜烂性胃炎、门静脉高压性胃病;由药物(肾上腺皮质激素、解热镇痛剂、抗生素等)、乙醇、应激因素(严重创伤或感染、大手术、休克、癌症转移)等诱发急性胃黏膜出血或应激性溃疡。

4.胃癌、胃良性肿瘤、胃息肉。

5.急、慢性胃炎、十二指肠炎。

6.食管病变　食管贲门黏膜撕裂综合征、食管裂孔疝、食管炎、食管憩室炎、食管癌等。

7.肝胆胰疾病　胆道出血(胆管、胆囊疾病或肝动脉瘤破裂所致)、胰腺癌、壶腹周围癌。

8.全身性疾病　恶性血液病、尿毒症、心血管疾病、遗传性出血性毛细血管扩张症、钩端螺旋体病、结缔组织病等。

**【诊断要点】**

1.病史

(1)注意询问呕血的特点:呕血前有无恶心、呕血量及色泽,有无食物混杂,呕血前后粪便的性状,黑粪次数和量。注意与咯血及假性黑粪(服用铁剂、铋剂、中药)相鉴别。

(2)伴随症状:有无上腹疼痛、呕吐、反酸、嗳气、腹胀、食欲缺乏、发热、尿黄等。

(3)有无头昏、眼花、心悸、出汗、口干、便意、晕厥等急性大出血症状。

(4)有关诱因:如有饮食不当、劳累过度、精神紧张等。

（5）既往史：注意有无呕血黑粪史及诊治经过。有无胃病史、慢性肝病、腹痛和黄疸史。有无上腹绞痛，长期嗜酒和服用对胃黏膜有损害的药物史。有无容易出血史，或流血时间延长史。

**2.体检**

（1）一般检查：注意面容与贫血程度，有无周围循环衰竭表现，如烦躁不安、四肢厥冷、脉搏细速、血压下降等。有无黄疸、蜘蛛痣、肝掌及皮肤色素沉着，有无皮肤或黏膜出血，有无锁骨上淋巴结或全身淋巴结肿大。

（2）腹部检查：有无腹壁静脉曲张，有无腹压痛和包块，有无肝脾肿大和腹水。

（3）肛门直肠指检：可早期发现黑粪，注意有无痔或肿块。

**3.化验**

（1）血常规、尿常规检查。

（2）血型测定并做好交叉配合试验。

（3）肝功能检查、尿素氮测定。

（4）必要时做 ESR 和出血性疾病常规检查。

**4.特检**

（1）急诊内镜检查，应在出血 24～48 小时内进行，对出血部位和性质的诊断有重要价值。

（2）超声波肝、脾、胆囊探查。

（3）X 线检查，一般在出血停止后 1 周做胃肠钡餐检查。

（4）必要时做腹部血管造影，协助诊断出血病灶与部位。

**【处理要点】**

1.一般措施　绝对静卧，监测脉搏、血压、呼吸、神志变化，烦躁不安者给予镇静剂。呕血者宜暂禁食，呕血停止后可给予少量多次流质饮食。

2.迅速及时补液或输血　纠正休克，需要时吸氧。

3.止血措施

（1）食管静脉曲张破裂出血可放置三腔二囊管压迫止血和（或）静注血管加压素、生长抑素。

（2）消化性溃疡或急性胃黏膜病变出血可用 $H_2$ 受体阻断剂如 Famotidine 或质子泵抑制剂 Omeprazole 静脉注射。

（3）口服或胃内灌注去甲肾上腺素（8mg/dl 溶液）。

（4）内镜注射硬化剂、组织胶及套扎治疗或电凝止血。

4.介入治疗　严重消化道大出血在少数特殊情况下既无法进行内镜治疗又不能耐受手术治疗，可考虑在选择性肠系膜动脉造影找到出血灶的同时进行血管栓塞治疗。

5.手术治疗　经内科积极抢救 24～48 小时仍不能控制止血时，应考虑外科手术治疗。

（王文平）

# 第四节　便血

## 一、概述

血液从肛门排出，大便带血或全为血便，颜色呈鲜红、暗红或柏油样均称为便血。便血一般见于下消化道出血,特别是结肠与直肠的出血,但偶尔可见上消化道出血;除消化道疾病外,便血也可见于全身性疾病。便血的颜色取决于消化道出血的部位、出血量以及血液在肠道停留的时间。上消化道出血如肠蠕动增快时,则可排出较鲜红的粪便而不呈柏油样便;小肠出血时如血液在肠内停留时间较久可排出柏油样便;当出血量多排出较快时,则呈暗红色甚至鲜红色血便或紫红色血块;结肠或直肠出血时,由于血液停留于肠内时间较短,往往排出较新鲜血块;结肠上端出血时血与粪便常均匀混杂呈酱红色;乙状结肠或直肠肛门出血时常有新鲜血液附着于成形粪便的表面,排便后滴血,粪便与血不相混杂者多见于内痔、肛裂、直肠息肉与直肠癌;血便或脓血样便可见于细菌性痢疾、溃疡性结肠炎、结肠癌、偶尔也可见于阿米巴肠病;血便伴有剧烈腹痛甚至出现休克现象者,应考虑肠系膜血管阻塞出血、坏死性肠炎、缺血性"结肠炎"、肠套叠、肠扭转等;便血伴有皮肤、黏膜或其他器官出血现象者,多见于血液系统疾病及其他全身性疾病,如白血病、弥散性血管内凝血等。

## 二、病因

### (一)下消化道疾病

1.肛管疾病　常见于痔、肛裂、肛瘘等。

2.直肠疾病

(1)直肠炎症性疾病:细菌性痢疾、溃疡性结肠直肠炎、直肠结核等。

(2)直肠肿瘤:直肠息肉、直肠乳头状瘤、直肠癌、直肠类癌、邻近恶性肿瘤侵入直肠等。

(3)直肠损伤:放射性直肠炎、异物、器械检查或活检等导致的损伤出血。

3.结肠疾病

(1)炎症性病变:急性细菌性痢疾、阿米巴肠病、溃疡性结肠炎、肠结核、结肠克罗恩病、憩室炎与憩室溃疡等。

(2)肿瘤:结肠癌、结肠息肉病等。

4.小肠疾病

(1)炎症性病变:急性出血坏死性肠炎、憩室炎与憩室溃疡、肠结核、肠伤寒等。

(2)肿瘤:恶性淋巴瘤、平滑肌肉瘤、小肠类癌、纤维肉瘤、神经纤维肉瘤、平滑肌瘤、脂肪瘤、腺瘤、纤维瘤、血管瘤等。

5.下消化道血管病变　缺血性肠病常见于肠系膜动脉栓塞或血栓形成、肠系膜静脉血栓形成、肠套叠、肠扭转、血管畸形等。

### (二)全身性疾病

1.急性传染病　流行性出血热、钩端螺旋体病等。

2.血小板因素及凝血机制障碍　血小板减少性紫癜、白血病、再生障碍性贫血、血友病等。

3.尿毒症。

4.结缔组织病　系统性红斑狼疮、皮肌炎、结节性多动脉炎等。

## 三、发病机制

### (一)下消化道疾病

1.肛管疾病　痔出血是由于排便时腹内压增高,导致痔内静脉丛血压增高,加上硬粪块的直接擦损,使痔破裂所致;肛裂在儿童可见于蛲虫病致肛周痛痒,抓破感染而形成,排便时剧烈疼痛伴有便血,量少而鲜红;肛瘘最常继发于肛管直肠周围脓肿,少数继发于肠结核,瘘外口位于肛门附近会阴部或骶尾部,挤压其周围可见脓液自瘘口流出。

2.肠道炎症性疾病　如急性细菌性痢疾、急性出血坏死性肠炎、肠结核、溃疡性结肠炎等,均由不同病因所引起的不同部位肠黏膜的充血、水肿、糜烂、溃疡出血甚至坏死。表现为脓血便、血水便甚至鲜血便。

3.肠道肿瘤　结肠癌、直肠癌、肠恶性淋巴瘤等,主要因癌组织破溃或淋巴瘤组织破溃,而表现鲜红色血便或伴有黏液与脓液的血便。小肠良性肿瘤,如小肠神经纤维瘤、平滑肌瘤、腺瘤等出血较少,但瘤体较大可引起肠梗阻。小肠血管瘤感染、破裂可引起急性大出血。

4.下消化道血管病变　肠系膜动脉栓塞或肠系膜动静脉血栓形成,肠扭转、肠套叠等,因肠部膜缺血、坏死、脱落,肠管发绀、水肿和大量浆液渗出,全层肠壁坏死,大量血性液体渗出,可出现腹泻排出暗红色血便。

### (二)全身性疾病

严重感染、缺锌等引起消化道黏膜缺血、糜烂、溃疡导致出血;毛细血管病变可引起出血;出凝血机制障碍,凝血因子缺乏,血小板减少或功能障碍亦可引起便血。

## 四、诊　断

### (一)病史

急性细菌性痢疾常有不洁饮食史或与痢疾患者接触史,结肠癌、直肠癌、溃疡性结肠炎患者均有较长时间的黏液便及脓血便史,常常有腹痛,有时可触及腹块。结肠息肉患者常常有家族史。内痔便血常在排便前后出血,血呈喷射状流出或便后滴出鲜血。肛裂患者常在排便时及排便后便血,伴有排便时难以忍受的肛门部疼痛。肠伤寒患者均有发热,便血出现在第2周末及第3周初。肠套叠、肠扭转,肠系膜动脉栓塞发病急,伴有严重的腹胀、腹痛、恶心呕吐,严重者可出现休克。白血病、血小板减少性紫癜、血友病等血液系统疾病便血的同时常有全身出血倾向。

### (二)体格检查

1.肛管疾病　脱出肛外的内痔及混合痔,在肛门外可见圆形突起的暗红色的小肿物,直肠镜检查可见内痔呈圆形暗红色痔块。肛裂可见肛管下缘呈线状裂缝,继发感染可形成小溃疡。肛瘘随时可见在肛门附近,会阴部或骶尾部有瘘外口,挤压周围可见有少许脓液从瘘口流出。

2.直肠及结肠疾病　慢性非特异性直肠。结肠炎查体可发现下腹及左下腹压痛,左下腹可触及肠壁增厚的肠管。肠结核、克罗恩病腹痛常位于右下腹或脐周,压痛明显。由于肠粘连,肠壁与肠系膜增厚,肠系膜淋巴结肿大,腹部可触及肿块。结肠、直肠癌可触及局限性肿块,呈结节性硬条状,如癌侵犯周围组织则肿块固定。结肠、直肠的憩室、息肉查体可无阳性发现,但若继发感染可有局部压痛同时可合并下消化道大出血。

3.小肠病变　急性出血坏死性小肠炎,常呈突然发作性腹痛、腹泻、便血和毒血症。腹痛常位于左上腹或左中腹,也可位于脐部或全腹,常伴有恶心、呕吐,粪便呈暗红色或鲜红色糊状血便,具有特殊腥臭味。中等度鼓肠,有时可见到蠕动波。腹部压痛明显,当出现腹膜炎时可有腹肌紧张与反跳痛,当出现中毒性肠麻痹时,肠鸣音减弱或消失。肠伤寒出血常在病程的第2周末第3周初,血便特点是暗红色稀赤豆汤样,查体发现伤寒面容与相对缓脉。小肠肿瘤引起出血者较少,小肠恶性淋巴瘤、腺癌、经纤维瘤、平滑肌瘤等瘤体增大,可引起部分或完全性肠梗阻。恶性肿瘤除梗阻外可伴有腹胀。腹痛、食欲缺乏、体重减轻、腹块及血便。小肠血管瘤最主要症状为肠道出血或肠梗阻,可表现为急性大出血,但最多者为长期小量失血所致的贫血。

4.下消化道血管病变　肠套叠时除腹痛外腹部可出现肿块,小肠套叠肿块多发生在脐周,移动性较大,回盲部套叠肿块常位于右下腹,呈香蕉形,表面光滑,疼痛发作时包块变硬,间歇期肿块变软。肠系膜动脉栓塞常常发生在心脏病并发心房纤颤的基础上,患者出现突然腹痛,酷似急腹症,晚期出现肠坏死,临床出现休克及血便。

5.全身性疾病　流行性出血热患者起病急,有发热、头痛与腰背痛,查体可见面部潮红,血压偏低或出现休克,肾功能损害较重。重者除便血外常常伴有咯血、尿血及皮肤部膜出血。急性白血病、再生障碍性贫血、血友病等患者便血的同时往往有其他器官的出血现象。骨髓检查有异常发现或凝血系统有异常。结缔组织疾病如系统性红斑狼疮、皮肌炎等检查可发现心、肺、肾等多脏器损害,当胃肠出现并发症时可有便血。

**(三)实验室检查**

1.粪便检查　细菌性痢疾、溃疡性结肠炎及阿米巴肠病,便常规检查均可呈脓血便,但溃疡性结肠炎粪便反复培养无致病菌生长,而细菌性痢疾可培养出致病菌。阿米巴肠病患者,新鲜粪便反复镜检可找到溶组织阿米巴滋养体或包囊。

2.血液检查　伤寒患者血培养可找到致病菌,白血病患者周围血检查可发现幼稚细胞,骨髓检查可确诊。血小板减少症周围血及骨髓检查均可发现血小板异常减少。

**(四)影像学及内镜检查**

1.X线钡剂及钡灌肠检查　X线钡剂,特别是气钡双重造影能提高X线诊断率。必要时结合小肠造影及钡灌肠检查对小肠的恶性淋巴瘤、脂肪瘤、息肉、憩室、肠结核、克罗恩病、结肠的肿瘤及溃疡性结肠炎等有一定的诊断价值。

2.内镜检查　纤维结肠镜检查可发现直肠、乙状结肠及整个结肠的病变,尤其是电子结肠镜的广泛应用对大肠病变有了更进一步的诊断和治疗价值。操作过程中可以录像,病变部位可以刷片、活检、电切、止血等进行诊断和治疗。近年来小肠镜已开始应用于临床,对不明原因的小肠出血有一定的诊断价值,但因操作难度大,仍未广泛推广使用。

3.选择性腹腔动脉造影　经以上检查出血部位及出血原因仍不明确者,可进行选择性腹腔动脉造影。一般出血速度在每分钟0.5ml以上时,动脉造影可以显示出血部位。

## 五、鉴别诊断

**(一)肛管直肠疾病**

1.内痔　内痔是血便最常见的原因,其特点为排便时或排便后滴出或喷出鲜血,血液与粪便不混合,出血量多少不等,一般为数毫升至十数毫升。粪便干燥,排便时腹内压增高,导致内痔静脉丛血压升高,加上粪便的直接摩擦,常常导致痔核破裂出血。肛门指检可触及肛门内的痔核,肛镜检查时,可在肛管直肠环平面以下呈圆形暗红色的痔块突入镜内。内痔与直肠癌、直肠息肉导致的出血相鉴别。

2.肛裂　肛裂发生于肛管下缘,多见于慢性便秘患者,因粪便过硬,用力过猛,强行通过肛门,使肛门受到较深的撕裂,然后继发感染而逐渐形成溃疡。肛裂也可因肛窦炎并发肛管皮下脓肿破裂而成。肛裂是肛管内全层皮肤的梭形裂口,一般为单发,出血量不多,排便时在粪便表面或便纸上有血迹,有时可滴出少量鲜血。排便时和排便后肛门剧烈疼痛是肛裂的主要症状,检查时双手轻轻分开肛门皮肤,即可见到肛裂。

3.直肠癌 凡30岁以上（甚至更年轻的）患者，不明原因的便血，伴有里急后重、体重减轻、贫血等症状、均应可疑直肠癌，癌肿破溃或感染时常常排出黏液血便。癌肿引起直肠狭窄，常见粪便变细。肛门指检在肠壁上可摸到硬性肿块或溃疡，肠腔有狭窄，指套有血、脓或部液，直肠镜检查可直接看到肿瘤，并可做活检以确定诊断。

4.慢性非特异性直肠炎 本病是一种病因不明的直肠和结肠的慢性炎症性疾病，主要临床表现是腹泻，排便次数增多，黏液脓血便，严重时呈血水便伴有腹痛和里急后重。病变单侵犯直肠者称为慢性非特异性直肠炎。钡灌肠X线检查显示结肠正常、纤维结肠镜检查可见直肠黏膜有弥漫性充血、水肿，黏膜下血管模糊不清，黏膜表面呈颗粒状，脆性增大，接触易出血，重者常常有糜烂及多发性小溃疡。

### （二）结肠疾病

1.急性细菌性痢疾 急性细菌性痢疾以夏秋季多见，发病急，患者常常有发热、脓血样便，次数频繁伴有腹痛、里急后重及毒血症症状，严重者可出现休克及昏迷。反复便培养可找到致病菌，用抗生素治疗有效。

2.阿米巴肠病 本病大多起病缓慢，病变主要位于盲肠，其次为结肠、直肠。排便次数增多伴有下腹痛，典型者粪便呈果酱样有腐败腥臭味，也可为或液脓血便或血便，多次新鲜粪便检查可发现溶组织阿米巴包囊或滋养体。结肠镜检查可见肠部膜有溃疡，刮取渗出物或黏液血便，镜检可发现滋养体，抗阿米巴治疗效果好。

3.慢性特异性结肠炎 病变波及结肠者称慢性非特异性结肠炎。本病活动期的典型症状是黏液血性腹泻，每日数次至数十次，粪便中含有血、脓和黏液，严重时呈血水便。常有腹痛及下腹压痛，重症者伴有发热、贫血、低蛋白血症、腹胀甚至中毒性巨结肠。钡灌肠检查可见结肠黏膜皱襞紊乱，溃疡形成时肠壁边缘呈锯齿状。后期结肠袋消失，管壁变硬，肠腔狭窄。有假息肉形成时，肠腔呈多发圆形充盈缺损。纤维结肠镜检查肠或膜充血、水肿、糜烂、出血及溃疡，本病需与慢性细菌性痢疾、克罗恩病、结肠癌鉴别。

4.结肠癌 结肠癌晚期癌肿破溃而出现鲜红色血便，或伴有黏液与脓液。本病发生部位以乙状结肠最多见，其次为盲肠及升结肠，降结肠、横结肠较少见。表现排便次数增多或腹泻、便秘交替，便中有脓血、黏液。X线钡灌肠可见癌肿部位充盈缺损、黏膜破坏、肠腔狭窄，结肠镜检查可见肿瘤大小、形态并能做活检。

5.克罗恩病 是一种原因未明的好发于青壮年的慢性肉芽肿性炎症病变，以回肠末端及结肠受累最常见。本病起病隐袭，常反复发作，少数患者发病急，酷似急性阑尾炎或肠梗阻、肠穿孔。临床表现有腹痛、腹泻、发热、腹部包块及瘘管。粪便呈糊状或软便，很少为脓血。小肠广泛受累时可表现水样泻、脂肪泻，结肠受累时有黏液血便，偶可便血。X线检查表现呈节段性肠道病变，呈跳跃征象，病变黏膜皱襞粗乱，有铺路石样充盈缺损。典型的X线征象是回肠下段肠腔狭窄，肠壁僵硬，黏膜皱襞消失，呈现细小的条状钡剂影称为线样征。纤维结肠镜检查黏膜充血、水肿、溃疡及结节，活检非干酪性肉芽肿有助于诊断。

6.肠结核 肠结核是结核杆菌侵犯肠引起的慢性特异性感染，常继发于肠外结核。本病的好发部位为回盲部，其次为升结肠、空肠、横结肠、降结肠。其临床特点为起病缓慢，有腹痛、腹泻与便秘、腹部包块，增生型肠穿孔及肠出血，表现血便。X线表现可见回盲部有激惹，肠腔狭窄或不规则充盈缺损。纤维结肠镜检查可明确诊断。

### （三）小肠疾病

1.急性出血坏死性肠炎 本病病因不明，临床多见于小儿及青少年。其临床特征为突发性急性腹痛、腹泻、便血和毒血症。早期为黄色水样便，继而出现暗红色或鲜红色糊状便，具有特殊腥臭味，腹泻次数不一，每日可数次至数十次，腹部有压痛及反跳痛，腹胀常明显，全身中毒症状明显，常有高热、抽搐、麻痹性肠梗阻、休克、昏迷。

2.梅克尔憩室炎或溃疡　回肠远端憩室患者 $65\%\sim75\%$ 无症状，如憩室并发炎症、溃疡、出血、穿孔时常出现疼痛甚至血便，血便量多少不等。便血期间做肠系膜动脉造影，可显示回肠远端部位有造影剂浓集区。注入放射性核素示踪红细胞，可在相应部位的肠段出现放射性增强区。

3.小肠血管瘤　本病主要症状为肠道出血或肠梗阻，可出现急性大出血，但更多见者为长期小量失血所致的贫血。如发生肠梗阻，则有发作性剧烈腹痛，由于血管瘤引起肠腔狭窄肠套叠所致。确诊一般在出血期间做肠系膜上动脉造影，可显示造影剂浓集区。

**（四）血管病变**

1.肠套叠　2 岁以下儿童多见，男性发病多于女性，主要症状为腹痛、呕吐及果酱样血便，触诊腹部可触及腊肠形具有一定压痛的肿块。诊断依据是 X 线空气或钡剂灌肠检查可见空气或钡剂在结肠受阻，受阻端钡剂呈"杯口"状，甚至呈"弹簧"状阴影。

2.肠系膜上动脉栓塞　患者常有心瓣膜病、细菌性、内膜炎、心房纤颤等病史，突然发作的上中腹疼痛，呈阵发性加剧，并有频繁呕吐。早期腹部体征不明显，晚期出现高热，呕血或便血，腹胀明显。肠鸣音消失，腹部有压痛、反跳痛、肌紧张。腹穿可抽出血性液体。

## 六、预　防

1.养成定时大便的习惯，大便以稀糊状为佳。

2.减少增加腹压的姿态，如下蹲、屏气。忌久坐、久立、久行和劳累过度。

3.忌食辛热、油腻、粗糙、多渣的食品，忌烟酒、咖啡。

4.多食具有清肠热、滋润营养黏膜、通便止血作用的食品，如生梨汁、藕汁、荸荠汁、芦根汁、芹菜汁、胡萝卜、白萝卜（熟食）、苦瓜、茄子、黄瓜、菠菜、金针菜、卷心菜、蛋黄、苹果、无花果、香蕉、黑芝麻、核桃肉、白木耳等。

5.要心情开朗，勿郁怒动火。心境不宽，烦躁忧郁会使肠黏膜收缩，血行不畅。

6.减少房事，房事过频会使肠黏膜充血，加重出血。

（杨滨海）

# 第五节　低血容量休克

低血容量休克是由于大量失血，血浆丧失或严重脱水、失盐所引起的急性周围血液循环衰竭的表现。患者反应迟钝、脸色苍白、四肢湿冷、脉搏细速、血压下降及尿量减少等。

**【病因】**

1.大量失血或血浆丧失　如消化性溃疡、胃癌、食管静脉曲张破裂、炎症性肠病及伤寒肠出血所致的大量呕血或便血；肺结核、支气管扩张引起大咯血；阴道流血、脾破裂或异位妊娠等引起的内出血；大手术、严重创伤或大面积烧伤等。

2.严重脱水失盐　各种原因引起的剧烈呕吐、腹泻或大量出汗；急性或慢性肾上腺皮质功能不全；过度应用利尿剂或脱水剂等。

**【诊断要点】**

1.病史

(1)注意有无呕血、便血、黑粪、阴道流血、创伤出血、剧烈呕吐或腹泻等有关失血或丧失体液的病因或病史。

(2)剧烈腹痛伴有休克者应考虑空腔脏器穿孔、异位妊娠破裂出血。

2.体检

(1)仔细测量血压、脉搏、体温及呼吸变化。

(2)一般情况:注意神志及表情,皮肤及黏膜有无苍白、青紫、湿冷程度。有无失水、出血点及瘀斑等情况。

(3)腹部检查:注意腹膜炎及肠道梗阻等体征。疑脾破裂、异位妊娠破裂出血时,应做腹腔试探性穿刺。

(4)注意四肢肢端的颜色、湿度、静脉充盈度,借以判断末梢循环的状况。

3.化验

(1)血、尿、粪三大常规,及做血细胞比容检查。

(2)生化检查:血清钾、钠、氯、钙及尿素氮、二氧化碳结合力,血气分析等测定。

4.特检

(1)X线检查:对心、肺、胸腔、急腹症等疾病的诊断有帮助,但应注意休克时不宜搬动,可考虑床边摄片。

(2)心电图检查:了解心肌受损及心律失常的性质。

(3)必要时做中心静脉压及有效血容量测定、甲皱循环的观察。

**【治疗要点】**

1.原则　重症监护、病因治疗、抗休克治疗,并发症防治同时进行。

2.一般紧急处理　绝对静卧,保暖,给氧,保持呼吸道通畅,密切监护血压、脉搏、呼吸、神志、皮肤温度、肢端色泽、每小时尿量,并记录 24 小时出入水量,有条件时监测中心静脉压。

3.病因治疗　尽快找出休克病因,及时去除。

4.抗休克的重要措施

(1)迅速恢复有效血容量

1)补液量:根据病因一般每日在 2000～3000ml 或以上。

2)补液种类:葡萄糖盐水、平衡液适用于大多数休克患者;鲜血、血浆、低分子右旋糖酐适用于失血或失血浆患者(低分子右旋糖酐 24 小时内不超过 1000ml)。

3)补液速度:最初阶段要快,可静脉注射或快速滴注。有条件时在监测中心静脉压的情况下,酌情调整输液速度。

(2)纠正代谢性酸中毒:根据休克和酸中毒程度,可选用 5% 碳酸氢钠溶液或 11.2% 乳酸钠溶液静脉滴注。

(3)血管活性药物的应用:根据休克的病因、休克的时期、血容量补充的反应,选用血管扩张药或血管收缩药。血管活性药物一般应在补充血容量和纠正酸中毒的前提下使用,且常常联合应用,剂量不宜过大。

(4)积极防治并发症:如肺水肿、脑水肿、呼吸衰竭、急性肾衰竭、高血钾、DIC 等均应密切观察,早期发现,及时治疗。

(杨滨海)

# 第六节　腹痛

腹痛是指由于各种原因引起的腹腔内外脏器的病变,而表现为腹部的疼痛。腹痛可分为急性与慢性两类。病因极为复杂,包括炎症、肿瘤、出血、梗阻、穿孔、创伤及功能障碍等。

## 一、病因学

### (一)腹腔脏器的病变

按发病率的高低排列如下:

1.炎症　急性胃炎、急性肠炎、胆囊炎、胰腺炎、腹膜炎等。

2.穿孔　胃穿孔、肠穿孔、胆囊穿孔等。

3.阻塞和扭转　肠梗阻、胆道结石梗阻、胆道蛔虫病、输尿管结石梗阻、急性胃扭转、大网膜扭转及卵巢囊肿扭转等。

4.破裂　异位妊娠破裂、卵巢囊肿破裂、脾破裂、肝癌结节破裂等。

5.血管病变　肠系膜动脉血栓形成、腹主动脉瘤、脾梗死、肾梗死等。

6.其他　肠痉挛、急性胃扩张、经前紧张症等。

### (二)腹外脏器与全身性疾病

较常见的有以下几种。

1.胸部疾病　急性心肌梗死、急性心包炎、大叶性肺炎、胸膜炎和带状疱疹等。

2.变态反应性疾病　腹型紫癜症、腹型风湿热等。

3.中毒及代谢性疾病　铅中毒、血紫质病等。

4.神经精神系统疾病　腹型癫痫、神经官能症等。

## 二、发病机制

腹痛可分为内脏性腹痛、躯体性腹痛及感应性腹痛。

1.内脏性腹痛　是因腹腔中空性器官的平滑肌过度紧张收缩或因腔内压力增高而被伸展、扩张所引起。亦可因实质性器官的包膜受到内在的膨胀力或外在的牵引而引起。痛觉自内脏感觉神经末梢有关脊神经传入中枢。

2.躯体性腹痛　因分布于腹部皮肤、腹壁肌层和腹膜壁层以及肠系膜根部份脊神经末梢,因受腹腔内外病变或创伤等刺激而引起。经 $T_6 \sim L_1$ 各种脊神经传入中枢。

3.感应性腹痛　是在腹腔脏器病变时在相应神经节段的体表或深部感到的疼痛。亦有表现在远隔部位的则为放射性痛。

# 三、诊断

## （一）病史

**1.性别与年龄**

（1）儿童腹痛常见的病因是蛔虫病、肠系膜淋巴结炎与肠套叠等。

（2）青壮年则多见溃疡病、肠胃炎、胰腺炎。

（3）中老年则多胆囊炎、胆结石，此外还需注意胃肠道、肝癌与心肌梗死的可能性。

（4）肾绞痛较多见于男性，而卵巢囊肿扭转、黄体囊肿破裂则是妇女急腹症的常见病因，如系育龄期妇女则应考虑宫外孕。

**2.起病情况**

（1）起病隐袭的多见于溃疡病、慢性胆囊炎、肠系膜淋巴结炎等。

（2）起病急骤的则多见于胃肠道穿孔、胆道结石、输尿管结石。肠系膜动脉栓塞、卵巢囊肿扭转、肝癌结节破裂、异位妊娠破裂等。发病前曾饱餐或过量脂肪餐的应考虑胆囊炎和胰腺炎的可能。

**3.既往病史**　胆绞痛与肾绞痛者以往曾有类似发作史。有腹腔手术史者有肠粘连的可能。有心房纤颤史的则要考虑肠系膜血管栓塞等。

## （二）临床表现

**1.腹痛本身的特点**

（1）部位：腹痛的部位常提示病变的所在，是鉴别诊断的重要因素。胃痛位于中上腹部。肝胆疾患疼痛位于右上腹。急性阑尾炎疼痛常位于麦氏点。小肠绞痛位于脐周。结肠绞痛常位于下腹部。膀胱痛位于耻骨上部。急性下腹部痛也见于急性盆腔炎症。疼痛的放射部位时诊断亦有一定的提示作用，如胆道疾病常有右侧肩背部的射痛、胰腺炎的疼痛常向左腰部放射。肾绞痛则多向会阴部放射等。

不过许多内脏性疼痛常定位含糊。所以压痛的部位要比病人自主感觉疼痛的部位更为重要。

（2）程度：腹痛的程度在一定的意义上反映了病情的轻重。一般而言，胃肠道穿孔、肝脾破裂、急性胰腺炎、胆绞痛、肾绞痛等疼痛多较剧烈，而溃疡病、肠系膜淋巴结炎等疼痛相对轻缓。不过疼痛的感觉因人而异，特别在老年人，有时感觉迟钝，如急性阑尾炎时，甚至直到穿孔时才感腹痛。

（3）性质：疼痛的性质大致与程度有关，剧烈的痛多被病人描述为刀割样痛、绞痛，消化性溃疡穿孔常突然发生，呈剧烈的刀割样、烧灼样持续性中上腹痛。胆道蛔虫病病人的疼痛常被描述为特征性的剑突下钻顶样痛。胆绞痛、肾绞痛、肠绞痛也相当剧烈，病人常辗转不安。而较缓和的疼痛则可能被描述为酸痛、胀痛。持续性广泛性剧烈腹痛见于急性弥漫性腹膜炎。

（4）节律：腹痛节律对诊断的提示作用较强，实质性脏器的病变多表现为持续性疼痛、中空脏器的病变则多表现为阵发性。而持续性疼痛伴阵发性加剧则多见于炎症与梗阻同时存在情况，如胆囊炎伴胆道梗阻、肠梗阻后期伴腹膜炎等。

（5）诱发加剧或缓解疼痛的因素：急性腹膜炎腹痛在静卧时减轻，腹壁加压或改变体位时加重。肠绞痛时病人常喜按。胆绞痛可因脂肪餐而诱发。暴食是急性胃扩张的诱因。暴力作用常是肝、脾破裂的原因。急性出血性坏死性肠炎多与饮食不洁有关。

**2.伴随的症状**　腹痛的伴随症状在鉴别诊断中甚为重要。①伴发热的提示为炎症性病变，伴寒战、高热可见于急性化脓性胆道炎症、腹腔脏器脓肿、大叶性肺炎、化脓性心包炎等，伴发热、咳嗽等则需考虑有肺炎的可能；②伴吐泻的常为食物中毒或胃肠炎，仅伴腹泻的为肠道感染，伴呕吐可能为胃肠梗阻、胰腺炎;③伴黄疸的提示胆道疾病,可见于急性肝胆道疾病、胰腺疾病、急性溶血、大叶性肺炎等;④伴便血的可能是肠套叠、肠系膜血栓形成;⑤伴血尿的可能是泌尿系疾病如输尿管结石;⑥伴腹胀的可能为肠梗阻;⑦上腹痛伴心律失常、血压下降的则心肌梗死亦需考虑等;⑧伴休克常见于急性腹腔内出血、急性梗阻性化脓性胆道炎症、绞窄性肠梗阻、消化性溃疡急性穿孔、急性胰腺炎、腹腔脏器急性扭转、急性心肌梗死、休克型肺炎等。

3.体征　腹部的体征是诊断的要点。首先应查明是全腹压痛还是局部压痛,全腹压痛表示病灶弥散。麦氏点压痛为阑尾炎的体征。检查压痛时尚需注意有无肌紧张与反跳痛。肌紧张往往提示为炎症,而反跳痛则表示病变(通常是炎症——包括化学性炎症)涉及腹膜。注意检查有无腹部肿块,如触及有压痛和边界模糊的腹部肿块,多提示为炎症。无明显压痛,边界亦较清晰的肿块,提示有肿瘤的可能性。肿瘤性的肿块质地皆较硬。肠套叠、肠扭转、闭袢性肠梗阻亦可扪及病变的肠管,小儿小肠中的蛔虫团、老年人结肠中的粪便亦可能被当作"腹部肿块"扪及。

在腹壁上看到胃型、肠型,是幽门梗阻、肠梗阻的典型体征。听到亢进的肠鸣音提示肠梗阻,而肠鸣音消失则提示肠麻痹。

下腹部和盆腔的病变,常需做直肠指诊。右侧陷窝触痛或扪及包块,提示阑尾炎或盆腔炎。直肠子宫陷窝饱满、子宫颈有举痛可能提示宫外孕。

由于腹外脏器的病变亦可引起腹痛,故心和肺的检查必不可少。体温、脉搏、呼吸、血压反映病人的生命状况。腹股沟是疝的好发部位,检查中不可忽略。锁骨上淋巴结肿大,可提示腹腔内肿瘤性疾病。

### (三)辅助检查

1.血、尿、粪的常规检查　血常规检查几乎是每个腹痛病人皆需检查的项目。血白细胞总数及中性粒细胞增高提示炎症病变。尿中出现大量红细胞提示泌尿系统结石、肿瘤或外伤。有蛋白尿和白细胞则提示泌尿系统感染。脓血便提示肠道感染,血便提示绞窄性肠梗阻、肠系膜血栓栓塞、出血性肠炎等。

2.血液生化检查　血清淀粉酶增高提示为胰腺炎,是腹痛鉴别诊断中最常用的血生化检查。血糖与血酮的测定可用于排除糖尿病酮症引起的腹痛。血清胆红素增高提示胆道梗阻性疾病。

3.腹腔穿刺液的常规及生化检查　腹痛诊断未明而发现腹腔积液时,必须行腹腔穿刺检查。穿刺所得液体应送常规及生化检查,必要时还需做细菌培养。通常穿刺液的肉眼观察已有助于腹腔内出血、感染的诊断。

4.X线检查　腹部X线平片检查在腹痛的诊断中有重要意义。膈下发现游离气体胃肠道穿孔可基本确定。肠腔积气扩张、肠管中多数液平则可诊断肠梗阻。输尿管部位的钙化影可提示输尿管结石。腰大肌影模糊或消失提示后腹膜炎症或出血。X线钡剂造影或钡灌肠检查可以发现胃十二指肠溃疡、肿瘤等。疑有肠梗阻时应禁忌钡剂造影检查。胆囊、胆管造影,内镜下的逆行胰胆管造影及经皮穿刺胆管造影常用于胆系及胰腺疾病的鉴别诊断。

5.超声与CT检查　对肝、胆、胰疾病的诊断和鉴别诊断有重要作用,必要时在超声定位下做肝穿刺可明确肝脓肿、肝癌等的诊断。

6.内镜检查　可用于胃肠道疾病的诊断和鉴别诊断。慢性腹痛的病人内镜检查非常重要。

## 四、鉴别诊断

1.急性胃肠炎　腹痛以上腹部与脐周部为主,常呈持续性腹痛伴阵发性加剧。常伴恶心、呕吐、腹泻,亦可有发热。体格检查时可发现上腹部或及脐周部有压痛,多无肌紧张,更无反跳痛,肠鸣音稍亢进。结合发病前的不洁饮食史及大便化验可明确诊断。

**2.胃、十二指肠溃疡**　好发于中青年,腹痛以中上腹部为主,大多为持续性疼痛,多在空腹时发作,进食或服抗酸药可以缓解为其特点。体格检查可有中上腹压痛,但无肌紧张亦无反跳痛。频繁发作时可伴粪便隐血试验阳性。胃肠钡剂检查或内镜检查可以明确诊断。

如果病人原有胃、十二指肠溃疡病史或有类似症状,突然发生中上腹部剧烈疼痛,如刀割样,并迅速扩展至全腹,检查时全腹压痛,腹肌紧张,呈"板状腹",有反跳痛、肠鸣消失,出现气腹和移动性浊音,肝浊音区缩小或消失则提示为胃、十二指肠穿孔。腹部X线平片发现膈下游离气体、腹腔穿刺抽出炎性渗液可明确诊断。

**3.急性阑尾炎**　大多数病人起病时先感中腹持续性隐痛,数小时后转移至右下腹,呈持续性隐痛,伴阵发性加剧。亦有少数病人起病时即感右下腹痛。中上腹隐痛经数小时后转右下腹痛为急性阑尾炎疼痛的特点。可伴发热与恶心。体检麦氏点有压痛反跳痛,并可有肌紧张,是阑尾炎的典型体征。结合白细胞总数及中性粒细胞增高,急性阑尾炎的诊断可以明确。若急性阑尾炎未能及时诊断治疗,1～2d后右下腹部呈持续性疼痛,麦氏点周围压痛、肌紧张及反跳痛明显,白细胞总数及中性粒细胞显著增高,则可能已成坏疽性阑尾炎。若在右下腹扪及边缘模糊的肿块,则可能已形成阑尾周围脓肿。

**4.胆囊炎、胆结石**　此病好发于中老年妇女。慢性胆囊炎者常感右上腹部隐痛,进食脂肪餐后加剧,疼痛可向右肩部放射。急性胆囊炎常在脂肪餐后发作,呈右上腹持续性剧痛、向右肩部放射,多伴有发热、恶性呕吐。患胆石症者多同伴有慢性胆囊炎。胆石进入胆囊管或在胆管中移动时可引起右上腹阵发性绞痛,亦向右肩背部放射。亦常伴恶性。体格检查时在右上腹有明显压痛和肌紧张,Murphy征阳性是囊炎的特征。若有黄疸出现说明胆道已有梗阻,如能扪及胆囊说明梗阻已较完全。急性胆囊炎发作时白细胞总数及中性粒细胞明显增高。超声检查与X线检查有助于确诊。

**5.急性胰腺炎**　多在饱餐后突然发作,中上腹持续性剧痛,常伴恶性呕吐及发热。上腹部深压痛、肌紧张及反跳痛不甚明显。血清淀粉酶明显增高可以确诊本病。不过血清淀粉酶的增高常在发病后6～8h,故发病初期如若血清淀粉酶不高不能排除此病的可能。如若腹痛扩展至全腹,并迅速出现休克症状,检查发现全腹压痛,并有肌紧张及反跳痛,甚至发现腹水及脐周、腹侧皮肤斑,则提示为出血坏死性胰腺炎。此时血清淀粉酶或明显增高或反不增高。X线平片可见胃与小,肠充分扩张而结肠多不含气而塌陷。CT检查可见胰腺肿大、周围脂肪层消失。

**6.肠梗阻**　肠梗阻可见于各种年龄的病人,儿童以蛔虫病、肠套叠等引起的为多。成人以疝或肠粘连引起的多,老年人则可由结肠癌等引起。肠梗阻的疼痛多在脐周,呈阵发性绞痛,伴呕吐与停止排便排气。体征检查时可见肠型、腹部压痛明显,肠鸣音亢进,甚至可出现"气过水声"。如若腹痛呈持续性疼痛伴阵发性加剧,腹部压痛明显伴肌紧张及反跳痛,或更发现腹水,并迅速呈现休克者则提示为绞窄性肠梗阻。X线平片检查,若发现肠腔充气,并有多数液平时肠梗阻的诊断即可确立。

**7.腹腔脏器破裂**　常见的有因外力导致的脾破裂,肝癌结节因外力作用或自发破裂,宫外孕的自发破裂等。发病突然,持续性剧痛涉及全腹,常伴休克。检查时多发现为满腹压痛,可有肌紧张,多有反跳痛。常可发现腹腔积血的体征。腹腔穿刺抽出不凝血即可确诊为腹腔脏器破裂。宫外孕破裂出血如在腹腔未能穿刺到可穿刺后穹隆部位,常有阳性结果。超声检查、CT检查、妇科检查等可有助于常见脏器破裂的鉴别诊断。

**8.输尿管结石**　腹痛常突然发生,多在左或右侧腹部呈阵发性绞痛,并向会阴部放射,多伴有恶心、呕吐。腹部压痛不明显。疼痛发作同时可见血尿为本病的特征,做腹部X线摄片、静脉肾盂造影等可以明确诊断。

9.急性心肌梗死　见于中老年人,梗死的部位如在膈面,尤其面积较大者多有上腹部痛。其痛多在劳累、紧张或饱餐后突然发作,呈持续性绞痛,并向左肩或双臂内侧部位放射。常伴恶心,可有休克。体征检查时上腹部或有轻度压痛、无肌紧张和反跳痛,但心脏听诊多有心律失常。做心电图检查及冠状动脉造影可以确诊本病。

10.铅中毒　见于长期接触铅粉尘或烟尘的人,偶尔亦见由误服大量铅化合物起者。铅中毒有急性与慢性之分。但无论急性、慢性,阵发性腹绞痛为其特征。其发作突然,多在脐周部。常伴腹胀、便秘及食欲缺乏等。检查时腹部体征可不明显,无固定压痛点,肠鸣音多减弱。此外,牙龈边缘可见铅线,为铅中毒特征性体征。周围血中可见嗜碱性点彩红细胞,血铅和尿铅的增高可以明确诊断。

## 五、治疗措施

腹痛者应查明病因,针对病因进行治疗。有些如绞窄性肠梗阻、胃肠道穿孔、坏死性胰腺炎、急性阑尾炎等应及时进行手术治疗。腹痛的一般治疗包括以下几种。

1.禁饮食、输液、纠正水、电解质和酸碱平衡的紊乱。

2.积极抢救休克。

3.有胃肠梗阻者应予胃肠减压。

4.应用广谱抗生素以预防和控制感染。

5.可应用解痉镇痛药,除非诊断已经明确应禁用麻醉镇痛药。

6.其他对症治疗。

(安东辉)

# 第七节　腹泻

腹泻是指排便次数增加,粪便稀薄并可带有黏液、脓血或未消化的食物。腹泻可分急性与慢性腹泻两类,腹泻超过 2 个月者属于慢性腹泻。

**【病因】**

1.急性腹泻

(1)肠道疾病:包括由病毒、细菌、真菌、原虫、蠕虫等感染所引起的肠炎。急性出血性坏死性肠炎、急性克罗恩病、溃疡性结肠炎急性发作、急性肠道缺血等。

(2)全身性疾病:如败血症、伤寒或副伤寒、钩端螺旋体病。

(3)急性中毒:食用毒蕈、河豚、鱼胆及化学毒物如砷、磷等引起腹泻。

(4)其他:如变态反应性肠炎、过敏性紫癜、甲亢、肾上腺皮质功能减退危象、尿毒症等。

2.慢性腹泻

(1)肠源性慢性腹泻:慢性菌痢、沙门菌属感染、肠结核、肠道菌群失调、肠道寄生虫病、溃疡性结肠炎、克罗恩病、结肠憩室炎、结肠息肉并发炎症、肠道肿瘤及原发性小肠吸收不良等。

(2)胃源性腹泻:慢性萎缩性胃炎、胃癌、胃空肠吻合术后。

(3)胰源性腹泻:慢性胰腺炎、胰腺癌。

(4)肝胆疾病所致的慢性腹泻。

（5）全身性疾病：尿毒症、系统性红斑狼疮、恶性贫血、糖尿病、甲亢，慢性汞、砷、铅中毒等。

（6）药物不良反应：如利血平、甲状腺素、洋地黄、消胆胺等。

（7）神经功能紊乱：如肠易激综合征、神经功能性腹泻。

**【诊断要点】**

1.病史

（1）腹泻的特点：起病与病程，持续性或间断性腹泻，大便次数与性状、诱因或原因等。

（2）伴随症状：有无发热、腹痛，腹痛与排便的关系，腹痛的部位。有无便秘与腹泻交替，有无里急后重及便血，有无明显消瘦。

（3）既往史：有无急性肠道细菌性感染或寄生虫感染，有无慢性内脏器质性疾病，有无腹部手术史，有无长期毒物接触史，有无习惯应用泻剂、过敏史等。

2.体检

（1）一般营养状况、皮肤及黏膜包括舌及口腔变化等，有无全身或局部淋巴结肿大。

（2）腹部有无压痛、肿块，有无肝脾大和腹水等。

（3）肛门指检：有无狭窄、肿瘤、压痛，检查后观察指套上有无血液、脓或黏液附着。

3.化验

（1）粪常规检查，粪便细菌培养及隐血试验。

（2）血常规检查及红细胞沉降率。

（3）必要时做胰腺功能试验、小肠功能试验、胃液分析或肿瘤标志物的检查。

4.特检

（1）消化道内镜检查。

（2）X线检查：胃肠钡餐或钡剂灌肠检查。

（3）如腹内有肿块应做超声波检查，或腹部 CT 扫描检查。

**【治疗要点】**

1.诊断未明确前应予床边隔离。

2.诊断未明确前，一般忌用止泻剂。

3.一般给予营养丰富、低脂肪无渣流质或半流质饮食。

4.病因治疗，尽早明确诊断，排除恶性病变，根据不同病因进行治疗。

5.对症治疗，如解痉剂、镇静剂应用及精神疗法等。

6.局部治疗，采用药物保留灌肠，每日 1 次，10～14 天为一疗程。灌肠药物根据可能的病因进行选择。

（安东辉）

# 第八节　便秘

便秘是指排便频率减少，7 天内排便次数少于 2～3 次。粪便量少，且干硬，并常有排便困难感觉。

**【病因】**

1.器质性便秘

（1）直肠和肛门病变：直肠炎、痔、肛裂、直肠癌。肛周脓肿和溃疡引起肛门疼痛和痉挛亦可妨碍排便。

（2）结肠病变：肿瘤、肠梗阻、肠绞窄、结肠憩室炎、特异性（如肠结核、阿米巴肠病）与非特异性炎症（克罗恩病、溃疡性结肠炎)、肠粘连、先天性巨结肠、硬皮病等,由于影响粪便的推进机制造成便秘。

(3)腹腔或盆腔内肿瘤的压迫(如子宫肌瘤)。

(4)全身性疾病使肠肌松弛,如尿毒症、黏液性水肿。此外血卟啉病及铅中毒引起肠肌痉挛亦可导致便秘。

2.功能性便秘

(1)进食量少或食物缺乏纤维素,对结肠运动刺激少。

(2)排便习惯受到干扰,由于精神因素、生活规律改变,长途旅行等未能及时排便。

(3)滥用泻药,使肠道的敏感性减弱,形成对泻药的依赖性。

(4)结肠运动功能障碍,结肠对肠内容物传输延迟,致使水分被过度吸收而干结,致排便困难,如肠易激综合征。

(5)腹肌及盆肌张力不足或出现矛盾收缩,排便推动力不足,难于把粪便排出体外。

(6)结肠冗长。

(7)常用阿片类药,抗胆碱能药、神经阻滞药等使肠肌松弛引起便秘。

【诊断要点】

1.病史

(1)了解便秘是急性或慢性,有无胃肠道疾病、全身性疾病、手术史、滥用药物史。饮食习惯改变及生活改变情况等。

(2)伴随症状:有无伴随呕吐、肠绞痛,慢性便秘,有无口苦、食欲减退、腹胀、下腹不适、头晕、头痛、疲乏等症状。

2.体检　腹部有无压痛、腹块、有无肠痉挛,直肠指检有助于发现直肠癌、痔、肛裂、炎症、狭窄、坚硬粪块堵塞及外来压迫,肛门括约肌痉挛或松弛等。

3.特殊检查

(1)直肠镜、乙状结肠镜、结肠镜检查,可观察肠黏膜是否有病变,并可做活组织检查,以明确病变的性质。

(2)胃肠 X 线检查:根据钡剂在胃肠道内运行情况来了解其运动功能状态。钡剂灌肠特别是采用结肠低张造影,对发现便秘原因可能会有帮助。胃肠 X 线检查的更大意义在于除外肿瘤、结核、巨结肠症、梗阻等器质性病变造成的便秘。

(3)特殊检查方法:如胃肠传输试验、肛门直肠测压,气囊排出试验、排粪造影等。

【治疗要点】

1.探求便秘的原因,并针对病因来解决便秘。

2.要适当调整饮食,增加含纤维素多的食物。凉开水、蜂蜜均有助于便秘的预防和治疗。

3.鼓励患者参加适当的体力劳动或体育锻炼,以增强腹肌、膈肌、肛提肌等的肌力,养成每日定时排便习惯。

4.对症处理。如可酌情选用容积性泻药(甲基纤维素每日 1.5～5g),润滑性泻剂(甘油或液状石蜡),高渗性泻剂(硫酸镁、山梨醇、乳果糖)、刺激性泻剂(番泻叶、大黄苏打片)及胃肠动力药的应用。上述药物不可滥用和长期使用。

5.肿瘤、梗阻、绞窄所致的便秘应及时请外科处理。

(安东辉)

# 第九节　黄疸

黄疸是一种常见的临床表现,系血清内胆红素浓度增高超过 $34\mu mol/L$,使巩膜、皮肤、黏膜、体液和其他组织被染成黄色。黄疸主要由肝胆疾病引起,也可见于其他系统疾病。

## 【病因及分类】

产生黄疸的病因很多,分类方法也很多。目前多按胆红素代谢障碍及病因发病学分类。

1.按胆红素性质分类

(1)以非结合胆红素增高为主的黄疸

1)胆红素生成增多:如先天性溶血性贫血、获得性溶血性贫血及由无效造血引起的旁路性高胆红素血症等。

2)胆红素摄取障碍:如肝炎后高胆红素血症、Gilbert 综合征、某些药物及检查用试剂(如胆囊造影剂)引起的黄疸。

3)胆红素结合障碍:为葡萄糖醛酸转移酶活力降低或缺乏引起的黄疸,如新生儿生理性黄疸、Crigler-Najjar 综合征、Gilbert 综合征等。

(2)以结合胆红素增高为主的黄疸:可由于胆红素在肝细胞内转运、排泄障碍或同时有胆红素摄取、结合及排泄障碍引起。

1)肝外胆管阻塞:如胆石症、胆道蛔虫、肿瘤浸润、手术后胆管狭窄及胰头癌、壶腹周围癌、胆管周围淋巴结肿瘤转移等引起胆管压迫。

2)肝内胆管阻塞:包括肝内泥沙样结石、原发性肝癌侵犯肝内胆管或形成癌栓、华支睾吸虫病等。

3)肝内胆汁淤积:见于病毒性肝炎、药物性黄疸(如氯丙嗪、甲睾酮等所致)、Dubin-Johnson 综合征、Rotor 综合征、原发性胆汁性肝硬化、妊娠期复发性黄疸等。

2.病因发病学分类

(1)溶血性黄疸。

(2)肝细胞性黄疸。

(3)胆汁淤积性黄疸(含肝外阻塞、肝内阻塞和肝内胆汁淤积三种)。

(4)先天性非溶血性黄疸,病因见上。

## 【诊断要点】

1.黄疸性质的判断　根据血清胆红素增高的类型与比例,以及尿、粪胆色素的变化特点,可初步判断黄疸属溶血性、肝细胞性或胆汁淤积性。溶血性黄疸时非结合胆红素显著增高,结合胆红素/总胆红素小于<20%,尿胆红素阴性,尿胆原显著增加;肝细胞性黄疸时,结合与非结合胆红素均中度增高,尿胆红素阳性,尿胆原不定;胆汁淤积性黄疸时,结合胆红素显著增高,结合胆红素/总胆红素>60%,尿胆红素阳性,尿胆原减少或无。

2.黄疸的病因诊断

(1)病史:注意患者的性别与年龄、有无传染病接触史、是否接受输血及注射、有无肝胆疾病家族史、是否使用口服避孕药及非甾体类抗炎药以及妊娠史、饮酒史、冶游史和黄疸的病程等,均可提示诊断。

(2)伴随症状:是否伴有发热、腹痛、消化不良、皮肤瘙痒、体重减轻以及尿、粪颜色的改变及其特点,均有助于黄疸的鉴别诊断。

（3）体重：注意黄疸的色泽、皮肤改变、肝脾大小、胆囊大小，以及有无腹水、男性乳房发育征等。

（4）肝功能试验

1）胆红素代谢试验：见上。

2）血清蛋白测定与蛋白电泳：有助于了解肝细胞功能状态。

3）血清酶活力测定：①血清转氨酶 ALT(GPT)、AST(GOT)：为肝细胞损害最敏感的指标。②碱性磷酸酶(ALP)：在肝内、外阻塞性黄疸及肝内胆汁淤积时，ALP 明显增高。原发性肝癌时 ALP 亦可增高，以 ALP-Ⅱ同工酶增高为主。③γ 谷氨酰转肽酶(γ-GT)：急性肝炎可有 γ-CT 轻度或中度增高，原发性肝癌及胆汁淤积性黄疸时，则 γ-GT 显著增高。

4）血清总胆固醇及胆固醇酯：在胆汁淤积性黄疸，总胆固醇含量增高；肝细胞性黄疸特别是有广泛肝坏死时，胆固醇酯降低。

5）血清铁和铜含量测定：胆汁淤积性黄疸时，血清铜增高，铁/铜比值＜0.5；肝细胞性黄疸急性期的血清铁增高，铁/铜比＞1。

6）凝血酶原时间及其对维生素 K 的反应：可区分肝细胞性和胆汁淤积性黄疸。两者凝血酶原时间均延长，但胆汁淤积性黄疸对注射维生素 K 有反应，而肝细胞性黄疸则无反应。

7）靛氰绿(ICG)排泄试验：静脉注射 ICG(按 0.5mg/kg)，15 分钟后抽血检查，正常人 ICG 平均潴留量为注射剂量的 10%，肝实质病变时潴留量增加。

（5）影像学检查：包括超声显像、CT 及 MRI、放射性核素检查以及 X 线下的各种胰胆管造影术，可显示结石、肿瘤及肝内外胆管有无扩张，对黄疸的鉴别可提供极其重要的信息。

（6）其他检查：如肝活检、腹腔镜检查、十二指肠引流、泼尼松(龙)或苯巴比妥治疗试验，乃至剖腹探查，亦可作为黄疸鉴别的手段。

**【治疗要点】**

1.原发病的治疗　　如病毒性肝炎、胆石症、肿瘤等，应给予相应治疗。

2.症状性治疗

（1）护肝疗法：给予高热量饮食，适当选用护肝药物，注意避免使用损肝药物。阻塞性黄疸时，可因肠道缺乏结合的胆汁酸盐而出现脂溶性维生素(A、D、K)的缺乏，宜注射补充。

（2）对症支持治疗：如止痛、退热；瘙痒明显者，可试用熊去氧胆酸，每日 4 次，每次 100～150mg。

（3）对 Gilbert 综合征、Crigler-Najjar 综合征Ⅱ型，应用肝细胞葡萄糖醛基转移酶的诱导剂苯巴比妥，可降低血清非结合胆红素。

（4）对药物引起的肝细胞损伤，尤其是肝内淤胆，使用肾上腺糖皮质激素可能有一定的退黄作用。

（5）中医中药：可选用有退黄作用的中药方剂，随症状加减。如茵陈蒿汤或茵陈五苓散、大黄消石汤、茵陈四逆汤等。亦可静脉滴注茵栀黄、甘草酸二胺(甘利欣)注射液。

（安东辉）

# 第十节　　腹　水

腹水指腹腔内游离液体的过量积聚。在正常状态下腹腔内约有 50ml 液体，对肠道起润滑作用。在任何病理情况下导致的腹腔内液量增加超过 200ml 即称为腹水。腹水是许多疾病的一种临床表现。产生腹水的原因很多，较为常见的有心脏疾病、肝疾病、肾疾病、腹膜疾病、营养障碍、恶性肿瘤、结缔组织病等。

以往诊断腹水主要依靠腹部叩诊，出现移动性浊音即可诊断为腹水。小量腹水（500ml 以内）只能在肘膝位时叩诊脐部才能出现浊音，诊断较为困难，中等量腹水可有明显的移动性浊音，大量的腹水有腹型的改变及波动感，一般诊断不难。目前对小量腹水的诊断可借助 B 型超声等辅助检查来确诊，腹水的诊断很少有漏诊者。对腹水性质的诊断除根据腹水的外观来判断外，主要依靠化验室检查。

# 一、病因分类

## （一）心血管疾病

1.慢性充血性右心衰竭。

2.心包炎，如渗出性心包炎、慢性缩窄性心包炎。

3.瘦型克山病。

## （二）肝疾病

1.病毒性肝炎。

2.肝硬化。

3.肝肿瘤。

4.肝血管疾病：①肝静脉阻塞综合征；②门静脉血栓形成；③下腔静脉阻塞综合征。

## （三）腹膜疾病

1.腹膜炎　如渗出性结核性腹膜炎、急性胰腺炎并发腹膜炎、肺吸虫性腹膜炎、播散性红斑狼疮性腹膜炎、胆固醇性腹膜炎、肉芽肿性腹膜炎等

2.腹膜肿瘤　腹膜的转移瘤、腹膜间皮瘤。

## （四）肾疾病

1.慢性肾炎肾病型。

2.肾病综合征。

## （五）营养障碍性腹水

低蛋白血症。

## （六）其他原因

1.乳糜性腹水。

2.甲状腺功能减退症。

3.梅格斯（Meigs）综合征。

# 二、机制

## （一）细胞外液量增多导致组织间液增多

细胞外液量增多是由于钠水潴留所致。钠水潴留的基本机制是球-管失平衡而导致的肾排钠和排水减少。这种钠水潴留有原发和继发两大类。

1.原发性肾排钠、排水量减少　肾原发疾病使肾小球滤过量下降，而肾小管的重吸收不减少，使肾排钠、排水减少。导致钠水潴留。

2.继发性肾排钠、排水量减少

（1）肾小球滤过钠水减少：任何原因使有效循环血量减少时可使肾血流量减少，肾小球滤过率下降。

（2）肾小管重吸收增多：①近曲小管重吸收钠水增多，当有效循环血量减少时利钠素的分泌减少；肾内物理因素的作用，即肾小球滤过分数（FF）的增加。滤过分数＝肾小球滤过率/肾血浆流量。当循环血量减少时，肾小球的滤过率不如肾血浆流量下降明显，因此肾小球的滤过分数增加。此时由于无蛋白滤液相对增多，流入肾小管周围毛细血管的血液中，血浆蛋白的浓度也就相对增高，而管周毛细血管的流体静压则下降，这两个因素都促进近曲小管对钠水的重吸收。②远曲小管和集合管重吸收钠水增加，由于有效血循环量下降，引起醛固酮的增加、抗利尿素增加致钠水潴留。

### （二）血管内外液体交换失衡导致组织间液增多

组织间液生成和回收的平衡，受血管内外诸因素的调控。这些因素之一的失常或两个以上同时或先后失常，就可使血管内外液体交换失衡，引起组织间液生成过多或回收过少，或两者兼有，其结果都可导致组织间液过多的积聚而形成腹水，这些调控因素有以下几种。

1.毛细血管有效流体静压增高。

2.有效胶体渗透压下降。有效胶体渗透压下降的原因有：①血浆蛋白浓度下降；②微血管壁的通透性增加，血浆蛋白外渗；③组织间液中蛋白积聚。

3.淋巴液回流受阻以及以上诸多因素使多出的液体积聚于组织间隙便形成水肿。

### （三）不同疾病腹水形成的机制

1.心肾性腹水的形成机制

（1）心脏病变导致的水肿，为右心功能不全所引起。主要表现为大循环淤血、颈静脉怒张、肝大，甚至出现胸腔积液、腹水，静脉压增高，肝颈静脉回流征阳性。其特点为水肿首先出现于下垂部位，即先从足部开始，向上延及全身，压之可形成凹陷，称可凹性水肿。

（2）肾是机体排除水、钠的主要器官，当肾患病时，水、钠排出减少，乃至水、钠潴留而形成水肿，称为肾性水肿。引起肾性水肿的原因有：①肾小球滤过率降低，水、钠潴留；②全身毛细血管通透性改变，使体液进入组织间隙；③血浆白蛋白水平降低，导致血浆胶体渗透压降低；④有效血容量减少，致继发性醛固酮增多等。

2.肝硬化腹水　形成的机制较为复杂。腹水形成的主要因素有门静脉高压引起的循环动力学改变、淋巴循环障碍、低蛋白血症、继发性的肾功能障碍以及醛固酮和抗利尿激素的增加。目前有三种学说可用来解释肝性腹水发生机制。即充盈不足学说、泛溢学说及周围动脉扩张学说。

（1）充盈不足学说：肝血液流出道受阻，门脉及肝窦压增高，导致门脉系统及其引流的脏器血管床淤血。液体静压增加，加上低蛋白血症所致的胶体渗透压降低，肝内毛细血管液体交换平衡的 Starillg 力严重失衡，液体从肝窦漏入 Disse 间隙形成淋巴液。肝淋巴液从肝表面淋巴管及肠浆膜面漏出即形成腹水。腹水形成以后有效血容量减少，醛固酮增加，抗利尿素增加，致钠水潴留。腹水形成在先，门脉高压、低蛋白血症、淋巴回流量增加为腹水形成的始动因素。水、钠潴留在后，是维持腹水持续发展的因素。

（2）泛溢学说：1969 年 Lieberman 等发现，不论有无腹水，肝硬化病人血容量都高于非肝硬化者。该学说认为肝硬化腹水形成之前就已有钠、水潴留，血容量扩张。淋巴液流量增加，"泛溢"于腹腔内。钠水潴留是腹水形成的始动因素。导致钠水潴留的始动因素为肝肾反射。随肝硬化形成，肝内压升高，肝内低压力感受器激活肾交感传出神经后，通过直接促进肾小管对钠的重吸收，增加肾素活性以及降低肾血流量。肾小球滤过率等途径使肾对钠排泄障碍，结果导致钠潴留。

（3）周围动脉扩张学说：1988 年 Shrier 等首先提出这一学说，认为肝硬化腹水形成前，首先有周围动脉扩张，有效循环血量相对减少，激活缩血管物质、钠水潴留系统和交感神经，RAAS、血管加压素（AVP），使肾血管收缩、水钠潴留，最终形成腹水。周围动脉扩张是肝硬化钠水潴留的始动因素，引起周围动脉扩张的因素在肝硬化腹水的形成中起中心作用。导致动脉扩张的因素有：①扩血管物质[一氧化氮、胰高血糖素、前列腺素、氨酪酸(GABA)、血管活性肽、胆酸、内毒素及组胺等]增加。②血管对内源性缩血管物质(去甲肾上腺素、血管紧张素-11等)的敏感性减低。

3.腹膜疾病引起的腹水　是由于腹膜的炎性渗出及恶性肿瘤的浸润所致。乳糜性腹水是由于胸导管阻塞所致，多见于丝虫病。

## 三、诊断

### (一)病史

不同病因引起的腹水都具有各原发病的病史。如由心脏病引起的腹水，往往有劳力性呼吸困难、下肢水肿、夜间睡眠常取高枕位或半坐位。以往的就医史常能帮助诊断。由肝病引起的腹水，多有肝炎或慢性肝病史。

### (二)体格检查

对腹水的体格检查除注意移动性浊音外，还要注意原发病的体征。由心脏疾病引起的腹水查体时可见有发绀、周围水肿、颈静脉怒张、心脏扩大、心前区震颤、肝脾大、心律失常、心瓣膜杂音等体征。肝疾病常有面色晦暗无光泽，皮肤巩膜黄染、面部、颈部或胸部可有蜘蛛痣或有肝掌、腹壁静脉曲张、肝脾肿大等体征。肾疾病引起的腹水可有面色苍白，周围水肿等体征。面色潮红、发热、腹部压痛，腹壁有柔韧感可考虑结核性腹膜炎。病人有消瘦、恶病质、淋巴结肿大或腹部有肿块(多为恶性肿瘤)。

### (三)实验室检查

实验室检查常为发现病因的重要手段。肝功能受损、低蛋白血症可提示有肝硬化，大量蛋白尿，血尿素氮及肌酐升高提示肾功能受损，免疫学检查对肝肾疾病的诊断也有重要意义。通过腹腔穿刺液的检查可确定腹水的性质和鉴别腹水的原因。

1.物理检查

(1)外观：漏出液多为淡黄色，稀薄透明。渗出液可呈不同颜色或浑浊。不同病因的腹水可呈现不同的外观，如化脓性感染呈黄色脓性或脓血性；铜绿假单胞杆菌感染腹水呈绿色；黄疸时呈黄色；血性腹水见于急性结核性腹膜炎、恶性肿瘤；乳糜性腹水呈乳白色可自凝，因为属非炎性产物故仍属漏出液。

(2)相对密度：漏出液相对密度多在1.018以下；渗出液相对密度多在1.018以上。

(3)凝块形成：渗出液内含有纤维蛋白原及组织、细胞破坏释放的凝血质，故易凝结成块或絮状物。

2.生化检查

(1)蛋白定性试验：漏出液为阴性；渗出液为阳性。蛋白定量为漏出液<0.25g/L；渗出液>0.25g/L。

(2)胰性腹水淀粉酶升高。

(3)细菌学及组织细胞学检查：腹水离心后涂片染色可查到细菌，抗酸染色可查到结核杆菌，必要时可进行细菌培养或动物接种。可在腹水中查瘤细胞，对腹腔肿瘤的诊断非常必要，其敏感度和特异性可达90%。

3.超声检查　不仅可显示少量的腹水，还可显示肝的大小、肝包膜的光滑度，肝内占位性病变，心脏的大小、结构、心脏流入道及流出道的情况、血流情况，肾的大小、形态、结构等。

4.心电图检查　可发现心律的变化、心脏供血情况。

## 四、鉴别诊断

### (一)肝疾病

1.暴发性肝衰竭　暴发性肝衰竭(FHF)系由多种原因引起的急性大量肝细胞坏死或肝细胞内细胞器功能障碍在短时期内进展为肝性脑病的一种综合征,最初曾称为急性肝萎缩或急性肝坏死,目前较为普遍地应用暴发性肝衰竭一词。

由病毒性肝炎引起的暴发性肝衰竭称为暴发性肝炎或急性重症肝炎,临床上分为:①急性型:在起病10d内出现肝性脑病;②亚急性型:起病10d或14d至8周内出现肝性脑病;③慢性型亦称慢性肝炎。亚急性肝坏死是在慢性肝炎或肝硬化的基础上发生的亚急性肝坏死。暴发性肝衰竭常见的病因有感染性肝炎、药物毒物代谢障碍等。

暴发性肝衰竭的诊断标准:①急性黄疸型肝炎起病10d内迅速出现神经精神症状(肝性脑病11度以上症状)而排除其他原因者,病人肝浊音界进行性缩小,黄疸迅速加深,肝功能异常(特别是凝血酶原时间延长,凝血酶原活性低于0.40);②应重视昏迷前驱症状(行为反常、性格改变、意识障碍、精神异常)以便做出早期诊断,如果急性黄疸型肝炎病人有严重消化道症状(如食欲缺乏、频繁呕吐、腹胀或呃逆)、极度乏力,同时出现昏迷前驱症状即应考虑本病,即或黄疸很轻或无黄疸但肝功能明显异常,又具有上述症状亦应考虑本病。

2.肝硬化　肝硬化是指各种原因作用于肝引起肝的弥漫性损害,使肝细胞变性坏死,残存的肝细胞形成再生结节,网状蛋白支撑结构塌陷,结缔组织增生形成纤维隔,最终导致原有的肝小叶结构破坏形成假小叶,临床有肝功能损坏、门脉高压形成等表现。引起肝硬化的病因很多,但关于肝硬化腹水的形成机制、临床表现及腹水的性质基本相似。

(1)肝硬化腹水的检测:肝硬化腹水是肝功能失代偿的重要表现。无并发症的腹水为漏出液,一般为黄色或黄绿色,大多清亮透明,平均相对密度1.014以下,蛋白含量20~25g/L,白细胞数为$(0.02~0.1)\times$10/L,主要为上皮细胞,中性粒细胞<0.25,葡萄糖<1400mg/L,淀粉酶<71U/L,乳酸脱氢酶(LDH)低于200U/L,乳酸浓度低于330mg/L(平均142mg/L),pH为7.44+0.06,血腹水pH梯度为0.01+0.06。肝硬化腹水常规生化指标常受一些因素影响而变化,非感染肝硬化腹水病人应用利尿药治疗时随着腹水量的减少不少病人腹水中白细胞计数增加,腹水蛋白浓度大于25g/L,腹水/血清蛋白比例、血清蛋白含量逐步增加。肝硬化早期腹水含量可升高,晚期则含量减少,门脉压力也影响腹水蛋白含量,门脉高压时腹水中蛋白增加。

(2)肝硬化腹水并发自发性细菌性腹膜炎(SBP)的诊断:SBP是肝硬化的严重并发症,其腹水为渗出性,由于炎症发生在腹水的基础上,故SBP腹水有时可能表现为漏出性状或中间型腹水。

3.肝肿瘤　肝的肿瘤分为原发与继发,原发于肝的肿瘤又有恶性与良性之分。肝产生腹水的肿瘤主要是恶性肿瘤,原发于肝的恶性肿瘤绝大部分为原发性肝癌(PHC),其在中晚期可出现腹水多,为轻中度的张力性腹水,越晚期腹水越明显,腹水的发生机制为门脉高压引起或由恶性肿瘤种植于腹膜所致,后者腹水呈血性腹水,也由于原发性肿瘤出血所致肝硬化,病人出现血性腹水有力地提示原发性肝癌的存在。肿瘤侵袭门静脉或肝静脉再加上栓塞亦可导致腹水。

肝癌的诊断标准如下:

(1)病理诊断:①肝组织学检查证实为原发性肝癌;②肝外组织的组织学检查证实为肝细胞癌。

(2)临床诊断:①若无其他肝癌证据,AFP对流免疫电泳法阳性或放射免疫法>500(或400)μg/L持续

4 周并能排除妊娠、活动性肝炎、生殖性胚胎源性肿瘤及转移性肝癌者;②影像学检查肝内有明确的实质性占位性病变,排除血管瘤和转移性癌并具有下列条件之一者。AFP＞200μg/L;典型的原发性肝癌的影像学表现;无黄疸而 y-GI-ALP 明显升高;其他器官有明确的转移病灶或有血性腹水或在腹水中找到癌细胞;明显的乙型病毒性肝炎血清学标记阳性的肝硬化。

### (二)肝血管疾病

1.肝静脉阻塞综合征(BCS)　肝静脉和(或)肝段下腔静脉血栓或瘤栓、膜性狭窄或闭塞,出肝血流受阻致窦后性门脉高压,最终形成腹水。

(1)临床表现:肝静脉阻塞综合征的临床表现与阻塞的部位有关。肝静脉阻塞主要表现为腹痛、肝大压痛及腹水。下腔静脉阻塞者在肝静脉阻塞临床表现的基础上常伴有下肢水肿、下肢溃疡、色素沉着、甚至下肢静脉曲张等。对肝静脉阻塞综合征的诊断主要依靠临床表现和必要的辅助检查,急性肝静脉阻塞综合征大多数有腹痛、肝大压痛和腹水三联征。慢性病人有肝大、体侧支循环形成和腹水三联征,上腹部静脉曲张极为多见,尤其是侧腹壁腹壁以外的前胸壁和腰背部浅静脉曲张更具有诊断意义。

(2)超声检查:腹部超声是肝静脉阻塞综合征的重要非创伤性检查。①实时超声:腹部 B 超可以对多数病人作出正确诊断,诊断符合率可达 94.4％,肝静脉阻塞时可呈现狭窄、扩张、扭曲、走行异常、静脉壁增厚等;②多普勒超声:多普勒超声对肝静脉阻塞综合征有极其重要的诊断价值,可准确的判断有无血流信号和血流方向,Bolon 等研究证实多普勒超声诊断肝静脉阻塞综合征的敏感性为 87.5％。

(3)肝静脉和下腔静脉造影:是明确肝静脉阻塞综合征病变部位的最重要方法,可经股静脉、下腔静脉插管或经肝静脉插管,也可通过腹腔动脉和肠系膜上动脉造影来明确诊断。

(4)CT 扫描检查:最具特征性的表现为肝静脉不显影(见于 75％的病人),少部分病人为肝静脉扩张或充盈缺损。

(5)MRI:肝静脉阻塞综合征时 MRI 可显示肝内淤血,更重要的是可清晰的显示肝静脉和下腔静脉的开放状态,甚至可以将血管内新鲜血栓、极化血栓和瘤栓区别开来。

(6)肝活检:通过腹腔镜或肝穿活组织检查可以发现肝组织有肝窦淤血、出血坏死等特征性改变,只要排除了心源性因素一般都可做出明确诊断。

2.肝小静脉闭塞病(VOD)　肝小静脉闭塞病是由某种原因导致的肝内中央静脉和小叶下静脉的内皮肿胀或纤维化,从而引起管腔狭窄甚至闭塞。临床上病人急剧出现肝区疼痛、肝大压痛和腹水,少数病人发展为肝硬化门脉高压。

(1)发病原因:主要病因为毗咯双烷生物碱,即野百合碱中毒,某些植物如狗舌草或西门肺草草茶含有野百合碱,其次为药物中毒,如尿烷硫鸟、长春新碱、阿糖胞苷 6-硫基嘌呤、硫唑嘌呤等。

(2)临床表现:肝小静脉闭塞病的临床表现非常近似肝静脉阻塞综合征。临床经过有急性期、亚急性期和慢性期。主要表现有静脉流出道梗阻而出现肝大、腹水和水肿。急性型可突然起病,上腹剧痛,腹胀,迅速出现腹水,肝大压痛;亚急性期可有持久性肝大,反复出现腹水;慢性期的表现同其他类型的肝硬化。

(3)诊断:肝小静脉闭塞病的诊断比较困难,如果临床症状典型应仔细寻找有关的病因,如服用相关的草药史,恶性肿瘤化疗史等。肝静脉和(或)下腔静脉造影对本病的诊断价值有限,肝小静脉闭塞病的诊断主要依赖肝活检,腹腔镜直视下活检最具有诊断意义。

3.门静脉血栓形成　门静脉血栓是导致肝外门静脉高压的主要疾病。门静脉血栓形成多继发于慢性肝病及腹腔的恶性肿瘤。临床上根据发病急缓可分为急性型和慢性型。急性型可有腹痛腹胀等症状,慢性型与门静脉高压症状相似。

(1)发病原因:最常见病因为慢性肝病,肝硬化,原发性肝癌,腹腔的恶性肿瘤以及手术后(脾切除术后/静脉手术后)周围器官的炎症,脾静脉或肠系膜静脉血栓形成的蔓延,真性红细胞增多症,原发性小静脉硬化等。

(2)诊断:诊断依据为门静脉造影,多普勒超声对诊断也有帮助,部分病人经手术探查方能确诊。本病应与肝静脉阻塞及其他原因引起的上消化道出血、脾增大及脾功能亢进相鉴别。

4.下腔静脉阻塞综合征　下腔静脉阻塞所导致的静脉血液回流受阻而出现的一系列的临床表现称为下腔静脉阻塞综合征。

(1)发病原因:常见的病因有①血栓形成多由股静脉和髂静脉内血栓蔓延而来,常继发于腹腔感染、产后、手术产伤等疾病;②肿瘤压迫或瘤栓;③下肢静脉先天性畸形即静脉内隔膜形成。

(2)诊断:本病的诊断可依据①病人有腹腔感染、肿瘤或手术史;②典型的临床症状和体征,下腹壁静脉曲张血流由下向上;③下肢静脉压比上肢静脉压显著升高;④下腔静脉造影和大隐静脉造影对诊断困难的病例有重要帮助,考虑本病时须除外心力衰竭、缩窄性心包炎、慢性肾炎、肝硬化及肝癌等。

### (三)腹膜疾病

腹膜疾病可致腹水的病因主要是腹膜的炎症和腹膜的肿瘤。

#### 1.腹膜的炎症

(1)渗出性结核性腹膜炎:结核性腹膜炎是由结核杆菌引起的慢性弥漫性腹膜感染。有报道1/3以上的结核性腹膜炎并发腹水,称为渗出性结核性腹膜炎或腹水型结核性腹膜炎。多见于青少年或青壮年,女性多于男性。主要临床表现为发热、盗汗、食欲缺乏、腹痛、腹胀、有腹壁柔韧感或有肿块。渗出性结核性腹膜炎的诊断主要是依靠临床表现和腹水检查。

腹水检查:腹水为草黄色渗出液,静置后自然凝固,少数呈淡血性,偶见乳糜性。相对密度一般超过1.016,蛋白含量在30g/L以上,白细胞计数在$0.5×10^9$/L以上,以单核细胞为主,因低蛋白血症或在合并肝硬化时腹水的性质可接近漏出液,须结合临床全面分析,腺苷脱氨酶(ADA)明显增高,腹水涂片结核菌培养阳性率都很低,腹水动物接种阳性率可达50%以上,PCR检测可获得阳性结果。

结核性腹膜炎诊断参考标准:①青少年或青壮年病人尤其是女性过去有结核病史,伴有其他器官结核病证据;②不明原因的发热达2周以上,伴倦怠、盗汗、腹胀、腹痛、腹泻等症状;③腹部检查有压痛,腹壁柔韧,腹水或腹块;④白细胞计数与分类在正常范围内或轻度增高,腹水为渗出性;⑤腹部B超发现腹内粘连腹水,不规则的液平或炎性包块;⑥腹部X线平片及胃肠道钡剂造影可发现散在钙斑、肠梗阻及肠粘连;⑦腹水动物接种可得阳性结果,腹水培养阳性率低;⑧腹腔镜检查可见渗出粘连粟粒状结节或其他结核病变,腹膜活检可证实诊断;⑨足量的抗结核药物治疗2～4周疗效明显。具备上述1～6项中之4项,如能除外腹腔内肿瘤或腹膜转移癌可诊断,具备7～9项中之一即可确诊。

结核性腹膜炎鉴别诊断:结核性腹膜炎以腹水为主要表现者,应与肝硬化、慢性肾炎尤其应与肝硬化合并结核性腹膜炎相鉴别,腹水比较顽固者须与缩窄性心包炎、肝静脉阻塞综合征及慢性胰源性腹水鉴别,如为血性应与腹膜恶性肿瘤相鉴别。

(2)胰源性腹水:胰腺疾病在下列情况可发生腹水。急性胰腺炎尤其是出血坏死性胰腺炎常伴有少量腹水,系化学性炎症所致;慢性胰腺炎;胰腺癌;胰腺疾病伴有肝硬化。急性胰腺炎并发腹水常有急性胰腺炎的症状,腹水为自限性,随着胰腺炎的消退消失。

发病机制:胰源性腹水主要见于酒精所致的慢性胰腺炎,有人报道2/3的病人与酒精有关,其次为创伤。胰源性腹水的形成是由于胰管破裂,胰液漏入小网膜囊或游离于腹腔的后果。胰源性腹水通常澄清呈淡黄色,偶呈乳糜状或血性,腹水中淀粉酶几乎全部升高,一般可达数千单位,腹水中清蛋白浓度>30g/L,营养不良者腹水清,蛋白可不高,常伴低蛋白血症。

诊断：血清淀粉酶增高、腹水淀粉酶增高和腹水蛋白含量增加为本病的三联征，是诊断本病的重要依据，内镜下逆行胰胆管造影（ERCP）可显示胰液从胰管漏入腹腔，既是诊断的重要手段，也为手术提供正确定位。

鉴别诊断：本病主要与肝硬化腹膜癌、胰腺癌等病相鉴别。

（3）肺吸虫病性腹膜炎：肺吸虫幼虫可侵入腹膜而引起渗出性腹膜炎。临床上可有腹痛腹水等症状，应注意与结核性腹膜炎相鉴别。鉴别要点有①腹膜肺吸虫病病人均有相应的流行病学史；②肺吸虫病痰多呈铁锈色痰，内可发现肺吸虫卵；③肺 X 线检查可发现由多个圆形或椭圆形小空泡组成的囊状阴影；④腹膜炎症较急，常在数日内自愈。

（4）播散性系统性红斑狼疮并发腹膜炎：播散性系统性红斑狼疮（SLE）并发腹膜炎时可产生腹水，腹水呈浆液性渗出液量一般不多。

系统性红斑狼疮系-全身性疾病，有典型的皮肤改变、关节炎、肾损害以及特异的免疫学检查（抗核抗体抗 dsDNA 抗 Sm 抗体阳性）可帮助鉴别。

（5）胆固醇性腹膜炎：胆固醇性腹膜炎为一少见疾病，病因可能与结核有关，病人多数有较长的病史，积液长期积聚于腹腔未被吸收以致大量胆固醇结晶出现，与其他疾病的鉴别要点有①腹水呈黄色、淡黄色或褐色，浑浊可见浮游发亮的结晶；②相对密度高，多在 1.020～2.30；③蛋白定性试验（Rala 试验）阳性；④镜下可见大量扁平长方形或菱形的胆固醇结晶体；⑤白细胞多在 $(0.1～2.3)\times10^9/L$；⑥普通细菌培养与结核菌培养均阴性；⑦血清胆固醇显著增高。

（6）肉芽肿性腹膜炎：本病主要由滑石粉和玉米淀粉污染腹膜引起，其他的病因有结节病、克罗恩病、寄生虫、真菌等，但均少见。滑石粉或淀粉用于润滑外科医生的双手便于戴手套，如不慎未洗净手术时可污染腹膜，以后发生异物反应形成肉芽肿性腹膜炎。腹膜充满小结节，粘连和腹水常在术后 2～9 周发病，发生率约为 0.15%。表现为腹胀、腹痛、腹部触痛、发热、恶心和呕吐，有少量腹水，约有 25% 的病人发生肠梗阻，诊断主要依据有手术史，腹腔穿刺寻找含滑石粉或淀粉颗粒的吞噬细胞。

（7）糖衣肝：本病很少见，病因尚不十分清楚，一般认为是由毒力较弱的细菌引起的慢性浆膜结缔组织的慢性增生。本病的特点是由于严重的慢性肝周围炎，肝表面覆盖一层厚而发亮的坚韧的纤维膜，类似糖冻。本病多见于中年，早期可无症状，晚期出现重度腹水及类似肝硬化腹水期的体征。形成腹水的机制较复杂，可能与腹膜的慢性炎症、腹腔淋巴循环障碍、静脉高压及低蛋白血症有关。本病腹水顽固，但一般无恶病质、黄疸及上消化道出血，腹水一般为漏出液。诊断较困难，临床上有顽固性腹水，一般情况好，除外其他疾病的可能性，可考虑本病。确诊需腹腔镜检查或手术探查。

（8）嗜酸性粒细胞性腹膜炎：本病少见，病因尚不十分清楚，可能为嗜酸性粒细胞性胃肠炎的病变侵及浆膜所致。嗜酸性粒细胞性胃肠炎的病变主要为黏膜层及黏膜下层，有的可侵及浆膜下形成腹膜炎而出现腹水。病理表现为浆膜增厚、水肿、嗜酸性粒细胞、淋巴细胞和浆细胞浸润。临床表现除腹水外症状及体征不明显，有自发性缓解与周期性发作的倾向。

诊断：①腹水为渗出性，腹水中有大量的嗜酸性粒细胞；②血中嗜酸性粒细胞增多；③本病为自限性疾病，用肾上腺皮质激素治疗病情可很快缓解但易复发。

2.腹膜肿瘤

（1）腹膜转移癌：腹膜转移癌常为腹腔脏器癌的晚期表现，可见于胃、肝、胰、卵巢等脏器的癌瘤。主要临床表现为原发癌的局部症状、腹水、弥漫性腹痛、恶病质与体重减轻。诊断要点为①腹水生长迅速，多为血性，可为漏出液或渗出液或称中间型腹水；②腹水中可找到癌细胞。

（2）腹膜间皮细胞瘤：原发性间皮细胞瘤起源于间皮的上皮细胞和间质细胞。本病少见，约 65% 累及胸膜,25%累及腹膜。本病原因与长期接触石棉有关。

诊断要点:①有长期接触石棉的历史;②多见于50岁以上的男性;③临床上有腹痛、腹胀、腹部包块等症状;④50%的病人有石棉肺;⑤CT检查示斑块状肿块及腹水;⑥腹水为血性,腹水中透明质酸水平>120mg/L;⑦确诊有赖于腹腔镜和活检,腹腔镜可见腹膜充满散在的结节和斑块。

(3)腹膜假黏液瘤:是一种少见病,也称假黏液瘤性炎或假性积水。特点为腹膜被大量的胶样黏液所充填,形成假性腹水,是一种相对良性疾病。病因不十分清楚,主要来源于卵巢的液性囊腺瘤或囊腺癌或阑尾黏液囊肿,卵巢的黏液性囊腺病90%～95%为良性;其次是来源于卵巢畸胎瘤、卵巢纤维瘤、子宫癌、脐尿管囊肿的腺癌、脐的黏液样脐肠系膜囊肿以及胆总管癌。诊断要点为①病程长,腹部逐渐胀大,但一般健康情况良好与大量腹水不相称;②抽出液为胶胨样,用组织化学方法检查为蛋白;③腹腔镜检查或剖腹探查腹腔内充满透明的胶胨样均匀一致的浆液,或是大量黏液囊,像成簇的葡萄附着在腹膜上。

### (四)肾疾病

慢性肾炎肾病型及肾病综合征可出现大量的腹水,腹水为漏出液。临床上有高度水肿,大量蛋白尿,低蛋白血症及高胆固醇血症等,一般诊断不难。

肾病综合征(NS)不是一个独立的疾病,而是多原因多因素包括下列表现的临床综合征:①大量蛋白尿(成年人24h尿蛋白定量>3.5g,儿童>50mg/d);②低蛋白血症(血清蛋白<30g/L,儿童<25g/L);③高脂血症,总胆固醇、游离胆固醇、三酰甘油(甘油三酯)、低密度脂蛋白、极低密度脂蛋白、磷脂等可一项增高或全部增高;④水肿可轻可重,一般较重,甚至浆膜腔积液;⑤脂肪尿,尿中出现游离脂肪,呈椭圆形脂肪小体、脂肪管型。①和②两项是必备条件,其余为参考条件,临床上号称三高一低。

### (五)营养障碍性疾病

各种原因引起的营养障碍可出现低蛋白血症及维生素B缺乏症,由此可产生腹水。目前由于营养摄入不足引起的低蛋白血症已不多见,多因胃肠道疾病引起的吸收不良或由于蛋白丢失性肠病等引起。腹水一般为漏出液,低蛋白症被纠正以后腹水消失。诊断并不困难,主要是应找出原发病。

### (六)其他原因引起的腹水

1.乳糜腹水 乳糜在腹腔积聚称乳糜腹水。乳糜腹水的原因是腹腔肿大的淋巴结群压迫或阻塞了胸导管及乳糜池所致。发病原因有腹腔腹膜后肿瘤等压迫,腹部外伤损伤淋巴管,肝硬化、真性细胞增多症等导致的门脉血栓,小肠梗阻引起的淋巴管坏死、胰腺疾病、丝虫病、梅毒及其他肉芽肿性疾病以及先天性淋巴管的异常。急性乳糜性腹膜炎少见,临床表现呈典型的急腹症表现。多数为慢性,一般无腹痛,主要表现为腹部逐渐增大及下腹不适,晚期可伴有皮肤损害、淋巴性水肿、阴囊渗出综合征等。乳糜腹水有特殊外观,诊断不难,对乳糜腹水的诊断主要是鉴别乳糜腹水的真假性乳糜液。乳糜腹水的鉴别诊断如下:

乳糜腹水的诊断:①外观呈乳白色;②相对密度>1.012,呈碱性,静置后分三层,上层呈乳状,中间如水样,下层为白色沉淀;③乙醚试验阳性,苏丹血脂肪染色呈阳性反应;④脂蛋白电泳可见宽而厚的乳糜微粒带;⑤红细胞及白细胞含量高;⑥腹水中三酰甘油增加,可形成乳糜腹水,腹水中三酰甘油>2.2mmol/L(200mg/dl),有人认为此为真性乳糜腹水的可靠标准。

假性乳糜腹水的诊断:①外观浑浊或呈云雾状,相对密度<1.012;②静置后不分层;③乙醚试验阴性;④蛋白质含量>30mmol/L;⑤苏丹血染色无脂肪球。

2.腹膜脏器恶性淋巴瘤 腹膜脏器的恶性淋巴瘤若压迫门静脉及其分支可出现腹水,腹水为漏出液;肿瘤累及或压迫肠系膜静脉及淋巴道而产生腹水,下肢水肿及腹水可为乳糜性。本病的平均发病年龄较腹膜癌约早10年,多有不同程度的发热,呈不规则型或弛张型热,消瘦,表浅淋巴结肿大及腹腔肿块,临床诊断困难,误诊率很高,常被误诊为结核性腹膜炎。本病的确诊常需在腹水中发现肿瘤细胞或病理组织学检查。

3.甲状腺功能减退症    各种原因引起的甲状腺功能减退症,由于黏多糖的沉积可产生新液性水肿及浆膜腔积液而出现腹水。临床上可有表情淡漠,面色苍白,毛发脱落,皮肤干燥等症状。本病的诊断要点有:①上述临床表现;②$T_3$、$T_4$水平降低;③原发性甲状腺功能减退症 TSH 升高,下丘脑或垂体性 TSH 减低或正常,TSH、TRH 兴奋试验有助于原发性、垂体性和下丘脑性甲减的鉴别,阳性为下丘脑性,阴性为垂体性。腹水常误诊为结核性腹膜炎,本病周围性水肿明显。应与肾病综合征鉴别,一般说诊断与鉴别诊断不难。

4.梅格斯综合征    本病具有盆腔肿瘤(绝大多数为卵巢纤维瘤)、腹水与胸腔积液三大特征,腹水常为渗出液,可误诊为结核性腹膜炎、腹膜癌等病,确诊为本病后手术治疗效果良好,因此具有重要鉴别诊断意义。腹水和胸腔积液病人做妇科检查、B 超、CT 等发现盆腔有肿瘤可考虑为本病。

## 五、腹水预防

卧床休息和低盐饮食,配合利尿药使用,后者使肾从尿中排出更多的水分,如腹水导致呼吸和进食困难可经腹壁穿刺放腹水(治疗性腹穿),无任何原因可继发腹水感染,特别是酒精性肝硬化病人,这种感染叫做特发性细菌腹膜炎,需用抗生素治疗。

(李万红)

# 第十一节    肝大

正常成人肝上界在右锁骨中线第 5 肋间,下界在肋缘下一般不能触及或 1cm 内触到,肝左叶下缘在剑突下 3～5cm,质地柔软,表面光滑,没有压痛。如超出上述标准,性质有改变且肝上界正常或升高,则提示肝大。检查时应注意有无内脏下垂、肺气肿、右侧胸腔积液所致的肝下移。

【病因】

1.感染性肝大

(1)细菌性与病毒性感染:如病毒性肝炎、细菌性肝脓肿、肝结核、慢性胆囊或胆管炎、急性梗阻性化脓性胆管炎、布鲁菌性肝病、钩端螺旋体病、回归热、伤寒、败血症、传染性单核细胞增多症、肝放线菌病等。

(2)寄生虫感染:血吸虫病、阿米巴肝病、疟疾、肝棘球蚴病、华支睾吸虫病等。

2.非感染性肝大

(1)瘀血性肝大:心包炎、右心衰竭、肝静脉或下腔静脉阻塞综合征等。

(2)胆汁淤积性肝大:各种原因引起的肝内淤胆或肝外胆管结石、炎症、肿瘤引起胆汁排泄障碍。

(3)中毒性肝大:如乙醇、四氯化碳、利福平、异烟肼等可引起中毒性肝炎,全身性感染,除病原体直接侵犯肝脏外,通过毒血症、营养不良、高热、缺氧等因素亦可引起肝大。

(4)代谢性肝大:如肝豆状核变性(Wilson 病)、血色病、脂肪肝、肝淀粉样变形、肝糖原累积病。

(5)肝硬化:各种病毒性(乙、丙型肝炎)、心源性和原发性胆汁性肝硬化等。

(6)血液病:多发性骨髓瘤、恶性组织细胞病、白血病、霍奇金病及真性红细胞增多症等。

(7)结缔组织病:系统性红斑狼疮、结节性多动脉炎等。

(8)肝囊肿与肝肿瘤:先天性多囊肝、肝海绵状血管瘤、原发性和继发性肝癌等。

**【诊断要点】**

1.病史　常可为肝大诊断提供有意义的线索。包括发病年龄、性别、职业、是否在寄生虫病疫区居住或工作、是否经常接触病毒性肝炎患者或病毒携带者、是否接受过输血或血制品注射、口腔疾病治疗史、既往饮酒史、手术史或长期服药史、有无肝脏疾病家族史等。

2.临床表现

(1)常见症状：①乏力、食欲缺乏、腹胀、恶心、体重减轻；②肝区或右季肋部疼痛可呈隐痛、钝痛或剧痛，表现为持续性、进行性加重或发作性绞痛；③皮肤巩膜黄染伴尿黄，常有程度不等的皮肤瘙痒；④牙龈出血、鼻出血或皮下出血点与瘀斑；⑤病初或病程中常伴有不同程度的发热。

(2)重要体征：对判明有无肝大、肝大性质及病因等有重要价值。

1)一般状态：消瘦、营养不良、可有肝病面容、肝掌、皮肤色素增加、下肢水肿、腹壁静脉曲张等。

2)黄疸：皮肤巩膜可呈金黄色(如急性病毒性或中毒性肝炎)、柠檬色(溶血性疾病)或黄绿色(见于胆汁淤积性疾病)。

3)肝大：应仔细检查肝大的程度、质地、压痛、肝表面和边缘、肝大的动态变化，以及脾大情况等。①大小：弥漫性肝大见于急慢性肝炎、脂肪肝、肝淤血，局限性肝大见于肝脓肿、肝肿瘤、肝囊肿。临床上常以轻度肿大、中度或高度肿大来描述肝大的程度。②质地：一般将肝质地分为三级，即质软、质韧(中等硬度)和质硬。正常肝脏质地柔软，如触撼起口唇，急性肝炎、脂肪肝时肝质地稍韧；慢性肝炎及肝淤血质地中等硬度，如触鼻尖；肝硬化、肝癌质硬，如触前额。表浅肝囊肿、肝脓肿时可呈囊性感。③压痛：正常肝无触痛，肝大时可使肝包膜伸张或牵拉，或有炎症反应，则有压痛。轻压痛见于肝炎、肝淤血，肝脓肿常有局部显著压痛与叩击痛。④肝表面：肝质硬且表面不光滑，呈不均匀结节状，边缘厚薄不一，见于肝癌和肝硬化。

3.辅助检查

(1)实验室检查

1)血液检查：白细胞增高见于肝脓肿，白细胞减少见于脾亢或病毒性感染，嗜酸粒细胞增高见于血吸虫病和肝棘球蚴病。

2)粪便检查：粪便中找到溶组织阿米巴滋养体，提示有阿米巴肝病，大便虫卵检查对华支睾吸虫病、血吸虫病有诊断价值。

3)红细胞沉降率：肝脓肿、肝癌、肝结核、二期梅毒等红细胞沉降率可增快。

4)肝功能试验：试验种类繁多，缺乏特异性，结果正常亦不能排除肝病，故对肝功能试验应有正确估评。结合临床资料合理选择检查的指标且定期复查，将有助于诊断。

5)十二指肠引流：胆汁中可发现寄生虫卵(梨形鞭毛虫、华支睾吸虫)和溶组织内阿米巴滋养体，细菌培养阳性可诊断胆道感染。

6)免疫学检查：①乙型肝炎标记检查；②甲胎蛋白(AFP)检查；③Widal试验阳性有助于伤寒的诊断；皮内和补体结合试验对布氏杆菌病、血吸虫病、肝棘球蚴病和华支睾吸虫病有诊断意义。

(2)X线检查：肝肿瘤、脓肿或囊肿常有局限性肝大或右膈局限性隆起，食管吞钡有助于发现食管静脉曲张，胃肠钡餐检查可发现胰头癌或壶腹癌。

(3)超声波与CT检查：可对肝癌、肝囊肿、肝脓肿作出定位、定性诊断，对肝硬化亦有重要辅助诊断价值。

(4)腹部血管造影：诊断价值同上。

(5)肝穿刺活体组织检查：对难以确诊的黄疸性肝炎、酒精性或药物性肝炎、代谢性疾病、脂肪肝、肝硬化、肝肿瘤等均可通过此法确诊。

(6)腹腔镜:腹腔镜检查及直视下肝脏穿刺组织活检对诊断原因不明的肝大、原发性和转移性肝癌、慢性肝炎、肝硬化等均有重要价值,对肝内外梗阻性黄疸的鉴别亦有一定的帮助。

(邱昊鹏)

# 第十二节  腹腔肿块

腹部肿块是指在腹部检查时可触及到的异常包块。常见的原因有脏器肿大、空腔脏器膨胀、组织增生、炎症粘连及良恶性肿瘤等。

## 一、病因及分类

### (一)右上腹部肿块

1.肝增大    如肝炎、肝肿瘤、肝囊肿等。

2.胆囊肿大    如急性胆囊炎、胆囊积水、胆囊积血、淤胆性胆囊肿大、先天性胆总管囊肿、原发性胆囊癌、胆囊扭转等。

3.右曲部结肠癌。

### (二)中上腹部肿块

1.胃部肿块    如溃疡病、胃癌及胃部其他良恶性肿瘤、胃黏膜脱垂、胃石症等。

2.胰腺肿块    如急性胰腺炎、胰腺囊肿、胰腺囊性腺瘤。胰腺癌等。

3.肝左叶肿大。

4.肠系膜与网膜肿块    如肠系膜淋巴结核、肠系膜囊肿等。

5.小肠肿瘤    如小肠恶性淋巴瘤、小肠癌、其他少见的小肠肿瘤。

6.腹主动脉瘤。

### (三)左上腹部肿块

1.脾肿大    肝硬化、游走脾、副脾等。

2.胰腺肿瘤与胰腺囊肿。

3.脾曲部结肠癌。

### (四)左右腰部肿块

1.肾疾病引起的肿块    如肾下垂与游走肾、先天性肾囊肿、肾积水、肾积脓、蹄铁形肾、肾包虫囊肿、肾肿瘤等。

2.嗜铬细胞瘤及肾上腺其他肿瘤。

3.原发性腹膜后肿瘤。

### (五)右下腹部肿块

1.阑尾疾病    如阑尾周围脓肿、阑尾类癌、阑尾部液囊肿等。

2.回盲部肿块    多见于回盲部结核、克罗恩病、盲肠癌、回盲部阿米巴肉芽肿、回盲部放线菌病。

3.大网膜扭转。

4.右侧卵巢肿瘤。

### (六)中下腹部肿块

可见于膀胱肿瘤、膀胱憩室、子宫肿瘤。

## （七）左下腹部肿块

可见于溃疡性结肠炎、直肠及乙状结肠癌、直肠及乙状结肠血吸虫病性肉芽肿、左侧卵巢囊肿等。

## （八）广泛性与不定位性肿块

常见的病因有结核性腹膜炎、腹型肺吸虫病、腹部包虫囊肿、腹膜转移癌、肠套叠、蛔虫性肠梗阻、肠扭转等。

# 二、发病机制

## （一）脏器肿大

腹腔实质性脏器常因为炎症或脏器肿瘤组织增生使脏器肿大。循环障碍,如慢性充血性心力衰竭或缩窄性心包炎时,肝可因淤血而肿大。肾可因输尿管堵塞、狭窄或受压而流不畅致肾积水使肾肿大。各种原因引起的门静脉高压致使脾静脉血流受阻而引起脾大。也可由于脏器的扭转或异位形成。

## （二）空腔脏器膨胀

空腔脏器常可因炎症、肿物或脏器扭转而引起梗阻。梗阻以后使腔内积液积气引起脏器膨胀。如幽门梗阻时可在上腹部见到胃的膨胀。肠梗阻可在梗阻的上段见到肠型。下尿路梗阻使膀胱积尿致膀胱膨胀。胆道阻塞胆汁排泄不畅使胆囊肿大。

## （三）腹腔的炎症

腹腔脏器或组织发生炎症时,如果形成脓肿就可出现炎性包块。如肝脓肿,肾周围脓肿,阑尾周围脓肿。腹腔的炎症可使脏器与脏器、组织之间相互粘连形成包块。最常见的是结核性腹膜炎。

## （四）腹腔肿物

腹腔脏器的良恶性肿瘤,由于组织的不正常的增生常在所在部位形成包块,如胃癌、胰腺癌常在上腹部见到肿块。肿物压迫邻近脏器,如胰腺癌压迫胆总管引起胆囊肿大。腹腔的良性肿物多见于囊肿。可为先天性或继发于炎症。一般生长速度缓慢,但体积可以很大。

# 三、诊断

## （一）病史

详细了解病史对腹部疾病的诊断有重要意义。肿块的生长速度,伴随症状都可以给诊断提供一定的线索。胃癌在病史中常有进行性的食欲缺乏、贫血、消瘦。胆囊肿大,伴有进行性的黄疸而无腹痛常提示有胰头癌。胆囊肿大,间歇性黄疸伴有发作性右上腹痛及发热多见于胆石症。肝大,如病史中有慢性心力衰竭可能为肝淤血。炎性肿块常有发热及相应部位的疼痛史。病史长,肿块生长速度缓慢,不伴有其他症状,多提示为良性肿块。

## （二）体格检查

腹部肿块主要依靠触诊检查。触诊应注意肿块的位置、大小、形态、硬度、有无压痛及移动度。借此来鉴别肿块的来源和性质。

1.腹部肿块的位置　确定肿块的位置可了解肿块的来源。某个部位的肿块多来源于该部位的脏器。如右上腹的肿块多来源于肝、胆囊或肝曲结肠。带蒂包块或肠系膜、大网膜的包块位置多变。肠管分布区的较大包块,如果伴有梗阻,肿块可能为该段肠管内肿物。如果不伴有梗阻,多来源于肠系膜、大网膜或腹膜后脏器。多发而散在者常见于肠系膜淋巴结核、腹膜结核或腹腔转移癌。

2.肿块的大小　在脐周围触到较小的肿块可能为肿大的肠系膜淋巴结。巨大的肿块多发生于肝、脾、胰腺、肾、卵巢及子宫等脏器,以囊肿多见。如包块大小变异不定,甚至可消失,可能为充气的肠曲引起。

3.肿块的形态　圆形表面光滑的包块,以囊肿为多。形态不规则,表面不光滑、质地坚硬多为恶性肿瘤、炎性肿物或结核包块。索状或管状肿物,短时间内形态多变者,可能为蛔虫团或肠套叠。右上腹触到卵圆形肿物,光滑可能为胆囊或肾。肿大的脾可以触到脾切迹。

4.肿块的硬度和质地　肿块如果质地硬多见于肿瘤、炎性或结核性肿块,如胃癌、肝癌及结核性腹膜炎形成的包块。肿块若为囊性,肿物质地柔软,多见于囊肿。

5.压痛　炎性肿块有明显压痛。如位于右下腹的包块、压痛明显,多为阑尾周围脓肿。肝大有明显压痛可能为肝脓肿。

6.移动度　如果包块随呼吸上下移动,可能为肝、脾、肾、胃或这些脏器的肿物。胆囊、横结肠的肿物也可随呼吸上下移动。包块能用手推动者,可能来自胃、肠或肠系膜。移动范围广、距离大的肿物,多为带蒂的肿物,如游走脾、游走肾等。凡腹膜的肿瘤及局部的炎性肿块一般不移动。

### （三）实验室检查

实验室检查对腹腔肿块的诊断有重要意义。如果肿块明显压痛,白细胞升高,肿块多为炎性肿块。巨大脾,伴有白细胞显著增高达数万至数十万,并有幼稚细胞,提示为慢性粒细胞性白血病,骨髓细胞学检查可明确诊断。上腹部肿块,如果大便隐血试验持续阳性,肿块可能为胃癌。肝大,常伴有肝功能异常。肝大伴甲胎蛋白升高,提示为原发性肝癌。如果伴有腹水,腹水常规检查可鉴别腹水为渗出液还是漏出液。肝大伴有漏出性腹水,可能为肝硬化或循环障碍引起的肝淤血。可根据腹水的白细胞鉴别为化脓性感染还是结核感染。血性腹水多提示为恶性肿瘤。如果在腹水中发现了癌细胞,说明癌肿已发生转移。对肿块穿刺抽取活组织,进行组织学检查,常可明确肿块的性质。

### （四）影像学及内镜检查

为了查清腹腔肿块的确切部位和所在脏器以及肿块的性质,有必要选择适当影像学及内镜检查,以便为外科手术治疗制定方案提供可靠的依据。常用的检查方法有 X 线造影、B 型超声、CT、磁共振、内镜等。

消化道的肿物可行钡剂造影检查。B 型超声、CT、磁共振适用于实质性脏器的检查,以了解脏器内的占位性病变。也是诊断膀胱、子宫肿物的重要手段。胃肠道的肿物最好的检查方法是用胃镜和肠镜。腹腔的肿物可用腹腔镜检查。在行内镜检查时应取活组织进行组织学检查,以便确定肿物的性质。对上述检查方法的选择,应选择既经济又准确的手段。应避免重复检查。

## 四、鉴别诊断

### （一）腹壁肿块

在腹部发现肿物时应首先确定是腹壁肿物还是腹腔肿物。腹壁肿物如脂肪瘤、皮下脂肪结节、腹壁脓肿、脐囊肿等,位置较表浅且可随腹壁移动,当病人坐位或收紧腹肌时,肿物更显著,腹肌松弛时肿物即不明显。检查时令病人仰卧位起坐时,如肿块仍然清楚可触及为腹壁肿物;如系腹腔内包块往往不能触及。

### （二）右上腹部肿块

1.肝大。

2.胆囊大

(1)急性胆囊炎:约 1/3 的病人可触及到肿大的胆囊。本病诊断并不困难。病人常有发热寒战、恶心、呕吐、腹胀及右上腹剧痛、腹痛剧烈间歇性加剧,可向右肩部放射。右上腹可有压痛及肌紧张,墨菲征阳性,部分病人有黄疸。根据上述症状和体征可做出诊断。

(2)胆囊积水:是由一种慢性化学性炎症引起。由于胆囊管阻塞,胆汁滞留于胆囊内,胆色素被吸收而引起化学性刺激发生慢性炎症。腹部检查可触及肿大的胆囊有轻度压痛或无压痛,临床诊断较困难。B 型超声 CT 检查可协助诊断,本病确诊依靠手术探查。

(3)淤胆性胆囊肿大:由于肝外胆道梗阻所致的淤胆性胆囊肿大,可见于壶腹癌及胰腺癌。常有典型的梗阻性黄疸的临床表现如皮肤巩膜黄染、皮肤瘙痒、陶土样便,直接胆红素增高,B 型超声、CT 检查可辅助诊断如系胰头癌,X 线钡剂造影可见十二指肠环扩大。

(4)先天性胆总管囊肿:本病又称胆总管囊性扩张,胰胆管合流异常综合征,多属先天性发育畸形,是一种少见疾病。病人多为女性青少年与儿童。如果在右上腹发现较固定的不随呼吸运动的囊性肿物,临床上有右上腹钝痛或无疼痛,间断发热及黄疸。X 线检查对本病的诊断有较大的意义。X 线腹部平片可见右上腹致密肿块影。钡剂造影显示,胃向左前方移位,十二指肠向左前下方移位,十二指肠环增大,结肠肝曲向下移位。胆囊造影多不显影。内镜逆行胰胆管造形术对本病诊断价值很大。B 型超声和 CT 检查可显示肿物呈囊性,明确提示肿物位置和大小一般能确诊,部分病人需在手术探查时确诊。

(5)胆囊癌:胆囊的肿瘤,多为 50 岁以上的中、老年女性临床上可有右上腹痛、黄疸。进行性食欲缺乏消瘦。多并发于胆囊结石症。常被胆石症症状掩盖,借助胆囊造影、B 型超声、CT、MRI、选择性腹腔动脉造影可提示诊断。有时确诊须手术探查。

(6)胆囊扭转:发病急剧,突然右上腹持续性剧烈绞痛。向右侧后肿及背部放射,短时内可在右上腹触及肿大的胆囊,表面光滑,明显压痛,右上腹肌紧张。肿大的胆囊可随呼吸移动。若无胆石症病史,发病初期无发热、白细胞不高,临床上与急性胆囊炎、胆石症鉴别困难。常须紧急手术探查方能明确诊断。

3.肝区结肠癌　本病常有右上腹部不适感或疼痛可有血便及不完全性肠梗阻,有时可在右上腹部触到条状肿块,质地硬,钡剂灌肠造影与结肠镜检查有助于确定诊断。

### (三)中上腹部肿块

中上腹部肿块常见于胃部疾病、胰腺肿物、肝左叶增大、肠系膜肿物、小肠肿物等。

1.胃部的肿块

(1)溃疡病:一般单纯的胃十二指肠溃疡不会出现上腹部肿块。常见于溃疡病并发慢性穿透性溃疡或者幽门梗阻。在出现这些并发症之前可有典型的溃疡病病史如慢性发病、周期性发作、疼痛的节律性及泛酸、胃灼热等,发生慢性穿透性溃疡以后疼痛的节律性消失,疼痛向背部放射。常规治疗无效,常因与周围组织粘连在上腹部形成包块。包块边界不清,有压痛,X 线钡剂造影、胃镜检查可助诊断。部分病人须经手术探查。溃疡病并发幽门梗阻时,在中上腹部可触及到有压痛的肿块。病人常伴顽固性恶心呕吐,呕吐物含有宿食。上腹部可见胃型及胃逆蠕动波胃部有振水音。根据临床表现诊断一般不难。

(2)胃癌:胃癌病人在上腹部出现肿块时已属中晚期。临床上常有进行性的食欲缺乏,消瘦或贫血,大便隐血试验持续阳性。上腹部肿块界限不清、不规则质硬、压痛不明显、可以移动。有时可在左锁骨上窝触及肿大的淋巴结,X 线钡剂造影、胃镜检查可确诊。

(3)胃黏膜脱垂症:有时可在幽门区触到柔韧的包块。临床上出现以下情况要考虑到胃脱垂的可能性。①不规则的上腹痛右侧卧位时疼痛加重;②不明原因的上消化道出血;③没有溃疡病病史而发生幽门梗阻。确诊有赖于 X 线钡餐造影。典型的影像呈张伞状幽门管增宽。胃镜下可见到胃黏膜进入十二指肠或由十二指肠脱出。由十二指肠退出的黏膜常有充血水肿或有出血。

(4)胃部的其他肿瘤:胃肉瘤、胃平滑肌肉瘤乃胃霍奇金病,均较少见。X 线钡剂造影对鉴别诊断也有困难。常在手术中做冷冻切片方能确诊。

(5)胃石症:胃石症常见的有胃柿石、胃毛发石。柿石多见于男性,毛发石多见于女性。病史中有吃柿子、发毛瘦肉史。症状有上腹胀满,疼痛恶心、呕吐等。上腹部可触及能移动的肿物,X 线检查发现可移动的阴影或胃镜检查发现结石便可确诊。

2.**胰腺的肿块**　胰腺的肿块见于胰腺的炎症、囊肿及胰腺囊腺瘤等。

(1)胰腺炎:少数急性胰腺炎病人,有时在左上腹部或脐部可触及边缘不清、有明显压痛的肿块,肿块可能由胰腺肿大、局限性腹膜炎引起。胰腺脓肿或囊肿所致一般都有急性胰腺炎的病史。如发热、剧烈的上腹痛恶心、呕吐等症状。上腹可有压痛及反跳痛、尿淀粉酶升高有助于诊断。

(2)胰腺囊肿:胰腺囊肿可分为真性囊肿和假性囊肿。真性囊肿临床上少见,一般多数体积小又位于腹膜后,一般无特殊临床表现。假性囊肿临床上较多见,约 75%的病人继发于急性或慢性胰腺炎。20%发生在外伤以后。其余是其他原因所致。在临床上有以下情况者应考虑胰腺假性囊肿的可能。①急性胰腺炎或胰腺外伤后,上腹出现囊性肿块并逐渐增大。②伴有上腹痛或不适感,餐后腹胀恶心、呕吐、食欲缺乏等消化不良症状或有血糖、尿糖增高。③X 线钡剂造影可见胃、十二指肠或横结肠有受压推移,表现位于胰头的囊肿可使十二指肠环扩大。X 线腹部平片有时可见到囊壁有钙化。静脉肾盂造影可显示左肾向下移位,左侧横膈抬高。④B 型超声、CT、MRI 检查发现腹腔有囊性肿物,如能除外其他脏器的囊肿如肝囊肿多囊肾、肠系膜囊肿、卵巢囊肿等,便可做出诊断,如有血、尿淀粉酶的增高更支持诊断。

(3)胰腺癌:40 岁以上的病人,临床上出现顽固性的上腹胀、上腹痛以及进行性的体重减轻或有脂肪泻,应注意胰腺癌的可能性。由于胰腺本身解剖位置深在,同时胰腺和肝、胆的关系密切,很多肝胆和胰腺疾病的症状相似,鉴别诊断比较复杂。因此胰腺癌的早期诊断十分困难。如果上腹部肿块可疑为胰腺癌,可做以下检查帮助诊断。①钡剂造影可有十二指肠环增宽,十二指肠降部胰腺侧呈"倒 3 征",胃和十二指肠横部多被推向前方,横结肠向下方移位。②选择性动脉造影,胰腺内部或邻近血管被肿瘤包裹而显影不良、血管移位受压等。癌肿内血管显影不良。③经纤维内镜逆行胰胆管造影(ERCP)可显示胰腺管狭窄扭曲或梗阻。④十二指肠镜检:可在直视下观察壶腹的情况有无肿瘤存在。可收集胰液行细胞学检查。⑤B 型超声、CT、MRI 检查:可显示胰腺内占位性病变的位置、大小性质、胰腺的外形变化、胆总管和胰管有无扩张等是诊断胰腺肿块的重要手段。⑥胰腺穿刺行活体组织检查:经皮胰腺穿刺或通过胃镜行胰腺穿刺吸取活组织做病理学检查具有确诊意义。⑦对诊断十分困难者可开腹探查。

3.**肝左叶肿块**　肝左叶肿块可见于左叶肝癌、阿米巴肝脓肿、肝囊肿。一般行 B 型超声检查,CT 或 MRI 检查可做出诊断。

4.**肠系膜与网膜肿块**

(1)肠系膜淋巴结结核:常为腹膜结核的一部分,多见于儿童与青少年,肿大的肠系膜淋巴结互相粘连成较大的四块,边缘不齐,位置较深,中等硬度,急性期可伴有脐周剧烈腹痛、发热等。慢性期,X 线腹部平片可见钙化现象,临床上如能除外肿瘤,可行抗结核诊断性治疗。如疗效不佳,宜做手术探查明确诊断。

(2)肠系膜囊肿及大网膜囊肿:多见于女性,肿物表面光滑、有囊性感、有一定的移动性。无压痛。钡剂造影及泌尿系造影可除外肠管内及肾脏病变,还可发现肠管受压现象。B 型超声、CT 或 MRI 往往可提示囊性肿物,但肿物的确切来源须手术探查方能确诊。

5.**小肠的肿瘤**　小肠肿瘤较肠道其他部位肿瘤少见,2/3 为恶性肿瘤,恶性肿瘤以肉瘤最多。小肠癌甚少。病人有以下情况之一或多项者,应考虑有小肠恶性肿瘤的可能性:①短期内体重明显减轻,乏力,经常腹痛或无明原因的柏油样便;②慢性腹泻、发热伴急性或慢性肠梗阻;③腹部肿块;④X 线造影或内镜检查能除外胃及结肠病变。如果临床征象可疑,大便隐血阳性,应做小肠系统检查以协助诊断。

6.**腹主动脉瘤**　肿块多位于上腹部有膨胀性搏动,不随呼吸移动,有压痛消瘦的病人可触到震颤,可听到滚筒样杂音。常有动脉硬化、梅毒及外伤史,由梅毒所致者,梅毒血清反应阳性,X线平片可有椎体受浸,但椎间盘正常。多普勒超声、CT、ECT、MRI等检查可提供诊断。

### (四)左上腹部肿块

1.脾大。

2.游走脾　脾离开其解剖位置而游离到其他部位时称为游走脾或称游动脾。产生脾游走的原因是脾大及脾蒂与韧带松弛。可因腹壁松弛或腹外伤而诱发,好发于中年妇女,尤其是多次妊娠的经产妇或内脏下垂病人。游走脾一般不产生临床症状,如果压迫或牵引附近器官可产生相应症状。如胃被牵引可出现腹痛、恶心、呕吐、嗳气等症状。如游走至盆腔压迫膀胱,可出现排尿困难;压迫直肠可出现里急后重等症状。主要诊断依据是:①腹腔内触及表面光滑有弹性感的肿物,肿物有切迹能活动,无压痛;②叩诊脾区浊音界消失;③B型超声脾区无脾而在其他部位发现声影与脾相似有切迹的肿物可提示诊断。X线气腹造影也可提示诊断。

3.胰腺的肿瘤与胰腺囊肿。

4.脾曲的结肠癌　脾曲结肠癌有时可因癌组织增生并向周围浸润,在左上腹可触及肿块,肿块硬,不光滑可以活动。常伴肠梗阻排便紊乱、便血等钡剂灌肠及肠镜检查可明确诊断。

### (五)左、右腰腹部肿块

1.肾下垂与游走肾　正常人肾在腹腔内一般不能触到,当有肾下垂或有游走肾时则可触及肾。肾下垂与肾多发生于20~40岁的瘦长型的女性。多见于右侧,但也可见于双侧。临床上多无症状,如有症状一般为腰酸、腰痛、血尿等症状身体瘦弱的病人可触及位置较低的肾下极,呈圆钝形,质实而有弹性,表面光滑,当被触及时病人有恶心或不适感。肾移位可分为三级:第1级仅能触到肾下极或肾体的一半;第2级能触到整个肾;第3级肾可越过脊柱线游走至对侧腹腔。先天性肾异位较固定不能被推回肾窝内。B型超声与静脉肾盂造影有助于肾下垂与游走肾的诊断。

2.巨大肾积水　一般以内容1000ml以上的肾积水称为巨大肾积水。常见的病因有先天性肾盂、输尿管连接部狭窄,肿瘤或结石等。主要症状有腹痛、腰痛血尿等。腰腹部可触及囊性肿块。主要诊断依据有:①腰腹部一侧性逐渐胀大的囊性肿块,肿块光滑,无压痛;②大量排尿后肿块可迅速缩小,尿量减少时肿块可增大;③肿块向外伸延至棘肌外缘有波动感;④尿检查无明显异常;⑤B型超声、CT检查一般可提供诊断;⑥静脉肾盂造影患侧不显影,健侧显正常,逆行输尿管造影显示患侧输尿管向对侧移位,输尿管上端有梗阻;⑦经腰部穿刺做肾盂造影是最可靠的诊断,可以明确肾积水的原因和部位为制定手术治疗方案提供依据。巨大肾盂积水须与卵巢囊肿,肠系膜囊肿胰腺囊肿、肾囊肿、多囊肾及肾上腺囊肿相鉴别。

3.肾盂积脓　由肾盂积水继发化脓性细菌感染而引起。病人可有恶寒或寒战、高热、肾区压痛与叩击痛血中白细胞增多,中性粒细胞核左移。可排脓尿或菌尿,尿培养常有大肠埃希菌生长。

4.先天性多囊肾　先天性多囊肾有婴儿型与成人型,婴儿型病情严重,多于2岁内死亡;成人型病情较轻起病缓慢,多在成年以后才发病。多为双侧一侧比较明显。如为单侧,以左侧多见。多囊肾可以很大,可为正常肾的5~6倍,形态近似球形。早期病人可无症状或仅有腰痛或腰部不适感。随着囊肿的增大,腰痛逐渐加剧,从一侧发作性疼痛转为持续性双侧痛。中期可出现头痛、呕吐、血尿、蛋白尿、管型尿、高血压等症状。晚期可出现尿毒症。主要诊断依据:①双肾区触及结节状的球形肿块质韧、无明显波动感;②单侧肾增大伴有肾功能减退者;③肾区肿块伴有血尿或高血压者;④B型超声、CT及肾盂造影对本病的诊断有重要价值。本病须与单纯性肾囊肿及肾包虫性囊肿相鉴别,肾囊肿一般无肾功能损伤。肾包虫性囊肿,常伴有其他脏器的包虫病血中嗜酸性粒细胞增多。包虫抗原皮内试验阳性,间接血凝试验阳性。

5.肾的肿瘤　肾良性肿瘤少见。肾癌是最常见的肾肿瘤,约占肾肿瘤的75%,多见于男性,好发于

40～60岁。肾盂癌男性多见,血尿为其主要症状。肾胚胎瘤是婴幼儿常见的恶性肿瘤之一。肾肉瘤,临床少见生长迅速,可在短期内形成巨大肿块。肾的恶性肿瘤其肿物多位于腰部或可被推回腰部呈肾形,可随呼吸移动。诊断依靠膀胱镜检查及肾盂造影。膀胱镜检查发现患侧输尿管口喷血提示肾盂癌,肾盂造影显示充盈缺损及肾盂肾盏变形。B型超声、CT、MRI检查对诊断也有很大帮助。

6.原发性腹膜后肿瘤　原发性腹膜后肿瘤系发生在腹膜后间隙的肿瘤,肿瘤可来源于脂肪组织、结缔组织、筋膜肌肉、血管、神经及淋巴组织肿瘤或良性或恶性,男性多发。病人早期常无症状,直至肿瘤生长到相当大时方出现症状。一般恶性肿瘤全身情况较差,肿瘤生长快肿块不规则、质硬。良性肿瘤全身状况良好肿瘤生长慢,表面光滑或呈囊性。常见的临床症状有腹胀腹痛。增大至一定程度时,邻近的器官和脏器受压可出现相应的症状。诊断方法:①胃肠钡剂造影钡剂灌肠可发现胃肠受压现象;②肾盂造影可除外肾疾患;③腹膜后充气造影对诊断腹膜后肿瘤有重要价值;④B型超声、CT、MRI对诊断也有很大的帮助。

### (六)右下腹肿块

右下腹的肿块常见的有炎性肿块、回盲部的结核与肿瘤,女性的附件肿物等。

1.阑尾周围脓肿　是急性阑尾炎的主要并发症,急性阑尾炎治疗不及时可发生穿孔,在穿孔前阑尾已被大网膜及肠段所包裹,穿孔后化脓性感染局限于阑尾周围形成阑尾周围脓肿。诊断:①典型的病史如右下腹痛、恶寒或寒战、发热、白细胞增高等;②肿块于病后2～3d出现,为圆形边缘不规则,明显压痛,局部有肌紧张;③直肠指检可触及脓肿壁。一般不须特殊检查便可确诊。

2.回盲部的结核　增殖型肠结核常在回盲部或升结肠形成肿块。病人多为青壮年,女性多于男性,病程发展缓慢,常见的症状有腹胀、腹痛、腹泻或腹泻与便秘交替出现,可有低热、盗汗等症状。右下腹可触及肿块,肿块质地中等硬度、表面不光滑。继续发展可出现不完全性肠梗阻。主要诊断依据:①临床上有结核病史,出现右下腹痛、腹泻或腹泻与便秘交替出现或有不明原因的肠梗阻;②钡剂造影或钡剂灌肠见回盲部有充盈缺损影像;③结肠镜检查取病理活检可确诊;④诊断困难者可给抗结核药物做试验性治疗。

3.克罗恩病　又称局限性肠炎节段性肠炎、肉芽肿性小肠结肠炎。本病和溃疡性结肠炎统称为炎症性肠病。

(1)临床表现:主要临床特点为腹痛、腹泻、腹部肿块和肠梗阻。可伴有发热、营养障碍等表现。发病年龄多在15～40岁,男性多于女性。

(2)诊断:青壮年病人有上述临床特点;经X线造影或结肠镜检查发现病变主要在回肠末端,与邻近右侧结肠或呈节段性改变者应考虑本病;组织学检查发现有非干酪样肉芽肿组织,能排除其他有关疾病可做出本病的诊断。根据世界卫生组织提出的临床病理概念,日本于1976年制定的诊断标准为:①非连续性或区域性病变;②病变黏膜呈铺路石样或纵行溃疡;③全层性炎症性病变,伴有肿块或狭窄;④结节样非干酪性肉芽肿;⑤裂沟或瘘管;⑥肛门病变有难治性溃疡,非典型肛瘘或肛裂。具有上述①②③者为疑诊,再加上④⑤或⑥之一可以确诊。有①②③中两项,加上④也可确诊。

(3)鉴别诊断:本病须与溃疡性结肠炎肠结核、右侧结肠癌相鉴别。

4.盲肠癌　右下腹肿块是盲肠癌最常见的体征,有以下的临床特点:①发病年龄在50岁以上;②双侧性。肿块表面不光滑或呈结节状,可伴有不同程度的下腹痛与腹胀,子宫出血、月经紊乱、腹水等症状。良性与恶性卵巢肿瘤的鉴别要点为:①良性肿瘤病程长,下腹部的肿块逐渐增大,恶性肿瘤病程短肿块生长迅速;②良性肿瘤早期一般无症状,恶性肿瘤早期即出现压迫症状,且呈进行性;③良性肿瘤肿块多为囊性、表面光滑有移动性,恶性肿瘤肿块多为实质性,表面不平或呈结节状肿块固定,一般无移动性;④良性肿瘤多没有腹水,全身状况良好,恶性肿瘤多有血性腹水,腹水中可找到瘤细胞。

### (七)下腹部肿块

1.膀胱肿瘤　本病是泌尿外科常见病,在泌尿生殖系统肿瘤中是最常见的肿瘤。膀胱肿瘤多见于男性,男女之比为(3～4)∶1,好发年龄为 50～70 岁。主要的临床表现是血尿,其次是尿频、尿痛和夜尿增多。位于膀胱颈或带蒂的肿瘤可引起排尿困难或尿潴留。有时可在耻骨上触及肿块。膀胱肿瘤的诊断主要依靠膀胱镜检查。B 超、CT 检查对诊断也有很大帮助。尿细胞学检查也占有重要地位。膀胱造影可协助诊断。其他方法有流式细胞学技术、检查标志染色体特异性红细胞吸附试验。

2.子宫肿瘤

(1)子宫肌瘤:子宫肌瘤是女性生殖系统常见的良性肿瘤,好发年龄为 30～50 岁。较大的肿瘤常在下腹部形成肿块,可有压迫症状,如盆腔部的沉坠感。尿频或尿潴留、便秘、下肢水肿等。常伴有月经失调、痛经、白带增多等症状。肿块具有实体感质韧、表面光滑、可向前后及左右移动但不能上下移动。根据年龄、不育史症状、体征及妇科检查不难做出诊断。较大的呈囊性变的子宫肌瘤须与卵巢囊肿鉴别 B 超、CT检查对诊断有较大帮助。

(2)子宫肉瘤:子宫肉瘤较少见。多见于 40 岁以上的妇女。如常在绝经期后出现子宫迅速增大,同时伴大量的不规则的阴道出血,下腹痛如肉瘤发生溃烂,则有恶臭液体自阴道流出。子宫肉瘤的诊断主要依靠从子宫腔内刮出肿瘤组织或手术切除后做病理活检。

(3)子宫内膜癌:子宫内膜癌多发生于 50～60 岁的妇女。发病前往往有功能性子宫出血。当浸润至邻近组织时有时可在耻骨上部深处触及到不规则、质地坚硬、呈结节状的肿块。B 超、CT 检查可协助诊断,最可靠的诊断方法是官腔内刮出物病理活体组织检查。

### (八)左下腹肿块

1.溃疡性结肠炎　溃疡性结肠炎常见的症状是腹痛腹泻,多为黏液血便,伴有里急后重。部分病人可在左下腹部触及腊肠形状的肿块,一般为挛缩或增厚的结肠。主要依靠 X 线钡剂灌肠和肠镜检查进行诊断。

2.直肠乙状结肠癌　直肠癌在临床上多见,但腹部不易触及到包块。乙状结肠癌向邻近组织浸润,可在左下腹部触到质硬呈结节状、不移动的肿物。常伴腹泻便血。诊断需 X 线钡剂灌肠及结肠镜检查。肠镜活组织病理检查应与直肠、乙状结肠血吸虫病性肉芽肿及乙状结肠侧巴性肉芽肿相鉴别。

3.左侧的卵巢肿瘤

### (九)广泛性与不定位性腹部肿块

1.结核性腹膜炎　干酪型及粘连型结核性腹膜炎常可在腹部触及大小不等、界限不清楚、有压痛的肿块。病人常伴发热盗汗,偶尔可出现肠梗阻。本病常有腹膜外的结核病灶,抗结核治疗效果良好。有时与腹腔恶性淋巴瘤不易鉴别,须手术探查明确诊断。

2.腹膜的转移癌　腹壁转移癌常来源于胃肝、胰腺、结肠直肠等消化系统恶性肿瘤及卵巢癌。在腹部可触及大小不等、形状不规则质地坚硬的肿块。多有较大量的腹水,影响触诊,排放腹水后触诊更清楚。诊断的要点是找到原癌灶及在腹水中找到癌细胞。

(邱昊鹏)

# 第二章 食管疾病

## 第一节 先天性食管疾病

先天性食管畸形可分为两大类,一类为食管本身的异常,包括食管缺如、食管重复、食管闭锁、食管蹼、食管狭窄、短食管、食管扩大和食管憩室等疾病;另一类为周围组织畸形对食管功能的影响,当然也常合并有多种器官(包括食管)的畸形,现分述如下:

### 一、食管缺如和短食管

#### (一)食管缺如

食管缺如是指食管全无,只见于畸胎。有的在正常食管位置有一纤维肌肉带,有时横膈下部的食管缺如,常合并其他严重畸形,此种患者常早夭亡。

#### (二)先天性短食管

先天性短食管是一种先天性畸形,极少见,占食管先天性畸形的1.2%。出生时食管与胃连接处或甚至胃的一部分位于膈肌之上。

【分型】

可分为两种类型,第一种即食管短,并有进行性纤维性变导致食管内腔缩小。所以有咽下困难和反胃症状,症状常在出生后即开始。第二种食管无进行性纤维性变,故无食管狭窄症状,常在X线照片或尸检时偶然发现。此型在成人可有轻度咽下困难和胸骨后疼痛的症状,常放射至背部,此系胃酸反流至食管产生溃疡所引起。

【诊断】

依靠X线及食管镜检查。X线诊断要点有二:①贲门在横膈以上,不因患者站立或躺下而有位置变动;②食管短,食管和胃的交界处常在第七和第八胸椎部位,达不到横膈平面,缺乏膈疝患者的食管扭转迂曲,并有轻度狭窄现象。有的与膈疝仍不易鉴别,须赖于手术证实。食管镜检查可见,食管上段轻度扩张,狭窄上方有食管炎现象,亦可有溃疡,狭窄部较硬,食管镜不易通过,如能通过,在横膈上方可见胃黏膜皱襞。

【治疗】

饭后或睡眠时采取右半卧位,防止胃酸反流入食管造成食管溃疡。注意饮食,必要时在饭后服胃酸中和剂。食管轻度狭窄者可行扩张疗法。狭窄较重,用手术切除,行食管胃吻合术;食管过短,可行结肠代食管术。

## 二、先天性食管狭窄

先天性食管狭窄较少见,约占全部食管狭窄的11.5%。先天性食管狭窄常是单一的,也有多发的。狭窄的长度不一,介于1～10cm。狭窄程度轻重不同,管腔直径约0.2～0.8cm。狭窄部位常在食管中段或中下段。

**【临床表现】**

症状的轻重和出现的时间与狭窄的程度有关。狭窄轻的可以终生无症状,或吃饭较正常人慢,非细嚼后不能咽下。较重的不能进固体食物。一般多在6个月后加辅食时,才出现咽下困难,有呕吐,但无任何痛苦表现,呕吐物无酸味。重症患儿在出生数日或数周即有咽下困难,咽下时有呕吐、咳嗽和发绀等症状。有些较大患儿,狭窄上方食管扩张成囊状,充满食物,压迫气管或支气管,可发生喘鸣音,饭后可有暂时憋气和发绀。由于误吸,可反复发作气管炎和支气管肺炎。

**【实验室检查】**

食管钡剂造影所见,多在食管中段或中、下段出现1～10cm长的狭窄区。狭窄上方的食管轻度扩张,但不如后天性狭窄者明显。狭窄部呈细而不规则的充钡影,狭窄远端突然膨大而形成正常管腔。如狭窄部分短,且位于食管下端,则与贲门痉挛相似。

食管镜检查所见,狭窄上方的食管腔正常或轻度扩张。黏膜正常或轻度充血。狭窄部多为中等硬度的苍白色组织,亦可为红色而无黏膜被覆。中心部有环形狭窄孔,直径大小不等,约0.2～0.5cm。

**【诊断】**

根据症状、食管造影和食管镜检查可以确诊。

**【治疗】**

扩张疗法效果良好,一般多采用经口扩张法,即用右手持塑料探子,左手持吸引管,将探子头放在喉咽部,吸出咽部分泌物。在患儿恶心或吞咽时,探子可自行进入食管,缓慢通过狭窄区而进行扩张。此法不用食管镜,患儿痛苦小,器械设备简单,探子粗细不受食管镜的限制,方便易行。个别不易扩张的患儿,则需作胃造瘘术,再行循环扩张疗法。狭窄段长而较重者,则行狭窄段切除术和食管与食管,或食管与胃的吻合术。

## 三、先天性食管闭锁

先天性食管闭锁及食管气管瘘在新生儿期并不罕见。占消化道发育畸形的第三位,仅次于肛门直肠畸形和先天性巨结肠。高龄产妇、低体重儿易于发生。男孩发病率略高于女孩。过去患本病小儿多在出生后数天内死亡。近年来由于小儿外科的发展,手术治疗成功率日见增高。

**【病因】**

胚胎初期食管与气管均由原始前肠发生,两者共同一管。在5～6周时由中胚层生长一瓣膜,将食管气管分隔,腹侧为气管,背侧为食管。食管先经过一个实变阶段,由管内上皮细胞繁殖增生,使食管闭塞。以后管内出现空泡,互相融合,将食管再行贯通成空心管。若胚胎在前8周内发育不正常,分隔、空泡化不完全可引起不同类型的畸形。有人认为与血管异常有关。前肠血流供应减少,可致闭锁。

**【病理】**

食管闭锁常与食管气管瘘同时存在,约占90%,极少数病例无瘘管。

可分 5 个类型:①Ⅰ型:食管上下两段不连接,各成盲端。两段间的距离长短不等,同气管不相通。可发生于食管的任何部位,一般食管上段盲端常位于 $T_1 \sim T_4$ 水平,下段盲端多在膈上。此型较少见,占 $4\% \sim 8\%$;②Ⅱ型:食管上段与气管相通,下段呈盲端,两段距离较远。此型更少见,占 $0.5\% \sim 1\%$;③Ⅲ型:食管上段为盲管,下段与气管相通,其相通点一般多在气管分叉处或其稍上处。两段间的距离超过 2cm 者,称 A 型,不到 1cm 者,称 B 型。此型最多见,占 $85\% \sim 90\%$ 或更多;④Ⅳ型:食管上下段分别与气管相通,也是极少见的一种类型,占 $1\%$;⑤Ⅴ型:无食管闭锁,但有瘘与气管相通,又称 H 型,为单纯食管气管瘘,占 $2\% \sim 5\%$。

由于以上不同病理情况,小儿口腔分泌液或乳液积聚在食管上段盲袋内,均可回流至咽部,被吸入呼吸道。食管与气管有瘘者可直接流入气管。食管下段与气管相通,胃液可反流入气管。最后均可引起吸入性肺炎。

食管闭锁也常同时合并其他畸形,约占 $50\%$,第 1 型最易发生。以先天性心脏病($19\% \sim 35\%$)、肠闭锁、肛门闭锁($20\% \sim 40\%$)最常见,其次为生殖泌尿系统($10\% \sim 15\%$)、肌肉骨骼系统、颜面(兔唇、腭裂)、中枢神经系统畸形。以上畸形有的也会危及生命或需紧急手术。

**【临床表现】**

由于食管闭锁胎儿不能吞咽羊水,母亲常有羊水过多史,占 $19\% \sim 90\%$。小儿出生后即出现唾液增多,不断从口腔外溢,频吐白沫。由于咽部充满黏稠分泌物,呼吸时咽部可有呼噜声,呼吸不畅。常在第一次喂奶或喂水时,咽下几口即开始呕吐,因食管与胃不连接,多呈非喷射状。因乳汁吸入后充满盲袋,经喉反流入气管,引起呛咳及青紫,甚至窒息,呼吸停止,但在迅速清除呕吐物后症状即消失。此后每次喂奶均发生同样症状。无气管瘘者腹部呈舟状,有气管瘘者因大量空气进入胃内,腹胀较明显。最初几天排胎便,但以后仅有肠分泌液排出,很快发生脱水和消瘦。继发吸入性肺炎,常侵犯右上叶,可出现发热、气促、呼吸困难等症状。如得不到早期诊断和治疗,多数病例在 $3 \sim 5$ 天内死亡。

**【诊断】**

凡新生儿有口吐白沫、生后每次喂奶均发生呕吐或呛咳、青紫等现象,再加以伴发其他先天畸形或母亲有羊水过多史,都应考虑有先天性食管闭锁的可能。腹部平软表示无瘘管存在。上段有瘘管多出现喂奶后呛咳、呼吸困难等症状。下部有瘘管则出现腹胀。进一步明确诊断,简易方法可从鼻孔插入 8 号导尿管,正常小儿可顺利无阻通入胃内。而患儿插入到 $8 \sim 12cm$ 时,常因受阻而折回,但应注意有时导管较细可卷曲在食管盲端内,造成入胃假象。检查有无瘘管,可将导尿管外端置于水盆内,将导管在食管内上下移动,当尖端达到瘘管水平,盆内可见水泡涌出,患儿哭闹或咳嗽时水泡更多,根据插入导管长度也可测定瘘管位置。如有条件可拍 X 线平片,观察导尿管插入受阻情况,同时了解盲端高度,一般在胸椎 $4 \sim 5$ 水平,Ⅰ型、Ⅱ型胃肠内不充气。Ⅲ型、Ⅳ型、Ⅴ型空气由瘘管入胃,可见胃内充气。经导尿管注入碘油 $1 \sim 2ml$,做碘油造影虽可检查有无瘘管,但因有增加吸入性肺炎的危险,一般不做常规检查,忌用钡剂。有人用食管镜或气管镜直接观察,或在气管镜内滴入亚甲蓝,观察食管内有无亚甲蓝流入。应尽量争取在尚未继发肺炎时明确诊断。

**【治疗】**

早期诊断是治疗成功的关键,可争取在肺炎或脱水发生前进行手术。较晚期病例,应做 $12 \sim 24$ 小时术前准备,改善一般情况后再进行手术。包括给氧、禁食、吸引咽部食管内积液、矫正脱水、用抗生素控制感染、输血浆或全血、静脉营养等。在清醒状态下,气管内插管,然后用乙醚吸入麻醉,或用静脉复合麻醉、高位硬脊膜外腔阻滞麻醉。于右侧胸部 $4 \sim 5$ 肋间处切口,做一期食管端端吻合术和食管气管瘘结扎术。以下指征提示病情严重,如早产儿、低体重儿、伴有严重畸形、合并严重肺炎、食管上下端间距过大,或食管下端异常细小,手术时发现食管组织异常脆弱或血运欠佳等。后者可做缓期手术和分期手术。据近年报道,采用缓期、分期手术者存活率有显著提高,即先结扎气管瘘,做胃造口术,以后再做吻合术。

做缓期手术者,患儿应采取45°坐位,以防止胃内容物逆流入气管,并插管于食管内以吸引分泌物。胃造瘘插管可吸出胃内气体,同时可进行喂养。术后护理极为重要,尤其是呼吸管理,一般前三天静脉输液维持营养。

### 【预后】

随着诊断、治疗、护理技术不断改进,目前手术治愈率逐渐提高。治愈的关键在于小儿的一般情况、畸形的型别、食管两段间的距离、有无其他严重畸形、有无肺部并发症,以及手术前后是否处理得当。国外体重>2.5kg,无并发症者手术治愈率可达95%～100%。体重<2.5kg,无并发症者达85%～95%,有并发症者为40%～80%,国内约为40%～50%。术后并发症可有食管吻合口瘘或狭窄(25%～55%)、食管气管瘘复发、胃食管反流(25%～68%)等。远期随访肺功能异常发生较高,由于继发胃食管反流,反复发生肺吸入所引起。

## 四、先天性食管重复(双食管)

### 【病因和病理】

胚胎时期发育异常可致双食管,但比较少见,多呈球形或腊肠形囊肿,位于后纵隔内。其壁由黏膜、黏膜下组织及肌层组成,是胃肠道重复畸形的一部分。囊肿一部分为食管源性,大部分为胃肠源性移位于此。黏膜的组织学特点根据起源而异,囊肿所含液体也有所不同。如为胃源性可含胃酶、蛋白质、无机盐,与胃液类似。囊肿由于分泌液体,可相当大,突出于一侧或两侧胸腔内,但大多位于右侧。

### 【临床表现】

根据囊肿大小、位置而有所不同,症状与体征与后纵隔肿物相同,多发生呼吸道压迫症状,如呼吸急促、青紫、呼吸困难等,出生后不久就可出现。有时也出现咽下困难、呕吐等症状。如为胃源性,可致溃疡,出现胸痛、呕血等症状。

### 【诊断】

X线检查有时与心外形异常不易鉴别,侧位、斜位像可明确诊断,并可见囊肿圆形边界。钡剂检查常可见食管移位。一般不需要食管镜或气管镜检查。

### 【治疗】

诊断确定后应立即手术治疗。

## 五、先天性食管憩室

食管憩室是指与食管腔相通的囊状突起。其分类比较复杂。按发病部位可分为咽食管憩室、食管中段憩室和膈上食管憩室。依据其机理不同可分为牵引性、内压性及牵引内压性憩室。根据憩室壁的构成可分为真性憩室(含有食管壁全层)和假性憩室(缺少食管壁的肌层),还有先天性和后天性憩室之分。食管憩室相对少见,在国外以咽食管憩室居多,而我国以食管中段憩室较多,膈上憩室少见。好发于成年人,多数患者年逾50岁。男性发病率比女性多3倍。

### 【病因和发病机理】

食管憩室的病因和发病机理尚未完全清楚。咽食管憩室系咽食管连结区的黏膜和黏膜下层,在环状软骨近侧的咽后壁肌肉缺陷处膨出而成,又称为 Zenker 憩室,也叫咽囊。UES 是由环咽肌、下咽缩肌和食管上端环状纤维共同组成,其主要功能有:①保持静止状态下的关闭,防止食管内容物反流进入咽部,使气管、支气管得以免受来自食管内物质的侵袭;②阻挡空气吸入食管腔内,防止呼吸引起的食管扩张;③吞咽时立即开放,保证适量的食团迅速通过咽部进入食管。UES 的后壁即下咽缩肌的斜形纤维和环咽肌的横行纤维之间存在着一个缺乏肌层的三角形薄弱区。当吞咽时 LES 未能协调地充分弛缓,致使该区内压急剧增加,导致局部黏膜自薄弱区疝出,形成内压性假性憩室。

食管中段憩室多发生于气管分叉面的食管前壁和前侧壁。它的形成与邻近气管、支气管淋巴结炎症、粘连、瘢痕收缩有关,致使食管壁向外牵引而形成牵引性憩室。膈上食管憩室确切的病因不详,常与贲门失弛缓症、食管弥漫性痉挛、膈疝、食管炎并存。推理可能与先天发育不良或/和食管运动功能障碍有关。

**【临床表现】**

Zenker 憩室一旦出现,其大小、症状、并发症的发生率及严重程度均呈现进行性加重。症状的出现可能与 UES 功能不全、并发憩室炎、憩室周围炎,及憩室过大而产生压迫有关。早期症状是吞咽时咽部有异物感或阻塞感,并产生气过水声。随着憩室增大,出现咽下困难和食物反流。夜间的食物反流导致支气管炎、肺炎、肺不张、肺脓肿等,呼吸时带有口臭。憩室囊袋扩大并下垂至颈椎左侧,在颈部可能触及一个柔软的肿块。憩室还可压迫喉返神经产生声音嘶哑,压迫颈交感神经产生 Horner 综合征。后期憩室继续增大可引起食管完全梗阻,并发憩室炎、溃疡、出血、穿孔、纵隔炎和鳞癌。

食管中段憩室为牵引性、真性憩室。憩室口大底小,囊袋可高于憩室颈部,因其收缩排空良好,则多数患者无症状,仅在 X 线检查时偶然发现。少数患者有咽下困难。憩室过大可出现食管反流。并发憩室炎有胸骨后疼痛,偶有穿孔、纵隔炎、纵隔脓肿或食管支气管瘘等。

膈上食管憩室的症状与并发症有关。有胸骨后疼痛、咽下困难、食物反流等。偶并发癌症及自发性破裂。

**【诊断】**

食管憩室的诊断主要依据食管 X 线吞钡检查。

1.X 线检查　由于小憩室可被充钡的食管所掩盖,应移动体位进行观察。Zenker 憩室采取左侧斜位易见,因其好发后壁左侧,尤其头部转向左侧时更易显示。初期憩室呈现半月形光滑膨出,后期呈球状,垂于纵隔内。憩室巨大可压迫食管。内有食团时可见充盈缺损,并发炎症时黏膜粗糙。食管中段憩室可见漏斗状、圆锥状或帐篷状光滑的膨出物。总之,食管憩室的 X 线征象具有特征性,因此不易与其他疾病混淆。

2.食管镜检查　应在直视下进行,以免误入憩室内引起穿孔。内镜可见到憩室开口,即可判断其大小和部位,并能排除有无并发症,如炎症、出血、溃疡和癌变。

**【治疗】**

食管憩室的治疗取决于有无症状和并发症。

1.Zenker 憩室者症状不重,又无并发症,可行保守治疗。采用水囊或气囊扩张法,可使症状得到明显缓解,并嘱餐后俯卧位和反复做吞咽或咳嗽动作,可助憩室内的潴留物回到食管中,并发憩室炎者可吞饮含抗生素药水。若保守治疗无效或有并发症时,需切除憩室。手术要从憩室颈部切除,不得有憩室囊袋残留,否则易于再发。有作者主张在憩室切除的同时进行环咽肌切开术,因 UES 的动力学失常在其发病上起重要作用,去除此原因,可减少复发。

2.食管中段憩室一般不需任何治疗,并发食管炎和(或)憩室炎时,采用保守治疗,行制酸、消炎,常能使症状消除。若因憩室周围炎导致穿孔、脓肿或瘘管形成时,则需手术治疗。

3.膈上食管憩室的治疗决定于症状的严重程度,小而无症状的憩室无需任何治疗,即使憩室较大,但没有引起食管受压或食物反流,也不予处理。如出现咽下困难和疼痛或癌变,则需手术治疗。有作者主张手术切除憩室同时修复食管裂孔疝,以纠正 LES 功能失常和横膈病变。

# 六、先天性食管蹼和食管环

食管蹼是在管腔内一层薄而脆的蹼状隔膜,食管环则为一层厚而韧的狭窄环。两者的 X 线片表现往往相同,难以严格区分。食管蹼和食管环易与食管的肌肉收缩和狭窄相混淆,因此,判断蹼和环是否存在,应包括症状、体征、X 线所见,行测压检查及内镜直视下活组织检查。自 1953 年报道下食管环是造成吞咽困难原因之一以后,本病才逐渐引起人们的关注,不论在有无症状的人群中,本病发现率日益增多。很大程度上首先取决于 X 线检查是否仔细和是否熟练,当然食管充钡时的扩张度要超出环的宽度,否则看不出环所造成的狭窄,据国外统计,约 6%～14% 可见到下食管环,但其中仅有 1/3 为症状性下食管环。男女均有发现,但症状性下食管环以男性居多,发病年龄多在 40 岁以上。

**【分类】**

1.按照蹼和环在食管所在的部位可分为上食管蹼、中食管蹼、下食管蹼、下食管环。现分别介绍如下:

(1)上食管蹼:系咽下部或食管上部有隔膜形成,常合并食管狭窄。患者一般为中年妇女,主要症状是吞咽困难和缺铁性贫血。约 10% 患者有上消化道鳞癌,包括食管癌,又叫 Plummer-Vinson 综合征。

(2)中食管蹼:其蹼是由正常上皮或炎性上皮所组成的黏膜隔膜。比上食管蹼更罕见,男女均可发病。婴儿也有,但更多见于成年人。多数患者无症状,仅在 X 线检查时发现一薄的钡剂充盈缺损,厚度为 1～2mm,在蹼的上下方食管呈现同等程度的扩张。在 5～11 个月以后的婴儿出现间歇性呕吐或突然发生食管梗阻,应考虑到先天性中食管蹼。成年人发生中食管蹼,其原因不明。症状为吞咽较硬食物时发生间歇性咽下困难,患者有食物停滞在胸骨后的感觉。内镜可见一个无明显炎症的黏膜隔膜。测压检查正常,细胞学检查多无异常。本病需要与食管炎症性狭窄、食管肌收缩和食管癌相鉴别。中食管蹼多数无症状,预后良好,不需治疗。万一并发蹼内食物嵌塞、出现疼痛性吞咽困难,可在内镜下取出食丸,或试用探条扩张及内镜下切除蹼。

(3)下食管蹼:它位于鳞状和柱状上皮交界上方 2cm 处,也是一种黏膜隔膜。蹼的表面覆盖一层鳞状上皮,可呈现表皮角化,黏膜下有少许炎性细胞,其厚度为 1～2mm。临床特点与下食管环相似。X 线的特征既不同于中食管蹼也不同于下食管环,蹼的近端(头端)呈对称性食管膨大,蹼的远端(食管前庭区)呈现双凹面。治疗同下食管环。

(4)下食管环:这是一种位于食管和胃黏膜交界处的鳞柱状环,也是一种黏膜或肌肉膈膜所构成的收缩环(schatzki 环),其管腔内径小于 2mm,当腔径为 1.3mm 时,可出现咽下困难,称为症状性下食管环。

2.从形态上可将本病分为两种,即肌环和黏膜环,虽位于鳞柱状上皮交界处,但位置略有不同,肌环总是位于黏膜环上方。黏膜环是由结缔组织、黏膜和血管构成,环的表面覆盖一层鳞柱状上皮。肌肉环是由增厚的环状肌束所组成,有数量不等的炎性细胞。国外在尸检材料中约有 14% 阳性率,尸检标本中黏膜环比肌环远为多见,环薄而柔嫩,把食管和胃分隔开,可起到防止酸性胃液反流的作用。

在后期炎症性膈膜所形成的环,称为纤维环,即第三种环,呈现轮状狭窄。

**【临床表现】**

间歇性吞咽困难是下食管环的主要症状,当匆忙进食时,患者会感到有一食物团块堵住食管,而不能下咽,此时,患者会设法把食物吐出来,或试图饮水将其冲下去,以缓解症状。如此法奏效,患者则从中吸取教训,为排除因匆忙进食而引起的咽下困难,往往在进食时注意力集中,细嚼慢咽,乃至数周甚至数月不再出现症状。

因下食管环具有防止酸性胃液反流的作用,患者没有烧心的感觉。但反复扩张术后,吞咽困难虽消失,患者却出现烧心感。Eastridge 总结了 88 例下食管环,经 X 线检查均有滑动性食管裂孔疝,两者并存者,可出现反流症状。

食管梗阻为其并发症之一。少数患者反复发作,引起食管扩张,可导致食管自发性破裂。

### 【诊断】

主要依靠 X 线检查。患者采取侧卧位,做 Valsalva 动作时摄片,可使环上下的食管腔扩张,易于显示食管环,从而定位,测其环的直径。它的特征与下食管蹼相反,在环的近侧呈现双凹面,环的远侧与胃相邻。食管镜检时,先充气把食管下段完全膨胀起来,食管环才清晰可见。直视下活检,排除食管炎、食管癌等疾病。

### 【治疗】

嘱患者进食时,细嚼慢咽,避免激动、紧张。正确的进食方法比应用解痉剂更为有效。一旦出现急性食管梗阻,需紧急内镜下取出食丸或将其推下,即可解除梗阻。必要时可采用扩张疗法,常常有效。如形成纤维环所致的轮状狭窄,可行外科切除。由于狭窄环可造成食管短缩,导致疝的形成。无论裂孔疝为其因或果的关系,在切除环时,还均需修补食管裂孔疝。总之,治疗的目的是断裂环部,解除梗阻及并存的反流。

## 七、周围组织畸形对食管功能的影响

### (一)先天性血管畸形压迫食管

这类畸形引起的食管梗阻多不严重,因此症状也较轻。

上纵隔血管先天性畸形包括主动脉弓及其分支,或肺动脉分支围绕气管和食管形成血管环,引起不同程度的压迫症状,这类疾病不太常见。北京儿童医院在近 20 余年中(1955～1975 年)收治血管环患儿 11 例,其中双主动脉弓 1 例,右主动脉弓左动脉韧带 4 例,右锁骨下动脉畸形 3 例,肺动脉畸形 3 例。

### 【类型】

能引起气管和食管阻塞症状者分六型,即双主动脉弓、右主动脉弓左主动脉韧带、锁骨下动脉畸形、无名动脉畸形、左颈总动脉畸形和左肺动脉畸形,现分述如下:

1.双主动脉弓  升主动脉在主动脉弓处分为两支,一支在气管前面,另一支在食管后面,两支重新结合成为降主动脉。形成血管环包围气管和食管,多数患者的前支较小,但亦有后支较小者,两者都能产生不同程度的气管和食管压迫症状。如血管环明显压迫气管和食管,气管在主动脉弓平面成为三角形的管腔。动脉导管连接主动脉,使肺动脉干的分叉紧贴气管前方,加重血管对气管的压迫。特别是左右主动脉弓交界在食管后方,比在食管左侧压迫为甚。因为动脉导管向后转时,张力很大,使肺动脉分叉紧紧地贴在气管前面。

2.右主动脉弓左主动脉韧带(亦有较少见的左主动脉弓右主动脉韧带和右侧降主动脉)  正常的主动脉弓是自右向左在气管前面,再弯向下而成为降主动脉。本病的主动脉弓自右向上越过右支气管后,转向食管后方,沿脊柱的左缘向下行,成为降主动脉。降主动脉的位置略偏右,因此食管较正常者略偏左。动脉韧带多位于左侧,自肺动脉干分叉处沿食管左侧向后连接主动脉弓。这样,右侧有右主动脉弓,后面有其食管后部分,左侧有主动脉憩室及动脉韧带(导管),前有肺动脉分叉形成一个血管环,围绕气管食管,造成不同程度的压迫。

3.锁骨下动脉畸形 正常的右锁骨下动脉自无名动脉发出。若发源异常,即自左锁骨下动脉左侧发出,成为正常主动脉弓的第四分支,是这类畸形常见的一种。自左下至右上走行在食管后面压迫食管,亦可走行在气管和食管之间,压迫气管。右主动脉弓畸形者,左锁骨下动脉可在无名动脉右侧,自主动脉弓发出,经过食管后方造成食管狭窄症状;若与动脉韧带相连,形成血管环,则压迫气管和食管。

4.无名动脉畸形 无名动脉发源比正常者偏左,自左下向右上横过气管前方,压迫气管。

5.左颈总动脉畸形 左侧颈总动脉发源比正常者偏右,自右下向左上横跨气管前方,压迫气管。

6.左肺动脉畸形(肺动脉环或吊带) 此种畸形是左肺动脉发源于延长的肺动脉干或右肺动脉,位于气管和食管之间,并压迫气管,引起呼吸困难。由于气管、支气管自幼受压,发育受影响,常合并气管下段和支气管狭窄。偶有合并气管软骨环全环畸形者。

**【临床表现】**

1.临床症状 因畸形性质和梗阻程度的不同而症状不同,一般表现为呼吸困难和吞咽困难。

(1)呼吸困难:血管环压迫气管,婴儿期即出现症状。表现为哺乳时哭叫,呼吸粗而喘鸣,呼吸困难,上呼吸道炎时加重,反复发作哮吼,可出现金属声咳嗽。食管狭窄的近端已有扩张者更明显,易误诊为先天性喉鸣、急性喉炎和喘息性气管炎。双主动脉弓、无名动脉和左颈总动脉畸形的患者,头常后仰,以减轻呼吸困难和喘鸣。无名动脉畸形者,常有反射性呼吸停止及发绀。发作时病儿无力、苍白、无反应,有时甚至出现昏迷。需要手术治疗的患者中,常有此种发作者占50%,自然发作或在喂食时发作。呼吸道分泌物多而不易控制,因饮食时呛咳,误吸不可避免,常患肺炎。

(2)吞咽困难:可有可无,锁骨下动脉畸形常无此症状,或仅有轻度吞咽困难。常在患儿改成固体食物时诱发,进食慢,或反复呕吐。双主动脉弓或右主动脉弓左动脉韧带压迫食管者,吞咽困难较重。有血管环的患儿,多在进食时喘鸣和哮鸣音加重,并经常出现青紫和呛咳等呼吸道症状。

2.体格检查 典型的病儿发育不良,呼吸粗而急促,肋间隙内陷,有喉鸣音和哮鸣音。呼吸困难,呼吸延长,哭闹或弯颈时加重。头后仰时喘鸣音减轻或消失,颈向前屈时不能忍受。患儿常有饥饿表现,但开始哺乳即因青紫和呛咳而终止。只能小量缓慢喂养,才可吃进一部分。多数病儿的心脏正常,肺有哮鸣音或粗细啰音。

**【诊断】**

根据喘鸣、呼吸困难和吞咽困难的病史,X线和内镜检查,多可确定诊断。

1.病史 此类患儿出生后即有呼吸粗、喘鸣和呼吸困难等症状。发生轻微上呼吸道炎症则呼吸困难加重,反复发作哮吼,有金属声咳嗽。多有轻重不一的吞咽困难,特别是在饮食时发生呛咳、紫绀和呼吸困难等呼吸道症状,这对血管环的诊断更有意义。常出现急性反射性呼吸停止及发绀者,应考虑无名动脉畸形。仅有轻度吞咽困难者,应该除外锁骨下动脉畸形。

2.X线检查 胸部X线片可见肺气肿、局限性肺不张或肺炎。有时发现右主动脉弓,但无法解释呼吸困难。侧位片可见气管隆突上方狭窄。食管钡餐造影为诊断血管环的简便有效方法,在气管狭窄平面的两侧或后壁,第二、第三胸椎平面,可有血管压迹。欲了解气管被压程度,在病史、体检和食管造影确定诊断后,可作气管碘油造影,以观察气管壁受压情况而发现畸形。多不需作心血管造影,少数病例如作此造影,可见血管构造清楚,并可发现其他心血管畸形。

3.内镜检查 食管镜检查,食管内有搏动性弓形隆起。支气管镜检查,喉部无异常,气管前壁或后壁有搏动性压迫,管腔变平变窄。支气管镜越过血管压迫部,呼吸困难多立即缓解,狭窄下方多有大量分泌物积存。各型内腔镜所见如下:

(1)双主动脉弓：以食管镜触及食管后壁因血管异常而形成的隆起时，感到与腕部或颈部动脉一致的搏动。支气管镜的典型表现，是气管前壁在主动脉弓平面有横形的搏动性压迹。气管镜通过压迫梗阻部位后，呼吸改善。

(2)右主动脉弓左主动脉韧带：食管镜检同双主动脉弓，支气管镜检查，气管前壁在主动脉弓平面受压狭窄。

(3)锁骨下动脉畸形：食管镜检查，食管入口下方，食管后壁(或前壁)可见弓形隆起，有与脉搏一致的搏动。食管镜端压迫该隆起时，右侧(或左侧)肱动脉和桡动脉脉搏减弱或消失。食管镜退出后，该两动脉脉搏恢复。气管镜检查，若锁骨下动脉走行在气管食管间，气管后壁有搏动性的压迫，气管腔扁平狭窄。

(4)无名动脉畸形：支气管镜检查的典型发现，是前方搏动性压迫从左下至右上。受压区较短，约在隆突上 1～2cm 处。如用支气管镜端触压搏动狭窄处，右颞及右肱动脉的搏动可消失或减弱。血管腔外压迫可使气管腔减少 20％～50％，如用支气管镜端向前压，可停止右颞动脉的搏动。向后压迫食管壁，则可阻断右肱动脉搏动。一般可用上法排除向后压迫食管的双主动脉弓。

(5)左颈总动脉畸形：支气管镜检查同无名动脉畸形。

(6)肺动脉环畸形：支气管镜检查，气管下段和支气管狭窄。食管镜检查，可发现前壁有横形搏动性的隆起。

**【鉴别诊断】**

对具有喘鸣、呼吸困难或吞咽困难者，应与下列疾病鉴别：

1.颈部或咽部疾病所致吞咽梗阻　如颈部淋巴管瘤、巨舌或舌后垂和咽后壁脓肿等，仔细检查颈部和咽部可除外。

2.喉部疾病　如先天性喉鸣和急性喉炎。血管环患儿自幼呼吸有喘鸣，呼吸困难，喂乳发呛，很像较重的先天性喉鸣。发生上呼吸道炎时，喘鸣及呼吸困难加重，又似急性喉炎，但无声嘶和犬吠样咳。喉直达镜检查可除外喉部疾病。

3.纵隔肿瘤和异物　胸部 X 线检查可除外。

4.气管食管疾病　食管钡餐造影可鉴别气管食管瘘和血管环腔外压迫。支气管镜检查可除外气管狭窄和软化。

**【并发症】**

1.其他畸形　北京儿童医院所见 11 例中，伴发其他畸形者 8 例，其中头小、指(趾)短、赘生指、腭裂、脐疝、先天性食管狭窄、右旋心、房间隔缺损、卵圆孔开放、气管憩室、气管软骨全环畸形、肺发育不良各 1 例、室间隔缺损 2 例、气管狭窄、支气管狭窄和肺分叶畸形各 3 例。

2.肺炎　北京儿童医院 11 例中，并发肺炎者 8 例，其中反复发作者 1 例。

**【预后】**

血管环的预后按畸形性质和压迫的严重程度而定。双主动脉弓、右主动脉弓左动脉韧带和肺动脉环，压迫气管严重，由于梗阻性呼吸困难、败血症或继发肺炎，可突然死亡。手术效果良好，手术死亡率低，术后能解除呼吸困难和吞咽困难，喘鸣音消失，哺乳不再窒息或误吸，呼吸不再受颈部屈伸的影响，但响声呼吸尚可持续数日。肺动脉环常合并气管和支气管狭窄，预后较差。

**【治疗】**

血管环压迫症状严重者，应作手术治疗。症状较轻者，可行保守疗法。

1.保守疗法　亦可作为术前治疗。症状严重的婴儿用鼻饲，经常吸引喉咽腔的分泌物，吸氧，保持高湿度环境，使用抗生素、激素、镇静剂、抗过敏药物或气管扩张剂。必要时作气管内插管、吸痰、注入药物(激素和气管扩张剂的混合液）。

2.手术疗法 在血管环诊断确定后,并经短时间观察后进行手术。因拖延太久可增加死亡率。特别是双主动脉弓和右主动脉弓左动脉韧带类型的患儿,可突然死亡。有气管压迫症状者,应及早手术,以免气管长期受压,术后遗留气管狭窄。各型手术方法如下:

(1)双主动脉弓:手术切断结扎前弓或后弓,可视具体情况而定。

(2)右主动脉弓左主动脉韧带:症状轻者不需治疗;症状重者,手术切断动脉韧带,并将肺动脉向前悬吊在胸骨后,以减轻气管受压。

(3)锁骨下动脉畸形:症状轻者不需治疗,重者可手术切断结扎畸形的锁骨下动脉。

(4)无名动脉和左颈总动脉畸形:若呼吸道梗阻严重,应行手术治疗。将畸形的无名动脉或左颈总动脉悬吊在胸骨后面。

(5)肺动脉环:将畸形的左肺动脉自发源部截断,移于气管前,与肺动脉干吻合。

### (二)先天性右支气管异位

虽然肺和食管在胚胎时是由同组织发展而成。但肺和食管相连则极罕见。

（邱昊鹏）

# 第二节　食管功能性疾病

许多有食管症状的患者,使用常规检查方法,并不能发现相关的食管结构和形态上的改变,而用特殊的检查发现有食管动力异常,称为食管功能性疾病。此组疾病可由多种原因引起,目前尚无统一的分类标准。临床常以病因分类:

1.原发性食管运动障碍性疾病有贲门失弛缓症、胃食管反流病、弥漫性食管痉挛等。

2.继发性食管运动障碍性疾病有:①中枢神经系统疾病及血管性变性疾病;②周围性神经系统疾病,包括糖尿病性食管和酒精中毒性食管;③运动终板疾病有:重症肌无力;④肌病:骨骼肌(多发性肌炎,皮肌炎)、平滑肌(硬皮病)、代谢性肌病(甲状腺毒症,尿毒症,淀粉样变)。

3.非特异性食管运动障碍有:①食管高幅蠕动收缩;②"胡桃钳"食管;③节段性失蠕动、低幅蠕动、精神性吞咽困难;④易激性食管;⑤老年性食管。现将比较常见的几种功能性疾病分述如下:

## 一、神经肌肉性口咽型吞咽困难

咽部及食管上括约肌(UES)疾病导致的口咽部吞咽困难可由器质性病变如肿瘤或炎症所致的局部狭窄或神经肌肉性疾病引起,后者属于食管功能性疾病,现介绍如下:

### 【病因】
大致可分为两类。

### (一)神经系统疾病

1.中枢神经系统疾病 中枢神经系统疾病是最常见的口咽型吞咽困难的神经肌肉病因。如小脑后下动脉综合征,几乎占影响咽部神经肌肉疾病的1/3,这类患者2/3有咽部运动功能异常,1/3伴有环咽肌功能不良。假性延髓麻痹伴有双侧锥体束征几乎100%有咽下困难。系统性硬化症患者,在疾病早期即可有吞咽障碍,有人报道29例此类患者中,16例有吞咽困难和食管体部运动异常。帕金森病可发生吞咽障碍,食管钡剂造影及同位素检查可发现食管通过时间延长,退行性病变不仅影响灰质、纹状体,同时也可波及迷走神经背核。此外,在肌营养性侧索硬化、脊髓灰质炎等中枢神经系统疾患也常有吞咽困难。

2.周围神经系统疾病　糖尿病性周围神经病变者常有吞咽困难、反流和胃排空迟缓等异常情况。在症状未出现以前食管测压就可以显示食管运动异常及 UES 功能障碍。此外,多发性神经炎也可产生口咽型吞咽困难。

3.运动终板和骨骼肌病　多发性肌炎和皮肌炎常累及横纹肌,引起肌纤维变性和慢性炎。有些患者 UES 功能受损,表现 UES 压力下降或失松弛,因此常有咽下困难的主诉。重症肌无力是一种骨骼肌性运动神经终板疾患,在反复用力下咽时可发生咽下困难症状,用抗胆碱酯酶药物可缓解其症状。环咽肌营养不良症是常染色体显性病,可累及随意肌,在咽、食管部位损害最明显,所以有咽下困难和眼睑下垂。疾病过程长,并随年龄增加而进展,可伴有反流和肺吸入,食管测压显示 UES 松弛和协调功能障碍。

**(二)环咽肌功能异常**

UES 主要包括环咽肌、咽缩肌以及食管最上方的环形平滑肌。环咽肌功能异常主要表现为 UES 功能障碍,是口咽型吞咽困难的常见病因。

1.UES 松弛障碍　UES 松弛是由两种机制调控,即中枢对环咽肌的抑制及上舌骨肌的收缩,使喉部上升。UES 松弛障碍表现为:

(1)吞咽时 UES 松弛不全:即吞咽时 UES 松弛压不能降低至食管上口压力(大气压)基线水平。这种功能障碍可以是原因不明的,也可继发于其他疾病如喉返神经及延髓麻痹。

(2)UES 松弛时限过短或与咽肌收缩不协调:吞咽后 UES 提前关闭或吞咽后 UES 虽松弛但不能与咽肌收缩协调。Zenker 憩室患者,咽部收缩及括约肌松弛的协调失常,导致典型的口咽型下咽困难。

(3)UES 松弛延迟:某些 UES 功能异常,表现为吞咽时 UES 松弛延迟发生,这种环咽肌功能异常有时伴有肺吸入的发生。

2.UES 静息压力异常

(1)高压型 UES:食管测压显示一高压性 UES 静息压,患者主诉有咽下困难或癔球感。发病机理不明,有人认为与精神、心理因素有关。

(2)低压型 UES:有些神经肌肉病变累及环咽肌,导致咽收缩无力,UES 静息压降低或关闭不全,在呼吸时空气进入食管或伴发肺吸入。

**【临床表现】**

口咽型吞咽困难患者常主诉食物阻塞在颈部,或吞咽后在食管上部、咽部有"黏附感",并常伴有吞咽疼痛,吞咽困难和吞咽疼痛可反复发作。由于食团或流质食物在 UES 区受阻。因此,咽.气管反流常见,特别在进食流质食物或液体时发生反呛、咳嗽甚至肺吸入。由于反复肺吸入导致急、慢性支气管肺部感染也不少见。长期不能摄取足够的营养使患者体重减轻、营养不良和贫血。口咽型咽下困难患者除咽下困难直接导致的症状外,临床上可发现有原发病的症状、体征,如脑血管意外的证据、肌病、局部病变或其他全身性疾病的各种临床表现。如经物理检查和必要实验室检查,无病因可寻时,应考虑特发性 UES 功能障碍。食管测压、食管电影摄影等食管功能检查,有助于 UES 功能异常的诊断。

**【实验室检查】**

实验室检查的目的是建立导致口咽型吞咽困难的病因学诊断和 UES 功能检测。口咽型咽下困难如伴有明显的中枢神经系统、周围神经系统、全身性疾病的症状体征时,首先应进行相应的检查以确定诊断。

对于 UES 和食管上段的功能异常,常规食管钡剂造影很难进行评价。而以每秒 30～60 帧的速度进行电影食管摄影技术,可以观察和确定咽部运动异常。非对称性咽部收缩、UES 失弛缓、UES 松弛与咽部收缩不协调性运动异常等。食管测压技术对评价 UES 功能障碍是必不可缺少的手段。使用多导管灌注式或气囊式测压法，不仅可以记录括约肌水平压力，及吞咽时 UES 松弛功能，并可同时记录咽部肌肉收缩与 UES 松弛的协调性。

## 【处理原则及治疗】

口咽型吞咽困难的处理原则是：①全身营养支持及纠正电解质失衡；②针对导致咽下困难的病因学治疗；③UES 局部特异治疗缓解咽下困难；④防治并发症。口咽型吞咽困难特异性治疗，见表 2-1。

表 2-1　口咽型吞咽困难特异性治疗

| 病因 | 药物 |
| --- | --- |
| 糖尿病性周围神经病变 | 胰岛素,促胃肠动力药 |
| 系统性硬化症 | 糖皮质激素,免疫抑制剂 |
| 重症肌无力 | 抗胆碱酯酶药物,免疫抑制剂 |
| 帕金森病 | 左旋多巴,抗胆碱能药物 |
| 进行性肌营养不良 | 喹宁,普鲁卡因酰胺,三磷酸腺苷 |
| 多发性肌炎、皮肌炎 | 糖皮质激素,免疫抑制剂 |
| 甲状腺功能亢进 | 抗甲状腺药物对症治疗 |
| 甲状腺功能低下 | 甲状腺素 |

### （一）全身营养支持及水电解质平衡

患者由于长期、慢性和反复发作的吞咽困难，多有营养不良、体重下降或贫血，内科治疗应予营养支持疗法。如完全不能进食者，宜行肠外营养支持、输血和纠正水电解质的失衡。鼓励患者少食多餐，用全流质饮食不如用半流食物，可防止某些患者发生的吸入性肺炎；反之，如系器质性狭窄，则流质饮食较固体食物更易通过。

### （二）病因学特异治疗

病因学已明确的口咽型吞咽困难，针对病因进行治疗无疑可改善吞咽困难。如脑血管意外患者，虽然可自动恢复但也应进行口咽肌的再锻炼帮助吞咽功能的康复。帕金森病用左旋多巴治疗，吞咽困难也可改善。糖尿病性周围神经病变所致的咽下困难，可用促动力药如吗丁啉和莫沙比利。但某些无明显病因导致的 UES 功能失调所致的吞咽困难，尚无明显疗效的药物。

### （三）UES 局部特殊治疗

1.扩张术　对颈部、口咽部或食管上端，因不明原因曾做过手术而致瘢痕收缩狭窄者，可试用扩张术，即用不同口径的扩张器进行局部扩张，可改善吞咽困难，但往往需要重复进行。对于一些神经肌肉疾患引起的吞咽困难，扩张术大多是无效的。但对 Zenker 憩室患者，扩张可并发穿孔，应当是禁忌的。

2.环咽肌切开术　1951 年 Kapla 对一名脊髓灰质炎患者伴口咽型吞咽困难，行环咽肌切开术获得成功。此后手术相继用于咽食管传递机制障碍所致的口咽型咽下困难。环咽肌切开术可缓解环咽肌痉挛并可减少吞咽时的阻力。手术亦包括 UES 远端邻近颈部食管切开 3～4cm。由于手术进路是黏膜外，在颈部封闭表面神经后施行手术，因此对因重症不能承受全麻者的尤为适用。术后可改善吞咽困难、营养状况等。文献报道 230 例环咽肌切开术的疗效，64% 症状显著改善或消失；24% 有效；无效者为 12%。但应严格选择适应证，对明显的吞咽困难、体重下降合并吸入性肺炎，及内科治疗无效者，或食管动力学检查证实为 UES 功能障碍，经内科或扩张治疗失败者，可考虑行环咽肌切开。此外，对无任何病因可寻的口咽型吞咽困难，虽然其病理生理学机制尚不了解，如经内科、心理学方面治疗无效并进行性加重者，也可慎重选择环咽肌切开术。

环咽肌切开术常见的并发症是术后出血、食管穿孔、喉返神经麻痹、纵隔炎等,应在术后严密观察。有 LES 功能障碍患者,易发生大量气管-支气管吸入,严重者可发生猝死。因此,如果患者同时存在明显的胃-食管反流,LES 功能不良或有反流性食管炎者,禁用环咽肌切开术。手术患者均应接受定期随访,包括对吞咽困难症状的评估,影像学检查和食管 UES 动力学的监测等。

### (四)内镜下经皮胃造瘘

在治疗原发病因的同时,可采用内镜下经皮胃造瘘技术,以获得肠内营养的供给。

### (五)并发症处理

口咽型吞咽困难严重的并发症是吸入性肺炎。对内科治疗,如抗感染、防误吸等治疗无效的严重病例,可行喉切开术或环甲软骨切开术。在这种情况下,应避免作气管切开,因气管切开,可加重咽下困难和肺吸入的危险。

口咽型吞咽困难的预后取决于原发病的轻重和并发症,原因不明的功能性 UES 功能障碍的预后大多良好。

# 二、贲门失弛缓症

贲门失弛缓症是一种原发性食管神经肌肉病变所致的食管运动功能障碍性疾病(EMD)。以吞咽时下食管括约肌(LES)不能正常松弛或完全不松弛为特点,并伴有食管体部的扩张和食管失蠕动。病因不十分明确,临床主要症状有吞咽困难、胸痛和食物反流。近代国际文献上通用"Achalasia"这一病名,国内也有采用食管贲门失弛缓症。

## 【流行病学】

本病世界各地均有发病,流行病学调查,发病率大约 1~1.2/10 万人口,美国报道为 0.6/10 万,我国上海市胸科医院 20 年收治的食管疾病患者中,本病占 4.4%。男女发病大致相同。文献报道世界各地 2148 例患者中,男性为 49.8%,女性为 50.2%。本病可在任何年龄组发病,平均发病年龄 40~50 岁,以 20~40 岁多见。Kilpatric 曾报道,该病在母女、孪生兄妹间发生,有家族倾向,但迄今为止,尚未发现其遗传基因的改变。

## 【病因及发病机制】

病因不十分明确,研究证明可能与下列因素有关:

### (一)神经源性病变

食管组织学检查发现,位于内层环形肌和外层纵形肌之间的 Auerbach 神经丛的神经节细胞退行性变、减少或消失,单核细胞浸润,神经节被纤维组织代替。这种异常可累及食管体部和 LES,导致贲门在吞咽时不能松弛和食管扩张及失蠕动。

### (二)迷走神经功能不全

研究证明,动物实验犬的脑干迷走神经核团中,迷走神经背运动核,节前神经轴索等在光学和电子显微镜下均显示病理性改变,如脂肪性变、髓鞘破裂、神经纤维断裂、轴索肿胀以及嗜银细胞消失等。临床研究也证明,贲门失弛缓患者有明显的胃酸分泌障碍,与迷走神经切断术后类似,提示本病发病与迷走神经功能不全有关。

### (三)食管平滑肌损害

在电镜下观察贲门失弛缓症患者的食管平滑肌时,可见一些非特异性的平滑肌病变,如肌细胞自溶,肌纤维细胞核及胞浆内包涵体纤维密度中有花斑,肌细胞萎缩或硬化等。这些病理改变主要限于扩张的食管部分和食管胃连接部位。

### (四)食管下括约肌的超敏性

近代研究提示贲门失弛缓症患者,LES对某些内源性或外源性消化道内分泌激素有超敏感性。Orlando等研究,贲门失弛缓症和食管痉挛患者对五肽胃泌素有超敏反应,导致LES的高涨状态。此外,对胆囊收缩素(CCK)有异常反应。在贲门失弛缓症患者的下端食管神经纤维中,血管活性肠肽(VIP)含量减少,致LES压力升高。Penagini等研究结果显示,本病患者食管下括约肌对阿片受体刺激有高敏感性。因此,本病不仅有神经元损害,也存在神经、肌肉受体的异常,从而导致LES对某些内源性或外源性的刺激表现的超敏反应。

### (五)一氧化氮

动物及人的实验已证实一氧化氮(NO)是抑制非肾上腺能和非胆碱能神经传递和调节的介质。Bult等首次报道一氧化氮与消化系统生理、病理关系密切,特别对消化道运动的调节作用。内源性一氧化氮是左旋精氨酸在一氧化氮合成酶(NOS)的作用下生成的。人的食管中59%的肠肌间神经元中含有一氧化氮合成酶。Mearin等证明,贲门失弛缓症患者缺乏一氧化氮合成酶,一氧化氮产生减少,与食管功能和LES异常有关。

### (六)其他

到目前为止,尚未证实贲门失弛缓症的遗传基因。Singaram等在患者的血清中查到一种新的自身抗体,系一种非特异性直接抗神经元抗体,这种自身抗体拮抗胃肠道神经,但在贲门失弛缓症中的作用,目前尚未被证实。

### 【病理及病理生理】

本病累及LES和食管体中部。疾病早期食管大体标本基本正常,至中晚期食管体部扩张、延长、扭曲、食管壁变薄,但环形肌可肥厚,LES无明显解剖学异常。组织学检查可见食管体部黏膜有不同程度的炎性改变、溃疡、异型增生等。典型特征为肌神经丛病变、神经节细胞的减少或缺失、单核细胞浸润、纤维化及瘢痕样改变。脑干中背侧迷走神经核的神经节细胞也减少,迷走神经可发生沃勒变性。在电镜下可发现食管平滑肌的微丝丛,从表面膜脱落或细胞萎缩。

由于食管壁神经丛病变和食管平滑肌的去神经性萎缩,以及迷走神经功能障碍,导致LES静息压升高,可超过正常人的2倍。在吞咽时,LES又不能很好松弛,甚至完全不能松弛,使食团进入胃内受阻。另一方面,由于食管体部的失蠕动和运动不协调,对食团无推进作用,食物潴留于食管内,一直至食管内压超过LES压力时,由于重力作用,食团才能缓慢通过。长期的食管内容物残留,进一步导致食管扩张、延长和弯曲、食管炎症、溃疡、憩室或癌变。

### 【临床表现】

本病的主要症状有吞咽困难、反胃和胸痛。大多数缓慢发病,开始时症状不明显,持续多年或数月才就诊。突然发病者多与情绪紧张有关。

### (一)吞咽困难

吞咽困难是本病最早出现的症状。早期症状不十分明显或间断性发生。诱发因素有情绪紧张,进食过快或过冷、过热饮食等。患者常感进食后胸骨下部有食物黏附感或阻塞感,可持续多年而不引起患者足够注意。疾病进一步发展,患者感觉食物不能吞咽,并阻塞在胸骨下端部位。患者常常设法解除吞咽困难如大量饮水,或改站立位,进餐时不断用力咽空气,深呼吸,不自觉的Valsalva动作等。

### (二)反胃、夜间反流和肺吸入

50%～90%的患者发生反胃,较吞咽困难发生晚些,因为早期虽然食管排空迟缓,但LES尚可缓慢通过食物,此时食管内潴留物并不多,患者大多数只感吞咽困难或阻塞感。随着疾病进展,吞咽困难加重,食管进一步扩张,在进餐中或餐后出现反胃现象。开始多为当餐或当日进食的食物,常混有大量唾液和黏液样分泌物。疾病晚期,由于食管高度扩张,容量增加,可滞留更多的食物,反胃次数可相对减少,反出的内容物甚至是2～3天以前进食的已腐烂变臭的食物。夜间入睡后也常有食管内容物反出,称夜间反流(NR)。反流物误吸入呼吸道称肺吸入(ASP),可导致支气管肺部感染和夜间哮喘发作。

**(三)胸痛**

贲门失弛缓症引起胸痛,发生率13%～90%。位于胸骨后,剑突下或胸骨下端,可放射到肩、颈部或心前区。疼痛性质不一,针刺样或灼烧样痛、隐痛或剧烈的挤压样痛。大多发生在进食时,也可自发性疼痛,口服硝酸甘油片可缓解,与心绞痛发作相似,临床上应予以慎重鉴别。由于酸性胃内容物对食管黏膜的刺激和食管黏膜对酸的敏感性可诱发食管运动异常和第三收缩而致胸痛。

**(四)其他**

重症和病程较长时,则有明显体重减轻、营养不良和贫血。如短期内迅速消瘦,吞咽困难呈进行性加重的患者,应警惕并发食管下端贲门癌。

本病典型病程可分为三期:①早期:吞咽困难,反胃和胸骨后痛为主要症状;②中期(代偿期):以食管运动障碍为特征,吞咽时食管无蠕动。由于食管扩张,代偿性容量增加,吞咽困难可稍有减轻;③晚期(失代偿期):食管极度扩张,夜间反流和肺吸入,以及消瘦恶病质等。

**【实验室检查】**

本病实验室检查有:X线食管吞钡检查、内镜及活检、食管测压、同位素食管排空时间测定以及诱发试验等,均对诊断本病均有重要价值。

**(一)X线检查**

1.胸部平片　中、晚期患者伴有明显食管扩张时,胸部平片可见右纵隔影自上而下明显增宽,轮廓光滑整齐,有时可见气液平面。常伴发慢性肺部疾患,如肺炎、支气管扩张及肺脓肿X光征象等。

2.食管钡剂检查　早期食管下端狭窄呈漏斗状,边缘光滑,食管扩张不严重,少量钡剂尚可通过LES到达胃内。失代偿期食管下端呈圆锥状狭窄,典型的呈鸟嘴样;上端食管普遍扩大,食管内潴留物较多,可出现分层现象(气体、液体、钡剂);食管蠕动完全消失。

**(二)内镜检查**

食管腔扩大、松弛,腔内潴留较多,并混有食物残渣。合并巨食管者,食管壁变薄,有时可见局限性向外膨出形成假憩室。食管体部蠕动减弱或完全无蠕动,食管下端有时可见到环形收缩皱襞。一般均合并有食管炎,表现有黏膜充血、糜烂渗出、溃疡形成、黏膜增厚及息肉样改变。当发现黏膜表现有白色伪膜覆盖或白斑时,应进行细胞刷片直接查找菌丝或酵母菌,偶见合并念珠菌性食管炎。贲门呈持续关闭状态,但黏膜光滑,柔软,内镜缓慢滑入贲门口,进入胃内并不困难。如发现贲门口狭窄、僵硬、表面不光滑,应考虑合并贲门癌可能,须多处取活检进行组织学检查和细胞刷片,印片进行诊断。有时胃底部癌可发生假性贲门失弛缓征象,应注意观察。

**(三)食管测压**

食管测压对诊断贲门失弛缓症有重要意义,可作为药物治疗疗效、扩张术及食管肌切开术后食管功能评价的一种量化指标。食管测压通常用灌注式导管法、气囊式测压法和腔内金属微形传感器法等。上世纪80年代末新问世的移动式(佩带式)24小时食管测压技术(EM),可连续24小时动态记录食管LES压力松弛情况以及食管蠕动等压力参数。

贲门失弛缓症的食管测压具有以下特征性的改变：

1.LES 静息压升高或正常 当吞水或作干吞试验时，LES 无松弛或松弛不完全，有时 LESP 可高达 6.0kPa，大部分病例 LESP 在 4.5kPa 以上，也有 LESP 正常者。

2.食管体部压力和运动异常 食管静息压上升，几乎和胃内压相同，呈正压。吞咽时，食管体部缺乏推进性的蠕动收缩，而被许多杂乱无章的小波所代替，或呈低幅非传导性同步收缩。

3.腾喜龙激发试验 静脉注射 5～10mg(80～260μg/kg)，1～2 分钟后，食管强力收缩，食管腔内压骤增，持续 5～10 分钟甚至更长；LES 压力上升；甚至诱发胸痛、呕吐。这种超敏反应在弥漫性食管痉挛者更为明显。

4.食管上括约肌(UES)压力及松弛功能正常。

### （四）同位素食管排空时间测定

放射性同位素闪烁扫描检查食管通过时间，通常用于评价食管肌切开术或扩张术后，食管排空的改善程度或用于观察术后有否伴发胃食管反流。检查方法是空腹 4 小时以上，口服 15ml 水，内含 8.1MBq $^{99m}$Tc，在 γ 照相下连续进行食管区域的同位素计数，测出 1 分钟和 5 分钟食管核素通过百分率。

**【诊断和鉴别诊断】**

原因不明的吞咽困难，慢性发病，非进行性或间歇性发作，特别发生在青年患者，应考虑此病。X 线食管吞钡检查和内镜及活体组织学检查，排除其他原因所致的吞咽困难，诊断即可确立。必要时进行食管测压和同位素食管排空等检查，应与下列疾病相鉴别。

#### （一）节段性失蠕动

节段性失蠕动是一种与精神、心理因素有关的非特异性吞咽困难。食管测压显示食管末端呈低幅蠕动或无蠕动，故称节段性失蠕动。但具有正常的 LES 静息压和吞咽时松弛功能正常，可与贲门失弛缓鉴别。

#### （二）假性贲门失弛缓症

食管-胃接合部的肿瘤，浸润至黏膜下层和肌间神经丛时，可伴有类似贲门失弛缓症样 LES 高压和吞咽的无松弛，称假性贲门失弛缓症。内镜及活检具有重要鉴别意义。

#### （三）弥漫性食管痉挛

弥漫性食管痉挛是由于食管平滑肌反复高压性、同步收缩所致的胸痛和吞咽困难。食管排空延缓，对胆碱能药物也具有超敏反应，硝酸甘油类制剂、钙通道阻滞剂治疗可缓解症状。上述特点均与贲门失弛缓症相同，因此鉴别较困难，表 2-2 提供两者鉴别的要点。

表 2-2 贲门失弛缓症与弥漫性食管痉挛的鉴别

| 鉴别要点 | 贲门失弛缓症 | 弥漫性食管痉挛 |
|---|---|---|
| 胸痛 | 轻、胸骨下端、进食诱发 | 重、胸骨后、可自发 |
| 吞咽困难 | 重 | 轻 |
| 反流 | 多见 | 少见 |
| 夜间支气管肺吸入 | 常见 | 无 |
| 食管内潴留 | 几乎全部伴发 | 无 |
| 食管测压 | LES 吞咽时松弛不全或完全不松弛 | LES 压力及松弛功能大多正常。偶有 LES 高压高幅、宽大畸形蠕动波 |
| | 食管体部低幅蠕动或无蠕动 | 高幅、宽大畸形蠕动波 |

**续表**

| 鉴别要点 | | | 贲门失弛缓症 | 弥漫性食管痉挛 |
|---|---|---|---|---|
| X线检查 | 胸片 | 食管液平面 | 无 | |
| | | 急慢性肺疾患 | 少见 | |
| | | 胃泡消失 | 可见胃泡 | |
| | 吞钡食管扩张 | | 无 | |
| | 吞钡无高压性同步收缩 | | 呈"串珠"样"曲线状"高压同步收缩 | |

### （四）特发性高张力性下食管括约肌

特发性高张力性下食管括约肌（LES）又称特发性下食管括约肌高压征。原因不明，食管测压显示 LES 高压状态（>4.0kPa 有时达 6～7kPa）。吞咽时可正常松弛或松弛不全，但食管蠕动正常。X 线食管吞钡检查无食管扩张等改变有助于同贲门失弛缓症鉴别。

### （五）老年性食管

老年性食管这一概念，系指发生在老年人的功能性食管病。常见的症状是吞咽困难、胸痛，或胃食管反流症状，常被怀疑食管癌。本病发生机理可能与老年人神经调节机制失调和平滑肌退行性病变有关。食管测压和食管内镜检查可与贲门失弛缓症及食管癌鉴别。

### （六）恰加斯病食管

恰加斯病食管系流行于南美的一种锥虫病，因侵犯食管，使肌间神经丛退行性变。临床表现与贲门失弛缓症不易区别，也常伴巨食管。食管测压时，LES 不能松弛，食管失蠕动。

## 【并发症】

贲门失弛缓症虽属良性疾患，但可并发食管癌、食管黏膜病变以及严重的呼吸道感染，而导致死亡。

### （一）食管癌

贲门失弛缓症患者食管癌的发生率为 1.7%～16.7%。Harley 综合 3679 例贲门失弛缓症患者，其中并发食管癌 121 例，发生率为 3.3%。我国黄国俊及张炜等报道 173 例并发食管癌 8 例，发生率为 4.6%，显著高于一般人群。可能与食物长期潴留，导致食管黏膜病变有关。癌发部位在食管中段，其次为下段；男性多见。年龄 48～51 岁，较无弛缓症者发生早。

### （二）呼吸系统病变

大约 10% 的患者并发慢性支气管肺部疾患。常见有吸入性肺炎、慢性支气管哮喘、肺脓肿、支气管扩张、肺纤维化以及肺结核等。重症患者，因食管高度扩张、食管内容物充盈、压迫气管，导致呼吸困难，甚至窒息。

### （三）食管黏膜病变

由于食物潴留，化学性或继发细菌性感染长期刺激而引起食管黏膜损害表现有：①食管炎：内镜下可见充血、渗出、糜烂，严重者可发生溃疡，少数可发生出血或穿孔；②食管霉菌病：常见为念珠菌感染，多发生在重症衰弱的患者，受累多在食管中下段，内镜检查见黏膜充血、水肿、糜烂、溃疡或白色伪膜样白斑，霉菌特殊培养可明确诊断；③食管黏膜白斑：由于慢性炎症、鳞状上皮角化过度引起的白色斑块样损害，可能是食管癌的癌前病变。

### （四）其他少见并发症

偶见食管下段局限性向外膨出形成憩室，不伴门脉高压的食管静脉曲张、肺性肥大性骨关节病等。

## 【治疗】

治疗目的在于减低 LES 高压，促使 LES 松弛改善，加速食管排空，达到解除和缓解失弛缓症症状的目的。可以选择内科姑息治疗、扩张术或外科食管肌切开术,切断食管环肌层等措施。

**（一）内科治疗**

1.一般内科治疗法　轻症病例,应指导患者注意饮食习惯,少量多餐,软质食物为宜。进餐时应细嚼慢咽,发生哽噎时可喝汤冲下。避免进食冷饮和刺激性食物。有精神和心理障碍者,应给予安慰和必要的镇静剂。晚期重症患者,当潴留物较多,食管高度扩张时,可禁食或抽吸,使食管排空,静脉输液给予足够的热量和液体,并注意纠正全身营养不良状态。

2.药物治疗　内科药物治疗包括四大类:①硝酸甘油制剂;②钙通道阻滞剂;③抗焦虑和镇静药;④平滑肌松弛剂。抗胆碱能药物大多无效。但有报道普鲁苯辛、山莨菪碱(654-2)、1%普鲁卡因10ml口服等,增加食管排空,可试用。目前尚无使食管蠕动恢复正常的药物,避免使用促胃动力药。硝酸甘油与钙通道阻滞剂合用,较单一用药疗效好(表2-3)。如发生反流性食管炎,可给予抑酸制剂及黏膜保护药。发生霉菌性食管炎时,可用制霉菌素、克霉唑、酮康唑和氟康唑等抗霉菌治疗。

**表 2-3　治疗贲门失弛缓症可供选择的药物**

| 分类 | 药物名称 | 作用机制 | 剂量与方法 | 副作用 |
|---|---|---|---|---|
| 硝酸甘油类 | 硝酸甘油 | 松弛 LES,可能与 NO 释放有关 | 0.4～0.6mg,3～4 次/天,口服或舌下含化,饭前 15 分钟 | 暂时性头痛、血压下降、心率加快、胃肠道反应,恶心、腹泻 |
| | 硝酸戊四醇酯 | 同上 10～20mg,3～4 次/天,口服,饭前 15 分钟 | 头痛、眩晕、青光眼禁用 | |
| | 硝酸异山梨醇酯(消心痛) | 同上 | 5～10mg,3～4 次/天,口服或舌下含化,饭前 15 分钟 | 头痛、眩晕、青光眼禁用 |
| 钙通道阻滞剂 | 硝苯地平(心痛定) | 抑制细胞膜钙离子内流,松弛 LES | 5～10mg,3～4 次/天,口服或舌下含化,饭前 15 分钟 | 面部潮红、出汗、头痛恶心 |
| 抗焦虑药 | | 安定镇静,抗焦虑,松弛肌肉 | 2.5～5mg,3 次/天,口服 | 嗜睡、便秘、皮疹、重症肌无力禁用 |
| 其他 | 丁溴东莨菪碱(解痉灵) | 季胺类抗胆碱药,平滑肌解痉,促进食管排空作用,对明显食管潴留者有效 | 10～20mg,3 次/天,口服,肌内注射,静注或静滴(葡萄糖或生理盐水稀释) | 青光眼、器质性梗阻 |

**（二）食管扩张疗法**

扩张治疗术前禁食至少12小时,如食管扩张明显,潴留物多时应延长禁食时间,必要时将食管内残渣吸引,清除冲洗干净。常用的扩张方法有:

1.流体静力性扩张法　通过引导线用41F和50F的扩张橄榄探条进行扩张。48小时后再进行水囊扩张,同时监测其压力。

2.气囊扩张法　采用 Browne Mchardy 和 Hurst-Tucker 扩张器,方法基本与流体静力性扩张法相似,但用空气代替水进行扩张。目前,临床上用得比较多的 Rigiflex 气囊扩张技术,可在内镜直视下进行,可获得满意的效果,此法操作简单,不需要 X 线监视。

3.钡囊扩张法　使用套囊内充钡的方法,在 X 线监测下,向囊内注入 25～30ml 的钡剂,达到扩张的目的。

4.探条扩张法　通常用直径为 18F 的探条扩张器，直接或内镜引导。但扩张狭窄部位，效果不如气囊。

5.金属扩张器　目前使用的系改良的 Stark 扩张器，在直视下经口将扩张器置于确切位置。

6.Witzel 扩张器　为一长 20cm 的聚乙烯管，外附有充气装置和一个长 15cm 的气囊。由胃镜引导经口送入胃内，胃镜顶端入胃后后屈，反转法在贲门部可见气囊的下段，推进内镜使气囊中点与贲门平行，充气压力达 40kPa，维持 1 分钟。

扩张治疗贲门失弛缓症的优点是不破坏 LES 的弹性特性，疗程短，患者多乐于接受。无论哪一种扩张方法，一年随访临床成功率可达 90% 以上。

扩张术常见并发症有穿孔、出血、胃食管反流和疼痛等。为防止并发症发生，开始应严密进行监护，6小时后开始进流食，24 小时后可进软食。必要时给予抗生素、输液。发生穿孔者，应进行外科监护或手术。

### （三）放置食管贲门支架治疗

近年来开展内镜直视下或 X 线监视下放置食管贲门支架技术，应用于扩张治疗失败或扩张治疗后贲门失迟缓症症状无改善的患者。但应选择可回收的带膜的金属支架，并且应注意支架滑行的问题。

### （四）外科治疗

经内科保守治疗无效，或合并有严重并发症，怀疑癌肿，多次扩张术失败或穿孔者，应进行手术治疗。手术的方法包括缩窄扩大的食管腔，缩短屈曲延长的食管，扩张 LES 区，食管-胃部分切除吻合或转流手术，贲门成形术及食管肌切开术等。术式较多，改良的 Heller 术应用最广泛，80%～90% 患者症状明显改善，术后并发症最常见的有胃食管反流，发生率为 10%～50%，同时行胃底折叠术抗反流可减少 GER 的并发。手术总的评价为长期有效率占 85%～90%；并发症为 3%；消化道狭窄发生率为 5%。手术理想的疗效应是有良好的食管排空而不发生反流，可长期维持在症状缓解状态，无死亡率和较少的并发症。

### （五）微创肌切开术

近年来迅速发展的胸腔镜或腹腔镜下改良 Heller 肌切开术，具有传统开放手术的有效性，手术操作得以简化，减少了创伤，缩短了术后住院日和康复时间，降低了术后死亡率。经腹腔镜或胸腔镜手术患者，随访 1 年的有效率为 78%～100%，最近两个研究提示，在 2 年随访中，所有患者（$n=8$，$n=10$）均获显著或良好疗效。所有病例术后内镜检查均正常，术后食管测压（$n=7$）从 4.67kPa 显著下降至 1.13kPa。

目前，多数采用经腹腔镜手术，认为其具有下列优点：①术中手术器械与食管纵轴平行；②LES 更易直视；③扩张食管常偏向右胸，经胸手术暴露困难，而经腹手术通过牵拉胃可顺利完成肌层切开；④简化麻醉操作；⑤减少术后疼痛，缩短住院时间；⑥手术失败时开腹手术比开胸手术更易于被患者接受。

### （六）内镜下括约肌内肉毒毒素注射治疗

肉毒毒素（BT）是一种神经肌肉胆碱能阻断剂，故可以降低食管下括约肌胆碱能神经的兴奋性，从而缓解症状。

1993 年成功地应用于仔猪动物模型。1994、1995 年分别有 10 例、21 例临床研究。1996 年长期随访研究发现，初期有效率为 90%，长期（>6 个月）疗效为 71%（其中 3 例经再次注射）。更长期的随访（2～4年）发现，1 年后有效率为 68%，LES 压力降低 45%（降至 3.33kPa 左右），食管直径缩小 25%，食管反流减少 35%。初治后疗效持续时间平均为 1.3 年，15 例复发再注射患者中有 9 例再次缓解，且缓解持续时间与初治无差别。下括约肌内 BT 注射与 Rigiflex 气囊扩张器的随机双盲对照研究发现，两者有相似程度的症状缓解，客观指标（如 LES 压力）无统计学差异，穿孔发生率分别为 0% 和 2.2%。目前尚未发现 BT 注射有危及生命安全的明显迹象，副作用轻微，仅可见短时胸痛、胸骨后灼烧感，短时皮疹，但其远期安全性尚不明确。还需警惕可能会出现类似 BT 治疗骨骼肌疾病中出现的问题。因此，BT 注射仅适用于年龄偏大，严重营养不良患者、扩张术并发症发生率高的患者、手术无效者、曾行扩张并发穿孔者、伴发膈上憩室者等。

# 三、弥漫性食管痉挛

弥漫性食管痉挛(DES)是以高压型食管蠕动异常为动力学特点的原发性食管运动障碍性疾病。临床特征是慢性间歇性胸痛和吞咽困难。病因及发病机制尚不十分清楚。任何年龄均可发病,多见于50岁以上,男女无差异。本病不多见,国内尚无本病的流行病学调查。

弥漫性食管痉挛首先在1889年由Osgood介绍。以后曾有人用"症状性、特发性、弥漫性食管痉挛"、"串珠状食管"、"螺旋形食管"以及"食管肌肥大"等描述。

## 【病因及发病机制】

弥漫性食管痉挛的病因及发病机制迄今不十分明了。对弥漫性食管痉挛是一独立的疾病还是多种原因的临床综合征尚有争议。一部分老年人和无症状性食管运动有差异,常常有高幅蠕动和第三收缩,这与弥漫性食管痉挛的动力紊乱相似。因此,有人认为弥漫性食管痉挛可能是老年食管一种生理现象。也有人认为是贲门失弛缓症发展中的一个阶段,因为个别弥漫性食管痉挛患者,可发展成典型的贲门失弛缓症,称弥漫性食管痉挛为早期型贲门失弛缓症或"强力型弛缓症",或两种疾病共存。但在病理组织学两者有明显不同,弥漫性食管痉挛患者食管壁肌层神经丛中神经节细胞是正常的,而贲门失弛缓症患者神经细胞则减少,两者有本质上的不同。本病一般无LES的功能异常。但Campo. S. 报道弥漫性食管痉挛患者有LES功能异常表现。一些弥漫性食管痉挛患者对外源性胆碱能刺激有超敏反应,提示食管去神经作用可能在弥漫性食管痉挛发病中起作用。亦有个别病例报道有迷走神经变性。组织学研究证实弥漫性食管痉挛多数病例显示食管肌肥厚,并且纵行肌、环形肌以及黏膜肌层均肥厚,可达2cm。Auerbach神经丛有慢性炎症细胞浸润,部分病例有食管迷走神经分支退行性变和神经细胞轴突的退行性变,但食管肌细胞的超微结构无明显变化。

晚近有人提出一氧化氮(NO)对食管动力调节可能起重要作用,认为:①NO通过调节吞咽后食管体部推进性收缩时间,控制食管动力;②弥漫性食管痉挛患者可能存在内源性NO合成或降解障碍;③在临床上应用三硝基甘油酯治疗弥漫性食管痉挛可改善症状,提示NO在弥漫性食管痉挛发病机制中可能起作用。

## 【临床表现】

弥漫性食管痉挛可能在任何年龄发生,但有随年龄增长而增加倾向,特别是在50岁以后,男女均可罹患。本病并不是常见病。临床上以慢性反复发作性、间歇性胸骨下疼痛和吞咽困难为主要症状。有相当一部分患者,临床上并无明显症状,但食管测压和食管钡剂造影可发现其异常蠕动和第三收缩,称无症状性弥漫性食管痉挛。

### (一)胸痛

疼痛位于胸骨后或胸骨下,疼痛性质轻重不等,轻者仅有不适或进食时疼痛,重者呈"绞痛样"发作,并向颈、肩、背部放散,酷似"心绞痛"。疼痛多在进食时或情绪紧张时发生,也可自发性无任何诱因下发作,疼痛持续时间长短不一,长者可达1小时。舌下含硝酸甘油可缓解,饮水也可获得缓解,此点与心源性胸痛可鉴别。弥漫性食管痉挛胸痛发作时,多无心电图的改变,但偶尔可由于食管痉挛,引起血管迷走神经反射,导致心律失常,此点尤难与"心绞痛"鉴别。

### (二)吞咽困难

多数患者有程度不等的吞咽困难,具有慢性、反复发作的特点。咽下困难不仅发生在进食固态食物,而且饮用酸、冷刺激性饮料时也可发生,有时与情绪激动有关。这些吞咽困难特点均与食管器质性病变和机械性梗阻不同。

### （三）伴发症状

弥漫性食管痉挛除胸痛、吞咽困难两大主要症状外,可见伴发症状,如吞咽疼痛,特别是当吞咽哽噎时,吞咽疼痛尤为明显。部分患者由于长期吞咽困难,害怕进食而致体重下降、营养不良。严重吞咽困难者可发生呛咳和支气管肺吸入,但伴发胃-食管反流者并不多见。大多数患者体检无明显异常。

### 【实验室检查】

当胸痛伴有吞咽困难时,食管源性胸痛可能性很大。弥漫性食管痉挛的诊断主要根据详尽的病史调查,同时应给予必要的实验室检查,常规检查包括食管 X 线、食管内镜检查以及食管动力学监测。

### （一）X 线检查

疑为弥漫性食管痉挛的患者,首先应作食管钡剂造影。尽管由于弥漫性食管痉挛患者症状并不是持续存在,而且有部分患者是无症状性的,因此食管钡剂造影,可有假阴性。阳性显示食管不正常者只占弥漫性食管痉挛的 50% 左右,但由于 X 线摄片方法简单,可动态观察,特别是如果能结合电影食管 X 线照相术,对诊断 DES 是十分有意义的,其弥漫性食管痉挛典型 X 线特征如下:①吞钡后食管下段蠕动波减弱,显示被动性扩张;②食管下段外形呈波浪状或明显的对称性收缩,即无推动力的第三收缩伴纵形缩短;③严重典型病例食管外形呈弯曲状、螺旋状或串珠样钡柱;④大多数病例食管并无扩张,一旦钡剂到达食管下段,即能正常排空。但观察食管运动,可见有正常蠕动波,同时伴有第三收缩,食管下段有明显第三收缩,钡剂呈节段性滞留。有时由于强力第三收缩,使钡剂逆行向上。

### （二）内镜检查

多数可见食管痉挛征象,入食管蠕动频繁、环状收缩,但无器质性改变。由于一些食管器质性疾病,如肿瘤浸润食管壁时,也可能产生食管痉挛样 X 线表现,因此弥漫性食管痉挛诊断前必须行食管及胃的内镜检查,特别仔细观察食管下段与贲门胃底部,必要时黏膜活检,以排除局部病变。有时可见食管痉挛征象。

### （三）食管测压

食管测压是诊断弥漫性食管痉挛的重要方法之一,与贲门失弛缓症、"胡桃钳"食管等食管运动障碍鉴别有重要价值。弥漫性食管痉挛食管测压特点及动力学诊断参考标准如表 2-4 所示。

表 2-4　DES 食管测压特点及动力学诊断参考标准

| 部位 | 测压表现 |
| --- | --- |
| UES | UES 压力及松弛功能正常 |
| 食管体部 | 食管体部蠕动异常:①多发生在食管中、下段;②高幅、宽大、畸形蠕动波波幅>20kPa,收缩波持续时间>6 秒;③多发性非传导性蠕动波(第三收缩)多发性反复收缩以及不伴咽下的自发性、高压性、非传导性收缩;④正常传导性蠕动波存在;⑤食管体部蠕动速度减慢<0.8～1.5cm/s |
| LES | LES 水平压力及功能大多正常,偶有高压和松弛不全 |

最近用 24 小时食管压力监测法并与食管内 pH 值以及心电图同步进行监测,对确定弥漫性食管痉挛等食管动力异常导致的胸痛确诊有重要意义。

### （四）激发试验

对一些临床症状很典型的患者,临床上已完全除外心源性疾病,并高度怀疑弥漫性食管痉挛,但常规食管动力学检查及食管 X 线造影均不能确定诊断时,可用激发试验。由于弥漫性食管痉挛患者对胆碱能药物有异常敏感性,用药物诱发食管运动异常或胸痛发作为激发试验阳性。临床常用比较安全的腾喜龙或胆囊收缩素作为激发药。在作食管测压监测下,静脉注射 10mg 后,连续记录 15 分钟压力,如诱发胸痛,食管收缩波幅增高>12kPa,收缩持续时间延长>6 秒,第三收缩发生率>30%,为试验阳性,提示弥漫性食管痉挛可能。该试验对贲门失弛缓症及有癌性浸润 Auerbach 神经丛的患者，也可出现阳性，因此无鉴别意义。

除用药物作激发试验外，也可用气囊扩张法诱发食管痉挛，该试验要在 X 线监视下进行。

**（五）其他检查方法**

应用食管同位素闪烁法，检查食管排空时，大多数弥漫性食管痉挛患者食管排空是正常的，部分患者减慢。24 小时食管 pH 值监测、标准酸灌注试验等，可提示胸痛与食管动力障碍因素有关，但对诊断弥漫性食管痉挛无直接意义。

**【诊断与鉴别诊断】**

弥漫性食管痉挛诊断是比较困难的，由于其症状间歇性发生，实验室检查包括食管 X 线造影、食管测压。其阳性发现与症状有时并不一致，特别是相当一部分患者是无症状的，因此给诊断造成一定困难。但对症状典型者，如慢性、复发性、非进行性吞咽困难、胸痛等，应全面详尽的体检，并结合必要的实验室检查，如内镜检查除外食管器质性病变，食管钡剂造影或电影食管摄片显示"串珠样"或"螺旋状"食管。食管测压可见多发性第三收缩，宽大、畸形的蠕动波，间或有正常蠕动波出现，而食管 UES 及 LES 功能正常等典型表现，弥漫性食管痉挛诊断即可成立。必要时进行药物激发试验（表 2-5）。

表 2-5　DES 诊断要点

| 项目 | 特点 |
| --- | --- |
| 症状 | ①慢性、复发性、间歇性发作，非进行性加重的吞咽困难伴胸痛；②各年龄组均可见，50 岁左右多见 |
| 食管 X 线钡剂造影 | ①食管下段蠕动减弱；②食管外形呈"串珠样"或"螺旋样"；③食管远端非蠕动收缩（第三收缩） |
| 内镜及活检 | ①无器质性病变发现；②镜下有时可见食管痉挛征象 |
| 食管测压 | ①UES、LES 水平功能及压力正常；②食管中下段高幅、畸形（PA＞20kPa，PD＞6 秒，PV＜0.8～1.5cm/s）宽大的蠕动波；③非传导性收缩发生率＞30%，但＜100%；④可见正常蠕动收缩波 |
| 药物激发试验 | 阳性 |

弥漫性食管痉挛与其他类型的食管运动障碍鉴别较困难，主要应与引起食管源性胸痛的几种病，如贲门失弛缓症、"胡桃钳"等食管非特异性食管运动障碍疾病鉴别，可参阅表 2-6。弥漫性食管痉挛与贲门失弛缓症和"胡桃钳"食管关系密切，1984 年 Blackwell 等认为这些病可能相互转化，因此，临床上需长期追踪观察，方能做出最后诊断。

表 2-6　弥漫性食管痉挛与其他类型原发性食管运动障碍性疾病鉴别

| 病名 | 症状特点 | | 鉴别要点 | |
| --- | --- | --- | --- | --- |
| | 吞咽困难 | 胸痛 | 食管钡透 | 食管测压 |
| 弥漫性食管痉挛 | ＋＋ | ＋＋＋ | 串珠样食管 | 异常蠕动，高幅（波幅＞20kPa）宽大（收缩时间＞6 秒），非传导第三收缩，有正常蠕动，LESP 正常（少数高压），松弛正常 |
| 贲门失弛缓症 | ＋＋＋ | ＋＋～＋ | 食管扩张，下段狭窄，呈鸟嘴样，多无阳性发现 | 失蠕动，高 LES 压力伴松弛不良或完全失松弛 |
| "胡桃钳"食管 | ＋～－ | ＋～＋＋ | 偶有食管排空受阻 | LESP 及 UESP 正常，食管体部蠕动正常，食管远端波幅≥15.6kPa 收缩时间＞5.5 秒 |

**【治疗】**

弥漫性食管痉挛的治疗原则是排除诱发因素，解除食管平滑肌痉挛，缓解胸痛及吞咽困难症状，对药物治疗无效者,可用扩张术及食管肌切开术。

## （一）内科治疗

由于弥漫性食管痉挛的病因学机制尚不十分明确,因此治疗多是对症性的。首先应解除患者精神上和心理上的负担,说明其疾病的良性过程。症状发作期鼓励患者进半流质和少食多餐,并禁食刺激性食物和过热、过冷饮食以及含碳水化合物的饮料。如有胃食管反流者可用制酸剂抑制酸分泌,防止酸性胃内容物对食管的刺激产生痉挛、诱发胸痛。伴有焦虑症状的患者,适当用镇静剂,如安定可改善症状。对症状明显的患者可选用表 2-7 所列药物。

**表 2-7    治疗弥漫性食管痉挛可供选择的药物**

| 药物名称 | 作用机制 | 剂量和用法 |
|---|---|---|
| 硝酸甘油 | 缓解平滑肌痉挛,可能与 NO 释放有关 | 0.4~0.6mg,3~4 次/天,口服或舌下含化,饭前 15 分钟 |
| 钙通道阻滞剂(硝苯吡啶) | 抑制肌细胞膜钙离子内流,减少平滑肌收缩频率 | 5~10mg,3~4 次/天,口服或舌下含化,饭前 15 分钟 |
| 平滑肌松弛剂(肼苯哒嗪) | 松弛平滑肌,缓解食管痉挛 | 口服,从小剂量开始,注意其副作用 |

## （二）食管扩张术

对内科治疗无效者,可使用扩张治疗,用各种不同型号的扩张器如流体静力性扩张、气囊扩张、探条法扩张等。但用扩张治疗弥漫性食管痉挛的疗效远不如贲门失弛缓症效果好,且需反复多次扩张。

## （三）食管肌切开术

当内科及扩张治疗均失败,患者症状严重,食管 X 线钡剂造影及食管测压均明显异常,特别是伴有明显肌层肥厚者,可考虑食管肌层长切开术治疗,手术经胸,与治疗贲门失弛缓症相似。术式的选择、切口的长短取决于术前食管压力监测所提供的食管动力参数、异常运动的定位以及 LES 功能的情况,大多数学者认为弥漫性食管痉挛行肌切开术的疗效优于扩张法。

# 四、食管裂孔疝

食管裂孔疝是指腹腔内脏器(主要是胃)经膈食管裂孔进入胸腔所致的疾病,是各种膈疝中最常见者。

一般认为本病的发病率东方人低于西方人。有报道 40 岁以下的发病率约为 9%,50 岁以上达 38%,而 70 岁以上高达 69%。女性多于男性,约为 3:1~2,但也有报道男性略多于女性。

## 【病因和发病机制】

正常人的横膈食管裂孔具有环肌束,右侧肌束(也称膈肌右脚)强大,将食管下端夹在其中,在深吸气时收缩,将食管拉向右侧,并压小其管腔。此外,食管下段为膈食管膜所包绕。膈食管膜起源于膈肌下面的食管裂孔周围,系由弹力纤维和结缔组织构成的完全密闭的韧膜,将腹腔与胸腔分开,并能抗腹内高压,防止食管前庭和贲门脱垂。在食管下段和食管胃连接部,分别由上、下膈食管韧带、胃膈韧带固定于食管裂孔处,以保持其正常位置,防止食管胃连接部和其他腹腔脏器疝入胸腔。

本病的病因主要有先天性和后天性两种,以后者多见。先天性者由于发育不全,如膈肌右侧肌束一部分或全部缺失,膈食管裂孔比正常的宽大松弛;后天性者则因膈食管膜、食管周围韧带的松弛和腹腔内压力增高,均能成为本病的发病因素。正常膈食管裂孔的直径约 2.5cm,随着年龄的增长,裂孔周围组织和膈食管膜弹力组织萎缩,使食管裂孔增宽;膈食管膜和食管周围韧带松弛,逐渐推动其固定食管下段及贲门于正常位置的作用。因此,随着年龄的增长,本病的发病率也增高。腹腔压力的增加,胸腹腔压力的不均衡为另一个发病因素,如妊娠后期、肥胖、腹水、巨大的腹内肿瘤、剧烈的咳嗽、频繁的呕吐和呃逆等均可诱发本病。此外,食管炎、食管溃疡引起食管瘢痕收缩、癌肿浸润所致的食管缩短、胸椎后凸、强烈的迷走神经刺激引起的食管纵肌收缩而使食管缩短等因素,均能导致胸腔内食管向上牵引而发病。严重的胸腹部损伤和手术所致的食管、胃与膈食管裂孔正常位置的改变,或由于手术牵引造成的膈食管膜和膈食管裂孔的松弛,也可致本病。饮食习惯对本病的发生也有一定影响,精细、少渣饮食容易发生便秘而增高腹腔内压力,故其发病率明显高于粗糙、多纤维素食者。

**【临床分型和病理】**

本病的分型方法颇多,按其形态可分为以下四型:

**(一)滑动型裂孔疝**

约占 85％～90％,常在平卧时出现而站立时消失。由于膈下食管段、贲门部经松弛的膈食管裂孔滑行人胸腔,使正常的食管胃交接锐角(His角)变为钝角,同时食管下段正常的防反流机制常被破坏,故多并发不同程度的胃食管反流时出现症状。

**(二)食管旁裂孔疝**

膈食管裂孔的左前缘薄弱或缺损,而膈食管膜尚未破坏,通常表现为胃底大弯侧从食管的左前方疝入胸腔。腹膜和胃-结肠大网膜也可以被牵拉,通过扩大的食管裂孔而进入纵隔,形成完全性疝囊。但由于膈下食管段和食管-胃交接角仍保持正常的解剖位置和正常生理性括约肌作用,故此型极少发生胃食管反流。约 1/3 的巨大食管旁裂孔疝易发生嵌顿。

**(三)混合型裂孔疝**

指前两型裂孔疝同时并存,少见。此型常是膈食管裂孔过大的结果,食管-胃连接处移位膈上,胃的疝入部分较大,可达胃的 1/3 或整个胃,部分网膜,偶有部分结肠也随之疝入。

**(四)裂孔疝伴短食管**

不管卧位或站位,贲门固定在膈上,疝囊呈钟形。食管过短可以是慢性食管炎的后果,或由食管下段切除后把胃囊拉入胸腔作食管胃吻合术。

真正的先天性食管过短症极为少见,乃由于胚胎发育障碍,食管下段及部分胃底位于胸腔内,至出生后仍未降至膈下正常位置所致,不能称为食管裂孔疝。

本病患者多伴不同程度的胃食管反流,加上食管被疝挤压后,局部循环发生障碍,故反流性食管炎和食管溃疡常见。炎症反复发作及愈合,可致食管瘢痕性狭窄。如炎症蔓延至食管壁外,可致食管周围炎。疝入胸腔内的胃也可因嵌顿、扭转和疝的挤压引起局部循环障碍而导致胃黏膜水肿、充血、梗塞、糜烂、溃疡和出血。

本病所致的胃食管反流,可造成反流性食管炎、食管溃疡以及食管下端瘢痕收缩狭窄,而食管炎又可促使食管纵肌的收缩,从而导致牵引性食管裂孔疝。因此反流性食管炎与食管裂孔疝是互为因果和互相促进的。

**【临床表现】**

本病的临床表现主要由胃内容物反流至食管,引起反流性食管炎所致。

**(一)胸骨后烧灼感和反胃**

为最常见的症状,尤其多见于滑动型食管裂孔疝。烧灼感从轻微的烧灼或饱胀不适至强烈的灼痛,多位于胸骨后(中或下 1/3)、剑突下或两季肋区。疼痛可扩散至背部、颈部、颌部、上胸、左肩及左臂。因为症状多在饱食后 1/2～1 小时发生,故颇似心绞痛。疼痛可伴嗳气或呃逆,平卧、弯腰、蹲下、咳嗽、饱食后用力憋气等可诱发或加重,而站立、半卧位、散步、呕吐食物或酸水后可减轻,多在 1 小时内自行缓解。临床上疝囊大小与症状可不成比例,疝囊小者往往疼痛较重,而疝囊大者则很少剧痛。孕妇在妊娠后期有明显的中上腹烧灼感,也可能与本病有关。

反胃亦常见,且经常伴有胃灼热或疼痛,有时可反出未完全消化的食物,或酸液突然涌满口腔。

### (二)吞咽困难

患者常于进食后有食物停滞在胸骨下段的感觉。伴发食管炎症、糜烂及溃疡者,则可能出现明显的吞咽疼痛。吞咽困难则多见于食管炎伴食管痉挛者,或食管炎并发瘢痕狭窄者和巨大食管旁疝压迫食管者,在进粗糙、过热或过冷的食物后发作。瘢痕狭窄所致者,吞咽困难多呈持久性。

### (三)上消化道出血

小量出血(粪便隐血阳性)及缺铁性贫血常见,多由食管炎、食管溃疡等并发症所致。疝嵌顿、扭转,以及合并胃、十二指肠溃疡者亦可发生大量出血。

### (四)心脏症状

约有1/3的患者可有心前区痛、阵发性心律失常、胸闷及心前区紧束感等心脏症状,有时难与冠心病、心肌梗死鉴别。本病疼痛发生时可刺激迷走神经,反射性地引起冠状动脉供血不足,心电图出现心肌缺血性改变,心脏虽无器质性病变,而临床表现酷似冠心病,称之食管.冠状动脉综合征。同样,本病亦可诱发和加重心绞痛。

### (五)其他症状

贲门部疝入食管裂孔可反射性地引起咽部异物感。巨大的裂孔疝可压迫心、肺和纵隔而产生气急、心悸、咳嗽、紫绀、肩痛和颈侧痛等症状。

### (六)体格检查

本病无并发症时通常无特殊发现,但巨大食管裂孔疝者胸部可叩出不规则鼓音区与浊音区,饮水后或被震动时,胸部或许可听到肠鸣音及震水声。

## 【并发症】

最常见者为食管炎。食管瘢痕狭窄或膈上胃嵌顿或绞窄时,可出现食管梗阻和急性胃扩张等严重情况。上消化道出血亦为常见。

此外,本病常可合并消化性溃疡(约占50%)、慢性胆囊炎(约占20%)、胆石症(约占10%～30%)以及肠憩室病等。膈疝、胆石症和结肠憩室称为Saint三联症;滑动型裂孔疝、胆囊疾病和食管溃疡或十二指肠溃疡称为Caston三联症。

## 【诊断和鉴别诊断】

### (一)临床诊断

年龄较大,体型肥胖,并具有腹腔压力增高条件和上述症状者,应警惕本病,并进一步询问能诱发本病的有关因素。

### (二)X线诊断

本病主要依靠X线检查确诊。巨大的或不可复性食管裂孔疝,在胸透或胸部平片中可在心脏的左后方见到含气的囊腔,站立位时囊腔内尚可见液平;如囊腔内不含气体时,则表现为左侧心膈角消失或模糊。吞钡检查时,疝囊内可见到胃黏膜影,可证实该囊腔为疝入胸腔的胃。

1.食管裂孔疝的X线征象

(1)膈上食管胃环(schatski环):食管胃环是在疝囊壁上出现的深浅不一的对称性切迹,是本病的一个重要征象。

(2)膈上疝囊(即胸内胃):钡餐检查时左侧膈上可见疝囊影。疝囊由食管、胃两部分组成,中间呈环状分隔,上部分为扩张的食管胃区,下部分为疝入纵隔的部分胃。

（3）疝囊内胃黏膜皱襞影:膈上出现粗大的胃黏膜影,并经增宽的食管裂孔延续致膈下胃底部。

（4）食管下端括约肌(LES)升高和收缩:食管裂孔疝时,可能由于胃酸反流刺激食管下端,使之痉挛收缩,LES 上移,并成为疝囊的上端。

2.食管裂孔疝的间接 X 线征象　①膈食管裂孔增宽(＞2cm);②钡剂反流入膈上囊(＞4cm 宽);③食管胃角变钝;④膈上 3cm 以上部位出现功能性收缩环。

由于膈上疝囊并非固定存在,一次检查阴性尚不能除外本病。如临床症状可疑,并发生上述间接征象,则应多次重复检查。

**（三）内镜检查**

内镜检查可发现:①齿状线上移,距膈裂孔压迹 3cm 以上;②贲门食管胃角(His 角)变钝,超过 120°以上;③胃底变浅或消失;④可见红色黏膜疝入食管腔内;⑤食管下段黏膜充血和糜烂;⑥有时可见贲门口松弛,附近的胃底黏膜充血;⑦倒镜时检查可见疝囊。

本病应与心绞痛、心肌梗死、胃炎、消化性溃疡、上消化道肿瘤、胆道疾患,以及胃肠或咽喉神经官能症等鉴别。出现咽下困难者,更应与食管癌鉴别。与后者不同的是,本病的咽下困难发生在吞咽之末,而不是在其始;呈长期间歇发作,而非进行性恶化;有时小口进食反比大口进食反易引起咽下困难;症状可突然出现,并持续几分钟、几小时或几天,也可突然消失或逐渐缓解。

**【治疗】**

**（一）内科治疗**

约有 1/4 的患者可无症状,亦毋需特殊治疗。有临床症状者应避免诱因。肥胖者减轻体重。晚餐距睡眠时间宜长,可使卧床时胃已排空。其他内科治疗同反流性食管炎。

**（二）外科治疗**

手术治疗可纠正裂孔疝的解剖缺陷,但术后发生食管胃连接部功能障碍者达 10％。手术后复发率最高可达 50％,故大多数患者宜采用内科治疗。

1.手术指征　症状明显,经内科长期治疗无效;有严重食管炎、反复出血等并发症;疝囊较大,反复长期嵌顿而产生心肺压迫症状者;急性嵌顿或绞窄者。

2.手术目的　修复扩大的食管裂孔,处理疝囊,恢复食管胃角关系,加强 LES 张力和防止反流。

3.手术方法　主要有修复扩大的食管裂孔、食管贲门固定术、胃固定术加胃底折叠术、食管贲门角复原术。近年来开展的腹腔镜下食管裂孔修补术,也可取得比较好疗效。

# 五、"胡桃钳"食管

1977 年 Brand 等用食管测压法证实,41％非心源性胸痛的患者,具有食管高幅蠕动的特点。其后 1979 年 Benjamin 进一步研究和观察了这类食管运动障碍的特点,其高幅收缩多在食管下段发生,同时亦伴有正常的原发性蠕动,患者主诉为胸痛和吞咽困难并命名的"胡桃钳"食管(NS)。在原发性食管运动障碍疾病中,"胡桃钳"食管约占 27％～48％。"胡桃钳"食管可发生在任何年龄,40～50 岁的以后多见,女性发病高于男性。

近年来,一般把非心源性、慢性复发性剧烈胸痛,伴有或不伴有吞咽困难,食管测压证实为食管下段高幅蠕动收缩并伴有收缩时程的延长,称"胡桃钳"食管。本病具有以下特点:①本病是一种以食管动力异常为主要特点的独立性疾病;②属原发性食管运动障碍疾病;③症状性高动力性食管蠕动。

**【病因及发病机制】**

本病是一种原因不明的原发性食管运动障碍疾病。有些学者研究证明,精神和心理因素可增加"胡桃钳"食管患者胸痛症状发作的频率和严重性。有些患者同时有抑郁、焦虑等症状,同时,食管动力学的变化也与精神刺激有关。Narducci、Paterson 等报道,"胡桃钳"食管可转化为弥漫性食管痉挛和贲门失弛缓。

Cole 等认为"胡桃钳"食管可能是原发性食管运动障碍疾病发展过程中的一部分,很可能是弥漫性食管痉挛的先兆。此外,大部分这类患者,对酸灌注试验和乙酰胆碱药物诱发试验呈阳性反应,提示对酸的高敏感性和进行性的食管去神经机制,可能在发病机制中起一定作用。但迄今为止尚无充分证据证明本病是神经源性食管动力障碍。

**【临床表现】**

典型症状是慢性、复发性或间断发作性胸痛,位于胸骨后或剑突下,疼痛多为剧烈的或绞榨样痛。精神、心理因素或酸性刺激性食物可诱发胸痛发作,胸痛可向后背放散,临床和实验室检查均不能证实其胸痛与心血管疾病有关,因此称非心源性胸痛。大多数患者伴有吞咽困难,并与胸痛发作有关,用硝酸甘油制剂和钙通道阻滞剂,症状可改善。由于是慢性、间断性发病,轻症者,全身营养状况无明显改变。重症患者,特别是发展为贲门失弛缓症和弥漫性食管痉挛者,可出现体重下降、贫血及营养不良等。

**【实验室检查】**

**(一)食管测压**

"胡桃钳"食管是一种以食管压力异常为主要特征的食管动力障碍疾病,因此,食管测压是诊断本病非常必要的检查方法,应用压力诊断食管动力性疾病,必须具备以下标准:①动力学的变化必须是食管生理学的主要改变;②食管动力学异常与其症状相关;③食管功能异常同时也被其他特异检查方法所证实;④食管动力异常改善与食管有关症状的改善一致。有关"胡桃钳"食管的动力学特点,已有很多研究,Benjamin 等提出本病的食管压力异常诊断标准:①食管下段呈高幅收缩(10 次吞咽,收缩波幅平均≥16.0kPa);②高峰收缩至少有 1 次(10 次吞咽),其波幅>26.7kPa;③收缩波持续时间大多数延长;④吞咽后均为传导性蠕动。但 Christine 等观察研究了 23 例"胡桃钳"食管的多次食管压力测定,并与 10 例正常作对照,平均观察时间为 32 个月,平均每例进行 3 次测压,发现患者下段食管收缩幅度变率为 41.9%±4.1%,而正常对照为 2.7%+3.3%,在 69 次测压中出现典型"胡桃钳"性压力 43 次(62%),在长期随诊中,23 例患者有 6 例转变为其他食管动力异常,同时,有 2 例的测压呈间断性变化。因此,提出"胡桃钳"食管的动力改变具有多变性的特点,对本病的诊断必须长期随访,多次测压,观察其发展倾向。Blackwell 根据与正常人测压比较,认为食管下段收缩波幅(10 次吞咽均值)必须大于 24kPa,收缩时限>7 秒,为本病的压力学诊断标准。

**(二)药物和酸激发试验**

"胡桃钳"食管是导致食管源胸痛的常见食管动力障碍性疾病,测压时进行激发试验,对诊断这类疾病有重要价值。Bonjamin 报道,18%怀疑食管运动障碍患者,静脉注射腾喜龙(0.08mg/kg)后诱发胸痛和压力的异常。约 60%"胡桃钳"食管患者酸灌注试验可诱发胸痛发作,50%患者注射腾喜龙诱发胸痛,同时食管运动异常发生率明显增加(如第三收缩、自发性同步收缩、多峰波)或诱发弥漫性食管痉挛的食管压力改变。因此对某些非心源性胸痛患者,当怀疑有"胡桃钳"食管,而食管测压又不能获得典型压力图时,酸灌注试验和药物激发试验有一定意义。

**(三)食管 X 线钡剂造影**

食管 X 线钡剂造影,对食管功能评价和诊断其结构性疾病有重要意义。但对"胡桃钳"食管的诊断,缺乏特异性,OttDJ.等报道 20 例应用食管测压法证实的"胡桃钳"食管患者的食管 X 线钡剂造影,发现 16 例患者存在正常食管蠕动,8 名患者有中等至严重的第三收缩,食管增厚平均 2.64mm(范围 1.5～4.0mm),而对照组为 2.55mm(范围 2.0～3.5mm)。

1986 年 Chobanian,ST.等报道 22 例"胡桃钳"食管,用电视食管 X 线钡剂摄片,55％(12/22)患者图像正常,36％(8/22)运动失调(弥漫性食管痉挛或第三收缩)。因此,认为食管 X 线检查对诊断本病无明显特异性,但如能同步进行食管压力-钡剂造影,对诊断本病更有价值。

**【诊断及鉴别诊断】**

"胡桃钳"食管是以食管下段高幅蠕动为特点的食管原发性运动障碍性疾病,具备下列条件者应考虑本病:①慢性、复发性或间断发作性的胸痛(剧烈或绞榨样),经常规心血管检查和冠脉造影,除外心源性胸痛;②伴有或不伴有吞咽困难;③食管 X 线钡剂造影和食管内镜检查除外食管结构异常;④多次、长期随访至少 1 年,食管测压,显示下段食管呈高幅蠕动收缩,10 次吞咽平均收缩波幅＞16.0kPa,收缩时限＞5.5 秒,其中一次高峰收缩＞24.0～26.7kPa,全部吞咽均伴发原发性蠕动;⑤酸灌注试验和腾喜龙药物激发试验可诱发胸痛发作和食管功能紊乱。

由于"胡桃钳"食管压力的多变性和与其他食管原发性运动障碍疾病,如贲门失弛缓症和弥漫性食管痉挛关系密切,因此,鉴别诊断常很困难,特别是与强力型贲门失弛缓症的鉴别,必须经过长期观察,应用低顺应性毛细管灌注测压法,多次进行食管测压,分析其食管压力特点,并结合 X 线造影及临床特点进行鉴别(表 2-8)。

**表 2-8　"胡桃钳"食管与弥漫性食管痉挛及贲门失弛缓症的鉴别**

| 项目 | 胡桃钳食管 | 弥漫性食管痉挛 | 贲门失弛缓症 |
|---|---|---|---|
| 年龄 | 任何年龄,＞50 岁多见 | 任何年龄 | 任何年龄,＜50 岁多见 |
| 胸痛程度 | ＋＋ | ＋＋＋ | ＋＋ |
| 咽下困难 | ＋～－ | ＋＋ | ＋＋＋ |
| 合并慢性肺疾患 | ＋ | ＋＋ | |
| 反流或夜间肺吸入 | － | ＋ | ＋＋ |
| 食管 X 线钡造影 | 正常或第三收缩 | 串珠样 | 巨食管,鸟嘴样 |
| 食管运动图 | 下段高幅蠕动伴收缩时限延长、原发性传导性蠕动收缩、LES 正常 | 中上段食管高幅宽大畸形收缩波、多发第三收缩、双峰波或自发性非传导性收缩、LES 正常 | 食管体部失蠕动,LES 高压且松弛不全或完全失松弛 |
| 激发试验 | ＋＋ | ＋＋＋ | ＋＋(合并巨食管时) |

**【治疗】**

由于大多数患者是慢性间歇性发作,因此,短期治疗可缓解症状。首先应消除患者精神、心理因素,发作期给予流质饮食,避免冷、热或刺激性食物,伴焦虑症者给予镇静或抗焦虑药,如安定、阿普唑仑等。钙通道阻断剂如硝苯吡啶,可降低食管收缩幅值,改善症状。异搏定对高幅蠕动收缩也有降低作用,动物实验证明,它可使食管收缩波幅下降 63％,时程缩短 40％～50％。此外,平滑肌松弛剂如肼苯哒嗪长期口服,亦可使食管收缩幅值下降,但应注意其降血压作用和其他副作用。严重患者,经药物治疗无效者,可选用扩张术及食管长肌层切开术,如能同时行胃底折叠术可预防术后并发胃食管反流。

本病虽属良性疾病,但由于其慢性、反复发作的过程,严重影响患者的生活质量,并且,有转变为弥漫性食管痉挛和贲门失弛缓的倾向,因此,应对患者进行长期随访,老年患者更应警惕贲门、食管癌的发生。

## 六、易激食管

易激食管（IE）是非心源性胸痛的常见食管运动障碍疾病。Vantrappen G. 等应用 24 小时食管 pH 值和压力同步记录法，分析研究了 33 例食管源性胸痛患者的食管动力学特点。发现 24％的患者，胸痛发作与其食管运动异常有直接关系；36％胸痛是由 GER 引起的；40％的患者胸痛发作与多种机制有关，包括一部分患者食管运动障碍不伴 GER，但酸灌注试验阳性反应。还有一部分患者胸痛伴胃食管反流而无食管运动异常，但药物激发试验（腾喜龙试验）阳性。认为这类患者胸痛发生的机制与食管易激性有关。易激食管系指食管对机械刺激（如气囊扩张）、酸反流和运动失调高度敏感、食管痛阈降低而导致的胸痛。临床症状主要是慢性、间歇性胸痛。食管运动障碍表现多样性如：食管蠕动异常、继发性蠕动减少、LES 低压等。在无症状时，食管测压及食管 pH 值监测可以完全是正常的。诊断易激性食管应具有以下条件：①24小时食管 pH 值及压力监测证实自发性胸痛与酸反流或食管运动异常有直接关系；②24 小时食管 pH 值及压力监测提示，胸痛伴有食管运动紊乱而无酸反流，但标准酸灌注试验可诱发胸痛；③24 小时食管 pH 值及压力监测提示，胸痛与酸反流有关，而无运动异常，但对药物激发试验呈阳性反应；④24 小时食管 pH 值及压力监测完全正常，但对标准酸灌注试验和药物激发试验均可诱发胸痛发作。

临床治疗上主要是消除患者精神和心理因素，避免吃过冷过热和刺激性食物；伴焦虑者给予镇静或抗焦虑药。钙离子通道阻滞剂和质子泵抑制剂可改善症状。

## 七、老年性食管

老年性食管是指发生在老年人中的非特异性食管运动功能紊乱，临床伴有或不伴有症状，但食管动力学检查可发现食管运动功能障碍，其严重程度随年龄而增加。1964 年，Soergel KH 首先提出了老年性食管这一概念。

**【发病机理】**

食管运动功能主要通过食管上段括约肌（UES）、食管体和食管下段括约肌（LES）三方面协作完成。吞咽的近端障碍即食管上段括约肌和咽部功能障碍被认为与正常的老化有关，UES 的横纹肌细胞的数量和密度随着年龄增长而下降，从而导致 UES 的压力和舒张功能也逐渐下降。食管肌层的神经元数目随着年龄增长而减少，神经支配的丧失可能导致一些障碍如自发性贲门失弛缓症和弥漫性痉挛，而食管老年性改变与出现痉挛性食管运动障碍的改变是非常相似的。虽然近端横纹肌纤维的数目和密度随着年龄增长而减少，但是平滑肌的改变并没有得到证实。随着年龄增长导致食管功能改变的另一个原因是存在共存的疾病，许多疾病被认为主要影响食管横纹肌，也可能影响平滑肌。随着酸暴露的增加，LES 压力也呈年龄相关性改变。此外，感觉阈值异常在老年人中也常见。随着年龄增长可出现口腔、咽、声门的感觉功能下降。吞咽时存在的感觉问题或者一个更长的吞咽阶段可能改变了整个食管吞咽过程。

**【临床表现和诊断】**

老年性食管患者主要症状包括烧心、反流、吞咽困难、恶心、流涎、胸痛等。老年性食管的诊断主要根据病史、食管测压、内镜以及吞钡检查等。食管测压是诊断食管运动功能障碍的重要手段，老年性食管测压主要表现为：UES 协调功能障碍；吞咽后原发性和继发性蠕动收缩减少；第三收缩和自主性非传导性收缩增加，并有较多的重复波；食管收缩波幅异常，表现为低幅或高幅收缩；LES 静息压低或松弛不良。

在食管症状归因于老年性食管症状之前，一份详细的病史和检查可以排除其他相关性疾病。许多老年人由于失去牙齿导致咀嚼困难,以至于吞咽较大食物团块而出现症状。老年人由于频繁服用药物如抗胆碱能药,钙通道阻滞剂,苯二氮䓬类药物,麻醉药和茶碱等可能会影响食管功能。全身性疾病如糖尿病可以影响消化道运动功能障碍。此外,选择性的食管外检查对胸痛的老年人特别重要,因为心脏疾病在该年龄组患者中也很常见。钡餐造影有助于排除咽憩室和主动脉或扩大的心房导致的食管压迫等疾病。食管测压主要发现动力障碍如贲门失弛缓症,弥漫性食管痉挛或硬皮病样食管等。大部分患者还应接受内镜检查以排除 Barrett 食管(BE)和其他黏膜病变。由于肿瘤引起的继发性失弛缓症在老年患者中较常见,因此也需要排除。

**【治疗】**

老年性食管治疗目的是减轻症状,维持治疗效果。非特异性食管运动功能紊乱是老年性食管的基本发病机制,促动力药理论上是治疗老年性食管的理想措施。同时,酸暴露增加的患者,可使用抑酸剂来维持治疗效果。

## 八、特发性食管下括约肌高压

特发性食管下括约肌高压亦称食管远端括约肌痉挛或贲门痉挛,大多数人认为是一种独立性疾病,但可伴随弥漫性食管痉挛、裂孔疝和胃食管反流。症状与贲门失弛缓及弥漫性食管痉挛相似,主要是胸痛和咽下困难。Berger K.等报道大约 73% 以上患者有胸痛和咽下困难。钡餐及食管 X 线检查可见钡剂在食管,胃连接部通过受阻。如发生在食管裂孔水平或其上方,与器质性梗阻很难鉴别。因此,内镜及黏膜活检进行细胞学检查,排除肿瘤是诊断本病的必要条件。实际上,特发性食管下括约肌高压是一种食管动力学的诊断。应具备下述条件:①LES 静息压增高>4.67kPa,具有正常的 LES 松弛率(>75%);②吞咽后原发性传导性蠕动发生率>75%;③食管蠕动收缩波幅、时限以及传导速度正常。

本病根据临床及食管动力学特点分为两型:Ⅰ型为单纯型,即特发性食管下括约肌高压不伴有食管其他功能异常,本型对食管扩张治疗效果好;Ⅱ型为混合型,即特发性食管下括约肌高压合并有胃食管反流,本型患者 24 小时食管 pH 值监测,可发现胃食管反流,但很少有反流性食管炎发生。本病主要应与器质性梗阻和贲门失弛缓症鉴别。前者通过内镜及组织学检查不难鉴别,但与贲门失弛缓症鉴别较为困难,应进行长期随访和多次食管动力学检查,如发现 LES 不仅静息压增高,同时 LES 松弛率<70%或完全不能松弛,并伴有食管体部运动障碍者,应考虑为贲门失弛缓症。

由于特发性食管下括约肌高压的病因和发病机制不明确,因此,治疗上大多是对症性的。首先应消除患者精神上和心理上的顾虑,说明其疾病的良性过程,症状发作期鼓励患者进半流质和少吃多餐,避免过冷、过热、过快饮食。伴有焦虑症状的患者可适当给予镇静剂、钙离子通道阻滞剂和质子泵抑制剂可以缓解症状,但应避免使用促胃动力药物。如合并贲门失迟缓症和食管裂孔疝可采用相应的治疗方法。

(王文平)

# 第三节　Barrett 食管

Barrett 食管(BE)是指食管下段复层鳞状上皮被化生的柱状上皮所取代的病理现象。由于长期胃食管反流、胃酸与胃蛋白酶慢性刺激,使食管下段鳞状上皮发生胃肠上皮化生性改变。因 BE 是食管癌的癌前病变之一,与食管腺癌的发生有密切关系,因此在临床上受到广泛重视。过去 BE 在临床上较少见,近年发病率呈上升趋势,它可通过化生—异型增生—肿瘤的顺序导致食管腺癌的发生,是目前已知的致食管腺癌(AC)的最危险因素之一。近二十多年来,由于 BE 发病率的增高,导致了西方国家 AC 的发病率的迅速增高,AC 成为现在西方国家食管肿瘤中最主要的病理类型之一。

## 一、流行病学

因 BE 本身不引起症状,很难准确估计其发病率。食管镜检查其发病率为 1.4%,在常规尸解病人中 12% 发现有 BE 上皮,而在胃食管反流患者内镜检出率可达 10%～20%。BE 多发生于中老年,也可发生于青年和儿童,半数以上的患者年龄在 40 岁左右。但在欧洲 BE 得到确诊时的年龄多为 60 岁左右,可能是 BE 初期无明显感觉异常,十余年后才逐渐出现症状经胃镜检查而被确诊;也可能与老年人的许多保护性机制如 LES 功能、食管体部蠕动功能、食管碳酸氢盐的分泌等随年龄增长而发生改变有关。BE 在男性更多见,男女发病率比约为 2:1,而发生食管腺癌的男女比例为 3:1。英国 27 所医院对约 5000 例患者的流行病学调查显示,BE 的发病年龄存在一定的地域差异,苏格兰的男性患者被确诊为 BE 的平均年龄为 57.4 岁,而在英格兰则为 61.6 岁。日本 BE 发病率小于 2%,明显低于美国的 5%。在台湾 BE 主要发生于贫穷人群。在新加坡成人烧心、酸反流症状的每月发生率为 1.6%,明显低于西方国家的 29%～44%。其差异原因可能与西方饮食结构、人口老龄化和肥胖有关。对我国河南省食管癌高发区 402 名 30 岁以上居民的内镜普查发现,慢性食管炎的检出率为 16.7%,经病理学证实 BE 的检出率为 0.7%,但全国平均水平可能低于此数值。统计资料显示 BE 病人得到确诊可能仅占 5% 左右,而其余大多数的病人根本未就医。

## 二、病因和发病机制

以往认为 BE 是一种先天性疾病,目前越来越多的证据表明 BE 是一种后天获得性疾病。BE 的病因迄今尚不十分清楚,可能与以下因素有关:①胃食管反流:凡能引起胃食管反流的疾病,如食管下括约肌缺如或发育不良、先天性短食管、食管裂孔疝、下食管括肌切除、贲门失弛缓症肌层切开过多、全胃切除术后等均可导致 BE。通过对人体食管 pH 水平监测、胆酸和动力学测定和动物实验研究已证实,胃食管反流可能是 BE 发生的重要机制。对伴有胃食管反流症状的患者进行胃镜检查时约有 12% 的患者发现有 BE;②不良的饮食习惯、吸烟、饮酒可能与 BE 的发生有一定关系;③肥胖:肥胖患者常有食管裂孔疝,可导致胃食管反流的发生;肥胖所致的腹压升高可加大胃食管压力差梯度;肥胖时常出现迷走植物神经功能紊乱,引起胆汁和胰酶分泌的增多,从而使反流物更具损伤毒性,加重对食管黏膜的损害;另外,肥胖本身可以导致体内的药代动力学的改变,可能影响药物对胃食管反流病的疗效;④药物:降低食管下端括约肌压力的肌松弛药,如硝酸甘油、抗胆碱能药、β 肾上腺素激动剂、氨茶碱和苯二氮䓬类镇静药等可能在 BE 的发病中起一定作用;⑤幽门螺杆菌:有研究结果提示幽门螺杆菌感染,尤其是 cagA 菌株,对 BE 的发生和发展为 AC 可能有预防作用,而幽门螺杆菌的根除可能加重病人的反流症状。但以上研究均为相关性研究,若明确两者的因果关系,尚需进一步的前瞻性研究来证实;⑥遗传因素,在欧美 BE 患者中,白种人占绝大多数,而黑种人则极少发生。其中高加索人的 BE 发病率最高,而且其食管腺癌的发病率也明显增加。BE 发病率高的同一家系中年龄越轻发病率越高,提示他们可能由于暴露于共同的环境危险因子而发病,家族遗传史可能在 BE 的发病中起重要作用。有人报道双胞胎同患 BE,亦有个别家族发病的报告。

## 三、病理

### (一)BE 的组织分型

BE 的组织结构表现为异质性,在形态上既不同于胃的柱状上皮,也不同于肠的吸收上皮。BE 的组织学由三种不同类型的上皮所组成:①胃底样上皮:含有小凹和黏液腺,以壁细胞和主细胞为特征,并具分泌胃酸及胃蛋白酶的功能。与胃黏膜相比,这些腺体稀少,而且短缩,此型分布在 BE 的远端近贲门处。②交界型上皮:以贲门黏液腺为特征,表面有小凹和绒毛,小凹及腺体表面由分泌黏液的细胞所覆盖,其中不含主细胞和 B 细胞。③特殊肠化生型(SIM):具有不完全型肠化生上皮的特点,并执行着与小肠黏膜极相似的功能。表面有绒毛及腺窝,腺上皮细胞由柱状细胞和杯状细胞所组成,杯状细胞是其特征性细胞。AB(pH 2.5)或硫酸黏液组化染色有助于识别 BE。近来研究表明 Cytokeratin-7 和克隆增强标记物 MABDAS-1 抗体可使其着色,有助于识别特殊肠化生。

### (二)BE 上皮异型增生

BE 上皮异型增生是食管腺癌的重要的癌前病变。异型增生是指上皮结构的异常和细胞核的异常,一般可分为低度、高度 2 级。

1.低度异型增生(LGD)　组织结构正常,以细胞核的异型性为主,核呈杆状,增大浓染,复层排列,排列拥挤,可见有丝分裂。但高度不超过细胞的 1/2。杯状和柱状细胞的黏蛋白分泌减少,但可见到萎缩的杯状细胞。

2.高度异型增生(HGD)　细胞和组织结构的异型均较显著,胞核复层,占据整个上皮细胞的胞质,上皮细胞极性消失。腺管延长、扭曲、大小不一,可有分枝出芽、腺管共壁及背靠背现象,有的出现筛状腺体结构改变。有丝分裂多见,杯状和柱状细胞通常缺失。黏液产生缺失或减少。

BE 中的三种类型上皮均可发生异型增生,但最多见于肠型柱状上皮。在 BE 中,无癌患者的异型增生只为 5%～10%,而 BE 癌变患者中几乎都伴有不同程度的异型增生。有人发现重度异型增生是不连续的,所有 BE 癌变均位于重度异型增生中或其附近,提示重度异型增生是 BE 癌变的先兆。

## 四、临床表现

BE 本身不引起症状,病人的症状主要是由于反流性食管炎及其伴随病变所引起。最常见的症状为烧心和反胃或两者同时存在,占所有患者的 77%,其次为胸骨后疼痛和上腹痛,主要由反流性食管炎引起。食管狭窄也较常见,突出症状为咽下困难,狭窄部位多在鳞状上皮和柱状上皮交界处。吞咽困难常发生于长期烧心的患者,主要表现为进食固体食物时推进速度减慢,而少发生在进食液体食物时。由于胃食管反流患者食欲并未发生变化,因此体重减轻少见,由此可与食管癌引起的吞咽困难相鉴别。溃疡多发生在柱状上皮,谓之 Barrett 溃疡。食管溃疡可发生隐性出血,约 1/3 患者有缺铁性贫血。但 BE 患者发生大出血及穿孔并不多见。BE 一旦发生癌变,其表现与食管鳞状上皮癌相似。部分患者可有食管外表现,如胸痛、哮喘、支气管炎、肺纤维化、吸入性肺炎、癔球症、喉炎以及牙病等,因此,对于难以用冠状动脉疾病、慢性呼吸系统疾病解释的非典型的咽炎和难治性呼吸系统疾病,应考虑胃食管反流性疾病及 Barrett 食管的诊断。值得注意的是,虽多数 Barrett 食管患者有长期胃食管反流症状,但经胃镜检出的 Barrett 食管患者中有 25% 的病例并无反流的症状。

## 五、辅助检查

### (一)内镜检查

既可对病变进行直接观察,又可取材行病理检查。BE 内镜诊断主要是根据上皮的结构和颜色改变来确定,镜下可见白色的鳞状上皮和橙红色柱状上皮形成一个明显的分界线。BE 上皮表现为天鹅绒粉红色斑,黏膜充血水肿,也可显示食管炎、浅糜烂和坏死假膜、溃疡和狭窄等。内镜下 BE 可分为三型:①全周型:红色黏膜向食管延伸,累及全周,与胃黏膜无明显界限,但其游离缘距食管下括约肌应 3cm 以上;②岛型:齿状线 1cm 处以上出现斑片状红色黏膜;③舌型:与齿状线相连,伸向食管呈半岛状。BE 内镜诊断的关键在于准确识别胃食管结合部(GEJ),只有确定其具体位置,才能判断柱状上皮是位于食管还是位于胃内,否则不但会造成 BE 的诊断过度或不足,还会直接影响到 BE 的内镜分型。

BE 按化生的柱状上皮长度可分为:①长段 BE(LSBE)指化生的柱状上皮累及食管全周,且长度≥3cm;②短段 BE(SSBE)指化生的柱状上皮未累及食管全周,或虽累及全周,但长度<3cm。BE 亦可按布拉格 C&M 分类法分类:C 代表全周型化生黏膜的长度;M 代表化生黏膜的最大长度。如 $C_3 \sim M_5$ 表示食管圆周段柱状上皮为 3cm,非圆周段或舌状延伸段在结合部上方 5cm;$C_0 \sim M_3$ 表示无全周段化生,舌状伸展为 EGJ 上方 3cm。此分级对>1cm 化生黏膜有较高的敏感性,而对<1cm 者则敏感性较差。

内镜下活检的准确程度直接影响 BE 的诊断。活检取到肠化、异型增生等病变部位的重要性不言而喻,由于 BE 多为灶性分布,内镜下活检能否取到有一定的随机性。因此,如何提高活检的阳性率是内镜医师所面临的重要课题。标准、规范的方法和步骤是每隔 2cm 环周取材 4 块,为最常用方法,使用大活检钳沿整个 BE 病变每隔 1cm 环周各取材 4 块能明显提高 BE 的检出率,亦值得推广。

色素放大内镜对指导 BE 活检有重要意义。研究发现,放大内镜下呈绒毛状的黏膜几乎均见有肠上皮化生。美蓝染色不仅有助于病变的诊断,还可判断肠化的范围。因长节段的 BE 有多量的肠上皮化生,几乎均呈弥漫性着色,而短节段 BE 因有胃型上皮化生夹杂其中,染色呈局灶或斑点状,对 BE 诊断有较大的帮助,尤其对于内镜下不易确认的短节段 BE 更为有用。最近也有作者认为,内镜下喷洒结晶紫观察黏膜腺管开口(Pit 分型)对指导短节段 BE 活检取材可能更有意义。内镜对 BE 诊断敏感性为 86%,特性为 88%,色素放大内镜指导下进行活检可进一步提高 BE 诊断的敏感性和特异性。

### (二)食管吞钡检查

食管吞钡检查是普遍应用的方法,表现为:①80% 以上病人存在滑动性裂孔疝;②食管下段局限性环状狭窄;③溃疡发生率 27%~68%;④食管下段黏膜网格状或颗粒状微细结构改变,是 BE 比较特异的征象,形态表现类似胃小区,一旦发现应高度怀疑 BE。X 线检查对 BE 诊断敏感性 36%~83%,特异性 56%~100%,其中溃疡、网状影、结节影、糜烂和狭窄敏感性均较低,但特异性高,而裂孔疝特异性低。

### (三)食管动力检查

BE 患者多有下食管括约肌功能不全,食管下段压力减低,容易形成胃食管反流,且对反流性酸性物质的清除能力下降,因此通过对患者食管内压力及 pH 进行监测,对提示 BE 的存在有一定参考意义。一般认为下食管括约肌压力低于 1.33kPa 为机能不全。Ranson 等经实验测定正常人下食管括约肌压力为 2.6+0.7kPa,而在广泛性 BE 患者为 0.97±3.46kPa,显著低于正常对照组。当内镜不能确定食管下段边界时,还可在测压指导下进行活检。

### (四)黏膜电位差测定

正常情况下胃壁的电位差为 -34~-38mV,食管壁为 -12~-15mV。BE 黏膜电位差明显增高。多数文献报告高黏膜电位差测定是 BE 的特征,因此食管电位差测定是诊断 BE 的一种非常灵敏的检查方法,检出率可达 93%～100%。但亦有人认为,在炎症、溃疡或腺癌时黏膜电位差测定值与 BE 黏膜有较大重叠。

### (五)放射性核素检查

业已证明,正常或异位胃黏膜可以浓集同位素锝。正常情况下在膈裂孔以上不能见到这种浓集的同位素,但因 BE 上皮与胃黏膜上皮相似,同位素向上延伸到达胃食管交界处以上。但应用此种方法假阴性率高。

总之,具有下列情况者,应高度怀疑 BE:①食管炎症状严重,对正规药物治疗反应不良;②吞咽时胸骨后有剧痛;③食管高度狭窄;④食管下段有不同于一般的局限性偏心性溃疡。以上情况应及时行内镜检查,并做活检以明确诊断。

## 六、并发症

### (一)食管腺癌

BE 中腺癌的发病率为 0～14.8%,其癌变经历了特殊肠化生—低度异型增生—高度异型增生→原位癌→浸润性腺癌的病理过程。有研究发现从 HGD 发展至腺癌不超过一年,而另有研究发现需要 1.5～10 年的时间。有一些患者则保持在 HGD 阶段多年不变。随访部分患者从 SIM 发展至腺癌的时间为 3～10 年。在 BE 的不同组织学分型中,以 SIM 更易癌变。SIM 型上皮和异型增生在不同患者表现不尽相同,在食管末端及胃-食管连接处的分布可呈点状或全周分布。在 LSBE 和 SSBE 两者中,LSBE 更易发生异型增生和癌变。有研究发现 BE 的长度每增长 1 倍,其癌变危险性将增加 1.7 倍。伴有异型增生的 BE 柱状上皮的长度明显高于单纯 BE 的长度。

研究表明,贲门癌不同于胃其它部位的肿瘤,其具有 BE 的流行病学特征,通常起源于 BE 上皮,呈现肠化-异型增生-癌变的过程,即和食管腺癌在临床及流行病学方面十分相似,因此有学者提出两者应是同一来源,同一种病,甚至可合称为食管贲门癌。

BE 腺癌的危险信号有以下几点:①男性病人,尤其是吸烟和饮酒者;②肠型上皮型 BE,有持续重度反流或吞咽困难;③高度异型增生;④合并硬皮病;⑤抗反流手术后再次食管狭窄或反流未能控制者。

诊断 BE 腺癌的依据包括:①确诊为原发性食管腺癌;②有较长的 BE 病史;③具备确切的组织学形态;④应找到 BE 从异型增生发展到原位癌和浸润癌的过渡形态。诊断主要依据内镜活检组织病理学检查,活检应在多部位进行,食管拉网细胞学检查阳性率较高。

### (二)出血

BE 并发糜烂、溃疡、癌变或伴有食管裂孔疝等可致出血。一般出血量较少,也可引起大量出血。

### (三)穿孔

少数 BE 可致食管下段穿孔,形成纵隔脓肿或食管瘘。

### (四)食管狭窄

因溃疡或癌变引起。

## 七、诊断与鉴别诊断

BE 的最初定义为食管远端的正常鳞状上皮被柱状上皮替代,其受累长度≥3cm,也称为长节段 BE

（LSBE）。BE 的新定义为美国胃肠病学会 1998 年提出，是指食管远端组织活检有肠化生的黏膜存在，而不考虑其受累长度，也称为短节段 BE（SSBE）。新定义重点强调与食管腺癌发病有关的肠化生上皮的存在。根据 BE 的新定义，诊断 BE 的前提是组织学改变，即在食管末端出现杯状细胞，而不管其长度如何。因此，BE 的诊断应强调内镜检查结合组织学检查共同完成。

BE 主要和单纯胃食管反流病、食管裂孔疝、贲门失弛缓症、食管硬皮病和食管腺癌等疾病进行鉴别，鉴别诊断主要依靠其特异的临床表现、准确的影像学检查、内镜检查和黏膜活检，确诊要靠内镜和组织学检查，与以上疾病的鉴别诊断并不困难。

## 八、治疗

BE 的治疗原则是控制胃食管反流，消除症状，预防和治疗并发症，包括异型增生和癌变。

### （一）内科治疗

适应证为 BE 伴有食管炎、溃疡或食管狭窄，难治性溃疡而未能手术者。发病初期，需要调整生活方式，如抬高床头 15～20cm，控制睡眠时间，超重病人应减肥，避免使用降低食管下段括约肌压力的食物和药物等。吸烟与 BE 有关，应戒除。据报告 BE 病人中重度吸烟者达 85%，伴腺癌者平均吸烟 40.3 年，未伴癌者仅 4.7 年。

抑酸是目前最常用的抗反流治疗方法。$H_2$ 受体拮抗剂（$H_2RA$），如西咪替丁、雷尼替丁和法莫替丁为临床常用的抑酸药物，其经济、实用，但作用较为短暂，由于其不能阻断餐后迷走神经兴奋引起的胃酸分泌途径，因此不能完全阻断餐后酸分泌。此外，反复使用 $H_2RA$ 常在 2 周后出现耐药而使抑酸作用减低。PPI 作用在壁细胞泌酸的终末途径，为目前作用最强的抑酸药物，能更好地控制 BE 患者烧心、反酸、胸痛及吞咽困难等反流症状，对反流性食管炎也有更高的愈合率。有报告奥美拉唑可部分逆转 BE 上皮或使其完全恢复到正常食管上皮，因此认为该药不仅可减少 BE 的发生率，甚至可达到治愈目的，从而减少腺癌的发生率。研究发现单独使用 PPI 的部分患者可发生夜间酸突破，因此有人建议夜间加服 $H_2RA$ 以克服夜间酸突破。BE 的发生不但与酸反流相关，还与十二指肠胃食管反流（DGER）相关。研究发现大剂量 PPI 抑制胃酸治疗不但可以减少食管下端酸暴露，还可降低食管下端胆汁暴露。

新近开发的 PPI 由于其代谢方面的特点，在抑酸效果方面较以往的 PPI 有明显的优势。与奥美拉唑 pKa 值不同，在新生和衰老的壁细胞中，雷贝拉唑均有较高的浓度，使其对这两种细胞有更好的抑酸效果，起效也更快。研究表明，雷贝拉唑 20mg 口服第一天胃内平均 pH 以及 pH>3、pH>4 总时间百分比均明显高于奥美拉唑 20mg 口服。埃索美拉唑是奥美拉唑的 S 型异构体，其个体间药代动学差异小，故能更有效地长时间抑制胃酸分泌，其控制 24 小时胃内 pH 的能力明显强于奥美拉唑、潘妥拉唑、兰索拉唑和雷贝拉唑。必须强调的是，尽管不同的 PPI 在药效学和药代动力学方面有所不同，但这些差异的临床意义尚待进一步探讨。

促动力药物可减少胃食管反流，常用药物有胃复安、多潘立酮、西沙必利和莫沙必利等。

### （二）内镜治疗

内镜下治疗已经被广泛用于处理 Barrett 食管伴有的肠上皮化生、异型增生或局限于黏膜层的癌变。方法包括激光、多极电凝、热探头、氩气凝固（APC）、光动力（PDT）、冷冻、内镜下黏膜切除（EMR）等。理想的治疗方法是彻底破坏化生上皮、异型增生上皮，但不损伤深层组织，同时不产生狭窄和穿孔等严重并发症。目前应用比较多的是 EMR、氩气凝固、激光和光动力治疗。

### （三）外科治疗

适应证为 BE 伴有食管炎内科治疗无效、难治性溃疡，不能扩张的食管狭窄、重度异型增生或癌变者。

抗反流手术的作用尚不肯定。一般选择 Nissen 胃底折叠术,如手术能成功地减少胃反流,便可减少反流性食管炎、溃疡、狭窄、出血等并发症,并能阻止食管柱状上皮向近侧发展。此手术仅能改善症状,但不能使食管柱状上皮回复为鳞状上皮,也不能阻止 BE 食管异型增生及食管腺癌的发生。有个别行抗反流手术的病人食管下段黏膜由柱状上皮回复为鳞状上皮,且酸反流实验证实成功的胃底折叠术能减少反流。尽管这些报告令人鼓舞,但在对 BE 病人常规进行胃底折叠术之前,仍需进行大量临床病例的研究。对严重的狭窄可采取狭窄切除或转流术,但这种手术实际上是促进反流,所以不宜推广。对已发生腺癌的患者应选手术治疗。由于食管腺癌比鳞状上皮癌恶性度高,有早期扩散和转移倾向,且手术未能彻底切除的异型增生灶也有继续发展成癌的可能,因此有人提出应以食管广泛切除为宜。

## 九、预防与监测

目前有报道应用抑酸制剂及 COX-2 酶抑制剂作为 Barrett 食管癌变的化学预防药物。流行病学研究显示阿司匹林和非甾体类抗炎药能够非选择性地抑制 COX 酶,从而降低食管腺癌发生率。最近的研究应用大剂量 PPI 联合 COX-2 抑制剂进行 10 天疗程的治疗,结果显示能够有效减少细胞增殖。但同时也有学者提出,完全彻底的抑酸存在潜在的副作用,如细菌过度增殖和长期高胃泌素血症,这些因素本身就有可能增加肿瘤发生的危险性。关于抑酸药物在预防 Barrett 食管癌变中的作用还有待于进一步探讨。

迄今为止,尚无肯定的方法可完全永久地消除 BE 上皮,也没有被证实可以减少 BE 的癌变。残留在新生鳞状上皮下的 BE 上皮仍是值得关注的问题。因此对 BE 上皮和胃黏膜变化的内镜监测和随访非常必要。目前对于内镜随访方法和间隔时间尚未达成共识。一般认为,对不伴有异型增生的 BE 患者应每 2 年接受 1 次内镜复查,如果 2 次复查后未检出异型增生和早期癌,可以酌情将复查间隔放宽为 2～3 年;对伴有轻度异型增生的 BE 患者,第一年应每 6 个月接受 1 次内镜复查,如果异型增生没有进展,可以每年复查 1 次;对重度异型增生的 BE,有两个选择:①建议手术治疗,②密切监测随访,直到检出黏膜内癌。对重度异型增生的 BE 应该每 3 个月复查胃镜 1 次。抗反流手术并不能完全防止 BE 患者发展为腺癌,1%～5% 的患者仍可能继续发展为重度异型增生和腺癌,因此抗反流手术后的 BE 患者也应进行严格的内镜监测和随访,不论手术抗反流的效果如何。

(邱昊鹏)

# 第四节　食管创伤

## 一、食管腐蚀伤

食管腐蚀伤是指因为误服或自杀等原因口服腐蚀剂,如强酸、强碱等造成食管的化学性灼伤。常见的腐蚀剂大致可分为酸和碱两类。酸类常见的有浓盐酸、硫酸、硝酸、碳酸等;碱类主要有苛性钠、钾以及农村用作肥料的氨水、漂白粉、生石灰等。过氧乙酸、管道清洁剂、去垢剂等是容易被误服的腐蚀剂。碱性腐蚀剂有强烈的吸水性,它能溶解组织蛋白和胶质,与脂肪起皂化作用,从而导致黏膜水肿、溃疡和组织液化坏死,甚至可能引起食管穿孔。酸性腐蚀剂可使组织脱水,蛋白质与角质溶解或凝固,凝固的坏死物可阻碍腐蚀剂向深层组织渗透,呈界限明显的组织损伤,其水肿程度较轻,因此,强碱对食管的损害较强酸为严重。

### 【临床表现】

吞服腐蚀剂后患者即感口腔、咽喉及胸骨后有烧灼感或剧痛，常伴有恶心、呕吐、咽下困难及吞咽痛，严重病例可出现高热、呕血、休克等。声门区损伤可引起声嘶或失音的症状，若腐蚀性物质引起喉头水肿，可出现呼吸困难。食管穿孔时常有胸骨后剧痛、纵隔积气、积液和炎症表现。大约1~2周后急性炎症过后，食管黏膜水肿消退，坏死黏膜脱落，会使食管有不同程度的再通，患者吞咽困难症状可得到缓解，此后，吞咽痛逐步减轻，2~3周开始形成瘢痕，出现食管梗阻症状，并渐趋严重，根据狭窄程度的不同，其症状严重程度亦有不同，重者唾液也难以吞咽，咽下的食物积存在食管狭窄上方，因反流误吸入肺而引起肺部感染。长期不能进食，可致营养不良，患者表现为消瘦、贫血等，甚至出现恶病质，危及生命。

食管黏膜的损害程度与腐蚀剂的化学性质、剂量、浓度、吞服时间长短有关，轻者仅表现为黏膜表浅的充血、水肿，在脱屑期以后约10天痊愈，不留瘢痕。重者可导致黏膜糜烂、溃疡、出血，甚至穿孔，后者多数发生在腐蚀剂停留最久的部位，如食管的生理性狭窄处，形成较重的灼伤，穿孔后可造成化学性纵隔炎，可能很快导致死亡。

### 【诊断】

一般根据病史和症状常可作出诊断，当各种腐蚀剂接触口腔黏膜及咽喉黏膜时，可发生不同颜色灼痂，如醋酸可见黏膜有白色灼痂，硝酸致深黄色灼痂，盐酸可见灰棕色灼痂，硫酸致黑色灼痂，强碱则导致黏膜透明水肿等。这些都是有助于各类腐蚀剂的鉴别。早期内镜检查对评估食管损伤的程度和指导进一步的处理有帮助，根据食管及胃腐蚀性灼伤的程度可以分为3度：Ⅰ度仅累及食管黏膜层，表现为黏膜充血、水肿、红斑，因为不累及肌层，很少造成瘢痕性食管狭窄，经脱屑期以后7~8天而痊愈；Ⅱ度烧伤穿透黏膜层和黏膜下层，累及肌层，未累及食管周围或胃组织。表现为渗出、水疱、弥漫性出血或溃疡，可有伪膜形成。食管失去弹性和蠕动，大多3~6周内形成食管瘢痕狭窄。Ⅲ度累及全层，内镜下可见灰白色或黑色的凝固坏死伴中心性出血和焦痂形成，严重者可累及周围组织，常有食管穿孔可能。形成瘢痕后常致重度狭窄。

### 【治疗】

1.急性期处理　急性期无食管或胃穿孔时，应立即给予蛋清或植物油等以保护食管黏膜，使用缓冲剂稀释腐蚀剂，如强碱可用柠檬汁、橘子汁，强酸可用牛奶、豆浆，但忌用苏打水中和，以免产生气体，增加消化道穿孔可能。暂停或减少进食，使食管得以休息。静脉补液补充机体足够水分及营养，剧痛时可给予镇静止痛剂，但吗啡、杜冷丁不能常规应用，以免遮盖穿孔的临床表现，造成假象而延误治疗。为防止感染，可酌用抗生素。大多数人主张早期应用皮质激素治疗可以抗炎，减轻局部水肿和疼痛，还可抑制纤维组织增生，预防食管瘢痕形成，使患者较早开始进食，而进食又是食管自身扩张的最好办法，但当狭窄已开始形成时，应用激素无效。

2.瘢痕期处理　灼伤后的2~3周，组织愈合，瘢痕开始形成，遂出现吞咽困难，此时应作食管X线检查，如发现有早期瘢痕狭窄征象，应在狭窄形成过程中适时行食管扩张术。一般直管3周后拔出，同时应用皮质激素和抗生素。对于形成食管狭窄的患者，如狭窄段较短，且不特别严重者，可用探条或球囊扩张，如狭窄段较长，且狭窄程度严重，扩张治疗效果较差者，可考虑外科手术治疗。

## 二、食管黏膜管型剥脱症

Willcox 1949 年首先报道本病，此后国内外相继均有病例报道，是一种并不少见的食管疾病。其临床特征是患者从口中吐出完整的食管黏膜,呈管型。主要有复层鳞状上皮细胞构成,很少有炎症细胞及坏死病变,故又称为"原发性或特发性良性食管管型",亦有人将其命名为"剥脱性浅表性食管炎"。

本病病因未明,一般认为与机械刺激(饮食、内镜检查等)或化学损伤(饮酒、药物)及炎症等因素有关,在某种外力作用下造成黏膜层剥脱,有时波及整个食管而呈管状剥脱。也有原因不明者,特发性者可见于肝硬化、肾功能不全、糖尿病酮症酸中毒等疾病时。有人认为本症是食管炎的一种特殊类型,已有人认为本症与细胞间的桥粒改变有关。

**【临床表现】**

本症可见于不同年龄群,男女比为 1∶0.77,症状一般较轻,典型病例在吐出管型前数周内,可有剑突下或上腹部不适,轻度咽下困难或嗳气等症状。亦可无先兆症状,而在进食热饮料后,突发咽喉部烧灼感或胸骨后疼痛,继而干呕数次,在呕出少量鲜血后,吐出一条白色管状黏膜。少数患者呕血量可达数百毫升。多数患者仅呕出一条管型,极少复发,管型吐出后,食管黏膜再生完全,不形成瘢痕,极少有并发症发生。

**【诊断】**

本病的诊断主要依靠临床表现及内镜下特征性改变即可确诊。胃镜下可见:黏膜与其下组织呈长条状剥离,可为全周性或半周性,内积血肿,可见剥脱之白色样黏膜,剥脱之食管创面呈大面积糜烂、渗血。若在吐出管型前,食管 X 线钡餐检查显示"双腔食管"有助于诊断。

**【治疗】**

本症治疗以对症治疗为主,如预防或控制感染,可静脉滴注抗生素,伴有呕血者,应按上消化道出血处理,给予止血药,呕血量大者应酌情输血。急性期时应禁食,待疼痛减轻后可进流食并逐步过渡为半流食、普食,但应避免粗糙、干硬食物。在患者吐出食管管型后其近端仍与咽部相连时,可用消毒剪刀予以剪除,残留端可放回咽部,并嘱患者做吞咽动作,将管状物送回食管,然后吞下一口咀嚼好的食团,使管型均匀平铺在食管黏膜上,以期覆盖和保护受损黏膜。本症治疗后多能完全康复,预后良好。

## 三、食管贲门黏膜撕裂症

食管贲门黏膜撕裂综合征(MWS)是指因剧烈恶心呕吐或其他原因致腹内压骤然增加,导致食管下部、食管胃贲门连接处撕裂而引起以上消化道大出血为主的症候群,是临床常见的上消化道出血原因之一。本病系 Mallory 和 Weiss 于 1929 年首先描述,他们报告大量饮酒后反复呕吐、大量呕血致死的 4 例尸检结果,出血源为发生在食物下端至贲门的黏膜撕裂伤,故本症命名为 Mallory-Weiss 综合征(MWS)。本病发病率占上消化道出血的 2.7%～14.7%。

**【病因及发病机制】**

由于贲门附近黏膜在组织结构上较薄弱,黏膜肌层伸展性较差,周围缺乏支持组织,因而在腹内压或胃内压骤然升高时可引起食管远端、贲门黏膜撕裂导致出血。恶心呕吐是胃内压升高的主要因素,包括妊娠剧吐、食管炎、急性胃炎、放置胃管、内镜检查、糖尿病酮症等都可引起剧烈呕吐。其他凡能引起胃内压升高的任何情况均可诱发本病,如剧烈咳嗽、酗酒、用力排便、举重、分娩、癫痫发作等。饮酒、服用药酒及非甾体类消炎药是本病的常见诱因。

**【临床表现】**

本病以男性多见,约为女性的 4～6 倍,好发年龄为 30～50 岁。典型表现为先有频繁而剧烈的呕吐,初为胃内容物,随后出现呕血,呕血多为鲜红或暗红色,可伴柏油样便。呕吐开始至呕血的时间间隔不一,有时几乎同时出现,有时在呕吐数小时后才呕血。出血量的多少与黏膜撕裂范围、程度和位置有关,如撕裂处血管大或小动脉破裂可引起严重出血,此时可呕出大量新鲜血液,出现血压下降、全身出汗、面色苍白、心率加快、脉搏细弱等出血性休克表现。若黏膜撕裂的血管较小时,出血量少,可无呕血表现,仅见呕吐物中含有血丝,或仅有黑便,此外由 10%～15% 患者有失血表现而无呕血、黑便症状。多数患者无明显的症状和体征,少数患者胸骨后或剑突下出现程度不等的疼痛和轻度压痛。本病患者伴发食管裂孔疝时可有剧烈腹痛。

### 【诊断与鉴别诊断】

#### (一)诊断

Mallory-Weiss 综合征的诊断首先依靠于病史,饮酒后呕吐、呕血为典型的食管贲门黏膜撕裂症病史,但任何引起腹内压增加和剧烈呕吐,继之发生上消化道出血者,均需考虑本病可能,有食管裂孔疝更应考虑。

胃镜检查是确诊此病的最有效手段,宜在发病 48 小时内进行,24 小时内检出率更高。内镜表现特征:可见食管和胃的交界处、食管远端黏膜下层纵行撕裂,以小弯处多见,多为单发,也可有 3～4 处之多,根据裂伤部位可分为是食管型、胃型、食管胃并存型 3 型。病变轻者仅见一条出血性裂痕,周围黏膜炎症反应不明显;病变重者,裂痕局部常覆盖凝血块和灰白色坏死组织,边缘可有新鲜出血,周围黏膜充血水肿。

X 线气钡双重造影,此项检查对本病诊断价值较小,但有助于食管裂孔疝的鉴别。

选择性腹腔动脉造影,可检出速度为每分钟 0.5ml 的出血,可见造影剂自食管和胃的交界处溢出,沿食管上或下流动,适用于钡餐、内镜检查阴性的患者。

#### (二)鉴别诊断

Mallory-Weiss 综合征出血较大时应与食管胃底静脉曲张破裂出血及急性胃黏膜病变鉴别。另外,还需与食管胃连接部肿瘤及反流性食管炎鉴别。

### 【治疗】

本病轻型者常可自愈。出血明显者,宜先行内科保守治疗,内科治疗不能止血者,可考虑手术治疗。

#### (一)内科治疗

主要有:①镇静止吐,剧烈呕吐者首先给予止吐剂,以防进一步呕吐和再次出血,疼痛、烦躁者给予镇静止痛剂;②减少腹压,必要时应用胃管吸出胃内容物,因为饱满的胃可以促使黏膜撕裂加重;③禁食,如有持续出血或暂时难以明确出血是否已经停止,都应禁食,禁食时间一般 1 天至数天,并以止血,无再出血风险时,可开始进食流质,10～15 天后,恢复普通饮食,并应严格禁酒;④抗休克治疗,及时输血输液,补充血容量;⑤止血是治疗本病的关键环节。其具体包括:口服黏膜保护剂、抗酸剂,静脉点滴血管加压素,冰盐水或 0.8% 去甲肾上腺素胃管灌注、食管硬化栓塞等。

#### (二)内镜治疗

胃镜下有活动性出血,首选内镜下治疗。如局部喷洒孟氏液、凝血酶、立止血、局部注射肾上腺素(1∶100000)、高渗盐水、硬化剂,微波、电凝或光凝止血,应用钛夹等均可取得满意疗效。

#### (三)外科治疗

指征为:①严重大量出血,出血危及生命者;②经内科治疗而出血不能控制者;③可疑食管穿孔者;④目前外科可行动脉栓塞治疗或急诊做裂伤连续缝合术止血。

## 四、食管自发性破裂

食管自发性破裂是因食管腔内压力骤增而致食管全层撕裂,由于 1724 年荷兰医生 Hermann

Boerhaare 首次描述 1 例在自我诱吐 18 小时后食管自发破裂身亡的患者,故此病亦名为 boerhaare 综合征。好发部位多在在贲门上方 6～8cm,食管下段的左后外侧壁,此处管壁较薄弱,易发生破裂,裂口呈纵行或线状,一般为 1～4cm 长。任何原因引起的剧烈呕吐均可引起自发破裂,多见于暴饮暴食者,偶见于剧咳、分娩延长时憋气、大笑、举重和用力排便等。其发病机制可能是遏制剧烈呕吐时,大量胃内容物迅速涌向关闭的环咽肌,食管腔内压骤升,导致食管破裂。此外神经源性疾病如酒精中毒或中枢神经系统疾病时,自主神经活动失衡,食管、贲门共济功能丧失,也可导致食管破裂。

**【诊断】**

年龄多在 30～50 岁发病,90% 为男性。

1.症状　疼痛是最突出的临床表现,常表现为饱食和饮酒后发生剧烈呕吐,随后出现剧烈的下胸骨后或上腹部撕裂状锐痛,吞咽、呼吸活动或体位改变可使之加重,可放射到左季肋部、胸骨后、下胸背部或左肩部。患者常有显著的咽下困难和口渴感。由于破裂处出血,可呕出少量鲜血,若失血量多,患者可迅速陷入休克。如合并纵隔、胸腔感染可发热,甚至出现败血症、感染中毒性休克。

2.体征　体征多依据发病时间及胸腔受累情况的不同而各异,可出现血压低、心率快、呼吸频率增加、发绀、颈部及胸部广泛皮下气肿。颈部皮下气肿可出现典型的捻发音。纵隔气肿时,在心前区可闻及一种与心跳同步的嘎吱声。液气胸时,左侧呼吸音消失或可听到胸膜摩擦音。上腹部压痛伴肌肉强直,肠鸣音减弱或消失。

3.X 线检查　该检查为最重要的诊断手段,不仅可诊断有无食管破裂,还可对裂缝定位。X 线检查常发现胸腔积液(91%)和气胸(81%),液气胸时几乎可以确诊,75%～90% 在左侧,5%～10% 在双侧,右侧少见。2/3 患者有颈胸软组织、皮下和纵隔含气征。心缘左侧由于化学性肺炎而出现片状不规则阴影,Naclerio 称之为"V"征。如果胸部 X 线平片未能证实诊断,则可行泛影葡胺食管造影,75%～97% 的病例可见造影剂漏于胸腔内而诊断并定位。

4.胸腔穿刺　胸腔穿刺液中可发现食物残渣或胸液中淀粉酶增高(因唾液中淀粉酶含量较高)及 pH 值低于 6.0、来自唾液腺的鳞状上皮或造影剂等。

**【鉴别诊断】**

部分患者发病时症状表现不典型,常与其他常见心胸及胃肠道疾病表现类似,误诊率较高,诊断时常需要与以下疾病相鉴别,如急性心肌梗死、主动脉夹层动脉瘤、胸膜炎、胃及十二指肠溃疡穿孔、急性胰腺炎、肺栓塞等。

**【治疗】**

迅速做出诊断和立即进行手术修复是使患者免于死亡的关键,绝不可因休克采取姑息疗法而延误手术时机,死亡率常随手术的延迟而升高。手术应根据具体情况而施以 I 期手术修补术、食管切除术、I 期重建术和 II 期重建术等。其他治疗措施包括抗休克治疗和大剂量广谱抗菌药物的应用。

# 五、食管穿孔

食管穿孔是指食管由各种意外性损伤或自发性破裂所引起的严重危及生命的疾病,无论何种原因引起穿孔后,即有唾液、胃内容物和空气等进入纵隔,引起严重的纵隔感染和气肿,小穿孔仅产生局限性蜂窝组织炎,而大穿孔可产生纵隔脓肿、气胸或发展为脓胸。并迅速因急性化脓性感染而出现全身中毒症状。近年来随外科技术的进展,多数患者经治疗后得以生存,但其死亡率仍旧高达 20%～40%。处理食管破裂穿孔一直比较困难,是胸外科治疗的一个挑战。

## 【病因】

目前认为食管穿孔主要有以下原因：①医源性：多由内镜检查、食管扩张术、手术误伤等所致；②异物性：由异物直接刺破食管壁或压迫导致食管坏死、穿孔，如鸡骨、鱼骨、假牙等刺穿食管；③创伤性：由贯通伤、钝器伤或爆震伤引起的气压伤造成；④应激反应性；⑤进行性食管疾病及邻近器官疾患影响所致，包括肿瘤、放疗损害、结核等；⑥化学性：如强碱、强酸；⑦自发性：自发性食管破裂常由于呕吐后腹内压力突然升高引起。国外报道以医源性器械损伤为主，主要由食管内镜检查及食管狭窄扩张引起。国内报道异物性穿孔较多见。

## 【临床表现及诊断】

食管穿孔常见临床症状为进食疼痛或吞咽困难、胸骨后疼痛、呼吸困难或疼痛、皮下气肿、发热、呕血等。

早期诊断和及时采取正确的处理措施是提高本病治愈率，降低死亡率的关键。食管穿孔的临床表现及诊断一般都有明确的相关病史。凡有呕吐、误吞异物、行内镜检查或治疗以及外伤后出现吞咽疼痛或梗阻感，呕血，颈根部、胸骨后或上腹部剧烈疼痛，发热，白细胞增多，颈部皮下气肿，即应考虑食管穿孔可能。

X线或CT检查发现纵隔液气肿、液气胸或食管造影剂分流入纵隔或胸腔，胸腔穿刺抽出有臭味的胸液并含胃内容物或食物残渣，或口服亚甲蓝后抽出蓝染的胸液即可诊断。为证实穿孔部位，应行上消化道造影，一般应选用水溶性造影剂，如泛影葡胺等。因钡剂不易吸收，手术时不便清除且黏稠，对小的穿孔易漏诊。食管造影可因穿孔处水肿或血凝块堵塞而出现假阴性。内镜检查需谨慎，因食管充气可使纵隔内污染扩散，使小的穿孔扩大，操作要仔细轻柔。

## 【治疗】

食管穿孔或破裂的治疗原则为尽早闭合瘘口，根治或姑息治疗食管原发病变，充分的胸腔闭式引流，同时给予有效的抗生素控制感染及充分的营养支持。具体方法根据病情而异，主要取决于食管穿孔的原因、穿孔的时间、破口大小和部位以及纵隔和胸腔受污染的程度。颈部食管穿孔因穿孔较小，多保守治疗，或单纯引流与修补，愈后好。胸部食管穿孔愈后较差，死亡率高。

### （一）保守治疗

适用于早期，穿孔小，症状轻，感染局限于纵隔未污染胸腔，穿孔远端通畅，唾液或脓液能在食管腔内引流者；或穿孔发现晚但症状轻且有自愈倾向者；年龄大，心肺功能差，不能耐受手术者。非手术治疗的主要措施有：①禁食及胃肠减压：以免食物及水由裂口流入纵隔及胸腔；②支持治疗；③降低酸性反流：应用$H_2$受体阻滞剂或质子泵抑制剂的注射剂；④积极抗感染：应用足量和有效的抗生素；⑤非手术治疗的方法亦应用于手术病例的基础治疗。

### （二）手术治疗

主要有：①单纯修补与胸膜加固：主要用于24小时内的穿孔，撕裂组织整齐者，感染程度与食管壁炎性水肿程度亦是决定是否采用该术式的重要因素，手术强调修补破口后以毗邻的胸膜、大网膜、肋间肌、膈肌瓣覆盖；②颈部食管外置：用于食管穿孔大，纵隔胸腔污染严重，不能修补者；③食管切除重建术：是彻底治疗的方法之一，适用于早期穿孔，感染严重、全身状况差的晚期患者应慎用；④开胸清创，胸腔引流或食管内置管引流：多用于晚期穿孔，纵隔或胸腔的腐败性感染，食管壁炎性水肿严重者。

另外安放可回收带膜食管支架，此支架在食管腔内的黏附性良好，抗腐蚀性强，可迅速有效封堵食管破口，阻断消化液对胸腔的持续污染，结合胸腔闭式引流可以很快控制胸腔的感染。患者短时间便可恢复饮食，改善营养状况，在食管穿孔的手术或保守治疗中值得推广应用。

## 六、食管瘢痕狭窄

食管瘢痕狭窄指各种原因造成食管瘢痕组织形成,进而引起食管腔缩窄,食管功能障碍者。食管瘢痕狭窄最常见的病因是吞服强碱或强酸引起食管化学性灼伤愈合后瘢痕组织收缩,致食管腔狭窄。此外胃食管反流性食管炎形成溃疡和瘢痕收缩,以及食管创伤和手术后亦可产生瘢痕狭窄。食管化学性灼伤在儿童大多因误服家用酸性或碱性化学品;成年人大多因企图自杀所致。本病是可以治愈和预防的。

【临床表现】

主要有:①化学性伤 2～3 周后出现再度吞咽困难症状,可有消瘦,脱水等体征;②有长期反流性食管炎病史。食管溃疡形成后,可有少量呕血;③手术后食管狭窄,常在术后 2～3 周后开始呈现吞咽困难症状。

【辅助检查】

1.食管钡餐造影　可显示狭窄病变的部位、程度和范围:①化学品灼伤造成的食管狭窄常呈现食管腔狭小,狭窄段长,边缘不规则,粗细不均匀,食管壁僵硬,钡剂呈粗细不等的影像进入胃部,或食管腔高度梗阻,钡剂不能通过;②食管炎引致的狭窄常位于食管下段,病变范围比较局限。病程长、狭窄程度重的病例,上段食管可能扩大;③手术后食管狭窄,则食管腔常呈局限的环状狭窄。

2.内镜检查　可见食管腔狭小,食管壁由瘢痕组织所替代。食管化学性灼伤后 12～48 小时内,内镜检查虽可明确灼伤的诊断和病变范围,但此时食管壁因急性炎症和水肿,组织脆弱易致食管穿破。灼伤后 2～3 周施行内镜检查有助于了解食管腔是否狭窄,以及狭窄的部位和程度。

3.活组织检查　有助于鉴别食管癌手术后病例因癌肿复发引致的狭窄。

【诊断依据】

1.有吞服化学品腐蚀剂、反流性食管炎、食管创伤、手术,放射治疗病史,而后出现吞咽困难。

2.食管钡剂或碘油 X 线造影可显示食管狭窄的部位、程度和范围。

3.内镜检查(应在伤后 3 周后施行)直接了解狭窄情况。

【治疗】

食管瘢痕狭窄的治疗大致可分为食管扩张术、食管腔内支架置入术和食管重建术。

(一)采用扩张术治疗

需要反复多次进行,为防复发一般要坚持反复扩张一年以上。由于初期瘢痕组织脆弱,过早的扩张易发生食管穿孔,过晚的扩张则由于瘢痕组织老化不易扩开,多数学者认为烧伤后 21 天瘢痕组织形成,4～6 周为扩张开始的最佳时机。

食管扩张可使局部的纤维组织伸张断裂,以减轻狭窄,缓解梗阻症状;但另一方面,扩张本身导致组织牵拉损伤,局部出现不同程度的渗血,进而组织修复,纤维组织增生,瘢痕形成,局部又可能再度形成狭窄。

(二)可回收食管支架治疗

其优点是支架释放后对食管瘢痕狭窄部位的支撑可对瘢痕进行加压,达到减轻瘢痕狭窄的目的,且操作简便,安全可靠,避免了反复扩张给患者带来痛苦。

(三)食管重建

多采用胃或结肠,以横结肠最为常用。胃可塑性大、血供好、移植易成功,但胃的位置改变破坏了正常的生理功能,易引起吻合口炎症或狭窄。结肠代食管的优点为结肠系膜较长,边缘血管弓伸展性好,可以上提至颈部或咽部进行吻合;结肠耐酸力强,能耐受胃酸的消化液刺激,防止反流性食管炎;可以不开胸,减轻手术负担。

一般说来食管化学烧伤食管壁的破坏范围往往较 X 线所示及术者手术中所触及的范围要广,靠近狭窄上方扩张的食管进行食管重建,易忽视邻近食管壁轻度的灼伤病变,一旦食管重建后,狭窄阻力解除,即可因灼伤瘢痕逐渐挛缩而形成新的狭窄。手术切除平面一定要足够,必须将苍白、无光泽、无弹性、水肿的黏膜段食管充分切除。

（王　鑫）

# 第五节　糜烂性食管炎

糜烂性食管炎(EE)是指胃和(或)十二指肠内容物反流入食管,引起食管黏膜的炎症、糜烂、溃疡和纤维化等病变,属于 GERD 范畴。国内调查显示:EE 的患病率为 1.92%,与欧洲的调查结果 2% 相近。

## 一、病理生理学

### (一)食管下括约肌(LES)功能不全

一过性 LES 松弛(TLESR)、LES 静息压降低和对腹压增高反应性收缩功能异常等是导致胃食管反流(GER)的重要病理机制。研究表明,LES 压力(LESP)<0.8kPa 时,很容易发生反流,约有 17%～39% 的反流性食管炎者的 GER 与此有关。药物(胆碱能和 β 肾上腺素能拟似药、α 肾上腺素能拮抗药、多巴胺、安定、钙受体拮抗剂、吗啡等)、消化道激素(促胰液素、缩胆囊素、胰高血糖素等)、食物(脂肪、酒精、咖啡因等)可影响 LESP,诱发 GER。

### (二)食管裂孔疝

最初认为 EE 患者一定存在食管裂孔疝。随着研究的深入,发现部分 EE 不伴有食管裂孔疝,而部分食管裂孔疝患者并不存在 EE,因此认为,食管裂孔疝是 EE 的重要病理生理因素,研究认为滑动性裂孔疝破坏了正常抗反流机制的解剖和生理,降低 LES 压力及缩短 LES 长度,削弱了膈脚的作用,减弱了食管蠕动,从而增加了食管酸暴露,增加了 EE 的发病率和严重程度。

### (三)食管酸廓清功能的障碍

正常食管酸廓清功能包括食管排空和唾液中和两部分。食管酸廓清的功能在于减少食管黏膜接触胃酸的时间,防止反流食管炎的发生。研究发现大多数食管排空异常早发于食管炎,由于唾液分泌减少而发生食管炎者则罕见。夜间睡眠时唾液分泌几乎停止,食管继发性蠕动发生亦罕见,夜间的食管酸廓清明显延迟,故夜间 GER 的危害更为严重。

### (四)食管黏膜抗反流屏障功能的损害

食管黏膜屏障分为以下 3 个部分:①上皮前屏障包括黏液层、黏膜表面的 $HCO_3^-$ 浓度;②上皮屏障包括上皮细胞膜和细胞间的连接结构,以及上皮运输、细胞内缓冲液、细胞代谢等功能;③上皮后屏障为组织内基础酸状态和血供情况。当上述防御屏障受损伤时,即使在正常反流情况下,亦可导致食管炎的发生。反之,当黏膜抵抗和修复能力较强时,对于病理性的反流内镜下也无食管炎的表现。

### (五)胃十二指肠功能异常

1.胃排空异常　在糜烂性食管炎患者中胃排空延迟的发生率在 40% 以上,胃排空延迟导致胃内食物潴留引起胃底胀气和牵张,反射性 LES 松弛或因胃扩张使 LES 长度缩短,若胃内压升高超过食管下括约肌压力时,可产生胃食管反流。

2.胃十二指肠反流  当幽门括约肌张力和食管下括约肌压力同时低下时,胃液中的盐酸和胃蛋白酶,十二指肠液中的胆酸、胰液和溶血性卵磷脂等均可同时反流入食管,侵蚀食管上皮细胞的角化层,并使之变薄或脱落。反流物中的 $H^+$ 及胃蛋白酶则透过新生的鳞状上皮细胞层而深入食管组织,引起食管炎。因此,糜烂性食管炎通常是反流的胆汁和胃酸共同作用于食管黏膜的结果。

## 二、临床表现

### (一)烧心

50%以上的病人有此症状,是糜烂性食管炎最常见的症状。通常认为是由酸性或碱性反流物对食管上皮下感觉神经末梢的化学性刺激引起。一部分临床试验的结果显示,EE 患者烧心的严重程度与食管炎的严重程度并非密切相关。

### (二)胸痛

位于胸骨后、剑突下或上腹部,常向胸、腹、肩、颈、下颌、耳和上肢放射,也可向左臂放射。

### (三)吞咽困难

早期常可因食管炎引起的食管痉挛而出现间歇性吞咽困难,情绪波动可使症状加重,镇静剂能使之缓解。后期因炎症加重导致食管壁充血水肿、纤维化、瘢痕形成而出现食管狭窄,此时烧心感可逐步减轻,但吞咽困难呈进行性加重。

### (四)反酸和反胃

大多数病人有此症状。空腹时反胃为酸性胃液反流,称为反酸,但也可有胆汁、胰液溢出。反胃的发生是突然和相对被动的,由一系列复杂的非随意肌和随意肌反射完成,应与呕吐相区别。

### (五)胃胀、嗳气、恶心、多涎

病人的胃胀、嗳气和恶心等症状也较常见,其发生一是由于病人为减轻烧心感觉和对抗反胃,自觉或不自觉地做吞咽活动,同时咽下过多气体;二是病人可能有胃动力障碍致胃排空延迟,食物在胃内发酵产气而引起胃胀。一些病人的唾液分泌过多,这是酸反流至食管远端引起的反射作用。

### (六)出血及贫血

病人可有轻度出血,出现间歇性粪隐血阳性。长期少量出血可出现贫血症状。

### (七)其它

糜烂性食管炎还有一些食管外症状如声音嘶哑、咽部异物感、咽痛等慢性咽喉炎的症状及长期咳嗽、哮喘、反复发生的肺炎、肺纤维化等呼吸道的症状。

## 三、诊断

### (一)内镜检查

内镜检查是目前诊断糜烂性食管炎最有价值的检查方法,可以确定有无食管炎及其严重程度,必要时通过活体组织检查进行病理学诊断。糜烂性食管炎内镜下典型表现为鳞状上皮与柱状上皮连接处黏膜红斑样充血水肿,呈颗粒状。随着炎症的进展,病变互相融合,黏膜呈弥漫性红肿、糜烂,组织松脆,触之易出血,表面常覆盖一层由分泌物形成的灰白色假膜。严重者可有溃疡形成、纤维组织增生及瘢痕形成,导致食管狭窄。

糜烂性食管炎的内镜下分类有多种,如洛杉矶分类、Savary-Miller 分类、东京分类、烟台分类等(见表2-9～2-12)。目前国际上通用的是1994年第10届世界胃肠病会议推荐的洛杉矶分类法(表2-9)。

表 2-9　洛杉矶分类(1994 年)

| 分级 | 内镜下表现 |
| --- | --- |
| A 级 | 病灶局限于食管黏膜皱襞,其长径<0.5cm |
| B 级 | 病灶局限于食管黏膜皱襞,互相不融合,但其长径>0.5cm |
| C 级 | 病灶在黏膜顶部有融合,但不超过75%食管壁环周 |
| D 级 | 病灶相互融合,且病变累及>75%食管壁环周 |

表 2-10　Savary-Miller 分类

| 分级 | 内镜下表现 |
| --- | --- |
| Ⅰ 级 | 1个或数个融合性黏膜病变,表现为红斑或表浅糜烂 |
| Ⅱ 级 | 为融合性食管糜烂、渗出性病变,但未累及食管全周 |
| Ⅲ 级 | 食管全周糜烂,渗出性病变 |
| Ⅳ 级 | 溃疡、食管壁纤维化、狭窄、缩短、瘢痕化等慢性黏膜病变及Barrett食管 |

表 2-11　东京分类(1996 年)

| 分级 | 内镜下表现 |
| --- | --- |
| 0 级 | 无黏膜破损 |
| 1 级 | 食管黏膜发红或有白色混浊 |
| 2 级 | 糜烂溃疡在齿状线上5mm以内,无融合 |
| 3 级 | 糜烂溃疡距齿状线(5～10)mm,可见融合(但未及全周) |
| 4 级 | 糜烂溃疡距齿状线大于10mm,有融合(呈全周状) |

表 2-12　我国烟台分类(1999 年)

| 分级 | 内镜下表现 | 积分 |
| --- | --- | --- |
| 0 级 | 正常(可有组织学改变) | 0 |
| Ⅰ 级 | 呈点状或条状发红、糜烂,无融合现象 | 1 |
| Ⅱ 级 | 有条状发红、糜烂,并有融合,但非全周性 | 2 |
| Ⅲ 级 | 病变广泛,发红、糜烂融合呈全周性,或溃疡 | 3 |

## (二)食管 pH 监测

24h 食管 pH 监测是确定酸反流的定性和定量的诊断方法。其诊断 EE、NERD、Barrett 食管的阳性率约为 75%、45% 和 93%。研究表明,24h 食管 pH 监测诊断胃食管反流敏感性达 79% 以上,特异性几乎达 100%。但是,24h 食管 pH 监测也有一定的局限性,如对于弱酸或非酸性的反流事件检出率低等。

食管 Bravo 胶囊检测是一项较新的食管 pH 监测技术,只需用推送器经口将胶囊固定于食管黏膜上,患者随身携带的接收器则通过无线遥控记录食管 pH。患者不适感减少,其饮食起居更接近生理状态,而且可以连续记录 48h 数据。该技术已在国外广泛应用,在国内也有开展。部分研究已经证实食管 Bravo 胶囊检测在耐受性、准确性和敏感性上优于传统的导管式 pH 监测。

## (三)24h 食管胆汁反流监测

糜烂性食管炎的发生不仅与酸有关,还与十二指肠胃食管反流(DGER)有关。Bilitec 2000 是一种新型分光光度计,可直接连续 24h 监测胃或食管内胆汁浓度,可随身携带,准确性好。采用 Bilitec 2000 行 24h 食管胆汁反流监测来反映 DGER,已证实为目前较为客观和准确的方法。24h 食管胆汁反流监测联合食管 pH 监测能更好地了解 EE 患者的反流情况。研究表明,EE 患者中,酸和胆汁的混合反流较 NERD 患者更为常见。

### (四)食管 X 线钡餐检查

轻微的食管炎可仅表现为黏膜面呈针尖点状影或颗粒状小结节影,有时可见糜烂灶,表现为小的点状钡斑或见到网织交错的线状龛影。炎症引起食管痉挛时,可见到食管下端轻度狭窄,狭窄的边缘光滑规则,但也可有高低不平或呈锯齿状的"第三期收缩"。食管黏膜有破坏时,可见到不规则的充盈缺损,细小的蠕动波消失,排空缓慢。但由于食管 X 线钡餐检查敏感性和特异性都较内镜检查低,因此其在 EE 诊断中的价值有限。

### (五)阻抗技术

腔内阻抗技术的应用可明确反流物的性质(气体、液体或气体液体混合物),是检测反流最敏感的技术之一。阻抗导管上排列着一组圆柱状金属电极,检查时将导管经鼻插入食管体部。两个相邻电极间的阻抗取决于电极周围物质的电传导性。当液体流经相邻电极时,由于液体的导电性高,因此阻抗下降。相反,当气体流经电极时,由于其导电性差,因而阻抗上升。液体、气体或气液混合物在导电性上的差异有助于人们在阻抗变化曲线中辨认出不同的腔内流经物质。根据不同部位阻抗变化的依次顺序可以辨认出腔内流经物质的方向,反流向上而吞咽向下。糜烂性食管炎时电传导性和阻抗的改变其实是食管黏膜损害和离子通透性增加的体现。目前,腔内阻抗技术在国内尚未开展。

### (六)食管测压

食管测压的目的是了解食管下括约肌的位置、长度和压力,为食管 pH 和胆汁监测的插管做定位,此外也可以排除贲门失弛缓、硬皮病和弥漫性食管痉挛等食管疾病。单纯的食管测压检查并不能诊断糜烂性食管炎。

## 四、治疗

胃食管反流病是一种慢性复发性疾病,其治疗原则是治愈食管炎、缓解症状、维持缓解、提高生活质量、预防并发症。

### (一)生活方式的改变

改变生活方式的目的在于降低反流发生的次数和提高食管酸清除率。抬高床头、睡前 3 小时不再进食、避免高脂肪食物、避免饮酒及吸烟、避免摄入一些可以降低 LES 压力的食物(如巧克力、薄荷、咖啡、马铃薯、大蒜等)及药物(如抗胆碱能药、茶碱、地西泮、钙通道阻滞剂等)、减肥等生活方式的改变可能使一部分 EE 患者从中受益,但这些改变对于多数患者来说似乎并不足以控制症状。而且,目前也没有关于改变生活方式与 EE 治疗的对照研究。所以,改变生活方式应注意避免使病人的生活质量严重下降。

### (二)抑酸药物治疗

抑酸是 EE 的基本治疗方法。抑制胃酸的药物包括抗酸剂、$H_2$ 受体拮抗剂($H_2RA$)和质子泵抑制剂(PPI)等,目前比较常用的是 PPI 及 $H_2RA$,抗酸剂使用很少。

常用的 $H_2RA$ 为西咪替丁、雷尼替丁、法莫替丁和尼扎替丁。应用 $H_2RA$ 治疗糜烂性食管炎的研究发现:在一些病人中食管炎的黏膜愈合和症状的严重程度是呈反比的;高达 85% 的症状性反流在使用 $H_2RA$ 后症状得到部分甚至完全缓解;症状缓解和黏膜愈合关系并不密切;食管炎的黏膜愈合与治疗时间的长度成正比;长期大剂量 $H_2RA$ 治疗比短期小剂量治疗更有效。但长期大剂量应用 $H_2RA$ 也应注意其不良反应如男子乳房发育、阳痿、精神障碍、药物性肝炎等。

PPI 非竞争性不可逆抑制壁细胞酸分泌小管上 $H^+/K^+$-AIP 酶,从而阻断胃酸分泌的最后通道,显著抑制胃酸分泌,同时也能抑制组胺、乙酰胆碱、胃泌素、食物刺激引起的胃酸分泌。因其抑酸作用强大且副作用小,已成为治疗 EE 的首选药物。PPI 在美国、澳大利亚及欧洲已经使用了近 20 年,在亚太地区也被广泛应用。目前共有五种 PPI(奥美拉唑、兰索拉唑、雷贝拉唑、泮托拉唑和埃索美拉唑)可供选择。一项在糜烂性食管炎患者中短期使用 PPI 的临床试验表明,PPI 治愈食管炎及完全缓解烧心症状的速度比 $H_2RA$更快。一项荟萃分析提示,对于糜烂性食管炎,治疗剂量的 PPI 比其它药物更有效,但其副作用的发生率高于安慰剂,其头痛的发生率高于 $H_2RA$。标准剂量的奥美拉唑、兰索拉唑、雷贝拉唑和泮托拉唑在治疗糜烂性食管炎方面疗效相当,但埃索美拉唑(40mg/d)较奥美拉唑(20mg/d)疗效更好。PPI 对于 $H_2RA$ 抵抗的糜烂性食管炎患者同样有效。考虑到 PPI 在疗效和症状缓解速度上的优势,治疗糜烂性食管炎应当首选标准剂量的 PPI。

### (三)维持治疗、递减治疗和间歇治疗

由于 GERD 是一种慢性复发性疾病,食管炎治愈后中断治疗的 30 周内,复发率高达 80%。因此,从控制症状及预防并发症的角度来说,需要维持治疗。一项多中心、随机、双盲的临床试验以埃索美拉唑 20mg/d 和兰索拉唑 15mg/d 对 EE 患者进行 6 个月的维持治疗,结果显示,6 个月后两治疗组烧心和反流的复发率都很低,且埃索美拉唑 20mg/d 的疗效优于兰索拉唑 15mg/d。另外,研究发现 PPI 维持治疗的时间越长(大于 12 个月),食管炎的复发率越小。从应用奥美拉唑治疗的临床资料来看,一些病人虽然出现了胃体胃炎和嗜银细胞增生,但没有发现类癌和其它肿瘤,但长期使用奥美拉唑的病人有发生萎缩性胃炎的倾向。

目前还有另一种治疗方法为递减疗法,即开始以 PPI 治疗,随后逐渐减少 PPI 剂量,最后以 $H_2RA$ 甚至抗酸剂替代。采用这种疗法的糜烂性食管炎患者停用质子泵抑制剂 1 年后,58% 症状未复发,而这些患者中的 75% 仍需使用 PPI 以外的药物($H_2RA$、抗酸剂、促动力药等)。Mine 等研究了递减疗法对糜烂性食管炎的疗效,将 43 名 EE 患者随机分为三组,第一组接受兰索拉唑 30mg 起始治疗后递减为法莫替丁维持;第二组接受兰索拉唑 30mg 起始治疗后递减为兰索拉唑 15mg 维持;第三组以兰索拉唑 30mg/d 治疗 16 周,结果发现,递减为法莫替丁治疗的患者 8 周后烧心和反流的复发率为 50% 和 78.6%,而递减为兰索拉唑治疗的患者 8 周后烧心和反流的复发很少。

### (四)促动力治疗

在 GERD 的治疗中,促动力药物可以作为抑酸药物的辅助用药。常用的药物有甲氧氯普胺、多潘立酮、西沙必利、莫沙必利、左舒必利、红霉素等。但对于多数患者来说,促动力药物并非理想选择,因为它们存在一定的副作用。如西沙必利可造成致死性心律失常。应用多潘立酮约 10%~15% 患者可出现高泌乳素血症。GABA 受体激动剂巴氯芬可减少 TLESR 从而减少食管酸暴露,但因其副作用大而不能常规应用。

### (五)黏膜保护剂

当食管发生炎症、糜烂甚至溃疡时,黏膜保护剂可在受损黏膜表面形成一层保护膜,保护组织免受进一步损害,有助于减轻症状、促进炎症的修复。临床上常用的黏膜保护剂有硫糖铝、胶体次枸橼酸铋、铝碳酸镁、蒙脱石制剂、瑞巴派特等。

### (六)手术治疗

为了解决药物治疗后反复发作、无法停药、长期用药费用昂贵等问题,对少部分 GERD 患者可采取手

术治疗。抗反流手术可采用开放性手术或腹腔镜手术。对于抗反流手术在缓解症状及愈合食管炎方面是否与药物治疗疗效相当，目前还存在争议。且手术的致病率和死亡率与外科医生的经验技术密切相关。术后常见的并发症包括腹胀（12%）、吞咽困难（6%），另外，有相当一部分患者（11%～60%）术后仍需规则用药。研究也表明，抗反流手术并不能降低食管腺癌的风险。Arguedas 等通过分析多项随机对照试验的数据比较了抗反流手术与药物治疗的效价比后发现手术治疗费用比药物治疗更昂贵，但疗效却低于药物治疗。故认为，对于 EE 的治疗，长期应用 PPI 是较好的选择。因此，对于是否进行手术治疗，应当结合患者个人意愿及外科专家意见后做决定。

### （七）内镜治疗

FDA 通过的 GERD 内镜治疗方法有三种：LES 区域射频技术、内镜下缝合技术及 LES 区域注射技术。短期初步研究提示内镜治疗可以改善 GERD 症状评分、提高满意度及生活质量并减少 PPI 的用量。然而，目前尚无内镜治疗与药物治疗直接比较的数据。另外，也观察到一些少见但严重的并发症（包括穿孔、死亡等）。由于内镜治疗方法还处于起步阶段，许多问题还没有解决，包括：长时间的可接受性和安全性、GERD 不典型症状的有效性等。因此，建议患者只在由训练有素的内镜医生操作的控制良好的临床试验中接受内镜治疗。对于确诊 GERD 并对 PPI 治疗有效的患者并不支持应用内镜治疗。

（佟建丽）

# 第六节　食管异物

食管异物是消化内科和耳鼻喉科常见的急诊之一。任何物体在特定情况下都可成为食管异物。

## 一、相关因素分析

1.分类　食管异物一般可分为四类：①金属类：包括钱币、纪念章、义齿、缝针、项链、戒指、铁丝、玩具、刀片等；②物理性：包括围棋子、塑料片等；③植物性：包括各类果核、果仁等；④动物性：包括鱼刺、骨片、肉团、海鲜壳等。临床一般以鱼骨和禽畜骨类居多，约占 80% 以上。

2.部位　从解剖上看，食管异物大多位于食管的三个生理狭窄处。据多项荟萃分析，食管异物位于上段最多，占 44%～98%；中段次之，占 13%～20%；下段最少，占 3%～10%。

3.地域　据统计，食管异物中农村患者偏多，约为 67%。而 24 小时内就诊比例大概为 35%。

4.年龄　调查显示，食管异物中，小于 12 岁的儿童占 6%，13～18 岁的少年占 3%，19～59 岁的中青年占 62%，60 岁以上的老年患者占 29%。

由于生理习性及生理功能不同，食管异物发生在多个年龄组的情况也不尽相同。儿童喜欢玩耍，经常把各种物品放入口中，且咽部防御反射不健全，容易把钱币、果核及塑料片等吞入食管；而成人大多因咀嚼不细将混杂于食物中的鱼刺、骨片咽下所致；老人多因黏膜感觉迟钝，食物不易咬碎或义齿脱落引起。

## 二、临床表现

1.症状　患者一般有明确的异物误咽史。轻者有咽部或胸骨后不适、隐痛，吞咽时尤为明显，大多有不同程度的颈部、胸骨后疼痛，伴吞咽困难和梗阻感。严重时可出现恶心、呕吐，儿童可有吵闹、流涕、气急、不能进食等。以后出现的症状取决于有无并发症的发生。尖锐及刺激性异物损伤黏膜可引起食管穿孔、食管周围炎、纵隔炎、纵隔脓肿、造成食管-气瘘,亦可侵及周围组织器官,或移出食管外,引起气胸、脓胸、主动脉破裂、心脏穿透等。

2.体征    单纯的食管异物无明显的阳性体征。若出现并发症,可出现相应的体征。

## 三、诊断

食管异物的诊断主要依靠病史、影像检查及内镜检查。

### (一)病史

大多食管异物自觉有异物吞咽史,但对于儿童或特殊患者需仔细询问,防止漏诊。

### (二)影像学

1.X线检查    X线检查是诊断食管异物及其并发症的重要方法之一,可确定异物的存在、性质、大小、形态、位置及有无并发症,为临床提供有价值的资料。X线检查一般根据异物的物理性质、形状、大小等采用不同的检查方法。

(1)普通X线摄片:多应用于食管金属异物。先摄取颈部侧位片或胸段食管的右前斜位片,必要时加拍正位片,此法简单、安全,所受射线少。常规X线检查对并发症的诊断也有帮助,纵隔炎时可显示纵隔增宽;食管穿孔时,可发现食管周围积气、皮下及纵隔气肿、气胸、胸腔积液、心包积液等。

(2)食管钡餐检查:采用常规或双重钡餐造影检查,可显示非金属性异物。有些较小的食管异物,在气钡双重造影时难以发现,目前有人用气钡双重造影加水洗法诊断食管异物。结果发现,食管异物的阳性发现率明显高于普通气钡造影,并能明确食管异物的大小、位置及刺入方向,为临床治疗提供重要的参考依据,是食管细小异物有效、安全的检查方法。对于老年人食管内肉块异物梗阻,有时钡剂检查可误认为食管癌,须仔细加以鉴别。

(3)食管吞服钡棉检查:对于较小异物,刺入食管壁者可吞服含钡棉絮,通过摄片可见钡棉通过食管异物处部分受阻,出现偏流及分流征象,异物表面可有少量钡剂附着或钡棉悬挂于异物上,并可观察食管黏膜有无中断,破坏征象。但此检查方法也有需要慎重:①若食管异物已造成食管穿孔,钡剂可通过穿孔处进入纵隔或胸腔,且难以排出,可加重并发症;②若此检查方法未能诊断食管异物的存在或相关情况,需行胸腔CT检查时,钡剂会造成伪影,以至于图像难以观察,故在选择此检查方法时需引起注意。

(4)泛影葡胺造影检查:对疑有食管异物造成穿孔者,可用泛影葡胺吞钡造影,若造影剂流入纵隔或胸腔内,可及时发现食管穿孔,且存留于纵隔和胸腔内的造影剂易于吸收。

2.胸部CT及后处理技术    若上述检查方法都不能明确诊断或临床高度怀疑穿孔者,需行胸部CT检查。荟萃分析表明,食管异物容易合并穿孔并穿破食管形成气管或纵隔瘘。CT检查有利于观察食管壁的完整性,还可以观察邻近组织、气管及纵隔的情况,在食管异物穿孔的定位、定性诊断方面准确性高。此外还可以使用多层螺旋CT(MSCT)、多平面重建(MPR)、最大宽度投影(MIP)、容积再现(VR)等手段提高诊断水平。

3.内镜检查    内镜既是食管异物的确诊方法,又是主要的治疗手段。

## 四、并发症

食管深居颈部及纵隔,周围有许多重要的器官和血管。若异物(尤其是尖锐异物)停留在食管,未能及时取出或处理不当,将会发生严重的并发症。

### (一)食管周围炎

食管周围炎是最常见的并发症,一般认为尖锐异物在食管停留超过 24 小时,感染即可出现。表现为胸骨后疼痛、发热、周围血白细胞升高。X 线下可见食管周围组织水肿,内镜下可见食管黏膜充血、水肿、糜烂。此时应尽快取出异物,否则可加重感染,引起周围脓肿。取出异物后,须行禁食、补液、抗感染治疗,必要时可加用短期激素治疗,以利于消退炎症造成的肿胀。切忌多次反复内镜检查以造成严重的损伤及感染扩散。

### (二)穿孔

常位于食管颈段,因尖锐异物或异物存留时间过长引起。处理异物前必须判定是否有食管穿孔的存在,出现明显胸骨后疼痛、下咽困难、发热等,此时可选用碘油或泛影葡胺吞服造影,行食管 X 线摄片明确是否有穿孔及穿孔的位置。由于细小穿孔在 X 线上不能明确显示,而临床高度怀疑者,可行胸部 CT 检查,若观察到纵隔积气利于诊断。对于早期及细小穿孔,行禁食、胃肠减压、抗感染、抑酸治疗可好转;伴纵隔气肿者,需纵隔内分离、排气、抗感染治疗;对于脓气胸者,应行脓肿内排气和闭气引流。

### (三)食管周围脓肿、颈深脓肿及咽后脓肿

食管穿孔后未及时发现或治疗不当可造成化脓性感染。治疗时应首先去除异物,建立通畅引流,强力抗感染。可行颈-纵隔引流、咽或食管内-纵隔引流、开胸引流等。值得注意的是处理颈深脓肿时,应避免损伤颈部血管,处理咽后脓肿时需防止窒息。

### (四)血管损伤

是食管异物最严重的并发症,累及的血管主要为主动脉、无名动脉、左锁骨下动脉、颈总动脉、颈内静脉等。食管异物引起主动脉大出血的机制有两个方面:①尖锐异物刺破食管壁后,直接刺入主动脉造成大出血;②异物引起食管周围炎,主动脉急性炎症或坏死产生假性主动脉瘘,破裂形成主动脉食管瘘。一旦临床诊断此瘘时应绝对卧床休息,并立即处理。

### (五)其他

其他少见的并发症还有食管气管瘘,皮下气肿,腹腔脓肿等。

## 五、治疗

食管异物的治疗原则为尽早取出异物,减少并发症的发生,必要时行手术治疗。

1.食管镜 食管镜不仅可以明确异物存留部位及食管壁损伤的情况,又是重要的治疗手段,主要适用于位置较高的食管异物。常规情况下行黏膜表面麻醉即可,近年有人主张使用强化表面麻醉,即术前 20 分钟肌内注射安定 10mg,阿托品 1mg,哌替啶 100mg,术前 10 分钟用 1% 丁卡因喷雾口咽部 3～5 次,口服 2% 利多卡因 5ml。此法可使横纹肌及平滑肌松弛,有利于医生的操作,同时可减少患者的反应和痛苦,又无全麻的缺点。麻醉后先检查下咽部,尤其是梨状窝处,有些鱼刺等异物经常位于此处。在直视下小心进镜,若见条状尖锐异物插入食管壁,应先以异物钳将异物上方的食管壁向外推开,让异物游离端从食管壁分离,再将食管镜靠近异物后取出。对于难以套入食管镜的较大异物,则尽量暴露异物边缘,暴露其锐利的一端,再用异物钳钳住,避免尖端与食管壁接触,异物钳与食管镜一起退出。也有报道用带气囊的硬管食管镜取异物,使用气囊扩张食管,有利于食管镜下操作,待异物被钳住后,气囊放气,随食管一起退出,取得了良好的效果。

2.电子内镜 虽然食管镜在食管异物的治疗中起了重要的作用,但它也有自身的缺陷。由于食管镜

属硬镜,所以操作时患者比较痛苦,且若异物位于食管中下段时,操作时难度较大,因此现在使用电子内镜取食管异物的报道越来越多。虽然电子内镜的形状和口径有限,尚不能完全代替金属食管镜,但它操作方法简便,成功率高,并发症少,正成为食管异物治疗的主要手段。

术前行必要的辅助检查,掌握其适应证和禁忌证。适应证:食管内异物,自然排出困难者,尤其对锐利异物及有毒性异物更应积极试取。禁忌证:有内镜检查的禁忌证,可能已全部或部分穿出食管外的异物。取不同的异物,操作方法也不尽相同。

(1)长条形棒状异物:如汤勺等,可用圈套器取出;对外径较细,表面光滑的棒状物,可用三爪钳,鳄嘴钳较为方便;异物一端直径较大而锐利,另一端小而光滑,取出时最好将光滑端先朝上取出。

(2)球形异物:如果核等,表面光滑,钳取时较困难,套取又易脱落,选用篮型取石器或网兜型取物器较合适。

(3)薄片状圆形金属异物:如各种硬币等,一般用活检钳或异物钳取出较方便。

(4)食物团块:食管内的食物团块应让患者呕出或设法让食物团块进入胃内,以免引起窒息。对食管异物完全性阻塞或原有食管病变的患者往往采用内镜下咬钳将食物咬碎,然后用圈套器或三爪钳取出。

(5)长形或多边形尖锐异物:如张开的别针等,先用鳄嘴钳夹住别针的绞合圈部,再转动内镜,使别针与食管平行,内镜连同别针一起退出。另一种方法为先将开口向上的别针推入胃腔内,使之转为开口向下再取出。缝针、刀片等异物往往在取出过程中易继发损伤食管黏膜,甚至造成严重裂行损伤、使异物进入纵隔等脏器、消化道出血等,此时应在内镜头部固定一个橡皮保护套管。插入内镜后,张开异物钳夹住异物一端,使异物的长轴与食管平行一致,提起抓取钳,使之进入橡皮保护套管内,慢慢退出胃镜,对带有钢钩的义齿、玻璃片等也可用这种改良的内镜试取。

此外,目前我们还有多种辅助方式帮助治疗。临床上经常遇到尖锐异物其两端均刺入食管壁,内镜直视下难以判断异物的刺入深度及和食管壁外大血管的关系。如盲目在内镜下取异物,则可能导致威胁生命的大出血,如不加选择进行开胸手术,则可能造成不必要的损伤。此时可以使用超声内镜以判断食管异物与食管壁和壁外血管的关系,安全、有效地在内镜下取出异物。

在内镜引导下,还可使用穿线钳取法取嵌顿性异物。用丝线绕过异物,尽量将丝线调节至异物近端侧食管壁。在内镜直视下缓缓提拉丝线,致异物近端上翘直至脱出食管壁。此方法适用于长条嵌顿性异物,异物两端尤其是近端能否从食管壁中脱出就成为此类异物取出的关键。此法的安全性与异物形状、嵌顿时间、嵌顿部分大小、嵌入端尖锐程度和嵌入深度、术中操作技术有关。

有报道使用双内镜取食管异物。当异物两端刺入食管,反复夹取未能成功,可插入另一内镜,当两镜前端分别靠近异物与食管相交的前后壁时,以异物长轴方向相向调节旋钮,使内镜前端向相反方向撑宽食管横径,当见异物一端离开食管壁时,伸入异物钳小心夹住异物前端,将其轻轻拔出。操作时动作要轻柔,两镜前端与异物距离应相当以减轻操作难度,退镜时两镜同时退出,以保持两镜互不干扰。

电子内镜下取异物一般情况下不需全麻,但若患者咽反射明显不能耐受内镜检查,或食管异物刺入食管壁较深,或靠近大血管处,需行全麻下行内镜取异物术,必要时可在手术室内操作,一旦需急诊手术者,可立即手术治疗,以免延误患者的治疗。

3.各种导管　若异物与食管壁有一定的空隙,可使用自制的食管气囊或 Foley 导尿管将异物取出。导管可通过异物与食管壁的缝隙,注气后向外拉导管,光滑的异物可随气囊从口中吐出,此法安全、有效、操作方便,可重复使用。有时可拨正异物的长轴,使其可滑入胃腔。异物的形状,阻塞时间和食管疾病史可影响其疗效。也有使用双腔导尿管和三腔二囊管取食管异物的报道。

4.激光　解放军总医院采用激光治疗食管异物也获得了成功。使用钛激光分别照射食管内鸡骨及鱼刺,可使鸡骨炭化或鱼刺汽化脱落。这表明高功率激光照射汽化非金属异物疗效确切、安全,不会损伤食管。

5.手术　大部分食管异物可经内镜取出或经胃肠道排出,仅少数病例因合并胸食管损伤或感染、出血需开胸手术治疗。以往手术死亡率高达40%,随着手术方式的改进,现死亡率已大大下降。手术的适应证为:①异物固定不能移动而内镜无法取出;②异物停留于食管第2～3狭窄处并刺伤食管壁,且随主动脉搏动而搏动;③巨大义齿等难以经内镜取出;④食管上段异物导致食管周围脓肿或颈部化脓感染者;⑤异物已穿破食管进入纵隔,或已并发纵隔感染或脓肿者;⑥异物穿破食管造成气胸、皮下气肿者。治疗原则是消除异物等污染源,有效引流,应用抗生素,营养支持。

常见的手术方式有:

(1)食管切开术:凡食管异物无穿孔;或颈段食管合并穿孔延迟治疗者,均属适应证。术中注意勿损伤喉返神经。若异物在颈段食管,取左颈前斜切口暴露食管;异物在胸段食管,取右胸入路。选择在异物下方的健康食管壁切开,取出异物,连续缝合食管黏膜及肌层。如手术在胸部进行,须将预先做好的带蒂胸膜瓣覆盖缝线,胃肠减压,术后静脉高营养。

(2)胸食管全切除颈部食管胃吻合术:如果食管穿孔早期修补不成功,应选择食管切除疗法。适应证为:食管异物穿孔通连胸腔,食管损伤和炎症水肿严重,而全身中毒症状轻。取左胸入路,探查食管,确定异物部位,游离胃至幽门水平,于贲门处切断,缝合胃,游离全胸食管,胸颈部水平切断,食管连同异物一起移除,胸腔引流,作左颈前斜切口,显露颈段食管,行食管-胃吻合术。

(3)纵隔引流术:适应证为:食管异物在内镜直视下已取出,食管穿孔后患者全身中毒症状严重,造影显示造影剂外溢,纵隔间隙内呈局限性积气、积液征,不通连胸膜腔。在下食管端切开纵隔胸膜约3cm,用手指延食管左或右侧壁,向上做钝性分离,达积气、积液间隙,将导尿管插入,以0.5%甲硝唑液冲洗,上端达脓腔内,下端与胸腔引流管的胸壁另一开口一同引出。术后抗感染,胃肠减压,静脉高营养。

昌盛通过对84例异物性胸食管损伤患者的病变程度进行分级,制定出相应的治疗方法。把病变共分为四级:其中食管非穿透性损伤为Ⅰ级,食管穿透性损伤伴食管周围炎或纵隔炎为Ⅱ级,食管穿透性损伤并发严重纵隔和胸内感染为Ⅲ级,食管穿孔炎症累及大血管为Ⅳ级。对Ⅰ级患者行经胸食管切开异物取出,对Ⅱ、Ⅲ级患者行食管修补,食管部分切除,纵隔引流,瘘口修补,对Ⅳ级患者行大动脉置换。结果显示:Ⅰ级和Ⅱ级患者57例均治愈,Ⅲ级17例患者中1例死亡,Ⅳ级10例患者中9例死亡。由此可见手术是治疗异物性胸食管穿孔的有效手段,降低病死率的关键是预防食管-主动脉瘘的发生。

(王文平)

# 第七节　胃食管反流病

## 一、胃食管反流病的定义和流行病学

### 【定义】

#### (一)GERD的定义

胃食管反流病(GERD)是一种慢性疾病,对人们的生活质量有显著的影响。1935年Winklestein首先描述GERD。接下来的70多年中,人们对GERD逐渐有了更深入的研究。目前GERD的定义为过多的胃-十二指肠内容物反流入食管,引起反酸、烧心、反食等症状,并可有非心源性胸痛、支气管哮喘、慢性咽喉炎等食管外的表现。

既往,GERD被认为是一种疾病谱,该疾病谱的一端为有典型的胃食管反流的症状(烧心、反酸等)但是内镜下没有食管黏膜损伤的证据,即为非糜烂性反流病(NERD),另一端为糜烂性食管炎(EE)及GERD的并发症(食管溃疡、食管狭窄、Barrett食管及食管腺癌等)。近年来,Fass等提出摒弃GERD作为一种疾病谱的概念模式,而将其分为三个独立的类型:NERD、糜烂性食管炎和Barrett食管,也可称为GERD相关性疾病。

NERD是指存在反流相关不适症状,但内镜下未见食管黏膜破损。EE是指内镜下可见食管远端黏膜破损。Barrett食管是指胃食管连接处近端的食管鳞状上皮被含有肠化的柱状上皮取代。在GERD的三种疾病形式中,NERD最常见,占GERD的65%～70%。EE可以合并食管狭窄、溃疡和消化道出血。Barrett食管有发展为食管腺癌的风险。这三种疾病之间相互关联及进一步进展的关系需要进一步的研究。

**(二)反流症状群**

反流的典型和常见症状是反酸和烧心,其它较少见或不典型的相关症状包括以下一种或多种:上腹痛、胸痛、嗳气、腹胀、上腹不适、吞咽困难等,还有食管外症状如咳嗽、哮喘、非心源性胸痛、声音嘶哑、喉炎、肺纤维化,甚至龋齿等。

烧心是指胸骨后烧灼感,反酸是指胃内容物反流入口腔或下咽部的感觉。这两种症状是GERD的主要症状。

## 【流行病学】

### (一)发病率

GERD症状发病率的研究主要基于问卷调查或电话随访。西欧和北美GERD症状的发病率至少每周有一次烧心和(或)反酸为10%～20%。法国一项全国范围内的调查发现31.3%的人曾有过GERD的典型症状,7.8%的人每周至少有一次GERD的典型症状。西班牙一项大规模流行病学调查结果发现GERD的患病率为15%。在美国,整群调查表明44%的成年人每月至少有一次烧心症状。

在亚洲,各国报道的发病率不同,但通常比较低。W.M.Wong等对2209名中国人进行的研究表明,每月、每周、每日有烧心症状的人分别为29.8%、8.9%和2.5%。在YasuhiroFujiwara等对6035名日本人进行的调查中,44.1%在过去的一年中有烧心症状。2.1%的病人每日有症状,4.6%每周有2次症状,12.8%每月有2次症状,24.7%每月症状少于2次。Young-Seok Cho等的研究中,在韩国至少每月有一次烧心症状、至少每周有一次烧心症状在及至少每周有两次烧心症状者分别占4.71%、2.0%和1.3%。新加坡居民GERD症状的发病率为10.5%。

有学者对上海、北京两地的成年人进行的问卷调查表明,GERD症状的患病率为5.77%,其中糜烂性食管炎的患病率为1.92%。2006年,学者的研究表明,中国广东省GERD的发病率为2.4%。2004年有学者对山东半岛587例40岁以上的农民进行内镜检查表明糜烂性食管炎在该人群中的发病率15%,2006年,有学者再次对山东半岛40岁以上农民进行内镜检查表明糜烂性食管炎在该人群中的发病率18.2%。某医院内镜室的资料表明,1995～2004年的10年中糜烂性食管炎的内镜检出率占接受内镜检查人数的4.1%。某学者的研究中,糜烂性食管炎在1990～1999年平均内镜检出率为2.02%。在Yasuhiro Fujiwara等的研究中,日本GERD的发病率为6.6%。Akdamar等曾对355名健康志愿者行胃镜检查,结果发现糜烂性食管炎患者占8.5%。Modh Said Rosaida等在亚洲的多中心的研究中发现,在1000名因消化不良就诊的患者,38.8%诊断为GERD,13.4%诊断为糜烂性食管炎。Barrett食管的发病率相对较低,英国的一项研究表明在接受胃镜检查的患者中,Barrett 食管的检出率为 1.4%。美国一项对 GERD 病人的研究发现,GERD 病人中,Barrett 食管的发病率为 13.2%。

**(二)GERD 的影响因素**

有报道认为西方国家中 GERD 发病率较非西方国家高,还有研究者认为 GERD 在白种人中发病率高,而在亚洲及非洲-加勒比地区发病率低。亦有报道认为 GERD 和年龄、性别、饮食因素、肥胖等有关。

1.地区和种族因素 疾病发病率的种族和地区因素日益受到人们的关注,因为这和环境及遗传对疾病的影响有关,这可以使人们深入地了解疾病的发病机制,并有助于指导疾病的治疗。许多研究者都认为西方国家中 GERD 的发病率较非西方国家高。在西方国家,GERD 的发病率为 20%～40%,而在亚洲为 5%～17%。表 2-13 为应用问卷调查得出的不同国家 3 个月内烧心、反酸症状的发病率。

**表 2-13 不同国家 3 个月内烧心、反酸症状的发病率**

| | 人数 | 烧心(%) | 反酸(%) |
|---|---|---|---|
| 美国 | 1020 | 22.2 | 18.7 |
| 加拿大 | 1036 | 16.8 | 10.5 |
| 北欧国家 | 1010 | 13.6 | 1013 |
| 荷兰 | 502 | 10.6 | 6.0 |
| 意大利 | 999 | 8.79.5 | |
| 瑞士 | 514 | 5.14.5 | |
| 日本 | 500 | 9.83.6 | |

最近的流行病学研究发现,在日本经内镜证实的糜烂性食管炎的发病率为 14%～16%,这一数值和西方国家的发病率相似,但是严重的食管炎发病率较西方国家低。Ho 等报道 1994 年香港 GERD 症状的发病率为 1.6%,2001 年再次调查表明烧心症状的发病率上升到 10.6%。在马来西亚糜烂性食管炎 1991～1992 年的发病率为 2.7%,2000～2001 年发病率为 9.0%。以上数据表明在亚洲国家 GERD 的发病率呈上升趋势。学者的研究中,1995～2004 年 10 年间 EE 的检出率分别为 2.4%、2.8%、3.9%、2.8%、3.0%、4.0%、3.8%、4.6%、5.0%、8.1%,可以看出 EE 的内镜检出率呈上升趋势。某学者的研究 1990～1999 年 EE 检出率为 2.02%,而 2000～2004 年 EE 检出率上升至 5.11%,与前 10 年相比,近年来 EE 的检出率增高。

许多流行病学的资料提示 GERD 的发病率和种族有关。在美国顺次收集 2477 例行胃镜检查的病人,发现 GERD 的并发症如溃疡、狭窄、Barrett 食管等在白人中最高(12.3%),其次为西亚人包括印度人和巴基斯坦人(4.8%)、黑人(4.8%)、东亚人(0),$P < 0.001$。英国 1101 例经内镜诊断为反流性食管炎的病人中,81.9% 为白人,14% 为印第安人,5% 为黑人。在荷兰 Zaanstreek 地区,连续收集行胃镜检查的病人,发现荷兰人 33% 发生反流性食管炎,而该疾病在土耳其人中的发生率为 9.7%。在亚洲,新加坡的一项研究表明印度人每月至少发生一次烧心和(或)反酸症状者为 7.5%,马来西亚人为 3.0%,而中国人仅为 0.8%(表 2-14)。

表 2-14　反酸和（或）烧心症状在不同时期不同人群中的发病率

| 国家 | 样本大小 | 年龄（岁） | 应答率（%） | 方法 | 发病率（百分比） | | | | |
| --- | --- | --- | --- | --- | --- | --- | --- | --- | --- |
| | | | | | 每日 | 每周 | 每月 | 每3个月 | 每年 |
| 西方国家 | | | | | | | | | |
| Agreus 等（2001 年）　瑞典 | 1156 | | | | | | | 18.9 | |
| Raiha 等（1993）　芬兰 | 516 | ≥65 | 92 | 信件 | M7.7 | 26.4 | 53.5 | | |
| | | | | | F14.9 | 32.8 | 66.2 | | |
| Locke 等（1999 年）　美国 | 1524 | 25～74 | 72 | 信件 | | 20 | | | 57 |
| Diaz-Rubio 等（2004）　西班牙 | 2500 | 40～79 | 71.2 | 电话 | | 9.8 | | | 31.6 |
| Mohammed 等（2004 年）　英国 | 1533 | ≥18 | 59 | 邮寄 | | 21 | | | |
| 东方国家 | | | | | | | | | |
| Ho 等（1998 年）　新加坡 | 696 | 21～95 | 93 | 面谈 | 1.6 | | | | |
| Wong 等（2003 年）　中国 | 2209 | ≥18 | 61.3 | 电话 | 2.5 | 8.9 | | | 29.8 |

2.年龄　关于年龄对 GERD 发病率的影响，各家报道不一致。一些研究认为在老年人中 GERD 症状更常见。而有些研究认为 GERD 症状与年龄无关。A Ruigomez 等对英国人群的研究表明，69 岁以前，男性和女性的发病率平稳上升，69 岁以后发病率轻度下降。男性和女性发病率最高的年龄段均为 60～69 岁。性别之间的差异表现在 50 岁以上的年龄段中，女性的发病率较男性稍高（1.3∶1）。K.Fujimoto 的研究发现，日本男性和女性反流性食管炎的发病率相似，分别为 15.5% 和 14.3%。随着年龄的增长，男性和女性 GERD 的发病率均上升。Yasuhiro Fujiwara 等的研究表明 GERD 的发病率与年龄及性别无关。周丽雅等的研究显示≤19 岁、20～29 岁、30～39 岁、40～49 岁、50～59 岁、60～69 岁、70～79 岁、≥80 岁各组中 RE 检出率分别为 0.6%、1.5%、2.6%、3.3%、3.70/0、6.8%、11.4%、12.9%，可以看出老年人糜烂性食管炎的检出率明显高于青年人。资料显示 1990～1999 年间诊断 EE 患者中＜30 岁 105 例，30～39 岁 247 例，40～49 岁 404 例，50～59 岁 455 例，＞60 岁 616 例，亦说明老年人糜烂性食管炎检出率高于青年人。有学者对山东半岛农民进行胃镜检查，结果发现 301 名≤60 岁的被调查者中 44 人发生糜烂性食管炎（14.6%），而 255 名＞60 岁的被调查者中 57 人（28.7%）发生糜烂性食管炎，60 岁以上人群糜烂性食管炎的发生率高于 60 岁以下者（$P<0.05$）。

3.性别　GERD 发病率是否受性别的影响，目前的看法也不一致。有人认为 GERD 的发病率在男性和女性不同，有人认为 GERD 的发生和性别无关。Joachim Labenz 等对德国人群的前瞻性研究提示，男性为 GERD 的危险因素（OR＝1.590）。而 MonaLin 等的研究中，在有 GERD 症状的人群中，内镜下表现的严重程度在男性和女性差异无显著性。但是女性中 Barrett 食管的发生率似乎低于男性，而女性 GERD 症状的严重程度要高于男性。周丽雅等的资料显示男性患者中 EE 的检出率为 4.7%，女性患者检出率为 3.2%（$P<0.01$）。通过研究中发现 EE 的男女性别比为 3.4∶1，可以看出男性糜烂性食管炎患者比例高于女性。有学者对山东半岛农民进行胃镜检查结果发现，男性糜烂性食管炎的检出率高于女性。

4.生活方式　有研究提示肥胖、高脂肪饮食及其它生活方式与 GERD 发病率有关。S.Nandurkar 等对 211 人的调查发现，体重指数（BMI）＞25 的人，10.3% 经常有烧心的症状发生，BMI≥30 者，15.9% 经常发生烧心的症状，而 BMI≤25 的人，只有 4.2% 经常发生烧心的症状。提示 BMI 和 GERD 症状的发生相关。

HB El-Serag 等发现高脂肪摄入和 GERD 症状及糜烂性食管炎的发生呈正相关,而纤维素摄入和 GERD 症状呈负相关。Joachim Labenz 等发现经常饮酒和吸烟与严重的食管炎呈正相关(OR 分别为 1.706 和 1.333)。M Nilsson 等对 GERD 危险因素进行的研究表明吸烟和过多的食盐摄入可能为 GERD 的危险因素,而体育锻炼和高纤维素饮食可能为 GERD 的保护因素,饮酒、咖啡和茶与 GERD 的发生无关。在陈惠新等对 GERD 危险因素的研究中,BMI 增加并不是 GERD 发生的危险因素,而离婚、分居或丧偶人群倾向于发生 GERD,工作压力大也可能是 GERD 的危险因素。有学者对山东半岛农民进行胃镜检查结果发现,吸烟、饮浓茶、服用非甾体类抗炎药(NSAIDs)、务农时间长、患者齿状线距门齿的长度短与发病明显相关,身高、体重、腹围、体重指数、饮酒、特殊饮食习惯等与之无关。

5.遗传 遗传因素对 GERD 的发生可能有一定的影响,但是两者之间的确切联系还不明确。I.Mohammed 等对 GERD 发生的危险因素进行了多因素分析,认为家庭中有上消化道疾病史为 GERD 发生的危险因素。Romero 等发现有 Barrett 食管或食管腺癌家族史的人更容易发生 GERD,而环境因素对于 GERD 的发生也有一定的影响。

6.食管裂孔疝 食管裂孔疝(HH)的存在和严重 GERD 的发生相关。食管裂孔疝引起 GERD 的主要机制是破坏胃食管连接处的生理结构,从而引起一系列病理生理学的改变。HH 病人膈食管韧带和膈脚的支撑作用削弱,裂孔增大。胃食管连接部移位到膈肌以上,位于呈负压的胸腔内,并且其长度随着移位而缩短。这样膈脚不再起着加强 LES 区域的作用,从而使局部抗反流作用减弱。HH 不是 GERD 的唯一或始动因素,但却是 GERD 发展并加重的持续因素。

7.幽门螺杆菌和 GERD 的关系 众所周知,幽门螺杆菌(Hp)和许多消化道疾病有关,包括消化性溃疡、胃癌、黏膜相关淋巴组织淋巴瘤等。但是 Hp 感染和 GERD 的关系还不十分明确。胃体部 Hp 感染者在根除 Hp 后胃体炎症消退,壁细胞泌酸功能恢复,加上 Hp 根除后不再产生氨中和胃酸,所以提出在泌酸增高的情况下易发生胃食管反流。流行病学资料显示在 20 世纪发达国家 Hp 感染率下降,与之平行的是 GERD 发病率上升。而在 Hp 感染率高的国家,GERD 的发病率低。关于 GERD 病人中 Hp 感染率各家报道不一致。在一个对欧洲及美洲国家人群的 Meta 分析中,共 10 个研究,有 5 个提示在反流性食管炎的病人 Hp 感染率(25%～60%,平均 37.6%)较正常对照(5%～35%,平均 22.8%)高。另外 5 个提示在反流性食管炎的病人,Hp 感染率(29%～76%,平均 42.2%)较正常对照(42%～82%,平均 53%)低。某学者的研究中,糜烂性食管炎患者 Hp 检出率为 23.5%,而接受内镜检查者平均 Hp 检出率为 42.3%(差异有显著性)。有学者对山东半岛农民进行胃镜检查结果发现,糜烂性食管炎组 Hp 感染率为 37.5%,非糜烂性食管炎组 Hp 感染率为 54.5%。

日本和美国的研究资料表明在 Barrett 食管、轻度食管炎和正常对照组中 Hp 的感染率分别为 23.5%(0～38.5%)、34.5%(29%～41%)和 52.3%(28.4%～76%)。另有报道表明 Hp 和 GERD 的严重程度相关,重度食管炎的病人 Hp 感染率低。Shirota 等的研究发现在严重的反流性食管炎、轻度反流性食管炎和正常对照组中,Hp 的感染率分别为 14.8%、47.8%和 60.7%。香港 J.C.Y.Wu 等对 225 名 GERD 病人的研究也发现重度食管炎较轻度食管炎 Hp 感染率低。

因此有学者提出 Hp 对 GERD 的发生起保护作用,而有的作者则认为 Hp 与 GERD 的发生无关。

C.A.Fallone 等对 101 名病人的研究发现 Hp 感染和 GERD 的严重程度无关。2003 年亚太地区消化病学术周讨论提出 Hp 感染和 GERD 的发病无明显关系。对 Hp 阳性的 GERD 患者长程质子泵抑制剂(PPI)治疗会加快萎缩性胃炎的发展,故建议治疗前根除 Hp。

**【GERD 对生存质量的影响】**

(一)GERD 对病人生活质量的影响

GERD 对病人生活质量的影响主要表现为 GERD 症状(烧心、反酸)对病人生活质量的影响。Dimenas

等应用 Psychological General Well-Being Index(PGWBI)量表的研究发现,GERD 病人生活质量的评分低于未治疗的十二指肠球溃疡、轻度心衰及心绞痛。Revicki 等的报道中,GERD 对病人躯体疼痛及生理机能的影响高于糖尿病和高血压。

有学者对南方社区人群中 GERD 症状人群生活质量进行了研究。该研究应用 SF-36 量表。其中包括 9 个维度:生理机能、生理职能、情感职能、社会功能、躯体疼痛、精力、一般状况、精神健康及健康变化。结果发现,GERD 组生活质量明显下降。且 GERD 组生活质量下降与症状的严重程度和发作频率呈相关性(表 2-15)。

表 2-15　GERD 组与对照组的生活质量比较

| SF-36 | 对照组(166 例) | GERD 组(83 例) | P 值 |
|---|---|---|---|
| 生理机能 | 95.0±9.8 | 84.3±22.0 | 0.000 |
| 生理职能 | 90.1±27.6 | 51.8±47.0 | 0.000 |
| 情感职能 | 86.1±32.9 | 56.2±46.0 | 0.000 |
| 社会功能 | 80.3±12.1 | 65.3±17.7 | 0.000 |
| 精神健康 | 68.7±11.6 | 61.4±13.8 | 0.000 |
| 精力 | 68.5±11.4 | 54.8±14.5 | 0.000 |
| 躯体疼痛 | 90.0±14.6 | 68.9±22.7 | 0.000 |
| 一般状况 | 69.9±18.7 | 51.0±19.8 | 0.000 |
| 健康变化 | 48.5±17.3 | 41.9±20.3 | 0.008 |

### (二)GERD 的花费

GERD 对经济的影响,应该包括其直接的花费和间接的花费。后者主要包括因 GERD 症状而影响了病人的生产能力及日常活动。

在各国 GERD 均导致重大的经济负担,需要消耗很大一部分医疗资源。各国目前用于 GERD 的治疗费用巨大。以英国为例,2000 年英国用于治疗消化不良和 GERD 的药物总费用为 4.61 亿英镑,其中,PPI 药物的费用为 3.28 亿英镑,$H_2$ 受体阻滞剂为 8400 万英镑,抗酸药为 2400 万英镑。消化不良和 GERD 治疗的费用占到了初级医疗机构所有医疗费用的 2%。

美国的一项大型研究表明,GERD 病人的生产能力总体下降 41%,使全国生产总值下降 3%。这是个相当可观的数字。

总之,从以前的研究中可以看出,GERD 对病人生活质量的影响高于常见的高血压、糖尿病、冠心病、消化性溃疡等疾病,因此在 GERD 的诊治过程中,应加强对 GERD 的认识,临床医师更应注意病人生活质量的改善情况。GERD 的治疗费用也是人们关注的问题,在今后研究中,对于 GERD 的治疗应找出更经济的治疗方案和治疗方法。

## 二、胃食管反流病的病理生理学

胃食管反流病(GERD)是指过多胃、十二指肠内容物反流入食管引起烧心、反酸等症状,并可导致食管炎和咽、喉、气道等食管以外的组织损害。胃食管反流病是由多种因素造成的消化道动力障碍性疾病,其病理生理机制主要是由于抗反流防御机制下降和反流物对食管黏膜的攻击作用。本文将从胃食管交界处因素、胃十二指肠因素、食管因素、遗传因素四个方面来阐述胃食管反流病的病理生理机制。

## 【胃食管交界处因素】

胃食管交界处位于横膈膜水平,它的组织结构包括下食管括约肌(LES)、膈肌脚、膈食管韧带、His 角等。胃食管交界处相当于阀门,能有效阻止胃内容物的反流,其抗反流屏障功能主要依赖于 LES 和膈肌脚的功能。LES 由平滑肌组成,长约 4cm;膈肌脚由骨骼肌组成,长约 2cm,环绕在近端 LES 外。正常时 LES 和膈肌脚在胃食管交界处形成一高压带,能有效防止胃内容物反流。静息状态下,LES 的张力和长度起主要的抗反流屏障作用。在深吸气和腹内压升高时,膈肌脚收缩叠加在 LES 上,起到抗反流第二道防线的作用。胃食管交界处的抗反流屏障功能的检测方法为 LES 腔内压测定,近来研究证明呼气末 LES 腔内压源于 LES,而吸气末 LES 腔内压源于膈肌脚的张力。

### (一)下食管括约肌压力异常

LES 腔内压(即 LES 静息压)受一系列生理因素、激素和药物影响,生理因素包括呼吸、体位、生理周期及胃运动。LES 静息压每分钟变化很小,约 5～10mmHg。呼吸过程中,吸气增加 LES 静息压,而呼气降低 LES 静息压,变化范围达 30mmHg,深吸气时可增加 LES 静息压达 100～150mmHg。LES 静息压与体位变化也有关,研究证实卧位时 LES 静息压增加,且与卧位时腹腔内压力降低无关。

早在 20 世纪 70 年代人们就认识到 LES 压力受食物影响,高脂食物、吸烟、饮酒、巧克力和咖啡可降低 LES 压力。激素和药物亦影响 LES 静息压。胆碱能刺激、胃泌素、胃动素、P 物质、胰岛素引起的低血糖可增加 LES 静息压,而胆囊收缩素、胰高糖素、血管活性肠肽等降低 LES 静息压。孕妇的孕酮水平升高,可引起 LES 静息压降低,但妇女每月雌激素和孕酮的生理周期变化不影响 LES 静息压。胃复安、吗丁林等增加 LES 静息压,钙通道阻滞剂、吗啡、安定等药物则降低 LES 静息压。

胃食管交界处的功能在 GERD 的发病机制中起重要作用,LES 静息压和 LES 长度减少均可引起异常胃食管反流,导致 GERD。

### (二)一过性下食管括约肌松弛(TLESR)

TLESR 是指与吞咽过程无关的短时间 LES 松弛,可持续 10～45 秒。已知 TLESR 是正常人和 GERD 患者发生胃食管反流的主要机制。正常人多数 TLESR 与酸反流无关,而 GERD 患者明显增多的 TLESR 与酸反流有关。TLESRs 多导致轻、中度反流性食管炎,但当有食管裂孔疝和 LES 压力降低时,TLESR 可致重度反流性食管炎。在 TLESR 期间,胃食管反流发生与胃食管压力梯度和胃食管交界处抗反流屏障有关。肥胖患者胃食管压力梯度增加,因而容易发生胃食管反流,产生 GERD 症状。近期研究证实肥胖患者 GERD 症状发生率呈三倍增长,肥胖是糜烂性反流性食管炎的危险因素。

神经生理学研究指出 TLESR 受内脏神经反射调节,胃扩张是诱发 TLESR 的主要原因。胃扩张刺激迷走神经传入纤维,经迷走神经背核,下传到迷走神经传出纤维,促发 TLESR。与 LES 静息压相似,TLESR 的频率受食物、吸烟和饮酒影响。最近研究报道巴氯芬(一种入-氨基丁酸受体激动剂)通过抑制迷走神经孤束核和运动背核的信息传递而减少 TLESRs 的频率。临床试验显示巴氯芬可有效减少酸相关性和非酸相关性胃食管反流。

### (三)食管裂孔疝

20 世纪 80 年代的研究发现食管裂孔疝与反流性食管炎密切相关,94% 食管裂孔疝患者有反流性食管炎。近期研究证实食管裂孔疝与反流的严重程度有关,是预测反流性食管炎严重程度的重要指标。一项研究报道 96% 的 Barrett 食管患者存在 2cm 或更长的食管裂孔疝,专家认为食管裂孔疝与 Barrett 食管发生有关。

食管裂孔疝合并 GERD 的机制与 LES 功能减弱有关,由突然增加的腹腔内压力而导致的反流敏感性与 LES 压力降低和食管裂孔疝密切相关。食管裂孔疝患者由于膈肌脚不再对 LES 区域高压带有作用,

LES 静息压降低易发生胃食管反流。食管裂孔疝引起胃食管反流的另一机制可能与食管裂孔疝起着一个酸性物质的容纳器作用有关,在食管酸清除期间裂孔疝囊截留酸,并在 LES 松弛时反流入食管。

引起食管裂孔疝的原因可以是先天性的,也可因年龄增加以及长期腹内压增高如肥胖、妊娠、慢性便秘所致。

### 【胃、十二指肠因素】

#### (一)胃、十二指肠反流物的攻击作用

GERD 是酸相关性疾病,反流入食管的胃液能通过盐酸、胃蛋白酶、胆盐和胰酶(胰蛋白酶、脂肪酶)造成黏膜上皮损伤。长期以来胃酸一直被认为是引起 GERD 病人食管损伤的主要因素,反流物中胃酸和(或)胃蛋白酶的量与浓度是导致食管黏膜损害的重要因素。$H^+$ 能激活和提高胃蛋白酶的活力,加重食管黏膜的损伤,pH 越低、酸暴露时间越长,黏膜损害越重。研究发现 GERD 患者餐后胃酸分泌过多,与食管酸暴露明显相关,表明胃酸增多可能包含在 GERD 的病理生理机制中。

然而食管 24 小时 pH 监测发现食管炎的程度与酸反流量无明确关系,抑制胃酸分泌的药物在某些病人不能促进食管黏膜的修复,胃酸缺乏的病人同样可以发生食管炎。Martinez 等也证明在有症状的 GERD 患者中仅有 45.1% 的患者存在 pH 异常,因此除了胃酸还有其它重要因素参与了食管炎的发生,其中十二指肠胃食管反流作用尤其明显。十二指肠胃反流可因胃容积增加而致胃食管反流的危险性增加,同时含胆汁和胰酶的反流物对食管黏膜亦有损伤作用。大量研究表明酸与胆汁反流共同参与了食管黏膜的损伤,胆汁可增加食管黏膜对 $H^+$ 的通透性,胆汁中卵磷脂被胰液中的卵磷脂 A 转变为溶血卵磷脂,也可损伤食管黏膜引起食管炎。十二指肠内容物及其它一些碱性肠液更易导致食管黏膜的糜烂、溃疡和上皮高度增生及出现柱状上皮化生。肠液中的蛋白水解酶、脂肪酶和淀粉酶等有破坏消化黏膜的作用,但肠液在 GERD 发病机制的作用尚需研究。GERD 还与反流物的量有关,卧位反流的损害大,部分原因可能是由于卧位时较易反流所致。

#### (二)胃排空异常

文献中有关胃排空延迟导致反流的报告结果不一致,一些学者发现 40% 左右 GERD 患者有延迟胃排空,另一些报道则称胃排空延迟仅占 6%,之间的差异可能与胃排空检测方法不同有关。最近一项研究使用标准的胃排空测定方法,发现 33% GERD 患者餐后 120 分钟胃排空延迟,26% 患者餐后 240 分钟胃排空异常。因此认为在小部分 GERD 患者中胃排空延迟是其发病机制之一。

胃排空延迟使胃长时间保持充盈,胃内压超过 LES 压力,容易发生餐后反流。并且胃排空延迟引起的胃扩张可增加 TLESR 次数,并使 LES 缩短,易于反流。

胃排空延迟可由下列原因引起:晚期糖尿病引起的胃张力缺乏;弥漫性神经肌肉疾病;迷走神经切除术;特发性胃轻瘫;幽门功能障碍和十二指肠运动障碍亦可延迟胃排空。

#### (三)幽门螺杆菌

幽门螺杆菌(Hp)感染在 GERD 的病理生理学方面所起的作用一直是大家争论的焦点,Hp 感染是否与 GERD 有关尚存在争议,一些研究资料提示 Hp 感染可能具有保护作用。理由有:①GERD 患者 Hp 感染率和 CagA 检出率均低;②消化性溃疡及胃炎患者根除 Hp 后,GERD 的发病率高于未根除者。但是也有人认为根除 Hp 并不增加 GERD 的发病率,GERD 患者和健康志愿者 Hp 的感染率无显著性差异。因此认为对食管起保护作用的是胃炎而不是 Hp,因为 GERD 患者胃炎的发生率低且轻。

Hp 影响 GERD 的可能机制为:Hp 的尿素酶分解尿素产生氨,氨中和胃酸,胃内 pH 升高,胃蛋白酶原激活减少,反流物对食管损伤作用减弱。而且胃窦部 Hp 感染可使血清胃泌素增高,胃泌素具有升高 LES 压力的作用。但另一些研究则认为 Hp 感染与 GERD 无关。

**【食管因素】**

**（一）食管的清除能力降低**

正常情况下，食管通过4个重要机制清除$H^+$：食管蠕动；大量分泌的唾液；黏膜表面碳酸氢根离子；重力作用。正常人当酸性内容物反流时只需1～2次食管继发性蠕动即可排空几乎所有的反流物。唾液和食管腺分泌含有碳酸氢盐的黏液，可稀释、中和酸性反流物。食管内容物通过重力作用排入胃内。睡眠时，无重力作用可致反流物的清除延缓，缺乏吞咽动作和食管蠕动，唾液分泌减少，对反流物的清除作用失效。因此，夜间反流对食管黏膜的损害重于昼间反流。当食管蠕动减弱（如老年性食管）、腺体分泌碳酸盐减少、食管清除能力下降则使反流物与食管黏膜接触时间延长，食管胃酸和（或）胃蛋白酶暴露时间是GERD发病的决定性因素。研究发现，食管的炎症与酸性和（或）碱性反流物的接触时间而不是反流的次数相关。

几乎50％GERD患者食管酸清除能力下降，食管清除能力的降低主要与食管运动障碍有关。GERD患者多少都存在原发性蠕动障碍，其主要表现为非穿壁性收缩或者说收缩没有横贯整个食管。Achem等报道老年GERD患者食管蠕动异常发生率高，而LES压力和食管酸暴露在老年患者和年轻患者之间无差异，推测食管运动异常可能降低食管酸清除能力。但GERD患者异常的食管运动是GERD发生原因，还是继发于酸损伤尚有争议。

**（二）食管内脏高敏感**

部分GERD患者在没有过多食管酸暴露的情况下，却对疼痛发生高敏感反应，这种高敏感机制尚不十分清楚，目前认为主要是通过改变向大脑皮层的传入过程的感觉而引起的。对正常酸暴露时间的GERD患者和对照者进行食管气囊扩张研究，发现GERD患者较对照者对食管扩张的感觉阈值明显下降，表明这组患者存在内脏高敏感。对每周至少4天有烧心症状的一组患者进行研究，发现43％患者酸暴露时间正常，同样，食管气囊扩张检测到患者食管感觉阈值下降。

**（三）黏膜防御能力降低**

GERD主要是因为胃内容物，尤其是胃酸反流入食管而引起症状，不难理解为什么强抑酸药对GERD有很好疗效。然而，食管pH测定发现GERD患者和正常健康者食管酸暴露结果有重叠现象，高达50％非糜烂性反流病患者食管酸暴露时间在正常范围。因此，对食管上皮而言，有两种基本方式发生反流性食管炎，一种为食管上皮暴露于酸性反流物的时间过长，另一种为尽管食管酸暴露时间正常，但反流的有害物质损伤食管上皮。

食管黏膜抵抗力在防止反流性食管炎中具有重要作用，它包括上皮前、上皮及上皮后防御功能。①上皮前防御：是指防止反流物中的$H^+$与上皮表面直接接触的一些因素，如表面黏液层、不移动水层和表面碳酸氢盐浓度。它能维持食管腔至上皮表面的pH梯度，使pH能维持在2～3；②上皮防御：食管上皮是有分泌能力的复层鳞状上皮，在结构和功能上均有防御酸攻击的能力。其表面的细胞角质层和细胞间的紧密连接构成其结构基础，能防止$H^+$的逆弥散，并阻挡腔内有毒物质弥散到细胞和细胞间隙；细胞内的蛋白质、磷酸盐及碳酸氢盐对上皮细胞酸暴露具有缓冲作用；③上皮后防御：主要作用是对损伤组织的血液供应，调节组织的酸碱平衡，为细胞修复提供营养，排除有毒代谢产物，给细胞间质提供碳酸氢盐以缓冲$H^+$。

胃酸和胃蛋白酶是反流物中最强的损伤因子，开始主要攻击和损伤细胞间连接部位，用光镜和电镜观察GERD患者的食管上皮，可发现上皮细胞间隙扩大。因此扩大的细胞间隙可作为食管上皮防御功能受损的标志。食管上皮防御功能受损后，胃酸弥散入组织，酸化细胞间隙，进一步酸化细胞浆，最后造成细胞肿胀和坏死。此外，食管上皮防御功能还受消化物成分和温度的影响。酒精、高渗溶液及过热食物可损伤食管上皮防御能力。吸烟也能通过抑制上皮细胞离子转运而损伤食管上皮防御功能。

## 【遗传因素】

遗传因素在 GERD 发病中可能起一定作用,因为有证据表明 GERD 症状有家族群聚现象。近期对双胞胎的研究发现单卵双胞胎比双卵双胞胎更多见 GERD 症状,在患病人群中 GERD 的遗传影响因素约占 30%。另一研究报道显示与配偶的亲属相比,Barrett 食管和腺癌患者的亲属更有可能出现 GERD 症状。

# 三、胃食管反流病的诊断

## 【临床表现】

临床上,胃食管反流病(GERD)的表现多样,包括反流症状、反流物引起的食管和食管外刺激症状和有关并发症,此外,有重叠症表现,部分患者由于症状困扰,表现出焦虑、抑郁状态(见表 2-16)。典型的胃食管反流病临床表现有反食、反酸、烧心及胸骨后疼痛,但部分 GERD 患者的临床表现可能以食管外症状为主或为首发症状,因而,有可能不易被识别。

表 2-16　胃食管反流病的临床症状群

| 反流 | 反酸、反食、反胆汁、嗳气 |
| --- | --- |
| 食管刺激症状 | 烧心、胸痛、吞咽疼痛 |
| 食管外刺激症状 | 咳嗽、哮喘、咽喉炎等 |
| 反流并发症 | 反流性食管炎、BE、食管狭窄等 |
| 重叠症状 | 消化不良、IBS、便秘等 |
| 心理障碍状态 | 焦虑、抑郁、睡眠障碍 |

### (一)反流

反流指胃内容物回流到口咽部或向食管、口咽方向流动,胃内容物可以是胃酸、胆汁或食物;与呕吐不一样,反流的发生基础是胃食管交界的松弛,腹压-胸压梯度有利于胃内容物的回流。因而,反流无须腹肌、膈肌收缩。广义上来说,嗳气也是反流的表现,其发生也是基于胃食管交界的松弛。反流症状中,反酸很常见。饱餐容易诱发反流症状,在下食管括约肌压力(LESP)低下时,卧位、弯腰或有腹内压增高如咳嗽、屏气、持重物等,均可诱发反流症状。

### (二)食管刺激症状

烧心、胸痛、吞咽疼痛等是反流物引起的刺激症状。反流物刺激食管黏膜上皮内的神经末梢,常引起烧心(指胸骨后烧灼感)、胸骨后痛,严重时导致食管黏膜损伤,还可引起吞咽疼痛。这些症状常比反流本身引起患者的难受或不适更为突出,也是患者急切希望缓解的症状。少数患者吞咽时有发噎感,不一定是因食管狭窄引起,有时可能因食管体部蠕动收缩低弱,或缺乏有效的蠕动收缩所致。

### (三)食管外刺激症状

常见的食管外刺激症状有咳嗽、气喘、咽喉炎,以及牙酸蚀症、鼻窦炎、肺纤维化以及耳炎等。这些表现可能因反流引起,也可能与反流相关。患者在熟睡时,反流物吸入气道,引起呛咳、气喘甚至窒息感。部分患者有睡眠打鼾,存在呼吸睡眠暂停现象,反流与睡眠呼吸暂停在部分患者中可能呈因果关系,或有互为因果的关系。

### (四)并发症

严重反流或反复发作引起糜烂性食管炎,少数食管炎可发展成食管狭窄,患者吞咽可发噎和困难,尤其在进干食时。出现食管狭窄后,反酸、反食、烧心等反流症状减轻或不明显。严重的反流性食管炎患者出现反食症状时,可带有咖啡样物或血性物,严重者并发食管穿孔。有的患者有慢性贫血的表现。少数可发展至 Barrett 食管,即食管远端鳞状上皮替代为胃柱状上皮或肠上皮化生,为长期慢性胃食管反流的并发症。食管黏膜组织活检是确诊 Barrett 食管的金标准。GERD 的少数患者可发展成食管腺癌,与 Barrett 食管肠上皮化生发生重度异型增生有关。

**（五）重叠症状**

GERD 患者常有重叠症状的表现,如 GERD 和功能性消化不良症状重叠,尤其是非糜烂性反流病(NERD)和功能性消化不良,GERD 与肠易激综合征便秘型及腹泻型重叠。对北京地区成人的便秘调查显示,慢性便秘合并反流症状占 17.2%。这些重叠症状表现与 GERD 的关系可能是并存,或呈因果关系。

**（六）生活质量及心理状态**

因症状反复发作常常影响患者的生活质量及精神心理状态。这一方面是由于反流以及反流引起的食管内、外的刺激症状引起的痛苦和困扰,另外,夜间反流影响睡眠质量。患者常需长期服药,对药物的接受程度、对疾病的不同程度与角度的认知,尤其是与食管癌的关联,均使患者增加焦虑抑郁,明显影响患者的生活质量。使人们在认识 GERD 时,务必注重患者的这些表现。人们普遍公认的是应用胃食管反流病相关生活质量量表(HRQoL)和 SF-36 普适性量表评价 GERD 患者的生活质量,Talley 等对 984 例 NERD 患者生活质量调查显示,与进食水相关的占 45%～81%,与睡眠相关的占 39%～49%,影响日常活动的占 41%～58%,不良心境占 45%～55%。烧心和反流症状越重,HRQoL 积分越低。应用 SF-36 量表调查结果显示,与健康人比较,功能性烧心心理复合评分和躯体复合评分均明显降低。国内对 EE 和 NERD 生活质量随访 1 年结果显示,NERD 生活质量明显低于 EE,较 EE 更需要长期的维持治疗。

**【检查方法】**

GERD 的临床表现对诊断是基本的条件。但有时临床表现不典型,需要接受一些检查,确定诊断(见表 2-17)。

表 2-17　GERD 的检查方法

---

1.诊断性治疗试验

2.X 线检查

3.上消化道内镜诊断检查

4.心源性胸痛的排除检查

5.胃食管反流检查

(1)24h 食管 pH 监测

(2)24h 食管胆汁反流监测

(3)无线 pH 监测

(4)食管阻抗测定

6.食管测压

7.Bernstein 试验

---

**（一）诊断性治疗试验**

由于酸反流在 GERD 中的重要性,因而,对有反酸、烧心等反流症状的患者,或拟诊反流病或怀疑反流相关的食管外症状患者,可采用诊断性治疗试验。最常用的是应用足量质子泵抑制剂(PPI)治疗,简称为 PPI 试验。试验观察患者的反流及与反流相关的症状是否明显缓解,如有缓解可推断为 GERD,目前已成为共识。

PPI 试验要求患者一日两次,分别在早餐和晚餐前 30 分钟口服 PPI,为时 1～2 周,观察反酸、烧心等症状有否减轻或消失。国内外均已用于临床,并有证据表明是可行有效的方法。尤其对那些不能接受内镜和反流检查的患者,PPI 试验有助于诊断 GERD,并启动治疗。

如服药后症状改善不明显,可能有酸以外的因素或不支持诊断。PPI 试验不仅有助于诊断 GERD,同时启动了治疗。进一步需设置和确定对症状缓解或改善的程度以及起效的时间。

**(二)X 线检查**

反流性食管炎患者的食管钡餐检查可显示下段食管黏膜皱襞增粗、不光滑,可见浅龛影或伴有狭窄等,食管蠕动可减弱;有时可显示食管裂孔疝,尤其在头低位时,钡剂可向食管反流。卧位时如吞咽小剂量的硫酸钡,则显示食管体部和 LES 排钡延缓。钡餐检查无须插管,且能直接显示胃内钡剂向食管反流,能动态观察食管、胃十二指肠的动力变化,并能显示异常病变,如溃疡的龛影、息肉或肿瘤的充盈缺损以及管腔的狭窄或扩张。如钡餐检查发现异常,常需进一步行上胃肠内镜检查,必要时结合病理活检,以明确诊断。但不少 GERD 患者在钡餐检查时不能显示食管黏膜异常。

**(三)上消化道内镜诊断检查**

上消化道内镜诊断检查能帮助确定有无反流引起的糜烂性食管炎(EE,有远端食管黏膜的破损),有助于确定那些临床拟诊患者是 EE 或是非糜烂性反流病(NERD)。正确辨认食管胃连接处(EGJ)、齿状线及食管裂孔水平及其相互关系十分重要。内镜下怀疑 Barrett 食管时结合病理活检可帮助确定是否有 BE。还可帮助确定有无其它合并症和并发症,如食管裂孔疝、食管炎性狭窄以及食管癌。因而,内镜检查和(或)结合病理是诊断以上几种情况的金标准。随着放大内镜和聚焦内镜的应用,将能提高病变的检出率。

内镜下显示的反流性食管炎实际上是反流导致食管黏膜损伤的后果。内镜检查能确定其严重程度及病变范围。对反流性食管炎的内镜下分类,国内外有不同的诊断标准。目前多采用洛杉矶分级标准。洛杉矶分级为 A~D 四分级。A 级:食管黏膜有一个或几个长度<5mm 的黏膜损伤;B 级:至少有 11 处长度>5mm 的黏膜损伤,但不融合;C 级:至少 1 处有 2 条黏膜损伤并互相融合,但未及环周的 75%;D 级:病变融合,达到或超过 75% 的环周范围。

内镜下还能观察到有无反流性食管炎的继发病因,如球部溃疡合并幽门梗阻。内镜检查也用于评判治疗疗效。约不到 1/3 的 GERD 患者在内镜下显示糜烂性食管炎。因而,对于内镜检查不显示糜烂性食管炎的患者,需进一步检查。

值得注意的是,内镜下所见的食管炎不一定均由反流所致,尤其是非远端的食管炎,可能还有其它病因,如药片、霉菌感染、腐蚀剂以及异物等。

上消化道内镜检查的适应证:我国的内镜诊断检查已广泛开展,对许多患者来说,可先进行内镜检查,特别是有以下情况时:①症状频繁、程度较重。②有报警征象(如体重下降、出血、吞咽困难、贫血以及年龄在 45 岁以上)。③有肿瘤家族史。④患者很希望接受内镜检查时。⑤对抗反流治疗疗效不佳者。

**(四)心源性胸痛的排除检查**

心源性胸痛可酷似反流引起的胸骨后疼痛或烧灼感,对 PPI 治疗无效;临床上也有与 GERD 并存的情况。尤其是有心血管高危因素的患者,应及时注意有无心源性胸痛的情况,进行有关检查。

**(五)胃食管反流的检查**

传统的胃食管反流有钡餐检查和核素胃食管反流检查。前者是将胃食管影像学和动力结合起来,显示有无黏膜病变、狭窄及食管裂孔疝等,并显示有无钡剂的胃食管反流。因而对诊断有互补作用。而后者能定量显示胃内核素标记的液体反流,在 EGJ 屏障低下时较容易出现阳性,但阳性率不高,应用不普遍。

近年来临床应用的胃食管反流检查有 24h 食管监测、胆汁监测等。

1.24h 食管 pH 监测　24h 食管 pH 监测能记录昼夜食管内 pH 变化。通常要根据食管测压对 LES 进行定位,将 pH 电极置于近侧 LES 以上 5cm 处。常用的观察参数有 pH<4 的百分比、pH<4 的次数、pH

<4 并持续 5min 以上的次数、pH<4 的最长持续时间以及症状指数等。这些参数能帮助确定在生理活动状态下有无过多的反流,并有助于阐明症状与反流的关系。24h 食管 pH 监测可以显示过多的酸反流、昼夜酸反流的规律、体位和进餐对酸反流的影响、观察酸反流和症状的关系,并在抗反流治疗后,食管 pH 监测能显示酸反流有无改善。24h 食管 pH 监测能提供卧位型、餐后型和混合型的反流类型,帮助制定切实可行的抗反流治疗措施,包括用药剂量和时间,使治疗做到个体化。

24h 食管 pH 监测的适应证:①反流症状中度或以上,对抗反流疗效欠佳。②内镜检查无糜烂性食管炎,对抗反流疗效不佳者。③症状不典型,如胸痛或食管外症状,内镜检查无反流性食管炎,又不能除外反流病时。功能性烧心的诊断需进行反流检查,并显示阴性结果,同时 PPI 试验阴性,内镜检查无 EE 表现。④难治性 GERD 患者,必要时需联合几种反流检查,将提高阳性率。

随着 24h 食管 pH 监测方法的开展,更多的反流患者能有机会接受检查。但 24h 食管 pH 监测尚不是诊断 GERD 的金标准,但食管 pH 监测在 EE 和 NERD 患者的阳性率不高。约 1/3～1/2 有反流症状患者的食管 pH 监测不显示阳性结果。临床实践表明,GERD 患者未能显示阳性的因素有以下情况(见表 2-18)。

**表 2-18　24h 食管 pH 监测阴性的原因**

1.无病理性酸反流。

2.在检查期间进食和活动受限,因而无胃食管酸反流的发生。

3.症状可能仍与反流有关,只是有关反流的参数值未超过正常范围。

4.为胆汁反流而非酸反流,因而无法从 pH 监测中检出。

5.监测前的准备工作不充分,例如未及时停药,或停药时间不够。

6.电极定位不准确或在检查时发生移位,而出现假阴性或假阳性。

应注意避免发生假阳性和假阴性的情况。接受检查的患者要求在检查前 2～3 日需停用抑酸剂、促动力剂。对服用质子泵抑制剂(PPI)者,停药时间需 1 周。

2.无线 pH 监测　新近研发的无线 pH 监测的方法是通过内镜将 Bravo 胶囊夹在食管黏膜上,该胶囊为半导体材料,能记录 48h 甚至 72h 食管内 pH 变化。研究显示此方法安全、可靠,且可行食管多部位(远端、近端及下咽部等)监测,在更接近生理的状态下记录足够长的时间的食管 pH。该方法刚起步,是否受其它如活动等限制尚不清楚,且价格昂贵。其可能性有待于进一步评价。其检查前注意事项同食管 pH 监测。

3.24h 食管胆汁反流监测　24h 食管胆汁监测应用 Bilitec-2000 检查有无食管的胆汁反流。由于胃食管反流病是上胃肠道动力障碍疾病,因而,其反流物可能有胃内容物或同时有十二指肠内容物。

其方法是将光纤导管的探头放置于 LES 以上 5cm 处,以分光光度法监测食管反流物内的胆红素含量,并将结果输回光电子系统。胆汁是十二指肠内容物的重要成分。其中含有的胆红素是胆汁中主要的色素成分,在 453nm 处有特殊的吸收高峰,可间接表明食管暴露于十二指肠内容物的情况。同步进行食管 pH 和胆汁监测能显著增加反流的阳性率。

研究表明,GERD 患者反流有 4 种情况:酸反流、胆汁反流、酸和胆汁同时反流、酸和胆汁反流阴性。反流越严重,越容易有酸和胆汁的双重反流。仅显示胆汁反流的原因可能是由于胃酸分泌、有抑酸药物的影响、患者胃部手术史。由于胆汁反流的监测可反映反流物中有无胆红素,因而有一些因素可引起假阳性结果,如反流物中的黏液、食物颗粒、血红蛋白等。

4.食管阻抗测定　食管阻抗测定能够敏感记录到不同物理性质的反流物(液体、气体或气体液体混合物),但难以区别反流物的化学性质(如胃酸或胆汁)。如联合 24h 食管 pH 以及胆红素监测,可以明确反流物的性质。但该项检查价格昂贵,目前适用于科研。

**(六)食管测压**

食管测压可测定食管各部分,包括食管体部以及上、下食管括约肌在静息时和吞咽时的压力变化以及上食管括约肌和咽肌群间的协调运动。

食管测压不直接反映反流,但所提供的信息对评估反流很有意义。如显示 LESP 低下,或出现频繁的TLESR,表明胃食管交界处的屏障作用明显降低,而食管体部收缩幅度低下则反映食管体部清除功能降低。部分患者上食管括约肌压力也显示低下,有可能是那些有咽喉或气道症状患者的病理性动力基础。GERD 患者的食管动力功能下降,容易发生胃食管反流。约半数患者测定结果正常或接近正常,甚至少数患者的 LESP 高于正常。如连续进行食管压力监测,可有更多的机会发现食管动力异常。

在 GERD 的诊断中,食管测压指导 pH 电极定位,也用于评估术前食管功能和预测手术疗效。在GERD 的药物治疗中,食管测压能帮助预测抗反流治疗的疗效和是否需要长期维持治疗,尤其对治疗困难的患者,有利于设计进一步的治疗方案。如 LESP 不低,提示在治愈反流性食管炎后,可按需维持治疗;如LESP 明显低下,常需要连续维持治疗。

**(七)Bernstein 试验**

其方法是在食管内灌注 0.1mol/L 的盐酸(6ml/min)。灌注时间各家报道有异,一般为 10～30 分钟。用生理盐水作为对照。阳性率 7%～64%,假阳性 10%。目前已较少用于临床,但如以上其它检查不能明确诊断,治疗不佳时,仍可应用,有助于明确诊断。

2005 年美国对 GERD 的诊断指南修订中,评价了诊断性治疗、内镜检查、反流监测和食管测压这四项对诊断的评级结果,表明尚需有更有力的循证医学支持。

**【诊断和鉴别诊断】**

典型的 GERD 症状有助于诊断,但如症状表现不典型,不易被识别,诊断有一定的难度。有的患者反流症状典型,但 X 线、内镜检查无异常发现;有的患者临床表现酷似心绞痛或以哮喘、咽喉炎为主要表现,可能在相当长的时间内不容易被识别,因而得不到及时的诊断和有效的治疗。因而很有必要提出 GERD的诊断标准。

**(一)GERD 诊断标准**

1.符合下列条件之一,临床上可考虑为 GERD

(1)有典型的反流及反流引起的刺激症状(如反食、反酸、嗳气和烧心),无继发因素。

(2)诊断性治疗试验:对有反流症状,或食管外症状可能和反流相关者,又无继发因素,应用 PPI 治疗1～2 周(单剂量的 PPI,每日 2 次),如烧心、胸痛等症状消失或减轻则支持 GERD 的诊断。

2.符合下列条件之一,可确诊 GERD

(1)有反流症状,加上内镜下显示累及远端的反流性食管炎,缺乏食管炎其它病因的证据,可确诊反流性食管炎。

(2)有反流症状,虽内镜检查无反流性食管炎,但至少 1 项胃食管反流检查为阳性结果。

(3)有食管外症状,但无明显反流症状,内镜下又无食管炎,宜至少具备一项胃食管反流检查的阳性结果。

目前,胃食管反流检查包括:①食管 pH 监测:酸过多反流的客观指标和(或)与酸相关的症状指数;②食管胆汁监测:出现过多的胆汁反流的客观指标;③钡餐的胃食管反流检查显示钡剂反流、贲门增宽及食管裂孔疝、反流性食管炎;④食管酸试验可以显示阳性结果;⑤其它如食管无线 pH 监测、食管阻抗检查等。

3.GERD 的诊断分级及其评估　对确定有 GERD 的患者,提出以下诊断分型、分级,明确有无食管并发症、食管外表现、重叠表现,有无心理障碍以及睡眠障碍等,必要时,需要进行有关的胃食管反流检查,使患者能得到个体化的合理治疗(见表 2-19)。

表 2-19　GERD 的诊断分级及其评估

| 1.分型 | EE.NERD.BE |
| --- | --- |
| 2.临床症状分级 | 轻、中、重 |
| 3.食管并发症 | 有无、性质和程度 |
| 4.食管外表现 | 有无、相关、可能有关,因果或互动关系 |
| 5.重叠表现 | 有无、相关、因果或并存 |
| 6.心理状态 | 有无、程度,有无睡眠障碍及其程度 |
| 7.胃食管反流 | 程度、性质、类型 |

EE＝糜烂性食管炎,NERD＝非糜烂性反流病,BE＝Barrett 食管

**(二)GERD 的诊断流程**

临床上,对有反流症状、食管刺激和食管外症状的患者,可采用 PPI 试验,或接受内镜检查;如怀疑有心源性病因,需做相应的检查。内镜检查显示阴性的患者,可能是非糜烂性反流病,其中部分患者的反流检查仍显示阴性,可能是由于对反流物的高敏(即便反流量小),另一部分患者对 PPI 试验无反应,很可能是功能性烧心。

**(三)GERD 的鉴别诊断**

虽然 GERD 的症状有其特点,但从临床表现上应与其它病因的食管炎、消化性溃疡、各种原因的消化不良、胆道疾病以及食管动力疾病等相鉴别。

对有吞咽疼痛同时内镜显示有食管炎的患者,应与感染性食管炎、药物性食管炎鉴别。反流性食管炎(RE)以远段食管为主,感染性食管炎常在食管的中、近段,病变弥漫,确诊需病原学证实,包括涂片、培养,患者常有使用抗生素或化疗的病史,如合并霉菌性食管炎,内镜下食管黏膜常有弥散腐乳样的细颗粒。药物性食管炎者常在近段食管尤其在主动脉弓水平有单个溃疡,患者常有服四环素、氯化钾或奎尼丁病史。有胃食管反流者还应注意有无继发的病因,如硬皮病。

如遇以胸痛为主的情况时,应与心源性、非心源性胸痛的各种疾病进行鉴别,如怀疑心绞痛,则应做心电图和运动负荷试验,必要时进行心肌核素灌注显像或冠状动脉造影。在除外心源性胸痛后,再进行有关食管源性胸痛的检查。对消化系统疾病,必要时应做上胃肠道钡餐检查、内镜检查和腹部 B 型超声检查。

# 四、胃食管反流病的并发症

胃食管反流病(GERD)是由于下食管括约肌功能障碍引起胃十二指肠内容物反流,从而导致一系列慢性症状和食管黏膜损害。GERD 是一种复杂的疾病,以食管上皮和胃十二指肠反流物接触发生相互作用为特征,与多种病理生理学变化相关,导致食管黏膜防御功能的破坏。其并发症的发生与持续性 GERD 相关,尤以夜间 GERD 显著。GERD 症状持续的时间越长,其发生严重的并发症的可能性越大。GERD 的并发症有时不易被发现,病人因此而延误诊断数年。部分病人因无觉察的反流症状而未治疗,以致出现并发症;有的病人对 GERD 未进行充分治疗,症状持续,出现并发症;还有的病人经过了充分治疗并且无 GERD

症状,但仍有食管异常酸暴露的证据或病理学改变,持续发展亦可出现 GERD 并发症。

有研究表明,GERD 并发症的发生率在不同人种中有明显差别。在波士顿医院胃镜室就诊的 2477 例病人中,诊断为一种或一种以上 GERD 并发症者在白人中为 12.3%(267/2174),但在黑人和亚洲人中只有 2.8%(7/249)和 1.9%(1/54)。所有 50 例食管狭窄者均为白人,而 62 例食管溃疡形成者中 61 例为白人。这些研究提示 GERD 并发症好发于白色人种,而在黑色人种和黄色人种中不常见。GERD 并发症的发生除了与人种有关外,还与性别有关,男性发病率明显高于女性,而且随着年龄的增加其发病率不断增加。但如果在幼年期或儿童期发生 GERD,经过 PPI 等有效的治疗后,可减少成年期 GERD 并发症的发病率。

GERD 及其并发症的发生与高胃酸状态(例如十二指肠溃疡、胃泌素瘤等)密切相关。GERD 的严重度在一定程度上是由总酸反流时间决定的。尽管与 GERD 相关的慢性酸反流在日间和夜间均可发生,但夜间酸反流比日间酸反流更易产生严重的并发症,这是因为日间和夜间食管黏膜对酸反流的反应性不同。夜间酸反流发生时,每次酸反流持续时间比日间酸反流时间长,故酸与黏膜接触的时间增加,更易导致黏膜的损伤。另外,卧位时食管清除酸性反流物的功能显著下降,因而加重食管黏膜损伤,使并发症的发生率增加。

幽门螺杆菌(Hp)感染与 GERD 的关系复杂,Hp 感染及清除对 GERD 的影响已成为近年来研究的热点。大量的流行病学调查结果显示目前西方国家 GERD 及其并发症的发病率与 Hp 感染率呈负相关。在一项研究中发现在 GERD、低度不典型增生、高度不典型增生与 Barrett 腺癌中 Hp 的感染率分别为 44%、35%、14%、15%。但也有不同的意见认为在 Hp 感染导致的以胃窦炎症为主的胃炎,胃癌的发病率低而十二指肠溃疡的发病率高,而且由于高胃酸分泌使 GERD 及其并发症的发生危险性增加;而在 Hp 感染引发的以胃体炎症为主的胃炎,由于壁细胞的破坏,胃酸分泌减少,GERD 及其并发症的发生率下降。因而,由 Hp 感染诱发的胃炎的类型及胃酸分泌状态对 GERD 及其并发症的影响更重要。

GERD 的并发症包括食管溃疡、上消化道出血、Schatzki 环和食管狭窄。

## (一)食管溃疡

食管溃疡是 GERD 比较常见的并发症。在对 1991～2001 年间的 7500 余例病人进行的内镜检查中发现食管溃疡 88 例,其中 65% 的食管溃疡是由于 GERD 引起的。食管溃疡的发病率随着年龄的增加而增加,并且在白种人中的发病率高于非白种人。应用多元回归分析研究 GERD 并发症的危险因素,显示发生食管溃疡的危险因素是食管裂孔疝和近期服用 NSAID 药物。食管溃疡的组织学改变为炎症经黏膜、黏膜肌层侵至黏膜下层,如果溃疡侵及黏膜下血管,则可引起严重的出血,食管溃疡合并出血的发生率为 34%。若溃疡穿透食管外膜,则可发生食管穿孔,形成食管气管瘘或食管支气管瘘,少见,其发生率为 3.4%。

除了常见的烧心、反酸症状外,食管溃疡的患者常有明显的吞咽疼痛和胸骨后疼痛,偶尔溃疡穿透至食管邻近器官而引起相应的症状。即使在没有食管狭窄等器质性梗阻的情况下,食管溃疡也可发生吞咽困难。部分食管溃疡病人可无任何症状。

钡剂 X 线检查可发现局限性狭窄或间歇性痉挛,仔细检查常可发现钡剂充盈缺损的"龛影",其诊断敏感性在 70% 左右。上消化道内镜检查是诊断食管溃疡的金标准,在反流性食管炎病人进行内镜检查时,可见到单个或多个圆形、椭圆形或不规则的浅表溃疡,但累及肌层的深溃疡却不多见,溃疡平均直径为 2.78cm。约 80% 溃疡发生的部位在胃食管结合部和食管下端,右后壁多见。此外,内镜检查并组织学活检可以排除恶性溃疡的可能。

食管溃疡有效的治疗方式有三种:质子泵抑制剂(PPI)、内镜下治疗和抗反流手术治疗。H₂ 受体阻断剂对于食管溃疡疗效不可靠。只要给予充足的治疗剂量治疗 8～12 周,2/3 以上的溃疡病人可以经 PPI 治疗而愈合,而且副作用较少。长期应用和短期应用均有较好的疗效。有报道认为埃索美拉唑 40mg 治疗食管溃疡与兰索拉唑 30mg 相比,食管酸暴露时间恢复正常的比例高。对于服用 PPI 效果不理想、不能耐受长期服药或者不想长期服药的病人可以行内镜下射频消融等治疗,但有一定的副作用。虽然抗反流手术可以治愈溃疡,但基本没有必要仅仅因为溃疡而行抗反流手术治疗。况且,有研究对抗反流手术的远期疗效提出质疑。合并食管穿孔者需进行急诊手术治疗。

### (二)上消化道出血

糜烂性食管炎和食管溃疡被认为是 GERD 并发上消化道出血的原因。一项研究显示在 1983 例行内镜检查的病人中有 219 例(11.0%)为上消化道出血,其中 32 例(14.6%)为反流性食管炎导致的出血,而同期诊断反流性食管炎 391 例,出血者占 8.2%。另一项临床流行病学调查显示 3761 例非静脉曲张导致的上消化道出血病例中食管出血占 16.8%(627/3761),其中最常见的食管出血的原因是糜烂性食管炎(65.1%)和 Mallory-Weiss 综合征(29.5%),并且在急诊内镜检查中发现 20.6% 的反流性食管炎合并活动性出血,这些病例往往是由 GERD 发展而来的严重的食管炎。有报道行腹腔镜下全胃切除术的病人中糜烂性食管炎是最常见的引发上消化道出血的原因。但是,对于因呕血和黑便等急性期表现而入院的病例来说,由于糜烂性食管炎发生的出血是一相对少见的病因。反流性食管炎并发出血的独立危险因素是反流性食管炎的程度、肝硬化和抗凝治疗。GERD 并发出血者中有 GERD 病史或烧心者仅分别占 28.1% 和 37.5%。

食管溃疡占急性上消化道出血病人的 1%~4%,大多数溃疡引发的出血量较少,但亦有急性大量出血的报道。炎症本身的糜烂以及溃疡可损及局部血管而造成出血。有学者认为持续的化学损伤,比如由于酸反流导致的上皮细胞之间紧密连接处的改变,可导致出血。出血量则视所累及的血管及其程度而异,一般为少量出血。临床表现以黑便为主,少部分病人可出现呕血。

对于大部分上消化道出血的病人来说,急诊内镜检查是明确出血原因的常规检查。内镜下可发现糜烂性食管炎或食管溃疡,可明确活动性出血灶部位,并可进行内镜下止血。

食管溃疡导致的上消化道出血治疗原则为止血、抑制胃酸、保护食管黏膜等。止血药物包括云南白药、口服凝血酶、去甲肾上腺素等,单独应用止血药的疗效较差,临床一般合用抑酸剂。PPI 的抑酸效果优于 $H_2$ 受体阻断剂。有报道认为 $H_2$ 受体阻断剂并不能预防全胃切除术后的消化道出血。

对于药物治疗效果差或者急性上消化道大出血者,可进行内镜下止血治疗。内镜下止血的方法可分为三类:注射方法、热凝技术和机械止血方法。内镜下于出血部位局部注射肾上腺素是一简单、经济、有效的止血方法,是否需要附加注射凝血类药物目前尚有争议。双极电凝止血、热探针凝固止血、激光、氩气刀等利用高温及压迫血管而止血。止血夹亦可用于内镜下止血。对内镜下可见的明确部位的出血用以上方法均有好的疗效。有报道内镜下看不到明确出血部位的食管溃疡引起的急性大出血应用食管静脉套扎术取得了良好的效果。

### (三)Schatzki 环

Schatzki 环与 GERD 的关系至今仍有争议。尽管病理学未能解释 Schatzki 环的病因,但有证据表明 31%~66% 的 Schatzki 环病人经 24h 食管 pH 监测证实为病理性胃食管反流。然而 Mitre 等报道有 Schatzki 环的病人与无 Schatzki 环病人相比 Barrett 食管的发生率明显下降。

Schatzki 环在食管造影上表现为环行狭窄,这一环行狭窄出现在食管下段,与食管长轴垂直,突入管腔,与食管同心。1944 年 Templeton 首次描述这种现象,但未与临床表现相结合研究。之后,Schatzki 和 Gary 等对此做了较深入的研究,总的来说,Schatzki 环位于食管胃结合部上 1~2cm,从组织学上看,环以上是鳞状上皮,以下是柱状上皮,有时可见棘层细胞增厚或角化过度,但未发现有溃疡,固有层含有较多的致密结缔组织,并常延伸到黏膜下层,通常可以见到淋巴细胞或浆细胞,有时可发现血管生成增多,肌层表现出明显的变化,如肌纤维扭曲、断裂、排列无序。临床表现为吞咽困难,严重程度与 Schatzki 环的口径有关,如环的直径小于 13mm,将引起明显的症状,随着环逐渐变窄,症状渐加重,环的直径减少 1mm,则吞咽困难发生的可能性增加 46%。亦有报道 Schatzki 环引发吞咽时心动过速从而导致晕厥。放射线检查对诊断 Schatzki 环有特异性,可以发现宽仅十几毫米的界限清楚的分割食管管腔的 Schatzki 环,Schatzki 环与胃的相对位置是恒定的,食管镜检查对诊断 Schatzki 环也有帮助。

治疗方法的选择取决于 Schatzki 环口径的大小及反流症状的严重程度,如反流不重,则可采用扩张疗法,如反流较重,则需行抗反流手术,同时切开胃,用探条扩张 Schatzki 环,也可切开或切除 Schatzki 环。但扩张治疗后易复发,平均复发时间为 19 个月。SpirosN. 等对于探条扩张术成功治疗后的病人进行长期酸抑制剂治疗,可有效预防 Schatzki 环复发。

### (四)食管狭窄

食管狭窄是 GERD 较严重的并发症之一。根据美国内镜数据库 CORI 的资料,在首次进行内镜检查的 7182 例患者中,有 GERD 患者 1522 例,占 21.2%,其中发生食管狭窄者 166 例,占 GERD 患者的 11%。总体来看,GRRD 患者中的 10%～25% 会发生消化性食管狭窄,在 Barrett 食管患者中这一数字高达 44%,而约 60%～70% 良性食管狭窄与胃食管反流相关。食管狭窄通常发生于未经过充分治疗的 GERD 病人。因而,食管狭窄和胃食管反流的其它并发症一样,随着质子泵抑制剂的应用增加其发生率逐渐下降。

食管狭窄多发生在老年病例,并且其发病率随着年龄的增加而增长。狭窄与食管下括约肌压力下降、食管裂孔疝、食管动力功能异常以及胆汁反流有关。食管狭窄的发病机制目前尚不完全明确。目前的研究认为食管狭窄的发生是慢性食管溃疡发展的结果。食管的炎症改变可自黏膜下开始向食管的深层组织发展,累及部分或全部管壁,使管壁增厚,炎症变化刺激组织产生过多的成纤维细胞,纤维组织增生活跃形成瘢痕,瘢痕收缩可引起管腔环形狭窄。大多数食管狭窄发生于鳞状上皮、柱状上皮交界处,范围较短,为 2～4cm,极少见者可向上延续达主动脉弓,狭窄处黏膜层常有小的糜烂面,一般造成 2～3mm 的狭窄。如狭窄段位于较高水平,则可能同时存在 Barrett 食管,这种食管狭窄常有紧密的纤维化和食管全周的炎症。

当食管狭窄发生早、程度较轻时,可无明显临床表现。一般情况下发展缓慢,需经历数月的时间,但偶有发展较快者,数周即可形成明显的食管狭窄。随着狭窄程度的加重,可出现食物梗阻、吞咽困难和吞咽疼痛。病人常诉说进食固体食物时出现吞咽困难,大多数病人可进流质饮食,而且体重一般没有明显下降。当食管缩窄到直径为 1.5～2cm 时,出现典型的临床表现,狭窄程度一般不再继续加重。食管狭窄时发生的吞咽困难与无并发症的反流性食管炎的吞咽困难不同。后者多为间歇性,虽有吞咽困难,但尚可进食固体食物,而瘢痕性吞咽困难为进行性,仅能进食半流食或流食。此吞咽困难尚应与食管癌时的进行性吞咽困难鉴别,通过 X 线食管造影或食管镜及活体组织检查可得到确诊。

如果怀疑有食管狭窄,可行上消化道内镜检查明确诊断。大多数情况下影像学检查没有必要,但是如果狭窄段特别长,或者狭窄严重,钡餐检查对于明确解剖位置及指导扩张治疗有帮助。

在 PPI 问世之前,药物治疗食管狭窄几乎没有效果。有研究比较应用 $H_2$ 受体阻断剂和安慰剂治疗食管狭窄,发现二者均没有减少需要进行扩张治疗的病人的比例。但是最近的研究表明应用 PPI 不仅可以改善吞咽困难的症状,而且可以减少需要扩张治疗的比例。药物治疗消化性食管狭窄 1～2 年的复发率达 30%,有证据表明在对食管狭窄进行过有效扩张的病人中应用质子泵抑制剂可以使狭窄的复发率下降。但 PPI 对扩张后复发的狭窄治疗无效。

　　伴有吞咽困难的食管狭窄即使应用 PPI 治疗仍需进行食管扩张治疗。目前有三种扩张器械：Maloney 扩张器、Savary 扩张器、球囊扩张器。如果狭窄段长并且狭窄严重，需使用导丝。如果选用探条，内镜医师则需使用直径不断增加的扩张器达到目的。如果选用球囊扩张，则直接使其膨胀到最大直径即可。当食管直径被扩张到 12～18mm 时，大部分病人的吞咽困难症状可缓解。扩张疗法可获得良好疗效，但每 2～3 个月即需扩张一次，痛苦较大，且穿孔率为 0～14％。传统的手术治疗有 Thal 手术、Hugh 手术、食管切除肠段间置手术及食管狭窄切除食管胃吻合术。最近，Kingler 报告了 102 例消化性食管狭窄的患者经腹腔镜行 Nissen 或 Toupet 手术的结果，经平均 25 个月的随访，效果良好率达 91.9％。

（陈勇兵）

# 第三章　胃部疾病

## 第一节　急性胃扩张

### 一、概述

急性胃扩张是指短期内由于大量气体和液体积聚,胃和十二指肠上段的高度扩张而致的一种综合征。通常为某些内外科疾病或麻醉手术的严重并发症。

### 二、病因学

某些器质性疾病和功能性因素均可并发急性胃扩张,常见的病因归纳为三类。

1.外科手术　创伤、麻醉和外科手术,尤其是腹腔、盆腔手术及迷走神经切断术,均可直接刺激躯体或内脏神经,引起胃的自主神经功能失调,胃壁的反射性抑制,造成胃平滑肌弛缓,进而形成扩张。麻醉时气管插管,术后给氧和胃管鼻饲,亦可使大量气体进入胃内,形成扩张。

2.疾病状态　胃扭转、嵌顿性食管裂孔疝以及各种原因所致的十二指肠壅积症、十二指肠肿瘤、异物等均可引起胃潴留和急性胃扩张;幽门附近的病变,如脊柱畸形、环状胰腺、胰癌等偶可压迫胃的输出道引起急性胃扩张;躯体部上石膏套后1～2d引起的所谓"石膏套综合征",可能是脊柱伸展过度,十二指肠受肠系膜上动脉压迫的结果;情绪紧张、精神抑郁、营养不良均可引起自主神经功能紊乱,使胃的张力减低和排空延迟;糖尿病神经病变、抗胆碱能药物的应用;水、电解质代谢失调、严重感染(如败血症)均可影响胃的张力和胃的排空,导致急性胃扩张。

3.各种外伤产生的应激状态　尤其是上腹部挫伤或严重复合伤,其发生与腹腔神经丛受强烈刺激有关。

4.其他　短时间内进食过多也是偶见原因。

### 三、病理生理

当胃扩张到一定程度时,胃壁肌肉张力减弱,使食管与贲门、胃与十二指肠交界处形成锐角,阻碍胃内容物的排出,膨大的胃可压迫十二指肠,并将系膜及小肠挤向盆腔。因此,牵张系膜上动脉而压迫十二指肠,造成幽门远端的梗阻。唾液、胃十二指肠液和胰液、肠液的分泌亢进,均可使大量液体积聚于胃内,加重胃扩张。扩张的胃还可以机械地压迫门静脉,使血液瘀滞于腹腔内脏,亦可压迫下腔静脉,使回心血量减少,最后可导致周围循环衰竭。由于大量呕吐、禁食和胃肠减压引流,可引起水和电解质紊乱。

## 四、临床表现

大多起病缓慢,迷走神经切断术者常于术后第 2 周开始进流质饮食后发病。主要症状有腹胀、上腹或脐周隐痛,恶心和持续性呕吐。呕吐物为浑浊的棕绿色或咖啡色液体,呕吐后症状并不减轻。随着病情的加重,全身情况进行性恶化,严重者可出现脱水、碱中毒,并表现为烦躁不安、呼吸急促、手足抽搐、血压下降和休克。突出的体征为上腹膨胀,可见毫无蠕动的胃轮廓,局部有压痛,叩诊过度回响,有振水音。脐右偏上出现局限性包块,外观隆起,触之光滑而有弹性、轻压痛,其右下边界较清,此为极度扩张的胃窦,称"巨胃窦症",乃是急性胃扩张特有的重要体征,可做为临床诊断的有力佐证。

本病可因胃壁坏死发生急性胃穿孔和急性腹膜炎。

## 五、诊断

根据病史、体征,结合实验室检查和腹部 X 线征象,诊断一般不难。手术后发生的胃扩张常因症状不典型而与术后一般胃肠症状相混淆造成误诊。此外,应和肠梗阻、肠麻痹鉴别,肠梗阻和肠麻痹主要累及小肠,腹胀以腹中部明显,胃内不会有大量积液和积气,抽空胃内容物后患者也不会有多大好处,X 线平片可见多个阶梯状液平。

实验室检查可发现血液浓缩、低血钾、低血氯和碱中毒。立位腹部 X 线片可见左上腹巨大液平面和充满腹腔的特大胃影及左膈肌抬高。

## 六、治疗

暂时禁食,放置胃管持续胃肠减压,纠正脱水、电解质紊乱和酸碱代谢平衡失调。低血钾常因血浓缩而被掩盖,应予注意。病情好转 24h 后,可于胃管内注入少量液体,如无潴留,即可开始少量进食。如无好转则应手术。过度饱餐所致者,胃管难以吸出胃内容物残渣或有十二指肠梗阻及已产生并发症者亦应手术治疗。手术方式一般以简单有效为原则,如单纯胃切开减压、胃修补及胃造口术等。胃壁坏死常发生于贲门下及胃底近贲门处,由于坏死区周围炎症水肿及组织菲薄,局部组织移动性较差,对较大片坏死的病例,修补或造口是徒劳无益的,宜采用近侧胃部分切除加胃食管吻合术为妥。

## 七、并发症

急性胃扩张可因胃壁坏死发生急性胃穿孔和急性腹膜炎。

当胃扩张到一定程度时,胃壁肌肉张力减弱,使食管与贲门、胃与十二指肠交界处形成锐角,阻碍胃内容物的排出,膨大的胃可压迫十二指肠,并将系膜及小肠挤向盆腔。因此,牵张系膜上动脉而压迫十二指肠,造成幽门远端的梗阻,唾液、胃十二指肠液和胰液、肠液的分泌亢进,均可使大量液体积聚于胃内,加重胃扩张。扩张的胃还可以机械地压迫门静脉,使血液瘀滞于腹腔内脏,亦可压迫下腔静脉,使回心血量减少,最后可导致周围循环衰竭。由于大量呕吐、禁食和胃肠减压引流,可引起水和电解质紊乱。

## 八、预后

近代外科在腹部大手术后多放置胃管,术后多变换体位,注意水、电解质及酸碱平衡,急性胃扩张发生率及病死率已大为降低。

（齐社成）

# 第二节　急性胃炎

急性胃炎系由不同病因引起的胃黏膜或胃壁的急性炎症。病变严重者可累及黏膜下层与肌层,甚至深达浆膜层。病理主要表现为中性多核细胞浸润,胃镜表现为胃黏膜充血、水肿、糜烂、出血及炎性渗出物。临床表现多种多样,可以有上腹痛、恶心、呕吐、上腹不适、呕血和黑便,也可无症状,而仅有胃镜下表现。病变可以是局限性的,也可以是弥漫性的,甚至不局限于胃内,若同时伴有食管炎者,称食管胃炎,伴随肠道炎症者称急性胃肠炎。急性胃炎一般是一种可逆性疾病,大多数患者经过治疗能在短期内恢复正常。

急性胃炎的分类和命名目前仍未统一。根据引起急性胃炎病因的不同,可分为急性外因性胃炎和急性内因性胃炎。凡致病因子经口进入胃内引起的胃炎称为外因性胃炎,包括细菌性胃炎、中毒性胃炎、急性腐蚀性胃炎、药物性胃炎等;凡致病因子通过血液或淋巴循环到达胃黏膜而引起的胃炎称为内因性胃炎,包括急性传染病合并胃炎、全身性疾病(如尿毒症、肝硬化、肺心病、呼吸衰竭等)合并胃炎、化脓性(急性蜂窝织炎性)胃炎、过敏性胃炎、应激性胃炎等。1990 年悉尼世界胃肠病大会 Misiewicz 和 Tytgat 等提出了新的胃炎分类法,国内学者参照"悉尼胃炎分类系统",着重按病因对急性胃炎进行分类:药物性急性胃炎、应激性急性胃炎、酒精性急性胃炎、腐蚀性急性胃炎、感染性急性胃炎、食物中毒性急性胃炎、化脓性急性胃炎、碱性反流性急性胃炎、缺血性急性胃炎、放射性急性胃炎、机械创伤性急性胃炎等。根据病理改变不同急性胃炎通常分为急性单纯性胃炎、急性糜烂性胃炎、急性腐蚀性胃炎、急性化脓性胃炎等,本章采用此种分类方法。

## 一、急性单纯性胃炎

急性单纯性胃炎又称急性非特异性胃炎、急性浅表性胃炎,是由多种原因引起的急性胃黏膜非特异性炎症。

### （一）病因与发病机制

可由化学、物理(机械的和温度的因素)、微生物感染或细菌毒素等引起,以后者较为多见。

1.微生物感染或细菌毒素　在进食被微生物和细菌毒素污染的食物引起的急性单纯性胃炎中,微生物包括沙门菌属、嗜盐杆菌、幽门螺杆菌、轮状病毒及诺沃克病毒、巨细胞病毒、杆状病毒、胃肠道腺样病毒和星状病毒等,常见的细菌毒素有金黄色葡萄球菌毒素和肉毒杆菌毒素,尤以前者多见。另外,流感、猩红热、伤寒、白喉等病原体可通过血流或淋巴到达胃黏膜引起急性炎症。

2.化学物质　①药物如阿司匹林、保泰松等非甾体类抗炎药(NSAID)可抑制细胞线粒体内的氧化磷酸化,从而抑制细胞膜上的 $Na^+$-$K^+$-ATP 酶和主动运输系统,导致黏膜的渗透性增加,细胞内水钠潴留,细胞肿胀并脱落;还可通过抑制环氧化酶,阻断内源性前列腺素 $E_2$ 和 $I_2$ 的合成,上皮分泌的碳酸氢钠及黏液减少,$H^+$ 反弥散,从而破坏胃黏膜屏障。洋地黄、利血平、金霉素、氯化铵及某些抗癌药物等均可刺激胃黏膜,损害胃黏膜屏障。②误食毒蕈、砷、汞、灭虫、杀鼠等化学毒物,均可刺激胃黏膜引起炎症。③酗酒、服烈性酒及浓茶、咖啡等饮料,也可引起急性胃炎。

3.物理因素　进食过冷、过热或粗糙食物及胃内冷冻、放射治疗,均可损伤胃黏膜,引起炎症。

4.其他因素　胃内异物或胃石、胃区放射治疗,均可作为外源性刺激导致本病。情绪激动、应激状态及体内各种因素引起的变态反应,也可作为内源性刺激而致病。某些全身性疾病如尿毒症、肝硬化、慢性肺心病、呼吸功能衰竭及晚期癌肿等,均可作为内源性刺激因子,引起胃黏膜急性炎症。

急性单纯性胃炎病程多呈自限性,数天内症状消失,很少转变成慢性胃炎。但幽门螺杆菌感染所致的急性胃炎如果不进行特殊治疗,则几乎都转变成慢性胃炎。

**(二)病理**

大体表现为胃黏膜充血、水肿,黏液分泌增加,表面覆盖白色或黄色分泌物。黏膜皱襞上常见点状出血和(或)轻度糜烂,深的糜烂可累及腺体,但不超过黏膜肌层。镜检见表层上皮细胞脱落,固有层血管受损引起出血和血浆外渗,伴多量中性粒细胞浸润,严重者黏膜下亦有水肿。腺体细胞,特别是腺颈部细胞呈不同程度的变性和坏死。

**(三)诊断**

根据病史、临床表现,结合辅助检查,诊断并不困难。

1.病史　多为急性起病,发病前多有一定诱因。有细菌和(或)细菌毒素引起的急性胃炎发病前多有不洁饮食史:沙门菌引起者,潜伏期 4～24h,污染物多见于肉类或蛋类;嗜盐杆菌引起者,潜伏期 9～12h,污染物多为海产品及腌渍品;变形杆菌引起者,潜伏期 5～12h;金黄色葡萄球菌毒素引起者,潜伏期 2～3h,污染物多见于淀粉类食物。由药物引起者多有服用非甾体类抗炎药或皮质激素等;由酒精引起者有酗酒史。

2.临床表现　主要表现为中上腹不适、疼痛,以至剧烈的腹部绞痛,厌食、恶心、呕吐,因常伴有肠炎而有腹泻,大便呈水样,严重者可有发热、呕血和(或)便血、脱水、休克和酸中毒等症状。因饮酒、刺激性食物和药物引起的急性单纯性胃炎多表现为上腹部胀满不适、疼痛,食欲减退、恶心、呕吐等消化不良症状,症状轻重不一,伴肠炎者可出现发热、中下腹绞痛、腹泻等症状。体检有中上腹、脐周或全腹压痛,肠鸣音亢进。

3.实验室检查　感染因素引起者末梢白细胞计数一般轻度升高,中性粒细胞比例增高,呕吐物培养可发现致病菌;伴肠炎者大便常规检查可见少量黏液及红、白细胞,大便培养可检出病原菌。

4.内镜检查　可见胃黏膜明显充血、水肿,有时见糜烂及出血点,黏膜表面覆盖黏稠的炎性渗出物和黏液;但内镜不必作为常规检查。

**(四)鉴别诊断**

根据病史和症状、体征一般可做出诊断。但若伴有上消化道出血,尤其有酗酒或服水杨酸盐制剂等诱因者,应考虑急性糜烂性胃炎的可能。以上腹痛为主要症状者应与急性阑尾炎、急性胰腺炎、胆囊炎、胆石症等疾病相鉴别。

1.急性阑尾炎　典型的病程为转移性右下腹痛,发病早期腹痛可位于上腹部或定位不准确,亦可出现恶心、呕吐等症状,但其发病无明确诱因,查体上腹部压痛不明显而麦氏点压痛明显,外周血白细胞及中性粒细胞计数多升高。

2.急性胆囊炎　本病的特点是右上腹持续性剧痛或绞痛,阵发性加重,可放射到右肩部,墨菲征阳性。

腹部 B 超、CT 或 MRI 等影像学检查可确立诊断。

3.急性胰腺炎　常有暴饮暴食史或胆道结石病史,突发性上腹部疼痛,重者呈刀割样疼痛,伴持续性腹胀和恶心、呕吐;血尿淀粉酶在早期升高,重症患者腹水中淀粉酶含量明显增高。B 超、CT 等辅助检查可发现胰腺呈弥漫性或局限性肿大者有利于诊断。

4.胃、十二指肠溃疡急性穿孔　多有消化性溃疡病史,发病前有规则或不规则的腹痛,穿孔时表现为全腹剧烈疼痛,体检有压痛与反跳痛、腹肌紧张呈板样,叩诊肝浊音界缩小或消失。X 线透视或平片可见膈下游离气体。

5.肠梗阻肠　梗阻呈持续性腹痛,阵发性加剧,伴剧烈呕吐,肛门停止排便排气、早期腹部听诊可闻及高亢的肠鸣音或气过水声,晚期肠鸣音减弱或消失。腹部 X 线平片可见充气肠襻及多个液平。

6.胆道蛔虫病　以儿童及青少年多见,为突然发生的右上腹部或剑突下阵发性钻顶样疼痛,疼痛较为剧烈,但间歇期可完全不同,可有一过性黄疸和淀粉酶升高,症状与体征不符为其特征,粪便和十二指肠液检查可见虫卵,B 超和 ERCP 检查有助于确诊。

7.急性心肌梗死　以中老年多见,多有高血压、冠心病心绞痛病史,可表现为突发的上腹部剧烈的闷痛或胀痛,不敢变换体位,亦可有恶心、呕吐,但腹部定位不明确。查体可有腹肌紧张,但无腹部压痛,多有心前区压迫感,心电图有助于确诊。

### (五)治疗

1.一般治疗　应去除病因,卧床休息,停止一切对胃有刺激的饮食或药物,酌情短期禁食,然后给予清淡少渣的流质饮食,鼓励饮水,以糖盐水为好。

2.对症治疗　针对不同的症状进行治疗。

(1)解痉止痛:适用于腹痛较剧烈的患者。可选用:①阿托品 0.3mg,口服;或 0.2～0.5mg,皮下注射,必要时可 6h 后重复使用;②山莨菪碱,10mg,口服或肌内注射,必要时可重复使用;③颠茄片,8mg,口服,3 次/d;④普鲁苯辛 15～30mg,口服,3 次/d;⑤亦可针刺足三里、内关。

(2)止吐:对有呕吐尤其频繁者,可选用:①多潘立酮,10mg,口服,3 次/d;②甲氧氯普胺,10mg,口服或肌注、静注,3 次/d;③维生素 B₆ 100～200mg,加入 5%～10%葡萄糖溶液静滴。

(3)抗酸治疗:如①西咪替丁 200mg,口服,4 次/d 或 400mg,口服,1 次/12h,或静注。②雷尼替丁,150mg,1 次/12h,口服或静注;③信法丁 20mg,口服,1 次/12h;④其他:对上腹灼热伴泛酸者,可使用质子泵抑制剂如奥美拉唑 20mg,口服,1～2 次/d 治疗。

(4)保护胃黏膜:可选用麦滋林、思密达、硫糖铝、前列腺素 E 或胶体铋剂等黏膜保护剂治疗,以减轻黏膜炎症,促进黏膜上皮细胞的修复。

3.抗感染治疗　一般不需要抗感染治疗,但由细菌引起尤其伴腹泻者,可选用黄连素、痢特灵、磺胺类制剂、氟哌酸等喹诺酮制剂、庆大霉素等抗菌药物,但需注意药物的毒副作用。

4.维持水、电解质及酸碱平衡　因呕吐、腹泻导致水、电解质紊乱时,轻者可给予口服补液盐,重者应予静脉补液,可选用平衡盐液或 5%葡萄糖盐水,并注意补钾;对于有酸中毒者可用 5%碳酸氢钠注射液进行纠正。

## 二、急性糜烂性胃炎

急性糜烂性胃炎是以胃黏膜多发性糜烂为特征的急性胃炎,又称急性胃黏膜病变或急性糜烂出血性胃炎。近年来有上升趋势,本病已成为上消化道出血的重要病因之一,约占上消化道出血的 20%。临床症状多为上腹部的隐痛或剧痛,伴恶心等症状。少数患者由于原发病症状较重,表现为呕血和(或)柏油样便,出血常为间歇性,部分病人表现为急性大量出血,病情较重,可出现失血性休克。

### (一)病因及发病机制

本病的病因和发病机制尚未完全阐明。一般认为可能由于各种外源性或内源性致病因素引起黏膜血流量减少或正常黏膜防御机制的破坏,加上胃酸和胃蛋白酶对胃黏膜的损伤作用。

1.外源性病因　引起急性单纯性胃炎的各种外源性刺激因子,尤其是酒精与非甾体类抗炎药均可破坏胃黏膜屏障,使 $H^+$ 及胃蛋白酶逆向弥散入黏膜而导致胃黏膜的急性糜烂。

2.内源性因素　一些危重疾病,如严重创伤、大面积烧伤、败血症、颅内病变、休克及重要脏器的功能衰竭等严重应激状态,是急性糜烂性胃炎更常见的病因。此时去甲肾上腺素和肾上腺皮质激素分泌增加,内脏血管收缩,胃血流量减少,黏膜缺血造成黏液和碳酸氢钠分泌不足,局部前列腺素合成及再生能力下降,胃黏膜屏障作用减低,造成黏膜损害;肾上腺糖皮质激素分泌增多导致胃酸分泌亢进,黏膜侵袭因素增强;严重应激时迷走神经兴奋,可引起胰腺消化酶的释放,加之胃肠运动功能减弱,幽门功能失调,造成胆汁和胰液反流,进一步损伤缺血的胃黏膜上皮,使胃黏膜屏障遭受破坏,最终导致黏膜发生糜烂与出血。

### (二)病理

本病典型损害是多发性糜烂和浅表性溃疡,常有簇状出血病灶,可遍布全胃或仅累及某一部分。显微镜检查见胃黏膜上皮失去正常柱状形态而呈立方形或四方形,并有脱落,黏膜层有多发局灶性出血坏死,以腺颈部的毛细血管丰富区为明显,甚至固有层亦有出血。有中性粒细胞群聚于腺颈周围而形成小脓肿,亦可见毛细血管及血栓形成。

### (三)诊断

1.病史　发病前有服用非甾体类抗炎药、酗酒,以及烧伤、大手术、颅脑外伤、重要脏器功能衰竭等应激状态病史。

2.临床表现　临床症状多为上腹部的隐痛或剧痛,伴恶心等症状,由药物所致者,亦称为药物性胃炎。少数患者由于原发病症状较重,因此出血前的胃肠道症状如上腹部隐痛不适、烧灼感,常被忽视或无明显症状,常以上消化道出血为首发症状,表现为呕血和(或)柏油样便,出血常为间歇性,部分病人表现为急性大量出血,病情较重,可出现失血性休克。

3.实验室检查　患者表现为呕吐和(或)柏油样便及部分病人急性大量出血时,血红蛋白总量下降,大便及呕吐物潜血实验均阳性。

4.X线检查　胃肠道钡餐检查常不能发现糜烂性病变,且不适用于急性活动性出血患者,因为钡剂可涂布于黏膜表面,使近期不能做内镜或血管造影检查;在急性出血时肠系膜上动脉超选择性血管造影术可做出出血的定位诊断,出血间歇时则常为阴性。

5.急诊内镜检查　是确诊本病最安全、可靠的手段。一般在出血后的 $24\sim48h$ 内进行,出血后 $12\sim24h$ 内,胃镜检查阳性率为 $95\%$,活性出血率为 $77.4\%$,$24\sim48h$ 内阳性率为 $85\%$,活动出血率为 $57\%$,$48h$ 后阳性率及活动出血率更低,因此内镜检查应在 $48h$ 内进行。其镜下表现为胃黏膜局限性或弥漫性充血、水肿、糜烂、表面覆有黏液和炎性渗出物。以出血为主要表现者,常可见黏膜有点、片状糜烂,黏膜表面有新鲜出血和黑色血痂,同时可见黏膜下出血表现,胃液为鲜红色或咖啡色。由应激因素引起的病变,多局限在胃底和胃体部,而药物引起者,则病变多在胃窦部。胃黏膜活检组织学表现为胃小凹间有大量红细胞渗出,表面上皮脱落,覆盖有纤维素渗出物,黏膜及黏膜下层血管充血,可见糜烂或浅表性溃疡。

### (四)鉴别诊断

1.消化性溃疡并出血　消化性溃疡可以上消化道出血为首发症状,表现有呕血、黑便存在而易与之相混。但既往多有溃疡病病史存在,常伴有规律性上腹部疼痛,胃镜检查提示胃或(和)十二指肠溃疡的存在有助于鉴别。

**2.肝硬化食管静脉曲张破裂出血**　亦表现为呕血、黑便。但出血量较大、较急,既往有慢性肝炎、肝硬化病史存在,并有肝功能减退和门脉高压表现,如低蛋白血症、腹水、侧支循环建立等,B型超声波、CT等检查可见肝硬化、脾肿大,X线钡餐造影或胃镜检查见有食管胃静脉迂曲存在可资鉴别。

**3.胃恶性肿瘤**　包括晚期胃癌、胃恶性淋巴瘤、胃肉瘤等,均可表现有呕血、黑便而与急性糜烂性胃炎相混淆。但这些疾病在出血前常缺乏急性糜烂性胃炎的相关诱因存在,且常伴有腹痛、消瘦、贫血,胃镜检查及病理组织学检查有助于明确鉴别。

**4.其他**　如食管贲门黏膜撕裂、胆道疾病等鉴别,通过这些原发疾病的临床表现和胃镜、B超、CT、MRI等辅助检查,一般可鉴别。

### (五)治疗

**1.一般治疗**　去除诱发病因,治疗原发病。患者应卧床休息,禁食或流质饮食,保持安静,烦躁不安时给予适量的镇静药如地西泮;出血明显者应保持呼吸道通畅,必要时吸氧;加强护理,密切观察神志、呼吸、脉搏、血压变化及出血情况,记录24h出入量。

**2.抗酸治疗**　根据病情可选用或联合使用下述药物①制酸剂:出血期应用较少,出血控制后可选服胃舒平、胃必治、胃速乐,2~3片,3~4次/d。②$H_2$受体拮抗剂:可选服西咪替丁,200mg,4次/d或400mg,1次/12h;雷尼替丁150mg,1次/12h;法莫替丁20mg,1次/12h。对不能进食者可予静脉注射。③质子泵拮抗剂:可口服奥美拉唑20mg,1次/d或1次/12h;兰索拉唑30mg,1次/d或1次/12h;潘托拉唑40mg,1次/d或1次/12h等。近年来抑酸作用更强的制剂已应用于临床,主要有雷贝拉唑(商品名:波利特)10~20mg/d,因其药动学的特点属非酶代谢(即不完全依赖肝细胞色素P450同工酶CYP2C19进行代谢),故其抑酸效果无显著个体差异性;埃索美拉唑(商品名:耐信),20~40mg/d,口服,该药是奥美拉唑的左旋异构体。必要时可静注或静脉输注奥美拉唑,40mg/次,1次/d或1次/8h。

**3.保护胃黏膜**　可口服麦滋林0.67g,3次/d;硫糖铝1.0g,3~4次/d;铝碳酸镁,3片,3~4次/d;果胶铋、思密达3.0g,3次/d;亦可选用吉福士、安胃得胶浆等服用。近年来还多广泛应用替普瑞酮(商品名:施维舒)胶囊,50mg,3次/d;或前列腺素$E_2$衍生物米索前列醇(商品名:喜克溃),常用量为200μg,4次/d,餐前和睡前日服。

**4.大出血者应积极采取以下治疗措施**

(1)补充血容量:对伴上消化道大出血者应立即建立静脉通道,积极补液,酌量输注新鲜血液,迅速纠正休克及水电解质紊乱。输液开始宜快,可选用生理盐水、林格液、右旋糖酐40(低分子右旋糖酐)等,补液量根据失血量而定,但右旋糖酐40 24h不宜超过1000ml。输血指征为:①血红蛋白<70g/L,红细胞计数<$3×10^{12}$/L或红细胞比容<30%。②收缩压<80mmHg。③脉率>140次/min。

(2)局部止血:留置胃管,可观察出血情况、判断治疗效果、降低胃内压力,也可经胃管注入药物止血。①去甲肾上腺素:6~8mg加于生理盐水100ml中,分次口服或胃内间歇灌注。②凝血酶:1000~4000u加水稀释,分次口服或胃管注入。③云南白药:0.5g加水溶解后口服,3次/d。④冰盐水:注入3~5℃冰盐水,每次约500ml,反复冲洗,直至冲洗液清亮,总量不超过3000ml,可清除胃内积血,使黏膜下层血管收缩,有利于止血。

(3)止血药:①卡巴克洛(安络血):可以减低毛细血管的渗透性,并增加断裂毛细血管断端回缩作用,每4~8h肌注10mg。②酚磺乙胺(止血敏):能促使血小板凝血活性物质的释放,并增加其集聚活性与黏附性,可用2~4g加入5%葡萄糖溶液或生理盐水中输入。③立止血:能使纤维蛋白原转化成纤维蛋白,且不受凝血酶抑制剂的影响;能促进出血部位血小板聚集,1ku,1 次/8h 静注(首次使用时应同时皮下注射 lku)。④也可酌情选用氨基己酸、氨甲苯酸(抗血纤溶芳酸)等药物。

止血药物在出血控制后应及时停用。

(4)抗分泌药:抗分泌药可以减少胃酸分泌,防止 $H^+$ 逆向弥散,pH 上升后,可使胃蛋白酶失去活性,有利于凝血块的形成,从而达到间接止血的目的。①$H_2$ 受体拮抗药:如西咪替丁每次 600~1200mg,1~2 次/d;法莫替丁每次 20~40mg,1~2 次/d,加入葡萄糖或生理盐水中静脉滴注。②质子泵抑制药:奥美拉唑静脉滴注 40mg,1~2 次/d;泮托拉唑 40mg 静滴,1~2 次/d。

(5)中药:已报道许多中药复方经动物实验和临床验证具有较强的细胞保护作用,如大柴胡汤、加味左金丸、补中益气汤、沙参麦冬汤、四逆汤等。中成药胃痛灵口服液、猴头健胃灵等可减轻急性胃黏膜损伤。

(6)生长抑素:人工合成的生长抑素能抑制胃酸、胃蛋白酶和胃泌素的分泌,刺激胃黏液分泌,减少内脏血流量。常用有十四肽生长抑素(施他宁),首次以 250μg 加 5% 葡萄糖 20ml 缓慢静脉推注,再以 250μg/h 静脉持续滴注,必要时剂量可加倍。人工合成类似物八肽生长抑素(善宁),首剂 100μg,皮下或静脉注射,然后以 20~50μg/h 的速度静脉维持 24~48h。此类药物用于严重出血而常规方法治疗无效者。

(7)内镜下止血:内镜治疗前应尽可能抽吸和去除胃内积血,保持内镜视野清晰。可用 5%~10% 孟氏液 30~50ml 或去甲肾上腺素、凝血酶局部喷洒止血,也可酌情选用电凝、激光、微波凝固止血,常规止血方法无效时可选用内镜下止血方法。

(8)选择性动脉内灌注垂体后叶素:常规止血方法无效时可考虑应用放射介入治疗,方法为经股动脉穿刺插管,将垂体后叶素灌注入腹腔动脉及肠系膜上动脉,每 5min 0.1~0.3u,维持 18~24h。近年来多选用特利加压素每次 1~2mg 灌注,疗效更好且副作用少。

(9)手术治疗:单纯的广泛糜烂出血性胃炎不宜手术治疗。少数伴有应激性溃疡出血者,经 24~48h 内科积极治疗仍难以控制出血时,在急诊胃镜检查后基本明确诊断的基础上,可选用外科手术治疗。手术前准备要充分,并补充足够血容量。

## 三、急性腐蚀性胃炎

急性腐蚀性胃炎是由于吞服强酸(硫酸、盐酸、硝酸)、强碱(苛性钾或钠)、实验室用洗液、来苏尔、氯化汞、砷、磷及其他一些腐蚀剂等,引起胃黏膜发生变性、糜烂、溃疡或坏死性病变。吞服腐蚀剂后,早期临床表现为患者即感口腔、咽喉、胸骨后及上腹部剧烈疼痛、烧灼感,吞咽困难和呼吸困难,恶心、呕吐血性物或黏稠的分泌物。严重时可因食管、胃广泛的腐蚀性坏死而致休克。

### (一)病因及发病机制

病变的范围和程度与腐蚀剂的性质、浓度、吞服量、腐蚀剂与胃肠道黏膜接触的时间及胃内所含食物量有关。

强酸类腐蚀剂与强碱类腐蚀剂引起损伤的性质和部位不同,前者常产生胃的灼伤,尤其是幽门窦和小弯,食管往往可免受其害,而后者损害食管较胃为重。胃内充满食物时,吞入的腐蚀剂沿小弯到达幽门使幽门痉挛,故损伤可局限于幽门。

浓酸可使蛋白质和角质溶解或凝固,组织呈界限明显的灼伤或凝固性坏死伴有焦痂。此坏死块可限制腐蚀剂穿透至更深的组织,但受损组织收缩变脆,故可产生大块坏死组织脱落造成继发性胃穿孔、腹膜炎;强碱与组织接触后,迅速吸收组织内的水分,并与组织蛋白质结合成胶冻样的碱性蛋白质,与脂肪酸结合成皂盐,造成严重的组织坏死,常产生食管壁和胃壁全层灼伤,甚至引起出血或穿孔。两者后期都可引起瘢痕形成和狭窄而使胃腔变形,引起上消化道梗阻。

**(二)病理**

腐蚀剂对胃肠黏膜造成的损伤按照皮肤烧伤的分级标准分为 3 度:

Ⅰ度　仅引起黏膜表层的损伤,导致黏膜充血、水肿。黏膜层脱落后完全修复,不形成瘢痕或狭窄。

Ⅱ度　损伤侵及黏膜下层和肌层。1～2 周内病变组织脱落,形成深的溃疡,随后肉芽组织增生修复,第 2～3 周开始纤维增生,数周或数月后由于胶原收缩而引起食管或胃的狭窄。食管狭窄好发于腐蚀剂聚集的 3 个生理狭窄处;胃的狭窄在空腹者好发于胃窦,而餐后吞服腐蚀剂者常发生于胃体中部。

Ⅲ度　腐蚀剂引起食管或胃壁穿孔。

**(三)诊断**

1.病史　病前有自服或误服强酸、强碱或其他腐蚀剂等诱因史存在。

2.临床表现　吞服腐蚀剂后,最早出现的症状为口腔、咽喉、胸骨后及上腹部剧烈疼痛、烧灼感,常伴有吞咽疼痛、咽下困难、频繁的恶心、呕吐。严重者可呕血,呕出血样黏膜腐片,甚至可因食管、胃广泛的腐蚀性坏死而致休克,也可出现食管及胃的穿孔,引起纵隔炎、胸膜炎和弥漫性腹膜炎,有继发感染者可出现高热。不同的腐蚀剂可在口、唇及咽喉部产生不同颜色的灼痂,如硫酸致黑色痂,盐酸致灰棕色痂,硝酸致深黄色痂,醋酸或草酸致白色痂,强碱则黏膜呈透明性水肿。因此应特别注意观察口腔黏膜的色泽变化,以助于各种腐蚀剂中毒的鉴别。

3.实验室检查　对剩余腐蚀剂或呕吐物进行化学鉴定,制定针对性的治疗方案。

4.X 线检查　急性期内禁忌上消化道钡餐检查,以免引起食管和胃穿孔,待急性期过后,钡餐检查可了解胃窦黏膜有无粗乱、胃腔有无变形,食管有无狭窄,也可了解胃窦狭窄或幽门梗阻的程度。晚期如患者只能吞咽流质时,可吞服碘水造影检查。

5.胃镜检查　急性期内绝对禁忌胃镜检查;晚期如患者可进流质或半流质,则可谨慎做胃镜检查,以了解食管与胃窦、幽门有无狭窄或梗阻。如食管高度狭窄,胃镜不能通过时,不应硬性插入,以免发生穿孔。

**(四)鉴别诊断**

急性腐蚀性胃炎应和早期急性阑尾炎、急性胆囊炎、急性胰腺炎等鉴别,内镜检查有助于诊断和鉴别诊断。

1.急性阑尾炎　本病早期可出现上腹痛、恶心、呕吐,但随着病情的进展疼痛逐渐转向右下腹,且有固定的压痛及反跳痛,多伴有发热,白细胞增高,中性白细胞明显增多。

2.胆囊炎、胆石症　有反复发作的腹痛,常以右上腹为主,可放射至右肩背部;查体时注意巩膜、皮肤黄染,右上腹压痛,莫非氏征阳性或可触到肿大的胆囊;血胆红素测定及尿三胆检测有助于诊断。

3.其他　大叶性肺炎、心肌梗死等发病初期可有不同程度的腹痛、恶心、呕吐,如详细询问病史,体格检查及必要的辅助检查不难鉴别。

**(五)并发症**

由于与强酸或强碱接触,食管和胃常产生全层灼伤。此种坏死组织易液化而遗留较深的溃疡乃至穿孔,晚期可引起消化道狭窄。

**(六)治疗**

本病是一种严重的内科急症,必须积极抢救。

1.治疗原则　应了解口服的腐蚀剂种类,并及早静脉输液补充足够的营养,纠正电解质和酸碱失衡,保持呼吸道畅通;禁食,一般忌催吐和洗胃,以免造成穿孔,如有食管或胃穿孔的征象,应及早手术。

2.减轻腐蚀剂继发的损害　为了减少毒物的吸收,减轻黏膜灼伤的程度,吞服强酸者可先饮清水,口服氢氧化铝凝胶 30～100ml,或尽快给予牛乳、鸡蛋清、植物油 100～200ml 口服,避免用碳酸氢钠以免产气过多而导致穿孔;吞服强碱者可给予食醋 300～500ml 加温水 300～500ml 口服,一般不宜服浓食醋,因浓食醋与碱性化合物作用时,产生的热量可加重损害,然后再服少量蛋清、牛乳或植物油。来苏尔所致者,最好口服橄榄油。

3.对症治疗　剧痛者可酌情使用止痛剂如强痛定 50～100mg,肌注;或盐酸派替啶 50mg,肌注;或吗啡 10mg,肌注,用药期间应严密观察病情,以免有掩盖穿孔等并发症存在的可能。呼吸困难者给予氧气吸入,已有喉头水肿、呼吸严重阻塞者,应及早做气管切开,并应用广谱抗生素防止继发感染。有学者主张可酌情在发病 24h 内,使用肾上腺糖皮质激素,如氢化可的松 100～200mg 或地塞米松 5～10mg 静脉滴注,数天后可改成泼尼松片口服,以减轻咽喉局部水肿,并可减少胶原及纤维瘢痕组织的形成。但不应长期服用,且使用皮质激素时应并用抗生素。

4.并发症的治疗　如并发食管狭窄、幽门梗阻者可行内镜下气囊扩张治疗;食管局部狭窄时,可植入支架治疗,不宜行扩张或支架治疗者应行手术治疗。尚无资料提示早期(2 周内)的预防性食管扩张对患者有益,反而使食管损害进一步加重,而且并不能阻止狭窄的发生。待病情好转后,则可行食管球囊扩张以预防食管狭窄;对于明显狭窄,影响进食,则可行探条或球囊扩张或放置支架,值得注意的是扩张的并发症——食管破裂所致的纵隔炎是相当严重的。

# 四、急性化脓性胃炎

急性化脓性胃炎是由化脓性细菌引起的局限于胃壁黏膜下层的蜂窝织炎,又称急性蜂窝织炎性胃炎,1862 年由 Cruveihier 首次报告。通常表现为急性上腹部疼痛、发冷、发热、腹痛较重,坐位时疼痛减轻或缓解,常有恶心、呕吐,呕吐物常混有胆汁等症状。但本病自从广泛应用抗生素以来已较罕见。

## (一)病因

多发生于免疫力低下且身体其他部位有感染灶的患者,致病菌通过血液或淋巴循环播散到胃。最常见的致病菌为 α-溶血链球菌,约占 70%,其次是金黄色葡萄球菌、肺炎球菌及大肠杆菌变形菌、枯草菌及丝状菌等。

细菌侵入胃壁的途径可由:

1.因胃溃疡、慢性胃炎、胃憩室、胃癌、胃内异物等,使胃黏膜受损,咽下的致病菌直接由受损黏膜侵犯胃壁。

2.患败血症、细菌性心内膜炎、猩红热、骨髓炎等疾病时,致病菌通过血流进入胃壁。

3.在患胆囊炎、腹膜炎时,致病菌通过淋巴系统进入胃壁。饮酒、营养不良、年老体弱、低胃酸或无胃酸,常为此病的诱因。

## (二)病理

本病的化脓过程可遍及全胃,但很少超过贲门或幽门,最常见于胃远端的 1/2。细菌侵入胃壁后,多经黏膜下层扩散,主要病理变化为黏膜下层化脓性炎症,并可形成坏死区,严重者炎症可穿透肌层达浆膜层,发生穿孔时可致化脓性腹膜炎。胃黏膜表面发红,可有溃疡、坏死、糜烂及出血。胃壁由于炎性肿胀而增厚变硬。切开胃壁可见有脓液流出。镜下可见黏膜下层有大量的白细胞浸润,亦可看到多数细菌,有出血、坏死及血管内血栓形成。

## (三)诊断

1.临床表现　发病突然且凶险,多为突发性上腹部剧烈疼痛,多无放射痛,坐位时疼痛减轻或缓解,为本病的特异症状,与胃穿孔有鉴别意义。常有恶心、呕吐,呕吐物常混有胆汁。并可见吐出坏死黏膜的脓样物,虽不多见,但具有诊断价值。伴寒战高热,亦可有腹泻及呕血和便血。体检时,腹部较膨隆,上腹部有明显压痛,如病变侵及腹膜,可发生肌紧张及反跳痛。肠鸣音早期亢进,以后则减弱或消失。严重病例,可出现中毒性休克,或并发胃穿孔、血栓性门静脉炎及肝脓肿等。

2.实验室检查　白细胞升高多在 $2.0 \times 10^9/L$ 左右,以中性粒细胞为主,并有核左移现象,白细胞内可出现中毒颗粒。尿液分析可有蛋白及管型;大便潜血试验可呈阳性。胃内容物涂片或培养多可找到致病菌。胃液分析胃酸多减少或消失。

3.X 线检查　部分病人腹平片示胃扩张或局限性的肠胀气,个别病人可发现增厚的胃壁。如产气荚膜杆状芽孢杆菌感染者可见胃壁内有气泡形成,伴有穿孔者膈下可见游离气体。因 X 线钡剂检查可导致病人胃穿孔,故上消化造影相对禁忌,一般显示胃体扩大,黏膜增粗,胃皱襞消失,胃张力低下,钡剂潴留及胃窦僵直。

4.超声检查　可见患者胃壁增厚,有产气荚膜梭状芽孢杆菌引起者,胃壁内可见低回声区。

5.内镜检查　一般认为本病禁忌做内镜检查,因为充气和操作不慎可能诱发胃穿孔。

### (四)鉴别诊断

本病与消化性溃疡穿孔、急性胆囊炎及急性胰腺炎混淆。

1.消化性溃疡穿孔　此类病人多有溃疡病史,早期体温不高,穿孔后突然出现剧烈上腹痛并迅速波及全腹,全腹均有压痛,反跳痛显著,腹肌呈板样强硬,叩诊肝浊音界缩小或消失;X 线透视多可见膈下游离气体。但应注意急性化脓性胃炎也可并发胃穿孔。

2.急性胆囊炎　虽有发冷、发热、上腹部痛,但多为右上腹持续性疼痛,阵发性加剧,可放射至右肩胛部,并且常伴有黄疸,Murphy 征阳性。腹部 B 超、CT 等检查可协助诊断。

3.急性胰腺炎　有突然发作的上腹部剧烈疼痛,放射至背部及腰部,早期呕吐胃内容物,以后为胆汁;血、尿淀粉酶在早期升高,结合 B 超、CT、MRI 等辅助检查常可确诊。

### (五)治疗

急性化脓性胃炎治疗成功的关键在于早期诊断。治疗措施主要包括应用适当足量的抗生素以控制感染,纠正休克及水、电解质紊乱,以及一般支持疗法等,也可选择胃黏膜保护剂及抑酸剂治疗。如并发胃穿孔,经抗生素积极治疗无效时,如全身一般情况尚好,可行外科手术治疗,如胃蜂窝织炎的引流术或部分胃切除术(切除病变)。

(张永乐)

# 第三节　慢性胃炎

## 一、概述

慢性胃炎是不同原因引起的慢性胃黏膜炎性病变。

慢性胃炎的病因尚未完全明了,一般认为与周围环境的有害因素及易感体质有关,物理性、化学性及生物性有害长期反复作用于易感人体即可引起本病,病因持续存在或反复即可形成慢性病变。病因归纳如下:急性胃炎的演变;遗传因素;年龄;吸烟;饮酒;食物刺激;胃黏膜氧化状态;药物;缺血性贫血;金属接触;温度;放射;胃内潴留;十二指肠反流;免疫因素;幽门螺杆菌感染;其他细菌、病毒感染;精神神经因素;继发性;过敏因素;胃黏膜微循环障碍等。

目前认为慢性胃炎是由多种因素造成的。

慢性胃炎的病因可不同,而病理过程可能相似,其病理变化主要局限于黏膜层,根据其病理形态结构可分为特异性和非特异性两大类,临床常见者几乎均为非特异性胃炎,根据这些病变的程度不同又可将慢性胃炎分为浅表性胃炎和萎缩性胃炎等。病理学上常见浅表性胃炎的炎细胞浸润腺体颈部,腺体颈部是腺体的生发中心,炎症引起腺体颈部细胞破坏,细胞更新率下降,随着病变进展,病变逐渐由浅层到深层发展,以至腺体受损、萎缩,导致腺体不可逆的改变,形成萎缩性胃炎,并常伴有肠上皮化生、异性增生,少数病人甚至可发生癌变。

## 二、诊断

### (一)临床表现

大多数慢性胃炎的临床表现是胃肠道的消化不良症状,诸如上腹饱胀、无规律性的隐痛、嗳气、食欲减退、体重减轻、乏力、进食后上腹不适加重等。但缺乏特异性,仅仅根据临床表现难以诊断。

### (二)实验室检查

1.胃酸。

2.胃泌素测定。

3.胃蛋白酶原。

4.内因子(IF)。

5.壁细胞抗体(PCA)。

6.胃泌素分泌细胞抗体(GCA)。

7.血清胃蛋白酶 A、C。

8.$^{14}$C-BBT 呼气试验。

9.胃黏膜前列腺素 E 含量测定。

10.胃黏膜 MDA 含量。

11.考马斯亮蓝 G-250 检测胃液蛋白质含量。

12.胃黏膜组织中 SOD 含量。

13.胃黏膜中微量元素。

14.胃液胆红素。

### (三)胃镜检查

1.浅表性胃炎　慢性浅表性胃炎为慢性胃炎中的绝大多数。一般来说浅表性胃炎胃镜所见为以下各种表现的一种或数种:①水肿;②红白相间;③黏膜脆弱;④糜烂;⑤皱襞增生;⑥黏膜下出血;⑦黏膜不平;⑧黏膜出血;⑨黏液分泌增多;⑩肠上皮化生。

2.萎缩性胃炎胃镜检查　除有慢性浅表性胃炎的各种表现外,常常有以下三个突出特点:①颜色改变;②黏膜变薄;③黏膜粗糙不平。萎缩性胃炎是灶性分布,多从胃小弯逐渐向上发展,因此,活检需多点进行,从胃窦、移行部和胃体小,大弯及前后壁侧各取一块,以防漏诊并了解萎缩的范围。

### (四)诊断依据

慢性胃炎的诊断需根据患者的临床表现、内镜检查所见、胃黏膜活检的病理组织学检查,以及必要的胃肠功能检测结果等,进行综合分析而决定。

慢性胃炎的确诊需要依靠胃镜检查和胃黏膜活检病理组织学检查。

如果患者的临床表现疑似慢性胃炎时,应进行胃镜检查。在胃镜观察下符合慢性胃炎的特征,而又要求确切判断慢性胃炎的性质和类别时,则应取胃黏膜活检,进行病理组织学检查。

如果要了解是否合并有幽门螺杆菌感染时,可以选用快速尿素酶试验、胃黏膜切片染色和(或)$^{13}$C-尿素或$^{14}$C-尿素呼气试验。

# 三、鉴别诊断

1.慢性浅表性胃炎

(1)消化性溃疡:常呈季节性、反复发作,具有规律性的上腹部疼痛的特点,通过 X 线钡餐造影检查及胃镜检查,可以明确诊断。

(2)功能性消化不良:该病属于胃动力障碍性疾病,主要由于胃排空障碍导致胃排空延迟而引起的一系列上消化道症状,表现为上腹部饱胀、嗳气、早饱、恶心、食欲减退等,多数病人伴有精神神经症状,其发病或病情加重常与精神因素关系密切,胃镜检查结果正常,常与病人主诉不平行。胃排空检查或胃电活动记录呈胃排空异常的表现。

(3)胃癌:上消化道症状呈进行性加重,伴有贫血、体重下降、粪便隐血试验阳性。晚期可于上腹部触及肿块。X 线钡餐造影、B 型超声及胃镜检查可以帮助明确诊断。

(4)慢性胆道疾病:主要指慢性胆囊炎、胆结石症、胆系肿瘤等,这些疾病除有较为典型的临床表现外,内镜下胰胆管逆行造影(ERCP)、B 型超声和 CT 影像学检查可提供可靠的诊断依据。

(5)慢性胰腺炎:临床症状上慢性胃炎难以鉴别。临床多有急性胰腺炎病史,且反复发作,典型病人可有上腹部疼痛、脂肪泻和糖尿病三联征,伴腰部疼痛。B 型超声可表现为胰腺增大,尚可伴有假性囊肿,BT-PABA 试验提示胰腺外分泌功能异常。

(6)慢性萎缩性胃炎:常以食欲减、嗳气、上腹部不适为主要临床表现,几乎没有反酸、烧心等胃酸增多的症状,因此,单纯依据临床表现,难以与浅表性胃炎相鉴别,胃镜检查并取活检即可明确诊断。

2.慢性萎缩性胃炎

(1)胃癌:上消化道症状呈进行性加重,伴有贫血、体重下降、粪隐血试验阳性。晚期可于上腹部触及肿块。X 线钡餐造影、B 型超声及胃镜检查可以帮助明确诊断。

(2)慢性浅表性胃炎:临床上难以与慢性萎缩性胃炎相鉴别,多有上腹部疼痛、烧心等症状。胃镜检查并取活检有助于两者的鉴别诊断。

(3)慢性胆囊疾病:主要指慢性胆囊炎、胆结石症、胆系肿瘤等,发病常与饮食、体位等相关,有较为典型的临床表现,内镜下胰胆管逆行性造影(ERCP)、B 型超声和 CT 影像学检查可提供可靠的诊断依据。

# 四、治疗

## (一)一般治疗

慢性胃炎病因较多,治疗多采用综合治疗,饮食及生活习惯在慢性胃炎的发生、发展过程中起重要作用,饮食不节不仅可以诱发胃炎的发生,也可使胃炎反复发作,因此饮食治疗非常重要。首先改变饮食及生活习惯,告诫患者戒烟戒酒;饮食定时定量,避免暴饮暴食,避免过冷过烫、粗糙、辛辣食物;少食腌制、熏制的肉类食物;实行家庭分餐制;慎用或不用损害胃黏膜的药物等;加强有关知识宣教,保持情绪稳定,消除患者顾虑,增强治疗信心。

### (二)药物治疗

1.降低胃酸度　胃酸较高者,可给予降低胃内酸度的药物。常用的抑酸药物有以下几种。

(1)$H_2$ 受体阻滞剂:能选择性地与胃黏膜壁细胞上组胺 $H_2$ 受体作用,从而抑制胃酸分泌。如西咪替丁 0.2g,3/d,雷尼替丁 150mg,3/d,法莫替丁 20mg,2/d 等。一般疗程为 2 周。

(2)质子泵抑制剂:是目前发现的作用最强的一类胃酸抑制剂,作用于胃酸分泌的终末步骤,与壁细胞 $H^+$-$K^+$-ATP 酶结合,是质子泵失活,泌酸功能丧失,而且作用持久,缓解症状,促进炎症吸收。常用药物有奥美拉唑 20mg、兰索拉唑 30mg、祥托拉唑 40mg、雷贝拉唑 10mg、埃索美拉唑 20mg 等,均 1/d 用药,症状减轻后停用,一般疗程减轻后停用,一般疗程为 1～2 周。因此类药物抑酸作用强烈,慢性胃炎患者特别是萎缩性胃炎患者不主张长期应用,最好在应用此类药物之前检测胃内 pH 值。

(3)中和胃酸药物:如碳酸氢钠、碳酸钙、氢氧化铝等。这类药物可以直接中和胃酸,作用快、较强,但副作用也较多,易导致碱中毒,不易超剂量及较长时间应用。

2.胃黏膜保护剂　胃酸偏低或正常者,以应用胃黏膜保护剂为主。

(1)胶体次枸橼酸铋:是常用的胃黏膜保护剂,不但可以刺激黏液分泌,增加胃黏膜屏障作用,同时可刺激内源性前列腺素和表皮生长因子的产生,提高上皮细胞的再生能力,用法为每次 2 粒,3/d,餐前 30 分钟服用。

(2)思密达:含天然硅铝酸盐,具有吸附毒素,抗蛋白酶活性,加强胃黏膜屏障,促进上皮细胞再生等作用。常用量 3g,3/d。

(3)硫糖铝:在酸性胃液中凝聚成糊状物,附于胃黏膜表面上形成一层保护膜,阻止胃酸胃蛋白酶和胆汁酸对胃黏膜的侵蚀。用量 1g,3/d。

(4)膜固思达(瑞巴匹特):作为一种新型膜保护剂,通过增加胃黏膜前列腺素 E2 的合成、促进表皮生长因子及其受体表达、降低趋化因子产生、抑制 Hp 黏附及清除氧自由基,从而发挥胃黏膜保护作用,对根除 Hp 感染、治疗胃炎及预防溃疡病复发具有重要价值,常用剂量 0.1g,3/d。

(5)其他胃黏膜保护剂:如麦滋林-S、米索前列醇等在临床上应用也较广泛。

3.清除 Hp　中华医学会消化病学分会 Hp 学组于 2007 年 8 月 10～12 日于江西庐山召开了第三次全国 Hp 共识会议,全国 60 多位专家对 Hp 感染的若干问题达成了新的共识,提出清除 Hp 的共识。

(1)PPI 三联 7d 疗法仍为首选(PPI＋两种抗生素)。

(2)甲硝唑耐药性≤40％时,首先考虑 PPI＋M＋C/A。

(3)克拉霉素耐药率≤15％～20％时,首先考虑 PPI＋C＋A/M。

(4)RBC 三联疗法(RBC＋两种抗生素)仍可作为一线治疗方案。

(5)为提高 Hp 根除率,避免继发耐药,可以将四联疗法作为一线治疗方案。

(6)由于 Hp 对甲硝唑和克拉霉素耐药,呋喃唑酮、四环素和喹诺酮(如左氧氟沙星和莫西沙星)因耐药率低,疗效相对较高,因而也可作为初次治疗方案的选择。

(7)在 Hp 根除治疗前至少 2 周不得使用对 Hp 有抑制作用的药物 PPI、$H_2$ 受体拮抗剂($H_2$RA)和铋剂,以免影响疗效。

(8)治疗方法和疗程:各方案均为 2/d,疗程 7 天或 10 天(对于耐药严重的地区,可考虑适当延长至 14 天,但不要超过 14 天)。服药方法:PPI 早晚餐前服用,抗生素餐后服用。

**4.增强胃排空能力**

(1)为避免十二指肠液、胆汁反流及加速胃排空,调节胃、幽门、十二指肠运动协调功能,胃肠促动力药可加速胃排空,减轻胆汁分泌等对胃黏膜的损害,选择用多潘立酮(吗丁啉)或西沙必利(普瑞博思)5~10mg,3/d,饭前15~30分钟口服。对改善反酸、腹痛、腹胀等症状有一定的疗效,也能降低胃内胆盐浓度。

(2)结合胆盐药如铝碳酸镁能在酸性环境下结合胆盐,减轻了有害因子对胃黏膜的损伤,研究表明,服药后能迅速降低胃内胆盐浓度。

(3)熊去氧胆酸改变胆汁内不同胆酸的比例,从而减轻胆酸对胃黏膜的损害。

(4)伊托必利是一种具有阻断多巴胺 $D_2$ 受体活性和抑制乙酰胆碱酯酶活性的促胃肠动力药物,其在中枢神经系统分布少,无致室性心律失常作用及其他严重药物不良反应和实验室异常。

**5.其他治疗** 胆汁反流性胃炎症状严重、内科治疗无效的病人可采用手术治疗。合并贫血者,若缺铁应补铁,大细胞贫血应根据维生素 $B_{12}$ 50~100μg/d,叶酸 5~10mg,3/d,直至症状和贫血完全消失。对 PCA 阳性的慢性胃炎病人尤其合并恶性贫血者可试用肾上腺皮质激素如泼尼松龙但临床效果不肯定,不作常规治疗。

(安东辉)

# 第四节　慢性胃病动力障碍

慢性胃病(CGP)患者常有两类症状,一类是不同程度的疼痛不适,另一类是动力障碍所致的症候群。关于 CGP 的疼痛和动力障碍症状也是给患者造成痛苦、患者急盼解决的问题。然而不少医师只按胃镜检查"死"的结果(如 CSG、CAG、GU 等)或胃病一般的理论知识用药,而忽略了个体患者动力障碍"活"的资料,其结果常是用药针对性不强、效果差,解决不了问题。

## 一、正常胃的运动和功能

**1.两室一带的功能结构** 在解剖上把胃分为贲门部、胃底、胃体和幽门部,但在功能上,近代提出了近端胃和远端胃的概念,是以小弯中点向大弯中上 1/3 交点划线而区分的,这样把胃分成了两个腔室,近端胃有贮存食物作用,远端胃有消化、排空功能。在近端胃和远端胃之间有一狭窄带,为 2~3cm,称为中间横带(MTB),制约食物过快进入远端胃,有类似括约肌或"闸门"作用。

**2.受纳、贮存** 进食后首先由近端胃把食物接纳贮存下来,胃的贮存功能与近端胃的容受性扩张有关。进食时,从吞咽开始,近端胃由原来的持续性收缩而出现反射性扩张,称为容受性扩张;食物进入胃内后,近端胃进一步扩张,即所谓适应性(顺应性)扩张。进食后近端胃的扩张,虽有较多食物进入,但胃内压力无明显变化,正常人不会出现腹胀感觉。

近端胃的收缩有两种形式,一种是缓慢持续性收缩,另一种是叠加在持续收缩之上的快速的时相性收缩,前者维持胃内压力稳定,并决定胃的基础压力,调节胃和十二指肠压力阶差,后者把胃底食物有控制地送入胃体。

**3.混合、研磨和初步消化** 远端胃(包括远端胃体、窦、窦十二指肠区)的功能是通过动力把食物与胃酸和胃蛋白酶混合;把食物研磨粉碎成直径 1~2mm 的颗粒;并以与小肠消化和吸收相适应的速率排空。

胃的收缩蠕动波起点与胃内食物量有关,当胃充满时,通常起自胃的中点,食物量少时也可起自胃体下部,当胃排空时,则起自胃的上部,确保最后的残余物排入胃窦。

胃的收缩蠕动把胃内容从胃体推向幽门,并与混合、研磨、排空一并进行。由于幽门口径很小,每次收缩只有数毫升胃内容进入十二指肠,特别在消化开始食物尚未粉碎时通过更少,而大部分胃窦内容物由于蠕动环的作用,又返回胃体或近端胃窦,继续混合、研磨,如此反复,最后形成细小食糜,以便通过幽门。

4.胃的排空　胃窦与十二指肠虽是两个器官,但从功能上看是一个独立的运动单位。胃的排空有赖胃窦和十二指肠的协调运动,这种协调运动是食物从胃排入十二指肠的重要条件。正常情况下,由于幽门肌的紧张性收缩,幽门口几乎是完全闭合的,虽然这种闭合作用很弱,液体很容易通过进入十二指肠,但它阻止半固体食物通过。一方面,胃窦收缩时十二指肠收缩也增强,可使排空减慢,有利于食物在胃内继续研磨;另一方面,胃窦收缩,幽门开放,食糜进入十二指肠,其后顺序出现十二指肠收缩,将十二指肠内容物推向远端进入空肠,有利于胃排空的正常进行。

胃的排空速率与食物的物理性状有关。液体食物无需研磨,排空最快,其排空主要取决于胃内和十二指肠之间的压力阶差。固体食物则排泄缓慢,需要反复研磨,最终靠胃窦的收缩和胃窦与十二指肠的协调运动排出。

胃的排空速率部分是由食糜的成分决定的。一般说来,碳水化合物比蛋白质排空快,蛋白又比脂肪排空快。食糜中酸的浓度也影响胃的排空,高酸浓度比低酸浓度对胃排空抑制更强。

有的固体食物在消化期不能变成直径小于 2mm 的颗粒时,则靠消化间期移行性综合运动(MMC)的Ⅲ相来解决。该运动发生在餐后 4～6h,起于近端胃,缓慢地传导到整个小肠,约 2h/次。每个 MMC 由 4 个连续时相组成,Ⅲ相最重要,发生连续、缓慢、强有力的收缩,持续3～15min,且此时幽门基础压力不高,处于开放状态,故能清除胃内残留的固体食物及纤维素等。

5.胃运动的调节　胃的运动受神经、内分泌调节。神经方面,中枢神经系统(CNS)、自主神经(迷走、交感)和肠神经系统(ENS)均参与调节,以迷走神经最为重要,胃经常处于迷走神经影响之下,切断双侧迷走神经,胃的紧张性和蠕动均减弱,从而使胃排空减慢。迷走神经也是 CNS 调节胃动力的桥梁。交感神经对胃动力的影响极小。ENS 对胃肠调节更具有独立和突出作用,自主神经和 CNS 在此基础上起更高级的调节作用。有一具有起搏、传导和机械感觉功能的 Cajal 间质细胞在胃和十二指肠分布密集,与 ENS 紧密相连,对胃的运动有重要作用。

胃肠激素也参与了胃十二指肠运动的调节,一般说来,胃动素、进餐后的生长抑素、P 物质等可使胃动力增加,而胃泌素、CCK、促胰液素、抑胃肽、VIP 则可抑制胃肠运动。调节胃肠运动的各种神经之间、神经与胃肠激素之间,激素与激素之间存在着复杂的协调关系,共同对胃肠运动进行精细地调节。

此外,十二指肠内容物也一定程度影响胃的运动,如十二指肠内容物有过多的碳水化合物、蛋白质或脂肪等物质,均能刺激十二指肠化学性、渗透性和 pH 感受器,反射性引起幽门关闭,抑制胃的收缩和排空。

总之,胃的动力主要表现在保持胃壁具有一定张力、收缩蠕动、容受性扩张、MTB 的"闸门"作用及胃窦十二指肠的协调运动,在神经内分泌的调节下,实现胃的各种功能,完成胃的各项任务。

## 二、胃动力障碍和临床表现

胃底容受性扩张受损,胃收缩力减低,排空减慢,消化间期移行性复合运动频率降低等可引起上腹胀,患者可有上腹"胀、憋、实、堵、闷"等多种主诉或形容。轻者餐后胀,重者平时胀,餐后加重;胃底容受性扩张受损,患者可出现早饱;并常被迫少食。

胃排空延缓,胃内容物滞留时间较长,食物熟腐,产气增多,不但加重上腹胀,而且出现反胃、反酸、呃逆、嗳气等反流症状,严重时可有恶心、甚至呕吐。

胃窦动力低下、胃窦十二指肠协调运动障碍和 LES-胃协调障碍,可出现十二指肠胃反流(DGR)和胃食管反流(GER)表现。

胃动力低下,MTB 增宽,"闸门"作用失调,近端胃不能按需协调地把食物送向远端胃。而远端胃不能把食物与胃酸、胃蛋白酶充分混合进行初步消化;不能充分、有效地把食物研磨、粉碎;不能把食糜及时排入十二指肠,于是出现消化不良症状,患者食欲减退,不吃不饿,吃点就饱。

以上诸多症状,一般统称为"消化不良症状",或以"消化不良"概括。虽然消化不良还可能有胃、十二指肠腺体的分泌障碍,但胃动力低下和失调是胃消化不良的主要原因。

## 三、胃动力障碍诊断与鉴别诊断

胃的动力障碍虽有胃压力测定、排空试验以及胃电描记等检查,但除非科研,临床工作只要详细询问病史就够了,询问病史的关键以提高对"CGP 动力障碍在治疗上有重要意义"的认识为前提。只有认识提高了、重视了,才会"详细"询问病史,否则,只靠患者自发的、简单的主诉是得不到多少信息的。

胃的动力障碍是 CGP 常见的病生现象和症状,包括慢性胃炎、胃溃疡、慢性胃病并胃癌、十二指肠炎症或溃疡合并胃的炎症或溃疡等。FD 更是以动力障碍为基本病生变化的 CGP。对每例患者胃动力障碍相关的症状必须详细询问,包括有无、程度、伴随症状、什么时候最易发生和加重、与进食的关系以及大便情况等。

其他疾病也可引起胃动力障碍,如糖尿病、系统性硬化症、某些神经精神和内分泌疾病等,以糖尿病最常见,可引起胃轻瘫。糖尿病胃轻瘫是胃底的容受性、顺应性扩张受损,对进食刺激不起反应,也有发现 MMCⅢ 相阙如。多数学者认为与迷走神经传导障碍有关,而传导障碍是脱髓鞘病变所致。

此外,患者长期应用硝苯地平、硝酸酯类药物,以及解痉药等,均可引起胃肠动力低下,问诊中需加以注意。

还要注意其他原因引起的上腹胀、纳差等类似动力障碍症状,如心功能不全或回流障碍引起的肝淤血肿大,体积大的肝癌或其他大肝疾病,肿大的肝脏或肝左叶占据上腹部,并对胃造成挤压,需查体排除。

## 四、胃动力障碍的治疗

胃动力障碍是 CGP 的部分表现,CGP 的治疗包括抑酸、黏膜保护、根除 HP 等,该怎么治疗,需根据具体情况而定,这里仅述 CGP 伴动力障碍及胃动力障碍性疾病的治疗。CGP 的动力障碍和胃动力障碍性疾病,基本都是动力低下,治疗用药也基本上以促动为主。

### (一)胃肠促动剂

1.甲氧氯普胺(胃复安) 注射剂称灭吐灵。为多巴胺 $D_2$ 受体阻滞剂和中枢 5-HT$_4$ 激动剂,多巴胺是一种抑制性神经递质,可抑制胃和十二指肠运动,胃复安可阻断其抑制,从而促进胃十二指肠蠕动和排空;并抑制呕吐中枢而治疗恶心、呕吐。促动 10mg/次,3 次/d,或 10mg 临时肌注止吐。一般副反应为头昏、嗜睡、血中催乳素水平可升高,严重反应为锥体外系症状。不宜与抗胆碱药同用,亦不适于孕妇。

2.多潘立酮(吗丁啉) 外周多巴胺 $D_2$ 受体阻滞剂,增强和协调胃十二指肠运动,增加 LES 压力。与胃复安相比促动、止吐作用均较强;不透过血脑屏障,一般不引起胃复安所致的中枢神经系统副反应,其止吐作用是通过抑制呕吐中枢化学板机区而实现的。10~20mg/次,3 次/d。副反应偶有嗜睡、乏力、便秘、腹痛及溢乳。由于多巴胺受体主要分布于胃与十二指肠,故多潘立酮、甲氧氯普胺对下消化道无促动作用。近年周吕等学者研究证实,多巴胺对结肠的抑制作用及结肠存在特异的多巴胺受体,但多巴胺只有在较高浓度时才表现出结肠的舒缓反应,因此常规剂量的多潘立酮对结肠无促动作用。

3.西沙必利　为一全胃肠促动剂(包括食管、结肠),是胃肠 5-HT$_4$ 受体激动剂,促进5-HT$_4$ 释放,后者作用于肠肌间神经丛,释放乙酰胆碱,乙酰胆碱再与平滑肌毒蕈碱受体结合,引起胃肠运动增强,并是生理性协调运动。10mg/次,3 次/d。由于该药具有轻度拮抗5-HT$_3$ 和 D$_2$ 受体作用,可引起心脏不良反应,发生 Q-T 间期延长,在某些心脏病患者可引起致命性室性心律失常;与抑制细胞色素 P4503A4 同功酶代谢的药物同时应用时,会发生严重的快速性心律失常,在美国曾引起尖端扭转型室性心动过速和 Q-T 间期延长。随之首先在美国停用,继之日、德、加拿大等国也停用,随后我国亦自发停用。

4.莫沙必利　商品名:加斯清、新络纳,与西沙必利的作用机制和范围相同。不同者据谓对 5-HT$_4$ 受体选择性强;发生心血管副反应的可能小。据称可引起 Q-T 间期延长的药物,至少有四个特性基团,但在西沙必利的三维结构中,有 5 个特性基团,而莫沙必利只有两个,因而不会引起 Q-T 间期延长。新络纳是国产枸橼酸莫沙必利分散片,所谓分散片系指其原药难溶于水,经一定工艺作成分散片后,在水中能迅速崩解并均匀分散,比普通片溶出度高、血药浓度高,因而起效快。莫沙必利为 5mg/次片剂,5mg,3 次/d。副反应有腹泻、口干、疲倦、嗜酸细胞增多、三酰甘油、转氨酶、ALP 及 γ-GT 升高等。

5.普卡必利(Pru)　为一新型 5-HT$_4$ 受体激动剂,国内尚未应用,无使用经验。根据文献资料简介如下:

Pru 为苯丙呋喃类化合物。具有高选择性及特异性的 5-HT$_4$ 受体激动作用。能刺激大鼠、豚鼠和人的肠蠕动反射,增强结肠收缩,加速胃排空。在健康志愿者,Pru 可缩短上胃肠道和结肠通过时间,对便秘患者能增加排便频率并降低粪便硬度。主要用于治疗各种便秘及手术后胃肠蠕动迟缓无力和假性肠梗阻。Pru 较西沙必利更有效,选择性更高,是西沙必利的 500 倍。结肠及胃 5-HT$_4$ 受体密度相对较低,选择性高的药物当产生更强的作用。西沙必利还可作用于 5-HT$_3$、5-HT$_2$ 受体,其 5-HT$_3$ 受体激动激动作用对结肠运动存在潜在的抑制作用,Pru 可刺激胃肠功能减低狗的胃肠运动,而西沙必利则不能。Pru 对胃肠分泌影响轻微。主要用于慢性便秘患者,1 次/d 即可。

Pru 吸收率高,生物利用度80%～90%,无首过效应,似不经肝 P450 药酶代谢。不同给药途径(1mg静注或皮下注射)、不同剂型(1mg 盐酸的胶囊剂或琥珀酸的片剂)口服、在禁食或进食状态的溶剂或胶囊剂,都具有生物等效性。老年人用药与年轻人相比,药代动力学改变轻微,治疗应用安全,耐受性良好。健康老人(65～75 岁)口服 1mg 琥珀酸片剂,4d 达稳态血药浓度,AUCs 较年轻人(平均 23 岁)增加 26%～28%,增加量较小,无需调整剂量。

Pru(1～6mg/d)口服,不良反应为:部分患者出现头痛(8/12),少数出现胃肠反应:腹痛(5/12)、腹胀(4/12)、恶心(3/12)、呕吐(1/12)、肠鸣增加,伴随继续服药,症状可自行缓解。当剂量为 4mg/d 时,少数患者出现头晕(3/12)、尿频(4/27)、心悸(5/27)。用药期间对血压、心电图无影响,血、尿生化无改变。

6.伦扎必利　是一新型的 5-HT$_4$ 受体完全激动剂,同时也有 5-HT$_3$ 受体拮抗作用。小型研究显示,其可改善胃肠运动和增加胃肠传输速度,在治疗便秘型 IBS 方面较有前景,一项在女性患者中进行的研究证实,对女性患者疗效尤为突出。

7.伊托必利商品名:为力苏)　具有阻断多巴胺 D$_2$ 受体和抑制胆碱脂酶活性的双重作用,从而起到促动作用。促全消化道动力,比其他动力药作用强。由于有拮抗多巴胺 D$_2$ 受体活性作用,故尚有一定的抗呕吐作用。它不易透过血脑屏障,不作用于 5-HT$_4$ 受体,无心脏 QT 间期延长的隐患,因此无椎体外系和心脏不良反应。不经肝脏 CYP450 酶系代谢,极少药物间相互作用。不良反应有催乳素分泌增加,白细胞减少等。老年患者、妊娠妇女慎用,乳妇避免应用。50mg/次,3 次/d。根据年龄、症状调整剂量。

8.马来酸替加色罗(商品名:泽马可)　为一新的 5-HT$_4$ 受体激动剂,对 5-HT$_4$ 受体选择性更强,既协调地提高胃肠动力,也能改善胃肠病变感觉异常。能增强胃容受性扩张,增加 LES 压力,促进胃排空,并多用于女性便秘的治疗,亦适用于 IBS 便秘型及 NERD 的治疗。6mg/次,2 次/d,餐前服。不良反应有腹泻,偶见腹痛、恶心、腹胀、头痛、头晕、背痛、流感样症状,罕见过敏反应。该药 2002 年上市,曾在 55 个国家批准应用,但终因心血管事件而退市。近期,FDA 宣布同意有限制地用于 55 岁以下女性 IBS 便秘患者以及慢性特发性便秘患者。

9.马来酸曲美布汀(舒丽启能、诺为)　为 GI 运动节律调节剂。通过两种机制作用:①神经机制:当 GI 处于高动力状态时,激活胆碱能神经末梢 μ、K 受体,使 Ach 减少,GI 动力恢复正常;当 GI 处于低动力状态时,激活肾上腺素能神经末梢 μ 受体,NA 释放减少,解除对胆碱能神经的抑制性调节,Ach 释放增加,GI 动力恢复正常。②离子通道机制:GI 运动亢进时,抑制 Ca$^{2+}$ 通道,引起 GI 舒张;当 GI 运动低下时,抑制 K$^+$ 通道,引起 GI 收缩增强。因此,本药是一种 GI 运动双向调节剂。亦可用于肠道功能紊乱、IBS、腹泻、便秘等。0.1～0.2mg/次,3 次/d,根据年龄增减。不良反应:偶有便秘、口渴、口周麻木、心动过速、皮疹、转氨酶升高等。

10.红霉素、克拉霉素　均为大环内酯类药,具有胃动素受体激动作用。小剂量红霉素可有效诱导 MMCⅢ 相运动波,但在十二指肠远端红霉素诱发的Ⅲ 相波特点是逆蠕动。克拉霉素对消化间期胃十二指肠运动具有剂量相关性刺激效应,可以是典型Ⅲ 相波起始,亦可为后续的胃十二指肠协调波的延长,提示克拉霉素具有潜在的治疗作用。但二者为抗生素,不能长期应用,且 GI 反应较大,且红霉素也可快速产生耐受,目前还不能常规应用。

11.胃动素激动剂　ABT-229 为一胃动素激动剂,通过突触前神经元的亚单位而发挥作用。初步应用效果并不理想,需继续观察。其他胃动素激动剂尚有 KC11458、GM611 等,均为红霉素的衍生物,促动作用弱。

12.胆囊收缩素(CCK)受体拮抗剂　丙谷胺是非选择性 CCK 受体拮抗剂,但其促胃排空作用较差。氯谷胺为丙谷胺的衍生物,可阻断脂类对胃肠道运动和排空的抑制作用,加快胃排空和胃肠转运时间,增加便秘型 IBS 患者的大便次数。右氯谷胺是氯谷胺的同分异构体,其对 CCK 受体选择性更高,促胃肠动力作用更强。

13.具有类似作用的中成药

(1)芪龙胶囊:为一具有促动作用的中药制剂。

成分:龙胆总苷。

药理作用:动物实验和临床观察,本品具有促进胃内容物排空、促进胃肠推进、对抗阿托品引起的胃肠推进迟缓作用,并有消炎、镇痛、利胆作用。

适应证:胃肠动力低下所致的消化不良、腹胀、胃食管反流、口苦口干、便秘等。

用法、用量:2 粒/次,3 次/d。

不良反应:偶见恶心、呕吐、食欲不振、腹痛及轻度腹泻。

规格、包装:每粒含龙胆苦苷 80mg,80mg×18/盒。

(2)香砂养胃丸

成分:木香、砂仁、白术、陈皮、半夏(制)、茯苓、香附(醋制)、枳实(炒)、豆蔻(去壳)、广藿香、厚朴(姜制)、甘草、生姜、大枣。

功能主治:温中和胃,上腹胀满,反胃反酸、呃逆嗳气。

用法用量：8 粒/次,3 次/d。

规格、包装：每 8 粒相当于原药材 3g,200 丸/瓶。

（3）四磨汤

成分：木香、枳壳、槟榔、乌药。

功能主治：顺气降逆,消积止痛。用于腹胀、腹痛、气滞、食积、腹泻或便秘以及腹部手术后促进胃肠功能的恢复。

用法用量：成人 20ml/次,3 次/d,疗程 1 周。

应用注意：一般手术患者术后 12h 第一次服用,再隔 6h 第二次服用,以后常法服用或遵医嘱;冷天服用前可将药瓶置温水中加温 5～8min;药液如有微量沉淀属正常情况,可摇匀后服用;孕妇、肠梗阻、肠道肿瘤、胃肠手术后禁用。

规格包装：10ml×10 支/盒。

### （二）动力药应用注意

1.认定准确　一定是上腹胀等胃动力障碍。

（1）一定是上腹胀,而不是全腹（腹水、气胀等）、或下腹或下中腹（常为便秘、肠功能紊乱）胀。

（2）是上腹胀,但无胃动力障碍或 CGP 的特点和相关症状,需排除肿大的肝脏、肝左叶及其他上腹体积占位性病变。

（3）是上腹胀,也有 CGP 的表现,但是否真胀,还需进一步靠实。上腹胀和上腹钝痛不适,理论上完全是两个不同的概念,但实际工作中,有时患者的感觉很难区分。常见有的患者主诉上腹胀,但进餐后不胀或胀不加重,不伴反胃、呃逆、食欲减退症状,胀多在午夜或其他空腹时段发生或加重,进食可减轻。这显然是酸相关不适,不是动力障碍所致的真胀,治疗用药迥然不同。

2.用药力度要与症状的程度相适应　轻度胃胀,用多潘立酮或香砂养胃丸即可,但明显或严重胃动力障碍出现多种症状,需加强力度,常需多巴胺受体阻滞剂和 5-HT$_4$ 受体激动剂联合应用,有的甚至还得加中成药加强。

3.上下关照　胃和肠的动力状态不尽一致。结肠动力最常影响大便的性状和次数,以大便的性状和次数作为结肠动力标志,胃和结肠动力关系有下列四种情况,胃的用药需上下关照。

（1）上慢下正常,即胃动力障碍,大便正常,可按胃动力障碍用药,对下消化道无需顾忌。

（2）上慢下亦慢,即大便数天一次,有便秘,表明胃肠动力均低下,可上下兼顾,一并处理,并处理到位。

（3）上慢下快,伴大便稀,次数多或腹泻。此种情况应避免使用全消化道动力药,以免加重腹泻。

（4）上慢下时快、时慢,如 IBS、肠功能紊乱,此种情况可用多潘立酮十舒丽启能,或结肠问题临时对症处理。

4.注意其他科、其他病用药的影响　常见为高血压、冠心病长期应用硝苯地平、硝酸甘油,造成 GI 动力低下,需建议换药。

5.服药时间在饭前　胃动力药服药时间均在饭前 30min 左右,不但吸收好,而且当进食时即已开始发挥动力作用,能对所进食物及时进行处理。

（佟建丽）

# 第五节　药源性胃病

胃的生理功能主要是暂时储存食物及对食物进行初步消化,这对药物也是一样。一些病人服用某些药物后,会感到胃部不适或疼痛,还可出现反酸、食欲减退等症状,严重者还会发生呕血、黑便等。这是因为药物口服后会在胃内暂时储存,除了肠溶片外,药物还会和胃壁直接接触,而许多药物对胃黏膜有不同程度的刺激作用,故可引起上述症状,我们把此类胃病也称为药源性胃病。

能直接引起药源性胃病的药物很多,下面介绍几类典型药物。

# 一、非甾体类抗炎药致胃损害

我们都知道,非甾体类抗炎药(NSAID)的胃肠道反应比较大,其中对胃的损害称为 NSAID 相关性胃病。

## (一)非甾体类抗炎药致胃损害的发病机制

非甾体类抗炎药致胃损害的发病机制包括局部作用和系统作用两个方面。

1.局部作用 由于大多数 NSAID 是有机酸,在胃腔内酸性环境中不能被电离而呈脂溶性。它们在胃内可迅速弥散入胃黏膜表面上皮细胞中,在此中性 pH 环境下被电离。虽然电离形式的 NSAID 通过黏膜表面上皮细胞的速度低于非电离形式,但是电离形式的 NSAID 可被细胞捕获,从而干扰细胞代谢,导致细胞破裂及死亡,造成上皮细胞层完整性丧失、胃黏膜屏障破坏;电离形式的 NSAID 还能分解黏液层,削弱黏液-碳酸氢盐屏障。这样就为胃酸胃蛋白酶消化性打开了通道。

2.系统作用 NSAID 对胃的损害除了通过局部作用外,还可通过系统作用来削弱胃黏膜屏障的防御机制。分别介绍如下。

(1)通过抑制环氧化酶的活性,减少内源性前列腺素的合成:胃黏膜中含有的前列腺素以 PGE、PGI2、PGE2 等为主,它们对胃黏膜的生物学作用主要有两方面,即抑制胃酸分泌和细胞保护及适应性细胞保护作用。NSAID 对内源性前列腺素合成所必需的环氧化酶有明显抑制作用,故这类药物进入人体后,会降低胃黏膜中前列腺素的含量,从而削弱前列腺素对胃黏膜的保护作用。如病人长期服用大剂量 NSAID,会持续抑制胃黏膜内的环氧化酶,使前列腺素合成不足,胃黏膜在一些损害因素的作用下可出现糜烂溃疡以及出血、穿孔等并发症。

(2)中性粒细胞的作用:一些实验结果表明,胃黏膜的微血管中白细胞黏附于血管内皮细胞,继而导致黏膜微循环障碍可能是 NSAID 损害胃黏膜的重要因素之一。因为中性粒细胞黏附分子即 CD18 可介导粒细胞黏附于血管内皮,而 NSAID 在血管内皮细胞存在下可以使中性粒细胞中的 CD18 产生增加,从而导致中性粒细胞的吸附进而损害胃黏膜。另外,NSAID 抑制环氧化酶,使前列腺素合成途径被阻断,花生四烯酸衍变为白细胞三烯 B4(LTB4)的量增加,而 LTB4 可激活中性粒细胞向内皮细胞的吸附。白细胞三烯还能促进 CD18 在中性粒细胞上的表达,可使白细胞介素-1 和肿瘤坏死因子释放增多,这些因子可影响内皮细胞而增强黏附分子表达。

中性粒细胞激活后可以释放氧自由基,直接损伤血管内皮细胞,也易造成微血栓形成,降低黏膜血流灌注,从而使黏膜的防御能力下降。

(3)抗血小板聚集作用:有些 NSAID 还有抗血小板聚集作用,从而干扰血液凝固,诱发消化道出血。

## (二)NSAID 相关性胃病的病理特点

口服 NSAID 后短时间内即可出现胃黏膜的损伤,这种损伤作用不仅是剂量依赖的,还受胃内 pH 及服药频度影响。NSAID 引起的胃黏膜损伤在不停药时也可自行消退。NSAID 相关性溃疡与普通消化性溃疡的区别为:从组织学上看,普通消化性溃疡一般有慢性弥漫性胃炎的背景,而没有慢性胃炎背景的胃溃疡大多与 NSAID 有关;普通消化性溃疡以十二指肠溃疡多见,而 NSAID 相关性溃疡以胃溃疡多见;普通消化性溃疡幽门螺旋杆菌感染阳性率高,而 NSAID 相关性溃疡幽门螺旋杆菌感染阳性率低,故幽门螺旋杆菌阴性的溃疡可能与 NSAID 的关系更为密切;普通的胃溃疡一般有低胃酸和血清胃蛋白酶原浓度低的特点,而 NSAID 相关性胃溃疡病人一般无此特点。多数人认为 NSAID 相关性溃疡范围包括:原有正常胃黏膜的人在服药后出现溃疡;原有溃疡在服药后加重。

### (三)NSAID 相关性胃病的临床表现及预防和治疗

1.与 NSAID 相关性胃病有关的因素　临床上应用 NSAID 比较广泛,但并不是所有服用 NSAID 的病人都可出现 NSAID 相关性胃病。这表明 NSAID 相关性胃病的发生也有易感因素。

(1)年龄:资料表明,年龄大于 65 岁者服用 NSAID 后出现胃部不良反应的要比年龄小于 65 岁者明显增加。这是由于老年人血浆白蛋白浓度随年龄增长而降低,其肝脏对药物的转化作用下降;老年人一般存在动脉粥样硬化,胃黏膜血液供应差,对损伤因素的适应能力减退。

(2)NSAID 的种类和剂型:一般认为,肠溶型或栓剂的剂型比普通片剂对胃黏膜的毒性作用减轻,但长期应用也可导致溃疡。近年来开发的 COX2 特异抑制剂,能较特异地作用于 COX2 而保留其抗炎作用,减少 COX1 相关的胃黏膜的损害作用。

(3)幽门螺旋杆菌感染:资料表明,幽门螺旋杆菌阳性而服用 NSAID 者胃溃疡发生率增加,阴性而未服用 NSAID 者无溃疡发生。故认为 NSAID 和幽门螺旋杆菌感染虽然是独立的致溃疡因素,但二者有相加作用。

(4)其他因素:多种 NSAID 合用、与肾上腺皮质激素合用、与钙拮抗剂及其他抗血小板药联用可加重或促进 NSAID 胃部的不良反应;吸烟、饮酒也可能使 NSAID 的胃黏膜损伤作用加重;既往有消化性溃疡的患者在服用 NSAID 期间更易出现严重的不良反应;O 型血患者发生 NSAID 相关性胃病的可能性较大。

2.临床表现及预防和治疗　临床表现大致有消化不良、消化性溃疡、胃十二指肠出血和穿孔等几个方面。

每一位应用 NSAID 的患者都可能出现 NSAID 相关性胃病,NSAID 相关性胃病的临床表现与胃黏膜的损伤程度不平行,故不能根据患者的临床表现来判断胃黏膜的损害程度。更不能据此采取预防措施。正确的预防措施是:严格掌握 NSAID 的用药指征,不宜大剂量、长期应用;改变药物剂型和用法减轻对胃黏膜的直接刺激;长期应用者,应经常检测血象、大便常规及必要的胃镜检查;活动性溃疡患者最好禁用 NSAID;对高危患者要进行预防性治疗即治疗药物与 NSAID 同服。

针对 NSAID 相关性胃病的轻重、胃镜检查结果,可采取不同的治疗措施,如 NSAID 所致的胃黏膜炎性反应,及时停用 NSAID 即可,或不停用 NSAID 而加用预防性药物如质子泵抑制剂等;NSAID 相关性溃疡和(或)出血,及时停用 NSAID,加用抗溃疡药物、止血药等治疗;并发穿孔者需要外科处理。

## 二、糖皮质激素致胃损害

我们知道,临床上大剂量和(或)长期应用糖皮质激素治疗肾上腺皮质功能减退症、自身免疫性疾病、过敏性疾病、血液病等时常常会同时应用保护胃的药物,这是因为大剂量和(或)长期应用糖皮质激素会损害胃而导致胃病。

### (一)糖皮质激素致胃损害的发病机制

1.激素可改变血管的反应性,使血管对儿茶酚胺的敏感性增高,从而加强小血管张力,使血管收缩,导致胃黏膜血供减少,影响胃黏膜上皮细胞的更新和修复,同时抑制黏液-碳酸氢盐的分泌,削弱胃黏膜的防御功能。

2.激素抑制前列腺素合成。前列腺素具有细胞保护作用,如被抑制而合成量减少,也可削弱胃黏膜的防御功能。

3.激素可刺激胃酸和胃蛋白酶的分泌。

4.激素可抑制蛋白质合成,使黏膜上皮细胞更新率降低,影响胃黏膜的修复过程,诱发和加剧溃疡。

### (二)糖皮质激素致胃损害的病理特点

病灶多分布于胃底、胃体。胃镜下可见弥漫性分布的出血斑、点,多灶性糜烂、浅表溃疡和活动性渗出等。也可见原发性病变如各种类型的慢性胃炎、消化性溃疡等。病变部位病理活检,常可发现炎症细胞浸润、黏膜出血和浅表坏死及原发病变等。

### (三)糖皮质激素致胃损害的临床表现

1.上消化道症状　如上腹部不适、烧心等。但常常被激素引起的食欲增加所掩盖。约1/3的病人无症状。

2.消化性溃疡及其并发症　40岁以上应用激素者多见,特别是风湿病人最多见;具有症状轻而出血率高、穿孔率高、死亡率高等特点。

### (四)糖皮质激素致胃损害的预防和治疗

预防糖皮质激素致胃损害应遵循的措施有:严格掌握适应证;详细询问病史,有活动性消化性溃疡者或溃疡病史者慎用,如必须应用,用药中严密观察,定期复查大便潜血等;因低蛋白血症患者中的血浆白蛋白与激素结合减少,从而使血中游离的有生物活性的激素增加,故此类患者应用激素时应减量应用;对高龄有溃疡病史等高危人群,可预防性应用质子泵抑制剂以及黏膜保护剂等。

激素治疗过程中如发现溃疡,应立即停药,如不能停药,应减至最小有效剂量,同时加服质子泵抑制剂或黏膜保护剂等。溃疡如并发出血,应采取禁食、监测生命体征、补充血容量、止血、补充贫血等措施。溃疡如并发穿孔,应立即手术。

# 三、抗肿瘤药致胃损害

### (一)抗肿瘤药致胃损害的发病机制

1.抗肿瘤药干扰细胞DNA合成　通过干扰DNA合成、与细胞DNA结合阻止有丝分裂等途径影响胃黏膜上皮的重构,造成胃黏膜的损害。另外,还可影响胃黏膜上皮的修复。

2.抗肿瘤药刺激化学感受器触发区　位于延髓第四脑室底面后极区的化学感受器触发区可通过迷走神经和内脏神经的传入纤维,接受来自血液循环中抗肿瘤药的刺激,发出呕吐反应冲动,通过呕吐中枢,引发呕吐反应。另外,胃肠道黏膜的感觉神经末梢受抗肿瘤药的刺激,也可通过迷走传入神经到达呕吐中枢导致呕吐反应。如发生长期频繁或剧烈的呕吐反应,不仅可造成水电解质代谢紊乱和营养不良,还可造成食管和胃的损害。

3.促使弥散性血管内凝血的形成　一些恶性肿瘤经抗肿瘤药治疗后可出现大量崩解并释放出组织凝血活酶等,使血液呈高凝状态或慢性DIC状态,消耗凝血因子,引起全身多部位出血,常伴有上消化道出血。

4.抗肿瘤药的骨髓抑制作用　抗肿瘤药一般都有骨髓抑制作用,从而引起免疫功能低下,还可引起血小板减少,这些都可导致消化道出血。

### (二)抗肿瘤药致胃损害的病理特点

胃镜下可见胃黏膜弥漫性充血、水肿,可伴有散在浅表糜烂或溃疡、散在针尖大小出血点。严重病例发生黏膜坏死脱落。活检病理示：炎症细胞浸润、黏膜充血或出血、糜烂、坏死、溃疡等。

### （三）抗肿瘤药致胃损害的临床表现

1.消化不良症状　　可有上腹部不适、腹胀、纳差等。

2.恶心,呕吐　　抗肿瘤药引起的呕吐可分为三种：①急性呕吐。用药当天即出现的呕吐。②延缓呕吐。用药后2～3天出现,并能持续5～7天。③期待性呕吐。病人在第一疗程中经受难受的呕吐后对下次治疗感到害怕,甚至见到医护人员就会呕吐。

3.溃疡及其并发症　　大部分溃疡以上消化道出血为首发表现,极少并发穿孔。但化疗药物导致胃十二指肠黏膜糜烂等也可表现为上消化道出血。

### （四）抗肿瘤药致胃损害的预防和治疗

1.患者出现消化不良症状时可分别或同时给予促胃肠动力药、胃黏膜保护药以及制酸剂。

2.预防和治疗患者恶心、呕吐主要用5-HT$_3$受体拮抗剂,它可通过阻断外周和中枢5-HT$_3$受体而发挥止吐作用。另外,临床上还经常加用糖皮质激素、多巴胺受体拮抗剂、抗组胺药等协同止吐。

3.患者出现溃疡及其并发症时可给予抗溃疡药及相应处理。

## 四、抗菌药物致胃损害

### （一）抗菌药物致胃损害的发病机制

抗菌药物的种类很多,对胃损害的机制也各不相同,目前认为可能有以下几个方面的作用。

1.口服的抗菌药物如喹诺酮类可直接刺激胃黏膜上皮细胞,使胃黏膜上皮细胞的完整性破坏;还有一些口服的抗菌药物如青霉素类可引起过敏性胃黏膜水肿,导致上消化道出血,常伴有腹痛和皮疹。

2.多黏菌素类抗菌药物能损害胃黏膜上皮细胞,干扰细胞膜功能,并可导致胃黏膜局部缺血,改变其通透性,促进组胺释放、增加胃酸-胃蛋白酶的分泌,引起上消化道黏膜损害。

3.四环素族口服、注射均可刺激胃肠道,引起消化道炎症和溃疡,严重者可致消化道出血。发生率与严重程度与用药剂量成正比。

4.有些抗菌药物如甲硝唑可引起严重的恶心、呕吐,造成对上消化道黏膜的损害。有些抗菌药物如头孢哌酮舒巴坦由于影响凝血因子的产生,可导致胃肠出血。

### （二）抗菌药物致胃损害的病理特点、临床表现及防治

病理变化无特异性,胃黏膜多有充血、水肿,严重者可有溃疡、出血等。

临床表现主要有非特异性消化道症状、消化性溃疡和上消化道出血等。

防治措施包括严格掌握抗菌药物适应证,防止滥用;对能引起胃黏膜局部刺激的药物,在不影响其吸收的前提下,尽量饭后服用或同时服用胃黏膜保护剂;预防性应用制酸剂。

轻症对症处理,如给予胃黏膜保护剂、促胃动力药、制酸剂等。重者停用抗菌药物。上消化道出血治疗同前。

## 五、其他药物致胃损害

除上述几类药物外,还有许多药物可导致胃损害,如交感神经阻滞剂利血平等因促进胃酸分泌,导致胃部病变;口服降糖药甲苯磺丁脲等因降低血糖,兴奋迷走神经,促进胃酸分泌,可使胃溃疡加重,甚至出现出血、穿孔等胃部病变;抗凝药物如肝素等使血液凝固性下降,导致上消化道出血;铁剂、氯化钾等在胃

内形成高浓度而腐蚀胃黏膜,引起溃疡、出血、穿孔。此外,大剂量烟酸、维生素 B₆ 可促进组胺释放;咖啡因、甲状腺素、氨茶碱、雌激素、卡托普利等均可引起胃黏膜损害,促进胃溃疡形成及发生出血的可能。

(佟建丽)

# 第六节　急性胃粘膜病变

急性胃黏膜病变(AGML)指各种病因因素引起的以胃黏膜浅表糜烂性损害为特征的一组急性胃黏膜出血病变,又称出血糜烂性胃炎、应激性溃疡。临床较为常见,为上消化道出血的常见原因之一。

【病因】

1.外源性因素　某些药物(非甾体抗炎药、肾上腺皮质激素、某些抗生素)、乙醇、微生物感染及细菌毒素等均可破坏胃黏膜屏障而导致 $H^+$ 逆弥散,引起胃黏膜糜烂、出血。

2.内源性因素　一些严重感染、严重创伤、颅内病变、大手术、休克等严重应激状态下,可兴奋交感神经及迷走神经,引起胃黏膜缺血缺氧和胃酸分泌增加,导致胃黏膜损害,发生糜烂和出血。

【病理】

本病典型损害为多发性糜烂和浅表性溃疡,常有簇状出血病灶,可累及全胃或某一局部,甚至可延伸至食管或十二指肠。显微镜下见胃黏膜上皮失去正常柱状上皮形态,并有脱落,黏膜层有多发局灶性出血坏死,甚至固有层亦有出血。

【诊断】

1.临床表现　病前有上述服药、饮酒史或有上述各种严重疾病史。常突发呕血及黑粪,单独黑粪者少见,出血量一般不大,且常呈间歇性。可伴有上腹隐痛、烧灼痛、腹胀、恶心、呕吐。大量出血者可出现晕厥或休克。

2.内镜检查　线钡餐检查阴性。确诊有赖于发病 24～48 小时内进行急诊内镜检查,镜下可见胃黏膜糜烂、出血或浅表溃疡等。

3.诊断要点　根据服药、饮酒及各种严重疾病史,典型临床表现及急诊胃镜可诊断。

4.鉴别诊断

(1)消化性溃疡出血:有慢性规律性、节律性上腹痛病史,胃镜、X 线钡餐检查可显示溃疡病灶存在。

(2)食管静脉曲张破裂出血:有肝硬化病史,出血量大而凶猛,胃镜可显示食管静脉曲张及出血部位。

(3)胃癌:多为老年患者,有乏力、食欲缺乏、贫血及消瘦等表现,胃镜能发现癌性病灶。

(4)弥散性血管内凝血(DIC):常并有多脏器、组织出血,应查凝血及凝血酶原时间,三 P 试验、纤维蛋白原等。

【治疗】

1.积极治疗原发病、除去致病因素最为重要。

2.一般治疗　禁食、卧床休息,呕血停止后可给予流质饮食。密切观察生命体征。

3.积极补充血容量　输液开始宜快,可选用林格液、低分子右旋糖酐等,补液量根据估计失血量而定,必要时输血,以迅速纠正休克。

4.止血措施　静脉输注组胺 $H_2$ 受体拮抗药如雷尼替丁和法莫替丁、质子泵抑制剂如奥美拉唑等维持胃内 pH 7.4,可明显减少出血;前列腺素抑制剂米索前列醇能预防应激性溃疡;弥漫性胃黏膜出血可用冰盐水、8mg/dl 去甲肾上腺素溶液分次口服,每 1～2 小时一次;小动脉出血者可胃镜直视下采取微型夹、高频电凝或激光凝固止血；如经上述治疗仍未能控制的大出血者，可考虑手术治疗。

**【预后】**

取决于原发病救治结果，一般 ACML 预后良好。

（安东辉）

# 第七节　上消化道出血

上消化道出血是临床急症，为了便于叙述本书分为非静脉曲张性和静脉曲张性上消化道出血两部分展开讨论。

## 一、非静脉曲张性上消化道出血的处理

屈氏韧带以上消化道非静脉曲张性疾患引起的出血，包括胰管和胆管的出血和胃空肠吻合术后吻合口附近疾患引起的出血，称为非静脉曲张性上消化道出血。上消化道出血是临床常见的急症之一，病死率高，故对急性上消化道大出血患者必须立即给予静脉输液、输血、急性内镜检查及治疗，同时联合药物等治疗。

### （一）病因

1.常见病因　消化性溃疡、上消化道肿瘤、应激性溃疡、急慢性上消化道黏膜炎症。服用非甾体消炎药（NSAID）、阿司匹林或其他抗血小板聚集药物也是引起上消化道出血的重要原因。

2.少见病因　马洛里-魏斯综合征、上消化道血管畸形、迪厄拉富瓦病、胃黏膜脱垂、急性胃扩张或扭转、理化和放射损伤、壶腹周围肿瘤、胰腺囊肿、胆管结石、胆管肿瘤等。某些全身性疾病，如感染、肝肾功能障碍、凝血机制障碍、结缔组织病等也可引起本病。

### （二）治疗

1.一般治疗

（1）卧床休息，保持安静，平卧将下肢抬高，保持呼吸道通畅。

（2）禁食，放置胃管，抽吸胃内积血，了解出血情况，并可灌注药物。

（3）加强护理，心电监护。

2.迅速补充血容量　应立即建立快速静脉通道，并选择较粗静脉以备输血，最好能留置导管。根据失血的多少，在短时间内输入足量液体，以纠正循环血容量不足。常用液体包括生理盐水、平衡液、全血或其他血浆代用品。对高龄、伴心肺肾疾病患者，应防止输液量过多，以免引起急性肺水肿。

3.内镜下止血

（1）喷洒药物：内镜下直接对出血灶喷洒止血药，可用于局部渗血，对动脉性出血疗效差。常用药物：冰盐水去甲肾上腺素（去甲肾上腺素溶液浓度为 8mg/100ml）、孟氏溶液、凝血酶、巴曲亭等。

（2）注射治疗：当内镜检查发现喷射性出血或血管裸露，可用局部注射性止血。可选用 1：10000～1：20000 肾上腺素盐水、高渗钠-肾上腺素溶液等药物。其作用机制：①直接作用于血管（血管收缩、激活血小板及凝血级联反应）；②局部组织扩张引起的压塞效应。

（3）热凝疗法：热凝可致蛋白凝固、组织水肿、血管收缩并激活血小板，以达到内镜下止血的目的。根据热凝机制的不同，可分为接触法和非接触法。接触法：高频电凝、热探头、微波。非接触热探头：氩离子

凝固术(APC)、激光。激光治疗价格昂贵,有穿孔风险,临床上并不常用。

(4)联合治疗(注射＋热凝治疗):肾上腺素注射后再给予电凝止血。联合治疗可明显降低高危消化性溃疡出血患者再出血及手术和死亡的风险,内镜下联合治疗已成为消化性溃疡出血的标准疗法。

(5)物理疗法:①压迫法用活检钳瓣或特制球囊直接对准出血部位进行压迫,一般30～60s,反复进行,仅对明确出血的小范围出血有效。②血管夹止血法主要适用于消化道息肉内镜切除术后出血,胃内血管性出血,如Dieulafoy病等。但应注意避免去夹闭所谓的"暴露血管"(其实际上是位于假性动脉瘤上的纤维蛋白栓子)。内镜下放置止血夹止血,伤口愈合后此金属夹可自行脱落,随粪便排出体外。

4.全身药物止血

(1)抑制胃酸分泌的药物:血小板聚集及血浆凝血功能所诱导的止血作用需pH＞6.0时才能有效发挥,而且新形成的凝血块在pH＜5.0时会被迅速消化而不利于止血。因此,理想的止血环境要求胃内pH达到6.0以上。传统的口服抗酸剂效果差,不能改变消化性溃疡出血的自然病程。$H_2$受体拮抗剂($H_2$RA)也不能达到理想的抑制效果,因此,对消化性溃疡出血的治疗效果并不十分满意,但由于此药不良反应少、价格低,临床上仍用于溃疡出血的治疗。常用的$H_2$RA针剂,包括雷尼替丁、法莫替丁等,可选用法莫替丁20mg静脉输注,每12h一次。质子泵抑制剂可通过抑制壁细胞$H^+/K^+$-ATP酶的活性,具有强烈抑制胃酸分泌的作用,止血效果显著优于$H_2$RA,是上消化道出血特别是非静脉曲张出血治疗的首选药物。内镜检查前应用质子泵抑制剂,可以改善出血病灶的内镜表现,从而减少内镜下止血的需要,内镜介入治疗后应用大剂量质子泵抑制剂可以降低患者再出血的发生率,并降低病死率。常用的质子泵抑制剂针剂有:埃索美拉唑、奥美拉唑、泮妥拉唑、兰索拉唑、雷贝拉唑等。大量出血患者,一般用埃索美拉唑80mg静脉推注后,以8mg/h速度持续输注72h。非严重出血者,可采用埃索美拉唑40mg静脉输注,每12h一次。

(2)止血药物:止血药物对非食管静脉曲张出血的确切效果未能证实,不作为一线药物使用。立止血(血凝酶):该药是由巴西腹蛇毒液中提取的酶性止血剂,具有类凝血激酶及类凝血酶的作用,可促进出血部位血小板聚集及凝血酶形成而缩短出血时间,减少出血量,急性出血通常用1～2u静脉注射,2次/d。

5.选择性血管造影及栓塞治疗　选择性胃左动脉、胃十二指肠动脉、脾动脉或胰十二指肠动脉血管造影,一旦明确出血部位和有活动性出血时,即可采用血管收缩剂灌注控制出血,必要时可行栓塞治疗。血管加压素:初始剂量为2u/min,匀速灌注,20min后造影复查,出血停止者,保留导管,灌注24h,然后减量至1u/min,继续灌注24h。初始剂量无效时,可将剂量增至4u/min,维持6～8h,然后逐步减量。通常用药后48h均应停止灌注,止血无效,则改用其他方法。动脉内栓塞疗法一般用明胶海绵,通过阻塞出血的血管而达到止血目的的。

6.手术治疗　经药物、内镜和放射介入治疗失败或病情特凶险者,可考虑手术治疗。

手术指征:①大量出血并穿孔,幽门梗阻或疑有癌变者;②年龄在50岁以上有心肾疾病,经治疗24h仍出血不止者;③短时间内出血量很大,很快出现临床休克征象者;④急性大出血,经用各种止血方法治疗后仍不能止血,且血压难以维持正常者;⑤近期反复出血,其溃疡长期不愈合者。

# 二、食管胃曲张静脉破裂出血

食管胃静脉曲张继发于各种病变引起的门静脉高压。门静脉向体循环分流形成多处侧支循环,其中最具临床意义的就是食管胃静脉曲张。由于该处曲张静脉距离门静脉较近容易受到门脉压升高的影响、胸腔负压作用常常使静脉回流血流增多、胃内酸性反流物侵蚀食管黏膜及粗硬食物或饮酒所致损伤等因素,在压力升高或静脉壁发生损伤时,曲张静脉发生破裂出血,食管胃静脉曲张出血(EGVB)是消化系急症中最具有挑战性的疾病之一,临床上主要表现为上消化道大出血和循环衰竭,并常常继发肝性脑病、肝肾综合征等,如不及时救治死亡率高达50%。

我国肝病患者众多,慢性肝炎的患者每年约有10%演变为肝硬化并最终出现食管胃静脉曲张,约30%的食管胃静脉曲张患者在发病2年内将发生静脉曲张破裂出血。其他原因引起的门静脉高压患者数量也很多。因此食管胃静脉曲张出血是消化科医生不得不经常面对的急症之一。

EGVB病情危重、进展迅速、死亡率高,对临床诊疗提出了较高要求。出血48h内进行胃镜检查,是诊断食管胃静脉曲张破裂出血唯一可靠的方法,联合应用血管活性药物和内镜下治疗是对急性静脉曲张出血处置的首选方法,预防性抗生素治疗作为急性出血期的辅助治疗被认为是常规,食管静脉曲张出血内镜治疗可根据情况选择硬化治疗或套扎治疗,胃静脉曲张出血首选组织胶治疗;对于药物联合内镜治疗失败的患者,TIPS或外科分流手术是推荐的抢救措施。

**(一)食管胃曲张静脉破裂出血的临床表现**

食管胃静脉曲张破裂出血的临床表现是在上消化道出血的基础上合并门静脉高压的临床表现(其中大部分是肝病)。食管胃静脉曲张破裂出血时出血量很大,如不能迅速止血,患者将在数小时内休克、死亡,因此必须迅速确诊以便及时治疗。

1.上消化道出血的临床表现

(1)呕血、黑便或便血:食管胃底静脉曲张破裂时,约半数病人可出现呕血多为鲜血液也可为暗红色血液,其出血量多,来势凶猛,可呈喷射状,一次可达500~1500ml不等。出血缓慢者表现为呕吐咖啡色物。部分病人无呕血,表现为黑便或便血。大便的色泽取决于血液在肠道停留时间的长短,如出血量大而速度快,粪便排出往往呈鲜红色。可根据大便色泽变化及次数来判断出血情况。听诊肠鸣音活跃,是血液刺激肠道蠕动加快所致。

(2)血容量不足的表现:由于大量血液丢失,出现心悸、头晕、黑蒙或晕厥、脉搏细速、皮肤灰白湿冷、少尿或无尿、血压下降等表现。

(3)血红蛋白下降和血尿素氮升高:出血早期由于血管及脾脏代偿性收缩,红细胞比率与血红蛋白可无明显变化,后期血红蛋白水平才能反应失血的程度。肠道积血吸收及肾脏排泄下降,可导致血尿素氮升高。

2.门静脉高压症的临床表现

(1)腹水、腹壁静脉曲张、脾大、下肢水肿是门静脉高压症的重要佐证。门静脉高压症大多数为肝硬化引起,可见晦暗的肝病面容、黄疸、皮下或黏膜出血点、蜘蛛痣、肝掌、男性乳房发育等。需要注意的是大量失血后,蜘蛛痣与肝掌可暂时消失,脾也可缩小。

(2)急诊化验检查可能提示血小板、白细胞下降等脾功能亢进的表现,是门静脉高压症的支持证据。需要注意的是急性出血时白细胞可以一时性升高。常常可以发现转氨酶升高、胆红素升高、白蛋白降低、球蛋白比例升高、白/球蛋白倒置、凝血酶原时间延长等慢性肝病的表现。如果超声检查确认脾大、腹水,甚至测量门静脉直径增粗,则更支持门静脉高压症。有时可能发现布加综合征、门静脉海绵样变性、肝内动静脉瘘、脾静脉异常等特殊类型门静脉高压症的线索。

**(二)食管胃静脉曲张破裂出血时的进一步检查和确诊**

急性大量失血的患者往往难以详细诉说病史,护送人员提供的资料可能不全或不可靠,只能按上消化道出血进行禁食、补液、输血、抑制胃酸、止血药物等先期紧急处理,掌握时机进行必要的检查。患者曾患肝炎,特别是肝功能或转氨酶反复异常者;长期携带肝炎病毒特别是乙型、丙型肝炎病毒者;曾接受输血或血液制品；长期嗜酒；有血吸虫病史或血吸虫疫水接触史；长期用药或接触毒物；有胆石症或胆系慢性感染史；腹部外伤或手术史等，应首先考虑食管胃静脉曲张破裂出血可能。需要注意的是约有1/3的门静脉高压食管胃静脉曲张患者出血原因并不是静脉曲张破裂，而是由门静脉高压性胃病或并发的消化性溃疡等引起。

1.胃镜检查　出血48h内进行胃镜检查，是诊断食管胃静脉曲张破裂出血唯一可靠的方法。出血停止后检查虽然安全，但看不到活动的出血病灶；而正在出血时检查，则涌出的血液往往掩盖病灶，很难看清楚。

国内外学者共识是，除休克、严重心肺疾病患者和极度衰竭的患者外，一般都能安全地接受急诊胃镜检查。目前主张在出血48h内进行胃镜检查，以判断出血病灶的部位和性质。诊断食管胃静脉曲张破裂出血的标准是：内镜下可见曲张静脉活动性出血（渗血、喷血）；曲张静脉上有"血栓头"；或者上消化道出血患者有明显的静脉曲张，但未发现其他部位有出血病灶。

需要注意的是部分患者没有食管静脉曲张或食管静脉曲张很轻，而是孤立性胃静脉曲张出血。胃内往往充填大量凝血块，观察胃底静脉需要掌握一些技巧。一种方法是将头侧垫高，另一种方法是改成右侧卧位，这样便于观察胃底。胃静脉曲张的程度虽然比食管静脉曲张更重，但部位较深，覆盖的黏膜变化不明显，需要与正常黏膜皱襞和肿瘤等鉴别。

门静脉压力升高侧支循环可伴有或单独发生在其他部位，如胃体、胃窦、幽门及肠道，少数病例也可发生在消化道以外的部位，如腹膜、胆囊、胆总管、阴道及膀胱，称为异位静脉曲张。这些异位静脉曲张一旦破裂出血，往往不易查明出血来源和病灶性质，是临床少见、疑难情况，需要借助其他方法检查方可确诊。

胃镜检查不仅是确诊食管胃曲张静脉破裂出血的手段，还可以同时进行内镜下止血治疗。

2.血管造影　如果胃镜检查失败，或因病情不能做胃镜检查时，应考虑行血管造影。

动脉血管造影可检查到的最小出血速度为0.5ml/min，如果看到造影剂溢出，则可以决定出血的部位。间接门静脉造影还可见到门静脉、肠系膜上静脉和脾静脉开放的基本情况，对于确诊一些特殊的病例如肝动静脉瘘、脾静脉狭窄有绝对的优势。对食管胃静脉曲张破裂出血的患者，虽然造影剂到达静脉系统时已有稀释，但仍可见到造影剂从曲张静脉溢出的现象。动脉血管造影在判断异位曲张出血时尤其有价值。

经股静脉、肘前正中静脉或颈静脉插管，通过腔静脉进入肝静脉，可进行肝静脉造影和逆向门静脉造影。注入造影剂观察肝静脉及其分支的情况，有助于诊断布加综合征等。再将导管推进至嵌入位置，可以进行肝静脉压力梯度（HVPG，又称肝静脉楔压）的测定，HVPG正常值为3～5mmHg，高于10mmHg是门静脉高压的重要支持指标。而HVPG＞20mmHg往往提示药物和内镜治疗效果不佳。此时注入造影剂使门静脉分支成像，称为"嵌入肝静脉造影"或"逆向门静脉造影"，可了解门脉系统的异常。经颈静脉途径插管时，还可以向门静脉分支穿刺后置入支架，达到降低门静脉压力的作用，即经颈静脉肝内门-体静脉支架分流术（TIPS）。由于HVPG＞20mmHg时药物和内镜治疗效果不佳，一些学者主张此时行TIPS或联合治疗。

经皮经肝门静脉造影，对门静脉、脾静脉和门-体侧支循环显示良好，能较好地显示出血血管，但操作技术较为复杂，有一定的风险。一些学者通过这一途径注入栓塞剂来闭塞出血血管达到止血目的，即经皮经肝静脉栓塞术（PTVE）。

3.X线CT检查及CT血管重建　有食管胃静脉曲张的患者，X线CT检查可以在食管环周、胃底见到血管束和血管团，同时可以见到肿大的脾脏、腹水、肝形态改变等间接征象，以及一些特殊情况，如肝癌合并门静脉癌栓。X线CT血管重建可显示类似血管造影的图像。不足之处是即使发现静脉曲张，并不能说明是否破裂出血。

4.放射性核素扫描　对于出血量较小、上述方法无法确定出血原因者,用$^{99m}$Tc标记患者的红细胞静脉注射,$^{99m}$Tc在血液中的半衰期约3min,大部分迅速被网状内皮系统清除,标记的红细胞在出血部位溢出,形成浓染区,由此判断出血部位。

### (三)食管胃静脉曲张破裂出血的病因分析

食管胃静脉曲张破裂出血的病因分析,其实也就是查找门静脉高压症的病因。一般先判定为肝前性、肝内窦前性、肝内窦后性和肝后性。肝前性又称肝外性,主要是肝外门静脉主干血栓形成、海绵样变、癌栓、脾静脉血栓形成、先天狭窄、胰腺疾病累及脾静脉或其属支等。肝内窦前性常见的原因是血吸虫病和特发性门静脉高压。窦后性阻塞主要是肝小叶内纤维组织增生和再生肝细胞结节的挤压,使肝小叶内肝窦变窄和阻塞,门静脉压力升高,是门静脉高压食管胃静脉曲张最常见的原因,包括各种病毒、酒精、免疫、药物、代谢等原因引起的肝硬化、特发性肝纤维化等。肝后性主要是布加综合征、肝小静脉闭塞、心功能不全等。在治疗出血的同时应该进一步确定病因,以指导最终的病因治疗。

### (四)食管胃底曲张静脉破裂出血的综合治疗

1.急性静脉曲张出血的治疗　一般治疗措施:对中等量及大量出血的早期治疗主要是纠正低血容量休克、止血和防止胃肠道出血相关的并发症,监护生命体征、尿量。

(1)恢复血容量:保持静脉通畅,以便快速补液输血。应尽早恢复血容量,根据出血程度确定扩容量及液体性质,以维持血液动力学稳定,并使血红蛋白维持在80g/L以上。需要注意的是,血容量的恢复要适当保守,过度输血或输液可能导致继续或重新出血。避免仅用生理盐水等补足液体,以免加重腹水或水肿。必要时应及时补充血浆、血小板等。

(2)质子泵抑制剂和$H_2$受体拮抗剂:能提高胃内pH值,可促进血小板聚集和纤维蛋白凝块的形成,避免血凝块过早溶解,有利于止血和预防再出血。

(3)促凝剂:包括止血敏、氨基己酸、血凝酶等都可以应用。

(4)抗生素的应用:活动性出血时常存在胃黏膜和食管黏膜炎症水肿,预防性使用抗生素有助于止血,并可减少早期再出血及预防感染。荟萃分析表明,抗生素可通过减少再出血及感染来提高存活率。因此,对肝硬化急性静脉曲张破裂出血的患者应短期使用抗生素。可使用喹诺酮类或头孢类抗生素。

(5)护肝药物:多数患者是慢性肝病引起或门静脉高压后继发肝损害,出血后肝脏受到进一步打击,应用护肝药物有助于病情恢复并防止肝功能恶化带来的并发症。

2.针对门静脉高压食管胃静脉曲张的特殊措施

(1)应用降低门静脉压力药物

1)血管加压素及其类似物联用(或者不联用)硝酸酯类药物:这类药物包括垂体后叶素、血管加压素、特利加压素等。

血管加压素是应用最早的血管活性药物。它可使所有内脏的血流都减少,从而使门静脉血流减少,门静脉压降低。静脉使用血管加压素可明显控制曲张静脉的出血,但死亡率没有降低,且副作用较多,包括心脏及外周器官的缺血、心律不齐、高血压、肠缺血等。加用硝酸酯类药物可改善其安全性及有效性,但联合用药的副作用仍然高于特利加压素、生长抑素及类似物。因此,为了减少不良反应,静脉使用血管加压素的最高剂量持续时间不应超过24h。剂量按照0.2~0.4u/min连续静脉泵入,最高可加至0.8u/min;通常合并静脉使用硝酸酯类药物,并保证收缩压大于90mmHg。国内常用垂体后叶素(从垂体后叶提取的九肽类物质,含缩宫素和血管加压素两种成分),一般是在缺乏生长抑素及其类似物时临时使用。

特利加压素是合成的血管加压素的类似物,可持久而有效地降低肝静脉压力梯度以及门脉血流,而且对全身血流动力学影响较小。国内该药应用较少,其推荐剂量是起始2mg,q 4h,出血停止后可改为1mg, bid。一般维持 5d,以预防早期再出血。

2)生长抑素及其类似物:这类药物包括十四肽生长抑素、八肽生长抑素类似物、伐普肽等。

十四肽生长抑素是人工合成的环状 14 氨基酸肽,通过抑制血管调节肽(主要是胰高血糖素)的释放使内脏血管收缩。生长抑素能显著改善出血控制率,但对死亡率无影响。和血管加压素相比,控制出血的疗效相同,死亡率也大致相同,但是生长抑素的副作用更少更轻。此外,生长抑素可以提高内镜治疗的成功率。使用方法是在首剂负荷量 250μg 快速静脉内滴注后,持续 250μg/h 进行静脉滴注。

奥曲肽是人工合成的八肽生长抑素类似物,它保留了生长抑素的大多数效应,并且半衰期更长。荟萃分析及对照研究显示,奥曲肽是控制急性出血的安全而有效的药物,也具有提高内镜治疗成功率的效能。用法通常为起始静脉滴注 50μg,之后 50μg/h 静点,首次控制出血率 85%～90%,无明显的副作用,使用 5d或更长时间。

伐普肽是新型的人工合成的生长抑素类似物,用法为起始剂量 50μg,之后 50μg/h 静脉滴注,但国内尚未上市。

(2)内镜下治疗:内镜下套扎、硬化剂注射和组织胶注射治疗方法现已成为治疗食管胃静脉曲张出血的一线疗法。国际上和国内的各种共识意见、指南等均一致认为,在急性静脉曲张出血时,药物联合内镜下治疗是首选的治疗措施。

关于具体内镜下治疗方法的选择,西方学者首推套扎治疗,一些日本和我国的学者则青睐硬化剂注射治疗。硬化剂注射治疗的优点是操作方便,静脉根除彻底,但并发症较多包括近期出血、肺部浸润、食管穿孔及食管狭窄等;而套扎治疗虽然有可能发生曲张静脉套勒割裂出血、皮圈脱落等并发症,但相对硬化剂注射治疗少,缺点是静脉曲张容易复发,另外急性出血时视野不佳,内镜前端增加套扎器使视野进一步下降。两种方法都在做改进,如大剂量快速静脉内硬化剂注射和多环密集套扎等。我国 2008 年食管胃静脉曲张出血专家共识会上商定的共识意见是:“选用何种内镜治疗方法应结合当地医院的具体条件、医生的经验和患者的病情来考虑。”

对于胃底静脉曲张的出血患者,如果有条件,应使用组织黏附剂如氰基丙烯酸盐进行内镜下闭塞治疗,在某些情况下也可使用内镜下套扎治疗。

联合应用药物治疗及内镜治疗时,可将药物治疗疗程延长至 5d(使用副作用较少的药物),以度过再出血危险最高的时期。

(3)气囊压迫止血:气囊(国内主要使用的是双囊三腔管)压迫可使出血得到有效控制,但出血复发率高。当前只用于药物治疗无效、又无条件内镜下治疗的病例;或作为内镜下治疗前的过渡疗法,以获得内镜止血的时机(例如转运到专科中心)。部分药物联合内镜治疗无效的病例也可试用气囊压迫。

使用前先检查气囊是否漏气,管腔是否通畅,测气囊的注气量(一般胃囊注气量 150～250ml,食管囊注气 80～150ml),试好后将气体抽尽,用止血钳夹紧进气口。用石蜡油润滑后,按留置胃管的方法将三腔管从患者鼻腔插入,前端到达胃腔后(能通过胃管腔抽出胃液或注气听诊有气过水声)向胃囊注入空气、夹闭,轻轻将三腔管向外牵拉,直至感觉有弹性阻力,表明胃气囊已压于胃底贲门部,用 0.5kg 重的物品通过滑轮装置牵引固定。食管囊可先不注气,一般压迫贲门部即能阻断胃冠状静脉来源的血流。若止血效果不佳可将食管囊注气压迫食管下段。

气囊止血的并发症包括吸入性肺炎、气管阻塞等,严重者可引起死亡,应密切观察,及时清除口腔分泌物,检测胃囊压力及双囊三腔管深度。如果胃囊漏气缩小滑入食道,可压迫气管,引起窒息,应立即抽尽胃囊气体,必要时撤除气囊。进行气囊压迫时,应根据病情 8～24h 放气 1 次避免食管壁压迫坏死。出血停止后 24h,可先放气观察 24h,若仍无出血即可拔管。拔管时,先将食管囊的气放出,再将胃囊的气放出,然后口服 30ml 石蜡油,随后将管缓慢退出。

(4)经颈静脉肝内门-体静脉支架分流术(TIPS):TIPS 能在短期内明显降低门静脉压,与外科门-体分流术相比,TIPS 具有创伤性小、技术成功率高、降低门静脉压力可靠、可控制分流道的直径、能同时做断流术(栓塞静脉曲张)、并发症发生率低等优点。TIPS 对急诊静脉曲张破裂出血的即刻止血成功率可达 90%～99%,但中远期疗效尚不十分满意,主要是术后分流道狭窄或闭塞。目前 TIPS 主要用于:①食管、胃底静脉曲张破裂大出血,经保守治疗(药物、内镜下治疗等)效果不佳者;②外科手术后再发静脉曲张破裂出血;③终末期肝病,在等待肝移植术期间需要处理静脉曲张破裂出血者。

另外,经皮经肝曲张静脉栓塞术(PTVE)也在一些医疗机构取得良好疗效。

3.并发症的预防和处理　　食管胃静脉曲张破裂出血的主要并发症包括肝性脑病、肝肾综合征、吸入性肺炎、感染、低氧血症和电解质紊乱等,这些往往会导致肝功能的进一步损害并成为最终的死亡原因。在治疗出血的同时要警惕这些并发症,进行密切监测,发现相关势头及时予以相应治疗。

4.出血未控制和早期再出血的治疗　　即使应用了药物治疗联合急诊内镜下治疗,仍有在 10%～20% 的患者中不能止血,或发生早期再出血。

出血未控制的判定标准是 72h 内出现以下表现之一:①6h 内输血 4u 以上,生命体征不稳定收缩压<70mmHg,心率>100 次/min 或心率增加>20 次/min;②间断呕血或(和)便血,收缩压降低 20mmHg 以上或心率增加>20 次/min,继续输血才能维持 Hb 稳定;③药物或内镜治疗后新鲜呕血;在没有输血的情况下,Hb 下降 30g/L 以上。

再出血是指出血控制后再次有活动性出血的表现:呕血或(和)便血;收缩压降低 20mmHg 以上或心率增加>20 次/分;在没有输血的情况下,Hb 下降 30g/L 以上。出血控制后 72h～6 周内出现活动性出血称为早期再出血(相对应的是 6 周后出现的迟发性再出血),亚太肝病学会又把 72～120h 内出血称为极早期再出血。

治疗失败后可以进行再次内镜治疗,包括对套扎环脱落、首次止血不确实、注射点溃疡、早期排胶等进行补救。但药物联合内镜治疗失败的原因可能是门静脉压力过高。研究表明肝静脉压力梯度(HVPG)>20mmHg 是治疗失败的预测指标。这种情况下采用经静脉肝内门体分流(TIPS)或外科分流手术,是临床上行之有效的补救疗法。实施外科分流手术或 TIPS 均取决于各个医疗机构的经验。

药物联合内镜治疗失败而未采用过气囊压迫止血的,可以试用气囊压迫止血,在一些病例有效,但一般是作为向更为确切的止血治疗(如 TIPS)的过渡措施。

胃底静脉曲张出血时放置 TIPS 的适应证比食管静脉曲张出血时为宽,如果不能进行内镜治疗,或者内镜治疗一次失败之后,即可建议采用 TIPS。

5.急性静脉曲张出血缓解后的后续治疗　　急性静脉曲张出血已缓解的患者仍有很高的再出血和死亡的危险。预防静脉曲张再出血(二级预防)是此时的主要任务。根据门静脉高压的原因进行病因治疗,如布加综合征的介入治疗、一些特殊血管畸形的手术治疗、血吸虫病可用吡喹酮等药治疗、酗酒引起者应当戒酒、肝炎病毒相关的肝硬化的抗病毒治疗等。

对于大多数病因为肝硬化的患者,由于门静脉高压持续存在,联合应用非选择性 β 阻滞剂及内镜下治疗根除曲张静脉是对静脉曲张出血的二级预防的最佳选择。非选择性 β 阻滞剂应调整至最大耐受剂量。内镜下治疗应每隔 1～2 周重复一次,直至曲张静脉闭塞,此后隔 1～3 个月进行首次内镜监测,然后每 6～12 个月复查静脉曲张再发生的情况。对 ChildA 级或 B 级、联合应用药物及内镜治疗后仍再发生静脉曲张再出血的患者,应考虑进行 TIPS。在有经验的中心,对 Child A 级患者可考虑进行分流外科手术。因其他原因准备进行肝移植的患者,应到移植中心进行评估。

### （五）内镜下治疗在食管胃曲张静脉破裂出血中的应用

消化内镜目前已经成为消化科医师得力的治疗工具，甚至离开消化内镜会大大降低治疗效果。尤其是在食管胃静脉曲张出血的治疗中，内镜治疗扮演着极其重要的角色，药物联合内镜治疗已被国际、国内的各种指南、共识列为食管胃静脉曲张出血的首选治疗措施。因此本节专门讨论食管胃静脉曲张出血的内镜下治疗。

1.食管胃静脉曲张破裂出血内镜下硬化剂注射治疗　内镜下硬化剂注射治疗（EIS）简称硬化治疗，是应用最早的食管胃静脉曲张破裂出血内镜下治疗方法。硬化治疗于1939年由Crafoord和Frenekuer首先报道。根据对动物试验和硬化治疗后死亡病人的尸解，硬化剂静脉注射主要是破坏血管内皮，迅速形成血栓伴静脉炎症，1周后组织坏死形成溃疡，10d后见肉芽组织形成，3~4周纤维化闭塞静脉腔。注射后即刻形成血栓，所以食管胃静脉曲张出血的病人，急诊硬化治疗可达到止血的目的，1个月后纤维化形成，达到消除曲张静脉、防止再出血的目的。

（1）硬化剂的种类

1）5%油酸氨基乙醇：属不饱和脂肪酸，静脉内注入可使局部血管的内皮脂质部分破坏，红细胞破坏发生溶血，迅速形成血栓。

2）1%乙氧硬化醇：系局麻药polidocanol与5%乙醇制造而成，静脉内注射形成血栓化作用弱，静脉旁注射能迅速引起水肿、炎症，大量成纤维母细胞增生，是硬化剂中最早发生纤维变性的药物，而且含局麻剂，故注射时无明显胸痛，注射后2~3h局麻剂作用消失，可出现胸痛，1~2d后缓解。

3）5%鱼肝油酸钠含多种脂肪酸，以花生油酸为最多，有血栓素 $A_2$ 的作用，可促进血栓形成，急诊止血及静脉曲张消失均十分满意，但注射后胸痛明显，少数患者需用镇痛剂。

4）无水乙醇也是国内常用的硬化剂，静脉旁注射每点0.5ml，静脉内注射每点3~5ml，使血管内皮细胞损伤，并使细胞变性引起血栓形成，其最大缺点是溃疡发生率高，存在穿孔的危险。

另外，还有应用1%~1.5%十四烷基磺酸钠、3%水酚的报道，国内尚无应用报告。

（2）器械：主要是胃镜和胃镜注射针。各型前视及斜视型内镜均可以应用。斜视型内镜出针时有30°角度，出针很清楚，12点、3点、9点时位静脉注射很方便，尤以12点时位的静脉可很准确注射，此静脉是出血最常见的静脉，前向镜出针和镜身呈平行关系，12点时位注射时出针不易观察，而6点时位观察较满意。各医疗器械公司生产的注射针都可以应用。25G针较细，适合注射水剂硬化剂用，23G针注射鱼肝油酸钠时较适用。

（3）硬化治疗方法：急诊硬化治疗应视患者的病情而定。如患者出血量大而急剧，患者出现烦躁不安，处于休克状态，可先行双囊三腔管压迫止血，配合降低门脉压药物如垂体后叶素、生长抑素等治疗，待病情稳定后，再行硬化治疗；出血量不大，适当补充血容量，血压稳定后即可进行硬化治疗。下述情况为硬化治疗的禁忌证：①有上消化道内镜检查禁忌证；②出血性休克未纠正；③肝性脑病≥Ⅱ期。特殊情况下的出血抢救时，应根据医生经验及所在医院的情况掌握，在其他治疗难以缓解患者休克，通过快速输血创造一个短暂的内镜治疗机会，迅速开展内镜下止血，在某些病例可以获得抢救成功。

术前做好充分准备，包括输血、备血、建立双静脉通道，准备加压输血的设施，备好足够量的硬化剂。向家属交代病情签署知情同意书，并向患者讲清配合要点。术前给予咽部麻醉（有专职麻醉师条件下也可全麻）、解痉药物，可酌情给予镇痛剂。

1）胃镜检查：急诊治疗如发现食管腔、胃腔清洁，出血暂时停止，可做胃镜常规检查。但如存在活动性出血，食管腔及胃底积有大量鲜血，找不到出血点或出血处正在喷射出血，应抓紧时机注射治疗。根据我们胃镜下资料分析，出血部位主要位于食管下段右侧（镜下12点位）和贲门区小弯侧，分别占38.0%和

37.3%，因此在寻找出血点时，该部位应列为重点。病人采取左侧卧位行硬化治疗时，积血淹盖胃底、胃体大弯侧和食管下段6点位，而食管下段12点位及贲门小弯侧仍暴露较好，一般积血不影响急诊硬化治疗。

2）注射部位：急诊见有出血点，可在其上下方进行注射，但以出血点下方注射效果为好。未找见出血点时在齿状线上侧2～3cm内环形注射，首选治疗最易出血的12点位之静脉，每次注射1～3条。因该静脉为胃左静脉供血的主要曲张静脉，静脉内快速注射，使局部浓度高，并有部分硬化剂流入胃左静脉和交通支，产生多条静脉闭塞的效果。

3）注射方法：有静脉内注射法、静脉旁法、静脉内和静脉旁结合法。我国多数患者治疗时已为重度静脉曲张，因此我们多采用静脉曲张硬化治疗的改进法，行少点、较大剂量、快速静脉内注射，即每次在1～2条食管下段静脉内注射1～2个点，每点注射硬化剂一般6～15ml，总量最多者曾达40ml，在20～30s内将药注完，造成局部硬化剂浓度高，凝血快，同时药液可迅速向上流入食管中上段静脉，向下流入胃左静脉或胃短静脉，并通过交通支到邻近曲张静脉，使多条静脉同时闭塞。操作时一定要保证注射针刺入静脉，判定方法是先少量注药，无水肿丘状隆起，则肯定针在静脉内，再加速注药。关于用药剂量，必须个体化，根据静脉曲张程度及范围、食管长度、交通支情况。一般全程重度食管静脉曲张，用药量较大，尤为急诊时，在静脉内注射有部分硬化剂从出血部位喷出，所以注射量不等于有效剂量，小量硬化剂难以达到止血目的。但硬化剂用量大时并发症增加，以掌握在30ml以内较为安全。

4）注射间隔时间：两次硬化治疗间隔时间以6～7d为宜，进行3～4次，直至曲张静脉消失。因硬化治疗1周后易发生注射点糜烂或溃疡出血，如间隔时间过长，静脉未完全闭塞，可致再发出血。且静脉越粗大，再出血的可能性就越大，所以对此类患者间隔时间应适当缩短。再次硬化治疗发现注射点溃疡时，应在溃疡下方或邻近静脉注射治疗，预防再发出血。

（4）术后处理和并发症防治：术后严密观察止血效果，情况稳定后可进食温流质，服用胃黏膜保护剂等。继续应用降门静脉压力药物可以提高治疗成功率。

注射后大部分病人感胸骨后不适、疼痛、短暂的吞咽困难，可予对症处理。术后可有发热，一般不超过38.5℃，2～3d内恢复正常。此外，可有菌血症，需通过抗生素治疗。目前急性出血病例推荐出血后即给予抗生素。少数病例有一过性血红蛋白尿，是硬化剂对肾脏内皮损伤所致，一般可自行缓解。个别病例出现胸腔积液甚至呼吸窘迫综合征，也是硬化剂损伤导致，需要针对性的治疗。

硬化治疗后常出现注射点糜烂或溃疡引起早期再发出血，一般发生在注射后5～14d内，必须及时处理。最好的方法是再次内镜下化疗，在溃疡远端再次注射。

较为严重的并发症是食管穿孔，造成化脓性纵隔炎、脓胸，预后极差，死亡率高，故要防止发生。防治要点：硬化治疗时注射点视野一定要清楚；注射针成30°角刺入，不要垂直进针。硬化治疗术后要严密观察病情，遇有高热、胸痛，必须禁食，用足量抗生素，预防发生穿孔。如发生穿孔已引起脓胸，需行闭式胸腔引流、胃肠减压、肠外高营养等治疗。

2.内镜下食管胃静脉曲张套扎术（EVL）　简称套扎治疗，是继硬化治疗后发明的内镜下治疗食管静脉曲张的新方法。1986年Stiegmanm等首先报道。在内镜头上附一套装置，在内镜直视下用弹性"O"形套扎圈套扎曲张静脉柱，被套扎的曲张静脉继发形成血栓，闭塞静脉后腐烂脱落。该方法易于操作，能有效地控制活动性出血和消除曲张静脉，并发症较少。随着连续多环套扎器的出现，更增加了它的优越性。

（1）器械

1）胃镜：需用前视式胃镜，胃镜的外径应配相应的套扎器，一般采用外径9.8～10mm的胃镜。

2）套扎器：单环套扎时使用单环套扎器，包括外套管、内套管、牵引线、橡皮圈、橡皮圈安装器。使用前先进行套扎器安装，利用橡皮圈安装器将橡皮圈安放于内套管的前端，距内套管前缘约0.5mm处，把安好橡皮圈的内套管套入外套管中,注意不要套入太深,以免橡皮圈脱落,以外套管前缘刚好接触橡皮圈为宜,将牵引线由内镜钳道送出内镜前端,将外套管套在内镜前端,并将牵引线固定于内套管内突起的缺口处。套扎时用力吸引目标静脉,拉动牵引线,橡皮圈将弹出套住该静脉。

由于静脉曲张出血套扎治疗往往需要多点结扎,单环套扎器每次结扎一点后需要退镜安装下一个橡皮圈,随之发明了多环套扎器,可以不退镜连发多个橡皮圈,如 Microvasive 公司的 5 环、8 环套扎器,以及 Wilson-Cook 公司的 6 环、10 环套扎器。多环套扎器主要包括装有橡皮圈套件、牵引钢丝或线、转动把柄。安装也更为简单,将橡皮圈套件套在内镜头端,将牵引线由内镜钳道镜头端送入由操作端出口送出,连接转动把柄并轻轻拉紧。套扎时每旋转一次转动把柄将有一个橡皮圈弹出套住内镜头端紧紧吸引住的静脉。

(2)套扎治疗方法

1)术前准备:术前病情评估、救治准备、咽部麻醉、解痉镇静等与硬化治疗相同。内镜前端安装套扎装置后,视野缩小呈筒状,不便观察,故在套扎前应先行常规胃镜检查,了解食管、胃、十二指肠的情况及食管静脉曲张类型,是否适合套扎治疗。套扎治疗和硬化治疗的禁忌证基本相同,但对过于矮小、过于粗大的食管、胃底静脉曲张,不能吸入圆柱状附着器内的静脉,以及有食管炎者,不宜做套扎。

在活动性出血时行套扎,对食管静脉曲张出血止血效果好,但对贲门区和胃底静脉曲张出血治疗有困难,必须是技术熟练的医生才能进行操作。另因出血时视野欠清楚,加之内镜上附套扎器,视野更小,寻找出血点困难,故活动性出血时采用套扎难度相对大些。

2)套扎方法:单环套扎时,先留置内镜外套管。因每次仅能套扎一个橡皮圈,故每扎完一个圈后需退出内镜,重新安装新圈。为便于多次插镜、快速重复置放新的橡皮圈,安置内镜外套管于患者口腔至食管上段。但外套管较粗,给患者带来一定痛苦。使用多环套扎器无需使用外套管。

急诊出血时如果能找到出血点,原则上是直接在该点套扎,可以立即止血。但一定要准确、适度,防止套扎点偏离、橡皮圈切割静脉壁、吸掉已经形成的血栓头等。在出血点套扎难度大时,在同一静脉稍远侧套扎也非常有效。

套扎时先将套扎器垂直接触靶静脉,吸引,此时静脉隆起覆盖镜面,当镜面呈红色时,扭动把柄或拉牵引线,橡皮圈即脱落将该静脉结扎。吸引的压力要适中,一般吸引的基础压力为 0.02～0.03MPa,压差为 0.01MPa。

为了提高止血效果和静脉根除率,现在公推多点密集套扎,每根静脉上两个套扎点距离 2～3cm,自下而上呈螺旋式向上套扎。每次套扎圈的多少和套扎次数要根据患者食管静脉曲张的程度和范围而定,一般每次套扎 6～12 个橡皮圈,每条静脉扎 2～3 个圈,静脉曲张范围大的可多至 18～24 个圈。急诊止血后 12～14d 复查胃镜,根据情况可补充套扎一次。复查时间不宜过短,否则有的橡皮圈尚未脱落,影响第二次套扎。

(3)术后处理和并发症防治:套扎术后一般反应较轻,有短暂胸骨后疼痛,吞咽阻塞,少数病人发热,发生菌血症。凝血功能、食管运动功能障碍都较 EVS 轻。肺和肾浸润损伤基本没有。也有报告使用外套管致穿孔和大出血。

套扎所致的溃疡通常较浅表,2～3 周内愈合。套扎后早期再出血值得重视,可能与橡皮圈脱落有关。要预防早期橡皮圈脱落出血需注意:①过粗、过细的静脉不宜套扎;②套扎时吸引力要适当;③套扎部位最好在食管下段,避开糜烂点和贲门区。一旦发生橡皮圈脱落出血,应立即在脱落处或其远侧予以套扎、硬化或组织胶注射治疗。

3.经内镜注射组织黏合剂治疗食管胃静脉曲张    内镜下注射组织黏合剂氰基丙烯酸盐治疗食管胃静

脉曲张出血,又称组织胶治疗,首先报道于1986年,是内镜下治疗静脉曲张的另一种方法。组织胶治疗的出现是基于在胃静脉曲张的治疗中由于胃静脉曲张相对粗大、硬化治疗和套扎治疗效果不佳、再出血率较高而发明的。氰基丙烯酸盐血液接触立刻发生聚合反应,从液态转化为固态,即刻堵塞静脉腔,达到即时止血的效果,特别对胃静脉曲张出血更有效,主要用于胃静脉曲张急诊治疗或择期治疗,也可以用于粗大或出血迅猛的食管静脉曲张。

(1)器械与药品:器械主要是胃镜和胃镜注射针。各型前视及斜视型内镜均可以应用。由于组织黏合剂和配合使用的碘油比较黏稠,注射针需使用23G针。

组织黏合剂为氰基丙烯酸盐类,常用的是氰基丙烯酸异戊酯(NBCA,商品名 Histoacryl)。目前已有国产类似产品。同时还要准备碘油作为配合使用。

(2)组织胶治疗方法

1)术前准备:术前病情评估、救治准备、咽部麻醉、解痉镇静等,与硬化治疗、套扎治疗相同。胃静脉曲张出血时,胃内往往充填大量凝血块,必要时采用头高位或右侧卧位,这样便于观察胃底。

2)组织胶治疗方法:组织黏合剂接触离子型液体后,会在数秒时间内聚合固化,如果操作不慎,会出现组织黏合剂堵塞内镜管道及注射针的情况。为防止组织黏合剂堵塞内镜管道及注射针,进镜前于内镜活检孔道内注射碘油1~2ml,注射针预充碘油。在内镜下选好靶静脉,刺入静脉内快速注入1:1的组织黏合剂和碘油的混合液0.5~2ml/点,再注入碘油1.0~1.3ml(根据不同注射针管道容积确定),将注射针管内的混合液推入,然后由助手退出针头,再注5%葡萄糖液5ml,冲洗注射针,预防注射针堵塞。一般注射后出血立即停止,靶静脉变硬。如果止血效果不佳,可以再次注射,重复注射时步骤相同。

为预防内镜和注射针损坏,要注意两点:①在注射后10~20s组织黏合剂聚合前不能吸引;②可以通过组织黏合剂和碘油的不同配比,来控制组织黏合剂聚合时间,一般采用1:1的配比,也有采用0.5ml组织黏合剂加0.8ml碘油或1:1.5的配比法,将组织黏合剂聚合固化的时间延长至20s左右,可有足够的时间完成操作,但固化时间延长会影响静脉闭塞止血效果。

(3)组织胶治疗的并发症和处理:组织黏合剂注射安全性好,但也有一些少见的并发症发生,主要有早期排胶出血、异位栓塞、败血症等。早期排胶出血是血管未彻底闭塞前组织黏合剂作为异物排出,因而血管再次出血,需要再次内镜下治疗。异位栓塞是小量组织黏合剂或碘油随血流到达远隔部位造成血管栓塞、器官梗死,包括脾梗死、肺梗死、脑梗死等,发生率不高,但病情较为严重,一般应采取对症处理。改用"双夹心法"(按生理盐水1.0ml、碘油0.3ml、组织黏合剂和碘油混合液、碘油0.3ml、生理盐水1.0ml的顺序注射),减少预充碘油的量,初步观察有助于减少异位栓塞。另一需特别注意的是:局部感染而引起的败血症。注射点也是排胶点,往往形成细菌繁殖的环境,因为异物的存在,白细胞、抗生素都难以到达,形成难治的感染。应尽量做好胃镜消毒及操作过程的无菌观念,术后避免过度抑制胃酸,以免胃酸过低,利于胃内细菌生长。术后常规抗感染治疗,出现败血症时根据血培养结果选用适当的抗生素。

**（六）食管底曲张静脉破裂出血的预防**

尽管有针对食管胃静脉曲张破裂出血的诸多措施,这一急症还是有很高的死亡率。根据2006年全国16个地区19家医院1079例食管胃静脉曲张破裂出血患者的统计,该病死亡率仍高达10.1%。因此本病的预防具有极其重要的意义。这里简单介绍一下目前国内外对食管胃静脉曲张破裂出血预防的一些建议。

1.在患有肝硬化和轻度静脉曲张但未曾出血的患者中,出血风险较高的患者(Child B/C级或曲张静脉表面有红色征者)应服用非选择性β阻滞剂,以预防首次出血;出血风险不高的患者可不服用,但应每2年复查胃镜1次。

2.在患有肝硬化和中(重)度静脉曲张但未曾出血的患者中,出血风险较高的患者(Child B/C 级或曲张静脉表面有红色征者)可服用非选择性 β 阻滞剂(普萘洛尔或纳多洛尔),或进行预防性套扎治疗,以预防首次出血。对出血风险不高的患者(Child A 级、无红色征)建议服用 β 阻滞剂。对服用 β 阻滞剂有禁忌证、不能耐受或不能依从者,可考虑进行预防性套扎。

3.如患者应用非选择性 β 阻滞剂,应将剂量调整至最大可耐受剂量;无需进行内镜随诊。如果对患者进行预防性套扎,应每隔 1～2 周重复,直至静脉闭塞,静脉闭塞后 1～3 个月进行首次胃镜复查,以后每隔 6～12 个月检查静脉曲张的复发情况。

(丁秀婷)

# 第八节　急性胃肠炎

急性肠胃炎是胃肠黏膜的急性炎症,临床表现主要为恶心、呕吐、腹痛、腹泻、发热等。本病常见于夏秋季,其发生多由于饮食不当,暴饮暴食;或食入生冷腐馊、秽浊不洁的食品。中医根据病因和体质的差别,将胃肠炎分为湿热、寒湿和积滞等不同类型。病人多表现为恶心、呕吐在先;继以腹泻,每日 3～5 次甚至数十次不等,大便多呈水样,深黄色或带绿色,恶臭,可伴有腹部绞痛、发热、全身酸痛等症状。引起急性肠胃炎病因大概有以下几点。

1.物理因素进食过冷过热和粗糙的食物,可使胃黏膜划破、损伤。

2.化学因素药物(包括阿司匹林、激素、保太松、利血平等)、烈酒、浓茶、咖啡、香料等刺激胃黏膜而损伤:发生糜烂,有点状出血。

3.微生物感染和细菌毒素污染食物包括沙门氏菌和金葡菌毒素,以及流感病毒和肠道病毒的感染。这部分因素引起的急性胃炎与细菌性食物中毒有相似之处。

4.精神、神经功能失调,各种急重症的危急状态,以及机体的变态(过敏)反应均可引起胃黏膜的急性炎症损害。

## 一、临床特点

1.有暴饮暴食或吃不洁腐败变质食物史。

2.起病急,恶心、呕吐频繁,剧烈腹痛,频繁腹泻,多为水样便,可含有未消化食物,少量黏液,甚至血液等。

3.常有发热、头痛、全身不适及程度不同的中毒症状。

4.呕吐、腹泻严重者,可有脱水、酸中毒,甚至休克等。

5.体征不明显,上腹及脐周有压痛,无肌紧张及反跳痛,肠鸣音多亢进。

## 二、诊断要点

肠胃炎引起的恶心、呕吐通常发病较急,开始多腹部不适,继而恶心、呕吐。腹部阵发性绞痛并有腹泻,每日数次至数十次水样便,黄色或黄绿色,含少量黏液。伴有不同程度的发热、恶寒、头痛等。少数病例可因频繁吐泻,导致脱水及电解质紊乱、酸中毒。

## 三、治疗

1. 一般治疗　尽量卧床休息,口服葡萄糖或电解质液以补充体液的丢失。如果持续呕吐或明显脱水,则需静脉补充 5%～10% 葡萄糖盐水及其他相关电解质液体。鼓励摄入清淡流质或半流质食品,以防止脱水或治疗轻微的脱水。

2. 对症治疗　必要时可注射止吐药,例如肌肉注射氯丙嗪 25～100 毫克/日。解痉药如颠茄片,必要时口服 10 毫克,1 日 3 次。止泻药如思密达每次 1 袋,1 日 2～3 次。

3. 抗菌治疗　抗生素对本病的治疗作用是有争议的。对于感染性腹泻,可适当选用有针对性的抗生素,如黄连素 0.3 克口服,1 日 3 次或庆大霉素 8 万单位口服,1 日 3 次等。但应防止抗生素滥用。

## 四、生活调养

### (一)生活习惯

在患急性胃肠炎期间要注意饮食的调节,忌过冷、热、硬食物。因为食入过凉的食物和饮料后可以导致胃痉挛,胃内黏膜血管收缩,不利于炎症消退;食入过热的食品和饮料后会直接烫伤或刺激胃内黏膜。病人的食物应软硬适度,过于坚硬粗糙的食品、粗纤维的蔬菜、用油煎炸或烧烤的食品,食用后可加重胃的机械消化负担,使胃黏膜受到摩擦而损伤,黏膜易产生炎性病变。配合九味欣谓茶,能健脾和胃,脾、胃、肠同养,调治加疗养,较好地养护胃肠。

### (二)饮食调适

急性胃肠炎发病期间应饮食清淡。通常在腹泻或呕吐平息后的数小时到一天内,便可以开始进食,但需慢慢来,因为受过伤害的胃此时仍处虚弱状态。先从易消化的食物开始,可以吃些小米稀粥、麦片、浓米面汤、淡果汁布丁、饼干等,缓解期排便次数减少后可进食少油的肉汤、豆浆、蛋花汤、蔬菜汁等流质饮食。以后逐渐进食清淡、少油、少渣的半流质饮食,再过渡到正常饮食。

中医认为药食同源,三分治疗七分调养护理,有治疗作用的食物在疾病的治疗和康复中起着重要作用,急性胃肠炎虽然是实邪致病,但因人而异,男、女、老、幼体质不同,调养也应分别对待。本着虚者补之,寒者温之,食积则消导,湿热则清利的原则,既不能苦寒渗利太过,恐伤元气,也不宜过早固涩收敛,防积滞留邪。

(王　鑫)

# 第九节　胃潴留

## 一、概述

胃潴留是指胃内容物积贮而未及时排空,凡呕吐出 4～6 小时以前摄入的食物,或空腹 8 小时以上,胃内残留量多于 200ml 者,表示有胃潴留存在。本病分为器质性与功能性两种,前者包括消化性溃疡所致的幽门梗阻,以及胃窦部及其邻近器官的原发或继发的癌症压迫,阻塞所致的幽门梗阻;后者又称胃轻瘫,多由于继发性胃张力低下所致,包括胃部或腹部手术引起的胃动力障碍,中枢神经系疾病、糖尿病所致的神经病变,以及迷走神经切断术等引起,尿毒症、酸中毒、低钾血症、低钙血症、全身或腹腔内感染、剧烈疼痛、严重贫血以及抗精神病药物和抗胆碱能药物的应用也可致本病。

## 二、诊断

以反复呕吐为主要临床特征的患者应考虑胃潴留的可能,但应区分是胃轻瘫还是幽门梗阻。

1.临床表现　呕吐为本病的主要表现,日夜均可发生,多于餐后 30 分钟至 1 小时发生,夜间频发,呕吐后症状可以暂时获得缓解。呕吐物常为宿食,一般不含胆汁。上腹饱胀和疼痛亦多见。腹痛可为钝痛、绞痛或烧灼痛。急性患者可致脱水和电解质代谢紊乱;慢性患者则可有营养不良和体重减轻。严重或长期呕吐者,因胃酸和钾离子的大量丢失,可引起碱中毒,并致手足抽搐。体检可见患者消瘦、营养不良、脱水、上腹部膨隆,中上腹压痛,叩诊见鼓音区扩大,并可见胃型、蠕动波及振水音。

2.内镜检查　可见潴留液,有大量未消化的食物残渣。胃轻瘫患者无明显器质性病变,但有胃窦蠕动减弱或消失,皱襞展平,黏膜充血糜烂。若为幽门梗阻可直接观察到幽门狭窄病变,并可通过活检取材确定病变性质。

3.影像学检查　上消化道钡餐可动态观察胃蠕动及潴留情况,确定梗阻程度。胃轻瘫显示低张型胃和蠕动缓慢,6 小时后仍 50% 残留。B 超可显示可见上腹或左上腹部可探及囊实性肿块,即为扩大的胃腔,内为无回声区,有漂浮光点及光团,随体位向重力低位移动,下胃管抽吸后,肿块亦随之缩小。

4.实验室检查　可见不同程度的贫血、低蛋白血症、电解质与酸碱平衡紊乱和肾前性氮质血症等。

## 三、治疗

### (一)药物治疗

主要是针对病因治疗。去除病因,因胃张力低下所致的胃轻瘫患者需积极治疗原发病,同时要消除情绪不良、精神紧张、吸烟等诱因。饮食以低脂饮食或半流质为主以加速胃排空,可少食多餐。应用促胃肠动力药,如甲氧氯普胺(胃复安)、多潘立酮(吗丁啉),必要时禁食并行胃肠减压。由 PU 引起的梗阻可先试用解痉、制酸治疗,如果为水肿痉挛所致可获疗效,必要时可在胃镜下行气囊扩张术治疗。

### (二)外科手术治疗

适合于消化性溃疡瘢痕窄型病变经内科治疗无效,以及肿瘤狭窄所致的幽门梗阻。

(王　鑫)

# 第十节　膈疝和胃扭转

膈疝是由于膈肌先天性缺损,薄弱点或外伤引起膈肌裂口,使腹腔内脏器进入胸腔而形成膈疝。临床通常分为先天性膈疝、食管裂孔疝和创伤性膈疝。食管裂孔疝是膈疝中最常见的疾病,可达到 90% 以上,创伤性膈疝次之,先天性膈疝最少见。虽然膈疝很少引起胃肠道急症,但未能及时诊断、处理,也会引起溃疡、穿孔、出血、扭转、梗阻或绞窄等严重并发症。

# 一、先天性膈疝

先天性膈疝(CDH)是由于胚胎时期膈肌发育异常,腹腔脏器经膈肌缺陷部分进入胸腔,而造成解剖关系异常的一种先天性疾病,是新生儿较严重的畸形之一,常合并呼吸、心血管等多系统畸形。

## (一)流行病学

先天性膈疝好发于婴幼儿,据统计其发病率在新生儿人群中占 1/2000~1/5000,成人罕见。临床上常见为胸腹裂孔疝,其中发生于左侧的约为 80%,常合并其他先天畸形的为 35%~50%,男性发病率明显高于女性。胸骨后疝在临床上比较罕见,儿童时期很少出现症状,多在成年后发病,80%~90%好发于右侧,且女性多于男性。先天性膈疝是新生儿时期危重症之一,出生后 6h 内出现缺氧、发绀和呼吸困难症状的新生儿,常被称为重症先天性膈疝,死亡率可高达 30%~50%,出生后紧急手术死亡率高至 50%~70%。

## (二)病因和发病机制

先天性发育障碍导致膈肌融合部缺损和薄弱为本病的主要病因。膈肌起源由胸骨部、肋骨部和腰椎部三个部分组成,这三处肌肉连接部若胚胎发育有障碍导致缺损,薄弱点即是先天性膈疝的解剖基础。在膈肌的胚胎发育过程中,双侧肋骨后缘与腰椎部肋弓外缘之间各形成的三角形小缺损区,称胸腹膜裂孔(Bochdalek 孔),是最后闭合的部位,发育障碍使胸腹膜裂孔延迟闭合或肠管过早转入腹腔,腹腔内脏器官易经此孔向腹膜腔疝出,形成后外侧膈疝,即胸腹裂孔疝或 Bochdalek 疝。因为左侧胸腹裂孔闭合较右侧晚,所以常见于左侧。还可在胸骨外侧缘与双侧肋骨内侧缘之间各形成三角形小缺损区,称胸骨后裂孔(Morgagni 孔),腹腔脏器通过这个先天性薄弱区疝入胸腔形成胸骨后裂孔疝或 Morgagni 疝。由于左膈前部有心包膈面加强保护作用,左侧胸骨后裂孔较右侧相对强韧,因此大多数胸骨后裂孔疝在右侧多发。目前认为先天性膈疝的发病机制与基因综合征和染色体异常有关,30%~40%患胸腹裂孔疝的新生儿合并有严重的染色体异常,特别是 18-三体综合征。

## (三)临床分型和病理

1.胸腹裂孔疝(博赫达勒克裂孔疝,后外侧膈疝,Bochdalek 疝) 是先天性膈疝最常见的类型,位于膈肌的后外侧部,左右均有,呈三角形,缺损大小从仅为一狭隙至 1/2 膈肌。大多数胸腹裂孔疝无疝囊,可当融合发生而肌肉向内生长延迟,约有 20%变异形成真性疝囊。

左侧常见的疝内容物有胃、大网膜、结肠、小肠、脾、肾和胰腺等,右侧常见疝内容物有肝、结肠和小肠。

2.胸骨后裂孔疝(胸骨旁膈疝,Morgagni 疝) 少见,位于膈肌前部胸骨后方,此疝多有真性疝囊,任何有系膜的腹部脏器,均可能疝入这些潜在的间隙,其常见的疝内容物为结肠、大网膜、胃和小肠。

## (四)病理生理

肺发育不全和持续性肺高压的程度是先天性膈疝患儿生存的重要决定因素。

膈肌缺损相对较大和胸腔负压的存在,可使大量腹腔脏器进入胸腔形成疝,压迫患侧肺脏,形成外压性肺不张,影响肺的正常发育。因肺体积缩小,肺血管减少且肺动脉壁增厚,以致管腔狭小使肺血流阻力增高,导致肺动脉高压。由于患儿出生时已存在肺发育不全结合肺动脉高压和疝的存在,促使纵隔向对侧移位,造成肺通气功能障碍和换气功能不足,以及静脉回心血量减少,每分心搏出量减少,引起低氧血症、高碳酸血症,导致酸中毒,可影响新生儿肺小动脉使之痉挛,进一步加重肺动脉高压,当肺动脉压力超过体循环压力时,导致卵圆孔和未闭动脉导管血液的右向左分流,造成组织缺氧、酸性代谢产物增多,机体酸中毒更加重肺动脉高压形成持续循环现象,临床上称之为新生儿持续肺高压。

疝环较小时,疝入的胃肠可由于管腔的扭曲引起梗阻,甚至因血液循环受阻导致绞窄、坏死。

## （五）临床表现

先天性膈疝在新生儿期的主要临床表现为呼吸、循环和消化三个系统同时存在的急性症状,其严重程度取决于膈肌缺损的大小、进入胸腔的脏器容量和性质,以及肺发育不全的程度和肺动脉高压的情况。

1.胸腹裂孔疝以呼吸道和循环障碍为突出表现　轻者有胸闷、气促,重者可出现呼吸困难、心率加快及发绀等症状。在新生儿期常表现为急性呼吸困难和发绀,尤以哭闹或进食后加重,可导致急性呼吸窘迫综合征。而在婴幼儿和青少年患者多有轻度慢性呼吸道和胃肠道症状,表现为反复发作的呼吸系统感染,剧烈活动时气促明显,常伴有腹痛、恶心、呕吐等肠梗阻症状。体检发现患侧胸廓饱满,活动度减弱,根据疝内容物含有气液体的不同,胸部叩诊可呈鼓音或浊音,心脏移位使心尖搏动、心界向健侧移位;听诊患侧肺泡呼吸音减低或消失,心音低钝、遥远,胸部可能闻及肠鸣音;腹部因脏器的移位导致腹部内凹,呈现"舟状腹"。

2.胸骨后裂孔疝所致患儿消化道症状多见,但绝大部分无症状　在婴儿期以肺受压引起呼吸道症状为主,表现为咳嗽、反复肺部感染或呼吸困难。在儿童时则以消化道症状为主,由于疝出的内脏嵌顿、扭转造成梗阻所致,常见症状为上腹疼痛、恶心、呕吐等。症状常在中年以后才出现,表现为季肋部不适,腹痛,腹胀、呕吐,食欲不振,伴间断性便秘等症状,有些患者也无症状。体检时常无明显体征,个别巨大疝者,可见患侧呼吸动度减弱,局部叩诊呈鼓音或浊音,呼吸音减弱,胸壁有时可听到肠鸣音。

## （六）并发症

常有呼吸窘迫,反复呼吸道感染,扭转,绞窄,梗阻,穿孔及气胸等严重并发症。

## （七）实验室和其他检查

1.血液检查　首先应做血气分析检查,可有 pH 降低,氧分压（$PaO_2$）可明显下降,二氧化碳分压（$PaCO_2$）升高。如 pH 降低 $<7.3$、$PaO_2<60mmHg$、二氧化碳 $PaCO_2>50mmHg$,则表明有明显的低氧血症和呼吸性酸中毒。

化验电解质,也可出现血钙和血镁降低等异常。

2.X 线检查　X 线平片检查对本病的诊断起决定性作用。

胸腹裂孔疝 X 线的典型表现有:①患侧膈肌横形边缘的影像不清、中断或消失;②胸腔内可见充气的胃泡或肠襻所致的不规则透亮区或液气面,且影像向腹部延续;③胸腔下部可见肝脾等实质性脏器所致的致密影,亦伴肝影上移;④肺组织受压萎陷;⑤心脏、纵隔向健侧移位。

胸骨后裂孔疝 X 线的典型表现有:①右前心膈角区可见一类圆形、向上隆起、边缘清楚的致密阴影,占据膈肌和前胸部的相连区;②胸骨后可见肠襻充气阴影;③膈肌上方可显示大网膜所致的密度均匀的致密影。

3.消化道造影检查　行胸腹部 X 线平片不能确诊者,可选择消化道造影检查,除了有助于明确诊断外还能辨明疝入胸腔内的脏器种类。如果疝内容物为横结肠,钡剂灌肠检查示横结肠上提,其远端横结肠下垂。如果疝内容物为肝脏,用钡剂造影可排除胃肠道。新生儿常禁用钡剂造影检查,可造成或加重胃肠道梗阻或误吸导致窒息死亡,然而儿童及成人出现肠梗阻或绞窄的可能性较低。

4.B 超检查　腹部超声检查是产前诊断地主要手段。超声检查时可发现胸腔内有扩张的肠襻以及其蠕动回声,或存在胃泡影,均提示腹腔脏器位于胸腔内则可协助诊断,如发现羊水过多、纵隔偏移、腹腔内缺少胃泡等征象,应进一步详细检查。

5.CT 检查　CT 扫描检查可比较清晰地显示膈肌缺损情况及疝入胸腔内的腹腔脏器影像,能对膈疝做出迅速准确的诊断。

典型的表现为:①患侧胸腔胃疝入呈宽大气液平;②胸腔内肠管疝入呈多个中小液平,伴蜂窝或多囊积气影;③胸腔内有肝脾疝入的实质影像;④肺组织受压不张;⑤膈影模糊,心脏、纵隔向健侧移位。

6.MRI 检查　MRI 检查对本病诊断亦有帮助,通过矢状面或冠状面断层可清晰显示疝的部位和疝入胸腔脏器的影像,这与 CT 检查有相同之处。

### (八)诊断和鉴别诊断

1.诊断

(1)产前诊断:产妇羊水过多,超声检查可见胎儿胸腔内有腹腔脏器,行羊膜腔穿刺造影见造影剂在胎儿胸腔内,即可做出胎内明确诊断。

(2)产后诊断:新生儿出生后有明显缺氧、发绀、呼吸困难,吸奶或啼哭时加重,胸部听诊患侧呼吸音减弱或消失,可闻及肠鸣音,心尖搏动、心界及气管向健侧移位,腹部凹陷,应高度怀疑先天性膈疝。并结合胸部 X 线检查、CT 和 MRI 检查等结果,即可明确诊断。

2.鉴别诊断

(1)先天性膈膨升:发病年龄较大,症状较轻。X 线平片可见患侧向上膨升的膈肌状态,充气的胃肠道位于膈下腹腔内,肺野无异常。CT 检查发现膈肌边缘光滑,可随呼吸与膈面同时移动。

(2)先天性肺囊性病:本病多在青壮年期发病,新生儿少见。临床表现为明显的"三凹"征和胸内压增高征象。X 线胸片上可见明显的"胸内积气"征,膈肌形态正常,囊壁薄,囊肿影像不向腹腔延续,腹部见充气的正常胃肠道,纵隔无移位。

(3)肺隔离症:该病与膈疝在 CT 检查中均可出现气液平或肿块影,但肺隔离症同时可见肺血管纹理增粗,病变周围有条索状致密影与降主动脉相连,增强可见与降主动脉同步强化的异常供血动脉。

(4)气胸:大量气胸常由原发病变继发。X 线胸片上可见肺外缘受压向肺门区聚拢,无肺纹理,胸腔内未见胃肠充气影,而膈疝见肺下缘受压上移,并伴有腹腔脏器疝入影像。

### (九)治疗

先天性膈疝主要采用手术治疗。

1.手术时机　既往对于明确诊断先天性膈疝的患儿常采用急诊处理,以尽早施行手术还纳腹腔脏器并修补膈肌缺损,减少疝内容物对肺的压迫从而改善呼吸。

但近年的研究发现,在呼吸循环功能改善之前行紧急手术,可进一步降低患儿呼吸系统的顺应性,加重对肺功能的损害,使气体交换功能更差,然而适当延迟手术时机,积极改善患儿呼吸循环功能后再择期手术,既可增加手术耐受力,也可提高先天性膈疝患儿,尤其是重症先天性膈疝患儿的存活率。

对于症状出现较晚的患儿,其肺发育不全和呼吸功能受影响的程度较轻,不伴肺动脉高压,经术前准备后及时行手术治疗。

2.术前准备

(1)新生儿期:积极做好术前准备是确保手术成功的关键,包括:①注意保温;②胃肠减压:减轻胃肠道积气,降低胸腔压力,改善通气状况;③半卧位或侧向患侧:使对侧肺功能发挥气体交换功能;④吸氧:用低压高频呼吸机气管插管辅助通气是最安全、有效的通气方法,避免用面罩吸氧,以防胃肠道胀气加重对肺压迫;⑤降低肺动脉压:体外膜式氧合、吸入一氧化氮和肺泡表面活性物质,可改善肺动脉高压状态,减少右至左分流,提高手术耐受力的重要措施;⑥纠正酸中毒:补充血容量和碱性药物,纠正呼吸性和代谢性酸中毒可使肺血管痉挛改善,减轻肺动脉高压,才能保证手术顺利进行和防止术后呼吸循环衰竭。

(2)婴幼儿及年长儿期:其膈肌缺损相对小,疝入的腹腔脏器少,对肺发育的影响小,呼吸功能相对完善,如无呼吸道感染和疝内容物梗阻、绞窄,手术前无需特殊处理。合并呼吸道感染时,应使用抗生素控制感染。对于疝内容物发生嵌顿绞窄时,除应用抗生素治疗感染外,须积极纠正水、电解质和酸碱平衡紊乱,防治中毒性休克,并准备行急诊手术。

**3.手术方式**  外科手术修补膈疝是抢救和治疗本病的最主要手段。手术治疗包括经腹和经胸入路两大类,随着内镜技术的发展,目前也可以选择经腹腔镜或胸腔镜行膈疝修补手术。

(1)左后外侧疝:常采用经腹径路胸腹裂孔疝修补手术方式,适应于新生儿和婴幼儿。左上腹部横切口或左肋缘下斜切口,在膈肌缺损处插导管入胸腔,进腹腔后首先将胸腔内的疝还纳回腹腔,检查肺组织发育情况,是否存在疝囊。缺损膈肌缘褥式缝合或折叠缝合修补或用腹横肌瓣转移或 Cortex 织物修补大缺损的膈肌。

(2)右后外侧疝:常采用经胸径路胸腹裂孔疝修补手术方式,适应于年龄较大的小儿。由患侧经第6、第7肋间外侧切口进胸腔,将肝和部分肠曲回纳腹腔,缺损膈肌褥式缝合或重叠缝合。

(3)胸骨后裂孔疝:上腹肋缘下横切口或高位腹正中切口,疝内容物多数为大网膜或部分胃肠回纳腹腔,切除多余疝囊,将疝环后缘与剑突下方,腹直肌后鞘与前壁间断缝合固定。

## (十)预后

胚胎期肺发育的程度是影响预后的主要因素。如膈肌缺损大,疝入的腹腔脏器多,对肺脏的发育影响就更加剧,而出生后越早出现缺氧、发绀和呼吸困难症状,患儿病情越严重,则预后越差,只有手术治疗才是唯一有效的措施。当肺血管发育尚可,肺小动脉痉挛、肺循环阻力增高引起的肺动脉高压和右至左分流也成为影响预后关键性的因素时,可应用扩张血管药物改善氧合作用并提高存活率。

# 二、试管裂孔疝

食管裂孔疝是指腹腔内脏器(主要是食管、贲门、胃底或胃的大部分)通过横膈的食管裂孔进入胸腔所致的疾病,是膈疝中最常见的。

## (一)流行病学

本病可发生于任何年龄,但症状的出现随年龄增长而增多,研究统计表明 40 岁以下的发病率约为 9%,50 岁以上达 38%,60 岁以上则高达 67%。食管裂孔疝在成人的上消化道钡餐造影检查时,不论其症状如何,则发现是最多的。其中滑动裂孔疝占食管裂孔疝的 90% 以上,然而几乎其他所有的是食管旁疝或混合疝,均多见于中、老年人,女性略多于男性。一般认为,亚、非国家的发病率低于欧美国家。

## (二)病因和发病机制

**1.先天性发育异常**  胃和食管周围韧带发育不良,尤其是膈食管韧带与食管周围失去紧密连接,食管腹腔段失去控制和稳定性,当膈肌运动时由于腹腔食管活动性强,易向上进入胸腔而形成食管裂孔疝。另外,胚胎发育过程中,食管左右膈脚肌纤维发育障碍或食管周围的左右膈脚肌纤维未形成肌环,无收缩和固定作用,及胃向尾端迁移至腹腔过程延迟,都可导致疝的形成。

**2.后天因素**  随着年龄的增长,食管裂孔周围组织和膈食管韧带弹力组织萎缩退变,逐渐薄弱而松弛,同时伴腹腔内压力增高,如妊娠、肥胖、腹水、便秘等均可促使食管下段和贲门疝入膈肌之上而致使疝发生。由于慢性食管炎、食管下段溃疡或肿瘤、强烈的迷走神经刺激等可引起食管挛缩,长期使食管向上牵拉也可诱发本病。而且,手术和严重的胸腹外伤也可导致食管、胃与膈食管裂孔的正常位置改变,或术中牵引造成膈食管韧带和膈食管裂孔的松弛,亦能引起本病。

## (三)临床分型和病理

**1.滑动型食管裂孔疝**  是最常见的食管裂孔疝,占 90%～95%。食管的膈下段和胃底的一部分经过食管裂孔突入胸腔,是一种轴性疝,即食管-贲门-胃的轴性关系仍然存在,但贲门部抬高至膈上,常在平卧时出现而站立时消失，一般可回复。由于食管-胃连接部疝入胸腔，使得正常食管-胃交接锐角（His角）变为钝角，并且下食管括约肌的功能受到影响，以致抗反流机制常被破坏，故易出现病理性胃食管反流。

2.食管旁裂孔疝　此型较为少见，占3%～5%。膈食管裂孔的左前缘薄弱或缺损，而膈食管膜尚未破坏，胃底大弯侧从食管的左前方疝入胸腔，有时伴有胃-结肠大网膜的疝入，形成巨大疝囊。食管腹腔段-贲门-胃的轴性关系消失，是一种非轴性疝，但由于膈下食管段和食管-胃交接角的解剖位置和生理性括约肌作用通常保持良好，故较少发生胃食管反流。约1/3的巨大裂孔疝易发生嵌顿。

3.混合型食管裂孔疝　此型最为少见，是滑动型疝和食管旁疝同时存在，与膈食管裂孔过大有关。食管-胃连接处移位膈上，胃的疝入部分较大可达1/3或整个胃，部分网膜及结肠亦可随之疝入，故可有明显的反流症状。

### （四）临床表现

食管裂孔疝患者可以无症状或症状轻微，主要表现与反流性食管炎的症状有关。

1.胃食管反流症状主要表现　为胸骨后灼烧样疼痛、反酸、上腹不适、恶心和嗳气，为滑动型裂孔疝最常见的症状。疼痛性质多为烧灼感或针刺样痛，可放射至背部或肩胛间区、左前胸。症状可随体位而改变，常于餐后平卧、弯腰俯卧或入睡后加重。

2.吞咽疼痛或吞咽困难　伴有食管炎症、糜烂和溃疡者，可有明显的吞咽疼痛；若伴有食管瘢痕收缩、食管狭窄，则可出现吞咽困难。此外，食管旁裂孔疝者若疝囊较大，从外侧压迫食管也可引起吞咽困难。

3.贫血　约有15%的食管裂孔疝患者伴有缺铁性贫血。食管旁裂孔疝慢性失血和贫血比较常见。除食管炎和食管溃疡引起的出血外，较大疝囊本身也可出血。

4.压迫症状　巨大裂孔疝压迫心肺和纵隔，可产生心悸、呼吸困难、咳嗽、发绀等症状。

5.体征　通常无特殊体征，但巨大食管裂孔疝者的胸部可叩出不规则鼓音区和浊音区，饮水后或被振动时，胸部可听到肠鸣音及振水音。

### （五）并发症

1.反流性食管炎　是最为常见的并发症，频繁的酸性胃液反流导致食管下段黏膜破坏形成炎症，甚至引起食管溃疡及瘢痕狭窄等。

2.上消化道出血　由并发的反流性食管炎、食管溃疡导致，为慢性小量出血，合并胃溃疡或疝嵌顿、扭转时可引发大量出血。

3.扭转、绞窄和梗阻　多见于食管旁裂孔疝，可因裂孔口压迫胃底、胃扭转等原因形成绞窄而缺血坏死，食管狭窄或疝外压可导致梗阻，严重时可出现穿孔、出血等急症。

4.肺部疾病　滑动疝反流物可被误吸入气管，引起吸入性腹部感染；巨大食管旁疝可导致肺负担加重和肺活量降低，引起呼吸困难、咳嗽、肺炎等。

### （六）辅助检查

1.血液检查　婴幼儿食管裂孔疝合并发育不良，或出现消化道出血等，化验血红蛋白可降低。

2.大便检查　弥漫性食管炎和疝囊内胃溃疡伴有慢性失血时，大便潜血试验提示为阳性。

3.X线平片检查　滑动疝在X线胸部正位片显示左纵隔内及心影后方含气阴影，食管旁疝则在胸片上可见重叠于心影内及心后区的含气囊腔影。

4.上消化道钡餐造影检查　X线钡餐造影检查是诊断食管裂孔疝最重要的方法，可明确疝的类型，并了解食管-胃连接部的位置及胃食管反流情况。

直接征象包括：①膈上疝囊征；②膈上食管胃环征；③疝囊内有粗大的胃黏膜皱襞影；④食管下端括约肌环升高和收缩；⑤食管旁疝可见食管一侧有疝囊（胃囊），而食管-胃连接部仍在横膈裂孔下；⑥混合型可有巨大疝囊或胃轴扭转。

间接征象包括：①膈食管裂孔增宽（＞4cm）；②钡剂反流入膈上疝囊；③食管胃角变钝；④膈上至少3cm外有凹环，食管缩短。

5.CT检查　　CT扫描检查能准确判断疝的内容物，发现食管裂孔大小及形态，特别是区别常规胸片不易区别的充气肠曲和含气囊肿，增强扫描更有助于诊断。

6.内镜检查　　目前认为内镜检查对食管裂孔疝的诊断价值较前提高，可了解食管炎的程度、反流状况和瘢痕狭窄部位及程度。内镜下可见征象有：①食管下段齿状线升高；②食管腔内有潴留液；③贲门口扩大和（或）松弛；④His角变钝；⑤胃底变浅或消失；⑥膈食管裂孔宽大而松弛；⑦食管下段黏膜充血或糜烂，瘢痕形成或狭窄；⑧膈上可见胃黏膜的疝囊腔。

7.食管压力检查　　食管测压也是诊断本病的主要手段，能有效提高对胃食管反流诊断的准确率，食管测压图形异常主要有以下表现：①食管下端括约肌（LES）测压时出现双压力带；②食管下端括约肌压力（LESP）下降，低于正常值。

8.24h食管pH值动态监测　　此种检查是最好的定量测定胃食管反流的方法，不仅可观察反流次数、持续时间，亦可观察反流与症状的关系。食管内的pH值一般呈中性，pH迅速降低提示酸反流。

### （七）诊断和鉴别诊断

1.诊断　　根据患者典型的胃食管反流症状，包括胸骨后烧灼样疼痛、反酸等，结合X线钡餐造影检查或内镜检查等结果，即可明确诊断。

2.鉴别诊断

（1）心绞痛：食管裂孔疝的发病年龄也是冠心病的好发年龄，伴有反流性食管炎患者的胸痛可与心绞痛相似，可放射至左肩和左臂，含服硝酸甘油亦可缓解症状。心绞痛常位于中部胸骨后，常在体力活动后发生，很少烧灼感。此时心电图改变对两者的鉴别诊断最有意义，但有时也可同时存在，因从疝囊发出的迷走神经冲动可反射性地减少冠脉循环血流，而诱发心绞痛。

（2）下食管和贲门癌：本病易发生于老年人。癌组织浸润食管下端可破坏食管下端括约肌，引起胃食管反流和吞咽困难，应考虑此病。

（3）慢性胃炎：症状与食管裂孔疝相似，也有上腹不适、烧心、嗳气等，但常无胸骨后疼痛、吞咽困难。行内镜及上消化道钡餐检查可有助于鉴别。

（4）消化性溃疡：抑酸治疗效果明显，与有症状的食管裂孔疝治疗后反应相似，反酸、烧心、上腹不适等症状通常于空腹时发生，与体位变化无关。行内镜检查即可明确诊断。

（5）胆道疾病：常伴有炎症性疾病的表现，如发热、血白细胞增高，胆管结石伴胆管炎者多有黄疸，体检右上腹可有局限性压痛，血生化检查提示肝功能异常，且B超及CT检查可见胆道系统炎症、结石影像。

### （八）治疗和预后

1.内科治疗　　治疗原则主要是消除疝形成的因素，控制胃食管反流促进食管排空及缓和或减少胃酸的分泌。无症状或症状较轻的患者无需治疗，多数有症状者仅内科治疗即可控制，有严重并发症者应考虑手术治疗。

（1）一般治疗：①解除患者疑虑和焦躁等情绪；②避免增加腹压的因素，如弯腰、便秘、呕吐、咳嗽，肥胖者应减轻体重；③饮食调节：控制进食量，避免过饱、刺激性食物，低脂肪、高蛋白饮食；④抬高床头睡眠：反流症状严重者，睡眠时将床头抬高20°以上，以防胃液反流。

（2）药物治疗

1）抑酸剂：$H_2$ 受体拮抗剂，如西咪替丁、雷尼替丁及法莫替丁等，能减少 24h 胃酸分泌，但不能有效抑制进食刺激的胃酸分泌；

质子泵抑制剂，如奥美拉唑、兰索拉唑及泮托拉唑等，这种药物抑酸作用强，持续时间长，对本病的疗效优于前者，可明显缓解症状及治疗食管炎和溃疡，是目前最为有效和首先的药物。

2）黏膜保护剂：此类药物可以保护食管黏膜，常用药物有硫糖铝、氢氧化铝凝胶、枸橼酸铋钾等。

3）促动力药：主要作用是增加食管下端括约肌压力，改善食管蠕动功能，促进胃排空，从而减少胃食管反流。常用药物有多潘立酮、西沙必利。

2.外科治疗　手术的目的在于修复增宽的食管裂孔，恢复食管胃角，切除疝囊，加强食管下端括约肌张力及防止胃食管反流。

（1）手术适应证：①食管裂孔疝合并反流性食管炎，长期药物治疗效果不佳；②重度反流性食管炎并发溃疡、出血、癌变；③急性嵌顿或狭窄发生；④巨大裂孔疝出现心肺压迫症状；⑤疝入胸内的胃体发生扭转、绞窄或梗阻；⑥反复发作喉炎、咽炎和吸入性肺炎；⑦食管旁裂孔疝。

（2）手术方式：主要采用疝修补术及抗反流手术。常用的术式有：①Nissen 胃底折叠术：此术能更有效地控制食管反流，可经胸径路或腹径路完成；②Belsey 270°胃底折叠术：通常称为 4 型（Mark Ⅳ）抗反流修补术，此手术是经胸径路；③180°外侧部分胃底折叠术（Hill 胃后固定术）：术后并发症较少，但只有腹径路；④180°前侧部分胃底折叠术：此手术是经腹径路。

随着微创外科的蓬勃发展，也可通过胸腔镜或腹腔镜完成。近年来腹腔镜胃底折叠术被逐步推广应用，在外科治疗中已经越来越重要。腹腔镜 360° Nissen 胃底折叠术被国内外多数专家学者所推荐，但其术后并发吞咽困难及腹胀的发病率相对较高，目前临床研究表明腹腔镜 180°前胃底折叠术具有长期有效的抗酸反流效果，并且对胃肠功能影响更小，是一种安全、有效、并发症低的新术式。

3.预后　食管裂孔疝的发病率甚高，2%～4%的患者需要手术治疗。文献报道术后早期症状完全缓解率可高达 80%～90%，少数为 47%，仅 5%完全失败，约 10%复发反流。

# 三、创伤性膈疝

创伤性膈疝是胸部和腹部外伤导致膈肌破裂，腹腔内脏器经膈肌裂口进入胸腔形成的一种疝，是一种较少见的急症。

**（一）流行病学**

创伤性膈疝发病率低，但近年来国内外报道其发病率有上升趋势。据统计 95%以上的创伤性膈疝是由直接穿透性损伤、胸腹部严重闭合性损伤（如间接钝挫伤、挤压伤）等所引起。本病常合并有多部位损伤可达 50%以上，单纯创伤性膈疝临床上少见。其中 70%～90%好发于左侧，右侧膈肌破裂少见。男性多于女性，男：女之比为 10：1。

**（二）病因和发病机制**

创伤性膈疝系钝性伤或锐器伤所致。钝性伤中膈肌损伤为间接的，以闭合性损伤多见，其发病机制为下胸部及上腹部受暴力挤压时，胸腹腔压力骤然增大，腹腔内压力向上冲击，作用于膈肌最薄弱的部位引起破裂，致腹腔脏器疝入胸腔内，多见于车祸伤、坠落伤等。间接性损伤的膈肌裂口与受力大小关系密切，多数裂口超过 10cm 且不规则，左侧破裂多于右侧，可能是左膈的后外侧是先天薄弱部分，而肝脏对右膈有一定缓冲和保护作用。锐器伤中膈肌为直接损伤所致，其发病机制为膈肌破裂后，由于胸腔内呈负压及呼吸时的抽吸作用,将腹腔脏器吸入胸腔,可为迟发性疝,多见于刀刺伤、锐器戳伤、枪弹伤等。直接性损伤的膈肌裂口与致伤因素有关,裂口一般小于 2cm,多为开放性损伤。

### (三)病理生理

普遍认为胸腹腔存在的压力阶差是本病发生的重要因素。左侧外伤造成横膈后侧大的缺损,胃、结肠、小肠、脾可疝入胸腔;右侧创伤性膈疝,部分或全部肝脏可疝入胸腔,有时伴横结肠同时疝入。膈肌破裂、大量腹腔脏器疝入胸腔后,压迫伤侧肺脏,影响膈肌活动和呼吸,造成通气功能降低,使纵隔移位,回心血量减少,造成机体缺氧及二氧化碳潴留,导致或加重休克,疝入的脏器甚至会出现梗阻、绞窄及坏死,促使病情恶化。

### (四)临床表现

创伤性膈疝主要表现为气促、呼吸困难、胸痛、发绀及呕吐等症状。严重程度由进入胸腔的腹腔脏器多少及由此引起的继发性改变而决定。当受伤后损伤较轻、膈肌缺损小时,症状可不明显,并可在数天甚至数年后出现。而胸腹联合伤的患者症状严重,胸部创伤常伴肋骨骨折,腹部可导致脏器破裂和出血,加上膈肌破裂,腹腔脏器大量疝入胸腔影响心肺功能,出现呼吸困难、发绀,伴下胸部疼痛并向肩部和上臂放射,甚至休克。发生梗阻和绞窄时,表现为腹痛、呕吐、腹胀、便血等。体征可有血压下降和心率加快,患侧胸部叩诊音或鼓音,呼吸音减弱或消失,有时患侧可听到肠鸣音。

### (五)辅助检查

1.X 线检查　X 线平片检查是创伤性膈疝最可靠、最普遍的诊断方法。典型表现有:①膈肌升高;②患侧胸腔内出现异常透光区或气液平面;③心脏、纵隔向健侧移位;④伴有气胸的膈下游离气体;⑤肺萎缩、盘状肺不张;⑥可有肋骨骨折征象。

2.消化道造影检查　上消化道钡餐检查可见食管胃交界与胃十二指肠交界距离缩短或相邻,胃大弯可在胃小弯之上,正常关系颠倒。而钡剂灌肠检查显示结肠被嵌顿的出襻和入襻相互并列于膈肌平面,嵌顿处狭窄呈漏斗状,当结肠完全梗阻时可见脾以下钡剂阴影中断或少量钡剂反入膈肌以上被嵌顿的结肠腔内。

3.X 线人工气腹造影　多用于诊断右半膈肌破裂或膈疝。

4.CT 检查　CT 扫描检查对于确定膈疝的位置及疝入胸腔脏器的性质极有帮助。CT 典型征象有:①膈肌增厚,呈波浪样改变;②肺挫伤并见血气胸;③胸腔内有空腔脏器影像。

5.B 超检查　超声图像可显示膈肌的连续性中断,并能探明疝入胸腔的肝脏、脾脏等脏器。

6.胸腔镜检查　X 线检查未确诊者,可采用腹腔镜检查,确诊率近 100%。有助于明确有无膈肌破裂及创伤性膈疝的发生,并可同时清除积血和血块、止血、修补肺裂伤和膈肌裂口。

### (六)诊断和鉴别诊断

1.诊断　创伤性膈疝的诊断常以合并脏器伤所引起的症状和体征为重要依据,并协助影像学检查或胸腔镜检查进行明确诊断。

2.鉴别诊断

(1)张力性气胸:胸部 X 线可见压缩肺外缘及外带无肺纹理区,腹腔脏器疝入时胸片呈现胸腔内充气的胃泡或肠襻所致的不规则透亮区或液气影像。

(2)肺炎:肺部感染的症状、体征及 X 线胸片异常影像仅限于肺部,而本病则有呼吸道症状以外的表现。胸部平片检查只显示肺密度增高影,可与之鉴别。

### (七)治疗

早期诊断和积极治疗是成功救治创伤性膈肌破裂的关键。胸腹联合伤在创伤性膈疝中常见,症状严重病情紧迫,需积极做好手术前准备,纠正休克,处理张力性气胸、血胸,及时作胸腔闭式引流,呼吸困难者作气管插管人工呼吸,然后进行手术探查。

手术的途径以胸部或腹部创伤部位和范围、有无异物及其在体内存留的部位来决定。一般采用伤侧胸部切口进胸,需要时扩大膈肌伤口,进行腹内脏器修补术,然后将腹部脏器回纳入腹腔,间断褥式缝合修补膈肌,并在胸腔内置引流管。如损伤累及腹部且范围较广,胸部切口探查有困难时,手术最好选择经腹途径。对于非急性期的患者,因病情稳定,症状不重,应继续严密观察,可择期手术。

### (八)预后

患者的预后与损伤原因、联合伤的部位和性质,或严重程度、患者全身状况、手术时机等诸多因素有关。膈肌直接性损伤所导致的创伤性膈疝病死率较低,预后相对较好。间接性损伤引起的膈疝病死率较高,确诊前或手术前病死率可达 10%,由于多数伴有其他脏器的多发性损伤,为急性期死亡的主要原因。

## 四、胃扭转

胃扭转是指胃正常位置的固定机制发生障碍或胃及其邻近器官病变导致胃移位,使胃本身沿不同轴向发生部分或完全的异常扭转。

### (一)流行病学

胃扭转可见于任何年龄,发病高峰在 40～60 岁,男女比例相近。15%～20% 胃扭转发生于儿童,多见于 1 岁以下的婴儿,与先天性膈肌缺陷有关。本病的 2/3 是继发于其他病因,最常见的是作为食管裂孔疝的并发症之一,也可能同其他先天性或获得性腹部异常有关。

### (二)病因和发病机制

正常情况下胃由胃脾韧带、胃膈韧带、胃肝韧带和胃十二指肠韧带固定,可以转动的幅度有限,故不能发生 180° 旋转。可有以下两种诱因导致胃扭转:①原发性胃扭转:主要因素是先天性或长期营养不良和胃重载牵拉引起胃的支持韧带松弛或过长。急性胃扩张、暴饮暴食、剧烈呕吐、横结肠胀气等可以成为胃的位置突然改变的动力,故亦是促发急性胃扭转的诱因。②继发性胃扭转:胃或其邻近器官的病变造成,如食管裂孔疝、先天及后天性膈肌缺损、胃本身病变(胃溃疡、胃肿瘤等)、脾大等疾病,以及胆囊炎、肝脓肿等造成胃粘连牵拉引起胃扭转。

### (三)临床分型和病理

#### 1.按扭转轴心分型

(1)系膜轴型扭转:胃沿着大、小弯中点连线为轴心发生旋转。多数是幽门顺时钟向上向前向左旋转,胃窦转至胃体之前,有时幽门可达贲门水平,少数情况下胃底呈逆时钟向下向右旋转,胃移至胃窦之前,扭转后胃体和胃窦重叠,使胃形成两个小腔。

(2)器官轴型扭转:胃体沿着贲门至幽门的连线为轴心发生旋转。多数是胃大弯向上向前扭转,位于胃小弯上方,使胃后壁由下向上翻转到前面,贲门和胃底的位置基本无变化。横结肠也可随胃大弯上移,脾、胰亦可。

#### 2.按扭转范围分型

(1)完全扭转:整个胃除与膈肌相附着的胃底部分外发生的向前向上的扭转。多见于器官轴型扭转,很少超过 180°。

(2)部分扭转:仅胃的一部分发生扭转,常为胃幽门部。可见于各种轴型扭转,偶尔可旋转 360°。

3.按扭转性质分型

(1)急性胃扭转:发作急剧,症状严重,具有急腹症的临床表现,易发生梗阻和绞窄,可伴有休克。

(2)慢性胃扭转:多为继发性,病程较长,症状反复发作。

### (四)临床表现

胃扭转的临床症状取决于其急慢性及扭转的范围和程度。

1.急性胃扭转　起病急骤,表现为上腹部突然剧烈疼痛,可放射至背部及左胸部;常伴频繁呕吐和嗳气,呕吐物量少、不含胆汁,继而干呕;此时拟放置胃肠减压管,常不能插入胃内。以上三大典型的临床特征被称为 Borchardt 三联征,可能与胃黏膜缺血导致呕吐有关。体检发现上腹部进行性膨胀而下腹部平坦,上腹部压痛而下腹部柔软,肠鸣音正常。急性胃扭转晚期可发生血管闭塞和胃壁缺血坏死,甚至发生休克。

2.慢性胃扭转　发病缓慢,有的病史长达数年亦可无症状,仅在钡餐检查时发现。主要症状为间断性上腹部胀痛、胃灼烧感、呕吐或干呕等,进食后加重,服用抑酸药物症状不能缓解。扭转程度较轻时则无明显的异常体征。

### (五)并发症

症状严重者可伴有血管闭塞,胃壁坏死穿孔,上消化道出血,绞窄,梗阻,休克,也可导致胰腺坏死、网膜撕脱等并发症。

### (六)辅助检查

1.X 线检查　X 线平片检查可见胃显著扩张,其内充满气体和液体,左侧膈肌抬高,若出现气腹则提示并发胃穿孔。

2.上消化道钡餐检查　此检查是重要的诊断方法,不仅能明确有无扭转,且能了解扭转的轴向、范围、方向和病因。系膜轴型扭转表现为双峰形胃腔,即胃腔有两个液气平面,胃体、胃窦重叠,幽门和贲门处在相近平面。器官轴型扭转则可见胃大小弯倒置,胃底液平面不与胃体相连,胃体扭曲变形,大小弯方向倒置,大弯在小弯之上,幽门向下,胃黏膜皱襞扭曲交叉,食管腹腔段延长。

3.内镜检查　胃扭转时内镜通过贲门后进镜困难,需谨慎。镜下可见齿状线扭曲,贲门充血、水肿,胃大小弯及前后壁颠倒,胃角消失或变形,幽门口移位,胃大弯纵行皱襞黏膜在扭转处中断,胃腔扩大远端呈圆锥形狭窄,胃潴留液增多。

4.CT 检查　此检查也对临床诊断起到协助作用。

### (七)诊断和鉴别诊断

1.诊断　根据患者典型的 Borchardt 三联征表现(上腹局限性胀痛、重复性干呕、难于或不能置入胃管),结合 X 线钡餐造影检查及内镜检查,即可明确诊断。

2.鉴别诊断

(1)急性胃扩张:患者常在暴食后发生,突发上腹部持续性胀痛,伴有频繁的呕吐,呕吐量大可含胆汁,但腹胀不减轻。X 线检查可见扩大的胃泡和胃内大量食物残渣。可顺利插入胃管并抽出大量的气体及液体。

(2)食管裂孔疝:主要症状为胸骨后烧灼样疼痛、反酸及嗳气,多发生于饭后 1h 内,且食管裂孔疝可合并胃扭转,X 线钡餐检查有助于鉴别。

(3)粘连性肠梗阻:表现为突然阵发性腹痛,排气、排便停止,呕吐物有粪臭味。胃管能顺利插入,X 线立位腹平片显示肠腔呈梯形分布的液平面。常有腹部手术史。

(4)消化性溃疡穿孔:突发上腹痛,呈持续性剧痛,伴有板状腹,腹部 X 线平片检查可见膈下游离气体,而胃扭转时可见胃腔有两个液平面。

（5）急性胰腺炎：与饱食、饮酒、胆道感染有关，表现为急性上腹痛，多为持续性，较剧烈，并向左腰背部放射。化验血尿淀粉酶明显增高，即可协助鉴别。

（6）急性胆囊炎：主要表现为右上腹痛，可放射至右肩部，但不伴恶心、干呕，Murphy 征阳性。可以顺利插入胃管，腹部超声检查有助于诊断。

### （八）治疗

急性胃扭转是一种严重的急腹症，手术治疗是首选方法。手术治疗的目的是解除胃膨胀、复位、固定、消除诱因和预防复发。首先要及时纠正水、电解质紊乱和酸碱平衡失调，并积极抗休克治疗。术前可先试行放置胃管行胃肠减压，有时可使扭转复位，症状得到缓解，并能提高手术的成功率，此减压术是防止胃扭转复发的唯一手段。如胃管不能插入，应尽快行急诊手术。根据患者情况在胃扭转复位术后行胃固定术或胃造口术，必要时需行胃大部切除术，术后应持续进行胃肠减压直至胃肠功能恢复正常。近年来利于内镜治疗急性和慢性胃扭转成为一种有效的方法，行内镜下胃造口术固定胃，主要适用于无需纠正的解剖异常的系膜轴型扭转或少数手术指征不明显的器官轴型扭转。根据目前的报道，腹腔镜下行胃固定及修补术，更具有安全、有效、微创的优势，尤其适用于病危的患者。

对于慢性胃扭转，症状较轻、无并发症者，无需手术，但有症状者可采用胃肠减压治疗。手术可用于缓解慢性复发性症状，防止其急性发作及并发症。目前手术治疗慢性胃扭转建议行胃扭转的复位术及胃固定术；内镜下行胃扭转复位术可以成功地纠正慢性扭转，或腹腔镜手术亦有较好的效果。

### （九）预后

急性胃扭转在过去有很高的病死率，可达 30%～40%，所以能够快速诊断和及时正确治疗，成为增加患者的生存率的重要原则。随着现代诊断和治疗技术的不断提高，预后也显著改善，急性胃扭转的病死率已可降至 16%。

（陈勇兵）

# 第十一节　消化性溃疡

## 一、概述

消化性溃疡（PU），是指在各种致病因子的作用下，黏膜发生的炎症与坏死性病变，病变深达黏膜肌层，常发生于胃酸分泌有关的消化道黏膜，其中以胃、十二指肠最为常见，包括胃溃疡（GU）及十二指肠溃疡（DU），是一种常见病、多发病，总发病率约占人口总数的 10%～20%。但在不同国家、地区，其发病率有较大差异。20～50 岁为高发年龄，10 岁以下、60 岁以上较少见。男女比例为（2～5）：1，PU 与 GU 比例为 3：1。

PU 病的发病机制主要与胃十二指肠黏膜的损害因素和黏膜自身防御-修复因素之间失平衡有关。黏膜防御因子包括黏液/碳酸氢盐屏障、黏膜屏障、黏膜血流、细胞更新、前列腺素、表皮生长因子等。黏膜损害因素包括胃酸、胃蛋白酶、胃泌素、Hp 感染、酒精、胆汁酸、吸烟、卵磷脂、非甾体消炎药物等。正常情况下，防御因子与损害因素处于平衡状态，因此不发生溃疡病。当防御因子减弱或损害因素增强，这种平衡被打破，易发生 GU 或 PU。

GU 和 DU 在发病机制上有所不同,前者主要是自身防御-修复因素的减弱,而后者主要是侵袭因素的增强。近 20 余年的研究和临床资料充分证明了幽门螺杆菌感染是 PU 的主要病因,但最终形成均由于胃酸和胃蛋白酶自身消化所致。

1.胃酸在 PU 病的发病中起重要作用-现代医学对 PU 认识的第 1 次飞跃　1910 年 Schwartz 提出"无酸、无溃疡"的概念,这是对消化性溃疡病因认识的起点,也是消化性溃疡治疗的理论基础之一,是现代医学对 PU 认识的第 1 次飞跃。PU 的最终形成是由于胃酸胃蛋白酶自身消化所致,而胃蛋白酶的活性受到胃酸制约,胃酸的存在是溃疡发生的决定因素。许多 PU 患者都存在基础酸排量(BAO)、夜间酸分泌、五肽胃泌素刺激的最大酸排量、十二指肠酸负荷等增高的情况。GU 患者往往存在胃排空障碍,食物在胃内潴留促进胃窦部分分泌胃泌素,从而引起胃酸分泌增加。

2.幽门螺杆菌感染为 PU 病最重要的发病原因之一-现代医学对 PU 认识的第 2 次飞跃　幽门螺杆菌(Hp)感染是损害胃十二指肠黏膜屏障导致 PU 形成的最常见病因。1983 年 Warren、Marshall 发现,并提出无 Hp,无溃疡,成为现代医学对 PU 认识的第二次飞跃。1990 年悉尼会议命名为 Hp。1994 年洛杉矶会议,明确为致病菌。其致病能力取决于引起组织损伤的毒力因子、宿主遗传易感性和环境因素。消化性溃疡患者中 Hp 感染率高,Hp 是慢性胃窦炎主要病因,几乎所有 DU 均有慢性胃窦炎,大多数 GU 是在慢性胃窦炎基础上发生的。大量临床研究已证实,90% 以上的 PU,80%~90%GU 病人存在 Hp 感染,而根除 Hp 后溃疡复发率明显下降。由此认为 Hp 感染是导致 PU 病的主要病因之一。

Hp 的毒力包括空泡毒素(VacA)蛋白、细胞毒素相关基因(CagA)蛋白、鞭毛的动力、黏附因子、脂多糖、尿素酶、蛋白水解酶、磷脂酶 A 和过氧化氢酶等。Hp 依靠其毒力因子的作用,在胃型黏膜(胃黏膜和有胃窦化生的十二指肠黏膜)定居繁殖,诱发局部炎症和免疫反应,损害局部黏膜的防御-修复机制,同时也可通过侵袭因素的增强而致病。不同部位的 Hp 感染引起溃疡的机制有所不同。以胃窦部感染为主的患者中,Hp 通过抑制 D 细胞活性,从而导致高胃泌素血症,引起胃酸分泌增加。同时,Hp 也可直接作用于肠嗜铬样细胞(ECL 细胞),后者释放组胺引起壁细胞分泌增加,这种胃窦部的高酸状态易诱发 PU。在以胃体部感染为主的患者中,Hp 直接作用于泌酸细胞,引起胃酸分泌减少,过低的胃酸状态易诱发胃腺癌。Hp 感染者中仅 15% 发生消化性溃疡病,说明除细菌毒力外,遗传易感性也发挥一定的作用,研究发现,一些细胞因子的遗传多态性与 Hp 感染引发的 PU 病密切相关。

3.NSAIDs 仍是 PU 病的主要致病因素之一,而且在上消化道出血中起重要作用　NSAIDs 和阿司匹林等药物应用日趋广泛,常作用于抗炎镇痛、风湿性疾病、骨关节炎、心血管疾病等,然而其具有多种不良反应。流行病学调查显示,在服用 NSAIDs 的人群中,15%~30% 可患 PU 病,其中 GU 发生率为 12%~30%,十二指肠发生率为 2%~19%。NSAIDs 使溃疡出血、穿孔等并发症发生的危险性增加 4~6 倍,而老年人中,PU 病及并发症发生率和死亡率均与 NSAIDs 有关。NSAIDs 溃疡发生的危险性除与所服的 NSAIDs 种类、剂量大小、疗程长短有关外,还与患者年龄(大于 60 岁)、Hp 感染、吸烟及合并使用糖皮质激素药物或抗凝剂、伴心血管疾病或肾病等因素有关。

4.其他　药物.如糖皮质激素药物、抗肿瘤药物和抗凝药的使用也诱发 PU 病,也是上消化道出血不可忽视的原因之一。遗传因素,精神因素(应激,焦虑等),胃十二指肠运动异常(PU 时胃排空加快,GU 时胃排空延缓和十二指肠胃反流),吸烟等因素在 PU 病的发生中也起一定的作用。

## 二、诊断

病史中典型的周期性和节律性上腹痛是诊断的主要线索,确诊靠内镜检查和 X 线钡餐检查。

## （一）临床表现

典型的 PU 有慢性、周期性、节律性上腹痛的特点：①慢性过程呈反复发作，病史可达几年甚至十几年；②发作呈周期性、季节性（秋季、冬春之交发病），可因精神情绪不良或服 NSAIDs 诱发；③发作时上腹痛呈节律性。中上腹痛、反酸是 PU 病的典型症状。

腹痛发生与餐后时间的关系认为是鉴别胃与 PU 病的临床依据。GU 的疼痛特点为："进食→疼痛→舒适"；十二指肠球部溃疡的特点为："疼痛→进食→舒适"、"疼痛-进食-缓解"及"夜间痛"是 PU 重要诊断线索。PU 体征缺乏特异性。

## （二）相关检查

1.胃镜检查及胃黏膜活组织检查　　胃镜检查与 X 线钡餐检查可相互补充，胃镜检查是 PU 检查的金标准。内镜检查多为圆或椭圆形直径多小于 1cm 边缘整齐的溃疡，底部充满灰黄色或白色渗出物，周围黏膜充血，水肿，皱襞向溃疡集中。胃镜检查过程中应注意溃疡的部位、形态、大小、深度、病期及溃疡周围黏膜的情况，可发现 X 检查难以发现的表浅溃疡及愈合期溃疡，并可对溃疡进行分期（活动期，愈合期，瘢痕期），结合直视下黏膜活检及刷检，对判断溃疡的良、恶性有较大的价值。

（1）活动期：A1 期：溃疡的苔厚而污秽，周围黏膜肿胀，无黏膜皱襞集中。A2 期：溃疡苔厚而清洁，溃疡四周出现上皮再生所形成的红晕，周围黏膜肿胀而逐渐消失，开始出现向溃疡集中的黏膜皱襞。

（2）愈合期：愈合期的特征为溃疡苔变薄，溃疡缩小，四周有上皮再生形成的红晕，并有黏膜皱襞向溃疡集中，H1 与 H2 的区别在于后者溃疡已接近完全愈合，但仍有少许薄白苔残留。

（3）瘢痕期：S1：溃疡苔消失，中央充血，瘢痕呈红色，又称红色瘢痕期。S2：红色完全消失，又称白色瘢痕期。溃疡治疗理想的愈合指标。必须指出，溃疡的形态改变对病变性质的鉴别都没有绝对界限，因此，对 GU 应常规进行活组织检查，对不典型或难愈合溃疡，要分析其原因，必要时行超声内镜检查或黏膜大块活检，以明确诊断。

2.X 线钡餐检查　　适用于对胃镜检查有禁忌或不愿意接受胃镜检查者（在 PU 的诊断，良、恶性溃疡的鉴别诊断的准确性方面，胃镜检查优于 X 线钡餐检查）。直接征象——龛影；间接征象——局部压痛，十二指肠球部激惹，球部畸形，胃大弯侧痉挛性切迹。

3.Hp 感染的检测　　对消化性溃疡病鼓励常规进行尿素酶试验或核素标记 C 呼气等试验，以明确是否存在 Hp 感染。其他检测方法包括血清抗 Hp 抗体检查，聚合酶链反应（PCR）测定 Hp-DNA，细菌培养（金标准）。

4.胃液分析和血清胃泌素测定　　疑有 Zollinger-Ellison 综合征时作鉴别诊断用。

# 三、鉴别诊断

1.功能性消化不良　　多见于青年妇女，检查可完全正常或只有轻度胃炎，与消化性溃疡的鉴别有赖于 X 线和胃镜检查。

2.慢性胆囊炎和胆石症　　疼痛与进食油腻食物有关，疼痛位于右上腹、并放射至背部，莫菲征阳性，症状不典型者需借助 B 超检查或内镜下逆行胆道造影检查。

3.胃癌　　X 线内镜活组织病理检查，恶性溃疡。龛影多大于 2.5cm 位于胃腔之内，边缘不整，周围胃壁强直，结节状，有融合中断现象；内镜下恶性溃疡形状不规则，底凹凸不平，污秽苔边缘呈结节状隆起，见表 3-1。

表 3-1  **胃良性溃疡与恶性溃疡的鉴别**

| | 良性溃疡 | 恶性溃疡 |
|---|---|---|
| 年龄 | 青中年居多 | 多见于中年以上 |
| 病史 | 较长 | 较短 |
| 临床表现 | 周期性胃痛明显 | 呈进行性发展 |
| | 无上腹包块 | 可有上腹包块 |
| | 全身表现轻,制酸药可缓解疼痛,内科治疗效果良好 | 全身表现(如消瘦)明显,制酸药一般效果差,内科治疗无效,或仅暂时有效 |
| 粪便隐血 | 可暂时阳性 | 持续阳性 |
| 胃液分析 | 胃酸正常或偏低,但无真性缺酸 | 缺酸者较多 |
| X线钡餐检查 | 龛影直径,<2.5cm,边不整,位于胃腔轮廓之外;龛影周围胃壁柔软,可呈星状聚合征 | 龛影直径,>2.5cm,边不整,位于胃腔轮廓之内;龛影周围胃壁强直,呈结节状,向溃疡聚集的皱襞有融合中断现象 |
| 胃镜检查 | 溃疡呈椭圆形,底平滑,边光滑,白或灰白苔,溃疡周围黏膜柔软,可见皱襞向溃疡集中 | 溃疡形态不规则,底凹凸不平,边缘结节隆起,污秽苔,溃疡周围因癌性浸润而增厚,强直,可有结节、糜烂、易出血 |

## 四、并发症

1.上消化道出血  为本病最常见的并发症,其发生率约为 20%～25%,也是上消化道出血的最常见原因。临床表现为呕血及黑便,如出血量大,可出现头晕、心悸、出汗、血压下降、昏厥,甚至休克。

2.穿孔  急性穿孔-急性腹膜炎(前壁多见);慢性穿孔-穿透性溃疡;亚急性穿孔-局限性腹膜炎(后壁多见)。

3.幽门梗阻  幽门炎症水肿和幽门痉挛-急性,暂时性梗阻;幽门瘢痕收缩-慢性,持久性梗阻。

4.癌变  GU 可发生癌变,故需要定期复查胃镜及病理。而 PU 则不会发生癌变。

## 五、治疗

### (一)治疗目的

1.近期目标  缓解症状。

2.阶段性目标(DU 6 周;GU 8 周)  愈合溃疡,强调治疗后胃镜复查。

3.中长期目标  预防并发症。

4.预防复发  3 种维持治疗方案(正规维持治疗、间断全剂量治疗、按需短程治疗)。

### (二)药物治疗

PU 病是自愈性疾病,在针对可能的病因治疗同时,要注意饮食、休息等一般治疗。在 PU 病活动期,要注意休息,减少不必要的活动,避免刺激性饮食,但无需少量多餐,每日正餐即可。

PU 的内科治疗主要是药物治疗。目前治疗 PU 的疗法是在传统的酸中和、酸抑制、保护并促进溃疡面愈合、调节胃动力等基础上与抗菌药物联用。近年来,随着医疗科技工作者对胃壁细胞的泌酸功能和胃黏膜防御功能的深入研究,近十多年来由于新型胃酸抑制剂的不断出现,如 $H_2$ 受体抑制剂、PPI(奥美拉唑、兰索拉唑、泮托拉唑、雷贝拉唑等)等,几乎所有的 PU(恶性溃疡除外)都可经药物治愈。其中对单纯的溃疡来说,作用于壁细胞的抗胃酸分泌药和防御因子增强药已成为治疗的主要药物;而对由 Hp 感染引起的 PU,则必须同时应用抗 Hp 药物。

1.抗酸药　目前,公认胃内 pH 值维持在 3.5～4.0 以上是满意的溃疡愈合环境和必备的治疗条件。因此,抑制胃酸分泌,提高胃内 pH 值,是 PU 治疗的基础。抗酸药可以和盐酸作用生成盐和水,从而使胃酸度减低。目前常使用含铝、碳酸钙及碳酸镁的复方制剂。有研究表明,含铝等的抗酸剂能保护胃黏膜免受各种攻击因子的损伤,使胃黏膜释放前列腺素增加起到促使溃疡愈合的作用。抗酸剂目前主要用作溃疡治疗的辅助用药。

2.$H_2$ 受体拮抗剂($H_2$RA)　$H_2$RA 有助于缓解 PU 病腹痛、反酸等症状,促进溃疡愈合。$H_2$RA 可以特异性地与壁细胞膜上的 $H_2$ 受体结合而阻断组织胺与 $H_2$ 受体结合,从而发挥较强的抑制胃壁细胞分泌盐酸的作用,能拮抗胃泌素和乙酰胆碱受体刺激的胃酸分泌,对应激性溃疡和上消化道出血也有明显疗效。目前应用于临床的共有三代 $H_2$RA,即第一代的西咪替丁,第二代的雷尼替丁,第三代的法莫替丁、罗沙替丁、尼扎替丁等。不同的 $H_2$RA 抑制胃酸的程度不同。$H_2$RA 治疗溃疡最初主张分次口服,近年来则多主张睡前一次服用,疗效与前者相仿,这是因为夜间胃酸分泌多,对 PU 的发生有重要关系,从而能发挥最大效果,且这种夜间适度抑酸,干扰胃肠生理功能较小,不影响病人的正常生活。$H_2$RA 治疗溃疡,其溃疡愈合率低于 PPI,内镜下溃疡愈合率在 65%～85%。$H_2$RA 的副作用较小,发生率小于 3%。不良反应有白细胞减少,GPT 增高,男性性功能障碍和乳房增大,以及困倦、迟钝、定向障碍、幻觉、躁动等精神症状。其中第二代、第三代相对第一代 $H_2$RA 的副作用要小得多。

3.质子泵抑制剂(PPI)　PPI 是治疗酸相关性溃疡的首选药物。其特点为作用快、持续时间长、抑酸效果好。与 $H_2$RA 相比较,PPI 通过抑制胃酸的最后分泌过程,抑制胃酸作用更强,可使溃疡愈合时间缩短 1/3～1/2。PPI 为苯并咪唑的衍生物,能迅速穿过胃壁细胞膜,聚积在强酸性分泌小管中,转化为次磺胺类化合物,后者可与壁细胞分泌小管和囊泡内 $H^+K^+$ ATP 酶(又称质子泵)结合,使其不可逆地失去活性,使壁细胞内的 $H^+$ 不能移到胃腔中,从而阻滞胃酸的最后分泌过程。胃内酸度降低与溃疡愈合有直接的关系。如果抑制胃酸分泌,使胃内 pH 值升高大于 3,每天维持 18～20 小时,则可使几乎所有 PU 在 4 周内愈合。PU 病治疗通常采用标准剂量的 PPI,每日 1 次,早餐前半小时服药。治疗 PU 疗程为 4 周,GU 为 6～8 周,通常内镜下溃疡愈合率均在 90% 以上。PPI 与抗 Hp 抗生素联合应用,可明显提高 Hp 的根治率。PPI 发展较快,其第一代(奥美拉唑)药动学和药效学存在一定的缺陷。奥美拉唑的血药浓度与给药剂量呈非线性关系,在不同患者中具有明显差异,导致了该药对不同患者临床抑酸疗效的差异。给药时间、食物和抗酸药的存在均对第一代 PPI 的药效影响较明显。而第二代(兰索拉唑、尼扎拉唑),第三代(雷贝拉唑)PPI 这方面的影响较小。另外,第一代 PPI 还存在起效较慢,只有在多次给药后才能发挥最大的抑酸作用。此外,还存在着某些局限性,如促进愈合和症状缓解作用不稳定、胃排空延迟、壁细胞肿胀及给药后有明显的胃酸高峰等,影响了相关疾病的治疗效果。

近年来问世的新一代 PPI 雷贝拉唑,已在不同程度上克服了原有同类产品的某些缺陷。其主要特点有:①临床抑酸效果好;②抑酸作用起效快;③昼夜均可维持较高的抑酸水平;④疗效确切,个体差异小;⑤与其他药物之间无相互影响;⑥副作用小。新一代 PPI 与第一代 PPI 比较,能够更强、更快地发挥抑酸作用。

对 NSAIDs 溃疡的预防及治疗应首选 PPI,通过它高效抑制胃酸分泌作用,显著改善患者的胃肠道症状、预防消化道出血、提高胃黏膜对 NSAIDs 的耐受性等作用,并能促进溃疡愈合。PPI 疗程与剂量同消化性溃疡病。$H_2RA$ 仅能预防 NSAIDs PU 的发生，但不能预防 NSAIDs GU 的发生。

PPI 治疗中存在的问题：①长期抑酸导致黏膜增殖旺盛，有可能发展为高胃泌素血症；②动物实验有可能发生类癌样变，但人类如何尚不清楚；③长期应用使胃处于无酸状态，有利于胃内细菌繁殖，有亚硝酸胺等致癌物质增加的危险；④治疗原则是恢复胃的正常功能，过度抑酸处于非生理状态，因此认为，使用 PPI 治疗一般疗程不宜太长，剂量不宜太大。此外，类似药物还有泮托拉唑、拉贝拉唑等。

**4. 根除 Hp 的药物治疗**  根除 Hp 应为 PU 病的基本治疗，它是溃疡愈合及预防复发的有效防治措施。Hp 与 PU 的发生与预后密切相关，且有证据显示 Hp 感染与胃体、胃窦腺癌相关联。对 Hp 阳性的胃及 PU，无论是初发还是复发，应全部接受 Hp 的根除治疗。理想的 Hp 根除方案应符合安全、有效（根除率＞90%）、简便、经济的标准。目前推荐的各类根除 Hp 治疗方案中最常用的是以 PPI 为基础的三联治疗方案（PPI、阿莫西林、克拉霉素），三种药物均采用常规剂量，疗程 7～14 天。Hp 根除率在 70%～90%，为提高根除率，在治疗 PU 病时建议采用 10 天疗法。1994 年 4 月，中华医学会消化病学会 Hp 专题共识会的推荐方案如下：

（1）质子泵抑制剂（PPI）＋两种抗生素：①PPI 标准剂量＋克拉霉素 0.5g＋阿莫西林 1.0g，均 bid×1 周。②PPI 标准剂量＋阿莫西林 1.0g＋甲硝唑 0.4g，均 bid×1 周。③PPI 标准剂量＋克拉霉素 0.25g＋甲硝唑 0.4g，均 bid×1 周。

（2）铋剂＋两种抗生素：①铋剂标准剂量＋阿莫西林 0.5g＋甲硝唑 0.4g，均 bid×1 周。②钵剂标准剂量＋四环素 0.5g＋甲硝唑 0.4g，均 bid×1 周。③铋剂标准剂量＋克拉霉素 0.25g＋甲硝唑 0.4g，均 bid×1 周。

（3）其他方案：雷尼替丁枸橼酸钠（RBC）0.4g 替代推荐方案①的 PPI 或 $H_2$ 受体拮抗剂（$H_2RA$）或 PPI＋推荐方案②组成四联疗法，疗程 1 周。

近年来，Hp 耐药率迅速上升，甲硝唑为 30% 以上，克拉霉素 5%～10%，常导致 Hp 清除失败。对于首次根除失败者，应采用二、三线方案进行治疗。二、三线方案常用四联疗法，可根据既往用药情况并联合药敏试验，采取补救治疗措施 PPI＋2 种抗生素（如呋喃唑酮、左氧氟沙星等）。

中华医学会消化病学会 Hp 学组"第三次全国幽门螺杆菌感染若干问题共识意见"。会议推荐治疗方案以桐城的共识意见为基础，借鉴了欧洲 Maastricht 的意见，并且许多方案是以我国的多中心随机研究为依据，方案的制定严格的遵照循证医学的原则，加入了近年来 Hp 研究新进展：如鉴于甲硝唑耐药率普遍增高，PPI 三联疗法随着时间的变迁 Hp 的根除率越来越低，为了达到一个理想的 Hp 根除率，防止继发耐药，建议 PPI 三联十铋剂的四联疗法可以用于一线治疗。推荐在补救治疗中加入呋喃唑酮、喹诺酮类抗生素，对于反复治疗失败的患者建议进行药物敏感试验。

序贯疗法治疗 Hp 感染具有疗效高、耐受性和依从性好等优点。目前推荐的序贯疗法为 10 天：前 5 天，PPI＋阿莫西林，后 5 天，PPI＋克拉霉素＋替硝唑；或前 5 天，PPI＋克拉霉素，后 5 天，PPI＋阿莫西林＋呋喃唑酮。据报道序贯疗法有效率达 90% 以上，且对耐药菌株根除率较其他方案为高。但对序贯疗法国内仍需积累更多的临床经验。

**5. 黏膜保护剂**  PU 的愈合质量，要求愈合溃疡的瘢痕较厚，黏膜腺体结构较为正常，腺体间结缔组织较少。良好的愈合质量是预防溃疡复发的重要先决条件之一，为保证消化性溃疡的愈合质量，在根除 Hp 和抑酸的同时应给予黏膜保护剂，此类药物多有中和胃酸和促进黏膜自身防御-修复因素的作用。联合应用黏膜保护剂可提高 PU 病的愈合质量，有助于减少溃疡的复发率。主要有硫糖铝、铝碳酸镁、胶体铋、麦滋林、替普瑞酮和前列腺素类等药物。

（1）**硫糖铝**：是一种含有 8 个硫酸根的蔗糖铝盐，其主要作用是口服后在酸性环境中，离子化形成硫酸蔗糖复合阴离子,紧密黏附在溃疡基底带正电荷的坏死组织的蛋白上,形成一层保护膜,阻止胃酸和胃蛋白酶对溃疡的消化作用,与胆盐和胃蛋白酶结合,降低其对黏膜的损伤作用,促进黏液和碳酸氢盐的分泌,增加黏液屏障,促进局部前列腺素的合成和释放,增加表皮生长因子的分泌,改善黏膜血流而起到保护黏膜的作用。常用剂量为10ml/次,3/d,餐前口服。长期服用可出现便秘。

(2)铝碳酸镁:可覆盖溃疡形成保护膜、增加碳酸氢盐及黏液糖蛋白分泌、促进前列腺素释放、增加胃黏膜血流、清除氧自由基系统、增加 EGF 及 bFGF 释放,该药物尚有抗酸及吸附胆汁酸盐的作用,更适合伴有胆汁反流的患者。

(3)胶体铋:胶体次枸橼酸铋是氢氧化铋和枸橼酸的络合盐。其主要作用是在酸性环境下形成不溶性铋盐,覆盖于溃疡表面,阻断胃酸、胃蛋白酶的侵袭作用,促进前列腺素的合成并延缓其降解,刺激黏液和碳酸氢盐的分泌并增加黏膜血流量,可使表皮生长因子聚集于溃疡部位,促进愈合,杀灭 Hp。因 CBS 含有铋剂,不宜长期服用。

(4)麦滋林:有效成分为 L-谷氨酰胺,是从卷心菜中分离出的氨基酸,作用为促进前列腺素合成、营养胃黏膜,促进细胞增殖。不良反应偶有 GPT 升高、颜面潮红、便秘、腹泻等。

(5)替普瑞酮:为萜的衍生物,作用为促进胃黏液分泌,促进黏液糖蛋白及磷脂的合成、促进前列腺素合成、改善胃黏膜血流量,有时有便秘、腹泻、肝脏 GPT 升高、胆固醇升高、头痛等。

6.药物维持治疗　PU 维持治疗的目的是:①预防和减少复发;②有效地控制或改善症状;③预防出现并发症。有临床观察提示,十二指肠球部溃疡经抗溃疡药物短期治疗后,给予或不给予持续性维持治疗,溃疡复发率差别很大。在药物选择上,凡是对溃疡病治疗有效的药物均可用于维持治疗。而最常用的为 $H_2$ 受体拮抗剂及 PPI 维持治疗方式为:①连续性维持治疗,即溃疡愈合后每日半量服药;②间歇全程给药,即出现症状给 4~8 周的全量治疗;③症状性自我疗法,症状出现时给药,症状消失即停药。以连续性维持治疗疗法最常用。根除 Hp 后,溃疡复发率显著低于但用抑酸剂治疗组和未根除治疗组,提示 Hp 是导致溃疡复发的主要因素,这其中包括未进行 Hp 根除治疗和根除治疗后 Hp 再次转为阳性,后者包括再燃和再感染两种可能。近年来多个研究表明,再燃可能是 Hp 感染复发的主要因素,应对 Hp 再次进行根除治疗。长期服用 NSAIDs 是导致消化性溃疡病复发的另一重要因素,如因原发的病情需要不能停药者,可更换环氧合酶(COX)-2 抑制剂,并同时服用 PPI。

7.NSAIDs 溃疡的治疗　对 NSAIDs 溃疡的预防及治疗应首选 PPI,通过它高效抑制胃酸分泌作用,显著改善患者的胃肠道症状、预防消化道出血、提高胃黏膜对 NSAIDs 的耐受性等作用,并能促进溃疡愈合。PPI 疗程与剂量同消化性溃疡病。$H_2$RA 仅能预防 NSAIDsPU 的发生,但不能预防 NSAIDsGU 的发生。

(张　跃)

# 第十二节　消化性溃疡并发症

消化性溃疡指发生于胃和十二指肠的溃疡,即胃溃疡(GU)和十二指肠溃疡(DU),因溃疡的形成与胃酸-胃蛋白酶的消化作用有关而得名,是一类十分常见的疾病。消化性溃疡的发生是由于对胃、十二指肠黏膜有损害作用的侵袭因素与黏膜自身防御-修复因素之间失去平衡的结果。病因包括幽门螺杆菌(Hp)的感染、非甾体抗炎药(NSAIDs)的使用、吸烟、饮酒、应激、紧张焦虑的情绪、遗传背景等。其病理生理改变与酸分泌异常、黏膜屏障削弱、胃十二指肠排空障碍、黏膜血流减少等有关。

消化性溃疡的诊断要综合考虑,病史的采集与分析极为重要,典型的节律性和周期性的上腹痛有助于本病的诊断。但必须指出,有溃疡样疼痛者不一定患有消化性溃疡,而部分溃疡病患者上腹痛并不典型,有的甚至无疼痛症状。因而单纯依靠病史、症状常难以做出可靠的诊断。消化性溃疡的确诊有赖于胃镜和(或)X线钡餐检查。良、恶性溃疡病的鉴别更需要病理学的支持,血清胃泌素和胃酸的分析有助于内分泌肿瘤如胃泌素瘤的诊断。

消化性溃疡的并发症主要有上消化道出血、穿孔、幽门梗阻和癌变,下面就这些并发症进行阐述。

# 一、上消化道出血

## 【概述】

上消化道出血是消化性溃疡最常见的并发症,约 15%～25% 的溃疡病患者并发上消化道出血。可见于任何年龄组的患者,60 岁及以上的患者更常见,较高的出血并发症与 NSAIDs 的使用有关。十二指肠溃疡合并上消化道出血的发生率高于胃溃疡。约有 10%～15% 的患者以上消化道出血为首发表现。部分患者出血前有腹痛加重的表现,但 10%～20% 胃十二指肠溃疡患者出血前无任何前驱症状。

## 【诊断】

1.临床表现

(1)呕血和(或)黑便:溃疡出血患者的临床表现,取决于失血的量与速度。出现呕血者均会有黑便(少数患者可表现为呕血 3～4 次/d 后才解黑便)。如出血量不大,且溃疡部位在胃体部和幽门以下时,一般以黑便多见。消化性溃疡中,约有 10%～15% 的患者可无任何症状,而首次表现为呕血或黑便,常称之为无痛性溃疡。NSAIDs 所致的溃疡也可表现为上消化道出血的症状,而无疼痛等其他症状伴随。第一次出血后约 40% 可以复发。

(2)周围循环衰竭的表现:急性大出血如超过 1000ml 时,可出现心悸、头昏、冷汗、晕厥、皮肤湿冷、心率增快、脉搏细速等失血性周围循环衰竭的表现,甚至烦躁不安、谵妄、心率常超过 120 次/分、血压显著降低,可发生休克,危及生命。

(3)发热:患者可有低热,体温常不超过 38.5℃。

2.实验室及辅助检查

(1)血常规:血白细胞及中性粒细胞常有轻度增高,血红蛋白及红细胞计数下降(早期因血液浓缩可不明显)。

(2)血尿素氮:出血后因肠源性尿素氮升高,可出现肠性氮质血症。如患者肾功能正常,则血尿素氮升高的程度可以反映出血量的多少。

(3)大便潜血试验:常为"＋＋"以上程度的阳性。

(4)X线钡餐检查:需在出血停止、病情稳定后 48 小时才能进行,如发现龛影则有诊断价值。

(5)胃镜检查:是诊断溃疡病出血的重要手段,可以观察溃疡的部位和出血的状态,宜在出血后 24～48 小时内进行。

## 【鉴别诊断】

消化性溃疡并发上消化道出血需与以下疾病鉴别。

1.急性糜烂性胃炎或应激性溃疡并出血　患者常有引起急性糜烂性胃炎或应激性溃疡的诱因,如服用非甾体类抗炎药、脑外伤、严重烧伤、多脏器功能衰竭等,胃镜检查可证实胃黏膜充血、水肿、糜烂及出血存在或溃疡。

2.肝硬化食管静脉曲张破裂出血　患者常有肝硬化病史,体检可发现蜘蛛痣、肝掌、肝脾肿大、腹水及浮肿等,实验室检查常有肝功能损害、全血细胞减少等,X线钡餐或胃镜检查可发现食管下端及胃底益张的静脉。

3.胃癌出血　患者一般情况较差,食欲减退,消瘦明显。中晚期胃癌患者体检时左锁骨上可触及肿大的淋巴结,上腹部可扪及包块,X线钡餐和胃镜结合黏膜组织病检可明确诊断。

**【治疗】**

消化性溃疡出血,尤其是大出血引起休克时,需要采取抢救措施。应对患者进行生命体征的监护,立即建立静脉通道,恢复有效循环血容量,维持水电解质、酸碱平衡;给予迅速有效的止血措施,包括药物止血、胃镜下治疗等。如经内科积极治疗无效,可行超选择性血管造影灌注药物或行栓塞术或外科手术治疗。

**【预防】**

老年人应尽量避免 NSAIDs 的应用,如实属必要,可服用药物预防(如 $H_2$ 受体拮抗剂和质子泵抑制剂等)。对于幽门螺杆菌阳性的溃疡患者,治愈幽门螺杆菌感染有助于减少溃疡病的复发和出血。

# 二、穿孔

**【概述】**

约 7% 的溃疡病患者并发穿孔,其发生率高于梗阻,低于出血。国外资料显示十二指肠溃疡穿孔的发生率高于胃溃疡,但国内报道两者相近。由于 NSAIDs 使用增加,溃疡病穿孔的发生率上升,尤以 60 岁以上的女性患者多见。十二指肠溃疡易于出现前壁穿孔,而胃溃疡穿孔则多见于小弯侧近前壁。

消化性溃疡穿孔可引起三种后果。

1.溃破入腹腔引起弥漫性腹膜炎(游离穿孔)。

2.溃疡穿孔至并受阻于毗邻实质性脏器如肝、胰、脾等(穿透性溃疡)。

3.溃疡穿孔入空腔脏器形成瘘管。

**【诊断】**

1.临床表现

(1)腹痛:急性溃疡穿孔表现为急性腹膜炎,患者诉腹痛剧烈,可伴恶心、呕吐、发热,腹痛一般起于中上腹,继而蔓延至全腹。但年老体弱者腹痛可不显著。慢性穿孔表现为持续性疼痛,原有的节律性和周期性消失,抗溃疡治疗反应差。

(2)体征:体检腹肌强直,压痛与反跳痛明显,肝浊音界缩小或消失,病程的中后期可出现腹部移动性浊音。

2.实验室及辅助检查

(1)血常规:白细胞及中性粒细胞计数显著增高,中性粒细胞出现核左移和中毒性颗粒。

(2)X线检查:X线透视或腹部平片如见到膈下游离气体,则有确诊的价值,重者还可观察到麻痹性肠梗阻的征象。

(3)腹腔穿刺液检查:诊断性腹腔穿刺抽出的液体外观混浊,显微镜检可见满视野的白细胞和脓细胞。

**【鉴别诊断】**

消化性溃疡并发穿孔需与以下疾病鉴别。

1.肠梗阻　腹痛部位常较局限,疼痛呈阵发性加剧,常伴有恶心、呕吐及停止排便、排气。腹部有时可见肠型,听诊可闻及高调的肠鸣音。X线透视或腹部平片可见多个阶梯状液平。

2.胆石症　疼痛多位于右上腹,常伴有畏寒、发热与黄疸,莫菲氏征可阳性。B超、CT及MRI检查可显示结石的部位、大小,从而确立诊断。

3.宫外孕破裂　无溃疡病史而有停经史,腹痛部位多在下腹部,可伴有阴道出血。妊娠试验阳性,B超检查可明确诊断。

4.卵巢囊肿蒂扭转　无溃疡病史,疼痛常突然发生,腹痛部位多在下腹部,呈持续性剧痛。妇科检查及B超、CT可明确诊断。

## 【治疗】

溃疡并发穿孔的治疗有如下一些措施。

1.非手术治疗

(1)约30%的患者用非手术治疗有效,其指征有以下几点。

1)患者就诊时间早,胃和十二指肠内容物漏入腹腔不多,腹膜炎症状较轻,经胃肠减压等治疗后症状明显减轻。

2)穿孔小或已被堵塞之亚急性穿孔。

3)空腹穿孔,腹膜炎的症状和体征较轻。

4)慢性穿孔,腹膜炎体征不明显者。

(2)治疗具体措施包括以下一些方面。

1)一般治疗:禁食,密切观察生命体征与病情变化,对于呼吸困难者给予吸氧。诊断明确后腹痛剧烈者可给予哌替啶50mg或吗啡10mg,肌注止痛。

2)持续胃肠减压:以鼻饲管持续吸引以减少胃十二指肠分泌物流入腹腔。

3)维持水电解质平衡:一般先输平衡液或葡萄糖盐水,根据血生化检查结果,纠正水电解质、酸碱失衡。

4)控制感染:在未培养出腹膜炎的病原菌之前,应使用广谱抗生素,待培养结果出来后,可选用敏感抗生素。

5)抗溃疡治疗:应用$H_2$-RA或PPI,如法莫替丁40mg或奥美拉唑40mg,每日1～2次,静脉滴注。

2.手术治疗　紧急手术指征有以下几种类型。

(1)急性腹膜炎的临床表现明显,有发热及中性粒细胞明显升高者。

(2)出现休克症状者,经紧急抗休克治疗后应及时手术治疗。

(3)根据病史或辅助检查,证明合并幽门梗阻者。

(4)经上述非手术治疗,病情不见好转者。

手术方式有单纯修补缝合术、胃大部切除手术和迷走神经切断术等可供选择。

## 【预防】

积极规范治疗原发病,必要时维持使用抑酸剂。尽量避免NSAIDs的应用。

# 三、幽门梗阻

## 【概述】

约2%的溃疡病患者并发幽门梗阻,80%由十二指肠溃疡引起,其余因幽门管溃疡或幽门前区溃疡所致。幽门梗阻既可以是器质性也可为功能性,前者由胃十二指肠交界处瘢痕引起,呈持久性;后者则源于急性炎症所致的充血、水肿或炎症引起的幽门反射性痉挛,呈暂时性,可随炎症的好转而缓解。

**【诊断】**

1.临床表现

(1)腹痛:表现为上腹饱胀与隐痛或剧痛,餐后加重。

(2)恶心与呕吐:具有特征性的表现。呕吐物为隔餐或隔夜食物,有腐败性酸臭味,吐后上腹痛和饱胀可稍缓解。

(3)其他症状:患者消瘦、四肢乏力、头昏、口渴,重者可发生虚脱,常有水电解质紊乱的表现。

(4)体征:体检可见上腹部显著膨胀,有胃逆蠕动波,多可叩出明显振水音。

2.实验室及辅助检查

(1)血常规:常有不同程度的贫血。

(2)血清电解质:$Na^+$、$Cl^-$ 和 $K^+$ 可低于正常。

(3)大便潜血试验:常为阳性。

(4)X 线检查:X 线平片检查可见扩张的胃阴影,患者禁食数天或胃管抽尽胃内容物后,可行钡餐检查,显示胃扩张和钡剂排空困难,并可发现溃疡征象。

(5)胃镜检查:幽门前区或幽门管溃疡时,胃镜检查可发现溃疡及幽门狭窄或梗阻,胃镜常不易或不能通过幽门管。球部溃疡者,胃镜也常不能通过幽门管或十二指肠球部上角。

**【鉴别诊断】**

消化性溃疡并发幽门梗阻需与以下疾病鉴别。

1.胃窦癌所致的幽门梗阻　症状和体征常难以与良性溃疡所致的幽门梗阻相鉴别,但有时胃窦癌可在上腹部触及包块,胃镜结合黏膜组织病检可鉴别。

2.弥漫浸润性胃癌(皮革胃)　表现为反复恶心、呕吐,也可呕吐宿食。两者鉴别主要依靠 X 线钡餐和胃镜检查,溃疡并发幽门梗阻表现为胃蠕动消失,排空障碍。弥漫浸润性胃癌表现为胃腔变小,蠕动消失,多部位黏膜活检常可获得病理诊断。

**【治疗】**

溃疡并发幽门梗阻的治疗有以下一些措施。

1.非手术治疗

(1)纠正水电解质、酸碱紊乱:可先输注生理盐水或林格液,待尿量增加后补充氯化钾。电解质补充量按血生化检测结果调整,水分以 5％或 10％的葡萄糖溶液补充,按每日基础需要量 2500ml 计算,外加每日从胃管中吸出的液体量。

(2)胃冲洗或减压:有助于解除胃扩张,恢复胃动力。胃抽吸的次数取决于胃分泌量和幽门梗阻的程度,如果白天累积的抽吸量小于 250ml,且酸度不高,则无需夜间抽吸,并可给予流质饮食,逐步增加。当早晨抽吸的胃液量小于 100ml 时,提示胃的排空基本恢复正常,此时可考虑拔除胃管。

(3)抗溃疡治疗:积极的抗溃疡治疗能减轻幽门的炎症和水肿,缓解梗阻症状。可选用 $H_2$-RA 或 PPI,静脉滴注。Hp 阳性者应同时抗 Hp 治疗。

(4)气囊扩张:瘢痕梗阻较轻者可行气囊扩张术,气囊扩张有两种方法:经套入导丝扩张和内镜气囊扩张,一般要行 3～4 次。

2.手术治疗　幽门梗阻的手术指征有以下几种类型。

(1)经严格内科治疗 1 周左右症状不缓解,并已排除炎性水肿造成的功能性梗阻。

(2)复发性幽门梗阻。

(3)疑恶性溃疡所致的幽门梗阻。

幽门梗阻的标准手术方式是胃窦切除、胃空肠吻合、迷走神经切断术和幽门成形术。

**【预防】**

积极规范治疗十二指肠球部溃疡和幽门管溃疡,避免溃疡反复发作。

(佟建丽)

# 第十三节　胃癌

## 一、概述

胃癌是起源于胃上皮的恶性肿瘤,是最常见的恶性肿瘤之一,占全球癌症死亡原因的第二位。世界上不同国家与地区胃癌的发病率有明显差别,胃癌在东亚国家(中国、日本和韩国)的发病率较高,而在南亚和东南亚国家(印度、印度尼西亚、泰国、菲律宾)较低。在工业化国家,尤其是北美和澳大利亚,胃癌的发病率较低。我国属胃癌较高发病区,各地也有较大差异,呈现有南北梯度分布现象,以青海、宁夏、甘肃最高,中南和西南地区低发。我国每年死于胃癌的患者距恶性肿瘤的首位,其发病率和死亡率男性均高于女性,约为(2～3):1;任何年龄均可发生,40～60 岁多见。近 30 年发达国家胃癌发病率呈下降趋势,但近端胃癌的发病率有一定增高。目前国内临床治疗的胃癌患者大部分均属进展期,早期胃癌诊断率低。进展期胃癌疗效并不理想。总体而言胃癌患病率在我国尚无明显下降趋势。

胃癌的发生与遗传、环境或饮食等因素有关。高盐摄入、腌熏食物及多环芳烃化合物等与胃癌死亡率密切相关;Hp 致癌的学说近年来获得了一些证据的支持。动物实验证明感染 Hp 可引起胃癌,流行病学研究也发现,胃癌高发区人群 Hp 的感染率明显高于低发区人群。欧洲胃肠病专家组对 13 个国家 7 个地区人群进行随机的多中心研究发现,Hp 感染人群的胃癌危险性是无 Hp 感染者的 6 倍。虽然世界卫生组织的国际癌症研究所(IARC)将 Hp 列为 I 级致癌因素。但目前认为 Hp 并非胃癌直接致癌物,而是在从慢性浅表性胃炎、萎缩性胃炎、肠上皮化生、异型增生到胃癌的演变过程中起到重要作用。

近 20 年来,随着细胞分子生物学的研究与进展,对胃癌的癌变过程进行了大量研究,现已明确的癌基因有 ras、met、c-myc、erbB2、akt-2 等。同时,还发现不少调节肽如表皮生长因子、转化生长因子、胰岛素样生长因子-II、血小板转化因子等,在胃癌发生过程中起调节作用。此外,研究提示环氧化酶-2(COX-2)表达出现于 70% 胃癌患者中,其高表达与淋巴结浸润及不良预后相关。DNA 甲基化是基因在转录水平的调控方式之一,胃癌患者,癌基因甲基化水平越低,其分化程度往往越差。

癌前期变化:指某些具有较强的恶变倾向的病变,包括癌前期状态与癌前期病变,前者系临床概念,后者为病理学概念。胃的癌前期状态包括:①慢性萎缩性胃炎:慢性萎缩性胃炎基础上可进一步发生肠上皮化生、不典型增生而癌变。其病史的长短和严重程度与胃癌的发生率有关。②胃息肉:最常见的是炎性或增生性息肉,一般很少发生癌变。腺瘤性息肉的癌变率约为 15%～40%,直径大于 2cm 者癌变率更高。③残胃:胃良性病变手术后残胃发生的胃癌统称残胃癌。胃手术后 10 年开始,胃癌发生率显著上升。Billroth II 式胃空肠吻合术后发生胃癌较 BillrothI 式为多。十二指肠内容物反流至残胃,胆酸浓度增高是促使发生癌变的重要因素。④良性胃溃疡:良性胃溃疡癌变的发生率各家报道不一。一般认为癌变率约为 1%～5%。目前认为胃溃疡本身并不是一个癌前期状态。而溃疡边缘的黏膜则会发生肠上皮化生与恶变。⑤恶性贫血和巨大胃黏膜肥厚症。

　　胃的癌前期病变:①异型增生:亦称不典型增生,是由慢性炎症引起的病理细胞增生,包括细胞异型、结构紊乱、分化异常。异型增生在我国分为轻、中、重 3 级,内镜随访结果表明,轻度异型增生可发生逆转,重度异型增生的癌变率可超过 10%。②肠化生:指胃黏膜上出现类似肠腺上皮,具有吸收细胞、杯状细胞和潘氏细胞等,有相对不成熟性和向肠、胃双向分化的特点。根据吸收细胞形态可分为小肠型和大肠型两种,小肠型(完全型)具有小肠黏膜特征,分化较好。大肠型(不完全型)与大肠黏膜相似,又可分为 2 个亚型:Ⅱa 型能分泌非硫酸化黏蛋白;Ⅱb 型能分泌硫酸化黏蛋白,此型肠化分化不成素,与胃癌(尤其是分化型肠型胃癌)的发生关系密切。

　　近端胃肿瘤近年来发病率逐渐增高,胃食管连接处腺癌占胃癌的 25%。与远端胃肿瘤不同,胃食管连接处的肿瘤危险因素可能与吸烟有关,与 Hp 感染无关。

## 二、病理

　　胃癌可发生于胃的任何部位,半数以上发生在胃窦部,大弯、小弯及前后壁均可受累,其次在贲门部,胃体部及累及全胃者相对较少。

### (一)大体形态

　　1.早期胃癌(EGC)　EGC 是指胃癌癌肿仅局限于黏膜层及黏膜下层,而不论范围大小和有无淋巴结转移。早期胃癌可分为Ⅰ型(隆起型)、Ⅱ型(表浅型)、Ⅲ型(凹陷型)。Ⅱ型又分为Ⅱa(隆起表浅型)、Ⅱb(平坦表浅型)、Ⅱc(凹陷表浅型)三个亚型。以上各型可有不同组合,如Ⅱc＋Ⅱa,Ⅱc＋Ⅲ型等。原位癌是指未突破固有膜的癌肿,也属于早期胃癌。其中直径在 5～10mm 者称之为小胃癌,直径小于 5mm 称微小胃癌。"一点癌"指胃黏膜活检为癌,但在手术切除标本上虽经系列取材也找不到癌组织。其原因可能为胃黏膜活检时,已将极小的癌灶钳除。多发性早期胃癌指同一胃上发生 2 个以上独立的早期癌肿。

　　2.进展期胃癌(AGC)　AGC 系指胃癌癌肿已侵及胃壁肌层或更深层者(浆膜下及浆膜)。一般把癌组织浸润肌层者称为中期胃癌,超出肌层者称为晚期胃癌。目前仍按 Borrmann 分型法,它主要是根据癌肿的外观生长形划进行划分。

　　(1)Borrrnann Ⅰ型(结节蕈伞型):癌肿局限,主要向腔内生长,呈巨块状、结节状、息肉状,表面粗糙如菜花,表面可有糜烂、溃疡。此型生长较慢,转移较晚。

　　(2)Borrman Ⅱ型(局部溃疡型):胃壁形成深陷溃疡,边缘堤状隆起,癌肿界限较清楚,周围浸润不明显。肿瘤可向深层浸润,常伴有出血、穿孔。组织学上多为分化型腺癌。

　　(3)Borrman Ⅲ型(浸润溃疡型):其特征为肿瘤呈浸润性生长,常形成明显向周围及深部浸润的肿块,中央坏死形成溃疡,常较早侵及浆膜或发生淋巴结转移。

　　(4)Borrman Ⅳ型(弥漫浸润型):此型癌组织在胃壁内广泛浸润,侵及胃壁各层,隆起不明显,与周围组织黏膜界限不清。胃壁因癌组织的弥漫浸润生长而增厚变硬,胃黏膜皱襞消失,黏膜变平。如果累及全胃,则形成所为的"革囊胃"。此型胃癌几乎均为低分化腺癌。

　　Borrman 分型与癌的组织学类型有一定联系。一般分化较高的乳头状、乳头管状或管状腺癌多呈现 Borrman Ⅰ型或Ⅱ型;而分化较低的腺癌,未分化癌及印戒细胞癌往往呈Ⅲ型或Ⅳ型。

### (二)组织病理学

　　我国按组织学分类可分为 4 型:①腺癌:包括乳头状腺癌,管状腺癌与黏液腺癌。根据其分化程度又可分为高分化、中分化与低分化三种;②印戒细胞癌;③未分化癌;④特殊类型癌:腺鳞癌、鳞状细胞癌、类癌等。根据组织起源可分为肠型和弥漫型,肠型起源于肠上皮化生,可见明显的腺癌结构,即分化较高的乳头状或管状腺癌,此型胃癌常常边界清楚。弥漫型一般不形成明显的腺管或腺腔结构。癌细胞细小呈圆形,分散地或以窄条索状浸润胃壁。此型胃癌边界不清,许多低分化腺癌及印戒细胞癌属于此型。

### （三）转移途径

1. 直接浸润　胃癌具有在胃壁内沿水平方向和垂直方向同时或以一种方向为主的浸润扩散特性,这是癌细胞在胃壁内的主要扩散方式。浸润型胃癌可沿黏膜或浆膜直接向胃壁内、食管或十二指肠发展。肿瘤一旦侵及浆膜,即容易向周围邻近器官或组织如肝、胰、脾、横结肠、空肠、膈肌、大网膜及腹壁浸润。癌细胞脱落时也可种植于腹腔、盆腔、卵巢与直肠膀胱陷窝等处。胃癌种植于卵巢称之为 Krukenberg 瘤,以印戒细胞癌多见。

2. 淋巴结转移　淋巴结转移占胃癌转移的 70%,多沿淋巴引流顺序,由近及远、由浅及深地发生淋巴结转移。胃下部癌肿常转移至幽门下、胃下及腹腔动脉旁等淋巴结,而上部癌肿常转移至胰旁、贲门旁、胃上等淋巴结。晚期癌可能转移至主动脉周围及膈上淋巴结。由于腹腔淋巴结与胸导管直接交通,故可转移至左锁骨上淋巴结。

3. 血行转移　胃癌的血行转移多发生在中晚期病例,最常受累的脏器是肝和肺,其次是胰腺、骨、肾上腺、脑和皮肤等处。

### （四）临床病理分期

目前我国胃癌的病理分期依旧采用国际抗癌联盟(UICC)公布的 TNM 方案。TNM 分期见表3-2。

**表 3-2　TNM 分期**

| 原发肿瘤(T) | 淋巴结累及(N) | 远处转移(M) |
|---|---|---|
| Tis 限于上皮层,未侵及黏膜肌层 | $N_0$ 无淋巴结转移 | $M_0$ 无 |
| $T_1$ 限于黏膜及黏膜下层 | $N_1$ 原发灶 3cm 以内的胃旁淋巴结转移 | $M_1$ 有 |
| $T_2$ 侵及肌层和浆膜下层 | $N_2$ 距原发灶边缘 3cm 以外的淋巴结 | |
| $T_3$ 穿透浆膜层,但未累及邻近器官 | 累及 | |
| $T_4$ 肿瘤侵及邻近组织或器官 | | |

据 TNM 分期,制定的临床分期标准,有利于治疗和判断预后。

0 期　$TisN_0M_0$。

Ⅰ 期　Ⅰa 期:$T_1N_0M_0$;Ⅰb 期:$T_1N_1M_0$,$T_2N_0M_0$。

Ⅱ 期　$T_1N_2M_0$,$T_2N_1M_0$,$T3N_0M_0$。

Ⅲ 期　Ⅲa:$T_2N_2M_0$,$T3N_1M_0$,$T_4N_0M_0$;Ⅲb 期:$T_3N_2M_0$,$T_4N_1M_0$。

Ⅳ 期　$T_4N_2M_0$,$T_1$-$4N_1$-$2M_1$。

## 三、诊断

### （一）临床表现

1. 症状　早期胃癌常缺乏特异性症状,大部分患者仅有消化道症状。当症状较为明显时患者病情多已进入进展期。进展期胃癌常见症状如下:

(1) 上腹部疼痛:是胃癌常见的症状。疼痛缺乏规律性,可为隐痛、钝痛;部分病人疼痛与消化性溃疡相似,进食或抗酸剂可有一定程度缓解。老年人痛觉较迟钝,多以腹胀为主诉。癌肿侵及胰腺或横结肠系膜时可呈持续性剧痛,向腰背部放射。极少数癌性溃疡穿孔时可出现腹膜刺激征。

（2）食欲减退和消瘦：多见，往往进行性加重，表现为乏力、食欲不振、恶心、消瘦、贫血、水肿、发热等，晚期呈恶液质状态。

（3）呕血和黑便：1/3 胃癌患者经常有少量出血，多为粪便隐血试验阳性伴不同程度贫血，部分可出现呕血或黑便，也有患者以大量呕血就诊的。当位于胃体的肿块呈圆形或菜花样突出胃腔内，由于病体巨大且质脆，易致坏死，脱落而引起出血。故上消化道出血常为胃体癌的首发症状。

（4）消化道梗阻症状：贲门部的癌肿可出现吞咽困难，位于幽门附近可引起幽门梗阻。

（5）癌肿扩散转移引起的症状：如腹水、肝肿大、黄疸及肺、脑、心、前列腺、卵巢、骨髓等的转移而引起的相应症状。

2.体征　早期胃癌可无任何体征，中晚期癌的体征以上腹部压痛最为常见，病程长而瘤体大者，可在上腹部触及肿块，硬而固定，表面高低不平。胃窦部癌可扪及腹块者较多，其他体征如质坚不光滑的肿大肝脏、黄疸、腹水、左锁骨上、左腋下淋巴结肿大等。腹部种植转移时肛门指诊常可在直肠膀胱陷窝处触及坚硬而固定的肿块，女性胃癌患者癌细胞可种植在卵巢上面生长，即 Krukenber 瘤。

3.并发症　胃癌可发生出血、穿孔、梗阻、胃肠瘘管、胃周围粘连及脓肿形成等。

4.伴癌综合征　胃癌在其早、晚期及治疗后复发时，往往出现与病灶本身及其转移灶无直接关系的一系列的临床表现，多因有些胃癌可以分泌某些特殊激素或具有一定生理活性物质而导致的，称之为伴癌综合征。如皮肤表现（黑棘皮病、皮肌炎、脱皮样红皮病、Bowen 病等）、神经综合征（多发性神经炎、小脑变性等）、血栓栓塞综合征、血液病综合征（类白血病反应、嗜酸性粒细胞增多症等）、内分泌代谢综合征（Cushing 综合征、类癌综合征）等。

### （二）相关检查

1.实验室检查　有诊断意义的常规化验检查为血红蛋白，大便潜血及胃液分析。大便潜血试验可用于早期胃癌的普查。酶学检查常见的有胃蛋白酶原（PG）、谷胱甘肽-s-转移酶（GST-r）、乳酸脱氢酶（LDH）、碱性磷酸酶（ALP）、超氧化物歧化酶及脂质过氧化物酶（LPO）、巨分子肌酸激酶同工酶（M-CK2）等。正常人胃黏膜中 PG Ⅰ 和 PG Ⅱ 阳性率为 100%，胃黏膜异型增生时，两种胃蛋白酶原的阳性率及强度均较正常显著降低，早期胃癌的 PG 阳性率降到最低点，提示 PG Ⅰ 和 PG Ⅱ 可作为胃癌普查及良恶性疾病鉴别的辅助指标。免疫学检查常见的有 CEA、CA19-9、CA125、CA50、组织多肽抗原（TPA）、肿瘤相关糖蛋白（TAG-72）胃癌单克隆抗体 MG 系列等。胃癌病人血清 CEAse、CA19-9、CA50、CA125 等肿瘤相关抗原可升高，但敏感性和特异性均不强。MG 系列胃癌单克隆抗体有较强的特异性，尤其是系列混合结果更加确切，但也有假阳性。

2.内镜检查　内镜检查和活检，是诊断胃癌的最重要、最可靠的方法。目前内镜诊断的先进水平便体现在早期胃癌的诊断率上。

（1）早期胃癌：内镜是发现早期胃癌的有效方法。①隆起型：主要表现为局部黏膜隆起，息肉状，有蒂或广基，表面粗糙，表面可有糜烂。②表浅型：病变常不明显，局部黏膜粗糙，细颗粒状，略微隆起或凹陷，界限不清，表面颜色变淡或发红，可有糜烂，此类病变最易遗漏。③凹陷型：最多见，有较为明显的溃疡，凹陷多超过黏膜层，黏膜颜色异常，边缘可有结节状颗粒。上述各型可合并存在而形成混合型早期胃癌。早期胃癌有时不易辨认，可通过黏膜染色发现早期病变。常用的色素为亚甲蓝、靛胭脂等。正常胃黏膜不吸收亚甲蓝而不着色，肠上皮化生和不典型增生胃黏膜可吸收亚甲蓝而染成蓝色。一般在胃镜下充分冲洗胃黏膜表面黏液后，对病灶喷洒 0.5%～0.7% 亚甲蓝溶液 10～20ml，2～3 分钟后用水冲洗，观察黏膜染色情况，靛胭脂为对比染色剂，不使胃黏膜着色，而是沉积在胃小窝内或其他异常凹陷病灶内，与橘红色的胃黏膜形成鲜明的对比，易于显示胃黏膜的微细变化。通常在内镜下用喷洒导管将 0.2%～0.4% 溶液 30～

50ml均匀喷洒在胃壁上,易于发现早期病变。也便于活检取材及确定手术切除范围。

(2)中晚期胃癌:常具有胃癌的典型表现,内镜诊断不难。通常按Bormann分型分为四型。

对癌前病变的监测随访是内镜检查及活检病理检查的重要内容之一。不典型增生和肠上皮化生是目前公认的癌前病变。组织学上不典型增生可分为隐窝型、腺瘤型、再生型、球型及囊性异型增生。目前国内外对胃黏膜上皮不典型增生程度的分级尚不统一,一般分为轻度、中度及重度三级,其中重度属于原位癌范畴。重度异型增生与早期癌的区分不统一,造成了临床上治疗的困难,治疗不足或治疗过度。有鉴于此,西方国家的学者提出胃上皮内肿瘤(GIN)的诊断名称,它包括从癌前病变到早期癌变的各个阶段。又可分为两级:①低级上皮内瘤(LIN),包括轻度和中度异型增生,未见癌变,此类病人的治疗可采取随访或内镜切除。②高级上皮内瘤(HIN),包括重度异型增生及早期癌变(含原位癌、可疑浸润癌、黏膜内癌),临床治疗可采用内镜切除或手术切除。

3.内镜超声检查(EUS)　具有胃镜和实时超声检查两者的优点,对胃壁各层肿瘤浸润状况、邻近器官及淋巴结转移的诊断有独到之处。正常胃壁超声内镜图像分为5层结构,第1~5层分别为黏膜界面、黏膜层、黏膜下层、肌层和浆膜层,回声分别为高回声、低回声、高回声、低回声和高回声。第4层是划分早期胃癌和进展期胃癌的分界线。早期胃癌主要发现第1、2、3层管壁增厚、变薄或缺损等,进展期胃癌可发现不规则向胃腔内突出的较大肿块,或大面积局限性管壁增厚伴中央凹陷,1~3层回声消失。EUS对邻近器官浸润和淋巴结转移有较好的识别能力,特别适合内镜下发现病变,但反复活检并不能获取恶性肿瘤证据的病例以及确诊为胃癌需术前进行分期以指导治疗方案者。如部分BorrmannⅣ型胃癌(革囊胃),癌细胞弥漫性浸润胃壁,伴有大量纤维结缔组织增生,引起胃壁广泛硬化增厚,但很少在黏膜表面形成巨大溃疡或肿块。由于黏膜内癌细胞分布较少,即使在内镜直视下反复活检也不易获得阳性病理结果,此时行EUS检查常能明确诊断。

4.影像学检查

(1)X线检查:气钡双重造影可提高早期胃癌检出率。为使适量充以钡剂和空气后的胃能扩张展平而显示微细的黏膜病变,可用山莨菪碱肌注以产生低张作用。早期胃癌在适当加压或双重对比下,隆起型常显示小的充盈缺损,表面粗糙不平,基底部较宽,附近黏膜增粗、紊乱;表浅型显示黏膜表面可见颗粒状增生或轻微盘状隆起;病变部位一般蠕动仍存在,但胃壁较正常略僵硬。凹陷型可见浅龛影,底部大多毛糙不齐,胃壁可较正常略僵硬,但蠕动及收缩仍存在;邻近黏膜可出现杵状中断,胃小区破坏消失,胃壁稍僵硬。进展期胃癌的X线表现较明确,主要征象有胃壁僵硬、蠕动消失、黏膜皱襞中断、充盈缺损,或出现位于胃腔轮廓内龛影,边缘不整。BormannⅣ型癌还可出现胃腔明显缩小或呈革囊状。

(2)腹部CT检查:正常胃壁的厚度在5mm以下,胃窦部、胃体部稍厚,浆膜面光滑,收缩的胃窦,均匀对称。胃癌主要表现为胃壁的增厚、肿块和局部胃壁的异常强化。多数为不规则的局限性增厚(>1cm),但少数也可呈弥漫性向心性增厚,使胃腔狭窄。病变与正常胃壁分界不清,侵及浆膜层则外缘不光整。增厚的胃壁密度与肌肉相似,增强后有明显强化。肿瘤向腔内外生长可形成软组织肿块,可发现肿块内溃疡或坏死。胃周脂肪层消失提示肿瘤向外蔓延,并可显示大网膜、胰腺等周边脏器受累和淋巴结、肝转移情况。螺旋CT增强扫描对胃癌术前分期的准确性明显高于普通CT。常规CT胃壁多显示为单层结构,螺旋CT增强扫描在胃适度充盈下,正常胃壁可呈现多层结构。增强扫描能明确显示不同病理组织学类型胃癌的强化特征及其血供特点,并且能提高胃癌术前TNM分期的准确性。

(3)磁共振(MRI)检查:MRI具有多平面成像特点,可最大限度地减少部分容积效应的影响,从而能更好地显示病灶与周围解剖结构的关系以判断有无直接侵犯。可较好地显示肿大淋巴结,转移灶及腹部脏器的侵犯。正常胃底有适量气体,衬托出胃壁内轮廓,胃底胃泡在MRI的$T_1$加权及$T_2$加权均呈低信号区。当胃泡变形时,常提示胃内有占位病变。典型的表现为胃壁明显增厚,内面高低不平,结节影响腔外突出,$T_1$ 呈低信号肿块影,胃壁外周围脂肪信号消失,$T_2$ 肿瘤信号强度增强明显。胃癌向周围浸润或转移的淋巴结常表现为异常软组织肿块,且增强后强化较差,与周围组织信号差异大,借此可与炎性浸润或反应性淋巴结肿大相鉴别。

（4）正电子发射断层扫描（PET）：用 $^{18}F$ 标记的荧光去氧葡萄糖（$^{18}F$-FDG）注入体内,进入细胞参与糖代谢。由于恶性肿瘤细胞对葡萄糖的消耗大于正常组织,而肿瘤组织摄取 $^{18}F$-FDG 后又不能像降解葡萄糖那样正常代谢,故肿瘤细胞内 $^{18}F$-FDG 的聚集高于正常组织。对肿块的显示及判断胃癌浸润转移等优于其他方法。

## 四、鉴别诊断

凡有下列情况者,应高度警惕,并及时进行胃肠钡餐 X 线检查、胃镜和活组织病理检查,以明确诊断：①40 岁以后出现中上腹不适或疼痛,无明显节律性并伴明显食欲不振和消瘦者；②胃溃疡患者,经严格内科治疗而症状仍无好转者；③慢性萎缩性胃炎伴有肠上皮化生及不典型增生,经内科治疗无效者；④X 线检查提示胃息肉大于 2cm 者；⑤中年以上患者,出现不明原因贫血、消瘦和粪便隐血持续阳性者。

胃癌须与胃溃疡、胃息肉、良性肿瘤、肉瘤、胃内慢性炎症鉴别。有时尚需与胃皱襞肥厚、胃黏膜脱垂症、幽门肌肥厚和严重胃底静脉曲张等相鉴别。胃癌常可出现腹水,需与肝硬化腹水、结核性腹膜炎或其他脏器的恶性肿瘤所致的腹水鉴别。胃癌远处转移引起其他脏器的症状皆需与这些脏器的其他疾病鉴别。

## 五、治疗

### （一）胃癌的治疗原则

1.早期治疗　早期发现,早期诊断,早期治疗是提高胃癌疗效的关键。

2.手术为主的综合治疗　以手术为中心,开展化疗、放疗、中医中药和生物学等治疗,是改善胃癌预后的重要手段。目前胃癌根治术是唯一有效且有可能将胃癌治愈的方法,因此一旦确诊,便应力求根治,术后再根据病程分期、肿瘤的生物学特性和患者的全身情况,全面考虑辅助性综合治疗。

胃癌治疗方案的选择：①0 期胃癌：原发灶 2cm 以下的黏膜内癌,行内镜下黏膜切除术（EMR）或内镜下吸附黏膜切除术（EAM）；原发灶 2cm 以上行胃癌根治性切除术；②Ⅰ期胃癌：Ⅰa 期无淋巴结转移者行胃癌根治性切除术；③Ⅰb 期有淋巴结转移者行胃癌根治性切除术＋化疗；④Ⅱ期胃癌可视为中期,根治性手术切除为主,术后常规辅以化疗、生物治疗；⑤Ⅲ期胃癌已经是进展期,手术以扩大根治性切除,术后更应强调化疗、放疗、中西医结合疗法等综合性疗法；⑥Ⅳ期胃癌属晚期：姑息性胃大部切除术或全胃切除术,侵犯邻近器官者则行联合脏器切除术。对于不能切除的病例可施以减症手术,包括胃空肠吻合术、胃或空肠食管吻合术空肠造口术。对于Ⅳ期胃癌患者,无论手术与否,均应考虑化疗、放疗、免疫治疗及中西医结合治疗,以达到提高患者生存质量的目的。

### （二）外科治疗

1.手术指征　对临床检查无明显远处转移征象、主要脏器无严重疾患、全身营养状况尚好、免疫功能尚佳、可以承担手术者均应首选手术治疗,以期达到根治或缓解症状、减轻痛苦。外科手术以彻底根除、安全和保存功能为三个主要原则。年龄不应成为判断手术禁忌证的标准。但全身麻醉危险性高的病例如 3 个月内发生过心肌梗死、难以控制的心功能不全、高度肝硬化、有意识障碍的患者应为手术禁忌证。

**2.手术分类**　根治性切除术又称治愈性切除术，含内镜下黏膜切除术（EMR）、内镜下吸附黏膜切除术（EAM）、联合脏器切除术（手术）；姑息性切除术又称非治愈性切除术；减症手术包括胃空肠吻合术、胃或空肠食管吻合术、空肠造口术等。

**3.根治性手术**　唯一有可能治愈胃癌的治疗方法。根据病灶情况和病期选择合理的手术方式，彻底切除原发灶及转移淋巴结，努力开展扩大根治和联合脏器切除是目前能达到治愈目的的基本要求和主要手段。

（1）以区域淋巴结清楚范围为标准的根治术分类

1）D0 术：未全部清楚第一站淋巴结的根治性切除术。

2）D1 术：全部清除第 1 站淋巴结的根治性手术。

3）D2 术：全部清除 1、2 站淋巴结的根治性手术。

4）D3 术：全部清除 1、2、3 站淋巴结的根治性手术。

5）D4 术：全部清除第 1、2、3、4 淋巴结的根治性手术。Ⅰa、Ⅰb 期早期癌常考虑胃次全切除加上清扫第 1 站淋巴结（D1 术）。进展期癌应用最多的手术是胃大部或胃切除加上第 1、2 站淋巴结清扫（D2 术）。

（2）原发灶切除范围的确定：胃切除范围主要由病灶距切缘的距离和淋巴结清扫范围两方面决定。早期胃癌和局限性的进展期胃癌要求切缘距病灶至少 2cm，浸润型进展期癌需要至少 5cm 以上距离。胃远端和近端癌分别切除十二指肠和食管下端 3～4cm，胃切缘 1cm 以内应无癌细胞残留，这是防止术后复发的重要因素。

**4.腹腔镜手术**　腹腔镜手术原来只做胆囊切除等良性病变。从 1990 年起试用于治疗胃癌，目前尚处于研究阶段，原则上用于无淋巴结转移可能性、切除局部病灶能根除的病例。多用于 EMR 不能确实保证完全性切除的早期癌。

手术方法有腹腔镜下胃楔状切除术（适用于前壁病变）和腹腔镜下胃内手术（黏膜切除，适于后壁病变）。此两种方法都不能清扫淋巴结，切除标本有淋巴结转移的要追加开腹腔手术。现在由于腹腔镜器具的发展，腹腔镜下做远侧胃切除、全胃切除已有可能，但是腹腔镜下作 D2 清除手术，技术上还有困难。

## （三）内镜治疗

可根据病变性质、医院条件及患者意愿采用不同的方法。

**1.内镜下黏膜切除术（EMR）**　1984 年多田报告早期癌中某些早期癌可以使用内镜黏膜切除术治疗。EMR 方法是用内镜注射针向癌灶基底部注射生理盐水或 1：10000 的肾上腺素盐水 5～10ml 使癌变黏膜隆起，再用圈套器直接或使用透明帽负压吸引后再套住隆起的癌灶，然后行高频电流切除病变，适用于直径小于 2cm 无淋巴结转移的早期癌。分化型癌即乳头状癌、高分化或中分化管状腺癌，如果是平坦凹陷型癌，应无溃疡。选择 2cm 的原因主要由于 EMR 术后存在残余肿瘤复发的危险，大量临床资料显示分化型癌向黏膜下层浸润较晚，小于 2cm 的基本上都无淋巴结转移。故 EMR 选择之前必须准确评估肿瘤浸润胃壁的深度，它的组织类型，肿瘤大小。不能满足以上条件的黏膜肿瘤，应采用外科手术方式。

**2.内镜下消融术**　适于早期癌或引起狭窄晚期癌姑息治疗，通过电凝、激光、微波等灼除肿瘤以减少肿瘤负荷、减轻梗阻症状。激光治疗主要适合那些年龄较大，有严重其他疾病的高危病人或拒绝手术治疗者，特别是早期胃癌可获得较好的疗效。方法有多种，如直接凝固、汽化或炭化、激光光动力学疗法、激光刺激疗法、激光温热疗法等，以 Nd：YAG 激光最为常用。也可内镜下借助食道静脉曲张套扎器，吸引病灶进行套扎治疗微小胃癌及原位癌和直径小于 1.5cm 的良性息肉方法。

**3.内镜下光敏治疗**　主要是利用血卟啉在光照下激活杀伤肿瘤的效应。常用氦氖激光或铜蒸气染料激光作光照源。治疗前可采用皮肤划痕法先作血卟、啉过敏试验,阴性者按 5mg/kg 剂量加入葡萄糖溶液 250ml 中静滴。于 24、48 及 72 小时分别在内镜下对病灶进行激光照射,每点照射 15～20 分钟。照射后肿瘤出现大片坏死,注意可出现出血甚至穿孔等并发症。照射后 1 周内禁食、4 周避光。

4.内镜下注射药物　常用的药物为氟尿嘧啶(5-Fu)及丝裂霉素(MMC)。一般先将 5-Fu 500mg＋MMC 8mg 溶于 20ml 注射用水中稀释,内镜下根据瘤体大小多点注射,一般注射 10 点左右,每点 1～2ml。7～10 天注射 1 次,连续 3 次。亦可加注一些免疫调节剂,如肿瘤坏死因子、IL-2 及 OK432 等。经内镜注射 95％乙醇,每点约 0.5ml,多点注射,可使肿瘤组织坏死,病灶缩小。

另外,对贲门及幽门部肿瘤出现梗阻者可在内镜下放置支架,重建通道(参考食管癌的治疗)。

### (四)介入治疗

进展期胃癌可采用介入治疗,方法主要有动脉灌注化疗、胃动脉栓塞术、经皮动脉穿刺植入药盒术等。对于可根治切除的进展期胃癌外科术前、术后及不能根治切除的进展期胃癌患者,可选择相应的方法。动脉灌注化疗(TAI)是经股动脉穿刺送入导管,依据病变的不同部位分别选择至胃左动脉(贲门、胃体小弯侧),胃右动脉(胃体小弯侧、胃窦),胃网膜右动脉(胃窦),经动脉注入化疗药物。化疗方案多采用 FCM(5-Fu＋CDDP＋MMC)、FAM(5-Fu＋ADM＋MMC)等。胃动脉栓塞术(GAE)一般先行动脉化疗,然后将栓塞剂(多为超液化碘油)同化疗药物混合均匀在电视监视下缓慢经动脉注入,同时可联合明胶海绵细条栓塞动脉主干。连续长期动脉内化学治疗灌注术即经皮动脉穿刺植入药盒术,一般多为经锁骨下动脉或股动脉穿刺植入动脉化疗泵,导管头端置于肿瘤供血动脉内。经导管动脉栓塞术对肝脏等处的转移灶可采用经导管动脉栓塞术(TAE)。对肿瘤引起的消化道及胆道梗阻可采用金属内支架植入术。

### (五)化学疗法

1.化学治疗的目的

(1)术前化疗:估计手术切除局部癌灶有困难者,可采用术前短程化疗,目的是使癌灶局限,有利于手术彻底切除,抑制癌细胞的生物活性,有利于减少术中播散,消灭亚临床癌灶,减低术后复发率。

(2)术中化疗:当手术中发现肿瘤已浸润至浆膜外或肉眼可判定有淋巴结转移、腹膜播散种植以及估计有残存癌灶时,术中化疗目的是消灭残存癌灶。

(3)术后化疗:进展期胃癌根治切除后,均应辅助化疗,手术不能发现的亚临床癌灶,是手术后复发的根源。辅助化疗的目的是防止复发与转移,提高 5 年生存率。

(4)晚期胃癌化疗:不能手术,姑息手术及术后复发的晚期患者,以化疗为主的药物治疗目的是控制原发与转移癌灶,争取消除病灶,缓解症状,改善生活质量,延长生存期。

2.化学治疗的适应证　早期胃癌根治术后原则上不辅助化疗,如有以下情况应酌情化疗:①病理类型恶性度高;②有脉管癌栓或淋巴结转移;③浅表广泛型早期胃癌面积大于 5cm²;④多发癌灶;⑤青年胃癌患者(40 岁以下),有其中一项者可辅助单药化疗,癌灶浸润深至肌层以下的进展期胃癌术后采用联合化疗,晚期胃癌化疗应是主导措施,即以化学治疗为主的内科综合疗法。

3.化学治疗疗效判定标准　全国胃癌研究会化疗学组参照实体瘤客观疗效通用指标及国际化疗药判定疗效标准,制定进展期胃癌化疗效果判定标准:①显效:可测肿块完全消失,续发症消失,未出现新病变,效果持续超过 1 个月;②有效:肿块最大直径及其最大垂直直径的乘积缩小 50％以上,或直径缩小 30％以上,续发症未恶化,未出现新病变,疗效持续不少于 4 周;③不变:肿块之两个互相垂直的最大径乘积缩小不及 50％,或每径缩小不及 30％,病变增大但不超过原来的 25％,续发症未恶化,未出现新病变,持续 4 周以上;④恶化:两径乘积增大 25％以上,续发症恶化,出现新病变;⑤缓解期:自出现疗效起,至复发或恶化时止;⑥治疗后生存时间:自治疗开始至死亡或末次随诊的时间。

**4.化疗方案的选择与疗程**

(1)单一药物只用于早期需化疗的患者,或不能承受联合化疗者,联合化疗指采用两种化学药物的方案,一般只采用两至三种联合,更多药物合用不一定能提高疗效,并可增加药物的毒副反应。

(2)联合用药采用细胞周期非特异性药物与细胞周期特异性药物联合。前者采用高剂量间歇给药,后者采用连续给药。

(3)不将毒副反应相同的药物联合,不采用同类药物联合,以免毒副反应叠加,增加毒性。

(4)首选化疗方案治疗失败后不能再重复原方案,换用补救治疗时应另选二线药物联合应用。

(5)早期胃癌单一用药术后辅助化疗1年,2~3个疗程。进展期胃癌,术后辅助联合化疗,第一年3个疗程,第二年2个疗程。如采用短周期的联合化疗,以3个周期为一疗程计算。

**5.化疗给药原则**　化疗方案的根本宗旨是既要延缓患者的生存期,又要改善其生活质量。给药量和方法要结合患者状态,根据个体差异做出调整。全身情况较好者,为尽可能治愈而采取积极态度;对全身情况较差者,则考虑副作用较小的方案,不增加患者的病痛,而又能使肿瘤保持不发展状态。此外还要考虑有无并发症来选择化疗药物,如糖尿病、心脏病慎用阿霉素及其衍生物多柔比星,肺疾病要慎用博来霉素、丝裂霉素C,肾病则慎用顺铂和丝裂霉素C。还要估计到化疗后肿瘤坏死可引起胃大出血或穿孔,肝肾功损害,造血系统抑制等可能的副作用。

**6.胃癌的联合化疗**　胃癌细胞对化疗药物相对较不敏感,单药化疗很难达到完全缓解;理论上讲一个好的化疗方案应使有效率达到50%以上,完全缓解率10%以上;因此联合化疗应按照胃癌的细胞动力学和不同药物的作用特点设计方案,以使其产生最大协同作用,减低毒性反应并避免或延缓癌细胞耐药性的发生。

晚期胃癌化疗方案设计常分两类:①以5-Fu或其衍生物为主的联合方案,仍占大多数;②以ADM或DDP为主的方案,排除了5-Fu或其衍生物为主的联合方案。联合用药中加入生化调节剂,如CF/5-Fu协同。CF(醛氢叶酸,亚叶酸钙)本身无细胞毒作用,为生化调节剂,在肿瘤细胞内与5-Fu活化物脱氧氟尿苷酸及胸苷酸合成酶结成三联复合物,从而增强阻止尿苷酸向胸苷酸的转化,最终影响DNA合成。CF采用200mg/m²,先于5-Fu静点,以后5-Fu推注,增大CF剂量不一定更提高疗效,且毒副反应增加。

(1)国内常用方案

MFC方案:MMC 10~20mg,第1天静脉推注;5-Fu 750~1000mg,第8~10天静脉滴注;Arab-C 100mg,第1天静脉滴注。每4周重复一次,共6个周期,此方案除轻中度骨髓抑制外无严重的不良反应。

FM方案:5-Fu 750mg,第1~5天滴注;MMC 8~10mg,第1天静脉推注;每4周重复一次,共用4~6个周期,有效率达到47%。

FAM方案:5-Fu 600mg第1、2、5、6天静脉滴注;ADM 30mg/m²第1、5天静脉推注;MMC 8~10mg,第1天静脉推注。每2个月重复,有效率21%~55%,以表阿霉素替代ADM,即FEM,EPI用量为50~90mg/m²。

UFTM方案:UFT 2~3片/次,口服,3/d;MMC 6mg/m²静脉推注,每周1次,共6次,UFT总量30g。

FAB方案:5-Fu 600mg/m²,第1、2、5天静脉推注;ADM 30mg/m²,第1、5天静脉推注;BCNU 100mg/m²,第1天静脉滴注、推注。

FAP方案:5-Fu 600mg/m²,第1天静脉推注;ADM 30mg/m²第1、5天静脉推注;CDDP 20mg/m²第1~5天静脉滴注。每3周为一疗程,重复使用3~4次。

(2)国外常用化疗方案:80年代末,德国胃癌研究所推出两个新的化疗方案,即EAP方案(鬼臼乙叉甙、阿霉素、顺铂)和ELF方案(鬼臼乙叉甙、甲酰四氢叶酸、氟尿嘧啶);欧美国家进一步的临床应用表明

EAP方案对中晚期胃癌疗效显著 ELF方案不良反应轻微,尤其适用于高龄或体质较差的胃癌患者。

EAP:ADM:$20mg/m^2$,静注,第1、7天;

VP16:$120mg/m^2$ 第4、5、6天;

DDP:$40mg/m^2$,静点,第2、8天。

60岁以上者VP16 $100mg/m^2$,VP16加入0.9% NaCl 500ml静点1.5小时。

DDP使用程序:①0.9% NaCl 1000ml静点2小时;②10%甘露醇125ml静注;③DDP加入0.9% NaCl 2000ml静点2小时;④0.9% NaCl 1000ml静点1小时;⑤当尿量少于150ml时,呋塞米40mg静注。

ELF方案:

VP16:$120mg/m^2$,静点,第1～3天;

CF:$200mg/m^2$,静注,第1～3天;

5-Fu:$500mg/m^2$,静点,第1～3天;

每3～4周为一周期,重复3周期为一疗程。

ELFP于第1天加DDP,$60mg/m^2$,静点。

FAMTX方案

HD-MTX:$1500mg/m^2$,静点,第1天;

HD-5-Fu:$1500mg/m^2$,静点,第1天(MTX注1小时后开始);

ADM:$30mg,/m^2$,静注,第15天;

CF:$15mg/m^2$,口服,每6小时,第2～4天。

每4周为一周期,2周期为一疗程。

MFC方案

MMC:10～20mg,静注,第1天;

5-Fu:750～1000mg,静点,第1～5天;

Ara-c:50～100mg,静点,第8～10天;

每4周为一周期,2周期为一疗程。

联合化疗方案用于晚期胃癌,也用于根治切除术后辅助化疗,作为辅助化疗时,选择方案应根据患者状况,肿瘤生物学特性和病期而定,不区别对待只采用一种方案并非上策。

**7.胃癌的手术辅助化疗**

(1)术前化疗:对进展期胃癌术前化学治疗称为新辅助化疗,以区别术后辅助化疗。给药途径可全身(静脉、口服、直肠),局部(动脉内镜下注药、腹腔)。多采用静脉给药法,化疗周期短,一般不超过2周。采用联合化疗方案一周期,如FAM、EAP、FAMTX、ELFP等。口服给药采用CF/5-Fu或5-Fu衍生物UFT、FTL等。动脉给药使用5-Fu、MMC、MTX、VLB等,于术前7～10日内给3～5次。也可采用术前10天内经内镜给药或腹腔内给药,多用联合化疗。

(2)术中化疗:进展期胃癌术中发现癌灶已浸出浆膜面,有淋巴结转移及腹膜播散,术中局部用药可使高浓度化学药物直接杀伤残留癌细胞,防止扩散。

(3)术后化疗:术后辅助化疗主张早期开始,一般在术后第3周进行。进展期根治术后均采用联合化疗,对于辅助化疗的作用仍有争议。

(4)针对浆膜侵犯与腹膜种植性转移:近年研究采用术后早期腹腔内化疗,术中留置Tenckhoff管,术后第一日37℃生理盐水灌洗,清除残留血液与组织碎片,然后将化疗药(常用ADM、EPI、5-Fu、MMC、DDP)溶于灌液中,预热37℃,注液量1～2L,15～30分钟灌入,保留12～24小时更换1次,3～7天为一疗程。本技术局部药物作用时间长、浓度高、血浆浓度相对较低,全身毒副反应轻,不增加术后并发症与死亡率,远期随访明显减少腹膜复发。并发症有肠麻痹,吻合口瘘与原发性腹膜炎。

### (六)内镜治疗

早期胃癌患者如有全身性疾病不宜手术切除者可采用内镜治疗术。内镜下黏膜切除早期黏膜层胃癌在日本完全切除率可达 50％～80％,直径小于 2cm 的黏膜层胃癌,几乎无淋巴结转移,是内镜治疗的最佳适应证。此外,通过内镜应用电灼、激光、微波、注射无水乙醇以及剥离活检切除术等方法亦可取得一定效果。进展期胃癌可通过内镜局部注射免疫增强剂(OK-432)及抗癌药物取得一定效果。贲门部胃癌吞咽困难者可在内镜下放置内支架。

### (七)放射治疗

据报道,术前放疗可使手术切除率提高 10％～14％;术中放疗近年在日本开展较多,认为能延长Ⅱ期、Ⅲ期胃癌生存率,但需进一步研究验证。术后辅助放疗是否有助于提高患者生存率的意见并不统一,但可使局部复发率减少。2001 年大规模临床试验证实,术后辅助放疗合并 5-Fu＋LV 化疗者较单纯手术者明显提高 3 年无病生存期。

### (八)生物治疗

过继免疫治疗,如应用干扰素、白介素-2、肿瘤坏死因子、LAK 细胞、TIL 细胞、肿瘤疫苗等以提高患者对肿瘤免疫能力。其他非特异性免疫增强剂如香菇多糖、云芝多糖、OK-432、PSK 等作为辅助治疗。胃癌的基因疗法有望在将来成为防治癌的有力武器。

### (九)中药治疗

可作为对晚期胃癌的一种辅助治疗。

胃复春,健脾益气,活血解毒。用于治疗脾胃虚弱的胃癌癌前期病变及胃癌手术后辅助治疗。本品给大鼠灌胃能减轻致癌物质 N-甲基-N-硝基-N-亚硝基胍对胃黏膜降低胃癌癌前期病变的发病;长期给药,对致癌物质诱发造成的胃癌有抑制作用;可抑制幽门螺旋杆菌抑制醋酸致小鼠扭体次数;增加大鼠胃液分泌量,对胃蛋白酶活性无明显影响。每次 4 片,3/d。

### (十)综合治疗

上述各种治疗方法综合应用可提高疗效,如化疗和手术;放疗和手术;以及化疗和放疗联合应用等。在抗癌治疗中,必须十分注意对患者的支持治疗,如心理支持、补充营养、纠正贫血、调整酸碱平衡、预防感染、镇痛、止血等。

## 六、胃癌的预后

取决于肿瘤的部位与范围、组织类型、浸润胃壁的深度、转移情况、宿主反应、手术方式等。女性较男性预后要好;远端胃癌较近端胃癌的预后要好。全世界胃癌总的 5 年和 10 年生存率分别为 28％和 20％。5 年生存率:Ⅰ期胃癌术后可达 90％以上,Ⅱ期胃癌 70％左右,Ⅲ期胃癌 25％～50％,Ⅳ胃癌小于 16％。

(路　文)

## 第十四节　胃良性肿瘤

胃良性肿瘤约占胃肿瘤的 3％～5％,可分为上皮性肿瘤,如腺瘤、乳头状瘤;非上皮肿瘤(也称为间质性肿瘤)如平滑肌瘤、脂肪瘤、脉管性肿瘤、神经源性肿瘤、纤维瘤、嗜酸性细胞肉芽肿、假性淋巴瘤等。临床最多见的是腺瘤及平滑肌瘤。

## 一、胃腺瘤

胃腺瘤是指起源于胃黏膜上皮细胞的良性肿瘤,一般起始于小凹部,从黏膜表面向外呈息肉状生长,故又名腺瘤样息肉。可发生于任何年龄,多见于 40 岁以上男性。胃腺瘤易癌变,被视为癌前疾病。

### (一)病理

腺瘤多见于胃窦部及体部,多为单发不带蒂,呈球形或半球形,也有呈扁平形隆起,根据组织结构可分为管状腺瘤和乳头状腺瘤,有的为胃型上皮,有的为肠型上皮(肠化生),有时可见腺管状结构及乳头状结构并存。乳头状腺瘤中有些乳头更纤细,呈绒毛状,也叫绒毛状腺瘤,绒毛状腺瘤更易癌变。癌变率多发性腺瘤高于单发,广基高于有蒂。

### (二)临床表现

胃腺瘤早期无症状,当息肉增大或有并发症时,可有上腹部不适、隐痛、恶心呕吐及出血。幽门部带蒂腺瘤可经幽门管进入十二指肠,而出现间歇性幽门梗阻,甚至可发生胃十二指肠套叠,产生胃潴留,表现为上腹痛、恶心、呕吐等。

患者可有贫血及粪便隐血试验阳性。诊断主要靠 X 线钡餐检查和胃镜检查。胃镜检查不仅对腺瘤的部位、形态、大小及数目做出诊断,还可通过活组织检查明确有无恶变。腺瘤癌变的危险因素:①直径超过 2cm;②无蒂;③多发腺瘤;④形态正面观为不规则的圆形和不规整;⑤表面为结节、颗粒状和凹凸不平;⑥颜色暗红或多彩;⑦组织学类型为绒毛状腺瘤;⑧活检显示有重度不典型增生者;⑨年龄大于 50 岁。

### (三)治疗

目前对于胃腺瘤性息肉的治疗尚存争议,近年有人提出,凡发现息肉,不论其大小,均在活检后行电切电凝、高频电圈套摘除术、激光疗法或微波等治疗,此后胃镜复查随访,观察息肉有无再生、复发。但少数的胃癌初期病灶可呈息肉样的形态,而良性腺瘤也有恶变的可能,因此轻率地予以观察或肿瘤切除不彻底均有可能影响患者的预后。目前一般认为多发、无蒂、直径大于 2cm,细胞学检查有恶变可疑者应予手术切除。

手术适应证:①腺瘤已经癌变;②多发性绒毛状腺瘤,有可疑癌变者;③胃腺瘤大于 2cm、不能确定良性以及经内镜不能达到有效治疗者;④扁平状腺瘤直径大于 2cm 者;⑤腺瘤发生难以控制的并发症,如大出血经内科治疗无效,反复的幽门梗阻,难治性溃疡等。特定外科手术方式根据具体情况而定,单发无蒂的腺瘤最好沿肿瘤边缘并带部分胃壁做楔形切除,标本送冰冻切片检查,再根据其病理性质考虑进一步治疗。位于胃体部紧密排列成团的腺瘤可以作充分的局部切除,累及胃体部的带蒂绒毛状腺瘤需要行全胃切除。

## 二、平滑肌瘤

胃平滑肌瘤常见的胃良性间叶组织肿瘤,占胃肿瘤的 1%～3%,占胃良性肿瘤的 25%。在胃良性非上皮肿瘤中居第 1 位。多见于中年以上,好发年龄为 50～59 岁,女性稍多于男性。

### (一)病理

肿瘤好发于胃体及胃窦部。常为单发,一般称圆形或椭圆形,表面光滑,可呈分叶状,多数无蒂。胃平滑肌瘤多起源胃固有肌层,少部分起源于黏膜肌层或胃壁血管肌层。小的肿瘤局限于胃壁内,长大后可突入胃腔,或突出浆膜下,或向内、向外突起而呈哑铃状,有时肿瘤仅突出浆膜面而游离于腹膜腔中,易导致漏诊或误诊。肿瘤大小不一,一般在 0.5～1.9cm,但也有达 2.0cm 以上者,但大多小于 5cm。位于肌壁内者常小于 1.0cm,无任何症状,仅在尸检时发现。肿瘤组织由分化良好相互交织的平滑肌束构成,瘤细胞呈梭形,无或极少核分裂相。胞浆透明呈空泡状者为平滑肌母细胞瘤,是平滑肌瘤的一种特殊类型,有潜在恶性。常可发生变性、坏死、出血、囊性变及肉瘤变,恶变率为 2%。

### (二)临床表现

最常见的临床表现为上消化道出血、上腹痛、腹部肿块等。尤以上消化道出血多见,主要是由于肿瘤压迫其表面黏膜,使之产生糜烂或溃疡而并发出血。X线钡餐检查提示圆形或椭圆形充盈缺损,有时胃壁外呈弧形压迹,周围界限清楚,表面黏膜光滑或有溃疡形成。胃镜下平滑肌瘤可呈球形、卵圆形或分叶状,无蒂,顶端有时可见溃疡形成,并可见桥形黏膜皱襞。CT可清楚地观察肿块位置、大小与周围组织器官的关系,超声胃镜不仅能直接观察胃黏膜,而且能帮助确定肿瘤浸润深度和有无淋巴结转移,对明确诊断有较高的价值,肿瘤呈圆形,直径小于 5cm,内部呈低回声或等回声,很少有液化、坏死和无回声区。

### (三)治疗

单发及瘤体小于 1cm 的胃平滑肌瘤可通过胃镜下电切;多发、无蒂、直径大于 2cm、表面有溃疡形成、有坏死和出血倾向或通过细胞学检查有恶变可疑者,应予手术切除。对较小肿瘤可行肿瘤摘除术、楔形或袖形切除术。较大肿瘤可行胃大部分切除,连同肿瘤一并切除。因故不能手术者,应定期作胃镜检查。肿瘤切除后预后良好。

## 三、胃腺肌瘤

胃腺肌瘤较少见,可能是胚胎发育时上皮芽迷走于胃壁内而分化成胃腺肌瘤,增生 Brunner 腺和异位胰腺,任何年龄都可发病,多发于 50 岁以上者,男女明显差别。病灶绝大部分位于胃窦部,大多小于 3cm,为良性肿瘤,部分可恶变。

### (一)临床表现和诊断

临床表现无特异性,以上腹部疼痛为主,疼痛与饮食关系不大,有些于进食后好转。位于贲门、幽门或恶变者可有呕吐。黏膜糜烂、溃疡,可伴有出血。临床上多不能触及肿块。

X线钡餐可见胃壁小圆形充盈缺损或龛影,类似溃疡。恶变者,黏膜破坏易误诊为隆起型胃癌。内镜可见胃病变处呈溃疡糜烂或隆起。

### (二)治疗

主要为手术治疗,胃腺肌瘤一般可行胃楔形切除,如已有恶变,按胃癌根治术和化疗方案治疗。

(路　文)

# 第十五节　胃癌以外的其他恶性肿瘤的治疗与合理用药

胃其他恶性肿瘤以平滑肌肉瘤和恶性淋巴瘤最多见,少见的还有纤维肉瘤、脂肪肉瘤、横纹肌肉瘤、血管肉瘤、神经肉瘤及类癌等。

# 一、胃平滑肌肉瘤

胃平滑肌肉瘤较少见,其发病率仅占全部胃恶性肿瘤的 0.58%。国外文献报道为 0.5%～3%。但在胃非上皮恶性肿瘤并不少见,约占 25%,仅次于非霍奇金恶性淋巴瘤而居第二。多数原发于胃壁平滑肌组织,少数由良性平滑肌瘤恶变而来。本病多见于中老年患者,好发年龄为 60～69 岁,男性略多于女性。

## (一)病理

病变可发生在胃壁任何部位,以胃底和胃体上部最多见,呈球形或半球形,质地坚韧,表面呈分叶状或结节状,可单发或多发。瘤体直径多大于 5cm,可突向胃腔,或位于浆膜下或胃壁内,也可向胃内及胃外同时突出形成哑铃状,大体分型同胃平滑肌瘤,即腔内、腔外、壁间及腔内外 4 型。肿瘤多位于黏膜以下,以肌壁间多见。常挤压黏膜使之形成溃疡。切面灰褐色,如鱼肉状,质地较胃平滑肌瘤软。镜下平滑肌肉瘤细胞呈梭形,胞浆丰富,嗜酸性,组织学结构与平滑肌瘤相似,不同之处在于瘤细胞通常变得较为肥胖,细胞数量增多,排列密集,呈明显异型性。细胞核位于中央,但出现较多多形性和粗而深染的染色质。核明显变大。形态多样,甚至可出现瘤巨细胞,亦可见核分裂相。主要转移途径为血行转移,最常转移到肝脏,其次为肺。病变也可向周围组织扩散,但很少通过淋巴转移。

## (二)临床表现与诊断

临床表现缺乏特异性,常见症状为恶心、呕吐、上腹部胀痛不适、上消化道出血、食欲减退、体重减轻。体检可发现贫血、上腹部肿块并有压痛。症状出现的时间和程度取决于肿瘤的部位、大小、生长速度及有无溃疡及出血,而上消化道出血是其最突出的临床表现,因此对于不明原因的上消化道出血应注意排除此病。

实验室检查除贫血外,可有血沉增快和粪便隐血试验阳性。X 线钡餐表现为胃内边缘整齐的圆形充盈缺损,中央可见典型的"脐样"溃疡龛影,如肿瘤向腔外生长则可见胃受压和推移。胃镜检查提示:胃壁有圆形或椭圆形黏膜下隆起,周围黏膜可见"桥形皱襞",质韧或硬,较固定,但黏膜常能推动,蠕动弱。肿块大于 5cm,表面常有溃疡、糜烂、出血,底覆坏死组织,尤其形成穿凿样或脐孔样溃疡对诊断有意义。由于肿瘤位于黏膜下层,胃镜活检阳性率低。活检时宜选病变边缘坏死组织部位,或采用挖洞式活检,多处取材可提高活检阳性率,但最后诊断仍为切除后病检。超声胃镜不仅能直接观察胃黏膜,而且能帮助确定肿瘤浸润深度和有无淋巴结转移,对明确诊断有较高的价值,内部出现点片状强回声反射是恶性肿瘤的标志。

CT 对腔外型平滑肌肉瘤价值较高,因此当怀疑患者有肿块、而钡餐及内镜呈阴性时,应做 CT 检查。CT 不仅能显示肿瘤大小、形态和密度,还可判断肿瘤与周围组织脏器有无浸润转移。肿块呈圆形、椭圆形和不规则形,腔内型或较小的肿块一般境界清楚、表面光滑,平扫密度较均匀;腔外型肿块若较大,侵及邻近器官,则界限不清,肿块密度不均,中间可见不规则斑片状低密度灶。CT 增强扫描见肿块周边明显强化,其内见不规则的无明显强化灶和不强化灶。B 超检查可发现肿瘤液化坏死和囊性变。

平滑肌瘤和平滑肌肉瘤的鉴别比较困难,除肉瘤肿块较大(>5cm),可有出血坏死、周围浸润及转移外,主要取决于有丝分裂的程度,镜下每 10 个高倍视野可见 5 个以上核分裂相,瘤细胞有异型性,提示为平滑肌肉瘤。有时良恶性的组织像还可共存于同一个肿瘤内,因此需要多层切片以提高阳性率。随着分子生物学的发展,人们越来越多地了解和认识了一些人类肿瘤中常见的癌基因,如 P53 基因突变及 ras 基因族的 P21 基因失活,与恶性肿瘤的恶性程度有关,可作为判断胃肠道平滑肌肿瘤良恶性的一项客观指标。

## (三)治疗

手术切除是唯一有效的方法。治疗方式是完整切除肿瘤,手术以胃大部切除为原则。一般切缘离肿瘤3～5cm即可。因淋巴结转移少见,手术通常不需要淋巴结清扫术。胃平滑肌肉瘤恶性程度低,对放疗及化疗均不敏感,手术切除率高,如能彻底切除,术后复发率低。术后5年生存率在50%以上,有邻近脏器受累者亦有16.7%,因此,即使有复发及转移者也应尽量手术切除。

## 二、胃原发性淋巴瘤

胃原发性恶性淋巴瘤是原发于胃、起源于黏膜下层淋巴组织的恶性肿瘤,不包括全身恶性淋巴瘤侵犯到位的病变。约占所有胃恶性肿瘤的35%～11%,胃肠恶性淋巴瘤的48%～63%。占胃非上皮恶性肿瘤的首位。可发生于任何年龄,但好发于青壮年,国外报道为55～60岁,国内报道为43岁,男性比女性多见。发病有地理性特征,中东等国比较常见,我国以中部、西部及海南省较为多见。

### (一)病理

胃原发性淋巴瘤在胃内的分布和胃癌相似,主要见于胃窦部及幽门前区,胃的其他部分也可发生。原发性胃淋巴瘤绝大部分为B细胞非霍奇金淋巴瘤(NHL),T细胞少见,霍奇金病非常罕见。胃淋巴瘤病理组织学上主要有两种类型:一种称为低度恶性黏膜相关淋巴组织淋巴瘤(MALToma),另一种称为高度恶性弥漫性大B细胞淋巴瘤。胃MALT淋巴瘤组织病理学上可以定义为:在黏膜和腺体等组织发生的,具有边缘区B细胞分化和表型的,低度恶性的结外B细胞淋巴瘤,本病的发生与Hp感染有密切的关系。大量文献资料表明MALT淋巴瘤的Hp感染率高达90%。由于长期抗原刺激,胃黏膜淋巴组织从无到有,引起免疫反应性淋巴增生,最终导致淋巴瘤的发生。胃MALT淋巴瘤为低度恶性,当其向高度恶性大细胞转化后,则与Hp关系不再密切。可能在已形成肿瘤基因变化的基础上,细胞增殖基因表达产物增加,出现染色体易位t,致使T细胞依赖性的解除,促使低度恶性MALToma背景中出现成片的大淋巴细胞的瘤细胞。

起源于中心细胞样细胞,其组织学特点与一般淋巴结淋巴瘤不一样,肿瘤中可见散在转化的母细胞和浆细胞分化,淋巴上皮病变是胃MALToma的重要特征。胃MALToma和Hp感染有关;Hp感染可导致胃淋巴组织增生,并可导致胃淋巴瘤细胞增生;抗Hp治疗可引起胃MALToma的消退。由于正常胃黏膜不含淋巴组织,有人推测Hp感染到胃淋巴瘤分为3个步骤:①Hp感染引起慢性胃炎,导致淋巴细胞增生形成MALT;②在部分病例Hp感染产物激活黏膜内T细胞产生克隆性增生;③在已形成肿瘤基因变化的基础上,细胞增殖基因表达产物增加,出现染色体易位t,致使T细胞依赖性的解除,促使低度恶性MALToma背景中出现成片的大淋巴细胞的瘤细胞,不论数量多少,也属于高度恶性淋巴瘤。瘤细胞常浸润腺体或黏膜上皮形成特征性的淋巴上皮病变,当病变由浅层向深层发展后,病变由Hp依赖性转化成Hp非依赖性肿物。临床上进展缓慢,呈低度恶性很少形成远处扩散。

### (二)临床表现

本病的临床症状缺乏特异性。早期症状不明显,晚期症状可与胃癌相似,如上腹部隐痛、食欲不振、恶心、嗳气和消瘦等。发热、呕血、黑便也不少见。恶液质相对少见,体检可扪及上腹部包块。半数病例胃酸缺乏,粪便隐血试验阳性。少数病例可发生胃穿孔,晚期可出现全身浸润及恶液质。

### (三)相关检查

1.X线钡餐检查　确定胃部病变者达93%～100%,但诊断为胃淋巴瘤者仅18%,多误诊为胃癌、胃溃疡和胃炎。

X线表现为黏膜粗大、排列紊乱,柔软度尚好,仍可见胃蠕动。广泛浸润者胃轮廓呈锯齿状,形如革囊胃,但胃腔缩小并不明显。也可表现为腔内多发不规则龛影或菜花样充盈缺损。胃淋巴瘤的CT表现有一定特征性：①胃壁广泛性明显增厚（多大于 2cm），并有一定的柔软度；②增强早期可见受累胃壁的胃黏膜呈线性强化；③病灶一般边界清晰光整，累及周围脏器较少。

2.胃镜检查 胃镜检查和病理活检的阳性率可达 76% 以上，表现为：①胃内多发结节状隆起伴糜烂或溃疡；②单发或多发不规则形溃疡呈地图状或放射状，底较浅而平，边缘呈结节状或堤样隆起，胃壁无明显僵硬感；③异常粗大的黏膜皱襞，如脑回状。弥漫性病变虽范围广泛但胃壁少有僵硬，一般不形成狭窄。如内镜下考虑为胃淋巴瘤时，应于一个部位连续活检取材多块，可提高阳性率。内镜超声（EUS）因能明确病变的层次及浸润深度，对本病的诊断与鉴别诊断有重要意义。胃淋巴瘤在胃壁内呈弥漫浸润，病变多局限于第 2～3 层，增厚的胃壁呈境界清楚的低回声影，早期各层次仍保留原有的特征。进展期则胃壁显著增厚，5 层结构显示不清呈均匀的低回声。

3.组织病理学检查 是确认本病的关键。胃 MALT 淋巴瘤具有特征性的形态改变，在组织结构上由多少不等的反应性淋巴滤泡和滤泡周围弥漫浸润的淋巴细胞构成。肿瘤中的淋巴滤泡是反应性的，即非肿瘤性的，具有多克隆性。滤泡周围浸润的淋巴细胞是肿瘤性的，是单克隆性。肿瘤细胞一般体积小到中等大小，常具有中等量的或较宽的、浅染或透明的胞浆。细胞核形状一般不规则，呈三角形或不规则的圆形，和淋巴滤泡中心细胞的细胞核极其相似。因此，该肿瘤细胞又称中心细胞样细胞。但是肿瘤细胞形态多样，有的像小淋巴细胞，而有的像单核样 B 细胞。肿瘤中可见少量散在分布的、转化的中心母细胞。部分病例肿瘤细胞有浆细胞分化，一般位于近黏膜表面。肿瘤细胞侵犯邻近上皮形成所谓的淋巴上皮病是重要的特征性改变，被浸润的腺体常有嗜酸性变或破坏。高度恶性 MALT 淋巴瘤的肿瘤细胞通常成片浸润在腺体之间，虽然可能见到含肿瘤细胞的滤泡结构，但比低度恶性 MALT 淋巴瘤少。有时肿瘤细胞侵入反应性淋巴滤泡中，使整个滤泡被肿瘤细胞取代，但滤泡的套层细胞一般仍保持完整，这种现象叫生发中心植入。滤泡中的肿瘤细胞可出现母细胞转化或浆细胞分化。

由于 MALT 瘤常表现为黏膜下病变，常规活检确诊率不高。内镜下多次活检取材、挖洞式活检及 EMR 活检可提高本病的诊断率。应用 T 细胞，B 细胞及单核组织细胞等单克隆抗体进行免疫组化检查，可达到确诊及鉴别诊断的目的。胃 MALT 瘤多为 B 细胞起源，B 细胞免疫标志物 CD20（L26）、CD45R 抗原多呈阳性。

形态测定如细胞核的面积、周长、等效直径、面积体积、周长体积、长径、短径、实面积等参数随着肿瘤分类恶性程度的增高而增大，反映了肿瘤恶性程度的增加，因此能够对胃 MALT 淋巴瘤作出准确的诊断，可作为 MALT 淋巴瘤疑难病例新的辅助诊断方法。

**（四）诊断**

临床上凡遇到上腹痛伴发热、消瘦明显者，尤其是中老年男性，应疑有胃淋巴瘤可能，均应行 X 线钡餐造影及胃镜检查，并对病变部位进行多部位适当深度的活检以明确诊断。原发性胃恶性淋巴瘤的诊断仍采用 Dawson 提出 5 条标准：①无表浅淋巴结肿大；②白细胞总数及分类均正常；③X 线胸片中未见纵隔有肿大的淋巴结；④手术中除胃及周围区域淋巴结累及外，无其他肉眼可见的侵犯；⑤肝脾正常。胃 MALToma 诊断较为困难，主要应与慢性胃炎的淋巴组织反应性增生相鉴别，因为二者的基本组织学形态相似，应检测细胞单克隆基因重排。目前免疫组化、原位杂交及 PCR 方法检测轻链限制已经作为一个诊断标准来诊断 B 细胞淋巴瘤。

**（五）治疗**

对低度恶性且局限于原位的胃 MALT 淋巴瘤患者，Hp 根除疗法可作为一线治疗，且应做定期随访；大量研究表明，抗 Hp 治疗可致部分 MALToma 完全缓解，病变局限于黏膜和（或）黏膜下者，抗 Hp 治疗效果较好，而病变超过黏膜下层抗 Hp 治疗缓解率低。对高度恶性的胃 MALT 淋巴瘤患者，特别是有淋巴结转移者,必须结合手术、化疗及(或)放疗。手术多主张胃次全切除术,若病变广泛或已波及全身者,应采取化疗。化疗一般采用 CHOP 或 CHOP-BLAM 方案。

1.CHOP 方案

环磷酰胺注射剂以 750mg/m² 量加入 5％葡萄糖水 250ml 静滴,第 1 天。

阿霉素 50mg/m²(或吡柔比星 30mg)加入 5％葡萄糖水 250ml 静滴,第 1 天。

长春新碱剂量 1.4mg/m² 溶于 20ml 生理盐水静注,第 1 天。

泼尼松 50～100mg/m² 口服,第 1～5 天。

5 天一疗程,间隔 16 天进行第 2 次疗程,共 6～8 个疗程。疗效差可选 COP-BLAM 方案。

2.COP-BLAM 方案

环磷酰胺 400mg/m² 加入 5％葡萄糖水 250ml 静滴,第 1 天。

阿霉素 40mg/m²(或比柔比星 30mg)加入 5％葡萄糖水 250ml 静滴,第 1 天。

长春新碱 1.4mg/m² 溶于 20ml 生理盐水静注,第 1 天。

泼尼松 40mg/m² 口服第 1～10 天。

博来霉素 10mg/m² 溶于 20ml 生理盐水静注,第 1 天。

甲基苄肼 100mg/m² 口服,第 1～10 天。

21～28 天为一疗程。

以 CHOP 方案临床应用较多。化疗过程中,注意药物的毒副作用,作好并发症的对症处理,同时加强营养支持治疗。本病预后较胃癌好,胃 MALToma 局限于胃部者多数可长期存活。早期孤立性病变,术后 5 年生存率达 90％,一般病例术后 5 年生存率超过 60％。

(刘耀华)

# 第十六节 胃癌并发症

胃癌是最常见的恶性肿瘤之一,在世界范围内其患病率仅次于肺癌。在我国胃癌死亡率占所有恶性肿瘤死亡的 23.02％,居各类癌症死亡和消化系统恶性肿瘤死亡的首位。胃癌是最常见的胃肿瘤,起源于上皮,即胃腺癌。胃癌的病因尚未明确,但发病机制的多因素及多阶段过程已有共识,其中以幽门螺杆菌感染、饮食及遗传为主要因素。可分为早期胃癌(EGC)和进展期胃癌(AGC),前者指癌细胞仅浸润到胃黏膜层及黏膜下层,不论有无淋巴结的转移;后者指病变深度超过黏膜下层而达到肌层或浆膜层,常伴有近处或远处的癌细胞浸润。

胃癌的早期诊断是提高胃癌疗效的关键,但由于胃癌在早期出现的一系列消化不良、上腹不适等症状常被误诊为其他良性疾病,并且经对症治疗后症状可缓解,故常易被医生和患者所忽视,由于未能进一步检查而贻误诊断和治疗。据国内资料,胃癌出现症状后仅有 1/3 的患者在 3 个月内得到确诊,另有约 1/4 的患者在出现症状 1 年以后才得到确诊。我国在因胃癌住院治疗的患者中,Ⅰ、Ⅱ期胃癌患者仅占 15％。胃癌的诊断有赖于临床医师对胃癌的警惕性,重视非特异性症状。

对具有以下情况之一者,应及早或定期进行检查。

1.40 岁以上无胃病史者,近期内出现上腹饱胀、不适、疼痛、黑便、呕血、贫血、消瘦等其中任何 1 项或 1 项以上症状者。

2.胃病患者,近期症状加重者。

3.有胃癌家族史者。

4.患有萎缩性胃炎伴肠上皮化生、胃息肉、胃溃疡、糜烂性胃炎、胃手术后患者。全面体检时应注意有无上腹压痛、肿块、腹水、肝大、黄疸、左锁骨上淋巴结、直肠指诊触及盆腔内肿块等,对可疑患者,进一步做气钡双重造影、胃镜检查及活检。

胃癌的并发症有出血、幽门或贲门梗阻和穿孔等,下面对其进行阐述。

# 一、出　血

## 【概述】

胃癌并发出血是常见的上消化道出血的病因,因胃癌而出血者约占出血病例的 $1\%\sim3\%$ 。主要由于肿瘤组织缺血性坏死,表面糜烂、溃疡,侵蚀血管而出血。约 $5\%\sim25\%$ 的胃癌患者出现大量出血,而大多数患者表现为长期少量失血,常因贫血就诊而被明确诊断。

## 【诊断】

患者早期常无特异性症状,多以食欲不振、上腹不适或隐痛为主要表现。随病情发展至中、晚期时,患者常有消瘦、贫血,上腹疼痛加重或呈持续性。少数患者上腹部可扪及质硬、常不易移动的包块。并发出血以缓慢、少量出血多见,表现为大出血者较少见。大便潜血试验常呈持续阳性。晚期胃癌患者如癌肿发生远处转移,则常可在左锁骨上扪及肿大、较固定的淋巴结。X线钡餐是诊断胃癌的重要措施,可发现癌肿的大小、形态,癌肿周围黏膜的情况等。X线钡餐诊断胃癌的阳性率可达 $80\%\sim90\%$ 。但胃癌患者并发活动性大出血时不宜采用钡餐检查。胃镜检查可在直视下观察胃癌的大小、形态、部位及浸润情况等,进行活组织病理检查可明确诊断。胃镜检查胃癌的确诊率可达 $95\%$ 以上。

## 【鉴别诊断】

胃癌并发上消化道出血需与以下疾病鉴别。

1.消化性溃疡并出血　患者一般情况较好,常表现为节律性和(或)周期性发作的烧灼样、痉挛性、饥饿样上腹痛,伴反酸、嗳气、烧心感,抗酸治疗效果佳。胃镜检查可发现胃溃疡或十二指肠溃疡,结合病理检查可与溃疡型胃癌相鉴别。

2.急性糜烂性胃炎或应激性溃疡并出血　常有引起急性糜烂性胃炎或应激性溃疡的诱因,如服用非甾体类抗炎药、脑外伤、严重烧伤、多脏器功能衰竭等,胃镜检查可证实胃黏膜充血、水肿、糜烂及出血存在或溃疡。

3.肝硬化食管静脉曲张破裂出血　患者常有肝硬化病史,体检可发现蜘蛛痣、肝掌、肝脾肿大、腹水及浮肿等,实验室检查常有肝炎病毒标志物阳性、肝功能损害、全血细胞减少等,X线钡餐或胃镜检查可发现食管下端及胃底曲张的静脉。

## 【治疗】

中等程度的出血可使用黏膜保护剂及质子泵抑制剂治疗。大出血时应积极建立静脉通道,补充血容量,监测生命体征,维持水电解质平衡,采用确实有效的止血措施。若经积极内科治疗无效,则应创造条件进行手术台疗。

## 【预防】

对原发病要做到早发现、早诊断、早治守,避免并发大出血。

## 二、幽门或贲门梗阻

### 【概述】

幽门或贲门梗阻取决于胃癌的部位。胃窦部肿瘤累及幽门时可出现幽门梗阻；胃癌累及贲门及食管下端时可出现贲门梗阻。

### 【诊断】

常在病程较晚、肿瘤较大时发生，并且随肿瘤在胃内的部位而不同。贲门部胃癌开始时可出现进食不畅，以后随病情进展而发生吞咽困难和食物反流。当胃癌在黏膜下浸润到食管时，也可出现与贲门失弛缓症相似的临床表现。胃窦部的肿瘤因其接近幽门，故常出现幽门梗阻的症状，如上腹胀满不适、打嗝，出现恶心、呕吐并且逐渐加重，可吐出有腐败臭味的隔夜宿食。胃小弯或胃角切迹的肿瘤，因影响胃窦的蠕动，亦可出现类似幽门梗阻的症状。

### 【鉴别诊断】

胃癌并发梗阻需与以下疾病鉴别。

1.消化性溃疡所致的幽门梗阻　在节律性和（或）周期性上腹痛的基础上出现呕吐，多为隔夜宿食，症状和体征常难以与恶性溃疡所致的幽门梗阻相鉴别，胃镜结合黏膜组织病检可明确诊断。

2.食管贲门失弛缓症所致的贲门梗阻　表现为咽下困难、胸骨后痛、反食。食管钡剂造影可见食管极度扩张、延长和迂曲，扩张下段呈鸟嘴样狭窄。食管测压见食管下 2/3 段不出现蠕动波，高 LES 压力伴松弛不良或完全失松弛表现。

### 【治疗】

放置胃管行胃腔减压，内镜下气囊扩张或放置支架重建通道。胃癌并发的梗阻多是器质性梗阻，常常需要手术治疗。

### 【预防】

早期手术切除胃癌病灶。

## 三、穿孔

### 【概述】

胃癌并发穿孔比良性溃疡少见，多发生于幽门前区的溃疡型癌，此处胃壁黏膜薄弱，如出现癌性溃疡，随着累及黏膜皱襞的不断加深则可出现穿孔。

### 【诊断】

胃癌并发急性穿孔表现为急性腹膜炎，患者诉突发剧烈腹痛，可伴恶心、呕吐、发热，腹痛持续而加剧，先出现于中上腹，再逐步蔓延至全腹。体检腹壁呈板样强直，有压痛和反跳痛，可出现气腹征，肝浊音界缩小或消失，部分出现休克状态。但年老体弱者腹痛可不显著。慢性穿孔表现为持续性疼痛。不少胃癌患者在穿孔时伴发出血。血常规出现白细胞及中性粒细胞计数显著增高。X 线透视或腹部平片见到膈下游离气体，则有确诊的价值。

### 【鉴别诊断】

胃癌并发穿孔需与以下疾病鉴别。

1.**肠梗阻**　常表现为较局限的腹痛,疼痛呈阵发性加剧,伴有恶心、呕吐及肛门停止排气、排便。腹部有时可见肠型,听诊可闻及高调的肠鸣音。X线透视或腹部平片可见多个阶梯状液平。

2.**胆石症**　疼痛部位多位于右季肋部,常伴有畏寒、发热与黄疸,莫菲征可阳性。B超、CT及MRI检查可显示结石的部位、大小,从而确立诊断。

3.**宫外孕破裂**　有停经史伴有阴道出血,腹痛部位多在下腹部。妊娠试验阳性,B超检查可明确诊断。

4.**卵巢囊肿蒂扭转**　腹部疼痛常突然发生,部位多在下腹部,呈持续性剧痛。妇科检查及B超、CT可明确诊断。

【治疗】

包括禁食、止痛、持续胃肠减压、维持水电解质平衡、积极控制感染,必要时采取紧急手术治疗。

【预防】

早期手术切除胃癌病灶。

(佟建丽)

# 第十七节　胃部手术后的近期并发症

溃疡病的发生发展是致溃疡损伤性因素与机体抗溃疡的防御性因素之间生理平衡破坏的结果,因此,溃疡病的治疗也应从矫正生理紊乱入手。大多数(约4/5)的溃疡病可经药物治疗获得症状缓解、溃疡愈合,但仍有1/5的病人因治疗无效或停药后复发或因未能控制溃疡的发展继发了一系列并发症而需要手术治疗。

## 一、误伤胆总管、胰管

【概述】

在十二指肠溃疡瘢痕组织多或已穿透至邻近器官的情况下,为做胃十二指肠吻合而勉强切除溃疡和游离足够长度的正常十二指肠壁时,有可能误伤或误扎胆总管、胰管,其中以前者多见。

【诊断】

胆总管如被误扎,术后即出现梗阻性黄疸,如管壁损伤则术后发生胆汁性腹膜炎和胆瘘。胰管被结扎或损伤后可出现急性胰腺炎和胰瘘,严重者可危及患者生命。

【预防】

该并发症是完全可以预防的,在游离十二指肠切除溃疡病灶时,要尽量靠近十二指肠壁,游离十二指肠不宜过远。在钳夹组织前和切断后要注意检查有无管状结构,溃疡切除后,应再检查视野有无胆汁和胰液流出。溃疡病的治疗目的主要是制酸,切除溃疡为其次,胃酸明显降低后,溃疡可自行愈合,故对瘢痕组织多或后壁穿透的十二指肠溃疡,在解剖结构不很清楚的情况下,可在幽门前3～4cm处切断,完全剥除残留窦部的胃黏膜,然后缝合幽门端即溃疡旷置术(法)。此手术也可防止十二指肠残端瘘的发生。当十二指肠溃疡伴有广泛的炎症反应时,十二指肠在术前即可变短,解剖标志也变得模糊,在这种情况下,行胃部分切除是不明智的,因为胆道和胰腺受医源性损伤的危险性较高。此外,壶腹部断裂虽然罕见,但可造成致命的并发症,如果此时手术的外科医生无胆道、胰道重建的经验。应立即请专家会诊。

## 二、误扎结肠中动脉

### 【概述】

手术中结肠中动脉也可能被结扎切断,通常由于沿结肠边缘两侧与结肠中动脉吻合的结肠血管弓(来自左及右结肠动脉)尚可供血,使得有些结肠中动脉结扎后横结肠仍不致发生坏死。但在另一些病人存在动脉硬化狭窄时,结肠中动脉的结扎就有可能导致中段横结肠供血不足甚至发生坏死。这种缺血现象有时不像小肠缺血时表现得很明显。因此,有时见结肠变色不显著而误认为无问题,但在手术后由于逐渐发生的缺血及坏死可导致肠壁穿孔及腹膜炎。

### 【诊断】

分离胃大弯后,密切观察结肠壁的颜色改变;如果当时颜色变化不大,可先进行其他操作如十二指肠残端处理、胃肠吻合等,在上述操作完成后,再观察结肠颜色及其系膜的血供情况。如若仍然正常则可关腹;若已变色,则应考虑损伤结肠中动脉可能。术后出现腹痛,腹膜炎,下消化道出血,肠麻痹,则应考虑。

### 【鉴别诊断】

与出血、梗阻等鉴别。

### 【治疗】

术中发现结肠颜色及系膜血供改变,则应切除部分横结肠并施以结肠端对端吻合术。一旦由于误伤结肠血管引起结肠局部坏死及穿孔性腹膜炎时,应立即开腹,切除坏死肠袢,并作近侧横结肠造口及腹腔引流,远侧结肠可暂行闭合,待腹内炎症消除、病人情况改善后(一般约 2～3 月),再择期行肠吻合术而消除结肠造口。

### 【预防】

预防措施为在切开胃结肠韧带时应从左侧开始,因为左侧胃结肠韧带离横结肠系膜较右侧为远,不易损伤横结肠系膜内的结肠中动脉,并且在切开胃结肠韧带的过程中,随时注意检查有无将横结肠系膜包括在内。

## 三、脾破裂

### 【概述】

Jardan 报告 147 例高选迷切术中,8 例发生脾破裂,占 5.4%。多由于手术时暴露不佳,用力牵拉以及操作粗暴所造成,在分离 His 角,或分离、切断及结扎胃冠状韧带及其间的迷走神经分支时,亦极易将脾包膜撕裂引起出血。

### 【治疗】

一旦在手术中发生脾损伤,应尽可能利用压迫、缝合止血,保留脾脏,如出血不止,可行脾切除。

### 【预防】

手术时,应有良好的暴露,操作要轻柔,避免过度牵拉。只要在手术中对脾脏做相应的保护,即可预防脾脏的损伤。

## 四、损伤食管

**【概述】**

食管损伤为迷走神经切断术独有之并发病,多因在游离食管时操作粗暴,加以食管壁薄,且无浆膜覆盖,故易损伤。轻则只有肌层撕裂,重则穿孔形成消化道瘘。

**【治疗】**

一旦发现损伤,应及时进行缝合或修补。

**【预防】**

在手术时应对食管的解剖特点加以了解,游离食管时避免紧贴食管壁强行分离,食管游离后,应仔细检查有无损伤。

## 五、术后出血

**【概述】**

多在术后 24h 内出现,多是由于胃断端或吻合口边缘的血管结扎不牢、缝线脱落或遗漏结扎出血点。有时在术中血管发生痉挛或在钳夹后暂时可不出血,尤其当病人血压较低时。但当血压回升,病人被搬动或痉挛的因素已消除时,可出现大量出血。如果手术时溃疡灶被旷置,则较难确定出血是来自缝线处还是来自复发的溃疡,这时即使运用内镜也难以解决这个问题。

**【诊断】**

术后引流管吸出大量鲜血或拔管后病人呕血或便血或血压下降,脉率增速,甚至出现休克,可确诊。

**【鉴别诊断】**

1.胃大部切除术后胃肠减压引流管内有咖啡液体流出,这是正常现象,多为手术时的残留或术后吻合口边缘的少量渗血,多在 36～48h 内消失。

2.如出血发生在术后 7～10d,则视为术后后期出血,多因吻合口缝线周围感染或缝线过早脱落所致。

**【治疗】**

溃疡有出血的病人术后发生出血的可能性大。当已经明确有持续性的出血时不管非手术治疗是否有效都要进行手术处理。处理该并发症的关键是对失血量的估计,一般先用止血药或冰水洗胃,如观察数小时无效,或出血量估计在 500ml/h 以上,或经输血充分补充后血压、脉率仍不稳定者或有动脉硬化的老年人均应考虑及早再次切开胃缝扎止血。

**【预防】**

手术时应仔细操作,彻底止血,对小弯的裸区应行前后胃壁的浆肌层缝合,使其腹膜化,不但可避免出血,而且可预防局部缺血性坏死。迷走神经切断术后的出血,主要见于高选迷切术中,左右迷走神经的胃支在进入胃壁时,常有许多血管伴行。这些血管系来自胃左右动静脉,它们到达胃壁时,形成终末支,彼此无吻合,这些胃壁上的血管容易缩入胃壁引起出血。由于手术时牵拉胃壁,可使已被结扎之血管再度出血,故当沿胃壁小弯侧分离神经时,亦需同时分离切断伴行的血管。

## 六、十二指肠残端破裂

**【概述】**

十二指肠残端破裂系 Billroth Ⅱ 式胃大部切除术后的严重并发症,发生率约为 1%～6%,可以引起急性腹膜炎、膈下脓肿和十二指肠残端瘘,甚至危及病人生命,死亡率很高,约为 10%～15%,是胃大部切除术的常见死亡原因之一。

**【诊断】**

十二指肠残端破裂多发生在术后 4～5d 以内。残端破裂后漏出的被细菌污染的胰胆管分泌液,可产生严重腹膜炎,表现为突然上腹或右上腹剧痛,逐渐加重面色苍白,出冷汗,严重者可出现休克,危及患者生命。并有腹膜炎的体征及体温、白细胞计数增高,部分病人也可有轻度黄疸,如残端出血,还可能有内出血表现。在腹腔内放置引流物,引流液中可见胆汁。

**【鉴别诊断】**

1.出血　表现为脉速,面色苍白,出冷汗,心率增快,血压下降,引流管引流出鲜血或有呕血或便血。腹膜炎体征不明显。

2.胆漏　腹痛,腹膜炎体征,腹穿抽得含胆汁的液体或脓液可确诊。

**【治疗】**

该并发症死亡率较高,需及时处理,如并发症发生于术后 48h 内,应立即再次手术探查,缝合破裂处或插管至十二指肠内造口,对于合并空肠输入袢梗阻者,应适时将输入袢梗阻解除。如果超过 48h,一般只能清洗腹腔,安置引流管,作持续吸引,以消除腹膜炎,企图缝闭瘘口不但不能成功,而且会使瘘口扩大,十二指肠液不可控制地外溢,病人最后难免死于腹膜炎。待腹膜炎得到控制后,不可避免地留下十二指肠外瘘,此瘘属于高位肠瘘,每日丢失体液及电解质甚多,加之病人营养情况较差,并且残端瘘病人一般不能进食,因此,病人常有严重脱水、电解质紊乱、酸碱失衡和营养缺乏,手术后必须积极给予静脉补液、输血,纠正酸碱失衡及补充维生素。对于不能进食者应在第二次开腹做引流术的同时,做空肠插管造口,由此注入高营养混合物。待术后引流通畅,腹腔炎症逐渐局限,肠功能恢复后,可适量进食。若无输入空肠袢梗阻,4～6 周后可试行拔管,多数外瘘能自愈。残端瘘不能自愈的病人,一般要待 3 个月后,施行瘘切除缝合术

**【预防】**

十二指肠残端破裂主要与下列四种因素有关:

1.十二指肠断端由于溃疡、瘢痕、炎症或水肿,组织脆弱,难于进行满意的缝合,或由于断端与周围组织粘连,不易分离,缝合不严,对此可采用溃疡旷置术(法)避免之。如术中已经切断十二指肠瘢痕处,发现缝合有困难或因种种原因十二指肠残端缝合不满意,术后有可能发生破裂,此时可行十二指肠造口术置入引流管,这样形成一个可以控制的瘘,术后数周后拔掉引流管,瘘可自动愈合,避免因漏而引起弥漫性腹膜炎。

2.空肠输入袢梗阻:十二指肠肠腔内因胆汁、胰液和肠液淤积使十二指肠内压力升高,如果为部分梗阻,当压力增高到一定程度后,胆汁可突然进入胃内,发生胆汁性呕吐,即所谓输入袢梗阻综合征。如果梗阻进一步发展,压力增高,可使残端破裂。预防措施是在吻合时应注意输入袢长度,并避免吻合口组织翻入过多,使不致造成梗阻。如果手术中感觉十二指肠残端缝合不满意,可在术中将胃减压管通过吻合口插入空肠输入袢内,也可以减小肠腔内张力,防止残端破裂的发生。

3.感染,病人全身营养情况不良,低蛋白血症,使病人抗感染能力下降,可使断端周围发生感染,进而引

起残端破裂。故应在术前改善低蛋白血症,改善全身营养状况。术后加强营养支持治疗。

4.十二指肠残端局部血供不良:在分离十二指肠断端有困难时,肠壁可损伤过多,周围血管也被分离切断过多,影响残端血运及愈合。此外,在封闭残端时,缝合过密,包埋的组织过多,缝合过紧,使局部缺血而发生破裂。术中均应注意避免。

# 七、内疝

## 【概述】

内疝多发生于结肠前胃空肠吻合术后,是由于输入袢较长部分钻到胃空肠吻合口的肠袢后面而形成的。

## 【诊断】

如果手术中输入袢较长,术后突发剧烈上腹痛,但体征较轻,血清淀粉酶不高排除急性胰腺炎者,应该考虑到此可能性。X线平片或吞碘油检查有助于诊断,肠系膜上动脉造影也有助于诊断,也可试用内镜通过吻合口,注入稀造影剂做检查。

## 【鉴别诊断】

急性胰腺炎:剧烈的上腹部束带样持续性疼痛,向背部及肩部放射,可伴有呕吐,进食加剧。发热,黄疸,血、尿淀粉酶升高超过3～5倍,B超或CT见胰腺炎改变可确诊。

## 【治疗】

该并发症一旦诊断明确,应立即紧急手术,以防发生疝入段肠坏死。

## 【预防】

在不造成空肠过度牵拉的前提下,空肠输入襻愈短愈好,采用Hofmeister法(结肠后胃空肠吻合)时,不超过4cm;用Moynihan法时,不宜超过8cm,最好在6cm以内,过长易造成内疝或扭转,吻合完成后,宜数针细线将空肠系膜缝在横结肠系膜及脂肪垂上,封闭二者之间的间隙,可减少腹内疝的发生。

# 八、吻合口梗阻

## 【概述】

胃大部切除术后,吻合口梗阻的发生率为3％～4％,BillrothⅡ式明显多于BillrothⅠ式。自从在BillrothⅠ式手术中采用吻合口间断缝合,且在部分吻合口张力较大的病人中做十二指肠侧腹膜切开游离后,BillrothⅠ式术后吻合口发生梗阻已不多见。即使术后发生梗阻,亦多因吻合口水肿所致,经保守治疗多能自愈。

## 【诊断】

术后数日出现上腹膨胀感、烧心、反酸和溢出性呕吐,呕吐物为所进食物不含胆汁。上腹部可扪及压痛的包块,有振水音,置入胃管减压可吸出大量液体而症状消失,停止减压再进食后症状又出现。X线平片可见扩张之胃泡。钡餐检查可见钡剂完全停留在胃内,不能通过吻合口,吻合口以下空肠不显影。内镜检查可见吻合口尚正常,但局部充血、水肿,并表现僵硬。

## 【鉴别诊断】

与输入袢梗阻、输出袢梗阻鉴别。

**【治疗】**

吻合口梗阻一般应采用非手术疗法,除非确定是因手术操作上缺点而造成机械性梗阻则需手术治疗。非手术治疗包括禁食、胃肠减压、输液补充营养,并注意矫正低蛋白血症和水电解质紊乱,还可试用减轻吻合口水肿的局部治疗,如胃内注入高渗溶液,口服泼尼松等。如上腹有炎性肿块,可予以物理疗法或给予抗生素等。一般经2~3周后即可治愈,时间长者需4~6周,如此时吻合口仍不通畅;又无继续有效地维持营养的措施,可考虑再次手术探查。术中发现有机械性梗阻原因即予以纠正;如未发现,切忌再加做另一个胃空肠吻合,因为以后原吻合口通畅时,食管可经一个吻合口进入空肠又从另一个吻合口返回胃内,形成"恶性循环"。此时可经鼻放置营养液点滴管至空肠输出祥内,或分别做胃和空肠造口,经空肠造口维持营养,并可将胃内吸出液体经空肠造口管还人肠道内。

**【预防】**

由于吻合口排空障碍的确切原因尚不肯定,而且可能是综合性的,所以预防措施也是多方面的。手术中应注意吻合口开口不宜过小,缝合应严密又不宜翻入胃肠壁过多。吻合口止血应妥善,并注意避免不必要的黏膜损伤(如常用吸引器直接吸引黏膜出血部位等),以免加重吻合口水肿。最好避免用过粗缝线连续缝合黏膜。空肠吻合口切线应与肠纵轴平行,以防止吻合完毕后空肠在吻合口扭曲,影响吻合口通畅。分离胃结肠韧带时注意保存大网膜血液供应,供应不良的部分应予以切除。溃疡等良性病变可保留胃网膜动脉弓。脂肪过多的大网膜可以切除。横结肠系膜脂肪过多时应做结肠前吻合。对于营养较差血浆蛋白低的病人术前应尽可能予以纠正,如估计术后有吻合口排空障碍的可能,可在术中经鼻胃将细硅胶管放入输出祥空肠内,以备排空障碍出现后供给营养之用。

# 九、吻合口瘘

**【概述】**

吻合口瘘虽不常见,但其死亡率比十二指肠残端破裂还高,约为50%。

**【诊断】**

术后一周左右发生,表现为高热、全身中毒症状、脉速、腹痛及腹膜炎的表现。造影剂或美兰可自引流管流出。

**【鉴别诊断】**

与食管损伤,食管瘘鉴别。

**【治疗】**

症状较轻无弥漫性腹膜炎时,可先行禁食、胃肠减压、充分引流、肠外营养、抗感染等综合治疗。若有弥漫性腹膜炎,需立即手术修补、腹腔引流。除清理腹腔外,对瘘口不大者可试行堵塞,一般缝合无效,甚至有扩大瘘口的危险。其余按腹膜炎处理。

**【预防】**

术中严密缝合,缝合线不宜过宽以免引起组织缺血坏死。结肠前胃空肠吻合术中近端空肠过短或上提过度,或出现在胃小弯断端闭合后,大弯断端与空肠或十二指肠吻合的三角区内,此处称为"毕氏死角",此处容易因供血不足而发生裂开吻合口瘘的临床表现与穿孔相似,可产生急性局限性或弥漫性腹膜炎,应及早手术处理。

## 十、胃空肠吻合输入袢梗阻（输入袢综合征）

该并发症在 BillrothⅡ式胃部分切除术后并不少见，根据梗阻的原因及部位不同，可分为单纯性部分梗阻和急性绞窄性梗阻。其中以前者多见。

### （一）慢性单纯性部分梗阻

**【概述】**

多由以下 4 种原因所致。

1.术中翻入胃肠壁过多而引起狭窄、空肠袢过短牵拉形成锐角，造成吻合口处的输入袢空肠口过小。

2.空肠输入袢过长、扭曲、折叠或粘连和发生内疝。

3.在行近端与小弯吻合时，空肠系膜压迫 Tretz 韧带处。

4.在行结肠前吻合时，由于扩张的结肠压迫，使胃肠吻合部通过障碍。

**【诊断】**

输入袢梗阻可发生在手术后近期，亦可在术后相当长的时间之后发生，如在术后几天内发生，则有可能导致残端破裂，其主要症状为间歇性大量呕吐胆汁。一般在餐后半小时左右上腹胀痛或绞痛，并放射至肩胛部。呕吐呈喷射状，为大量不含食物的胆汁。呕吐后症状缓解消失。除胆汁性呕吐外，还有餐后上腹胀满、不适和疼痛等症状。长期的输入袢梗阻可使十二指肠、输入空肠袢呈显著扩张，腹部出现包块。X线平片可见上腹扩张肠袢略偏右侧，并有巨型液平面。钡餐检查吻合口和空肠输出袢通畅无阻而无钡剂进入空肠输入袢。

**【鉴别诊断】**

1.输出袢梗阻　上腹胀痛较输入袢梗阻轻，呕吐物为食物，不含胆汁，此点与输入袢梗阻鉴别。

2.吻合口排空障碍　术后 3～5 天肠鸣音仍低，夹闭胃管或拔除胃管或由流质改为半流质饮食时出现腹胀、呕吐。多数病人经胃管减压后腹痛、腹胀症状缓解，但停止减压后排空障碍的症状又复出现。24 小时胃液量多在 700～3000ml。X 线钡餐或碘剂检查，发现钡剂或碘剂长时间在胃内或残胃内存留，残胃扩张。胃镜检查见吻合口充血水肿，但胃镜能插过吻合口进入远端空肠袢。

**【治疗】**

如症状不严重，对患者的工作与生活又无明显影响者，可采用非手术治疗，予以禁食、胃肠减压、营养支持等。如症状明显、持续不改善则多需手术治疗。手术方法可根据局部情况采用如下几种。

1.Braun 吻合术　在输入袢与输出袢之间作 3cm 大小的侧部吻合，使滞留在空肠输入袢内的液体排入输出袢内。这种方法比较简单，但术后易发生碱性反流性胃炎。

2.Roux-en-Y 式吻合术　即将原 BillrothⅡ式的输入袢由胃肠吻合处切断，然后将其吻合于输出袢之空肠上，吻合位置至少应距原胃肠吻合口 5cm，以免术后发生胆汁反流。这种方法虽然使碱性肠液不能与吻合口接触，但对于术后胃液分泌较多的病人，仍有促使吻合口空肠溃疡形成的可能。

3.BillrothⅠ式改为 BillrothⅡ式　由于本手术系再次手术，操作比较困难，必要时需在胃与十二指肠间加入一段带肠系膜之空肠段。

4.松解粘连带　若梗阻是过长输入袢空肠粘连所致，分离粘连即可解除梗阻，不必另行肠道吻合手术。

**【预防】**

手术中注意空肠输入袢与胃吻合交界处勿翻入过多，以避免空肠输入袢过短或过长。

### （二）急性绞窄性完全梗阻

**【概述】**

是较严重的并发症,发生率不高,多发生在 Billroth Ⅱ 式结肠前胃空肠吻合空肠输入袢过长的情况下。梗阻的原因有以下 2 种。

1.索带压迫　输入袢和输出袢空肠成交叉位置,输入袢在后,输出袢在前,如后者系膜牵拉过紧,形成索带状,可压迫后面的输入袢肠管,造成输入袢空肠和十二指肠残端的闭合性梗阻。如梗阻为完全性,肠腔压力过高,引起肠壁血液循环障碍,可发生肠坏死和肠穿孔。在受输出袢系膜压迫的肠壁也可出现局部性的压迫坏死和穿孔。

2.绞窄性内疝　过长的空肠输入袢穿过空肠输出袢系膜与横结肠系膜之间的孔隙,形成内疝而发生绞窄性梗阻、坏死和穿孔。

**【诊断】**

临床上表现为急腹症。突然发生上腹部剧烈疼痛,呕吐频繁,但呕出量不太大,也不含胆汁,呕吐后症状也不缓解。体检时上腹部有压痛,甚至可扪及可疑包块。随后出现烦躁不安、脉率增快、血压下降等休克表现。血红蛋白检查有浓缩现象,血清淀粉酶可能增高,并可出现黄疸。急性空肠输入袢梗阻可以在手术后任何时期发生,所以凡有过胃部分切除术(Billroth Ⅱ 式)的病人突然出现上述急性症状,都应考虑到此并发症的可能。

**【鉴别诊断】**

1.术后的疼痛和不适　程度多不剧烈,不伴有呕吐、烦躁不安、脉率增快、血压下降等表现。

2.出血坏死性胰腺炎　剧烈的上腹部束带样持续性疼痛,向背部及肩部放射,可伴有呕吐(进食后加剧),发热,黄疸,血、尿淀粉酶升高超过 3~5 倍,B 超或 CT 见胰腺肿胀、渗液、囊肿、脓肿等改变,腹穿抽液淀粉酶升高,可诊断。

**【治疗】**

症状出现而诊断已明确或高度怀疑时,应及时手术,争取在肠坏死穿孔以前解除梗阻,或在输入、输出袢空肠之间作侧侧吻合,或使内疝复位并闭合空肠与横结肠系膜之间孔隙。单纯穿孔可予以修补缝合,大片肠坏死则必须切除,重新恢复肠道连续性,但这种手术复杂,死亡率很高,所以预防和早期诊断极为重要。

**【预防】**

手术时避免将输入和输出袢吻合于交叉位置,最好使输入袢与胃小弯相连,输出袢与胃大弯相连,并注意这些空肠袢的长短适度,闭合空肠系膜与横结肠系膜之间的孔隙,可以预防急性输入袢梗阻的发生。

# 十一、胃空肠吻合空肠输出袢梗阻

**【概述】**

输出袢梗阻多是由机械性原因所致,机械性原因可能有:胃肠吻合处空肠内翻过多,吻合口外大网膜粘连压迫,吻合口形成炎性肿块,吻合口下空肠粘连于折叠扭曲位置及空肠套叠,结肠后胃空肠吻合的一个特殊梗阻原因是横结肠系膜孔从胃壁上滑脱,从而压迫吻合口以下的输入、输出袢空肠。

**【诊断】**

临床表现为上腹部饱胀及痉挛性疼痛,多在进食后发生。吐含胆汁的内容物。呕吐后症状即可减轻,呕吐严重时可有头昏、乏力及嗜睡等碱中毒现象。体格检查可见上腹偏左膨隆,有压痛。X 线钡餐检查可见钡剂滞留于胃内,或见输出袢位置异常或成角扭转,甚至完全梗阻。

**【鉴别诊断】**

与输入袢梗阻、吻合口梗阻相鉴别。

**【治疗】**

如症状较轻,呕吐不重,可试行保守治疗,包括胃肠减压、补液或给予静脉高营养等,有时可得到缓解。如梗阻不能解除,则应手术探查,根据局部具体情况采用不同手术方法。

**【预防】**

在手术中将横结肠系膜的边缘妥善地固定于吻合口以上的胃壁,并距吻合口一定的距离,这种并发症即不致发生。

# 十二、手术后急性出血坏死性胰腺炎

**【概述】**

胃部分切除术后急性出血坏死性胰腺炎的发病率虽然不到1%,死亡率却很高。

**【诊断】**

多在术后数日内发生,常表现为突然出现的循环衰竭,上腹痛可以不明显,由于发生在上腹部手术后不久,体征对诊断的帮助也不大,所以易于误诊。血清淀粉酶虽可增高但多不显著,而且血清淀粉酶在胃部分切除术后增高是较常观察到的现象,因而单纯增高不能作为诊断手术后急性胰腺炎的肯定依据。腹腔穿刺抽出血性液体、淀粉酶含量显著增高,则有很大的诊断意义。如结合休克症状、血液浓缩、腹腔内出现渗液等临床表现,则此诊断的可能性很大。

**【鉴别诊断】**

与急性空肠输入袢绞窄性梗阻、吻合口漏并发出血相鉴别。

**【治疗】**

诊断一经明确,应积极抢救休克,及时进行胰腺部位的腹腔引流。

**【预防】**

手术时应避免对胰腺不必要的创伤。

# 十三、餐后症状群

**【概述】**

餐后症状群可分为早期餐后症状群和后期餐后症状群。其发生与胃大部切除术后胃容积缩小、无幽门控制、胃排空快有关。因此,这些症状在胃空肠吻合后比胃十二指肠吻合后多见,在胃切除范围大或吻合口大时更容易出现。另一方面与食物的性质和容量也有一定关系。大量流质饮食可加重症状,这是因为流质食物由胃到肠道的速度快。进高渗性液体如加糖的牛奶或咖啡或极甜的果汁也可加重症状。病人进食后呈卧位或半卧位可减轻症状的发生,这与卧位后胃排空减慢有关。国外文献报道的餐后症状群的发生率高,而且症状重,我国胃大部切除术后,餐后症状群发生率低而且症状轻,多数在注意饮食后便逐渐适应,这也许和我国饮食习惯与西方不同有关。除了胃大部切除术后可发生倾倒综合征外,迷走神经干及选择性胃迷走神经切断术后部分病人由于破坏了胃窦及幽门的排空机制并附加胃引流手术,使胃排空加快也可引起餐后症状群。

## （一）早期餐后症状群

早期餐后症状群以往也习惯称为倾倒综合征。

**【诊断】**

症状在进食中或饭后 30min 内出现，持续 15～60min，饭后平卧可减轻症状。早期餐后症状群主要包括两组症状：一组是胃肠道症状，最常见的是稍食即饱感，随后发生上腹部胀满不适，恶心呕吐，吐出物为碱性含胆汁，腹部有绞痛，肠鸣音增加，腹泻，便稀等；另一组是神经循环系统症状，心悸、心动过速、出汗、眩晕、苍白、发热、无力、血压降低等。

**【鉴别诊断】**

与一般术后上腹不适、后期倾倒综合征鉴别。

**【治疗】**

术后早期餐后症状群多数病人症状较轻，经过一个时期的胃肠道适应和饮食调节后，症状可以消失或易于控制。药物可用抗组胺或抗乙酰胆碱制剂以及抗痉挛和镇静剂。近年来也有试用抗 5-羟色胺药物，取得一定的效果。文献报道应用生长抑素治疗亦有效。少数病人症状显著，经上述措施无效时，可考虑手术治疗。临床上应用的手术方法种类颇多，原则上不外缩小吻合口、胃空肠吻合改为胃十二指肠吻合、移植一段空肠于胃和十二指肠之间（空肠代胃术）等，目的均在于减慢食物直接进入空肠内的速度。

**【预防】**

预防的方法为手术时胃切除不应过多，残胃不宜过小，吻合口要大小适中，一般以 4cm 宽度比较合适。进食后如有症状应平卧，尽量进食营养高而易消化的固体食物，少食多餐，并避免过甜、过咸、过浓饮食和乳制品，饮水和流食可在两餐之间而不在餐时进服。

## （二）后期餐后症状群

后期餐后症状群以往也称后期倾倒综合征。

**【诊断】**

发生于进食后 90～180 分钟后，故有别于发生在餐后 30min 的早期症状群。主要表现为心悸、无力、大汗淋漓、眩晕、苍白、手颤，严重者神志不清等，一般认为是反应性低血糖所致。

**【鉴别诊断】**

与营养不良性低血糖症，功能性低血糖症，急性肝坏死致低血糖等相鉴别。

**【治疗】**

减少碳水化合物食品而多给予含脂肪和蛋白质较多的食物，食物中添加果胶延缓碳水化合物吸收等措施可缓解症状。严重病例可用生长抑素奥曲肽 0.1mg 皮下注射，每日 3 次，以改善症状。

**【预防】**

其发生机制之一是：葡萄糖很快从胃排空大量进入肠道，可使抑胃肽（GIP）过多分泌，刺激胰岛素分泌，故高脂肪饮食不会发生这些症状群。其他预防的方法还有减慢胃的排空和饮食的调节。

# 十四、迷走神经切断术后早期特殊并发症

## （一）吞咽困难

发病率约占 10％～15％，多见于高选迷切术后，因高选迷切要求至少要将食管下端 5～7cm 之迷走神经纤维分离干净，因而使食管下段的蠕动及贲门的舒张力减弱，吞咽发生困难，也有人认为是由于胃液逆

流或食管下端去神经后引起的食管痉挛。此症多在术后 1～2 周内发生,在进半流质或普食后感吞咽困难。此病经保守治疗多可自行缓解,如时间较长可试行食管扩张治疗,常可逐渐缓解,多不需手术。

### (二)胃小弯缺血坏死

发生率为 0.1%,也多见于高选迷切病人,是一种少见但非常严重的并发症,占该手术死亡病例的一半。胃小弯的血液供给,来源于胃左右动脉,它们在进入胃壁后形成终末支。由于高选迷切主要在胃小弯处操作,在小弯前后壁分离迷走神经分支时,常将伴行的血管一并切断结扎,使局部胃黏膜的血运减小,并且在小弯前后 1～2cm 狭窄细长区域内胃小弯的黏膜下层的血管不形成血管丛,因此当剥离较深时常可使小弯侧肌层受损,如果局部无腹膜遮盖,则局部可发生缺血性坏死。穿孔多在术后 1 周内发生,死亡率很高。Johnston 2005 年收集世界文献中 4557 例高选迷切患者,胃小弯发生缺血性坏死者共 7 例,3 例死亡。预防措施是在常规切断胃支神经后,将胃小弯已切开的胃的前后腹膜缝合使之重新腹膜化,即可防止此并发症的发生。

(佟建丽)

# 第十八节　功能性胃十二指肠病

## 一、功能性消化不良

### 【概述】

功能性消化不良(FD)为一组持续或反复发作的上腹部疼痛或不适的消化不良症状,包括上腹胀痛、餐后饱胀、嗳气、早饱、腹痛、厌食、恶心呕吐等,经生化、内镜和影像检查排除了器质性疾病的临床综合征,是临床上最常见的一种功能性胃肠病,几乎每个人一生中都有过消化不良症状,只是持续时间长短和对生活质量影响的程度不同而已。国内最新资料表明,采用罗马Ⅲ诊断标准对消化专科门诊连续就诊消化不良的患者进行问卷调查,发现符合罗马Ⅲ诊断标准者占就诊患者的 28.52%,占接受胃镜检查患者的 7.2%。FD 的病因及发病机制尚未完全阐明,可能是多种因素综合作用的结果。目前认为其发病机制与胃肠运动功能障碍、内脏高敏感性、胃酸分泌、幽门螺杆菌感染、精神心理因素等有关,而内脏运动及感觉异常可能起主导作用,是 FD 的主要病理生理学基础。

### 【诊断】

#### (一)临床表现

FD 的临床症症状及其严重吐、反酸、烧心、厌食等,以上症状多程度多发生改变。起病缓慢,病程状无特异性,主要有上消化道症状,包括上腹痛、腹胀、早饱、嗳气、恶心、呕因人而异,常以其中某一种或一组症状为主,在病程中这些长短不一,症状常呈持续或反复发作,也可相当一段时间无任何症状,可因饮食精神因素和应激等诱发,多数无明显诱因。腹胀为 FD 最常见的症状,多数患者发生于餐后或进餐加重腹胀程度,早饱、嗳气也较常见。上腹痛 FD 的常见症状,上腹痛无规律性,可表现为弥漫或烧灼样疼痛。少数可伴烧心反酸症状,但经内镜及 24 小时食管 pH 检测,不能诊断为胃食管反流病。恶心呕吐不常见,一般见于胃排空明显延迟的患者,呕吐多为干呕或呕出当餐胃内食物。有的还可伴有腹泻等下消化道症状。还有不少患者同时合并精神症状如焦虑、抑郁、失眠、注意力不集中等。

### （二）诊断标准

依据 FD 罗马Ⅲ诊断标准，FD 患者临床表现个体差异大，罗马Ⅲ标准根据患者的主要症状特点及其与症状相关的病理生理学机制以及症状的模式将 FD 分为两个亚型，即餐后不适综合征（PDS）和上腹痛综合征（EPS），临床上两个亚型常有重叠，有时难以区分，但通过分型对不同亚型的病理生理机制的理解对选择治疗将有一定的帮助，在 FD 诊断中，还要注意 FD 与胃食管反流病和肠易激综合征等其他功能性胃肠病的重叠。

FD 的罗马Ⅲ诊断标准必须包括：①以下 1 项或多项：餐后饱胀；早饱感；上腹痛；上腹烧灼感；②无可以解释上述症状的结构性疾病的证据（包括胃镜检查），诊断前症状出现至少 6 个月，且近 3 个月符合以上诊断标准。

PDS 诊断标准必须符合以下 1 项或 2 项：①正常进食后出现餐后饱胀不适，每周至少发生数次；②早饱阻碍正常进食，每周至少发生数次。诊断前症状出现至少 6 个月，近 3 个月症状符合以上标准。支持诊断标准是可能存在上腹胀气或餐后恶心或过度嗳气。可能同时存在 EPS。

EPS 诊断标准必须符合以下所有条件：①至少中等程度的上腹部疼痛或烧灼感，每周至少发生 1 次；②疼痛呈间断性；③疼痛非全腹性，不位于腹部其他部位或胸部；④排便或排气不能缓解症状；⑤不符合胆囊或 Oddi 括约肌功能障碍的诊断标准。诊断前症状出现至少 6 个月，近 3 个月症状符合以上标准。支持诊断标准是疼痛可以烧灼样，但无胸骨后痛。疼痛可由进餐诱发或缓解，但可能发生于禁食期间。可能同时存在 PDS。

## 【治疗】

FD 的治疗措施以对症治疗为主，目的是在于缓解或消除症状，改善病人的生活质量。2007 年指南对 FD 治疗提出规范化治疗意见，指出 FD 的治疗策略应是依据其可能存在的病理生理学异常进行整体调节，选择个体化的治疗方案。

经验治疗适于 40 岁以下，无报警征象，无明显精神心理障碍的患者。与进餐相关的消化不良（即 PDS）者可首先用促动力药或合用抑酸药；与进餐无关的消化不良（即 EPS）者可选用抑酸药或合用促动力药。经验治疗时间一般为 2～4 周。无效者应行进一步检查，明确诊断后有针对性进行治疗。

1.抗酸药　抗酸剂如氢氧化铝、铝碳酸镁等可减轻症状，但疗效不及抑酸药，铝碳酸镁除抗酸外，还能吸附胆汁，伴有胆汁反流患者可选用。

2.抑酸药　目前广泛应用于 FD 的治疗，适用于非进餐相关的消化不良中以上腹痛、烧灼感为主要症状者。常用抑酸药包括 $H_2$ 受体拮抗药（$H_2RA$）和质子泵抑制药（PPI）两大类。$H_2RA$ 常用药物有西咪替丁 400mg，2～3/d；雷尼替丁 150mg，2/d；法莫替丁 20mg，2/d，早、晚餐后服，或 40mg 每晚睡前服；罗沙替丁 75mg，2/d；尼扎替丁 300mg 睡前服。不同的 $H_2$ 受体拮抗药抑制胃酸的强度各不相同，西咪替丁最弱，雷尼替丁和罗沙替丁比西咪替丁强 5～10 倍，法莫替丁较雷尼替丁强 7.5 倍。这类药主要经肝脏代谢，肾脏排出，因此肝肾功能损害者应减量，75 岁以上老人服用药物剂量应减少。PPI 常用药物有奥美拉唑 20mg，2/d；兰索拉唑 30mg，1/d；雷贝拉唑 10mg，1/d；泮托拉唑 40mg，1/d；埃索美拉唑 20mg，1/d。

3.促动力药　促动力药可明显改善与进餐相关的上腹症状，如上腹饱胀、早饱等。常用的促动力剂包括多巴胺受体拮抗药、5-$HT_4$ 受体激动药及多离子通道调节剂等。多巴胺受体拮抗药常用药物有甲氧氯普胺 5～10mg，3/d，饭前半小时服；多潘立酮 10mg，3/d，饭前半小时服；伊托必利 50mg，3/d 口服。甲氧氯普胺可阻断延髓催吐化学敏感区的多巴胺受体而具有强大的中枢镇吐作用，还可以增加胃肠道平滑肌对乙酰胆碱的敏感性，从而促进胃运动功能，提高静止状态时胃肠道括约肌的张力，增加食管下端括约肌张力，防止胃内容物反流，增强胃和食管的蠕动，促进胃排空以及幽门和十二指肠的扩张，加速食物通过。

主要的不良反应见于中枢神经系统,如头晕、嗜睡、倦怠、泌乳等,用量过大时,会出现锥体外系反应,表现为肌肉震颤、斜颈、发音困难、共济失调等。多潘立酮为选择性外周多巴胺 $D_2$ 受体拮抗药,可增加食管下端括约肌的张力,增加胃运动,促进胃排空、止吐。不良反应轻,不引起锥体外系症状,偶有流涎、惊厥、平衡失调、泌乳现象。伊托必利通过拮抗多巴胺 $D_2$ 受体和抑制乙酰胆碱酯酶活性起作用,增加胃的内源性乙酰胆碱,促进胃排空。5-HT $_4$ 受体激动药常用药物为莫沙必利 5mg,3/d 口服。莫沙必利选择性作用于上消化道,促进胃排空,目前未见心脏严重不良反应的报道,但对 5-HT $_4$ 受体激动药的心血管不良反应仍应引起重视。多离子通道调节剂药物为马来酸曲美布汀,常用量 $100\sim200$mg,3/d 口服。该药对消化道运动的兴奋和抑制具有双向调节作用,不良反应轻微。红霉素具有胃动素作用,静脉给药可促进胃排空,主要用于胃轻瘫的治疗,不推荐作为 FD 治疗的首选药物。

4.助消化药　消化酶和微生态制剂可作为治疗消化不良的辅助用药。复方消化酶、益生菌制剂可改善与进餐相关的腹胀、食欲缺乏等症状。

5.根除幽门螺杆菌治疗　根除 Hp 可使部分 FD 患者症状得以长期改善,对合并 Hp 感染的 FD 患者,应用抑酸、促动力剂治疗无效时,建议向患者充分解释根除治疗的利弊,征得患者同意后给予根除 Hp 治疗。根除 Hp 治疗可使部分 FD 患者的症状得到长期改善,使胃黏膜炎症得到消退,而长期胃黏膜炎症则是消化性溃疡、胃黏膜萎缩/肠化生和胃癌发生的基础病变,根除 Hp 可预防胃癌前病变进一步发展。

根据 2005 年欧洲幽门螺杆菌小组召开的第 3 次 MaastrichtⅢ共识会议意见,推荐在初级医疗中实施"检测和治疗"策略,即对年龄小于 45 岁,有持续消化不良症状的成人患者应用非侵入性试验(尿素呼气试验、粪便抗原试验)检测 Hp,对 Hp 阳性者进行根除治疗。包含 PPI、阿莫西林、克拉霉素或甲硝唑每日 2 次给药的三联疗法仍推荐作为首选疗法。包含铋剂的四联疗法,如可获得铋剂,也被推荐作为首选治疗选择。补救治疗应结合药敏试验结果。

对 PPI(标准剂量,2/d),克拉霉素(500mg,2/d),阿莫西林(1000mg,2/d)或甲硝唑 400mg 或 500mg 2/d,组成的方案.疗程 14 天比 7 天更有效,在克拉霉素耐药率小于 15%~20%的地区,仍推荐 PPI 联合应用克拉霉素、阿莫西林/甲硝唑的三联短程疗法作为一线治疗方案。其中 PPI 联合克拉霉素和甲硝唑方案应当在人群甲硝唑耐药率小于 40%时才可应用,含铋剂四联治疗除了作为二线方案使用外,还可作为可供选择的一线方案。除了药敏感试验外,对于三线治疗不作特别推荐。喹诺酮类(左氧氟沙星、利福霉素、利福布汀)抗生素与 PPI 和阿莫西林合用作为一线疗法,而不是作为补救的治疗,被评估认为有较高的根除率,但利福布汀是一种选择分枝杆菌耐药的抗生素,必须谨慎使用。

6.黏膜保护药　FD 发病原因中可能涉及胃黏膜防御功能减弱,作为辅助治疗,常用的胃黏膜保护药有硫糖铝、胶体铋、前列腺素 E,复方谷氨酰胺等,联合抑酸药可提高疗效。硫糖铝餐前 1 小时和睡前各服 1.0g,肾功不全者不宜久服。胶体次枸橼酸铋一次剂量 5ml 加水至 20ml 或胶囊 120mg,4/d,于每餐前半小时和睡前一次口服,不宜久服,最长 8 周,老年人及肾功能障碍者慎用。已用于临床的人工合成的前列腺素为米索前列醇(喜克溃),常用剂量 200mg,4/d,主要不良反应为腹泻和子宫收缩,孕妇忌服。复方谷氨酰胺,常用量 0.67g,3/d,剂量可随年龄与症状适当增减。

7.精神心理治疗　抗焦虑、抑郁药对 FD 有一定的疗效,对抑酸和促动力药治疗无效,且伴有明显精神心理障碍的患者,可选用三环类抗抑郁药或 5-HT $_4$ 再摄取抑制药;除药物治疗外,行为治疗、认知疗法及心理干预等可能对这类患者也有益。精神心理治疗不但可以缓解症状还可提高患者的生活质量。

8.外科手术　经过长期内科治疗无效的严重患者,可考虑外科手术。一般采用胃大部切除术、幽门成形术和胃空肠吻合术。

（齐社成）

# 第四章　肠道疾病

## 第一节　十二指肠炎

### 一、概述

十二指肠炎是指由各种病因引起的十二指肠黏膜的炎症性改变。由于纤维胃十二指肠镜检查的临床应用对十二指肠炎的诊断日趋增多，国外报道其内镜检出率可达 6%～41%，国内报道为 2.2%～30.3%。发病多在球部，男女比例约为 4∶1，患者年龄以青壮年居多(占 80% 以上)。

临床上将十二指肠炎分为急性和慢性两类。急性十二指肠炎通常为急性胃肠炎的组成部分，急性食物中毒时细菌及其毒素，大量饮用烈性酒、浓茶、咖啡及服用非甾体类解热镇痛药等造成十二指肠黏膜的急性损害，这些因素都是引起急性十二指肠炎的重要病因。

慢性十二指肠炎又分为原发性和继发性，继发性十二指肠炎与胃、肝、胆、胰、肾等疾病及应激、药物等因素有关。原发性十二指肠炎是一独立疾病，病因尚不十分清楚，可能与下列疾病有关。

1.高胃酸　高胃酸分泌导致十二指肠酸负荷增加，可能是原发性十二指肠炎的病因之一。

2.幽门螺杆菌(Hp)感染　Hp 感染与十二指肠炎的关系日益受到重视。十二指肠炎的 Hp 感染率尚无确切的统计学资料，国内有报道十二指肠炎患者 Hp 检出率约为 53.1%。

3.十二指肠邻近脏器的病变　在慢性胆囊炎、慢性肝炎、慢性胰腺炎等疾病的患者，十二指肠的发病率高，门脉高压症患者其发生率也比普通人群高出数倍。

十二指肠炎病理表现为充血、水肿、糜烂、出血、绒毛变平或增厚。显微镜下见黏膜层及黏膜下层有淋巴细胞、浆细胞等单个核细胞浸润，有时可见淋巴样增殖和嗜酸性细胞浸润，急性期或病变活动时伴有多形核粒细胞浸润。浅表性十二指肠炎的病理表现胃绒毛变短、圆钝，刷状缘变薄以致消失；间质型炎症累及黏膜肌层的腺隐窝甚至整个固有层；萎缩型十二指肠炎则常有重度上皮细胞推行性变，肠腺减少甚至消失，有时被覆上皮被化生的胃上皮部分或全部取代。

### 二、诊断

#### (一)临床表现

本病无特异性症状和体征。常见症状为上腹痛、反酸、嗳气、恶心呕吐等，与其他消化系统疾病如消化性溃疡、慢性胃炎等不易鉴别。部分患者可表现为上腹饥饿性疼痛、夜间痛，进食或服用制酸药可缓解，症状的规律与十二指肠溃疡无异。也有部分患者无任何症状。少数患者可发生上消化道大出血及十二指肠排空障碍等。继发性十二指肠炎时常有相应疾病的症状和体征。

### （二）诊断依据

根据病史、临床症状、体征,主要结合纤维胃十二指肠镜检查和直视下取活组织病理检查可以确诊。其镜检特征为黏膜有点、片状充血或苍白、红白相间,水肿,点片状糜烂、出血,颗粒状或结节状隆起,皱襞粗大、紊乱,血管显露等。镜下活检病理组织学特点主要是炎性细胞渗出,其中多数为中性粒细胞。十二指肠黏膜呈现胃黏膜表层上皮细胞,严重者绒毛变扁平。辅助检查可以有胃液分析、十二指肠液分析、X线钡餐造影检查。

## 三、鉴别诊断

需与慢性胃炎、消化性溃疡,尤其是十二指肠溃疡相鉴别。内镜检查是最好的鉴别方法,并应进行 B 超等影像学检查,以了解有无并存的肝胆疾病。

## 四、治疗

急性十二指肠炎按急性胃炎治疗。慢性继发性十二指肠炎主要治疗原发病及对症治疗。慢性原发性十二指肠炎的治疗原则与十二指肠溃疡大致相同,主要原则为降低酸负荷,保护十二指肠黏膜,预防并发症。对 Hp 的根除可提高治愈率、降低复发率。

1.抗酸剂　其作用机理为中和胃酸,提高胃内 pH 值,降低十二指肠内酸负荷,减轻胃酸对十二指肠黏膜的刺激,如达喜片等。

2.抑酸剂　常用的有质子泵抑制剂、$H_2$ 受体拮抗剂,抗胆碱能有时也可应用。

质子泵抑制剂主要抑制 $H^+$-$K^+$-ATP 酶活性,阻断胃酸分泌的最后通道,从而强烈地抑制胃酸分泌。常用的有奥美拉唑、达克普隆、雷贝拉唑等。$H_2$ 受体拮抗剂可与组织胺争夺壁细胞上的 $H_2$ 受体,拮抗组织胺对壁细胞的刺激,抑制胃酸的分泌。常用有雷尼替丁或法莫替丁等。抗胆碱能药能抑制迷走神经,阻断胆碱能受体而减少胃酸分泌。但此类药物可延缓胃排空,抑制胃蠕动,同时有升高眼压和抑制排尿等副作用而在临床上应用不多。

3.保护十二指肠黏膜　常用药物有铋剂、前列腺素 E、瑞巴派特等。铋剂在酸性环境下可与蛋白质络合,形成一层保护膜,并可促进胃上皮分泌黏液和 $HCO_3^-$ 分泌,加强胃黏膜屏障。瑞巴派特既能增加胃黏液前列腺素的分泌和增加胃液量,又能抑制自由基对黏膜的损伤作用。

4.抗 Hp 治疗　根除 Hp 不仅可以促进炎症愈合,提高治愈率,减少并发症,而且显著降低复发率。目前根除 Hp 的方案有好几种,主要为含铋剂三联疗法、含质子泵抑制剂三联疗法以及含雷尼替丁胶体铋三联疗法。含铋剂三联疗法主要药物为胶体次枸橼酸铋 480mg/d＋甲硝唑 1.2g/d＋阿莫西林 2g/d。此方案根除率在 80％以上,价格合理,缺点是副反应多,有伪膜性肠炎等严重副反应的个案报道。含质子泵抑制剂三联疗法的主要药物是质子泵抑制剂如奥美拉唑 40mg/d 或兰索拉唑 60mg/d＋克拉霉素 1g/d＋阿莫西林 2g/d。本方案疗效好,根除率在 85％以上,症状缓解快,但价格较高。含雷尼替丁胶体铋三联疗法主要药物胃雷尼替丁胶体铋 400mg/d＋克拉霉素 1g/d＋甲硝唑 1.2g/d 或阿莫西林 2g/d,Hp 根除率可达85％以上,副反应甚少。

（李　冉）

# 第二节　嗜酸粒细胞性胃肠炎

## 一、概述

嗜酸粒细胞性胃肠炎(EG)是嗜酸粒细胞浸润胃肠道引起各种胃肠道症状的少见病,以嗜酸粒细胞浸润胃肠道黏膜层、黏膜下层甚至浸润全层为典型特点。EG是一种原因不明的疾病,可能与过敏反应,免疫功能障碍有关。其特征为胃肠道有弥漫或局限性嗜酸性粒细胞浸润,常同时伴有周围血嗜酸性粒细胞增多。临床表现有上腹部痉挛性疼痛,可伴有恶心、呕吐、发热或特殊食物过敏史。

本病是一种少见病,轻壮年好发,儿童少见。Kaizser于1937年首先报道,迄今世界文献报道约300余例。1970年Klein等提出了该病的临床分型,并沿用至今。成人和儿童均可发病,根据一项国际网络登记表明,嗜酸细胞性胃肠炎的平均发病年龄为15岁,其中男女比例相等。近20年来其发病率明显增高。

EG的病因尚不清楚,一般认为是对外源性或内源性过敏原的变态反应所致。近半数患者个人或家族有哮喘、过敏性鼻炎、湿疹或荨麻疹病史;部分患者的症状可由某些食物如牛奶、蛋类、羊肉、海虾或某些药物诸如磺胺、吲哚美辛等诱发;某些病人摄食某些特异性食物后,血中IgE水平增高,并伴有相应的症状,因而认为本病与特殊食物过敏有关。一般认为,本病由于某种因素破坏了正常胃黏膜的完整性,使抗原物质或某些食物进入组织,可引起肥大细胞致敏并脱颗粒,释放组胺、嗜酸性趋化因子或缓激肽等物质,引起嗜酸性粒细胞浸润和脱颗粒,从而造成组织损伤。

嗜酸性粒细胞在胃肠道浸润甚广,可从咽部至直肠,其中以胃和小肠最多见。按浸润范围可分为局限或弥漫型。局限型以胃窦部最多见,肉眼所见为坚实或橡皮样、平滑、无蒂或有蒂的息肉状肿块,突入腔内可导致幽门梗阻。弥温型往往仅引起黏膜水肿、充血、增厚,偶见浅表溃疡和糜烂。肠道病变多为弥温型,受累肠壁水肿、增厚、浆膜面失去光泽、有纤维渗出物覆盖。根据嗜酸粒细胞浸润胃肠壁的程度分为:①黏膜病变型:黏膜内大量嗜酸粒细胞浸润,伴明显的上皮细胞异常,肠绒毛可完全消失,导致失血、缺铁、吸收不良和蛋白丢失等;②肌层病变型:浸润以肌层为主,胃肠壁增厚,呈结节状,导致狭窄与梗阻塞;③浆膜病变型:浸润以浆膜为主,浆膜增厚,并可累及肠系膜淋巴结,有腹水形成。其中,黏膜病变型最常见。其次是肌层病变型,浆膜病变型少见。

## 二、诊断

### (一)临床表现

1.症状　本病缺乏特异的临床表现,症状与病变发生部位及广泛浸润程度有关。

(1)病变主要局限于黏膜、黏膜下层时,主要症状为腹痛、恶心、呕吐、腹泻和贫血。

(2)病变主要局限于肌层时,要出现餐后恶心、呕吐、痉挛性腹痛,典型表现为幽门梗阻和肠梗阻。

(3)病变局限于浆膜层时,出现以腹膜炎,腹水为主要临床症状和体征。

(4)全层病变患者,可出现上述各层病变症状。

2.体征　一般无明显阳性体征,伴有肠梗阻时可出现肠梗阻征。如压痛、反跳痛。听诊可闻及气过水音。

## （二）相关检查

1.血液检查 外周血嗜酸性粒细胞增多。另外,常可有缺铁性贫血,血浆白蛋白降低,血中 IgE 增高,血沉增快。

2.粪便检查 粪隐血阳性,部分患者有轻至中度脂肪泻。

3.腹水检查 可见大量嗜酸粒细胞。

4.X 线检查 胃肠道 X 线钡餐可见黏膜水肿,皱襞增宽,呈细节样充盈缺损、胃肠壁增厚,腔狭窄及梗阻征象。

5.CT 检查 胃肠壁增厚,肠系膜淋巴结肿大或腹水。

6.内镜及活检 适用于黏膜和黏膜下层病变为主的嗜酸性胃肠炎,镜下可见黏皱襞粗大、充血、水肿、溃疡或结节;活检可从病理上证实有大量嗜酸性粒细胞浸润,对确诊有很大价值。为提高本病诊断的准确性,活检组织至少 6 块以上,必要时可反复内镜下活检。

## （三）诊断依据

凡出现不能解释的肠道症状,尤其个人或家族中有过敏性疾患史者或进食某类食物、摄入某些药物后出现或加重胃肠道症状及体征、周围血嗜酸小生粒细胞增多者,应考虑本病的可能。内镜检查多点活检病理检查有助诊断。EG 的诊断要点包括有胃肠道症状,胃肠道组织有大量嗜酸细胞浸润以及除外其他可引起类似病变的疾病如寄生虫、高嗜酸细胞综合征等。

Greenberger 提出的诊断标准:①末梢血嗜酸性粒细胞增多;②胃肠壁内嗜酸性粒细胞浸润;③特殊食物摄入后出现胃肠道症状;④为非必要条件,末梢血中可有 IgE 升高,而亦可见血气及 CRP 升高。

Leinbach 提出诊断依据是:①进食特殊食物后,出现胃肠道症状和体征;②周围血中嗜酸粒细胞增多;③组织学证实胃肠道有嗜酸粒细胞增多或浸润。

Taccey 提出诊断依据:①有胃肠道症状;②病理活检证实有一个或一个以上部位嗜酸性粒细胞浸润;③除外寄生感染和胃肠外嗜酸性粒细胞增多性疾病。

# 三、鉴别诊断

1.肠道寄生虫感染 如钩虫、蛔虫、血吸虫、旋毛虫等,外周血嗜酸粒细胞绝对值明显升高。粪中能找到虫卵或幼虫;多种寄生虫皮内试验、血清学反应呈阳性。各有其临床表现,外周血嗜酸性粒细胞绝对值明显升高;通过反复检查粪便卵不难鉴别。

2.特发性高嗜酸性粒细胞综合征 本病诊断标准为:①血中嗜酸性粒细胞绝对值大于 $1.5 \times 10^9 / L$ 持续半年以上;②缺乏明确病因;③伴有多器官受累的相应症状和体征,如心脑肺肾等,其病程短,预后差,常在短期内死亡。

3.变态反应性疾病 如支气管哮喘、过敏性鼻炎、荨麻疹等。除外周血嗜酸粒细胞增高外各有其临床表现。

4.嗜酸性肉芽肿 主要发生于胃和大肠、小肠呈局限性肿块,病理组织检查为嗜酸性肉芽肿混于结缔组织基质中。过敏史少见,周围血中白细胞数及嗜酸性粒细胞常不增加。病理学特点为黏膜下层的结节或息肉内有不同程度的嗜酸性粒细胞浸润。

5.胃肠道肿瘤 如恶性淋巴瘤与嗜酸性粒细胞白血病等,外周血嗜酸粒细胞有增高,但各有肿瘤的临床特征。

6.过敏性紫癜(腹型、Henoch 型) 除伴有一系列消化道症状及体征外,多伴随皮肤紫癜。实验室检查可有半数以上的毛细血管脆性试验阳性,BT 可延长,毛细血管镜检查有助于诊断。

## 四、治疗

EG 的治疗原则是避免接触过敏源,抑制变态反应和稳定肥大细胞,达到缓解症状,清除病变的目的。

1.饮食的控制　对确实或可疑的过敏食物或药物应立即停止使用。无食物和药物过敏史者,可采取序贯法排除可能引起过敏的食物。无过敏者,可筛选排除某些特异性食物如牛奶、蛋类、肉类、鱼虾等。

2.药物治疗

(1)肾上腺皮质激素:激素对本病有良好疗效,多数病例在用药后 1～2 周内症状即改善,表现为腹部痉挛性疼痛迅速消除,腹泻减轻和消失,外周血嗜酸性粒细胞降至正常水平。以腹水为主要表现的浆膜型患者在激素应用后 7～10 天腹水完全消失。远期疗效也甚好。个别病例激素治疗不能完全消除症状,加用硫唑嘌呤常有良好疗效(每日 50～100mg)。一般应用泼尼松 20～40mg/d,口服,连用 7～14 天作为一疗程,可减量维持,然后逐渐减量停药。也可应用相当剂量的地塞米松。

(2)色甘酸二钠:有报道,色甘酸二钠稳定肥大细胞膜,抑制其脱颗粒反应,防止组织胺、慢反应物质和缓激肽等介质的释放,而发挥其抗过敏作用。40～60mg,3/d,疗程 6 周至数月不等。可试用于激素无效者,副作用少。

3.手术治疗　病变局限、以肌层浸润为主的患者,常有幽门梗阻或小肠梗阻,可考虑行胃次全切除或肠段切除或胃肠吻合术。一般不采用手术治疗,当出现幽门梗阻和肠梗阻时,若内科保守治疗无效,可采取手术治疗。术后如仍有症状或嗜酸粒细胞升高者,尚可应用小剂量泼尼松,5mg 或 2.5mg/d 口服,维持治疗一段时间。

(付晓霞)

# 第三节　急性出血坏死性肠炎的治疗与合理用药

## 一、概述

急性出血性坏死性肠炎是以小肠的广泛出血、坏死为特征的肠道急性蜂窝织炎,病变主要累及空肠和回肠,还可侵犯十二指肠和结肠等。其主要临床表现为腹痛、便血、发热、呕吐和腹胀。本病呈散发性,在乌干达、泰国、印度、新加坡和斯里兰卡等国均有报道。我国川、滇、黔、鄂、江、浙、赣、鲁等省曾有报告,但以辽宁和广东两省报道的病例数最多,农村的发病数显著高于城市。本病在全年皆可发生,尤多见于夏秋季。儿童和青少年比成人多见。主要病理改变为肠壁小动脉内类纤维蛋白沉着、栓塞而致小肠出血和坏死。病变部位以空肠及回肠为多见且严重;有时也可累及十二指肠、结肠及胃;少数病例全胃肠道均可受累。病变常呈节段性,可局限于肠的一段,也可呈多发性。除肠道病变外,尚可有肠系膜局部淋巴结肿大、软化、肝脏脂肪变性、急性脾炎、间质性肺炎、肺水肿;个别病例尚可伴有肾上腺灶性坏死。病因尚未完全阐明,可能和感染能产生 B 毒素的 C 型产气荚膜杆菌(Welchii 杆菌)有关。

## 二、诊断

具有以下二项之一可做出诊断。

1.患者有急性腹痛、呕吐、腹泻、发热或继而出现便血、肠梗阻征象或（及）感染性休克。X线腹平片符合本病的改变。

2.有上述症状，经剖尸或尸解证实为本病者。

## 三、鉴别诊断

1.中毒型与休克型病例应与中毒性痢疾、中毒性消化不良区别：中毒性痢疾起病始为高热、惊厥、神志不清，面色灰暗、血压低、数小时后出现脓血便。本病以腹泻、便血为主，热度不高。

2.肠梗阻型与肠梗阻鉴别：绞窄性肠梗阻腹痛剧烈伴呕吐、便血、易发生休克与本病不易区别。绞窄性肠梗阻病人呕吐、腹胀更重而便血不多，本病便血症状较重，X线平片小肠有较弥漫的充气或液平面。

3.腹膜炎型压痛位于右下腹者应和急性阑尾炎、Meckel 憩室炎鉴别。

4.肠出血型需与肠套叠、过敏性紫癜鉴别。

肠型过敏性紫癜以腹痛、便血起病，与本病相似，但无腹泻或发热，中毒症状不重，待皮肤出现紫癜后即确诊。

5.急性胃肠炎型和肠炎型应与细菌性食物中毒、金黄色葡萄球菌性肠炎、急性克罗恩病鉴别。

## 四、临床分型

1.*胃肠炎型*　见于疾病的早期，有腹痛、水样便、低热，可伴恶心呕吐。

2.*中毒性休克型*　出现高热、寒战、神志淡漠、嗜睡、谵语、休克等表现，常在发病1～5天内发生。

3.*腹膜炎型*　有明显腹痛、恶心呕吐、腹胀及急性腹膜炎征象，受累肠壁坏死或穿孔，腹腔内有血性渗出液。

4.*肠梗阻型*　有腹胀、腹痛、呕吐频繁，排便排气停止，肠鸣音消失，出现鼓肠。

5.*肠出血型*　以血水样或暗红色血便为主，量可多达1～2L，明显贫血和脱水。

## 五、治疗

本病治疗以非手术疗法为主，加强全身支持疗法，纠正水电解质失常，解除中毒症状，积极防治中毒性休克和其他并发症。约3/4的病人经过内科治疗可获得痊愈，因此及时、正确的内科治疗应当为本病首选，必要时才予手术治疗。

**（一）非手术治疗**

1.*一般治疗*　休息、禁食，腹痛、便血和发热期应完全卧床休息和禁食。禁食时间视病情而定，轻症7～8天，重症14～21天。待腹胀消失和腹痛减轻，腹部体征基本消失，无便血或大便隐血转阴，临床一般情况明显好转，可开始恢复饮食，先进流质饮食，再逐渐过渡到半流质及正常饮食。腹胀和呕吐严重者可作胃肠减压。腹痛可给予解痉剂。

2.静脉补液或全胃肠外营养（TPN）　本病失水、失钠和失钾者较多见。可根据病情酌定输液总量和成分。儿童每日补液量约 80～100ml/kg，成 2000～3000ml/d，其中 5％～10％葡萄糖液约占 2/3～3/4，生理盐水约占 1/3～1/4，并加适量氯化钾。治疗期间多次少量输血，对改善全身症状、缩短病程十分有利。对重症病人及严重贫血、营养不良者，可施以 TPN。

3.抗休克　迅速补充有效循环血容量。除补充晶体溶液外，应适当输血浆、新鲜全血或人体血清白蛋白等胶体液。血压不升者可适当应用血管活性药物。

4.对症疗法　严重腹痛者可予哌替啶（杜冷丁）；高热、烦躁者可给予吸氧、解热药、镇静药或予物理降温。腹胀者注意补钾，如有腹水形成可在放腹水后用地塞米松 5mg 加头孢拉定 2.0g，替硝唑 0.4g 腹腔内灌注。严重出血可用生长抑素及其类似物持续静滴。

5.抗生素　控制肠道内感染可减轻临床症状，一般选二种联合应用，轻症病人可选用甲硝唑 0.4g 或替硝唑 0.5g，3/d，口服。重症加用第三代喹诺酮类如环丙沙星或头孢菌素类如头孢呋辛、头孢三嗪等静滴。抗生素应用一般不少于 1 周。

6.肾上腺皮质激素　可减轻中毒症状，抑制过敏反应，对纠正休克也有帮助，但有加重肠出血和促发肠穿孔之危险。一般应用不超过 3～5 天；儿童用氢化可的松每天 4～8mg/kg 或地塞米松 1～2.5mg/d；成人用氢化可的松 200～300mg/d 或地塞米松 5～20mg/d，均由静脉滴入。

7.抗毒血清　采用 Welchii 杆菌抗毒血清 42000～85000U 静脉滴注，有较好疗效。

8.胰蛋白酶　补充胰蛋白酶可水解 B 毒素，减少其吸收，同时可清除肠道坏死组织，有助于疾病控制。常用胰蛋白酶 0.6～0.9g 口服，3/d，重症者 1000U 肌肉注射，1～2/d。

9.驱虫治疗　疑为或诊断为肠蛔虫感染者在出血停止、全身情况改善后应施以驱虫治疗，可用左旋咪唑 150mg 口服，2/d，连用 2 天，也可用其他咪唑类驱虫药。

10.其他治疗　调节肠道菌群可选用一些微生态制剂。吸附肠道内毒素可用液体石蜡油 20ml/d，或思密达口服或胃管内注入。

### （二）外科手术治疗

1.适应证

(1)肠穿孔。

(2)严重肠坏死，腹腔内有脓性或血性渗液。

(3)反复大量肠出血，并发出血性休克。

(4)肠梗阻、肠麻痹。

(5)不能排除其他急需手术治疗的急腹症。

2.手术方法

(1)肠管尚未坏死及穿孔者可用普鲁卡因肠系膜封闭。

(2)肠坏死及穿孔可作肠段切除、穿孔修补及腹腔引流术。

## 六、预后

本病死亡率直接与败血症、DIC、腹水、极低体重儿有关，一般为 20％～40％。手术后的短肠综合征、吸收不良综合征等不多见。长期随访术后患儿的生长发育营养状态均较好，营养不良的发生率亦不高。

（刘耀华）

# 第四节 肠梗阻

肠梗阻指各种病因导致肠内容物在肠道中通过受阻,是常见的急腹症。该病不仅表现为肠道局部病理及功能障碍,并可继发全身一系列病理生理改变,甚而危及生命。

**【病因】**

1.机械性肠梗阻 临床上最常见。多由粘连及粘连带压迫、肠道炎症或肿瘤、肠外肿块压迫、肠套叠或扭转、异物、蛔虫或粪便团块阻塞、嵌顿性外疝或内疝、放射性损伤造成。

2.动力性肠梗阻 多由肠壁肌肉运动紊乱造成。分为①麻痹性:常发生在腹部大手术后、腹部外伤、腹膜炎、低血钾、严重感染、甲状腺功能减退等疾病;②痉挛性:肠肌痉挛引起肠神经功能紊乱及肠道炎症,可引起暂时性肠痉挛。

3.缺血性肠梗阻 主要由肠系膜动脉血栓形成或栓塞及静脉血管血栓形成所致。

**【病理生理】**

各类型肠梗阻病理变化有所不同,但主要病理生理改变为肠积气、积液致使肠膨胀,继而出现体液丢失及酸碱平衡紊乱,肠壁血供障碍,坏死和继发性感染,最后出现毒血症。后者为肠梗阻致死的主要原因。

**【诊断】**

1.临床表现 各类肠梗阻症状轻、重不一,典型症状为急腹痛、呕吐、腹胀、停止排气排便以及全身中毒症状。腹部体检可有腹部压痛、反跳痛,腹部包块,肠形和肠蠕动波,肠鸣亢进、气过水声、肠鸣减弱甚至消失。

2.实验室检查 详见鉴别诊断。

3.X 线、多排 CT 仿真内窥成像检查 详见鉴别诊断。

**【鉴别诊断】**

肠梗阻诊断一经确立,即应进一步鉴别其类型、部位及病因,且其治疗手段及预后相差甚大。

1.机械性与动力性肠梗阻的鉴别 机械性肠梗阻除典型的临床症状外,X 线检查表现为梗阻肠段上方积气积液,梗阻以下肠祥多不显影。麻痹性肠梗阻多无阵发性腹绞痛,肠蠕动减弱,肠鸣音消失和腹胀较显著。X 线检查显示大、小肠普遍胀气并伴有许多大、小不等的液平。痉挛性肠梗阻系由神经反射导致暂时性肠痉挛,应用解痉剂多可缓解。

2.单纯性与绞窄性肠梗阻的鉴别 绞窄性肠梗阻有肠祥和肠系膜血循环障碍,与单纯性肠梗阻比,则有①发病急、腹痛剧烈且持续加重伴发热;②早期出现腹膜刺激征和休克;③呕吐物、引流物或腹腔穿刺液为血性或有血便;④实验室检查可有白细胞升高,低氯低钾更为突出,血淀粉酶、肌酸磷酸酶明显升高;⑤X 线表现为局限性肠腔扩张,形成"咖啡豆征"、"马蹄形"或"CY"肠祥等。

3.梗阻部位的判断 高位小肠梗阻(十二指肠或空肠)特点为呕吐但腹胀不明显;低位小肠梗阻(远端回肠)则以腹胀为主而呕吐较轻。X 线检查:充气肠祥位置高,液平少,肠腔内皱襞显著者提示高位小肠梗阻;充气肠祥液平多,遍及全腹而结肠无充气者,多为低位小肠梗阻;结肠梗阻,充气肠祥位于腹部外围,并可见结肠袋影。疑有大肠梗阻患者应行钡灌肠检查,可明确诊断及梗阻程度;若有条件行 CT 检查,应避免钡灌肠检查。

4.判断梗阻是否完全 不完全性肠梗阻发生于慢性肠道病基础上,症状不明显,反复发作,可有排气排便,X 线见肠祥充气、扩张不明显。

5.假性肠梗阻    指有机械性肠梗阻表现而无器质性梗阻存在的一种综合征。病因尚未明了,一般认为是肠肌肉神经变性所致。发作时症状与机械性肠梗阻类似,缓解期可无症状或仅有轻微腹胀。该病必须在排除机械性梗阻因素和继发病后才能考虑诊断。

6.肠梗阻病因鉴别诊断    病因判断应据年龄、病史、体检、X线或多排 CT 仿真内窥成像检查等综合分析。如新生儿应考虑肠先天畸形,小儿要想到肠蛔虫、肠套叠;青少年患者常见原因是肠粘连、嵌顿疝;而老年人要想到结肠肿瘤,乙状结肠扭转或粪块阻塞等。有风湿性心脏史患者应考虑肠系膜血管栓塞;以往有腹部手术、创伤、感染、结核者,应考虑到肠粘连或结核性腹膜炎引起的肠梗阻。

**【治疗】**

基本原则是去除病因,纠正病理生理紊乱和解除梗阻。

1.纠正水电解质和酸碱平衡紊乱    应根据临床表现与血生化检验结果估计。有明显呕吐者每日补液量约需 3000ml,低血压时应在 4000ml 以上。低位肠梗阻因碱性肠液丢失,多有酸中毒,反之因胃液和钾的丢失多发生碱中毒。临床实施治疗计划时应根据尿量、尿比重、血电解质、二氧化碳结合力、血肌酐以及血细胞比容、中心静脉压测定结果加以调整。

2.胃肠减压    可解除肠膨胀,改善由于肠膨胀引起的循环和呼吸窘迫症状,并可在一定程度上改善肠梗阻以上肠段的水肿、淤血状况。大肠梗阻没有穿孔、腹膜炎或闭袢性梗阻的征兆时,有条件可考虑置入自膨式金属支架(SEMS);自膨式金属支架(SEMS)是无并发症的左半结肠癌患者大肠梗阻最适宜的姑息性治疗手段。

3.药物治疗    早期、合理地使用抗生素防治由于肠梗阻时间过长而继发的多种细菌感染(如大肠杆菌、芽孢杆菌、链球菌等),应选用以抗革兰阴性杆菌为主的广谱抗生素。

4.手术治疗    目的在于解除梗阻。适应于绞窄性肠梗阻如嵌顿疝、肠扭转、肠系膜血管梗死、肿瘤、先天性肠道畸形等。对于无并发症的左半结肠恶性梗阻患者应争取行一期切除-吻合术。有学者认为,小肠梗阻患者伴有弥漫性腹膜炎体征或其他临床病情恶化的征兆,如发热、白细胞高、心动过速、代谢性酸中毒及持续腹痛等,应及时行剖腹探查术。

**【预后】**

依梗阻种类不同而异,如绞窄性肠梗阻死亡率可达 10%～20%,而单纯性肠梗阻仅在 3%左右。改善预后的关键在于诊断及时,处理得当。

(陈勇兵)

# 第五节    假性肠梗阻综合征

假性肠梗阻(IPO)是一种消化系统综合征,因肠道推进动力障碍导致肠梗阻的临床表现,但并不存在器质性梗阻病变。IPO 按发病的急缓分为急性和慢性;按梗阻的部位分为小肠梗阻和结肠梗阻;按致病的原因分为原发性和继发性假性肠梗阻。此病带来的严重消化道症状明显降低了患者的生活质量。

## 一、慢性假性肠梗阻

慢性假性肠梗阻(CIPO)多为隐匿起病,病程迁延,反复发作。临床表现为间断或持续的消化不良症状。多为原发性,也可继发于其他多种疾病。治疗包括营养支持、药物治疗和手术,但疗效欠佳,预后多不佳。

## （一）病因和病理生理机制

慢性假性肠梗阻多为原发性，国外报道有明确继发病因的仅占 5%。多种继发因素可导致 CIPO（表 4-1）。原发性 CIPO 一般为散发，但也有常染色体显性、隐性或性连锁的家系报道。目前已有确认的基因缺陷与 CIPO 相关。

表 4-1　主要的 CIPO 继发因素及分类

| 基础疾病 | 主要病因 |
| --- | --- |
| 中枢性自主神经系统疾病和肠神经系统疾病 | 脑血管病、脑炎、基底节钙化、直立性低血压、先天性巨结肠、神经纤维瘤病 |
| 免疫相关性疾病 | 硬皮病、皮肌炎、淀粉样变性、先天性结缔组织发育 |
| 内分泌及代谢性疾病 | 不全综合征、系统性红斑狼疮、副肿瘤综合征糖尿病、甲状腺功能减退、甲状旁腺功能减退、嗜铬细胞瘤 |
| 其他 | 医源性（放射性肠炎、可乐定、抗抑郁药、抗帕金森药、抗肿瘤药、支气管扩张剂）、空肠憩室病、锥虫病 |

CIPO 的发病机制尚未完全阐明，行肠壁全层活检可以发现神经肌肉病变。CIPO 的病理特点根据受累的不同环节分为神经病变（支配肠的神经传导系统或神经胶质细胞受累）、间质病变（肠 Cajal 间质细胞受累）和肌病（平滑肌细胞受累）。神经、间质和肌肉的病变可以独立或联合导致肠动力障碍。

1.神经病变　神经性 CIPO 的肠标本中，可见肠神经退变和免疫介导的改变。肠道固有神经元出现退变、丢失、水肿、核内包涵体、轴索变性、神经节缺失、神经元不能被正常染色等。炎症性神经病变的特点是肠肌间神经丛有大量淋巴细胞或嗜酸性粒细胞浸润。肠神经胶质细胞的异常也可以促发内源性肠神经病，吸引免疫细胞到达肠神经系统产生免疫介导的炎症反应。同时胶质细胞对神经元支持和营养的作用减弱，导致神经元非炎症性退变。

2.间质病变　肠 Cajal 间质细胞不仅是平滑肌细胞，还是起搏细胞。它既可以自主起搏，还能够形成电脉冲在肌层中传播。CIPO 患者肠道组织中常可发现 Cajal 间质细胞形态和功能的异常。

3.肌病　原发性内脏肌病的组织病理观察中可见肠壁环行和纵行肌的异常改变，如平滑肌纤维化和空泡变性、环行肌 α-肌动蛋白选择性减少甚至缺失等。

## （二）临床表现

CIPO 起病多隐匿，临床表现为反复发作的腹痛、腹胀、排便或排气减少或消失，常伴有呕吐，症状多在进食后加重。当病变累及上消化道时，主要表现为恶心、呕吐和体重下降，而弥漫性腹痛、腹胀和便秘则提示远端消化道受累。进行性系统性硬化患者可伴有吞咽困难。由于小肠细菌过度增生和吸收不良，可以出现腹泻或脂肪泻。很多患者体重明显减轻，一方面是由于肠功能障碍，另一方面也是因为患者为了避免症状加重而主动避免正常饮食。约 1/4 的 CIPO 患者可有急性发作期，表现与机械性肠梗阻很相似。

CIPO 也可累及非消化系统，引起相关症状，如尿潴留、反复尿路感染、瞳孔扩大、眼外肌麻痹、上睑下垂和共济失调等。继发性 CIPO 同时有其基础疾病的表现，如硬皮病、肌营养不良和自主神经病变等。

在体格检查方面，患者多有营养不良，甚至是恶液质。患者常有腹部膨隆，腹部可有轻压痛，但一般无反跳痛和腹肌紧张。肠鸣音在肌病患者中减弱，而神经病变患者的肠鸣音多为活跃。在急性梗阻期，体征可与机械性肠梗阻难以区分。查体要同时注意皮肤、眼睛、关节和自主神经系统的检查，以便探寻继发病因。

## （三）辅助检查

1.实验室检查　血常规检查可发现各种类型的贫血。肠道内细菌过度增生会导致维生素 $B_{12}$ 缺乏而出现巨幼细胞性贫血,其特征是血清叶酸水平升高。电解质紊乱可为 CIPO 的结果,也可能是导致 CIPO 的原因。腹泻或脂肪泻患者如需明确是否存在小肠细菌过度增生,可行肠内吸取物的需氧菌和厌氧菌培养,可以培养出多种细菌(需氧菌$>10^5/ml$,厌氧菌$>10^3/ml$),同时行药敏试验指导抗生素的选用。为明确 CIPO 的继发病因应进行相关检查,如结缔组织病相关抗体和甲状腺功能等。

2.影像学检查　影像学检查是诊断 CIPO 的重要手段。腹平片可见扩张的肠管,立位时有气液平。肠管扩张在肌病患者中比神经病变患者更常见。造影可帮助排除机械性梗阻。CT 和 MRI 可同时看到肠壁内外的情况,判断是否存在外源性的肠壁受压。有尿路症状的患者应同时行排泄性尿路造影,检查是否合并尿路异常,如巨膀胱。

3.内镜检查　内镜检查的主要目的是排除胃和肠道的机械性梗阻,可以排除十二指肠和近端空肠在 X 线下的假性机械性梗阻,如肠系膜上动脉压迫综合征。可以取小肠黏膜活检以排除乳糜泻。结肠镜还可同时进行大肠减压,缓解症状。

4.压力测定　CIPO 患者的小肠测压可以表现为正常,故不能作为诊断依据。不正常的测压结果可以帮助鉴别机械性和功能性梗阻,并提示其病理生理基础。CIPO 的测压异常结果主要包括:①不协调、阵发性收缩,间隔不定,提示内源性神经病变;②协调的、低振幅收缩,提示肌病。与假性肠梗阻不同,机械性梗阻的特点是分散、丛集性和暴发性收缩。

5.活检和病理检查　对已进行手术且怀疑 CIPO 的患者,应在扩张和非扩张的肠管均进行肠壁全层活检。病理学检查包括传统染色和免疫组化,观察平滑肌细胞和肠神经丛,甚至使用共聚焦显微镜观察 Cajal 间质细胞。

6.其他检查　怀疑肌营养不良和线粒体病的患者需要进行骨骼肌活检。

### (四)诊断和鉴别诊断

CIPO 的诊断要综合患者的临床症状、体征和影像学特点等,并经影像学和(或)内镜检查排除机械梗阻性病变。其鉴别诊断也主要是与机械性肠梗阻进行鉴别(表 4-2)。

表 4-2　CIPO 与机械性肠梗阻鉴别

|  | CIPO | 机械性肠梗阻 |
| --- | --- | --- |
| 肠道症状 | 腹泻或便秘 | 顽固性便秘或停止排便 |
| 发作间期 | 腹痛、恶心、呕吐或吞咽困难 | 无症状 |
| 其他胃肠道症状 | 可能有吞咽困难或胃轻瘫 | 无 |
| 营养状态 | 恶液质 | 少见 |
| 体征 | 肠鸣音减弱或活跃 | 肠型、高调肠鸣音、气过水声 |
| 泌尿系表现 | 可伴尿潴留和尿路感染 | 无 |
| 家族史 | 可有阳性 | 无 |
| 腹平片 | 全小肠或大肠积气 | 梗阻部位远端无积气 |
| 上消化道造影 | 可伴食道扩张、胃轻瘫和巨十二指肠 | 高位小肠梗阻时,近段小肠扩张 |
| 钡灌肠 | 无梗阻,可有冗长结肠或宽口憩室 | 梗阻性病变 |
| 静脉肾盂造影 | 巨膀胱或巨输尿管 | 正常 |
| 空肠测压 | 收缩幅度减低,移行性复合运动减弱 | 丛集性、持续时间延长的收缩 |
| 腹腔镜探查 | 无 | 梗阻性病变 |

## （五）自然病程

儿童患者多在刚出生后或 1 岁内起病,病情常较严重,病死率较高,多死于手术或肠外营养的并发症。儿童预后不佳的因素包括肌病、肠扭转不良、短肠综合征、泌尿系统受累。成人患者表现为长期的、非特异的、进行性加重的消化道症状。随着肠道功能及消化道症状的恶化,CIPO 病情逐渐加重。为了控制腹痛,多数患者不得不限制进食,最终依靠长期的肠外营养。

## （六）治疗

1.急性期治疗　急性期内的治疗同急性机械性肠梗阻。禁食水同时需要支持治疗,静脉补液维持水和电解质平衡,补充足够的热量。留置胃管可以防止呕吐和误吸。肛管大肠减压,但一般仅在乙状结肠受累时有效;若无效,可考虑结肠镜减压或盲肠造瘘。患者可能有较长时间的梗阻间期,需要使用抗生素防止和治疗细菌过度增生。可以使用红霉素、生长抑素和新斯的明来改善肠道的运输,缩短急性期的持续时间。

2.营养支持　CIPO 患者的营养状态一般较差。如果患者尚有一定残存的肠道功能,可予少量多次的流食或半流食,保证日常一般的能量需求,可以添加口服无乳糖的营养元素。若使用要素饮食,1kcal/ml 的浓度耐受性较好。动力障碍局限于胃或十二指肠的患者可以考虑肠内营养,以减少肠外营养的并发症。在小肠功能弥漫损伤的严重患者中,必须采用肠外营养保证营养供应。

3.治疗原发病　一些继发性 CIPO 的患者可在治疗原发病后获得好转,如甲状腺疾病、药物相关 CIPO 等。如果 CIPO 与免疫反应或炎性神经病变有关,使用类固醇激素或其他免疫抑制疗法可能有一定效果。

4.药物治疗　CIPO 药物治疗的目的是控制症状和减少并发症发生,经常需同时进行止吐、抑制分泌、解痉、促泻或止泻剂,通常给予促动力药,以改善胃肠道动力,并控制内脏神经敏感性。甲氧氯普胺、多潘立酮等较为常用,但效果有限。红霉素是大环内酯类抗生素,也是近端胃肠道促胃动素受体的激动剂,能够增加胃窦收缩和促进胃排空。奥曲肽是长效生长抑素类似物,能够增强肠动力,抑制细菌过度增生。红霉素和奥曲肽联用可以同时促进胃排空和肠道动力。有研究显示,对少数以恶心和呕吐为主要症状的 CIPO 患者,胃电刺激治疗可能有效。对于便秘严重的患者,可予通便药物治疗,常常需要辅助灌肠治疗。溶剂性泻剂在严重动力障碍的患者中禁用,因其会加重症状。治疗细菌过度增生可以间断使用四环素、甲硝唑、环丙沙星等,一般 7～10d,慢性患者可能需要每 3～4 周使用 1 周抗生素。

5.外科治疗　手术治疗的效果通常很有限,因此需要严格选择患者。由于 CIPO 大多累及全胃肠道,极少有患者会从外科切除手术中获益。有些病变起初似乎局限于某段消化道,但多数是进行性病变,因此手术切除的效果也是暂时的。胃肠造瘘可有效地减轻呕吐和腹胀,并为肠内营养提供了通路。此外,肠襻减压可以改善肠道的传输能力,减少住院率和手术率。

目前,仅在几个高度专业化的医疗中心可以实现小肠或多脏器移植。免疫抑制剂联合激素的应用,大大改善了手术的预后。但长期肠外营养的并发症、排斥反应、细菌感染仍是最常见的问题,并使 5 年死亡率接近 50%。移植后并发症的高危因素,包括合并泌尿系统异常、长期使用鸦片类物质、多次开腹手术史和因胃轻瘫而行胃切除等。尽管如此,当出现如下情况且其他治疗均无效时,仍应考虑移植,包括慢性肠衰竭、致命性肠外营养并发症、无静脉通路、肠外营养无法维持营养供给和生活质量等。

# 二、急性假性肠梗阻

急性假性肠梗阻（AIPO）多指急性假性结肠梗阻,又称为 Ogilivie 综合征。一般在有严重基础病,如严重感染、心脑血管疾病、呼吸系统疾病、手术、创伤或中毒等情况下诱发,表现为短期内出现肠梗阻症状和肠道显著扩张,但不存在器质性、梗阻性病变。

### (一)病理生理机制

已知的引起 AIPO 的机制包括:①交感神经兴奋过度或副交感神经兴奋不足,导致肠道不收缩;②交感神经兴奋不足或副交感神经兴奋过度,导致肠道不松弛;③过量内源性或外源性鸦片类物质使肠道初期收缩兴奋,随即被长时间抑制;④抑制性神经元无法释放一氧化氮,肠道无法松弛,不能蠕动;⑤手术或创伤所致的急性假性梗阻还与炎症反应相关,局部刺激导致大量单核细胞浸润,炎症介质释放,炎症反应产生的内源性鸦片样物质和用于镇痛的外源性鸦片样物质抑制肠道的传输,加重术后肠梗阻。

### (二)临床表现

急性假性肠梗阻起病突然,多出现在有严重基础疾病的情况下。影响肠壁神经肌肉的系统性疾病也会导致急性假性肠梗阻,如淀粉样变性以急性肠梗阻为首发表现。

1.症状和体征　典型的表现为严重腹胀,伴停止排气和排便。但约 41% 的患者仍有少量排气,甚至会出现腹泻。患者可有恶心和呕吐。多数患者不伴严重腹痛、腹部压痛和反跳痛,如若出现,则提示肠穿孔或肠缺血。肠鸣音可消失,也可活跃,而高调肠鸣音和气过水声则提示机械性肠梗阻。

2.影像学特点及内镜检查　特征性表现是腹平片见结肠明显扩张,有时小肠同样受累。如果全程结肠,甚至乙状结肠和直肠积气,则基本可以排除机械性肠梗阻。结肠袋多存在,可有气液平,但以气体为主,液体偏少。膈下游离气体提示穿孔。结肠扩张的直径可从 7～25cm,这对估计预后和决定治疗方案有重要作用。除了腹平片,腹部 CT 对诊断假性梗阻的敏感性为 96%,特异性为 93%。结肠镜检查可以帮助排除器质性肠梗阻,同时行减压治疗,但操作时需谨慎以防穿孔。

### (三)预后

急性假性肠梗阻的死亡率在 0～32%,老年患者、临床情况差、急性期手术干预均会升高死亡率。结肠扩张直径也是影响死亡率的危险因素,直径 9cm 预示即将穿孔。减压是否及时与死亡率相关,在扩张出现 4d 内减压,死亡率为 15%;4～7d 为 27%;7d 后高达 73%。

### (四)预防

腹腔镜手术、局部麻醉、鸦片类镇痛剂经皮给药可以减少术后假性肠梗阻的发生。选择性外周鸦片受体拮抗剂可以拮抗系统性给药对胃肠道的抑制,但不影响镇痛剂的镇痛作用,有成为预防或治疗术后假性肠梗阻药物的潜力。

### (五)治疗

1.去除诱发因素　纠正电解质紊乱(尤其是低钾和低钙)、低血容量和缺氧等,治疗感染,停止使用可疑药物。

2.支持治疗　禁食水,同时静脉补液保证水和电解质平衡。给予充足的热量补充。病程较长的患者必要时予肠内或肠外营养。

3.使用抗生素　减少细菌繁殖。

4.肠道减压　灌肠可以清理结肠,但不能使病情得到根本性治疗,而且会提高穿孔风险。但当结肠的直径大于 9cm,并且去除了已知诱因而病情仍无改善时,应在确诊的 72h 内进行肠道减压。主要方法有:

(1)新斯的明:静推新斯的明 1～2mg(大于 3～5min),同时监测心电图,患者保证卧位至少 1h。若出现心动过缓使用阿托品解救,首次使用新斯的明可从小剂量开始,减少心动过缓的发生率。4h 后无效或再次出现肠管扩张,可以重复给药。禁忌证包括心率小于 60 次/min、收缩压低于 90mmHg、支气管痉挛、血清肌酐大于 3mg/dl、消化道穿孔等。

(2)内镜减压:若新斯的明无效,可考虑内镜减压。乙状结肠扩张时,可使用肛管减压。但应小心操作,防止穿孔。内镜减压不能改善患者的预后。

（3）手术:上述方法均无效时,可考虑经皮盲肠造瘘或手术,以降低穿孔风险。

（4）其他:有报道红霉素和甲氧氯普胺治疗急性假性肠梗阻有效,但尚无大规模临床试验验证其疗效。国内报道生豆油胃管注入、中药复方小承气汤或大承气汤灌肠作为辅助治疗有效。

（李建伟）

# 第六节　胃肠扭转

胃肠扭转可累及从胃到结肠的任何部位,是急性或复发性腹痛的重要原因。因为胃肠扭转的临床症状常常是非特异性,常延迟诊断,以至有致命性的后果,包括肠缺血和梗死。及早认识、及时诊断、恰当处理,是避免这些不良后果的根本。

## 一、胃扭转

胃扭转是指因维持胃正常位置的固定机制发生障碍,或胃邻近脏器病变使胃移位导致胃本身沿不同轴向发生异常扭转。轻者无症状,重者可致梗阻及血运障碍引起急性腹痛和休克,甚至危及生命。

### （一）病因及诱因

正常情况小,胃-肝、胃-脾和胃-结肠韧带固定胃不能过度移动。如果①因先天性或长期营养不良和胃重载牵拉引起胃韧带松弛或延长;②饱食、剧烈呕吐、腹腔压力突然增高、急性胃扩张等诱因存在时引起胃扭转,这些因素引起所谓的原发性胃扭转;如果因胃或邻近脏器的病变造成胃的位置改变或系胃韧带松弛（或断裂）,以此为基础引起的胃扭转为继发性。最多见于膈肌缺损,如食管裂孔疝、颈迷走神经切断术后膈肌松弛等。

胃本身病变如胃溃疡、良恶性肿瘤、葫芦胃等也可引起胃扭转。

### （二）胃扭转的类型

1.按扭转的轴心分型（图 4-1）

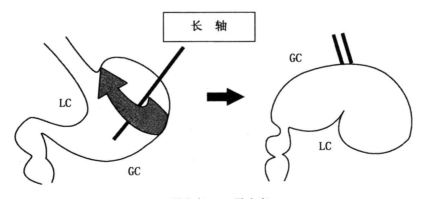

GC:胃大弯;LC:胃小弯

**图 4-1　器官轴型扭转**

（1）器官轴型扭转:贲门和幽门为固定点,沿轴轴向上扭转,胃大弯在上,胃小弯在下,结肠上行,脾脏和胰腺亦移位。

(2)系膜轴型扭转:以胃小弯和胃大弯中点连线为轴呈顺钟向或逆钟向扭转。使胃体和胃窦重叠,走向为右扭转则胃体在前,反之胃窦在前。

(3)混合型扭转:兼有前两型特点,最常见。

2.按扭转的范围分型

(1)完全扭转:除与膈肌相贴部分外,全胃皆扭转,多见于器官轴型扭转,多不超过180°。

(2)部分扭转:仅胃某部扭转,常发生在胃窦部。扭转可超过180°。可见于各种轴型扭转。

3.按扭转的程度或性质分型

(1)急性胃扭转:扭转超过180°,极易发生梗阻和绞窄。严重者可有血管闭塞和胃壁坏死。

(2)慢性胃扭转:扭转未超过180°,多不发生梗阻和绞窄。

### (三)临床表现

Borchadt 于 1904 年提出了协助诊断胃扭转的三联征:①上腹局限性胀痛;②重复性干呕;③难于或不能将胃管插入胃内。在此基础上 Cater 等又补充 3 点:①当胃经膈肌缺损处进入胸腔或膈肌膨隆严重时,腹部体征可以不明显;②胸片显示胸腔或上腹部有充气的脏器;③有上消化道梗阻的表现。如果同时出现消化道出血、腹膜炎表现、休克、腹腔穿刺抽出胃内容物、胸腔积液时,应想到胃绞窄的可能,胃绞窄一旦发生常因休克、急性心肺功能衰竭而死亡。绞窄型胃扭转常合并膈疝,在胃发生绞窄、穿孔之前,往往有明显的 Borchadt 三联征表现,在临床上应引起重视。

急性胃扭转很少见,起病急、症状重、有急腹症表现,可伴休克,病死率达 30%。其特点有:①上腹部剧痛放射至背部、左肋缘和胸部;②早期呕吐,少量无胆汁,继而干呕;③上腹部进行性膨胀,下腹部平软;④不能插入胃管;⑤严重者可伴休克。

慢性胃扭转临床表现常不典型,可持续多年不发生症状,仅钡剂检查时偶然发现。发病者往往在起病前有外伤、饱食、剧烈运动、呕吐等诱因,临床表现主要为上腹部胀痛,可有下腹部痛并向肩背放射,伴有饱胀、恶心、呕吐,进食后加重。腹痛发作时上腹可扪及张力性包块,且左侧卧位时症状可减轻,服制酸药物不能缓解,以间断发作为特征,发作间隔数周或数月不等。易被误诊为慢性胃炎、消化性溃疡、幽门梗阻、慢性胆囊炎及胰腺炎等疾病,经消化道造影及胃镜检查后可明确诊断。

### (四)诊断

根据胃扭转典型的症状及体征,结合下列的影像学检查,一般不难诊断。

1.X 线检查　胃扭转 X 线检查可有以下征象:①腹部平片见胃影扩张,充满气体和液体,胃沿其纵轴扭转,使胃大弯向前上方或后上方翻转,胃失去正常 X 线解剖形态,大弯侧形成胃的顶缘,紧贴膈肌,胃窦部亦随之翻转,十二指肠球部由于反位而斜向右下方,幽门高于十二指肠,使胃形成蜷虾状;②由于胃大弯上翻,从而构成真假两个胃泡,有两个液平面,胃呈"发针"样襻,不随体位改变而变化,胃角向右向后;③吞钡时,钡剂不能通过贲门;④胃黏膜扭曲交叉,食管腹腔段延长;⑤常伴有膈疝等 X 线征象。急性胃扭转多见器官轴型,慢性胃扭转多见系膜轴型。

2.内镜检查　表现有齿状线和胃黏膜皱襞扭曲,胃腔内解剖位置改变如大小弯、前后壁颠倒,胃角形态改变或消失,幽门口移位,胃大弯纵形皱襞黏膜在扭转处突然中断,胃腔扩大远端呈锥形狭窄,进镜时有阻力等,有时胃体腔有大量液体潴留。

根据上述影像学改变可考虑胃扭转,但慢性胃扭转不典型时,诊断有一定难度,需进一步进行鉴别诊断。

### (五)鉴别诊断

胃肠扭转主要表现为腹痛、腹胀、恶心、呕吐,症状可因扭转发生的急缓和扭转的程度临床表现各异,症状不典型者需与以下疾病鉴别。

1.急性胰腺炎　急性胰腺炎在临床上较常见。主要与饱食、饮酒、胆道蛔虫及结石有关,表现为急性上腹痛,多位于上腹部,其次是左上腹、右上腹或脐周,疼痛以仰卧位为甚,坐位和向前倾可减轻,多呈持续性较剧烈疼痛,并向腰背部放射。由于胰腺位于胃部之后,体征常为上腹部深压痛或反跳痛,一般与症状不相符。血清与尿淀粉酶测定,对诊断急性胰腺炎有确诊意义,血清淀粉酶在发病后 6～12h 开始升高,而尿淀粉酶升高略迟,在发病后的 12～14h 开始升高,持 7～10 天。B 超对该病有一定诊断价值,CT 对早期诊断胰腺炎及判断有无胰腺坏死有较高的诊断价值。

2.急性肠缺血综合征　急性肠缺血综合征是由各种原因引起肠道供血不足而发生的综合征,包括肠系膜上动脉栓塞、急性肠系膜上动脉血栓形成、非肠系膜血管堵塞性肠梗阻、肠系膜上静脉血栓形成、缺血性结肠炎以及其他原因的肠道血管病变所致的肠道缺血性疾病等。该病突然发生的急性腹痛,疼痛多位于左上腹或左中腹部,也可位于脐部,少数扩散至全腹,临床表现无特异性,首发症状常为难以忍受的剧烈腹痛,动脉缺血起病急骤,静脉缺血起病徐缓,常有数日的非特异前驱症状,解痉剂及阿片类强烈止痛药效果差,早期腹痛与体征不服,易误诊。该病发展迅速,如不及时治疗,很快出现感染性休克,病死率高。多普勒超声、MRI 和选择性肠系膜血管造影等对腹腔血管病变诊断意义较大。彩色多普勒超声可显示肠系膜血管情况,如测定血流速度、血流量和截面积。CT 能直接显示肠壁及血管内栓子;血管造影可显示病变区域血管狭窄或中断,以及充盈缺损等相应的影像学改变。对疑似病例应尽早行血管造影,选择性肠系膜血管造影是诊断肠系膜动脉缺血最可靠的方法。

3.胃、十二指肠溃疡急性穿孔　胃、十二指肠溃疡急性穿孔的疼痛大多数突然发作,疼痛的性质很不一致,通常以持续性剧痛为多,可非常剧烈,疼痛先开始于上腹部,然后随着胃或十二指肠内容物迅速由穿孔处溢流入腹腔,变为全腹的剧痛,有时以右下腹部最为剧烈,有些患者甚至发生休克。根据典型的胃、十二指肠溃疡病史或反复发作的胃痛史,诊断多无困难。X 线检查发现膈下游离气体可协助诊断;如无气腹发现,必要时可用胃管抽空胃液后注入空气 300ml,空气可自穿孔处逸出形成膈下气影,有助于胃、十二指肠溃疡穿孔的诊断。

4.急性脾扭转　急性脾扭转罕见,多发生于游动脾的基础上,患者出现暴发性急腹症症状,由于腹肌紧张,以致未能触及脾脏的形状。该病诊断困难。

5.急性胃扩张　急性胃扩张通常发生于暴食之后,或有时进食并不太多,而在进食前后由于情绪波动、剧烈疼痛、受寒、腹部外伤等不良刺激也可引起。临床特点是:患者在暴食后 1～2h,突然发生上腹部或脐周持续性胀痛,可阵发性加剧,伴饱胀感,呕吐,呃逆。呕吐的特点是频繁而呕吐量不多,腹胀不减轻。查体可见腹部膨胀,但腹肌柔软,无腹膜刺激征;X 线检查可见扩大的胃泡和胃内大量食物残渣影像。

### (六)治疗

1.急性胃扭转　急性胃扭转是一种极为严重的急腹症,有时不易做出早期诊断,病死率高,一经发现应及时处理。多数病例需急诊手术治疗,少数经非手术治疗也能缓解。

(1)非手术治疗:可首先试行插入胃管进行减压。少数如能将胃管成功插入胃腔,可经胃管吸出胃内大量气体和液体,急性症状可随之缓解,并自行复位。但非手术治疗有如下缺点:①疗效短,易复发;②易在插管时损伤食管;③可能隐藏着更严重的胃及周围脏器的病变未被发现和及时治疗。非手术疗法即使成功,也应明确病因,防止再发。

(2)紧急手术治疗:大多数患者胃管不能成功插入,应积极做好准备,及早手术治疗。紧急手术治疗的原则:①解除胃扩张:开腹后,因胃部高度膨胀和邻近脏器移位,常不能辨明病变真实情况,给进一步手术处理带来困难,即使已发现扭转也不能勉强复位,以免造成胃壁撕裂或穿孔,应首先解除胃膨胀。具体方法是经胃壁插入套管针,将胃内气体和液体吸出,然后将针孔缝合。②复位:根据扭转轴向、转向复位,动作宜轻柔,勿损伤周围脏器及胃本身。复位后应观察胃壁血运及恢复情况,如已有坏死者,应视范围大小,结合胃部原发病情况给予处理或切除坏死组织后胃壁内翻缝合,或行胃部分切除。③病因探查和治疗:胃扭转复位后,尚应仔细探查造成扭转的原因。有膈疝者可进行修补术;粘连者可分离,切断粘连带;胃溃疡或肿瘤可行胃大部切除术等。④胃固定术:复位后未找到病因者可考虑做胃固定术,以防止复发。可将胃缝合固定于腹前壁、空肠和膈面。⑤危急患者的应变措施:部分患者病情急,不能耐受进一步手术,可仅行单纯复位术。一般胃扭转复发率不高,不行胃固定术也可获得满意效果。此外,如需行膈疝修补术,或因胃肿瘤需做胃大部切除术等,也应暂缓,待患者度过危险期后再行二期手术为宜。

(3)辅助治疗

1)输液:急性胃扭转常有水、电解质和酸碱平衡失调,应予纠正。此外,如有休克应积极治疗。胃扭转复位后,在禁食、胃肠减压和恢复正常进食前仍应继续输液,以补充每天热量、水和电解质等的需要。

2)胃肠减压:手术或非手术复位成功后应持续胃肠减压、禁食,以保持胃内空虚,一般术后 3～4 天方可停止胃肠减压。

3)饮食:胃肠减压停止后,可开始进食少量流质,并在密切观察下逐渐增加食量。4)病因及并发症治疗:经非手术疗法复位后或因病情危重仅行复位者,可能有某些病因或并发症尚未处理,应给予相应治疗。

2.慢性胃扭转　慢性胃扭转症状差异较大,病因各不相同,多数无需急诊手术。非手术疗法常能奏效,必要时择期手术。

非手术疗法对症状轻、无并发症的原发性慢性胃扭转或继发性胃扭转而病因无需手术治疗者,可采用非手术治疗法。包括:①对症治疗:少吃多餐,必要时使用对症药物。②内镜治疗:近年利用内镜使慢性胃扭转复位报道增多,近、远期效果好。胃镜达贲门后,向胃腔内反复注入气体并抽出气体,使胃黏膜皱襞扭转的角度变钝,刺激胃的顺向蠕动。胃镜进入胃腔后,寻腔进镜,边进镜边注气观察,若见胃腔突然扩大或患者感到一过性腹痛,有时镜身可有震颤感,胃镜顺利进入幽门,扭转已自行解除。如用注气法不能复位,可将内镜进到胃窦部,然后抽干胃腔内气体,使胃壁与镜身相贴,弯曲镜头反复注气,按胃扭转相反方向转动镜身并不断拉直镜身,从而使胃扭转复位。如仍不能转复,可按上述方法重新进行。

# 二、小肠扭转

肠扭转常因肠襻及其系膜过长,在自身重力或外力推动下发生肠扭转致肠腔受压、狭窄而形成机械性肠梗阻。小肠扭转起病急、病情进展快、并发症多、病死率高。

小肠扭转的发生机制与两大因素有关:

1.先天性发育异常者肠系膜过长、肠管活动度较大等解剖学因素。

2.诱发因素:①肠管本身的质量增加,如小肠憩室、肿瘤等,或粘连致肠系膜扭转使肠管位置发生改变。其中以小肠憩室最多见,占 50% 以上;②体位的突然改变或剧烈的肠蠕动,临床观察,小肠扭转大都发生在饱餐后剧烈运动时。

## (一)临床表现

小肠扭转多发生于成年的体力劳动者,以青壮年多见,有饱餐、剧烈运动和参加重体力劳动史。发病急,持续性腹痛阵发性加剧,常有腰背部放射性疼痛伴持续性呕吐。查体明显腹胀,常呈不对称性或肠型,并可触及有压痛的肠襻,早期肠鸣音亢进并可闻及过气水音,当发生肠段坏死穿孔腹膜炎时,肠型消失,肠鸣音减弱或消失,出现腹肌紧张、触痛及反跳痛。

## （二）诊断

1.病史和临床表现　　大多数患者有腹部手术史、饱食后有剧烈运动史（做体力劳动或跑跳等）；有便蛔虫或腹部外伤史；另外，梅克尔憩室也有继发小肠扭转的可能。再结合典型的临床表现、体征及相关检查确诊并不困难，但有少数病例，特别是既往无腹部手术史、肠梗阻症状不典型或病史述说不清者诊断较困难。

2.辅助实验室检查　　白细胞计数、电解质及酸碱平衡紊乱、体温升高等对小肠扭转诊断缺乏特异性。血清无机磷、肌酸磷酸激酶及其同工酶、D-乳酸升高对诊断肠管较窄有帮助。

3.特殊检查

（1）X线检查：部分扭转者，早期可无异常发现，全扭转者可见十二指肠膨胀，空肠和回肠换位，或排列成多种形态的小跨度蜷曲肠襻等特有的征象。有时可见不随体位移动的长液面、假瘤征和咖啡豆征。

（2）CT检查：近年来，随着CT的广泛应用和技术的进步，显示出比X线平片有更强的优势，尤其是螺旋CT可以获得连续层面图像，可以避免层面扫描中所致的小病灶漏查。小肠扭转者行螺旋CT检查，除了常见的肠梗阻表现外，还具有以下特征：

1）"漩涡征"：为肠曲紧紧围着某一中轴盘绕聚集，形成CT上呈"漩涡"状影像。但有文献指出，"漩涡征"虽然高度提示肠扭转，但并非特异性。肠扭转的诊断不仅要有肠管走形的改变征象，还要有其伴行血管走行异常，因为肠扭转的同时，该段肠系膜内的血管必然也扭转。因此诊断肠扭转应同时具备上述2方面的征象。单纯粘连性肠梗阻也可表现出"漩涡征"。为与肠扭转鉴别可行血管重组，观察肠系膜血管是否也形成"漩涡征"，或仅有扭曲征象。

2）"鸟喙征"：扭转开始后未被卷入"涡团"的近端肠管充气、充液或内容物而扩张，其紧邻漩涡缘的肠管呈鸟嘴样变尖。

3）肠壁强化减弱、"靶环征"和腹水："靶环征"为肠壁呈环形对称性增厚并出现分层改变，为黏膜下水肿增厚的征象，在判断有无发生绞窄方面，文献资料显示肠壁强化减弱的特异性为100%，"靶环征"为96%。以上3点可作为判断有无发生肠管绞窄的依据。

（3）肠系膜上动脉造影：对小肠扭转患者行肠系膜上动脉造影，可以发现肠系膜上动静脉呈螺旋状征，回肠动静脉与空肠动静脉换位等特征性表现。

## （三）鉴别诊断

小肠扭转结合病史、临床表现和相关检查，诊断并不困难。因小肠扭转极易发生肠管绞窄，病情进展迅速，病死率高，多数需要行手术治疗以挽救生命，所以早期确诊尤为重要。故临床医生对出现肠梗阻者，尤其对出现粘连性肠梗阻者，要高度警惕此病，并迅速地与其他可引起剧烈腹痛、呕吐和肠梗阻的疾病做出鉴别，提高诊断的准确率和速度。为有效治疗奠定基础。

1.腹内疝　　与部分肠扭转的临床表现极其相似，急骤起病，迅速出现绞窄性肠梗阻的症状。X线检查和选择性血管造影是鉴别的主要手段。X线腹部平片可见充气样的肠襻聚集一团，钡剂检查可见一团小肠襻聚集在腹腔某一部位，周边呈圆形。选择性血管造影可见小肠动脉弓移位。个别患者则需要剖腹探查才能确诊。

2.肠系膜血管栓塞　　患者往往有冠心病或心房纤颤史，多数有动脉硬化表现。选择性肠系膜上动脉造影不仅可以确诊，而且还可以帮助早期鉴别肠系膜栓塞，血栓形成或血管痉挛。根据病史和影像学的特异性改变，可以鉴别。

3.回肠远端憩室炎（Meckel憩室炎）　　发病年龄以幼儿与青少年较多，男性占绝大多数。其主要临床表现为腹痛、呕吐、右下腹压痛、腹肌紧张；发热和白细胞增高，可合并肠梗阻。如小儿或年轻患者出现上述症状并有便血，或原因未明的急性机械性肠梗阻又无剖腹病史者，应注意回肠远端憩室炎的可能。在无消化道梗阻时，可行全消化道 X 线气钡双重造影、胶囊内镜和双气囊小肠镜检查有助于明确诊断；合并肠梗阻者，可行 CT 检查观察肠管及伴行血管形态及走形以明确诊断，少部分患者须靠手术探查方能确定诊断。

4.急性肠穿孔　急性肠穿孔可发生于急性肠溃疡、肠坏死或外伤等，表现为突发腹痛，呈持续性剧痛，常使患者不能耐受，并在深呼吸与咳嗽时加剧。疼痛范围与腹膜炎扩散的程度有关，可局限或遍及全腹，症状与肠扭转有相似之处，腹部检查除均有局部或全腹腹肌板硬外，肠穿孔有特征性的肝浊音区缩小或消失，另结合 X 线检查发现有膈下游离气体可以鉴别。

5.肠套叠　一半多发生于儿童。肠套叠有 4 个主要症状：腹痛、呕吐、便血与黏液、腹部肿块。痉挛性体质、肠管先天性异常、外伤、肠道炎症、异物与肿瘤，均可为发病因素或诱因。可行腹部 B 超、CT 检查鉴别，必要时需手术探查确诊。

6.急性假性肠梗阻　假性肠梗阻是一种无机械性肠腔梗阻而具有肠梗阻症状和体征的临床综合征，由无效性肠推进运动造成。主要临床表现为中、上腹部疼痛、腹胀、呕吐、便秘等，体查有肠型、蠕动波和肠鸣音亢进，需与肠扭转引起的梗阻相鉴别。立位腹平片、CT 检查有助于鉴别。

### （四）治疗

小肠扭转的诊断明确后，一般应及时手术治疗，避免发生肠坏死。对符合以下条件者，可试行保守治疗：①全身情况较好，血压、脉搏基本正常的早期肠扭转；②无腹膜刺激症状、体征或经初步非手术治疗明显好转者；③对年老、体弱、发病超过 2 天的无绞窄的扭转也可试用。

1.保守治疗方法

（1）一般治疗：应严格禁食，同时进行胃肠减压。及时补充液体，纠正水、电解质紊乱。可给针对肠源性细菌感染的抗生素，防治感染的发生。

（2）手法复位

1）颠簸疗法：小肠扭转早期，病情较轻者可先试行手法复位。患者取膝体位，暴露下腹。术者立于病床一侧，用手按逆时针方向轻轻按摩腹部，同时用手抬起腹部后突然放松，如此反复，逐渐加重颠簸，尤其是脐部和脐下部位、腹胀明显者，可将腹部左右摇晃，上下反复颠簸，一般连续 3～5min 后休息 1 次，连续进行 3～4 次即可。通常在 1～2 次颠簸后即有轻快感，症状减轻。如颠簸后无便意，可给少量温盐水灌肠，以刺激肠蠕动。

2）推拿疗法：患者取仰卧位，双手涂滑石粉后由剑突向下腹的方向抚摸 2～3min，然后进行绕腹周推拿（与扭转方向相反）。如腹部抵抗感变为柔软，并听到肠鸣音亢进，也有气过水声，说明推拿有效。经推拿 10～20min 如无便意，可让患者起床活动，间隔 1～2h，再推拿 1 次。一般在 1～2h 内有大量稀便排除，腹部松软凹下，肠型和阵痛消失。

但目前较少使用手法复位，因手法复位一旦处理不好，易出现肠管破裂和加速肠管内细菌、毒素的吸收。

2.手术治疗　发生小肠扭转时，当肠管缺血时，黏膜破坏，渗透性增加，肠腔内菌群滋生，故肠内有大量的细菌和毒素。为防止在扭转解除后有大量毒素入血使休克加重，或引起脓毒血症，在解除梗阻前，首先将闭襻内外的肠内容物全部减压吸出。方法：将肠管切一小口用于负压吸引（注意防止污染腹腔）。

手术时应尽快将扭转肠襻反旋转复位。术中探查如发现小肠颜色正常、血供良好、腹腔内无血性渗液，可不做特殊处理，仅行小肠复位术。如小肠颜色暗红，但血供良好，可将小肠复位后用生理盐水热敷，如肠管颜色恢复正常，可免除小肠切除术。如肠管呈黑色，肠壁失去弹性和蠕动，系膜血管失去搏动，肠管弥散出臭味,此种肠管应判断为完全坏死,应全部切除。坏死肠段切除后将近侧肠管断端拉至切口旁开放减压,使肠内容物流到无菌盆内,然后再行端端吻合或端侧吻合术。并尽量保留 1m 以上小肠,以提高长期存活率。

对于先天性肠扭转,若出现肠系膜异常时,应将盲肠从升结肠固定于右侧的腹膜壁层。亦可将升结肠系膜从回盲部至十二指肠空肠曲斜行固定于背侧的腹膜壁层,以防止小肠嵌入结肠和后侧腹膜壁层间引起梗阻。横结肠后位时,将扭转的肠管按反时针方向旋转 360°,使腹膜后的横结肠转到肠系膜根部的前方,固定盲肠和升结肠于右侧腹膜壁层,肠系膜血管前方的十二指肠下部移位到腹部右侧,解除静脉瘀滞。

术后治疗:急性肠扭转术后处理主要根据患者术前的水、电解质失衡情况及营养情况而定,继续纠正水、电解质的平衡失调,维持人体的需要,改善患者的营养状况,并应用白蛋白、血浆以减轻肠壁水肿,选用抗生素直至体温降至正常。

## 三、盲肠扭转

盲肠扭转的典型改变为右侧结肠的扭转、折叠。其主要原因为右侧结肠固定不良,同时与盲肠的过度活动有关。盲肠扭转的主要症状为腹部严重的疼痛,呈绞痛,伴恶心、呕吐、腹部膨隆。急剧的盲肠扩张可以由创伤、泻药、便秘、产后韧带松弛及远侧结肠梗阻引起。

### (一)分型

盲肠扭转占结肠扭转的 10%～40%,可分为两种类型。

1.以回结肠血管为轴的旋转约占 90%,是沿逆时针方向斜行扭转,回肠和盲肠换位。

2.盲肠翻折约占 10%,是盲肠平面向前、向上翻折,在翻折处形成梗阻。

### (二)临床表现

肠扭转的临床表现无特异性,其程度取决于受累肠道的范围、扭转的角度和时间。常见的临床表现包括全腹疼痛(90%),腹胀(80%)、腹泻或顽固性便秘(60%)、呕吐(28%)和不排便排气。盲肠扭转的临床症状与小肠扭转基本相同,而且病程进展更为迅速。查体:腹膨隆、触痛,右腹部或脐区可触及肠襻,叩诊呈鼓音,可闻及肠鸣音亢进和气过水音。

### (三)诊断

盲肠扭转的临床表现缺乏特异性,单从病史和临床表现入手很难确立诊断。50%的盲肠梗阻,可以通过腹部系统性检查确诊。

1.X 线检查　腹部 X 片是主要的辅助检查手段。扩张的盲肠表现为卵圆形巨大肠襻,有大而长的单个液气平面,可见于腹部任何位置,取决于它的本来位置,肠扩张程度,扭转范围、角度及持续时间。在扩张盲肠的右侧可见扩张的小肠襻,为充气的回肠及其内小液气平面;而其远端结肠常很少积气。

2.钡剂灌肠检查　钡剂灌肠检查可以在扭转的部位出现"鸟嘴征"。

3.CT 扫描　CT 检查可以发现扩张肠襻的上下端变细,也可出现肠曲紧紧围着某一中轴盘绕聚积的"漩涡征"、"鸟嘴征"和肠壁强化减弱、"靶环征"。

### (四)鉴别诊断

盲肠扭转的诊断需与以下疾病鉴别。

1.急性阑尾炎　急性阑尾炎是误诊较多的急腹症,其症状是由于腹膜刺激与毒血症所引起。症状往往按下列次序出现:中上腹部或脐周疼痛,恶心、呕吐,腹痛转移或集中在右下腹,右下腹有明显压痛-体温升高-白细胞增多与核左移现象。体查发现阑尾压痛点(麦氏点)有明显压痛、反跳痛、右下腹肌紧张,挤压左下腹疼痛(既结肠充气试验)等体征。后位阑尾炎时,将患者右下肢向后过度伸展时,可使右下腹疼痛加剧(即腰大肌征阳性)。实验室检查示中性粒细胞增多与核左移,但该病一般无肠梗阻表现。B超可实时显示病变阑尾位置和程度,但阴性结果不能排除阑尾炎诊断。

2.炎症性肠病　包括溃疡性结肠炎(UC)和克罗恩病(CD)。暴发型溃疡性结肠患者常出现急性腹痛,腹泻呈黏液脓血便,伴有全身症状(如发热、贫血、消瘦、乏力等)或肠外表现(皮肤、关节、眼部及肝胆等病变)。克罗恩病多见于脐周或右下腹痛,误诊率较高,肠镜、B超、CT检查有助于同肠扭转鉴别。

3.小肠扭转、乙状结肠扭转　盲肠扭转还需与小肠扭转、乙状结肠扭转相鉴别。典型患者从腹部X线片即可鉴别,不典型的患者多需行剖腹探查方能鉴别。

### (五)治疗

手术是盲肠扭转的主要治疗手段。非手术治疗方法,如钡灌肠、结肠镜等,对盲肠扭转的疗效比乙状结肠扭转较差,且导致盲肠穿孔的危险性比乙状结肠大。

手术疗法:术中首要的是探查扭转的盲肠(连同升结肠和末端回肠)有无坏死,如无坏死,将扭转的肠襻按其扭转的相反方向回转复位。多项研究表明单纯复位复发率达20%~70%,故不推荐单纯复位。复位后如肠系膜血液循环恢复良好,还需切开盲肠外侧后腹膜,将其与盲肠外侧结肠带间断缝合3~5针固定盲肠,预防复发;如为移动性盲肠引起的盲肠扭转,可将其固定于侧腹壁;如盲肠有绞窄坏死,应行右半结肠切除,回横结肠吻合术。

## 四、乙状结肠扭转

乙状结肠冗长,系膜基底较窄,易于发生肠扭转。便秘和肠动力异常是其最常见的诱因。该病是妊娠妇女肠梗阻的最常见病因,其他潜在病因包括肠蛔虫团、肠肿瘤、硬皮病、肠气囊肿症等,体位的突然改变亦可引发该病。

### (一)临床表现

多见于有较长便秘史的老年人。腹痛、腹胀及肛门停止排气排便是乙状结肠扭转的主要症状,可伴恶心、呕吐。腹部检查可见腹胀呈不对称膨隆,巨大肠襻从左下腹伸展到中腹或全腹,可有局部或全腹压痛,叩诊呈鼓音,肠鸣音初期亢进,后期减弱或消失。无肠坏死穿孔时,患者虽然腹部胀痛明显,但一般情况较好。如患者出现持续性腹痛加重、发热、腰背部痛、呕吐剧烈而频繁、排血性便及较难纠正的休克,体查发现腹膜刺激征明显、脉率增快、白细胞计数增多或腹腔穿刺出血性液体,应考虑肠绞窄、坏死,应尽早剖腹探查。部分病例表现为急骤发作,剧烈腹痛、频繁呕吐,阵发性加剧,腹部压痛,肌紧张和移动性浊音阳性,早期出现休克,称为"急性暴发型"。

### (二)诊断

根据病史和临床表现,结合特征性的腹部体征,一般不难做出诊断。但临床上大多数病例临床表现和腹部体征不典型,给诊断带来一定的困难。可利用影像学手段和消化内镜来协助诊断。

1.X线检查　60%以上的患者X线腹部平片检查能显示扩张增大无结肠袋的乙状结肠,呈"马蹄铁"状,可见两个大气液平面。平片征象有6种:①乙状结肠内气液比大于等于2:1;②扩张的结肠袋肠襻;③乙状结肠顶端位于左膈下或高于第10胸椎;④乙状结肠内壁贴近真性骨盆线;⑤乙状结肠下端聚点低于腰骶角;⑥乙状结肠重叠征。其中以前4项征象特异性及准确性较高。6种征象中有4种或4种以上征象阳性,诊断该病较可靠,诊断率达77%。

2.钡剂灌肠检查　对于腹部平片可疑,一般状况较好的早期病例可行钡剂灌肠检查,其典型表现为"鸟嘴征"或"S"型改变。

3.结肠镜检查　结肠镜可直接观察肠腔走行,判断梗阻位置,诊断后即可试行复位,成功率高、风险小,对于无肠坏死及腹膜炎的患者比钡灌肠更加实用。但注意①不能注气过多,以防增加闭襻肠管内的压力;②如有腹膜刺激征,疑肠绞窄时,忌做内镜检查。

4.B超检查　可见脐下U型液性包块,其内壁结肠袋之间可见黏膜向腔内隆起形成半月壁及多个膨大囊状相连的管道。

### (三)鉴别诊断

本病需与以下引起下腹痛、腹胀的疾病鉴别。

1.结肠套叠　肠套叠有4个主要症状:腹痛、呕吐、便血与黏液、腹部肿块。腹痛发生突然,呈阵发性。痉挛性体质、肠管先天性异常、外伤、肠道炎症、异物与肿瘤均可为发病因素或诱因。5~6个月的幼儿多见,急性起病,间歇性哭闹、恶心、呕吐,果酱样粪便,触诊右下腹部空虚,右上腹扪及腊肠样肿块。钡剂灌肠可发现结肠套叠征象,可见钡剂呈杯口状阴影。

2.大网膜扭转　大网膜扭转临床少见。由于大网膜的右半部分长于左半部分,故扭转多发生于右半部分。主要发病因素是疝、肥胖、大网膜囊肿、大网膜变窄或形成带状;诱因常是外伤及过度用力。疼痛初始较轻,以后逐渐加剧,很少发生剧烈腹痛。疼痛部位多较固定,可于卧位或弯腰而缓解。发病可于体位突然转动或突然用力后即开始。疼痛可于发病后数小时甚至数天内消失或缓解,以后可再度出现。体检在右侧腹部有压痛及反跳痛,以右下腹部为明显,有时可扪及包块,应想到该病的可能。该病易误诊,一般均经手术探查而确诊。

3.卵巢囊肿扭转　卵巢囊肿扭转发生于体积较小、活动而蒂较长的囊肿。表现为女性患者突发下腹剧烈而持续性疼痛,不敢活动,甚至可发生休克,应注意卵巢囊肿扭转的可能性。如触及有触痛的扭转蒂部,对卵巢囊肿扭转有确诊意义。

4.急性盆腔炎　急性盆腔炎主要是由输卵管、卵巢急性炎性肿胀及盆腔腹膜发炎所致。主要症状是发热、下腹痛及白带增多。发病时即有腹痛,疼痛往往较剧烈,体检可有下腹部明显压痛和肌紧张,部分患者肌紧张可不明显。该病多起行于上行性感染,尤多继发于产后与流产后感染,病史对诊断有重要意义。根据以上的病史及体征,阴道检查发现有明显灼热感、子宫举痛、宫体及附件有明显压痛便可诊断。

### (四)治疗

乙状结肠扭转治疗分为非手术治疗和手术治疗。对于无肠坏死及腹膜炎征象者,若全身情况较差,手术耐受欠佳者,目前比较一致的意见是先试行非手术疗法。

非手术疗法目前多采用结肠镜复位法。该种方法适用于乙状结肠扭转早期的复位。与其他非手术疗法相比,成功率高、盲目性小、安全性大。操作方法:在直视下把结肠镜插入到梗阻处,一般距肛门15~25cm,该处的黏膜如无坏死和溃疡,可通过乙状结肠镜,插入约60cm的肛管,注意插入时不应用暴力,以避免穿破腔壁。肛管穿过梗阻部位后,常有稀便和气体猛力喷出,患者立即赶到异常轻松,为复位的标志。为防止复发可保留肛管2~3天。在操作中,要小心谨慎,防止发生肠壁损伤穿孔。

乙状结肠扭转如非手术治疗无效,或可疑有绞窄,应尽早剖腹探查,进行肠扭转复位术和(或)肠切除术。术中见无肠坏死者,可行扭转复位加固定术,系膜成形术。手术简单,但复发率高。对肠管坏死者,可直接切除坏死肠段,不必先行复位,以免毒素及细菌入血;鉴于肠腔内有潜在爆炸的气体,应禁用电刀;肠坏死者,大多合并逆行性静脉血栓,可使未扭转肠曲发生坏死,术中应切除足够的范围。对于巨结肠合并乙状结肠扭转者,因单纯乙状结肠复位或部分切除复发率高,最好切除全部扩张的结肠及远端的狭窄结肠段。若腹腔渗液较多,要尽量吸尽腹腔内积液,再用400~600ml温盐水冲洗,最后可用250ml甲硝唑溶液保留于腹腔内,以起到杀灭腹腔残存细菌的作用。必要时可行橡皮管引流,以减轻全身中毒症状。术后应加强护理,特别是实施"胃肠减压";注意保持水、电解平衡和静脉应用抗生素,积极防治感染;加强营养支持,促进患者康复。

手术复位成功的患者若反复复发,或伴有严重心肺肾或糖代谢疾病,应择期行肠切除术。这类患者再次发生乙状结肠扭转的几率较高,一旦发生其急诊手术的危险大,应及早处理。

(陈勇兵)

# 第七节　急性阑尾炎

急性阑尾炎是外科常见病,居各种急腹症的首位。转移性右下腹痛及阑尾点压痛、反跳痛为其常见临床表现,但是急性阑尾炎的病情变化多端。其临床表现为持续伴阵发性加剧的右下腹痛,恶心呕吐,多数病人白细胞和嗜中性白细胞计数增高。而右下腹阑尾区(麦氏点)压痛,则是该病重要的一个体征。急性阑尾炎一般分四种类型:急性单纯性阑尾炎,急性化脓性阑尾炎,坏疽及穿孔性阑尾炎和阑尾周围脓肿。

## 一、病因

急性阑尾炎的发病与下列因素有关。

1.梗阻　阑尾为一细长的管道,仅一端与盲肠相通,一旦梗阻,可使管腔内分泌物积存,内压增高,压迫阑尾壁阻碍远侧血供,在此基础上管腔内细菌侵入受损黏膜,易致感染。常见的梗阻原因为:①堵塞阑尾腔的粪石、干结的粪块、食物碎屑、异物、蛔虫等;②阑尾壁曾被破坏而致管腔狭窄或粘连;③阑尾系膜过短而形成的阑尾扭曲,阻碍管道通畅;④阑尾壁内淋巴组织增生或水肿引起管腔变狭窄;⑤阑尾开口于盲肠部位的附近有病变,如炎症、息肉、结核、肿瘤等,使阑尾开口受压,排空受阻。其中粪石梗阻最为常见,约占发病率总数的1/3。

梗阻为急性阑尾炎发病常见的基本因素,因此急性阑尾炎发病初期经常先有剑突下或脐部绞痛,这是阑尾管腔受阻、内压增高引起的症状。此外,切除阑尾的标本中常可见到粪石梗阻管腔,远端明显炎症甚至坏疽穿孔。

2.感染　其主要因素为阑尾腔内细菌所致的直接感染。阑尾腔因与盲肠相通,因此具有与盲肠腔内相同的以大肠埃希菌和厌氧菌为主的菌种和数量。若阑尾黏膜稍有损伤,细菌侵入管壁,引起不同程度的感染。少数病人发生于上呼吸道感染后,因此也被认为感染可由血供传至阑尾。还有一部分感染起于邻近器官的化脓性感染,侵入阑尾。

3.其他　被认为与发病有关的其他因素中有因胃肠道功能障碍(腹泻、便秘等)引起内脏神经反射,导致阑尾肌肉和血管痉挛,一旦超过正常强度,可以产生阑尾管腔狭窄、血供障碍、黏膜受损,细菌入侵而致急性炎症。此外,急性阑尾炎发病与饮食习惯和遗传有关。多纤维素饮食的地区发病率低,可能与结肠排空加快、便秘减少有关。因便秘而习惯性应用缓泻药可能使肠道黏膜充血,也可影响阑尾。此外遗传因素与阑尾先天性畸形有关。过度扭曲、管腔细小、长度过长、血供不佳等都是易发生急性炎症的条件。

## 二、临床表现

1.腹痛　典型的急性阑尾炎开始有中上腹或脐周疼痛,数小时后腹痛转移并固定于右下腹。早期阶段为一种内脏神经反射性疼痛,故中上腹和脐周疼痛范围较弥散,常不能确切定位。当炎症波及浆膜和壁腹膜时,因后者受体神经支配,痛觉敏感、定位确切,疼痛即固定于右下腹,原中上腹或脐周痛即减轻或消失。据统计,70%～80%的患者有典型转移性右下腹痛病史。少数病人的病情发展快,疼痛可一开始即局限于右下腹。因此,无典型的转移性右下腹疼痛史并不能除外急性阑尾炎。

单纯性阑尾炎常呈阵发性或持续性胀痛和钝痛,持续性剧痛往往提示为化脓性或坏疽性阑尾炎。持续剧痛波及中下腹或两侧下腹,常为阑尾坏疽穿孔的征象。有时阑尾坏疽穿孔,神经末梢失去感受和传导功能,或因腔内压力骤减,腹痛反而有所缓解,但这种疼痛缓解的现象是暂时的,且其他伴随的症状和体征并未改善,甚至有所加剧。为此,须综合临床现象加以分析才不会被假象误导。

2.胃肠道症状　单纯性阑尾炎的胃肠道症状并不突出。在早期可能由于反射性胃痉挛而有恶心、呕吐。盆腔位阑尾炎或阑尾坏疽穿孔可因直肠周围炎而排便次数增多。并发腹膜炎、肠麻痹则出现腹胀和持续性呕吐。

3.发热　一般只有低热,无寒战,化脓性阑尾炎一般亦不超过38℃。高热多见于阑尾坏疽、穿孔或已并发腹膜炎。伴有寒战和黄疸,则提示可能并发化脓性门静脉炎。

4.压痛和反跳痛　腹部压痛是壁腹膜受炎症刺激的表现。阑尾压痛点通常位于麦氏点,即右髂前上棘与脐连线的中、外1/3交界处。阑尾的这一体表解剖标志并非固定不变,它也可位于两侧髂前上棘连线中、右1/3交界处的Lanz点。随阑尾解剖位置的变异,压痛点可相应改变,但关键是右下腹有一固定的压痛点。压痛程度和范围往往与炎症的严重程度相关。反跳痛也称Blumberg征。在肥胖或盲肠后位阑尾炎的病人,压痛可能较轻,但有明显的反跳痛。

5.腹肌紧张　阑尾化脓即有此体征,坏疽穿孔并发腹膜炎时腹肌紧张尤为显著。但老年人或肥胖病人腹肌较弱,须同时检查对侧腹肌,进行对比,才能判断有无腹肌紧张。

## 三、诊断

1.实验室检查

(1)血常规:急性阑尾炎病人白细胞计数增多,约占病人的90%,是临床诊断中重要依据。一般在(10～15)×10⁹/L。随着炎症加重,白细胞数随之增加,甚至可超过20×10⁹/L。但年老体弱或免疫功能受抑制的病人,白细胞数不一定增多。与白细胞数增多的同时,中性多形核细胞数也有增高(约80%)。两者往往同时出现,但也有仅中性多形核细胞比数明显增高,具有同样重要意义。当病情正在发展,症状恶化,已经增多的白细胞数突然降低,往往是脓毒血症的表现,属于危象,应予重视。

(2)尿常规:急性阑尾炎病人的尿液检查并无特殊,但为排除类似阑尾炎症状的泌尿系统疾病,如输尿管结石,常规检查尿液仍属必要。偶有阑尾远端炎症并与输尿管或膀胱相粘连,尿中也可出现少量红、白细胞,不应与结石相混淆。

2.超声检查　该检查于20世纪80年代始应用于诊断急性阑尾炎,采用加压探测法,将四围肠内气体驱开而阑尾形态不变。阑尾充血水肿渗出在超声显示中呈低回声管状结构,较僵硬,其横切面呈同心圆似的靶样显影,直径≥7mm,是急性阑尾炎的典型图像。准确率高达90%～96%,敏感性和特异性也均在90%左右。但坏疽性阑尾炎或炎症已扩散为腹膜炎时,大量腹腔渗液和肠麻痹胀气影响超声的显示率。超声检查可显示盲肠后阑尾炎,因为痉挛的盲肠作为透声窗而使阑尾显示。超声检查也可在鉴别诊断中起重要作用,因为它可显示输尿管结石、卵巢囊肿、异位妊娠、肠系膜淋巴结增大等,因此对女性急性阑尾炎的诊断和鉴别诊断特别有用。

3.腹腔镜检查　该项检查是急性阑尾炎诊断手段中能得到最肯定结果的一种方法。因为通过下腹部插入腹腔镜可以直接观察阑尾有无炎症,也能分辨与阑尾炎有相似症状的邻近其他疾病,不但对确定诊断可起决定作用,并可同时进行治疗。

## 四、并发症

1.腹膜炎　局限性或弥漫性腹膜炎是急性阑尾炎常见并发症,其发生、发展与阑尾穿孔密切相关。穿孔发生于坏疽性阑尾炎但也可发生于化脓性阑尾炎的病程晚期,多数在阑尾梗阻部位或远侧。有人统计1000 例急性阑尾炎中,穿孔占 21%。其中 7% 病例可并发弥漫性腹膜炎。在机体有一定的防御能力时,大网膜、附近的肠系膜和小肠襻可迅速黏附穿孔处,使之局限。若病人缺乏此种能力时,阑尾穿孔所致的感染扩散即可弥漫及全腹腔。婴幼儿大网膜过短、妊娠期的子宫妨碍大网膜下降、老年体弱和有获得性免疫功能缺陷症的病人,缺乏局限感染的能力,都是易于在阑尾穿孔后出现弥漫性腹膜炎的原因,必须重视。

2.脓毒血症　急性阑尾炎并发脓毒血症还可见于严重感染经阑尾静脉侵入门静脉而成化脓性门静脉炎或多发性肝脓肿时,虽属少见,但有极高的病死率。

## 五、治疗

急性阑尾炎的治疗方法主要分为手术治疗和非手术治疗两种。

### (一)非手术治疗

当急性阑尾炎处在早期单纯性炎症阶段时,一旦炎症吸收消退,阑尾能恢复正常,也不再反复,因此阑尾不必切除,可采用非手术治疗,促使阑尾炎症及早消失。当急性阑尾炎诊断明确,有手术指征,但因病人周身情况或客观条件不允许,也可先采取非手术治疗,延缓手术。若急性阑尾炎已合并局限性腹膜炎,形成炎性肿块,也应采用非手术治疗,使炎性肿块吸收,再考虑择期阑尾切除。如炎性肿块转成脓肿,则应先行切开引流,以后再进行择期阑尾切除术。当急性阑尾炎诊断尚未肯定,需等待观察时,也可一边采用非手术治疗,一边观察其病情改变。此外,非手术治疗还可以作为阑尾手术前准备。总之,非手术治疗有其重要地位。

1.一般治疗　主要为卧床休息、禁食,给予水、电解质和热能的静脉输入等。

2.抗生素应用　在非手术治疗中抗生素的应用颇为重要。关于其选择与用量,应根据具体情况而定。阑尾炎绝大多数属混合感染,以往采用青霉素、链霉素联合应用,效果满意,以后发现耐药菌株增多且厌氧菌感染率增高,随即改用"金三联"即氨苄西林、庆大霉素与甲硝唑联合,其抗菌覆盖面大,价格也不贵,甚受推崇。

3.对症治疗　镇痛有时非常必要。强烈的疼痛可以增加精神上的恐怖,降低体内免疫功能,从而减弱病人抗病的能力。一般镇痛药有时不能止住较强的疼痛,吗啡类药的应用可以考虑但必须谨慎,可适用于已决定手术的病人,但禁用于一般情况,尤其是体弱者。其次还有镇静、止吐、必要时放置胃减压管等。

### (二)手术治疗

原则上急性阑尾炎,除黏膜水肿型可以保守治疗痊愈外,其余都应采用阑尾切除手术治疗,去除病灶以达到:①迅速恢复;②防止并发症的发生;③对已出现并发症的阑尾炎也可以得到良好治疗效果;④去除以后有可能反复发作的病灶;⑤得到正确的病理结果。但是急性阑尾炎由于病情轻重、来院迟早、病人年龄及体质强弱等原因,情况极为复杂,更因很多疾病与阑尾炎有时难以鉴别,因此处理上应因病而异,决不应因"阑尾炎"手术小而草率从事。因手术操作不当而出现的各种并发症为 $5\%\sim30\%$，病死率也在 $1\%$ 左右，如果再加上因错误诊断误行阑尾手术，加重原发疾病，则危险性更大，所以阑尾虽小，必须认真对待，不容丝毫疏忽。

阑尾切除术为腹部外科中经常进行的手术。一般说来，并不复杂，但有时也较困难。

1. 手术适应证

(1)临床上诊断明确的急性阑尾炎、反复性阑尾炎和慢性阑尾炎。

(2)非手术治疗失败的早期阑尾炎。

(3)急性阑尾炎非手术治疗后形成的回盲部肿块。

(4)阑尾周围脓肿切开引流愈合后。

(5)其他阑尾不可逆性病变。

2. 手术禁忌证　对病人体质极差、有重度心肺等伴发症者，则不宜行手术治疗。

3. 术前准备　即使无并发症的急性阑尾炎，也应有必要的术前准备，包括对病人生命器官功能的一般了解，常规化验和较短时间的补液、胃肠减压、镇痛、抗生素应用和术前用药等，以保证麻醉顺利，手术安全。对有并发症的重型阑尾炎情况则有所不同，因为阑尾炎症状严重，甚至化脓坏疽，并且同时有局限性或弥漫性腹膜炎，以致合并有不同程度的脓毒血症表现，或出现早期多器官功能衰竭（MOF）现象，术前准备应随病情加重而加强。输液量要大，有时还需一定量的胶体液以补充血容量；抗生素要选效力强、毒性小、抗菌谱广、对耐药菌株有效并联合应用；对症处理也要积极，包括对各生命器官的保护和调整，其目的在于使病情可以在短时间内趋于平稳，以便及早进行病灶切除，使病人能及早得到良好的治疗效果。

4. 切口选择　一般采用右下腹斜切口。标准麦氏（阑尾点）斜形切口是在右髂前上棘与脐部联接线的外 1/3 与中 1/3 交接点上，做与联接线垂直的 $4\sim5cm$ 小切口。切口也可随估计阑尾部位略予移动，以直接暴露出阑尾。斜行切口优点是按肌纤维方向分开肌肉，对腹壁血管和神经无损伤，发生切口疝机会小。切口也可呈横形，与皮肤褶皱相吻合，其瘢痕不显。横切口开始时应用于儿童，目前也应用于成年人。切口长度应随腹壁厚度而加以调整，肥胖病人的切口往往要长。任何过小的切口，必然增加手术难度，甚至会产生不必要的意外，得不偿失，不值得采取。严格保护切口，是预防术后切口感染的重要措施。显露阑尾是手术重要步骤，应在直视下找到盲肠，再沿结肠带找到阑尾根部，用环钳和（或）长无齿镊夹出阑尾，如阑尾显露不清，应果断延长切口。最好在直视下切除阑尾，当阑尾基底易暴露，而阑尾其余部位暴露不清或与周围组织紧密粘连固定，可采用阑尾逆行切除法。必须确定已将阑尾全部切除，没有残留。如阑尾基底部坏死，盲肠壁亦有坏死，可将阑尾全切，坏死的盲肠壁亦切除，然后将切口内翻缝合。

5. 寻找和切除阑尾方法　阑尾根部与盲肠顶端的解剖关系恒定，沿结肠带追踪到盲肠顶端即为阑尾根部，此方法亦适用于寻找异位阑尾。如未见到阑尾，应考虑阑尾位于腹膜外的可能，须剪开侧腹膜，将盲肠与升结肠向内侧翻转寻找阑尾。也可循回肠末端寻找盲肠和阑尾。顺位法切除阑尾，操作方便，污染少。如炎症严重，阑尾尖端与深部组织粘连而无法提出，或逆行切除，如有困难，可行黏膜下阑尾切除术；先将阑尾根部切断，残端按常规结扎荷包埋入盲肠，再完整剥除阑尾黏膜，仅留下阑尾的浆肌套筒。如根部坏疽，盲肠壁水肿、脆弱，则不宜勉强行荷包埋入缝合，以免放腹腔引流。

6. 阑尾残端的处理　一般采用结扎断端，用苯酚（石炭酸）、酒精、盐水涂残端，荷包缝合，内翻埋入盲肠的方法。这样处理止血有保证，创面腹膜化防止粘连，断端烧灼可灭活腺体，使残端埋入盲肠后不致形成黏液囊肿。但对盲肠壁炎症显著，肠壁水肿脆弱或阑尾残端肿胀增粗时，可单纯结扎。

7. 腹腔探查　术中见阑尾炎症明显，不必探查腹腔其他部位。如术中发现阑尾正常或炎症轻，则应系统探查寻找病因。先检查盲肠有无病变，然后从回肠末端开始探查小肠，观察有无克罗恩病或梅克尔憩室炎,继之探查盆腔内器官、乙状结肠等。最后再探查胆囊、十二指肠和胃等腔内其他脏器。

8.腹腔冲洗与引流    一般不宜冲洗腹腔,以避免炎症扩散。尽量吸尽脓液,除非脓液不能吸尽或坏死组织较多时。一般不需引流,连续缝合腹膜,切口冲洗后一期缝合。腹腔引流适用于:①阑尾炎症较重,粘连广泛,阑尾切除后局部仍有少量渗血者;②阑尾附近有较多脓性渗液者;③阑尾位置较深,或盲肠后阑尾,阑尾坏疽,切除不很顺利者;④阑尾根部结扎不很可靠,又不能埋入盲肠者;⑤阑尾周围已成脓肿者。

（丁秀婷）

# 第八节　急性盲肠炎

盲肠炎又称中性粒细胞减少性小肠结肠炎、坏死性小肠结肠炎和回盲肠综合征,常发生于恶性血液疾病行化疗后的骨髓抑制期,特别是白血病、恶性淋巴瘤和再生障碍性贫血等。病变最常累及回肠末端、盲肠或升结肠。因其临床特点为急性起病,结合病理表现故亦称为急性非特异性盲肠炎,但在外科急腹症中并不多见。

## 一、流行病学

早在 1970 年 Wagner 等首先报道,在死于白血病的儿童中发现本病,并将盲肠炎描述为坏死性结肠炎,通常只局限于盲肠部位。此后,类似的情况在患恶性血液病（白血病和淋巴瘤）或实体肿瘤的成人、移植后接受免疫抑制剂治疗者,及周期性中性粒细胞减少症、再生障碍性贫血、艾滋病和药物导致的粒细胞缺乏症等患者均有发病。据资料表明,盲肠炎在急性淋巴细胞白血病的儿童中发病率最高,所以考虑与诱导缓解而使用的化疗方案直接相关,化疗方案越强,发病率越高。

盲肠炎是化疗期间具有威胁生命的消化道并发症,主要是接受强烈化疗的急性白血病患者,约 50％的急腹症是由盲肠炎导致。一般认为男女发病率无明显差别。随着对本病的不断认识,盲肠炎的发病率呈逐渐上升趋势。

## 二、病因和发病机制

本病的确切病因尚未明确,可能是多种因素联合作用的结果。

目前认为严重的中性粒细胞减少症是盲肠炎的标志,是其发展的主要致病因素。另外,还与局部机械因素、化疗药物的应用所致的黏膜损伤及胃肠道内微生物防御能力减弱等因素有关。当消化系统广泛受累,损伤肠上皮完整性后导致溃疡形成,随后伴有细菌和真菌的侵入,并通过释放毒素而加重肠壁的破坏,而中性粒细胞减少还可导致免疫功能下降,使肠道遭受持续性侵袭并造成组织持续损伤,甚至可迅速发展造成肠穿孔、坏死和败血症。

白血病的浸润是本病的发病基础,强力化疗药物和粒细胞减少导致继发性的病原微生物感染是本病的直接原因。文献报道化疗药物及细胞毒药物对肠道黏膜具有潜在的高度毒性作用,且与其剂量有关。尤其是阿糖胞苷在化疗中的应用与急性盲肠炎的发生及继发肠穿孔密切相关。

病原体主要包括有革兰阴性菌、金黄色葡萄球菌、α链球菌、梭状芽孢杆菌和真菌。其中,中性粒细胞减少症形成的肠壁溃疡,易受坏疽梭状芽孢杆菌的侵害和传播。然而,病变多累及回盲部,可能的病因是这些区域淋巴组织丰富,肠腔较扩张,肠壁较厚,容易继发黏膜缺血和细菌感染。

## 三、病理

急性盲肠炎是一种少见的疾病,因其症状极类似急性阑尾炎,所以临床上常与之混淆而误诊。盲肠是结肠起始段的袋状部分,位于右下腹,并且盲肠靠近回盲瓣,肠内容物在此处易潴留,盲肠前后动脉均属终末支,缺乏吻合支的血液供应,故盲肠易发生感染与溃疡。发病时盲肠可表现为肠壁增厚,溃疡形成,甚至导致坏死、穿孔,且其他部位也可有局限性或弥漫性受累。

病理检查均为非特异性炎症溃疡或肉芽肿表现。显微镜下可见明显的黏膜和黏膜下水肿,穿透黏膜的坏死,血管扩张伴有少量炎性细胞的出血,但白血病细胞浸润不常见。有时可见细菌或真菌附着在黏膜溃疡表面,考虑并发菌血症所致。

## 四、临床表现

本病主要的临床表现为发热、腹痛、腹泻、恶心、呕吐等,典型的症状则在化疗后 $10\sim14d$ 粒细胞减少最严重时出现。

前驱期是以腹泻、恶心和呕吐为特点,腹泻呈水样或血性,而 1/3 患者的腹泻为血样便,甚至有些消化道出血更重。腹泻严重时可有脱水、电解质紊乱等表现。

后期逐渐出现发热、腹痛明显症状,体温多在 $38\sim39℃$,腹痛以右下腹部为主,多为持续性发作。

肠穿孔时可出现腹膜体征,而并发败血症时甚至可出现循环障碍导致休克。

查体时全腹膨隆,多有明显的固定右下腹压痛,伴或不伴反跳痛,可有肌紧张,右下腹饱满或触及包块,腹膜刺激征表现,肠鸣音减弱;

## 五、并发症

常有溃疡,坏死,穿孔,消化道出血,腹膜炎,腹腔脓肿,肠梗阻及败血症等严重并发症。

## 六、实验室和其他检查

1.血液检查　血常规检查显示全血细胞减少,且中性粒细胞计数显著减少,大多 $<0.5\times10^9/L$。并发消化道出血时,化验血红蛋白明显降低。同时也可出现非特异性代谢障碍,故需要行血 pH 值和血钠、钾、氯等相关检查。常伴有脓毒症和严重的急性并发症,因此应该做血培养+药敏试验,据报道有 $25\%\sim75\%$ 的病例血培养的结果呈阳性。

2.大便检查　盲肠炎并发消化道出血时,粪便常规+潜血试验提示为阳性。

3.腹部 X 线检查　腹部 X 线平片往往是非特异性,可显示右下腹扩张的软组织盲肠影,且不含气体,边界不清。严重肠梗阻时可见肠壁增厚,肠襻扩张、充气,肠内积气。如继发肠穿孔,检查时可在膈下发现腹腔内游离气体。

4.钡剂灌肠检查　钡剂灌肠检查在急性盲肠炎的诊断检查中,因可能伴有穿孔的危险,所以常禁做双重对比造影,并只能用水溶性的造影剂。

X 线常表现为：①肠黏膜皱襞明显增厚，且不规则；②存在指压痕征；③盲肠出现包块影像。

5.腹部 B 超检查　超声检查具有方便、及时和安全的优势，适用于监测病情变化及危重患者的临床诊断。B 超检查除盲肠外还可探查肝胆胰脾及阑尾，并且可以排除急性盲肠炎以外引起腹痛的其他脏器病变。据报道显示超声测量与盲肠炎的症状的持续时间有显著相关性，然而 CT 检查则不能够，高分辨率的超声甚至可以反映出肠壁的分层现象，做到精确的肠壁测量，并认为肠壁厚度的测量值＞0.3cm 为异常表现，可协助诊断。腹部 B 超可呈现"靶像征"，即为圆形包块影像，中心区高回声，周围低回声表现。

6.腹部 CT 检查　腹部 CT 扫描检查为急性非特异性盲肠炎的首选诊断方法，其敏感性最高，在鉴别诊断中的意义远超过腹部超声检查。但调查研究提出，CT 测量时过于重视肠壁的厚度，然而却比超声检查略少精确。

盲肠炎的典型 CT 检查表现包括：①肠管扩张，肠内积气；②增厚的肠壁，肠系膜扭转；③盲肠周围炎性软组织炎性改变；④局限性肠腔外积液；⑤右下腹炎性包块。

7.内镜检查　内镜检查在协助诊断急性盲肠炎时，因其中性粒细胞和血小板减少症可增加肠道感染、出血和充气时穿孔的危险性，所以乙状结肠镜和结肠镜是相对禁忌的。如必须行此检查，需要谨慎操作，尽可能减少充气量。

# 七、诊断和鉴别诊断

## （一）诊断

白细胞减少患者，尤其在肿瘤化疗、免疫抑制状态出现下述表现时，首先应考虑本病的可能性，再结合 B 超和 CT 检查进行综合性诊断故可明确。

1.盲肠炎的典型临床表现　为右下腹痛，发热，伴有腹泻、恶心、呕吐。

2.体征　为固定右下腹压痛明显，伴或不伴反跳痛，右下腹触及包块。

3.化验　提示中性粒细胞计数显著减少$<0.5×10^9/L$。

4.病理检查　提示为非特异性炎症溃疡或肉芽肿表现。

## （二）鉴别诊断

1.急性阑尾炎　两种疾病的临床症状非常相似，表现均以腹痛为主，并伴随发热、恶心、呕吐、腹泻，右下腹压痛并可触及炎性包块。急性阑尾炎的典型症状常为上腹部或脐周隐痛，随后转移至右下腹，而急性盲肠炎则为固定的右下腹痛。该病的血象白细胞计数明显增高，但急性盲肠炎的中性粒细胞计数显著减少。腹部 CT 检查最有助于鉴别，而黏膜病理活检也有诊断价值。

2.假膜性结肠炎　主要表现为发热、腹泻、腹痛及急性结肠假性梗阻（Ogilvie 综合征）为表现，而 Ogilvie 综合征的患者腹泻、腹痛不明显。对于假膜性结肠炎的诊断主要是要在粪便中查出难辨梭状芽孢杆菌或在肠镜检查时发现结肠黏膜上形成黄白色的假膜斑块。CT 检查对于假膜性肠炎的评估很有帮助。

3.缺血性结肠炎　腹痛是最常见的临床症状，在出现黏膜损伤或坏死时可出现腹泻、便血和偶尔消化道大出血，还可伴有厌食、恶心、呕吐等表现。腹部 X 线检查是首选，可显示肠道内有非特异性的气体或大小肠扩张伴肠襻增厚，当出现继发于穿孔的腹腔内游离气体，肠壁间气体或门静脉内有空气表示进展性缺血或结肠梗死。CT 检查亦可显示出特殊的肠梗死征象。

4.结肠克罗恩病　发病初期多以急腹症出现，最常见的征象为伴有腹痛的慢性腹泻，发热，食欲不振，体重减轻，腹部压痛，右下腹包块，肛周瘘管或脓肿。克罗恩病的病变多位于末段回肠和邻近结肠，呈节段性或跳跃式分布。确诊通常依靠 X 线检查，钡剂灌肠可显示肠壁僵直、变厚，不规则，有结节，以及肠腔变窄,在晚期还可见"串珠征",伴有明显回肠狭窄和肠襻分离。纤维结肠镜检查及活检也有助于鉴别诊断。

5.溃疡性结肠炎 起病多数缓慢,少数急性起病。主要临床表现是腹泻、黏液脓血便、腹痛和里急后重。急性发作期常伴有发热,化验提示白细胞增高。直肠和结肠是溃疡性结肠炎的病变多发部位。钡剂灌肠 X 线检查及纤维结肠镜检查是最有价值的诊断方法。

6.肠结核 常有发热、盗汗、消瘦、全身乏力等全身结核中毒症状,伴腹泻与便秘交替出现,腹部体征可有右下腹固定性压痛及揉面感。X 线造影检查对肠结核诊断具有重要意义,可呈现钡剂在病变肠段呈激惹征象,盲肠以狭窄缩短为主,管腔边缘不规则;结核菌素试验强阳性;粪便浓缩找结核杆菌,阳性者有助于肠结核的诊断。

7.肠伤寒 主要表现为高热,数天后可突然出现腹痛,可伴有头痛、全身不适及恶心、呕吐、腹泻等症状。肠出血为本病常见的并发症。肥达反应阳性可以协助诊断。

8.阿米巴结肠炎 临床上多表现为腹痛、腹泻,呈腥臭的果酱样便,肠阿米巴可形成肉芽肿病变,粪便中可找到阿米巴滋养体。

# 八、治疗

## (一)内科治疗

对于急性非特异性盲肠炎的初期,症状和体征较轻,无明显并发症,内科治疗是合理的首选方法。

主要的治疗包括禁食,胃肠减压,全胃肠道外营养补充,纠正水和电解质紊乱及使用敏感的广谱抗生素等。

抗生素应覆盖革兰阴性菌、胃肠道厌氧菌及真菌。宜联合两种或两种以上的抗生素,如哌拉西林、氨基糖苷类(妥布霉素或庆大霉素)和克林霉素联用方案。怀疑真菌感染时应及时用抗真菌类药物。

并发出血时应积极输血支持治疗,包括输红细胞、血小板和新鲜冰冻血浆。如果出血严重,可考虑血管造影和栓塞治疗。

出现低血压和循环障碍,应积极抗休克治疗。

对于中性粒细胞减少症可给予重组粒细胞集落刺激因子,通过刺激粒细胞的恢复而改善病情,但仅适用于骨髓功能可逆的。

当盲肠炎引发局限性脓肿感染中毒,需行经皮引流治疗。

## (二)外科治疗

至今对于本病手术治疗的作用仍存在争议,但强调需同时积极治疗原发病。本病治疗期间应暂停化疗,需推迟到盲肠炎愈合后再进行。

1.手术指征

(1)腹腔内有游离穿孔:临床表现和体格检查提示有肠穿孔者。

(2)持续性消化道出血:纠正凝血障碍后,血小板、粒细胞减少在逐渐恢复中,但仍有持续性胃肠道出血者。

(3)病情逐渐恶化:内科治疗过程中,临床情况仍逐渐恶化,需用血管收缩剂和大量补液维持循环者或败血症未能控制者。

(4)腹腔内病变进展:粒细胞恢复正常,而腹腔内病变有进展者。

2.手术方式

(1)右半结肠切除术和末端回肠造口术,适用于有腹膜炎、腹腔脓肿和穿孔者。手术常分为两个阶段进行,先行末端回肠造瘘手术,待腹腔内感染控制后再行右半结肠切除手术。

(2)造血干细胞移植术:当中性粒细胞减少症反复出现或经保守治疗后中性粒细胞无明显升高时,可以考虑行造血干细胞移植术,即可有效地促使粒细胞的产生,逐渐恢复至正常。

## 九、预后

盲肠炎的预后主要与临床情况及其潜在病因有关。并发肠穿孔、败血症和多器官功能衰竭患者的死亡率高达 50% 以上。其主要影响预后的因素是中性粒细胞减少的持续时间及中性粒细胞恢复情况。目前认为肠壁厚度是可以帮助决定患者结局较有价值的预后因素。有盲肠炎病史的患者,约有 65% 会在以后的中性粒细胞减少阶段时复发,因此此类患者在以后化疗之前应行预防性的肠道休息、全胃肠道外营养或者择期行右半结肠切除术,并且在化疗开始后应用粒细胞集落刺激因子,可预防中性粒细胞减少症的发生。所以,早期的诊断和及时的治疗则成为减少死亡率的关键。近年来由于诊断技术和治疗方法的不断进展,死亡率也有下降趋势。

(安东辉)

# 第九节　急性肠系膜上动脉梗死

急性肠系膜上动脉梗死属肠道急性严重缺血性疾病,缺血是因为肠系膜上动脉主干或其分支闭塞或非闭塞性血管狭窄引起。常急性发病,剧烈腹痛伴恶心、呕吐,排出黏液血便,数小时内可出现周围循环衰竭及腹膜炎,病死率很高。

**【病因】**

肠系膜上动脉始于腹主动脉,血液供应小肠和右半结肠、横结肠至脾曲。由于管腔较大,且以锐角自腹主动脉斜行分出,故体循环中的栓子极易进入该动脉形成栓塞。栓子的来源有:①心源性,如风湿性心脏瓣膜病变处的赘生物和左心耳、左心房附壁血栓的脱落;心肌梗死后的壁栓;亚急性细菌性心内膜炎的瓣膜赘生物;人工瓣膜置换术后形成的血栓脱落。②血管源性,如动脉粥样硬化的附壁血栓,或粥样斑块脱落。③肺脓肿或脓毒血症的细菌栓子等。

**【病理】**

动脉突然发生完全闭塞,持续时间长而侧支循环来不及建立,则发生不可逆性肠壁缺血,肠黏膜层和黏膜下层由于对缺氧敏感,相继出现水肿、出血和坏死的病理过程,几小时内便出现肠梗阻,严重者可出现肠坏死、肠穿孔及腹膜炎,缺血缺氧后的代谢产物和肠腔内的细菌毒素被吸收可造成低血容量感染中毒性休克。

**【诊断】**

1.临床表现　腹痛是最常见的症状,常以突发脐周绞痛开始,可伴有呕吐。初期时腹痛症状和体征不相符,腹痛剧烈而腹部体征轻微。当患者出现呕吐血性水样物或排出暗红色血便时,腹痛症状减轻,但却出现腹部压痛、反跳痛、腹肌紧张等腹膜刺激征象,肠鸣音转弱至消失。叩诊检查有移动性浊音时,腹腔穿刺可抽出血性渗出液,此时提示肠管已发生梗死。随病程进展患者可出现腹胀、脉数无力、唇绀、指端青紫、皮肤湿凉等周围循环衰竭的征象。

2.实验室检查　常见血液浓缩,白细胞计数常大于 $20 \times 10^9 / L$;血清淀粉酶轻度升高,一般不超过 2 倍正常值。D-二聚体水平可升高。

3.影像学检查

(1)腹部 X 线检查:有液平的扩张肠襻,肠壁增厚,气体积聚于坏死的肠壁黏膜下形成透亮带或透亮环,早期钡剂灌肠可见"扇形边缘"或"指压痕"等特征性表现。

(2)多普勒超声:能够测量门静脉和肠系膜上静脉的血流量,对判断血管内血栓形成有一定诊断价值。

(3)CT 血管成像:肠系膜上动脉主干因栓塞而充盈缺损外,尚可见肠壁强化减弱,肠壁增厚,肠管弥漫性积气扩张,肠系膜水肿和腹水。

(4)腹部动脉血管造影:根据造影剂突然中断,可确定栓塞部位。肠系膜上动脉的栓子阻塞一般位于距肠系膜上动脉起点 3～10cm 内及大的分支起点处。在某些病例可有特征性改变,提示非闭塞性肠道缺血:①肠系膜上动脉分支变窄;②肠血管分支不规则;③动脉弓痉挛;④肠壁内血管充盈受损。

4.鉴别诊断 本病主要需与溃疡性结肠炎、结肠 Crohn 病、绞窄性肠梗阻等鉴别。其特点为:①发病突然,病程进展快;②腹痛剧烈伴血便;③常有心血管病史;④钡剂灌肠常见"指压痕"征,常见受累部位在脾曲及邻近的肠段。

**【治疗】**

1.一般治疗 加强支持治疗,患者禁食,采用胃肠外营养,维持水电解质平衡,休克患者应予以及时纠正,应用广谱抗生素有利于减轻内毒素血症,积极治疗原发病,如纠正心律失常、充血性心力衰竭。

2.血管扩张剂 对高度怀疑该病的患者,应尽早进行肠系膜动脉造影,并经导管注射罂粟碱、妥拉唑林、胰高糖素、前列腺素 E 等血管扩张剂扩张血管,其中应用最多的是罂粟碱。国内有人应用如下方法:①动脉内注射妥拉唑林 25mg,可使阻塞的血管或末梢血管显影;②通过肠系膜上动脉导管连续输入罂粟碱每小时 30～60mg,如有血管扩张,则继续输入药物,并连续拍片,待狭窄血管恢复正常后停用。输注药物过程中若血管狭窄持续存在或出现腹膜刺激征,则需手术治疗。

3.溶栓治疗 经肠系膜血管造影证实有肠系膜动脉栓塞而无肠坏死的患者,可行尿激酶溶栓治疗,但必须控制在腹痛 8 小时以内无腹膜刺激征者。

4.经股动脉穿刺肠系膜上动脉吸栓治疗 用口径大、带有扩张管的动脉长鞘作为取栓工具,负压抽吸取栓,取栓同时可给予罂粟碱解痉和尿激酶溶栓。

5.手术治疗 肠系膜上动脉栓塞手术治疗效果较好,一般先手术摘除血管内栓塞物,然后再切除坏死的肠段,术后应行抗凝治疗以防止血栓复发。

**【预后】**

取决于动脉血管梗死部位与范围,诊断延误出现肠坏疽穿孔者,预后不良。

(李 冉)

# 第十节　炎症性肠病

炎症性肠病(IBD)是一种原因尚未完全明确的肠道非特异性炎症性疾病,包括溃疡性结肠炎(UC)和克罗恩病(CD),IBD 患者多数呈慢性和亚急性表现,经过药物治疗处于缓解状态或呈慢性表现,还有一小部分 IBD 患者会出现急性发病或者在疾病发展过程中出现急性严重症状。

## 一、流行病学

IBD 在美国、北欧和澳洲等地区高发,在西方国家,据估计每年 UC 的发病率大约为 7/10 万,而流行率超过 200/10 万,CD 的流行率约为 UC 的一半。亚洲是一个多样化的大陆,各地区 IBD 的报道有显著差异。估计 UC 年发病率为 1～2/10 万,CD 则为 0.5～1/10 万。我国迄今尚无 IBD 大规模流行病学资料,但一系列研究显示我国 IBD 的发病率比较低,随着我国人民生活水平的提高,近年来 IBD 的发病率有上升趋势,逐渐接近西方国家。性别在 UC 发病中无差别,CD 则女性高于男性。IBD 首发年龄可以从婴儿到老人,发病呈双峰分布,15～30 岁为第一发病高峰,60～80 岁为第二发病高峰。

## 二、病因和发病机制

病因和发病机制目前尚未完全阐明,是近年来研究活跃的领域,目前认为本病是多因素相互作用的结果,主要包括环境、感染、遗传和免疫等因素。

### (一)环境因素

IBD 在欧美等社会经济发达的国家的发病率较高,随着经济的发展,我国也呈现上升趋势,脑力劳动者的发病率高于体力劳动者,因此环境因素起一定的作用。随着环境条件的改善,人们接触致病菌的机会减少,婴儿期肠道黏膜缺乏足够的微生物刺激,削弱黏膜屏障防御作用,黏膜中 IgA 减少,以致对病原菌不能产生有效的免疫应答。流行病学调查提示饮食因素是 IBD 的危险因素之一,饮食结构的改变,尤其是肉类食品、蛋奶制品的摄入增加,使 IBD 的患病率增高。

吸烟者 UC 的发病率低,推测与尼古丁具有激素相似的促进结肠黏蛋白合成的功能,并使致炎因子减少、肠道紧张度减低等作用有关,然而 CD 吸烟者的临床表现和预后比不吸烟者差,提示 UC 和 CD 的发病机制有所不同。

### (二)感染因素

微生物与 IBD 的关系一直被学者关注,尽管迄今尚未分离出一种与 IBD 发病相关的感染因子,但是感染在 IBD 中的发病作用却受到肯定。临床上应用抗生素治疗有效也证实了这一点。有报道显示 CD 肠黏膜中检测出副结核分枝杆菌和麻疹病毒,UC 可能与表达特异黏附分子的大肠杆菌有关,或与双链球菌、志贺菌、RNA 病毒有关,肠道感染是疾病的一种诱发因素;日本学者发现,UC 发作期的粪便与健康者比较大肠埃希菌明显增加,且 UC 患者肠道中大肠埃希菌能产生较多的溶血毒素和坏死毒素。目前更关注于肠腔内环境的变化,特别是菌群的改变,菌群紊乱时肠道抗原刺激、肠上皮细胞受损、黏膜屏障通透性增加,影响肠黏膜的免疫系统而产生肠道持续性炎症。

### (三)遗传因素

IBD 是一种多基因遗传性疾病,有明显家族聚集性和种族差异。5％～15％患者的亲属中有本病,血缘关系越近发病率越高,兄弟姐妹间的发病率约为 40％,父母遗传给子女占 32％。但国内有作者调查了 360 例 UC 患者的一级亲属,未见 UC 患者,提示 UC 在中国遗传率并不高。种族发病有差异,白种人发病率较高,黑种人、黄种人较低,犹太人较非犹太人高 3～6 倍。

在遗传病因的研究中,已筛选出约 10 个连锁基因可能与 IBD 有关,主要是免疫调节和炎症因子的相关基因。位于 16q12 的 $IBD_1$ 位点上的 $NOD_2$ 基因与 CD 的易感性密切相关,该基因突变引起免疫激活与调控机制异常,抑制炎症作用降低,导致细胞和组织发生持续性损伤,约 30％ CD 患者被检测出异常的

$NOD_2$ 基因。人类白细胞抗原基因与 UC 有密切的关系，HLA DRBl * 0103 在 UC 中表达较正常人增高，与 UC 的严重程度相关，阳性者常伴有肠外表现。但基因表达有种族差异，日本人 UC 者与 HLA DRBl * 1502 相关，而白种人此基因表达极少。

### （四）免疫因素

多数人认为 IBD 是一种自身免疫性疾病，患者肠黏膜固有层中有大淋巴细胞、巨噬细胞及免疫系统其他细胞浸润，免疫激活主要限于胃肠道，T 细胞功能失调，$T_1$、$T_2$ 反应不平衡，UC 者固有层 T 细胞反应低下，有 $T_2$ 型反应特征，CD 者 T 细胞效应功能明显增强，表现为 $T_1$ 活性增加的免疫，非干酪性肉芽肿是细胞免疫的结果。免疫反应过程中肠黏膜局部分泌调节黏膜微环境的细胞因子失平衡，促炎细胞因子（IL-1、IL-6、IL-8、TNF-α、TNF-β 等）增高，抗炎因子（IL-1α、IL-4、IL-10、TNF-γ 等）减少，细胞间黏附分子、趋化因子、集落刺激因子等表达增加，反应氧化代谢产物、一氧化氮等对肠道的毒性作用因素间相互影响。

免疫调节异常学说认为，感染、病毒及药物可破坏肠上皮屏障，使肠黏膜通透性增加，肠腔内摄入大量抗原，反复的刺激使肠道免疫系统过度反应和错误识别，激活巨噬细胞和淋巴细胞，释放一系列的细胞因子和炎症介质，导致机体的细胞免疫反应和体液免疫反应，一旦免疫过程被激活，肠道免疫炎症就会逐级扩大，最终导致组织损伤，出现 IBD 的临床表现和病理改变。

## 三、溃疡性结肠炎

### （一）病理生理

UC 是结肠黏膜层和黏膜下层连续性炎症，黏膜呈现充血肿胀，糜烂和浅小溃疡，通常先累及直肠，也可分布于左半结肠，逐渐向全结肠蔓延，主要表现为腹痛、腹泻、黏液脓血便和里急后重等，严重时出现贫血和低蛋白血症。

UC 的病理改变通常局限在黏膜层和黏膜下层，大量中性粒细胞、嗜酸性粒细胞和慢性炎细胞浸润，隐窝炎和脓肿形成，黏膜表层糜烂溃疡形成和肉芽组织增生，黏膜中杯状细胞减少，正常结肠结构的破坏使其水钠重吸收能力下降，从而导致腹泻，蛋白丢失。出血多由于溃疡侵犯致富血管区所致，但大出血的几率小于 5%，溃疡面进行修复过程中产生含有新生血管的肉芽组织，填充了溃疡区，过度增生的肉芽组织形成一种息肉形态，黏膜肌层的受炎症刺激可导致痉挛，病人感到腹痛。

### （二）临床表现

多数起病缓慢，少数急骤。易反复发作，慢性迁延，活动期与缓解期交替，发作的诱因有精神紧张、过度疲劳、饮食不当、继发感染等。腹痛、腹泻、黏液脓血便是 UC 主要症状，60% 的 UC 患者症状比较轻，其中 80%～90% 的病变位于直肠和乙状结肠。腹泻次数及便血量与病变轻重程度有关，轻症 UC 患者每日排便 2～4 次，血量少或无，有轻微的肠痉挛和里急后重，重者每日 10～30 次，呈血水样，多伴有腹胀、发热、贫血及肠外表现。重度 UC 占全部 UC 的 15%，部分病人溃疡可达结肠肌层，从而造成肠道运动张力的丧失，可能出血中毒性巨结肠，需要紧急处理。

粪便中肉眼可见黏液及脓血，大便潜血试验阳性，镜检可见大量红细胞、白细胞及脓细胞。血液学检查可见血沉加快，白细胞升高，血红蛋白降低，血清总蛋白和白蛋白降低，C-反应蛋白升高。核旁型抗中性粒细胞抗体（pANCA）诊断 UC 的阳性率为 50%～70%。UC 患者常合并肝功能异常或伴硬化性胆管炎，可出现碱性磷酸酶和转氨酶升高。

结肠镜检查是确诊 UC 的主要方法，在急性期重症患者应暂缓进行，以防穿孔。内镜下的表现有：病变从直肠向近端结肠发展，呈连续性、弥漫性分布；黏膜血管模糊、充血、水肿、质脆、表面附着脓性分泌物；病变严重处见弥漫性糜烂和多发浅溃疡;慢性病变有假性息肉,结肠袋消失或变钝。钡剂灌肠检查的主要改变:黏膜粗乱及颗粒样改变;肠管边缘呈锯齿样或毛刺样肠壁多发性小充盈;肠管缩短;袋囊消失呈铅管等。

### (三)诊断标准

有典型的临床表现,以及肠镜或钡剂灌肠的检查中的一项,可拟诊为 UC,若有病理学特征可以确诊,另需要排除感染性肠炎、缺血性肠炎、放射性肠炎、过敏性紫癜等。初发病例,临床表现及内镜表现均不典型者,应密切随访;结肠镜发现轻度乙直结肠炎,不能等同 UC。

诊断内容包括临床类型,严重程度,病变范围,病情分期,肠外表现和并发症。临床类型:慢性复发型、慢性持续型,暴发型和初发型;严重程度分为轻、中、重 3 度。轻度:腹泻$<$4 次/d,便血轻或无,无发热、脉搏加快或贫血,血沉正常;中度介于轻重度之间;重度患者腹泻$>$6 次/d,明显黏液血便、体温在 37.5℃ 以上,脉搏$>$90 次/min,Hb$<$100g/L,血沉$>$30mm/h。病变范围分为直肠、直乙结肠、左半结肠、广泛性、全结肠、区域性结肠受累;病情分期为活动期、缓解期。

### (四)暴发性结肠炎

暴发性结肠炎是 UC 的少见类型,起病迅猛,每天有大量稀血便,并有严重的痉挛性腹痛,常伴有发热、乏力、食欲不振和短期内体重下降。体格检查显示有急性病容、脱水、心动过速、腹部查体有轻微的膨隆和压痛。

化验检查显示白细胞升高($>$20$\times$10$^9$/L),主要是中性粒细胞升高,另有贫血和低蛋白血症,血尿素氮增高提示血容量减少,严重腹泻可出现低钾,血沉常较快($>$40mm/h)。X 线腹部检查是必不可少的,暴发性 UC 严重时可出现结肠扩张,X 线显示全结肠或节段性横结肠扩张,即可诊断为中毒性巨结肠。另外,拍腹部立位平片时一定要包括膈肌,确定有无肠穿孔造成的膈下游离气体。

结肠镜和钡灌肠检查不但没有必要,还会造成病人症状加重,甚至诱发中毒性巨结肠和肠穿孔。对于近期无直肠急性炎症的病人,尚可行乙状结肠镜检查。

### (五)中毒性巨结肠

中毒性巨结肠是 UC 严重的并发症,是在严重结肠炎过程中出现的全部或节段性大肠大量充气扩张。所有病人均有中毒表现和结肠扩张。中毒的概念是:体温$>$38.6℃,脉搏$>$120 次/min,白细胞$>$10.5$\times$10$^9$/L,血细胞比积下降 60% 以上,大多数患者还有精神状态改变、脱水、低血压、电解质紊乱和血沉$>$30mm/h,腹部的体征有结肠充气扩张导致的腹部膨隆,肠鸣音减弱或消失,或伴有腹膜刺激征。

IBD 均可并发中毒性巨结肠,UC 较 CD 更易发生,在伪膜性肠炎也可发生。中毒性巨结肠主要见于暴发型和重型 UC 患者。国外发病率高可达 15%,国内仅见于 2% 左右,本症预后很差,死亡率高达 30%。易引起急性肠穿孔,常并发多脏器衰竭而导致死亡。各年龄段男女发病率相等,但青年女性预后更趋不佳。

中毒性巨结肠的发生主要是由于炎症波及结肠肌层及肌间神经丛,致肌纤维受损和肠壁张力低下。有些诱因已较明确,暴发型或重度 UC 未及时用激素治疗,病情可能迅速发展为中毒性巨结肠;过早中断或逐渐停止治疗会诱发重度 UC 或中毒性巨结肠,例如仅根据临床表现而非内镜表现撤掉 5-ASA 或皮质激素。重度 UC 患者也可能因为钡灌肠和结肠镜检查过程中的注气诱发中毒性巨结肠,因此临床怀疑可能发生的患者,禁止行 20cm 以上的结肠镜和钡灌肠检查。

由于严重的腹泻继发电解质紊乱尤其是低钾血症,可抑制胃肠动力造成腹胀,诱发中毒性巨结肠。一些影响胃肠动力的药物也会加速和诱发中毒性巨结肠的发生,如抗胆碱能药、抗腹泻药、鸦片类镇痛药、麻醉药和抗抑郁药,可降低肠肌张力、抑制运动,可诱发本病。重度 UC 的患者应该停用所有影响胃肠动力的药物,预防肠扩张和肠穿孔。有极少数吸烟的 UC 患者在停止吸烟后诱发重度 UC,甚至中毒性巨结肠,可能与尼古丁有潜在抗炎作用有关。

1.临床表现 以中毒性巨结肠为首发表现的 IBD 不很常见,常发生在结肠炎发展过程中,症状超过 1 周,病情迅速恶化,中毒症状明显,腹胀、腹痛、血便。腹部体征有腹部膨隆和压痛,中上腹和左季肋区叩诊鼓音提示横结肠胀气,没有鼓音并不表明不存在肠扩张,肝浊音的叩诊可鉴别肠穿孔和结肠胀气,肠鸣音减弱或消失。

2.诊断

(1)X 线检查:腹部立卧位平片及腹部 CT 对中毒性巨结肠的诊断起决定性作用,横结肠是最常发生的肠段,它位于结肠最前端,气体较易聚集。正常横结肠的宽度上限是 6cm,中毒性巨结肠时可达 7～15cm,正常结肠袋消失,肠壁透明线提示黏膜下积气,出现膈下游离气体提示合并穿孔,出现气液平提示有肠麻痹。另外,小肠大量积气时即将发生中毒性巨结肠的早期 X 线表现和信号,有 20% 的患者可能发生中毒性巨结肠,电解质紊乱,如低钾、低钙、代谢性碱中毒可导致小肠肌张力下降,在纠正水电解质紊乱后小肠扩张可以得到改善,每天一次的腹平片对监测肠腔扩张、气体走向和发现穿孔很有必要。

(2)实验室检查:血红蛋白下降,白细胞总数升高和核左移;常见的电解质紊乱有低钾血症、低磷血症、低钙血症和低镁血症;常有低蛋白血症;结肠炎活动期有血沉增快,C 反应蛋白升高。

(3)鉴别诊断:并非只有炎症性肠病并发中毒性巨结肠,需要和其他疾病鉴别。

1)肠道感染性疾病:志贺菌、沙门菌、弯曲菌、产气杆菌、阿米巴、梭状芽孢杆菌及巨细胞病毒等引起的肠炎,也可引起暴发性结肠炎,早期对患者行便涂片和细菌培养及梭状芽孢杆菌毒素的检测,以除外肠道寄生虫和其他肠道感染。

2)缺血性肠炎:多发生在老年人,由动脉硬化或栓子脱落引起的肠系膜动脉狭窄和栓塞,肠缺血或梗死,出现腹痛、腹泻、便血、发热、血象高等,重症者肠坏死穿孔发生腹膜炎。

3)药物性肠炎:金制剂和雌性激素引起的药物性肠炎,也与暴发性肠炎有关。

4)卡波济肉瘤:艾滋病患者免疫力低下,合并卡波济肉瘤和巨细胞病毒感染,可发生中毒性巨结肠,直肠黏膜活检和有效的便培养可以鉴别和排除。

3.治疗 暴发性 UC 和 CD 急性期治疗方案相同。

(1)一般治疗:严密监测生命体征、腹部体征、腹平片,行中心静脉置管,完全胃肠外营养,使病人肠道处于完全休息状态,静脉补充液体、电解质、能量、输血或白蛋白。肠扩张明显时需要行胃肠减压,肛管排气,需每 2～3h 翻动身体 10～15min,使聚集在横结肠的气体重新分布,有利排出,对症治疗时忌用抗腹泻和抗胆碱的药物,如阿托品、莨菪类药物,避免加重肠扩张和肠麻痹。

(2)皮质激素:暴发性 IBD 应静脉使用皮质激素,能有效抑制炎症和免疫反映。对于正在应用口服皮质激素和口服 5-氨基水杨酸的患者,改用静脉皮质激素如氢化可的松、泼尼松龙或甲基泼尼松龙,国内大多应用琥珀酸氢化可的松 200～300mg/d,疗程 10～14d,症状控制后代以口服醋酸泼尼松 40～60mg。国外文献认为泼尼松龙或甲基泼尼松龙更好,较少引起钠水潴留和低钾,泼尼松龙(30～40mg/12h),甲基泼尼松龙(16～20mg/8h)或氢化可的松(100mg/8h)可持续性输入或分次推入的方式给予,尚不清楚哪种方式给药疗效更好。对于没有接受口服皮质激素的患者,静脉滴注促肾上腺皮质激素(ACTH)较氢化可的松更有效,ACTH 用量为每日 25～50u。经以上激素治疗的暴发型 UC 患者,50%～70% 病情得到控制可免于手术。

(3)抗生素:重症 UC 特别是合并中毒性巨结肠的患者,有高热、白细胞增高、腹肌紧张者,自入院时起就应静脉使用抗生素,常用抗生素为基糖苷类(阿米卡星、奈替米星、依替米星)或奎诺酮类(环丙沙星、左氧氟沙星、莫西沙星)＋甲硝唑。硝唑不但能抗肠道的厌氧菌,对入院时尚未排除的阿米巴感染及难以检测的难辨梭状芽孢杆菌均有效。此外,甲硝唑对 CD 有奇效,这并非其抗菌机制所致。

磺胺吡啶(SASP)主要用于治疗轻中度 UC 和 CD,从不用于暴发性结肠炎,亦无资料表明美沙拉嗪(5-ASA)在治疗重度 UC 是否有效,在经全胃肠外营养、激素、抗生素治疗后症状改善仍有活动的患者,应较早使用磺胺吡啶或美沙拉嗪。硫唑嘌呤和 6-巯基嘌呤等免疫抑制剂在急性重度 IBD 治疗中未显示出效果,仅用于亚急性和慢性患者,且数月才可起效。

(4)环孢菌素(CysA):自 20 世纪 80 年代国外学者开始应用于治疗 IBD,目前已成为成功治疗急性 IBD 的药物之一。对于使用类固醇激素治疗无效的重度 UC 患者采用静脉滴注 CysA 4mg/(kg·d)有效率达到 68%～86%。大剂量 CysA 治疗 CD 的总有效率为 67%。静脉 CysA 的标准用量为 2～4mg/(kg·d),平均治疗时间 7～14d。症状缓解改口服,剂量为 6～8mg/(kg·d),连续使用 4～6 个月。为了维持长期缓解,推荐联合硫唑嘌呤或 6-巯基嘌呤。环孢菌素血清的有效浓度为 100～200ng/ml,400ng/ml 为最大剂量。治疗中应严密监测血药浓度,静脉用 CysA 的患者,每 1～2d 抽血检测,口服患者每月测 1 次。有些药物影响环孢菌素代谢,如酮康唑、氟康唑、依曲康唑、红霉素、异搏定、溴隐停、胃复安、利福平和大剂量皮质激素等,可增高 CysA 的浓度;降低 CysA 血药浓度的有苯巴比妥、苯妥英钠和卡马西平。

(5)生物治疗:抗肿瘤坏死因子(TNF-α)单抗-英夫利西,主要用于重症 CD 的治疗,用于重度溃疡性结肠炎治疗的经验较少。

(6)手术治疗:在内科严密监护下应用最大限度的药物治疗,48～72h 后病情仍然无明显改善者,应考虑手术治疗,若继续药物治疗风险加大,一旦出现穿孔、腹膜炎病死率高达 40%。如有自发性穿孔、腹膜炎或大出血迹象,也应及时外科手术。而穿孔前行手术,病死率仅为 2%～8%。

手术术式包括全结肠直肠切除＋回肠造口术,结肠切除＋回肠直肠吻合回肠造口术,回肠造口术、横结肠或乙状结肠侧壁造口减压术。但是术式的选择必须参考患者的临床情况、术前检查及病人对手术的态度。暴发性溃疡性结肠炎和中毒性巨结肠患者的体质都十分虚弱,应选择保留直肠乙状结肠的部分结肠切除＋回肠造瘘的次全切除术,而非较广泛的全结肠切除术。次全结肠切除后遗留的残端为以后的回肠肛门吻合术创造了条件,缺点在于由于保留了直肠和乙状结肠,术后偶尔会有病人出现此部位的大出血,需要紧急手术切除。目前被推崇的术式为全结肠直肠切除术＋回肛吻合(IAA)及全结肠直肠切除＋回肠贮袋肛管吻合(IPAA),被外科医生作为难治性 UC 患者的一项治疗选择。IPAA 的优点是彻底切除了病变,保住了肛门,贮袋功能可以减少排便次数,生活质量明显提高,患者很容易接受。IPAA 是目前比较理想的手术方式,但操作比较复杂,仍有并发症发生,包括小肠梗阻、贮袋炎、吻合口狭窄、贮袋瘘、重度盆腔感染、出血、吻合口开裂。远期并发症是贮袋炎,患者常出现腹泻、腹部痉挛和直肠出血,它是一种非特异性炎症,有内镜和组织学的炎症表现,其病因和 IBD 一样尚不清楚。

## (六)出血

出血是暴发性 UC 和重症 UC 的常见临床表现,也是暴发性 CD 的重要并发症。UC 合并大出血占 1.1%～4.0%,出血的原因为广泛溃疡引起弥漫性出血、溃疡累及血管破裂出血,此外低凝血酶原血症也是重要的原因。因大出血手术的病例并不常见,大多经过激素、输血等治疗后病情缓解。出血量达到或超过每日 2u,并持续 2～3d 的病人需要手术治疗,国内文献报道 13 例重症溃疡性结肠炎行 IPAA 手术的患者中,3 例是反复出血的患者,经过内科系统治疗无效,需要反复输血者选择手术。大出血的病人在术前应做乙状结肠镜检查,排除可在内镜下行局部止血的直肠出血,另外了解直肠有无病变,以决定手术是做全结肠切除还是次全结肠切除。

## (七)穿孔

UC 发生穿孔少见,发生率 1.8%左右,是中毒性巨结肠最严重的并发症,重度甚至中度 UC 均可由于肠道炎症播散至肠壁造成穿孔。结肠镜和钡灌肠在检查过程增高了肠腔内的压力,使得透壁溃疡处发生穿孔的几率增高。

当穿孔发生时患者出现腹胀、腹痛加剧,局部或弥漫性腹部压痛反跳痛、肌紧张,肝浊音界消失,伴有发热、心动过速和白细胞升高,提示有穿孔发生。但在大剂量使用激素的患者,腹部体征可能被掩盖,要根据全身情况来判断。拍腹部立卧位平片显示膈下游离气体可确诊。一旦诊断穿孔应立即手术探查,切除病变肠段,如果忽视了穿孔的发生继续药物治疗,死亡率高达 80%,即使实施了急诊手术死亡率仍高达 50%。

## 四、克罗恩病

### (一)病理生理

克罗恩病(CD)是一种原因不明从口腔到肛门整个消化道均可受累的非特异性炎症。其特点是节段性的透壁炎症,可侵犯邻近淋巴结和肠系膜淋巴结。主要病变部位在肠道,好发部位是回肠末端和右半结肠,病变呈跳跃性或节段性分布。小肠和结肠同时受累最为常见,约占 40%,约 30% 病变仅局限在小肠,特别是远端回肠,约 20% 的病人病变仅在结肠,单独发生在直肠和肛门的病变少见,约占 3%,多和小肠和结肠病变并存,胃或十二指肠、食管、口部病变总共约占 10% 以下,也常与其他部位的病变并存。

早期病变呈口疮样小溃疡,大小不等,进一步发展成典型溃疡呈纵行或匍行性,不连续,溃疡之间有正常黏膜,深入肠壁的纵行溃疡即形成典型的裂沟,沿肠系膜侧分布。鹅卵石样改变约在 1/4 病例中存在,是由于黏膜下层水肿和细胞浸润形成岛状突起,加上纵行溃疡间相互交错及溃疡愈合后瘢痕收缩,使局部黏膜呈节结状隆起和如鹅卵石状。肠壁增厚、肠腔狭窄多见。部分克罗恩病可见多发炎症性息肉。

显微镜下病变见于肠黏膜层、黏膜下层和浆膜层,主要是黏膜下层,常见淋巴细胞聚集,可有生发中心。黏膜层可见到隐窝脓肿。非干酪性肉芽肿为本病的重要特征之一,仅见 50% 的病例,由上皮样细胞和巨细胞组成,中央无干酪性坏死,可见全层肠壁,以黏膜下层和浆膜层常见,除肠壁外,局部淋巴结中也可发现肉芽肿。肠壁的裂隙溃疡可深达固有肌层,融合呈窦道或穿透肠壁形成瘘。由于水肿和淋巴管扩张及胶原纤维数量增加,黏膜下层增宽,肠壁增厚和肠腔狭窄。

黏膜的变化和黏膜下层的水肿造成钠水吸收障碍而导致腹泻,在远端回肠受累的病人,腹泻发生的原因还有胆盐吸收障碍、肠腔内物质吸收障碍,水电解质在结肠的分泌增加。黏膜溃疡侵犯浅层血管时,会发生出血。肠壁的炎症水肿及进行性纤维化会造成肠腔狭窄及肠梗阻。溃疡穿透肠壁会导致穿孔、窦道或瘘。

### (二)临床表现

CD 的起病隐匿,早期常无症状或症状轻微易被忽略,典型病例多在青年起病,病程平均 1～3 年,病程常为慢性,活动期缓解期交替出现,也可亚急性或急性发病。常见症状有:

1.腹痛　为最多见的症状,轻者有肠鸣和腹部不适,重者可为严重的绞痛,进食纤维素多的食物常易引起腹痛发作,可在排便或排气后缓解。以右下腹痛多见,与末端回肠病变多见有关,其次为脐周或全腹。病变侵犯胃和十二指肠时,疼痛与消化性溃疡相似,常伴有幽门和十二指肠梗阻。十二指肠壶腹部的 CD 会伴发胰腺炎。病变侵犯回盲部时疼痛常发生在脐周,以后局限于右下腹。少数病例既往无任何症状,突发腹痛,常被误诊为急性阑尾炎和肠穿孔等急腹症,开腹手术后才发现为克罗恩病。

2.腹泻　小肠和结肠的 CD 病人多数有腹泻,常为间歇性发作,大便次数与病变范围有关,每日大便 2～3 次至十余次,甚至达数十次,一般不含脓血或黏液,广泛弥漫性小肠病变可有水样便或脂肪泻。腹泻的发作与进食富含纤维素的食物有关,情绪激动或紧张也可诱发腹泻。直肠受累可有脓血便和里急后重,也可与便秘交替。

3.便血　与溃疡性结肠炎相比,便血少见,也有突发便血,以下消化道出血为首发症状。

4.腹部包块　部分患者出现腹部包块,右下腹及脐周多见,质地中等,有压痛,较固定,是由于肠壁增厚、粘连、瘘管、脓肿肠系膜包裹所致,易与腹腔内结核和肿瘤等混淆。

5.肛门和直肠周围病变　如肛门周围或直肠周围脓肿、肛瘘、直肠阴道瘘,部分病人以此为首发症状。

6.全身表现　约1/3病人有低热或中等发热,一般无畏寒,此时常有病变活动或并发症发生。不同程度的营养不良,表现为消瘦、贫血、低蛋白血症、维生素缺乏、电解质紊乱、缺钙、骨质疏松等。

7.胃肠外表现　国外约50%的CD患者合并肠外表现,北京协和医院钱家鸣报道92例CD患者中40.2%有肠外表现。皮肤可出现荨麻疹、多形性红斑、节结性红斑和坏疽性脓皮病等。可伴发多发性关节炎、强直性脊柱炎,可见结膜炎、虹膜睫状体炎、角膜溃疡、角膜炎。此外,可见脂肪肝、淀粉样变性、肝硬化、原发性硬化性胆管炎等。

### (三)辅助检查

1.实验室检查　包括血常规、CRP和ESR,贫血和血小板增多在CD中多见,CRP和ESR是急性炎症反应的实验室指标。CRP与CD病变的活动密切相关,与结肠的敏感性高于回肠,但CRP无特异性,无法鉴别是CD活动还是肠道感染,故有必要行粪便常规及微生物检查,以排除肠道感染。血清学ASCA+/ANCA对CD有较高的特异性。

2.内镜检查　由于CD可累及消化道多个部位,既要做胃镜检查,又要做肠镜检查,如果怀疑小肠CD,可以行胶囊内镜或小肠镜检查。内镜检查不仅可以直观显示病变的形态特征,而且可以进行黏膜活检进一步提高确诊率。内镜下典型的表现是,病变呈节段性分布,病变之间黏膜正常。早期黏膜呈阿弗他溃疡,散在,小圆形,周围无明显炎症改变。进一步发展出现沿肠轴纵行走向的溃疡,较深,覆白苔,晚期纵横交错的裂隙样溃疡,节结样黏膜隆起呈鹅卵石样改变。跳跃分布的环形狭窄也是本病的特征。还可以有假憩室和黏膜桥。胶囊内镜对小肠CD诊断有较大的价值,但要注意因肠管狭窄造成的胶囊不能通过,需要手术取出。双气囊小肠镜和单气囊小肠镜的应用对小肠CD的诊断提供了新的手段。

3.病理组织学检查　病变部位较为典型的改变有全肠壁性炎症,非干酪样肉芽肿,口疮性溃疡,裂隙状溃疡,固有层慢性炎性细胞浸润,隐窝底部和黏膜下层淋巴细胞聚集,黏膜下层增宽,淋巴管扩张,杯状细胞减少等。

4.X线检查　主要采用钡剂造影,包括全消化道钡餐、气钡灌肠、小肠气钡双重造影。气钡双重造影对小肠CD的诊断最有价值,可显示黏膜溃疡,节段性肠腔狭窄呈线样,长短不等、宽窄不等、纵行溃疡及卵石征。可发现小瘘管,以回肠末端及盲肠内侧多见。

5.超声检查　腹部B超检查可发现不同程度的肠管蠕动减弱、肠壁增厚与狭窄、近端肠腔扩张,腹腔脓肿。对于合并不全肠梗阻的患者,B超检查有较高的特异性,肠管壁均匀性明显增厚,呈腊肠样。超声造影可更好地显示增厚肠壁血管形成,可见多条平行且垂直于肠轴的血管及肠系膜血管增生,可以作为诊断CD的重要标志。

6.CT　普通CT扫描能显示肠壁增厚,腹腔脓肿,诊断价值有限。近年开展了CT小肠造影(CTE)明显提高了CD诊断的准确率,检查前30~45min口服大剂量(2000ml)等渗(2.5%)甘露醇作为阴性对比,扫描前注射山莨菪碱(654-2)20mg以抑制肠蠕动,行双期动态增强扫描。不仅能显示肠壁增厚及肠腔狭窄,还可清晰显示肠管周围的并发症,包括肠系膜水肿及增厚、肠系膜淋巴结增生、蜂窝织炎、腹腔脓肿、窦道和瘘管形成。

7.MRI　有辅助诊断作用,显示肠壁增厚、肠系膜纤维脂肪增生(与炎症活动度有关)。

**（四）诊断**

我国诊断标准通过了《对我国炎症性肠病诊断治疗规范的共识意见》,克罗恩病的诊断应在排除肠结核、阿米巴痢疾、耶尔森菌感染等慢性肠道感染、肠道淋巴瘤、憩室炎、缺血性肠炎、溃疡性结肠炎、肠道腺癌等基础上,可按下列标准进行。

1.具备上述临床表现者可临床疑诊,安排进一步检查。

2.同时具备临床表现和影像学或肠镜改变特征者,临床可拟诊本病。

3.如再加上黏膜组织学或手术切除标本病理检查,发现非干酪样肉芽肿和其他 1 项典型表现,或无肉芽肿而具备 3 项典型组织学改变。

4.初发病例、临床表现、影像、内镜检查及活检病理难以确诊时,应随访观察 3～6 个月,如与肠结核混淆不清,应按肠结核诊断性治疗 4～8 周,以观疗效。

5.克罗恩病诊断成立后,诊断内容应包括临床类型、严重程度、(活动性、严重度)、病变范围、肠外表现和并发症,以利全面评估病情。

1)临床类型:可参考疾病的主要临床表现做出。按蒙特利尔世界胃肠病大会克罗恩病分类中的疾病分型,可分为狭窄型、穿通型、非狭窄非穿通型。

2)严重程度:严重度与活动性均反映克罗恩病的严重程度,常合并使用。严重度根据临床表现做出。轻度:无全身症状、腹部压痛、包块和梗阻;中度:介于轻度与重度之间;重度:明显腹痛、腹泻、全身症状和并发症。

克罗恩病的活动指数(CDAI)在国际上广泛应用于临床科研,可正确估计克罗恩病病情和疗效的评价,根据腹痛、腹泻、腹块等 8 个变量,通过 1 周的观察计分,乘以规定的权重,求得各自的分值,8 项分值之总和为总分。CDAI<150 分为缓解期,CDAI≥150 分为活动期,150～220 分为轻度,221～450 分为重度(表 4-3)。

表 4-3　BestCDAI 计算法

| 变量 | 权重 | 变量 | 权重 |
|---|---|---|---|
| 稀便次数(1 周) | 2 | 阿片类止泻药(0、1 分) | 30 |
| 腹痛天数(1 周总评 0～3 分) | 5 | 腹部包块(可疑 2 分,肯定 5 分) | 10 |
| 一般情况(1 周总评 0～4 分) | 7 | 血细胞比容降低值(正常:男 47,女 42) | 6 |
| 肠外表现与并发症(1 项 1 分) | 20 | 100×(1－体重,标准体重) | 1 |

Best　CDAI 中各变量的计算方法为:

1)稀便次数:7 天总数。

2)腹痛:0＝无,1＝轻,2＝中,3＝重。

3)一般情况:0＝好,1＝较差,2＝差,3＝非常差。

4)下列肠外表现与并发症(每个 1 分):①关节炎/关节痛;②虹膜炎/葡萄膜炎;③节结性红斑/坏疽性脓皮病/口疮性溃疡;④肛裂/肛瘘/脓肿;⑤其他瘘管;⑥过去 1 周内体温 38℃。

5)腹泻要服用阿片类止泻药。

6)腹部包块 0＝无;2＝可疑;5＝肯定。

7)血细胞比容降低值:男,47－患者血细胞比容值;女,42－患者血细胞比容值。

8)体重:100×(1－体重/标准体重)

总分＝各分值之和;血细胞比容正常低限可参照国人标准:男40,女37。

WHO标准:可按世界卫生组织(WHO)结合临床表现、X线、内镜和病理检查结果,推荐6个诊断要点进行诊断。

(1)非连续区域性肠段病变。

(2)肠壁全层性炎症病变伴有肿块或狭窄。

(3)病变肠段黏膜呈铺路石样或纵行溃疡。

(4)节结样非干酪样肉芽肿。

(5)裂沟或瘘管形成。

(6)肛门病变(难治性溃疡,非典型肛瘘或肛裂)。

具有上述1、2、3项为可疑诊断,加上4、5、6项中之一者可确诊。有1、2、3项中2项加上第4项也可以确诊,但需排除UC、肠结核、缺血性肠病、放射性结肠炎、肠道淋巴瘤等。

### (五)内科治疗

#### 1.药物治疗

(1)回结肠型克罗恩病

1)轻度:口服柳氮磺胺吡啶(SASP)治疗剂量为4～6g/d,分3～4次,病情好转数周减量至维持量1～2g/d,维持治疗至少1年。或美沙拉嗪4g/d,分4次病情控制,逐渐减量至2g/d,至少维持1年。或口服布地奈德9mg/d,疗效更佳。

2)中度:泼尼松30～40mg/d,也可用布地奈德,合并感染加用抗生素,如环丙沙星500～1000mg/d或甲硝唑800～1200mg/d,不推荐5-ASA。

3)重度:静脉用氢化可的松200～400mg/d,14d,后病情缓解改用泼尼松维持。早期复发、激素治疗无效或激素依赖者需加用AZA 1.5～2.5mg/(kg·d)或6-MP 0.75～1.5mg/(kg·d)。不能耐受者可改为甲氨蝶呤(MTX)每周15～25mg,肌内注射。上述药物无效或不能耐受者应对手术治疗进行评估,或有条件的可使用英夫利昔单抗(IFX)5～10mg/kg,控制发作一般需要静脉滴注3次。

(2)结肠型克罗恩病

轻、中度:可选SASP或5-ASA,SASP有效但不良反应多。可在治疗开始即使用糖皮质激素,远端病变可辅以局部治疗。

(3)小肠型克罗恩病

1)轻度:回肠病变可用足量的5-ASA控释剂,广泛性小肠克罗恩病,营养治疗作为主要治疗方法。

2)中、重度:使用糖皮质激素和抗生素,推荐加用AZA或6-MP,不能耐受者改用MTX。营养支持治疗则作为重要辅助治疗措施。如无效,则考虑应用英夫利昔单抗或手术治疗。

(4)胃、十二指肠CD患者:应用SASP的治疗效果不佳,因其有效成分5-氨基水杨酸不能在近端小肠释放,皮质激素可改善病人的症状,但并非像对回肠和结肠CD治疗那样有效,另外还应使用质子泵抑制剂。

#### 2.治疗策略

目前治疗CD有两种观点,一种是升阶疗法,一种是降阶疗法。

传统的治疗策略多采用升阶梯治疗的方案,升阶梯方案能避免不良反应大的药物(皮质激素和免疫抑制剂)给机体带来的损害,节约经费(IFX价格昂贵),但不能在最短的时间内有效地控制症状,容易丧失治疗时机,不能有效地降低CD相关并发症的发生率和手术率。已有大宗临床对照研究证实,生物制剂不但在诱导缓解方面疗效明显优于传统药物,而且在维持治疗中也有巨大优势,目前普遍的做法是:对于中、重度CD和高危病人,若传统药物无效,则立即采用生物制剂诱导缓解,迅速控制病情,最大限度地降低CD

并发症的发生率,从而改变疾病的自然病程。这一策略,即是目前学术界讨论的热点——降阶梯治疗方案。

虽然随着药物治疗的进步,CD 的疗效明显提高,但药物治疗仍不能替代外科手术,约 50% 的病人最终仍需要手术治疗。

3.营养支持　CD 患者中营养不良多见,存在程度不同的低体重、贫血、低蛋白血症、电解质丢失和维生素矿物质缺乏。营养支持不但能治疗和预防 CD 造成的营养不良,改善生活质量,降低手术并发症的发生率和死亡率,而且药物治疗和营养支持联合使用还能诱导和维持疾病缓解。肠外营养(PN)治疗效果并不优于肠内营养(EN),只适用于那些有 EN 禁忌证的病人。EN 诱导缓解后维持时间甚至长于应用激素缓解的时间。目前推荐使用整蛋白肠内营养制剂,在营养支持的过程中,应避免过度喂养,以免加重临床症状和器官负担,影响营养物质的代谢。鱼油能调节免疫功能,减轻炎症介质的合成和释放,有助于缓解 CD 的症状。

### (六)克罗恩病合并肠梗阻、穿孔及瘘

1.胃和十二指肠 CD　胃和十二指肠 CD 患者的主要急症是幽门和十二指肠梗阻,它是治疗不能控制进行性的纤维组织增生形成的肠腔狭窄所致。餐后饱胀、早饱、间歇性呕吐和上腹痛等,提示有胃流出道梗阻存在。急性起病者需要胃肠减压,静脉补液,激素可以使用,但疗效有限。症状不易控制的患者需要手术治疗。大多数学者认为应实施胃空肠吻合术,缓解梗阻症状,而非梗阻肠段的切除,因为切除造成十二指肠瘘的危险性高;另外,还应做选择性迷走神经切除术,预防吻合口溃疡的发生。

2.小肠 CD　小肠 CD 患者可以因肠梗阻为首发症状而就诊,也可以逐渐发展而致。由 CD 狭窄所致的肠梗阻常先有反复发作的痉挛性腹痛、腹泻、恶心、偶有呕吐。绞窄性肠梗阻常为肠粘连所致,CD 患者存在这种情况的可能性较小,因为尽管克罗恩病所致的肠梗阻很严重,但多是部分梗阻。大多数 CD 所致的肠梗阻不需要紧急手术,给予鼻胃管胃肠减压,静脉补液,静脉给予皮质激素,已服用激素治疗的患者,应加大剂量,改为静脉输注。合并肠梗阻的患者行手术治疗者分两类,一类是肠梗阻发生时诊断不清,手术后确诊;另一类是已确诊 CD,经药物治疗后梗阻仍存在,需要做急诊手术切除病变肠段。那些对药物治疗有效但仍间断出现部分肠梗阻症状需要住院治疗的患者,在发生梗阻部位穿孔和营养缺乏之前,应考虑手术治疗。

CD 性回肠炎患者出现发热、腹痛、腹部包块、白细胞增多,X 线曾提示有窦道或瘘管,应高度怀疑脓肿,腹部和盆腔 CT 扫描,可明确显示出回肠的脓肿。CT 引导下的脓肿引流具有较好的疗效,也可行脓肿相关肠道的切除术及回结肠吻合术。

如果患者仅有右下腹局限性腹膜炎,X 线和 CT 检查不能明确有脓肿存在,国外文献报道,这类患者应先采用使肠道得到休息的方法、静脉补充液体、广谱抗生素,有肠梗阻表现时需要行胃肠减压,对于已经给予皮质激素的患者,因为有应激因素存在,激素剂量要增加一些。对以上治疗无效的患者应考虑外科手术治疗。

如果形成肠与肠之间的瘘,可能没有症状,在 X 线检查时发现,不用特殊的治疗。出现小肠膀胱瘘、小肠阴道瘘的患者应手术治疗。

3.结肠 CD　约 2/3 结肠 CD 患者以单纯结肠炎或合并回肠炎的形式累及结肠,尽管在结肠均可发生肠梗阻和肠穿孔,但比在小肠发生的几率小得多。类似小肠病变处理。随着内镜治疗的进展,对于结肠短狭窄的患者,内镜下球囊扩张是非常好的解决狭窄和梗阻的方法。

### (七)克罗恩病合并消化道出血

CD 合并消化道出血较 UC 患者少见,但克罗恩病患者的下消化道出血可持续存在。1%～6% 的 CD

患者有严重的消化道出血,表现为排鲜红色血便,年轻患者比老年患者更有可能发生消化道大出血,据报道克罗恩病出血排在先天性血管畸形和 Meckel 憩室之后,占青年人常见下消化道出血病因的第三位。

合并出血主要见于结肠受累的患者,主要由于炎性肉芽肿导致血管受损破裂,结肠镜检查可以确诊。如果出血来自小肠,肠镜很难发现病变,为确定出血部位进行血管造影是必要的。克罗恩病血管造影的特征表现是肠壁和肠系膜有不规则的高密度血管影。

糖皮质激素是首选治疗方法,而且是有效的,但约 30% 的患者会复发大出血,对于不能治愈的克罗恩病的严重消化道出血患者,应选择手术切除病变肠段的治疗。

### (八)肛周脓肿和瘘管

肛周感染也是克罗恩病常见的急症之一,CD 患者经常合并肛周疾病,在欧美国家 CD 伴发肛周疾病高达 46%,主要为肛周脓肿、肛瘘、肛门狭窄及肛管直肠瘘等并发症,病人十分痛苦,治疗也十分棘手。

对于有肛周脓肿但直肠无病变的克罗恩病患者,应在麻醉下做充分引流,引流过程中需预防伤口过早闭合。如果同时存在回肠和(或)结肠活动性病变,同时应用相应的药物治疗。在结肠未受累的情况下,通过药物治疗或局部手术治疗,无须永久性造口。

肛周感染合并直肠严重病变的 CD 患者应采用比较谨慎的态度,常伴随难以控制的严重瘘管,局部手术后伤口可能经久不愈,对于直肠病变应给予局部和全身治疗,如美沙拉嗪灌肠,服用激素或免疫抑制剂。当这些措施都无效时为控制恶化的肛周感染,采用直肠切除手术是必要的。

大剂量的甲硝唑 1~2g 或环丙沙星 1~1.5g 治疗是治疗难治性肛周感染的一种非外科手术治疗,抗生素使用时间尚无一致观点,一般认为环丙沙星可使用 6 个月,部分学者认为可一直使用至出现并发症出现,甲硝唑的外周神经病变是比较麻烦的不良反应。

## 五、IBD 的肠外表现及并发症

### (一)肠外表现

不多见,发生率报道不一,多<10%,与自身免疫有关,见表 4-4。

表 4-4　IBD 的肠外表现

| 肠外表现 | 与疾病活动的关系 | 治疗 |
| --- | --- | --- |
| 口腔病变 | | |
| 　阿弗他溃疡 | + | 泼尼松 |
| 　口腔炎 | + | 泼尼松 |
| 皮肤疾患 | | |
| 　结节性红斑 | + | 泼尼松 |
| 　坏疽性脓皮病 | ± | 泼尼松、激素注射氨苯砜局部用药 |
| 眼部疾病 | | |
| 　结膜炎、虹膜炎 | + | 泼尼松 |
| 　葡萄膜炎 | − | 局部激素、泼尼松 |
| 关节疾患 | | 泼尼松、阿司匹林、非甾体消炎药 |
| 　外周大关节 | + | |

续表

| 肠外表现 | 与疾病活动的关系 | 治疗 |
| --- | --- | --- |
| 骶髂关节炎 | — | 物理疗法 |
| 肝胆疾患 | | |
| 　硬化性胆管炎 | — | 雄去氧胆酸、抗生素、甲氨蝶呤 |
| 　胆囊结石 | — | 胆囊切除 |
| 高凝状态 | ＋ | 抗凝治疗 |
| 　血栓性静脉炎 | ＋ | 腔静脉断流 |
| 　动脉血栓形成 | ＋ | 抗凝治疗 |
| 肾病变 | | |
| 　肾盂肾炎 | ＋ | 抗生素、泼尼松 |
| 　肾结石 | — | 低钙、低草酸盐饮食、体外碎石 |

### (二)肠外并发症

1.血栓栓塞性疾病　一项国外研究发现 60％的活动性 IBD 存在高凝状态,而非活动性的 IBD 仅为 15％,提示高凝状态与疾病的活动性有关。IBD 高凝状态的病因是多方面的,其中凝血因子异常最常见,如 Ⅴ因子、Ⅶ因子、纤维蛋白原、凝血活酶和血小板的升高,抗凝血酶 3、蛋白 C 和蛋白 S 水平的降低已有报道。IBD 患者合并血栓性疾病的发病率仅为 1％左右,国内外报道接近,但发生后的死亡率近 25％,是这类病人死亡的重要原因之一。

IBD 患者合并血栓性疾病中 65％为下肢的血栓性静脉炎,但任何血管都会受累。门静脉或肠系膜静脉血栓形成是 IBD 的严重并发症,占深静脉血栓形成的 9％,腹部增强 CT 可显示肠系膜上静脉及门静脉有充盈缺损,肠道出血、肠坏死及腹膜炎是肠系膜静脉及门静脉血栓形成的严重表现,也是最难处理的问题,死亡率达 50％。

动脉血栓形成在 IBD 中罕见,包括脑血管意外,节结性多动脉炎;脑静脉血栓形成十分罕见,常遗留神经系统后遗症或死亡。

血栓性疾病一旦发现,经 B 超、增强 CT 或 MRI 确诊,应尽早治疗。首先选用肝素抗凝治疗,应在监测出凝血时间的同时持续静脉注射肝素,维持 APTT 至正常的 2 倍,但对已有结肠活动性出血的 IBD 病人有潜在的危险;对于急性血栓形成的患者,可用尿素酶溶栓治疗,尿激酶静滴 50 万～100 万 u/d,持续 7～10d。如果出现肠坏死应及时手术,切除坏死肠段,术后仍需要抗凝治疗。手术切除炎症肠段是否能纠正高凝状态和预防今后的血栓栓塞性并发症,尚不清楚。

2.胰腺炎　IBD 患者很少并发胰腺炎,但在患者发生 IBD 难以解释的腹痛时,要考虑胰腺炎的可能。国外有 IBD 并发胰腺炎的报道,但国内未见报道,大多为克罗恩病的结肠炎患者。

IBD 合并胰腺炎机制尚不清楚,文献分析约 2/3 患者有某种原因。药物是并发胰腺炎的主要原因,如口服硫氮磺胺吡啶、美沙拉嗪和奥沙拉嗪,局部使用美沙拉嗪,使用甲硝唑、6-巯基嘌呤、硫唑嘌呤及静脉输注脂肪乳。另外 CD 患者有十二指肠病变,特别是壶腹周围病变者,可导致胰管排泄不畅,诱发胰腺炎的发生。

另 1/3 IBD 的胰腺炎病人发病原因不清,无十二指肠病变,超声检查不能发现胆管结石及泥沙,考虑免疫机制或 IBD 直接侵犯胰腺是可能病因。

IBD 相关的胰腺炎通常是良性和自限性,病情易于控制。

3.心包炎及心内膜炎 很少 IBD 患者合并心包炎,尚未得到广泛重视。发生心包炎同时可有或无胸膜炎发生,症状表现为胸骨下针刺样疼痛,并向肩部放射,吸气时加重。心包炎和胸膜炎多发生于结肠型 IBD,少部分见于小肠型 IBD。

文献报道 IBD 并发心包炎与肠道炎症的发展程度无关,心包炎可发生在 IBD 之前,但多发生于结肠炎急性期,病情缓解后心包炎仍然可持续。轻型心包炎可应用阿司匹林和消炎痛治疗,激素只有在严重不缓解的胸膜炎和心包炎时才使用,很少出现心包填塞需要心包引流的情况。5-氨基水杨酸类药物在治疗 IBD 期间也会发生心包炎,停用这类药物后症状通常会改善。

4.血液系 IBD 合并贫血极为常见,发病率为 $6\%\sim74\%$,原因有①铁缺乏,IBD 患者慢性失血及铁摄入率降低使铁代谢处于负平衡,导致缺铁性贫血即小细胞低色素贫血。②慢性病性贫血,表现为正细胞正色素贫血,铁剂治疗无效。③叶酸、维生素 $B_{12}$ 缺乏,引起巨幼红细胞性贫血。④溶血性贫血,属于微血管性或自身免疫性溶血,Coomb 试验阳性,比较少见,约占 IBD 患者的 $1\%$,多发生于女性 UC 患者(女:男=7:1)。⑤药物造成的贫血,SASP、美沙拉嗪、嘌呤类似物等可能干扰红细胞生成。SASP 引起贫血的机制为:抑制叶酸吸收、影响红细胞发育和溶血。

针对病因分别给予补铁、叶酸及维生素 $B_{12}$ 等治疗。溶血性贫血采用内外科联合治疗,首先使用激素,无效者考虑脾切除,再无效的结肠炎患者可行全结肠切除。

5.其他 在 IBD 的肠外并发症中,累及肺部的很少,且 UC 多见于 CD,IBD 相关的肺病有支气管扩张、支气管炎、间质性肺炎、Wegener 样肉芽肿、浸润性肺病和嗜酸粒细胞增多症、坏死性肺结节病。多数对激素敏感,而磺胺类药物、5-ASA 和甲氨蝶呤可造成肺炎、肺纤维化和肺浸润。

与 IBD 相关的肾小球肾炎很少发生,抗原-抗体复合物造成肾小球损伤是发病的可能原因,免疫荧光显微镜下可见有免疫球蛋白或补体沉积在肾小球。用激素治疗有效。

(张　跃)

# 第十一节　抗生素相关性腹泻

腹泻是常见的临床症状,但不同研究中对腹泻的定义略有差异,所以腹泻发生率的报道也不尽相同。最常应用的定义是每日不少于 3 次水样或半成形便,至少连续 2d。腹泻的病因很多,其中抗生素相关性腹泻(AAD)指不能用其他原因解释的,而与应用抗生素相关的腹泻。克林霉素的抗生素相关性腹泻发生率为 $10\%\sim25\%$,氨苄青霉素为 $5\%\sim10\%$,羟氨苄青霉素,棒酸为 $10\%\sim25\%$,头孢菌素、氟喹诺酮、阿奇霉素、克拉霉素、红霉素和四环素相关腹泻的发病率为 $2\%\sim5\%$。经胃肠外使用抗生素(尤其是具有肠肝循环作用的抗生素)的患者,腹泻发生率与口服抗生素相似。

## 一、病因学

早在 1978 年就认识到难辨梭菌是伪膜性肠炎、抗生素相关性肠炎和腹泻的主要致病菌。$10\%\sim20\%$ 的抗生素相关性腹泻由艰难梭菌引起。但多数医院获得性腹泻的致病菌并不明确。如果现有检查无法确定致病菌,则称为原因不明腹泻。

Finney 于 1893 年首先报道 1 例术后患者出现的小肠伪膜性病变。但 20 世纪 50 年代以前,伪膜性肠炎极为罕见。随着青霉素、四环素和氯霉素等抗生素在临床上广泛应用,伪膜性肠炎就成为抗生素治疗的常见并发症。最初认为,金黄色葡萄球菌可能是伪膜性肠炎的致病菌,因此曾将这类腹泻称为葡萄球菌肠炎,以致采用口服万古霉素进行治疗。20 世纪 70 年代对难辨梭菌及其他致病菌对人类的致病作用进行了大量研究以后,上述观点发生了改变。前瞻性研究发现,200 例使用克林霉素治疗的患者中有 21% 的患者出现腹泻,纤维内镜检查证实其中近半数患者有伪膜性肠炎,随后在粪便标本中发现了难辨梭菌毒素。这些发现使得伪膜性肠炎成为人们关注的热点。

### (一)难辨梭菌引起的抗生素相关性腹泻和结肠炎

1935 年,Hall 和 O'Toole 首先从胎粪中分离出难辨梭菌,并将其命名为 Bacillus difficilis。这种细菌产生的毒素可以导致动物死亡。由于难辨梭菌是健康新生儿粪便中的常见细菌,因此最初认为是人体共生细菌。直至 1974 年,相关研究表明难辨梭菌广泛存在于自然界,并可产生致死性毒素,但直到 1977 年以后才确立抗生素相关性腹泻与难辨梭菌的关系。首先,Larson 等发现伪膜性肠炎患者的粪便滤液具有细胞毒作用,提示粪便中存在毒素。也有研究发现,克林霉素等抗生素可使仓鼠发生致死性盲肠炎,患病仓鼠的盲肠内容物滤液含具有细胞毒作用的毒素,将滤液注入到动物的盲肠可致相同的病变。从动物分离的致病菌即难辨梭菌。随后在伪膜性肠炎患者的粪便中也发现了难辨梭菌及其毒素,口服万古霉素对动物模型及患者均有明显的疗效。从此确立了难辨梭菌是医院获得性腹泻的主要致病菌。

难辨梭菌导致的肠道并发症通常包括腹泻,且患者常常有近期使用抗生素的病史。当然,也存在极少数例外的情况。个别病例甚至在罹患难辨梭菌伪膜性肠炎的前 6 周内未使用过任何抗生素。另外,有些患者虽然没有发生腹泻,但 CT 扫描、剖腹探查或尸体解剖却证实中毒性巨结肠或结肠穿孔是由难辨梭菌引起,这种情况常见于近期接受手术的患者。但是,对于多数患者而言,一个突出的特点即临床表现(腹泻)与近期(通常为 2 周内)应用抗生素间存在密切的关系。

导致难辨梭菌相关性腹泻或结肠炎的药物几乎囊括了所有抗生素及部分抗肿瘤药物,如氟尿嘧啶和甲氨蝶呤(表 4-5)。通常认为,这些药物的一个共同特点是可以影响粪便中的正常菌群,即上述药物对难辨梭菌缺乏足够的抗菌活性。但其他因素的作用也不能忽视。然而,仓鼠模型试验和患者研究表明,一些对难辨梭菌具有很好抗菌活性的药物(包括氨苄青霉素和万古霉素)也可以引起难辨梭菌相关性疾病。

**表 4-5　引起难辨梭菌相关性腹泻和结肠炎的抗生素**

| 常见 | 少见 | 罕见 |
|---|---|---|
| 头孢菌素 | 青霉素(除氨苄青霉素外) | 四环素 |
| 氨苄青霉素 | 红霉素和其他大环内酯类 | 甲硝唑 |
| 羟氨苄青霉素 | 喹诺酮 | |
| 克林霉素 | 磺胺 | |
| | | 利福平 |
| | | 氨基糖苷类 |
| | | 氟尿嘧啶 |
| | | 甲氨蝶呤 |

虽然,多项临床试验观察了各种药物导致难辨梭菌相关性疾病的发生率。但由于多种抗生素经常同时应用,很难得到明确的结论。尽管如此,绝大多数研究表明,最常引起难辨梭菌相关性腹泻的抗生素包括克林霉素、氨苄青霉素、羟氨苄青霉素和头孢菌素。Tedesco 等于 1974 年发表的文章显示,200 名应用克林霉素的患者中,其中 20 名(10%)内镜检查发现伪膜性肠炎,患者粪便标本检查提示致病菌为难辨梭菌。然而,由于其他研究并未发现如此高的伪膜性肠炎发生率,所以多数学者认为,上述研究实际反映了难辨

梭菌感染流行的情况,因而并不具有普遍意义。在仓鼠模型中,难辨梭菌导致的致死性出血性盲肠炎常常与应用如下抗生素相关:氨苄青霉素、羧苄青霉素、头孢孟多、头孢克罗、头孢唑啉、头孢西丁、头孢拉啶、克林霉素、口服庆大霉素、亚安培南、甲硝唑、青霉素、羧噻吩青霉素和万古霉素等。而氯霉素、四环素和磺胺则很少引起此类并发症。尚无有关喹诺酮的动物试验,但由于喹诺酮对肠道的厌氧菌影响很小,因此致死性出血性盲肠炎的发生率很低;临床罕有报道。

　　抗生素相关性腹泻严重程度和临床过程差异很大。与所有肠道致病菌相似,难辨梭菌导致的临床表现差别很大,从无临床症状的携带状态到最严重的形式,即伪膜性肠炎。腹泻的严重程度也有很大差别,轻者每日仅数次稀便,且呈自限性,而严重者类似霍乱表现,每日水样便超过 20 次。在鉴别难辨梭菌与原因不明的抗生素相关性腹泻时,如果患者具有结肠炎的临床表现,或病情严重,通常提示存在难辨梭菌感染(表 4-6)。上述临床表现包括腹部绞痛(常位于右下腹),发热(体温平均为 37.8～38.3℃),白细胞升高平均为 $12\times10^9/1\sim20\times10^9/L$,甚至可高达 $(40\sim90)\times10^9/L$,50％的患者粪便中可检出白细胞。一些严重的并发症虽然发生率很低,但通常提示难辨梭菌感染,如中毒性巨结历、白血病样反应、低白蛋白血症伴全身水肿、慢性腹泻(停用抗生素后仍持续数月)。

表 4-6　难辨梭菌及病因不明的抗生素相关性腹泻或结肠炎的鉴别

| 项目 | 病因 | |
| --- | --- | --- |
| | 难辨梭菌 | 原因不明 |
| 相关药物(最常见) | 克林霉素,头孢菌素,青霉素类 | 克林霉素,头孢菌素,羟氨苄青霉素/棒酸 |
| 剂量关系 | 非剂量相关 | 与剂量相关 |
| 抗生素诱发腹泻病史 | 常无相关病史 | 常有相关既往病史 |
| 临床表现 | | |
| 全身体征 | 常见发热、白细胞增加 | 不常见 |
| 胃肠道体征或症状 | 水样便,腹痛 | 水样便 |
| 并发症结肠炎或伪膜性肠炎的表现 | 中毒性巨结肠,肠梗阻,高热,白血病病样反应,脱水,电解质失衡,低白蛋白血症伴水肿,关节炎(少见) 发热,腹痛,白细胞增多,粪便中白细胞;内镜或 CT 提示结肠炎或伪膜性肠炎 | 罕见严重者少见 |
| 流行病学特点 | 在医院或养老院中流行 | 散发 |
| 治疗 | | |
| 停用相关抗生素 | 可能缓解,但常常持续存在或进展 | 症状常常消失 |
| 抗胃肠道蠕动药物 | 禁忌 | 经常使用 |
| 口服甲硝唑或万古霉素 | 反应迅速 | 无指征 |

　　根据纤维内镜检查结果,无结肠炎表现的抗生素相关性腹泻患者中,难辨梭菌感染的发生率约为15％～25％;如果结肠镜下观察或活检提示炎症,则难辨梭菌感染率为 50％～70％;而伪膜性肠炎患者中感染率可高达 100％。

### (二)非难辨梭菌引起的抗生素相关性腹泻和结肠炎

　　在无并发症的抗生素相关性腹泻患者中,多数患者组织培养 B 毒素检测结果为阴性。此时,肠道其他致病菌,抗生素对肠道黏膜的直接作用,以及粪便中细菌减少所引起的代谢反应,均可以引起抗生素相关性腹泻。

　　除难辨梭菌外,其他可能的肠道致病菌包括沙门菌、产气荚膜杆菌、白色念珠菌和金黄色葡萄球菌。很早以前就已经发现了沙门杆菌感染与应用抗生素的相关性。动物试验表明,预先应用抗生素的小鼠即使受到常规接种量 1/10000 的沙门杆菌感染即可发病。致病菌偶尔可为产肠道毒素的产气荚膜杆菌,约占抗生素相关性腹泻的 1.5%。产气荚膜杆菌感染引起的腹泻通常呈自限性,24h 内即可缓解。多数医院的实验室不具备检测产气荚膜杆菌的技术,而且也缺乏特异性的治疗措施。在接受抗生素治疗的患者中,80% 的粪便中可以分离出白色念珠菌,因此有些学者认为白色念珠菌是结肠正常菌群的组成部分(尤其在接受抗生素治疗的患者中),从而对其在腹泻发病的作用存在很大争议。一项有关抗生素相关性腹泻患者的研究发现,粪便中念珠菌的浓度很高,而且对新霉素的治疗反应很好。但是,其他研究并未得到类似结果。如前所述,金黄色葡萄球菌曾被认为是伪膜性肠炎的致病菌,在 20 世纪 50 年代至 60 年代早期,葡萄球菌小肠结肠炎、抗生素相关性小肠结肠炎和伪膜性小肠结肠炎是同义词。因此,万古霉素虽然是治疗抗生素相关性腹泻的正确药物,但最初选择万古霉素的原因却是错误的。有学者认为,葡萄球菌小肠结肠炎和其他抗生素相关性结肠炎其实并不相同,表现在:①诱导药物完全不同(主要为四环素、氯霉素,或肠道应用新霉素);②病变的解剖部位存在差异(小肠通常受累)。

　　难辨梭菌毒素检测阴性的抗生素相关性腹泻患者,多数不能找到明确的致病菌。除毒素检测外,一些临床表现也有助于病因的鉴别。需要指出的是,对于病因不明的抗生素相关性腹泻尚缺乏充分的研究,因而其临床特点和自然病程并不清楚。但是,多数研究显示,腹泻发生率主要与抗生素的抗菌谱和药代动力学特点有关。对厌氧菌具有最强抗菌活性的药物导致腹泻的发生率最高。其他相关因素包括口服药物的吸收程度及静脉药物的肠肝循环。例如,甲硝唑对于结肠菌群具有很好的抗菌活性,但由于其在小肠被吸收,因此对结肠菌群鲜有影响。头孢哌酮主要经肠肝途径排泄,因而明显影响肠道菌群,从而导致腹泻。

　　总之,对于原因不明的抗生素相关性腹泻而言,其发生频率及严重程度均与抗生素剂量相关;除主要经胆道排泄的抗生素外(如克林霉素、氨苄青霉素和头孢哌酮),使用口服抗生素时腹泻发生率高于静脉抗生素,但通常在相关抗生素停用或减量后数日内缓解。与此相反,难辨梭菌相关性腹泻或结肠炎没有剂量相关性,即使停用抗生素后临床症状仍可持续数周甚至数月。鉴别致病菌的另一个要点是,难辨梭菌感染通常表现为医院获得性感染,而病因不明的抗生素相关性腹泻常为散发病例。

## 二、发病机制

　　难辨梭菌可以产生两种蛋白质外毒素:毒素 A 为肠毒素,分子量 308kDa;毒素 B 为细胞毒素,分子量 250/270kDa。几乎所有的产毒株均有这两种毒素的基因。毒素 A 引起体液分泌和黏膜损伤,导致腹泻和炎症。毒素 A 的确切作用机制尚不清楚,但可以与黏膜上的特异性受体结合,进入细胞,引起细胞骨架中的肌动蛋白发生解聚改变,使细胞变成圆形。毒素 B 也可以使培养细胞发生类似的改变。毒素 B 对动物没有肠毒素作用,但呈现很强的细胞毒性作用,对组织培养细胞毒性比毒素 A 强 1000 倍。体外试验表明,毒素 A 可以吸引人的中性粒细胞,而且两种毒素均可激活人的单核细胞释放细胞因子,这可能是导致伪膜性肠炎的原因。

　　部分难辨梭菌由于没有编码毒素 A 和毒素 B 的基因,所以不产生毒素。对于这种不产生毒素的菌株的致病性尚存在争议。

## 三、流行病学

近10年来，有关难辨梭菌病例的报告显著增多，可能与病原菌分离技术的进步有关。难辨梭菌感染的主要危险因素包括高龄、住院及应用抗生素。多数感染发生于50岁以上的患者，其他易感人群包括手术、慢性肾脏疾患和肿瘤患者。手术患者可能因围手术期使用抗生素成为高危人群，而慢性肾脏疾病和肿瘤患者则可能与使用免疫抑制剂有关。

瑞典的研究表明，与10～20岁的人群相比，60岁以上的老年人难辨梭菌毒素检查为阳性的比例升高20～100倍。20%～30%的住院患者有难辨梭菌的定居，而门诊患者仅为3%。在一些前瞻性研究中，对刚刚入院患者的难辨梭菌携带状况进行筛查，此后每周1～2次，随访期限3～11个月。这些研究发现，在社区中，内科患者难辨梭菌的携带率为1.4%，而血液系统肿瘤患者则为8.6%，可能与后者反复住院有关。

在欧洲，健康成人携带难辨梭菌的比例为0～3%，日本则高达15%。上述差别可能与不同培养方法的敏感性差异有关。另外，研究人群使用抗生素的情况也不相同。与难辨梭菌感染性腹泻相关的抗生素，通常包括克林霉素、广谱青霉素和头孢菌素。但是，几乎所有的抗生素均可以引起难辨梭菌感染，其中包括术后短期应用的预防性抗生素（胃肠道使用万古霉素除外）。健康志愿者应用抗生素后，无症状携带者的比例可达46%。

健康新生儿的难辨梭菌携带率为35%～65%，通常来自环境或母亲的产道。虽然新生儿的粪便中毒素浓度较高，但往往仅为无症状的携带状态。这可能因为新生儿的肠道菌群尚不成熟，肠道缺乏毒素的受体。1～2岁后，儿童肠道内难辨梭菌的定植率降低，易感性随之升高。

流行病学研究发现，难辨梭菌感染的危险因素包括使用抗微生物药物、高龄、潜在疾病及其严重性、住院时间，以及暴露于其他难辨梭菌感染患者。抑酸药物作为难辨梭菌感染的危险因素的作用仍不清楚。

一般认为，难辨梭菌的定植是由于摄入细菌的孢子在极端不利的环境中，仍可生存数月或数年。摄入的孢子在胃酸中仍可存活，到达结肠后发生定植。难辨梭菌的污染在医院环境中非常普遍，往往可以从医院的地面、卫生间、便盆和家具表面分离到。医务人员的手上也可以分离到这种细菌，说明经医务人员的手进行传播是住院患者获得难辨梭菌的重要途径。

## 四、临床表现

难辨梭菌可以引起多种临床表现，轻者仅有轻微腹泻，重者表现为致命性伪膜性肠炎和中毒性巨结肠，甚至发生肠穿孔。

最常见的症状为不明原因的腹泻，大便不成形，稀便或水样便，且超过每日2次。大便还有恶臭，含有黏液，但通常无血迹。患者可能出现发热，往往有应用抗生素的历史。使用抗生素后出现腹泻的时间早晚不一，部分患者在用药1～2d后发病，而少数患者可在停用抗生素数周后发病。在轻度抗生素相关性腹泻的患者，体格检查除下腹部轻微压痛外，无其他体征，且乙状结肠镜检查往往正常。

抗生素相关性结肠炎患者的腹泻常较为严重，并有腹痛和腹胀，还可伴有恶心和脱水。外周血白细胞计数常升高，乙状结肠镜检查可发现非特异性结肠炎症，病变呈弥漫性或斑片状。

伪膜性肠炎患者的全身症状更为明显。乙状结肠镜检查可以发现特征性的黄色突起斑块，其中包括炎症细胞，纤维蛋白，黏液和杂质。斑块直径2～10mm不等，其间一般有相对正常的黏膜分布，只有轻微充血。严重病例的直肠和结肠均有病变，但有10%的患者病变仅局限于近端结肠，仅靠结肠镜检查方能发现。值得注意的是,中性粒细胞缺乏的患者并不发生伪膜性肠炎。

难辨梭菌感染患者偶可出现暴发性结肠炎和麻痹性肠梗阻表现,也可发生中毒性结肠扩张,导致腹泻减少。严重者可出现结肠穿孔,腹膜炎和继发性革兰阴性杆菌菌血症。腹部 X 线检查可见扩张的结肠及结肠黏膜水肿,类似于"拇指指纹"。暴发性结肠炎患者由于存在肠穿孔的危险,因此不宜接受乙状结肠镜和结肠镜检查。

## 五、诊断方法

经常使用的两种诊断方法确定解剖学改变方法及鉴定致病菌(主要是难辨梭菌)方法。

内镜检查、消化道造影和 CT 扫描等,是确定结肠炎和伪膜性肠炎等解剖学改变的主要方法。其中以内镜检查为首选。通常可以进行乙状结肠镜检查,但在 1/3 的患者病变仅仅累及右半结肠,因此需要进行纤维结肠镜检查。结肠的组织学检查差异很大,从完全正常到典型的伪膜性结肠炎的表现。伪膜性结肠炎虽不常见,但特异性很高,几乎所有病例均由难辨梭菌感染引起。有经验的内镜专家建议,需要仔细清除黏液,以便对特征性斑块进行更好的观察。在进行活检时也应仔细保留伪膜所连带的茎部。影像学检查中通常采用气钡双对比,但是必须谨慎操作,以免出现肠穿孔。对于伪膜性肠炎患者,CT 检查可以发现特征性的结肠增厚征象,造影剂可存留于黏膜皱襞中(即"手风琴征")。如前所述,由于小肠几乎从不受累,因此上述炎性病变仅限于结肠。CT 扫描中有类似特征性表现的肠道病变极少,包括免疫功能低下患者出现的特发性炎性肠病和巨细胞病毒结肠炎。

早在 20 世纪 70 年代即对"克林霉素结肠炎"内镜下特征进行了详细描述。但由于难辨梭菌在伪膜性肠炎发病过程中的作用已经明确,组织培养分析和毒素检测难辨梭菌作为最重要的诊断方法已广为应用,因而有关解剖学改变的影像学检查方法并未得到普遍的应用。一般而言,内镜检查患者耐受性差,且无法确定感染性疾病的致病菌。因此,只有当临床上需要立即明确诊断,或临床表现提示腹泻由其他原因所致,或患者对治疗药物(如万古霉素)反应不佳时,可考虑进行内镜检查。事实上,这类疾病的诊断往往是在对那些因怀疑其他疾病而进行内镜或 CT 扫描等影像学检查时发现特征性表现而诊断的。

目前有五种方法检测难辨梭菌及其毒素。标准检查方法是组织培养检测毒素 B。这种检查方法于 1977 年提出,最早用于仓鼠的抗生素相关性结肠炎模型诊断,随后用于临床诊断(表 4-7),其主要优点是具有很高的敏感性和特异性,能够检测出仅 10 pg 水平的毒素 B。组织培养的主要缺点如下:

1.多数实验室缺乏检查所需要的组织培养装置,因而需要将标本送至中心实验室。

2.检查结果需在 18~24h 后得到。

3.有些专家认为组织培养的假阴性率过高,建议将粪便培养和毒素检测两种方法联合使用。事实上,在抗生素相关性腹泻的仓鼠模型中,毒素检测的敏感性和特异性均为 100%。临床上假阴性结果的出现,往往与标本过度稀释有关。很多实验室常规用生理盐水进行 1:10 稀释,假阴性率可高达 10%;若直接采用未经稀释的水样便过滤液,或对半成形便进行 1:4 稀释,可以有效减少假阴性结果。

4.无腹泻患者,尤其是近期应用抗生素的患者,具有很高的假阳性率。出现这种情况并不奇怪,因为几乎所有肠道致病菌的相关研究均发现,粪便检查在未患病人群具有很高的假阳性率,对沙门菌、志贺菌、霍乱弧菌、溶组织阿米巴、轮状病毒和其他致病菌的标准检测方法也不例外。上述现象表明,在解释检查结果时需要结合患者的临床表现综合考虑。

5.组织培养通常用于检测毒素 B,而非毒素 A。而动物模型显示,毒素 A 是引起难辨梭菌感染相应临床表现的重要因素。尽管如此,研究表明产生毒素 A 的菌株无一例外均产生毒素 B,说明两种毒素可以在相同的条件下产生。因此,毒素 B 的检测结果应该能够准确反映毒素 A 的情况。

**表 4-7　难辨梭菌毒素组织培养检测和粪便培养的结果**

| 患者特点 | 阳性结果比例(%)# | |
| --- | --- | --- |
| | 组织培养 | 难辨梭菌 |
| | 难辨梭菌毒素检测 | 粪便培养 |
| 抗生素相关性腹泻 | | |
| 　伴有伪膜性肠炎 | 95～100 | 95～100 |
| 　不伴明确的伪膜性肠炎* | 15～25 | 25～50 |
| 应用抗生素但无腹泻 | 2～8 | 10～25 |
| 与使用抗生素无关的胃肠道疾病 | 0～0.5 | 3～5 |
| 健康成人 | 0 | 3 |
| 健康新生儿 | 5～63 | 5～70 |

　　#:结果反映根据所列患者人群粪便标本的组织培养分析,难辨梭菌毒素的检出率。

　　*:这些患者未进行内镜检查,或内镜检查未发现伪膜性肠炎的证据。

　　表 4-7 总结了难辨梭菌感染的实验室诊断方法。除组织培养分析外,乳胶颗粒凝集试验也可供选择。这项检查的出现已近 10 年,其优点在于操作简便,几乎所有实验室均可以进行,而且耗时最少。这种检查方法最初用于毒素 A 的检测,但随后的研究表明,乳胶颗粒凝集试验也可能会检测出难辨梭菌产生的谷氨酸脱氢酶。谷氨酸脱氢酶与肠道疾病的发病过程无关,而且其他微生物(包括产毒及不产毒的难辨梭菌)也可产生,因而会对检测结果的准确性产生影响。基于上述原因,尽管一些实验室仍将其作为筛选试验,但乳胶颗粒凝集试验的诊断准确性较差。

　　另一种检测方法是酶联免疫分析,现有试剂可以检测毒素 A 或毒素 A＋毒素 B,现已为大多数实验室所采用。酶联免疫分析的优点是耗时较少(2～3h),无需组织培养设备,而且特异性很高。但是,这种方法只能检测出 100～1000pg 水平以上的毒素 A 和(或)毒素 B,假阴性率约为 10％～20％。因此,如果第一次检测结果为阴性,而临床强烈提示难辨梭菌引起的抗生素相关性腹泻,则建议留取 2 份或 3 份粪便标本进行检查。

　　有关点免疫结合分析的早期结果令人鼓舞,但尚缺乏深入的研究。

　　难辨梭菌的培养是用于检测粪便中致病菌的传统方法,但仍有多种因素影响其敏感性。首先,尽管研究中采用选择性培养基可以得到很好的结果,但临床实验室的经验并不多。其次,假阳性率很高(表 4-8)。健康成人中难辨梭菌的携带率可达 3％;而在接受抗生素治疗以及住院患者中,即使无腹泻症状,携带率仍为 10％～25％。最后,培养需要 2～3d,可能会延误临床治疗。

**表 4-8　检测难辨梭菌的诊断方法**

| | 细胞毒素检测 | 乳胶颗粒凝集 | 酶联免疫分析 | 斑点免疫结合分析 | 培养 |
| --- | --- | --- | --- | --- | --- |
| 检测蛋白 | 毒素 B | 非毒素蛋白: | 毒素 A 或毒素 A 和 B | 毒素 A | 致病菌(产毒株和非产毒株) |
| 所需时间 | 18～24h | 0.5h | 2.5～3.5h | 0.5h | 48～72h |
| 临床意义 | 敏感性和特异性最佳 | 敏感性和特异性最差 | 敏感性和特异性较好 | 早期研究得到较好结果 | 敏感性佳;特异性差 |

续表

| | 细胞毒素检测 | 乳胶颗粒凝集 | 酶联免疫分析 | 斑点免疫结合分析 | 培养 |
|---|---|---|---|---|---|
| 优点 | "金标准"（最准确） | 最快速；需要较少试剂 | 与毒素检测相比技术简单；不同制剂敏感性差异大；快速 | 快速 | 可用于检测携带者 |
| 缺点 | 需要进行组织培养；耗时较长 | 检测与发病无关的蛋白质；敏感性和特异性较差；很多"未知因素" | 与组织培养分析相比敏感性和特异性较差 | 尚缺乏深入的研究 | 耗时较长；临床实验室之间差异很大；很多假阳性 |

## 六、治疗

### （一）一般治疗

治疗抗生素相关性腹泻或结肠炎，首先需要停用相关抗生素，并给予支持性治疗（表4-9）。难辨梭菌感染患者禁用抑制胃肠蠕动药物；病因不明的抗生素相关性结肠炎患者使用抑制胃肠蠕动药物可能是安全的，但相关研究和临床经验甚少，临床使用时应慎重。

表 4-9 难辨梭菌相关性结肠炎和腹泻的治疗

| 非特异性措施 |
|---|

停用相关抗生素

　　如仍需要治疗原发感染，则可换用另一种抗生素。如氨基糖苷类、磺胺类、大环内酯类、万古霉素、四

环素或氟喹诺酮类

　　避免使用克林霉素、头孢菌素、广谱青霉素等

支持性治疗

　　纠正液体丢失及电解质紊乱

　　对中度腹泻的患者给予口服补液

　　对腹泻及脱水严重的患者应按照世界卫生组织推荐予静脉或口服补液

避免使用抑制胃肠道蠕动的药物，如阿片类

住院患者的肠道隔离措施

| 特异性治疗 |
|---|

抗生素治疗

　　腹泻严重并有结肠炎表现，停药后腹泻持续，需要继续治疗原发感染

　　首选治疗（口服药物）

　　甲硝唑：500mg，每日3次，疗程10d

　　甲硝唑：250mg，每日4次，疗程10d

　　若患者为孕妇，或不能耐受甲硝唑，或甲硝唑治疗无效

　　口服万古霉素：125mg，每日4次，疗程10d

复发时抗生素治疗

　　万古霉素＋利福平10～14d

　　口服万古霉素或甲硝唑10～14d后，再口服3周：

　　消胆胺（4g，每日3次）

　　消胆胺（4g，每日3次）和乳酸杆菌（1g，每日4次）

万古霉素(125mg,隔日 1 次)

其他治疗

改变粪便菌群

乳酸杆菌:1g po qid,7～15d

## （二）抗生素治疗

在仍有必要使用抗生素的病例,应先停用与腹泻相关的抗生素,而采用不易引起腹泻的抗生素,如喹诺酮、磺胺、静脉氨基糖苷类、甲硝唑或四环素等。如果难辨梭菌毒素检测呈阳性,则需有效防止在住院患者间的传播,并采用万古霉素或甲硝唑进行治疗。

因为很多患者可自行恢复,治疗应限于疾病复发患者。需要接受治疗的患者包括:①基础疾病要求患者继续接受抗生素治疗原发感染;②患者病情危重,并有全身性并发症;③停用相关抗生素后,患者仍有慢性腹泻。

标准治疗为口服甲硝唑 500mg,每日 3 次或 250mg,每日 4 次;万古霉素 125mg,每日 4 次,疗程约为10d。两种药物临床疗效相似,均高达 90％～97％。

由于致病菌仅限于结肠腔内,并不侵犯黏膜,因而通常经口服用药。例如服用标准剂量的万古霉素时,结肠腔内药物浓度可高达 200～10000$\mu$g/ml,且难辨梭菌对万古霉素的 MIC 水平不超过 16$\mu$g/ml,所以患者对治疗反应迅速。如需静脉用药,则只可选用甲硝唑,因为此时结肠内的药物浓度仍可达到中等水平。

无论采用甲硝唑抑或万古霉素治疗,发热通常在 24h 内缓解,而腹泻平均在 4～5d 内好转。由于甲硝唑价格便宜,而且也不会引起耐万古霉素肠球菌的产生,因而作为治疗的首选。

如患者治疗反应不佳,应考虑如下原因:①导致中毒性巨结肠或肠梗阻的其他原因;②并发肠穿孔;③治疗依从性差;④同时合并其他肠道疾病,如特发性炎性肠病。如果患者出现肠梗阻,可采用口服大剂量万古霉素(500mg,每日欲),还可以经胃管或长的肛管注入甲硝唑或万古霉素。对治疗药物无反应的少数危重病患者,甚至需要接受结肠切除手术。

多数患者对于首次治疗的反应较好。但有 20％～25％的患者在停药后 3 周内,腹泻和腹部绞痛等症状可以再次出现,通常提示疾病复发。此时粪便毒素检测可呈阳性。但是,即使在没有复发的患者,仍有1/3 其毒素检测呈阳性结果。因此,毒素检测虽然对筛查疾病非常重要,但却不能用于疗效监测。

抗生素治疗过程中致病菌可以形成孢子,因而无法被药物清除。一旦治疗停止,细菌即可转化为生长状态,能够再次产生毒素,这是导致感染复发的可能原因。甲硝唑治疗的复发率与万古霉素相似。

有关复发后的治疗存在争议。通常在接受新一疗程(通常为 10d)的标准抗生素治疗后,多数复发患者可治愈。对于多次复发的患者,建议采用标准疗程的万古霉素或甲硝唑(10～14d)后,再接受为期 3 周的下列药物治疗(消胆胺、乳酸杆菌或极低剂量万古霉素)。应用小剂量万古霉素的目的在于使难辨梭菌保持在孢子状态,而对粪便的正常菌群不产生明显影响。作为一种离子交换树脂,考来烯胺可以吸收难辨梭菌的毒素。

利福昔明、硝唑尼特、雷莫拉宁、利福拉齐、奥利万星等也已用于难辨梭菌感染的治疗,尤其复发者,取得一定效果。

## （三）粪便移植和益生菌治疗

过去,曾报道使用粪便或经培养的粪便菌群灌肠以恢复生理菌群,新进已有随机对照研究表明这种"粪便移植"方法是有效的,但由于具有传播疾病的危险而未被广泛采用。目前广泛采用益生菌和益生元治疗这类疾病,有一定疗效。

### (四)其他

静脉注射免疫球蛋白和针对难辨梭菌毒素的单克隆抗体以及相应的疫苗已用于严重或复发的难辨梭菌感染患者的治疗。对有中毒性巨结肠的病例应手术治疗。

如前所述,难辨梭菌在医院内的传播已经非常严重。针对这种情况,应采用的主要方法是常规进行肠道隔离。在疾病流行时,应将患者隔离,使用单独的卫生间,并实施控制抗生素的措施,以减少不必要的抗生素使用(如克林霉素,氨苄青霉素和头孢菌素),以及使用消毒剂清洁环境。

(安东辉)

# 第十二节　感染性腹泻

感染性腹泻是由病原微生物及其产物或寄生虫所引起的以腹泻为主的一组广泛存在并流行于世界各地的胃肠道传染病,其发病率仅次于上呼吸道感染,对人类尤其是儿童健康危害严重,是发展中国家的重要公共卫生问题。当腹泻被疑及或证实继发于病原微生物的感染时,称为感染性腹泻。1989 年我国传染病防治法将除霍乱(甲类传染病)、痢疾、伤寒和副伤寒(乙类传染病)以外的微生物引起的腹泻,称为"感染性腹泻病",并列为丙类传染病。许多病原已明确的疾患如霍乱、细菌性痢疾、肉毒中毒等已有特定的诊断名称,不再用感染性腹泻这一诊断名称。

## 一、病原学

在我国感染性腹泻的发病率居所有传染病之首位。感染性腹泻的病原有细菌、病毒、寄生虫、真菌等,从细菌学监测来看,痢疾杆菌仍处首位,其次为空肠弯曲菌,尤以 5 岁以下为多,新生儿也可感染。第三位为非伤寒性沙门菌。

随着近年来微生物学鉴定技术和分子生物学的发展及应用,临床上又发现不少新的肠道病原体,但仍有 20%～35% 的腹泻患者未能检出病因,而被称为"非特异性急性胃肠炎"。

## 二、流行病学

### (一)传染源

主要是受感染的人,包括急性和慢性期病人、病原携带者(恢复期、"健康"携带者)。也可以是受感染的动物,包括家畜、家禽、兽类和鱼类。

### (二)传播途径

主要经粪-口途径传播,即经饮用水、食物、日常生活接触与苍蝇媒介传播。

1.经水传播　各种水源均可被污染,饮用污染的水或用污染的水漱口、洗饮食用具、生吃蔬菜和水果均可引起感染。游泳时咽下被污染水,也可引起感染。

2.经食物传播　各种感染性腹泻均可经食物传播。

致病性大肠埃希菌与空肠弯曲菌经食物传播是主要的传播方式。

小肠结肠炎耶氏菌可从肉类、鱼类、牡蛎、淡菜与糕饼中分离出。

沙门菌媒介食物主要为肉类与蛋类,其次为水产品。

副溶血性弧菌主要为带菌海鱼与其他海产品。

葡萄球菌主要为含淀粉或蛋白质的熟食,如剩米饭、米糕、熟肉等,其次为牛奶。

变形杆菌主要为熟肉食,或凉拌菜。

蜡样芽孢杆菌则以存放时间较长的米饭为主,凉鱼、凉肉、甜酒酿等也可为媒介食物。

河弧菌、拟态弧菌、霍利斯弧菌、弗尼斯弧菌媒介食物为海产品。

诺瓦克病毒媒介食物为凉拌菜、色拉和糕点。

嵌杯状病毒主要为饮料、贝壳类食物。

星状病毒和原虫类也可由食物传播。

3.接触传播 消化系统感染的接触传播均为间接接触传播,即感染源排出的病原体污染手、生活用品或其他物品,易感者在日常生活与工作中接触污染的手或物品而受染。

接触传播可能是小肠结肠炎耶氏菌的重要传播途径,有人与人之间和人与动物之间的接触传播。

亲水气单胞菌主要通过渔业工人、钓鱼者与鱼类密切接触或外伤(鱼骨刺伤或被鱼咬伤)、皮肤伤口被水沾湿而受染。

空肠弯曲菌、致病性大肠埃希菌、贾第鞭毛虫、球孢子虫、隐孢子虫、轮状病毒和诺瓦克病毒所致的腹泻,经接触传播也相当重要。

4.蝇媒传播 苍蝇在感染性腹泻病中的传播作用不大,仅在沙门菌属感染中可有一定作用。

除上述4种途径传播外,也有极少数经非粪-口传播,如小肠结肠炎耶氏菌、轮状病毒可经呼吸道传播而引起流行。

### (三)人群易感性

人对感染性腹泻病普遍易感。多数无年龄、性别区别,但轮状病毒主要侵犯6个月~5岁幼儿;成人轮状病毒则侵犯少年及成人,粪类圆线虫、鞭虫常在年龄较大的儿童中引起腹泻。细菌类感染与感染机会、程度及机体抵抗力高低有关。病后免疫既短又不稳定,因此可多次感染或复发。

### (四)流行特征

1.地区分布 感染性腹泻病呈世界性分布,但发病水平相差悬殊,这主要与当地卫生条件、人们的卫生知识、生活习惯有关。在贫穷落后的国家与地区,易出现水型或食物型暴发流行。弧菌类、气单胞菌类、类志贺毗邻单胞菌适合在pH高的沿海水域生存。由于海产品污染,相应疾病主要发生在沿海。沙门菌的主要感染源是动物,常见的是通过其肉、蛋、内脏及乳制品带菌传播。

2.季节分布 感染性腹泻病全年均可发病,一般有明显的夏秋季节发病高峰,流行与暴发也多发生在夏秋季节。但有些感染(如轮状病毒、诺瓦克病毒腹泻)主要发生在冬春季节。

# 三、发病机制

### (一)细菌性腹泻的发病机制

根据病原体对肠黏膜的侵袭程度,将发病机制分为5型。

1.肠毒素的产生 已知多种病原菌进入肠道后,并不侵入肠上皮细胞,仅在小肠内繁殖,并黏附于黏膜,释放致病性肠毒素。肠毒素为外毒素,能在肠道中引起分泌性反应。大多数肠毒素通过细胞毒或非细胞毒机制,使黏膜的分泌增加。非细胞毒性肠毒素称为细胞兴奋素,或细胞兴奋型肠毒素;细胞毒性肠毒素称为细胞毒素,或细胞毒素型肠毒素。各种细菌所产生的肠毒素不尽相同,其分类见表4-10。

**表 4-10　各种细菌肠毒素的分类**

| 肠毒素类型 | 肠毒素的来源 | |
|---|---|---|
| | 革兰阳性菌 | 革兰阴性菌 |
| 细胞兴奋素 | 金黄色葡萄球菌 | 亲水气单胞菌 |
| （细胞兴奋型肠毒素） | 难辨梭状芽孢杆菌毒素 A | ETEC |
| | | 霍乱弧菌 |
| | | 沙门菌 |
| | | 耶尔森菌 |
| 细胞毒素 | 蜡样杆菌 | 痢疾志贺菌 |
| （细胞毒素型肠毒素） | 产气荚膜梭状芽孢杆菌 | EPEC 及 EIEC |

细胞兴奋型肠毒素作用于细胞膜的核苷酸环化酶,从而扰乱了环核苷酸系统。根据其分子量的大小及其在细胞内的作用方式,又分为两型:①cAMP 介导的细胞兴奋型肠毒素:分子量为 70～90kD,由各种有活性的亚单位组成,能激活腺苷酸环化酶,如霍乱弧菌、大肠杆菌的不耐热肠毒素(LT)、沙门菌、亲水气单胞菌的肠毒素等;②cGMP 介导的细胞兴奋型肠毒素:其分子量甚低,为 5～10kD,能激活鸟苷酸环化酶,促使细胞内 cGMP 浓度增高。同样引起分泌性腹泻,如大肠杆菌的耐热性肠毒素(ST),小肠结肠炎耶尔森菌的肠毒素等。

2.侵袭和破坏上皮细胞　侵袭性病原菌通过其侵袭力,可直接侵入肠上皮细胞,并在其内生长繁殖,引起细胞功能障碍和坏死。

3.侵入固有层和肠系膜淋巴结　沙门菌属是重要的肠道致病菌,除伤寒杆菌外,该类细菌可侵入肠上皮细胞,通过吞饮囊穿过细胞,进入肠壁的固有层,引起固有层大量多形核白细胞聚积的趋化反应和炎性病变,导致渗出性腹泻。并可迅速被排入肠系膜淋巴结内,甚至引起全身感染或菌血症。除沙门菌外,还可见于空肠弯曲菌、耶尔森菌及少数志贺菌。

4.穿透固有层和侵及全身　伤寒杆菌、副伤寒杆菌和部分沙门菌等肠道致病菌,可穿透黏膜上皮到达固有层引起巨噬细胞的聚集,如伤寒结节,并在肠壁与肠系膜淋巴结内繁殖,经胸导管进入体循环引起菌血症或迁徙性病变,而肠上皮细胞病变轻微。

5.黏附作用　病原体黏附于肠黏膜,不侵入上皮细胞,不损害肠黏膜,也不产生肠毒素,如黏附性大肠杆菌,通过其菌毛抗原的定居因子,黏附于上皮细胞刷状缘,可瓦解微绒毛,并使之变钝、扭曲、变形、甚至液化,致使肠黏膜吸收面积减少,刷状缘表面酶的减少,造成吸收障碍,可致吸收障碍性腹泻及渗透性腹泻。

**（二）病毒性腹泻发病机制**

至今仍不甚清楚,多数认为病毒存在于小肠绒毛上皮细胞内,引起细胞变性与脱落,位于隐窝部的基底细胞,加速向顶部移行以取而代之,由于移行过速,基底细胞未能充分发育,致使上皮细胞由柱状上皮变为立方上皮,除仍保持其原有的分泌特征外,吸收功能则明显不足。由于含有丰富的 $Na^+$-$K^+$-ATP 酶的绒毛顶部细胞的受损,细胞对钠离子的吸收转运发生障碍,造成大量水分与电解质在肠内积聚,引起吸收障碍性腹泻。绒毛上皮细胞的病变,又使刷状缘表面的双糖酶活性减少,双糖不能水解为单糖,以及木糖(D-xylose)、乳糖、脂肪等的吸收障碍,肠腔内渗透压增高,渗入大量水分导致渗透性腹泻的发生。病毒性腹泻时,肠黏膜上环化酶活性正常,其大便中电解质含量低于分泌性腹泻,所以均不支持由肠毒素所致。

**（三）寄生虫性腹泻**

寄生虫性腹泻的发病机制主要为渗出型、渗透型、分泌型、脂肪泻及肠外致病。

### （四）全身感染伴随性腹泻

除了上述的一些感染性腹泻病外，许多全身性感染如艾滋病、幼儿急疹、麻疹、肾综合征出血热、病毒性肝炎及败血症等均可伴发腹泻，有时甚至以腹泻为主要表现。但这些疾病均有其特有的临床表现，如肾综合征出血热，在发热期可以腹痛、腹泻为主要表现前来就医，但该病患者多同时有高热、畏寒，面颈和上胸部皮肤潮红，皮肤黏膜出血点，球结合膜水肿。血常规可见白细胞总数及中性粒细胞增多，血小板减少，尿蛋白阳性。若有条件检测抗出血热病毒抗体阳性，结合临床当可确诊。

## 四、治疗

针对腹泻类型，治疗有所侧重，分泌性腹泻以补液疗法为主，病因治疗为辅；侵袭性腹泻除补液外，尚需积极进行病因治疗；病毒性腹泻大都为自限性，对小儿与衰弱者应注意纠正脱水。

### （一）补液疗法

与一般原则相同，不予赘述。世界卫生组织（WHO）推荐"口服补液盐"（ORS），治疗重度腹泻伴脱水，或即将脱水的患者，采用 2% 葡萄糖电解质溶液（氯化钠 3.5g，碳酸氢钠 2.5g，氯化钾 1.5g，葡萄糖 20g/1000L），补液量应为排泄量的 1.5 倍，少量多次，每 2～3h 一次，4～6h 服完规定量。近年来有人用蔗糖 10g 或稻米粉 40g，或用蜂蜜代替葡萄糖者。1984 年 WHO 使用枸橼酸三钠 2.9g，替代上方中的碳酸氢钠，称为 ORS-Citrate 液，对纠正酸中毒更为有利，减少排便量更为满意。可直接作用于肠壁，增加对水和钠的吸收，且耐高温、高湿、适于热带国家也便于包装，已配成各种口服补液盐粉剂作为商品出售。口服补液必须在葡萄糖存在时，钠离子才能被细胞膜上的共同载体蛋白带入细胞内，此外，由于刷状缘双糖酶的缺乏，牛乳中的乳糖不能被水解，其渗透压及发酵作用可加重或延长腹泻，急性期最好忌牛奶，直至大便成形。

### （二）病因治疗

基本上可分三类。

1.无需特效治疗者　如病毒性胃肠炎、普通型细菌性食物中毒、分泌性腹泻等。

2.按病情酌情使用抗生素　者如空肠弯曲菌、ETEC、EIEC、非伤寒沙门菌、耶尔森菌感染等。

3.有抗生素治疗指征者　如志贺菌、伤寒沙门菌、溶组织阿米巴、蓝氏贾第鞭毛虫感染等。对于细菌性腹泻，现多选用氟喹诺酮类抗生素如诺氟沙星、氧氟沙星、环丙沙星、洛美沙星等。

4.微生态疗法　微生态疗法有助于恢复肠道正常菌群的生态平衡，抑制病原菌定植和侵袭，有利于控制腹泻，常用双歧杆菌、嗜乳酸杆菌和粪链球菌制剂，如促菌生、乳康生、整肠生、回春生（丽珠肠乐）、培菲康、佳士康等。微生态制剂在国内已开始广泛应用，常用的微生态制剂中，一类是活菌制剂，是利用一些对人体无害甚至有益的活菌，克服菌群失调，部分取代抗生素的防病治病作用。另一类是死菌或其代谢产物，也可以调节肠道菌群失调。值得注意的是，多数微生态制剂为活菌制剂，从原则上讲，活菌制剂不宜与抗生素同时用，如果同时需要用抗生素时，应选用死菌或其代谢产物。

### （三）对症治疗

包括抗蠕动药、黏附剂及抗分泌药物三种。

1.抗蠕动药或解痉剂　可用于分泌性腹泻、慢性非感染性腹泻，可减少肠道分泌。

2.黏附剂或收敛剂　如白陶土、活性炭等可与细菌内毒素结合，一般不作常规治疗使用。对分泌性腹泻可增加大便成形度，减少水分丢失。

3.抗分泌药物　针对肠毒素作用机制，选用适当抑制剂。小檗碱可抑制肠毒素活化，并延长其潜伏期；吲哚美辛、阿司匹林可抑制肠毒素与 GM1 受体结合；烟酸、氯丙嗪、氯苯哌酰胺（洛哌胺 loperamide）、地西泮可抑制环化酶活性,均可减少肠道分泌。而皮质激素则可促进小肠吸收和逆转肠毒素的分泌作用。目前国外使用最多、效果最佳的为氯苯哌酰胺。

此外,将纯化的肠毒素 B 单位,或人工合成的神经节甙脂(GM1)制成口服制剂服用,以取代肠毒素或与肠毒素结合,而使腹泻明显减轻,在发病 8～15h 内使用更为有效。

**(四)人乳喂养**

这是防治婴幼儿腹泻的重要措施。6 个月以内的婴儿,对大肠杆菌的某些菌株比较易感,乃因 IgM 分子量过大,不能由母体传给婴儿,而革兰阴性菌抗原的抗体,则大多数存在于 IgM 中。初乳与人乳中的 IgA,可阻止细菌黏附于肠壁,是真正的抗菌"油漆",可涂于肠黏膜表面而保护之。人乳中含有抗大肠杆菌和轮状病毒的抗体,有较高的抗菌能力,更含有铁蛋白,可阻止需铁细胞如大肠杆菌等的生长。此外,尚含有抗菌力较强的白细胞。

# 五、预防

目前尚无预防腹泻的特效药。应提高旅游者的卫生意识,出外旅游保持良好的个人卫生习惯,确保饮食、饮水卫生。餐前便后及接触污物后洗手。气候变化时,避免过热或受凉。

1.在饮水和食品上的预防　可按传统介绍的诸如不喝生水和刨冰等,只不过其效果并未得到研究者的证明。

2.次水杨酸铋　研究发现如每日给服用次水杨酸铋液体,可使为期 3 周的旅游中的腹泻发病率从 60% 下降为 20%。用量为每次 100mg,每日 4 次,虽不甚方便,但无副作用发生。其机理可能是该药可防止病原菌吸附于肠黏膜。小剂量使用该药液和药片的效果不明。但鉴于每日要摄入相当于 8～12 片阿司匹林量的水杨酸,因此有出血性疾患者应禁用。

3.抗生素预防　多数权威者不主张应用强力霉素。即使使用,也应局限于 8 岁以上儿童、非孕妇女者、旅游期在 4～21d 的旅游者,还有那些健康状况较差而不堪再遭腹泻的旅游者。对那些旅游期不超过 3 周的人,应劝阻其不用药物预防的方法,而要其能忍受 1～2 次腹泻,从中获得一些免疫。

4.抗肠蠕动药物和抗酸剂　由于能和胃酸和干扰肠道的防御机能,此两种药在预防上并无用处。

5.菌苗　轮状病毒肠炎流行甚广,接种疫苗为理想的预防方法。口服疫苗已问世,保护率在 80% 以上,但持久性尚待研究。因旅游者腹泻的主要病原系大肠杆菌并非伤寒霍乱所致,故其疫苗的研制是目前亟待解决的问题。口服大肠杆菌菌毛疫苗预防旅游者腹泻,将是努力研究的方向。在科研工作及经费投入较少的现实下,感染性腹泻病疫苗研究与其他传染病疫苗研究相比,显得研究工作远远不够。

# 六、新型感染性腹泻研究进展

## (一)O139 霍乱

1993 年 3 月 Lancet 报道了在南亚的印度和孟加拉国多处暴发流行的一种感染性腹泻,其临床症状类似霍乱。该病的病原体属于霍乱弧菌,是 O139 血清型,或称 Bengal 型,其生物学特性与埃尔托型弧菌极为相似。根据菌体 O 抗原之不同,目前已将霍乱弧菌分出 155 个血清群,但仅发现 O1 和 O139 群霍乱弧菌能引发霍乱。1992 年以前,仅 O1 群霍乱弧菌的两个生物型,即古典生物型和埃尔托生物型引发了 7 次霍乱世界大流行,而对 O1 群以外的其他血清群,统称为非 O1 群霍乱弧菌。这些弧菌广泛分布于自然界水体中,一般不致病或仅引起散发性腹泻病例和肠道外感染。

O1 群弧菌引起的霍乱,典型临床特征为无发热、无腹痛性的剧烈水泻、呕吐、脱水。而由 O139 群霍乱弧菌引起的霍乱与 O1 群引起者临床表现基本相同,不过据报道 44.3% 患者出现腹部痛性痉挛,少数病例有黏液血便,此与 O1 群霍乱有区别。古典型与 O139 群引起者症状较严重,埃尔托型引起者症状轻者多。

O139 群霍乱潜伏期数小时至 7d,一般为 1~2d。临床分期同 O1 群霍乱,分为泻吐期、脱水虚脱期、反应期及恢复期四期,根据病情程度可分为轻中重三型,一般轻型多,重型少。罕见暴发型霍乱(干性霍乱)。

轻型病例起病较缓,大多数患者仅有轻度腹泻,极少数伴有呕吐,大便性状为软稀便或黄水样便,个别带黏液或血性,一般无发热、里急后重,约半数有腹部隐痛。中重型患者起病突然,多以剧烈腹泻开始,继以呕吐,少数先吐后泻,亦无里急后重,少数有腹部隐痛或腹部饱胀感,可有阵发性绞痛。每日腹泻可十数次或更多,一些重型患者粪便从肛门可直流而出,无法计数。大便性状初为稀便,后即为水样便,以黄水样或清水样为多见,少数为米泔样或洗肉水样。患者有恶心、呕吐,呕吐呈喷射状,呕吐物初为食物残渣,继为米泔水样。一般无发热,少数可有低热,儿童发热较成人多见。

1.实验室检查　①血常规及大便检查:印度报道 O139 型霍乱病人 85% 外周血白细胞增多,而在 O1 群霍乱患者中未出现过。镜检可见黏液和少许红、白细胞,涂片染色镜下可见 $G^-$ 稍弯曲的弧菌,但与 O1 不同可见荚膜。暗视野显微镜下可见快速穿梭运动的弧菌,加入 O1 群多价血清后不能制动,加入 O139 血清则停止运动。②PCR 检测:应用 PCR 技术快速诊断霍乱,是通过识别 PCR 产物中的霍乱弧菌毒素基因亚单位 CTXA 和毒素协同菌毛基因亚单位 Tcp A 来区别霍乱弧菌和非霍乱弧菌,再根据 Tcp A 基因的不同 DNA 序列来区别古典型、埃尔托型及 O139 群霍乱弧菌。4h 内可以报告结果,该方法具有敏感、特异、快速的优点。

2.治疗原则　①按甲类传染病隔离治疗。危重病人应先就地抢救,待病情稳定后在医护人员陪同下送往指定的隔离病房。确诊与疑似病例应分开隔离。②轻度脱水病人,以口服补液为主。③中、重型脱水病人,须立即进行静脉输液抢救,待病情稳定、脱水程度减轻、呕吐停止后改为口服补液。④在液体治疗的同时,给予抗菌药物治疗以减少腹泻量和缩短排菌期。可根据药品来源及引起流行的霍乱弧菌对抗菌药物的敏感性,选定一种常用抗菌药物,至粪便培养检查转阴。

### (二)出血性大肠杆菌(EHEC)O157:H7 感染

大肠杆菌是寄居肠道的优势菌丛之一,大多数对人体无害。1977 年 Konowalchuk 等首次提出,某些大肠杆菌能引起人类出血性腹泻。大肠杆菌 O157:H7 血清型是一种新的致病菌。1985 年 Kamali 认为溶血性尿毒综合征(HUS)的发生与该菌株有关。Riley 等(1983 年)指出:出血性肠炎系由此种新发现的病原性大肠杆菌 O157:H7 引起,并将该菌命名为出血性大肠杆菌。Konowalchuk 等发现 EHEC 可产生一种能引起 Vero 细胞毒效应的物质,故又称之为 Vero 毒素型大肠杆菌(VTEC)。

近年来由 EHEC O157:H7 引起的感染性腹泻有明显上升趋势。出血性大肠杆菌(EHEC)O157:H7 感染是一种食源性疾病,该菌主要通过食品以消化道感染宿主,并通过食品予以传播,最近发现人与人的密切接触也可传播 EHEC。EHEC 的显著特征是可产生大量的 Vero 毒素。EHEC 感染包括无症状感染、轻度腹泻、出血性肠炎、溶血性尿毒综合征(HUS)、血栓性血小板减少性紫癜(TTP)等。EHEC 感染症的潜伏期为 2~7d。患者大多数急性起病,常突然发生剧烈腹痛和非血性腹泻,数天后出现血性腹泻,低热或不发热。

治疗原则与治疗其他感染性腹泻相似,应强调纠正脱水和支持疗法的重要性。对 EHEC 感染继发的 HUS 除对症治疗外,尚无有效的治疗方法。对于严重者如无尿者可应用肾透析疗法。目前尚无疫苗预防该病,其原因为致病性大肠杆菌的致病因子过于复杂,其致病机制尚未阐明。

### (三)非 O1 群弧菌所致感染性腹泻

霍乱弧菌与拟态弧菌、副溶血性弧菌、创伤弧菌、溶藻弧菌、辛辛那提弧菌、费尼斯弧菌、少女鱼弧菌、霍利斯弧菌、麦氏弧菌、河弧菌 11 种弧菌已确认为对人有致病作用,其广泛地存在于沿海水域及海产品中,现已成为某些地区散发性和流行性腹泻及食物中毒的病原菌之一。

1.河弧菌 系一种嗜盐弧菌,是 Furniss 等 1975 年 8 月自一名巴林的腹泻病人粪便中分离而来。本菌广泛存在于河流或出海口水中,被污染的食品、鱼类为传播媒介,婴幼儿、青少年普遍易感,也可发生在无海水接触史及无食海产品史的患者,多为散发性腹泻。临床表现为腹泻(100%)、水样便,日排便量可高达7 升,重度脱水(67%),并有呕吐(97%)、腹痛(7.5%)及发热(35%)。病程 16～80h 不等。少数病人有血便、黏液血便伴外周血白细胞增高。75%的患者粪便中有白细胞和红细胞。

2.拟态弧菌 1981 年从腹泻患者粪便中检出本菌,其形态学及 DNA 序列与霍乱弧菌极相似,但生化反应不典型,故取名为拟态弧菌。经培养后,该菌在庆大琼脂平板上菌落光滑、湿润、圆整、低凸起,菌落呈蓝绿色,直径 1～2mm,在室温放置 1d 后,菌落可增大至 3mm 左右。本菌系革兰阴性弧菌,具单鞭毛,有动力,用暗视野显微镜观察动力,其运动活泼,呈穿梭状运动。

国内测定其药敏性,发现除对青霉素、羧苄青霉素、林可霉素、氨苄青霉素、先锋霉素 V 耐药外,对丁胺卡那霉素、庆大霉素、TMP＋SMZ、强力霉素、妥布霉素、奈啶酸、复方新诺明、氟哌酸、多黏菌素 B 及氯霉素等药物均表现为敏感。

拟态弧菌广泛存在于自然界河水、海水和海产品中,多呈散发或暴发,一年四季均有发病,以夏季为多。发病年龄不限,小儿少见。发病者多有吃生牡蛎、虾蟹史。目前对该菌的致病机制尚不清楚。拟态弧菌的致病作用与其在生长繁殖过程中产生的毒力因子密切相关。该菌的毒力因子主要有外毒素、内毒素及黏附素等,其中外毒素是其重要的毒力因子,它包括毒性酶、肠毒素、溶血素和铁载体等。各毒力因子不仅在生物学活性上具有协同作用,而且在分子水平上也是相互影响,受毒力岛上调控基因调节。

拟态弧菌的生物学性状及其引起的疾病症状酷似霍乱弧菌,容易引起误诊,故应注意鉴别和诊断。典型病例发病急、病情重,6h 内腹泻 8～10 次,无腹痛,无里急后重,大便为水样便,并伴频繁呕吐,严重脱水,临床症状与霍乱十分相似。但是经大便培养、生化及血清学鉴定为拟态弧菌,未检出霍乱弧菌及其他肠道致病菌,与 O1 群诊断血清不凝集,经生化和血清学鉴定,可证实病人是感染拟态弧菌。

3 霍利斯弧菌 隶属于弧菌科弧菌属,产毒性强,分布于自然界,尤以近海的海水、海底沉积物、海产品及盐渍食品中为多,是夏秋季节沿海地区比较常见食物中毒和急性腹泻的病原菌之一。霍利斯弧菌原称肠道 EF213 群弧菌,1982 年经 DNA 杂交研究被确认为另一个弧菌新种,也属嗜盐弧菌。本菌为较细小的革兰阴性杆菌,稍呈弯曲,顶端有单鞭毛,能运动。霍利斯弧菌与副溶血弧菌极易混淆,但本菌不能在80g/L 氯化钠肉汤中生长,赖氨酸和鸟氨酸脱羧酶-精氨酸双水解酶均为阳性,可用于两者区别。

本菌存在于沿海水中,食海产品与生牡蛎易染病,患者多为青年。本病为自限性疾病,较重或有慢性原发病者,应积极用抗生素治疗。

4.弗尼斯弧菌 本菌原被归属于河弧菌的产气生物型或 b 亚型,随后经 DNA 相关试验证明,该亚型实为一单独的种,1983 年为表彰研究者弗尼斯而命名。生化特点和药敏试验与河弧菌基本相同,潜伏期为5～20h,主要症状有腹泻、腹痛、恶心及呕吐。

## (四)耶尔森菌肠炎

耶尔森菌病简称耶氏菌病,系由小肠结肠炎耶尔森菌(YE)引起的一种少见的传染病。直到 1970 年才认识到它是食源性疾病的病原,由该菌引起的胃肠道感染称之为耶尔森菌肠炎。它是一种新发现的人兽共患的自然疫源性疾病及地方性动物病。食品和饮水受到 YE 菌的污染,往往是暴发胃肠炎型耶氏菌病的重要原因。苍蝇在传播本菌造成食品污染方面起重要作用,近年来本病发病率呈逐年升高。人群对 YE 菌普遍易感,发病年龄从 5 周龄到 85 岁均可感染。1～4 岁儿童发病率最高。耶氏菌病发生率存在季节性变化,发病率在夏季月份增加。但近年来有明显的秋、冬、春季升高现象。本病临床表现较为复杂,约 2/3 的患者以急性胃肠炎、小肠结肠炎为主,约 1/3 的病人以败血症为主,伴随肝脓肿。部分病例有慢性化倾向。其他器官组织也会产生病变,如活动性关节炎和结节性红斑。

该菌一般通过三个主要机制引起腹泻。首先寄居的细菌黏附于小肠,并产生一种肠毒素促进水和电解质分泌,引起腹泻,无黏膜病变。其次一种细胞毒素在远端小肠和大肠引起组织病变。第三,细菌侵犯和损伤结肠,并产生伴有血、脓和黏液的痢疾样大便。YE 菌至少通过其中两个机制引起腹泻。

潜伏期为 4～10d。YE 菌感染可引起多种临床类型。小肠结肠炎是最常见的疾病,占 YE 菌感染的 1/2 到 2/3。现主要分两种临床类型,即胃肠炎型和败血症型,两型均可伴有全身性并发症。

1.胃肠炎型　婴幼儿及儿童胃肠炎症状最为突出,成人则以肠炎为主。急性胃肠炎,一般为轻症和自限性。起病较急,症状以发热、腹痛.腹泻为主。热程通常 2～3d,长者达数周。腹泻持续 1～2d,重者 1～2 周。粪便多为水样,可带黏液,少见脓血便,每日数次到 10 余次不等,部分病人有呕吐,呕吐物为胃内容物,严重者可吐胆汁。腹痛症一般较轻,可局限在下腹部且伴有肌紧张和反跳痛,可误诊为急腹症,剖腹探查可发现急性阑尾炎、急性肠系膜炎、急性淋巴结炎和末端回肠炎,病程多短暂。小肠炎偶尔可十分严重,并引起小肠溃疡、穿孔和腹膜炎。慢性腹泻,持续数月,甚至可促成慢性特发性炎症性肠病。

2.败血症型　具有多型性、多样化的特点,除有腹泻、呕吐之外,大致可归纳为以下四种类型:

(1)沙门菌感染综合征:有头痛、全身不适、发热、寒战、肝脾大,易被临床考虑为沙门菌感染。大多数耶尔森菌败血症均属此型。

(2)阿米巴肝炎综合征:成人多见,有发热、右上腹部疼痛、肝脾大,肝区触痛明显。最初临床多疑为阿米巴肝脏肿,继而个别病例发生肝损部脓肿,尸解时可见肝、脾组织内有很多散在的小脓肿和大量的含铁血黄素沉积。这一类大多数是属亚急性败血症病例。

(3)髂凹综合征:青少年多见,表现为急性阑尾炎、急性肠系膜淋巴炎、急性末端回肠炎的症状和体征,有部分病例可触及直肠包块,本型最突出的特点是急性腹痛,因而被临床误诊为急性阑尾炎。

(4)其他类型:发生率较低,报道病例有脑膜炎、颈淋巴结炎、肺炎、蜂窝组织炎、结节性红斑、斑丘疹、皮炎、肌炎、结缔组织病、急性关节炎、急性胆囊炎、Reite 综合征及甲状腺炎、动脉炎、骨髓炎、腹膜炎、心内膜炎等。

耶氏菌病的临床表现呈多型性和缺乏特征性临床症状。因此,对于不明发热、腹泻、各种皮疹、关节炎.反复发生的"急性阑尾炎",迁延性胃肠炎和不明原因的肝炎等,如不采用恰当的特异性实验室诊断方法,就不可能做出耶氏菌病的正确诊断。

3.病原学检测

(1)细菌培养:可分离自患者各种生物基质(血、粪、尿、胆汁、痰、脑脊液、肠系膜淋巴结和阑尾等)。最常用的方法是血、粪和尿的耶氏菌培养。

(2)免疫学检测:目前报道细菌培养阳性率不超过 20%～25%,通过协同凝集反应,自患者的唾液、尿和粪中可检出耶氏菌抗原具有重要意义。用凝集反应和间接凝集反应可确定耶氏菌抗体,只是在病后第 2 周末抗体效价才可升高至 1：400 以上。

(3)PCR 技术:①常规 PCR 方法检测 YE 菌,它适用于临床标本以及食物和环境标本的检测,很快鉴别出致病性和非致病性菌株;②PCR 与探针相结合的方法检测 YE 菌,Ibrahim 等建立,是一个可靠的用于致病性 YE 菌的临床诊断和流行病学调查的方法;③Nested-PCR。1993 年 Kapperud 等人首先应用于检测 YE 菌,可大大提高检测的敏感性;④利用染色体上、质粒上的毒力基因设计引物及利用与血清特异性相关的 rfb 基因簇设计引物进行 PCR 检测。

PCR 方法与其他传统方法相比较,具有简单、快速、灵敏、特异等优点。它克服了以往通过表型方法对病原菌进行鉴别时,既费时又不易下结论的弊端。所以,PCR 在区分致病性 YE 菌方面具有良好的应用前景。

4.内镜检查　乙状结肠镜和结肠镜检查 50% 的病例结肠黏膜正常。在某些病例,黏膜呈广泛肿胀、红肿和脆弱。在典型病例可见类似于克罗恩病的口疮样的小溃疡。溃疡浅表,黄白色、圆形、直径为 1～2mm。移除黄白色覆盖物,留有红色基底而界限分明的病变。受累节段可短可长,溃疡间黏膜正常。当存在溃疡时其形态和大小十分一致,这与在克罗恩病见到的相反。在治疗 4～5 周内,溃疡在肉眼和镜检下均治愈。

本病轻者不用治疗即可自愈,重症者除给予一般支持疗法外,还需使用抗菌治疗,有局部化脓性病灶者,应行引流术。

药敏试验表明 YE 菌对链毒素、卡那霉素、新霉素、妥布霉素、丁胺卡那霉素、庆大霉素、多黏菌素、氯霉素、四环素、复方磺胺甲噁唑等抗菌药物敏感,多数菌株对青霉素、二甲氧苯青霉素钠、林可霉素和头孢菌素耐药,对红霉素、氨苄西林的药敏结果报道不一。多数 YE 菌株对氟喹诺酮类药物如诺氟沙星、环丙沙星等敏感。

现在观点认为耶氏菌病的治疗首先是抗菌疗法,其疗效取决于抗菌药物选用的及时性(不应晚于病后 5～7d)、病原菌对其敏感性以及疗程(不应少于 10d)。在应用抗菌药物治疗的同时,应禁止使用各种类型铁制剂。

考虑到本病的主要免疫障碍过程是在过敏反应的基础上发生的,因而在综合治疗中应采用脱敏剂(苯海拉明、异丙嗪等)。

耶氏菌病恢复期的特点是自主神经功能紊乱,长期多汗、乏力、工作能力降低、食欲不佳、睡眠障碍、低热、心悸和四肢发冷等。如无病程迁延的症状,可对症处理,以镇静剂、异搏停、罂粟碱、颠茄或阿托品等制剂治疗。对有些患者,心理疗法可获得良好疗效。

总之,本病的治疗是复杂的,有些问题目前尚未彻底解决,仅靠抗菌疗法是不够的。主要的困难在于防止病情转变为慢性和预防免疫过敏反应。

本病的病死率的高低取决于原发病的轻重,总的病死率可达 34%～50%,原发病轻者则较少死亡,本病败血症病死率达 60%。

预防本病的方法之一是不要应用铁剂,其他与肠道感染疾病相似,应避免进食可疑污染的食物和水,不与病人或感染动物尤其是家畜接触,养成良好的个人卫生习惯。防止病人与健康人之间的交叉感染,控制措施应包括预防食品污染、加热处理食品或其他使细菌灭活的方法。

### (五)隐孢子虫病

隐孢子虫可致急性肠道感染,临床特征是腹泻。近年来,发现隐孢子虫不仅易在免疫功能缺陷、低下,或受抑制的人群中导致严重而持久的、有时甚至致命的顽固性腹泻,而且也可使免疫功能正常的人群出现一种自限性、持续 1～2 周的腹泻。

隐孢子虫是一种世界性人畜共患的小型原虫,广泛寄生于多种温血和冷血脊椎动物体内。感染隐孢子虫后是否出现临床症状及病情轻重程度,主要取决于宿主的免疫状态。$CD4^+$ 的多寡与功能在感染后康复和保护性免疫中起至关重要的作用。患有隐孢子虫病的人和动物可从粪便中排出大量感染性卵囊,多数患者症状消退后仍排出卵囊,可持续数天到数周,这是主要的传染源。另外,健康带虫者也是重要的传染源。本病传播途径以粪-口途径为主,包括动物-人、人-人、动物-动物等模式。饲养员和兽医感染率较高。

隐孢子虫病的主要表现为急性水样腹泻,腹泻呈喷射状,日排便 4～20 次,且昼少夜多,多伴有恶心、呕吐、口干、厌食腹痛、腹胀、发热（37.5～40℃），小儿可伴有哭闹。大量水泻可使患者出现不同程度脱水，偶可带有黏液，但不含白细胞及血液，个别伴有咳嗽等呼吸道症状。本病病程少者1周，多者半年。幼儿及有先天性及获得性免疫缺陷者，对隐孢子虫具有较高的易感性。

隐孢子虫病的诊断主要依靠流行病学、临床表现、病理学、血清学反应、组织学检查和虫体检查。实验室检查卵囊的方法有浓集法和染色法两大类，浓集法效果最好的是蔗糖漂浮法和福尔马林-醋酸乙酯沉淀法。分子生物学技术尚不成熟。

除了防止脱水、纠正电解质紊乱、加强营养补充和止泻等对症支持治疗外，目前对隐孢子虫病尚无特效治疗药物。

一般认为，对免疫功能正常的人畜采用对症和支持疗法可以达到治愈目的；但免疫功能低下的幼儿或免疫缺陷者感染隐孢子虫后，常可发生危及生命的腹泻。临床上曾用于治疗本病的抗生素及抗原虫药达80余种，但绝大多数效果不佳。有报道，对HIV阴性的隐孢子虫病患者，硝唑尼特可有较好疗效；对HIV阳性隐孢子虫病患者，阿苯达唑有一定缓解作用。

（付晓霞）

# 第十三节　细菌性痢疾

细菌性痢疾，简称菌痢。是由痢疾杆菌引起的急性肠道传染病，以结肠黏膜的炎症和溃疡为基本病理变化，主要临床表现为全身中毒症状、发热、腹痛、腹泻、里急后重和排泄黏液及脓血便。本病轻重悬殊，轻者可自愈，重者可发生呼吸衰竭或循环衰竭而致死亡。本病属祖国医学"痢疾"范畴，古代尚有"肠澼""赤利""热利""下利""滞下""痢"等名称。

## 一、临床特点

### （一）急性菌痢

1.起病急，畏寒、发热达39℃，乏力、食欲减退、恶心、呕吐、腹痛、泻、里急后重。稀便转成脓血便，每日数十次，量少，失水不显著。

2.腹痛、里急后重均不明显，可有低热，糊状或水样便，便中混有少量黏液，无脓血，一般每日排便10次以下。

3.起病急，高热、恶心、呕吐、剧烈腹痛及腹部（尤为左下腹）压痛、里急后重明显，脓血便，便次频繁，甚至失禁。病情进展快，明显失水，四肢发冷，极度衰竭，易发生休克。

4.中毒型多见于2～7岁体质好的儿童。起病急骤，高热达40℃以上，而肠道炎症反应极轻。

### （二）慢性菌痢

1.患者有菌痢史，但临床症状不明显，大便病原菌培养呈阳性。

2.患者有急性菌痢史，长期迁延不愈，腹胀或长期腹泻，黏液脓血便，长期间歇排菌，为重要的传染源。

3.患者有急性菌痢史，急性期后症状已不明显，受凉、饮食不当等诱因致使症状再现，但较急性期轻。

## 二、诊断要点

1.感染史，近期有不洁的饮食史或与菌痢患者密切接触史。

2.急性腹泻,伴有发热、腹痛、腹泻、里急后重,排黏液脓血便,左下腹有压痛。

3.血象升高,白细胞总数和中性粒细胞增加。

4.黏液脓血便,镜检有大量白细胞与红细胞;粪便细菌培养可分离到痢疾杆菌;粪便免疫检测示痢疾杆菌抗原阳性。

5.急性中毒型菌痢,起病急骤,突然高热,反复惊厥,嗜睡,昏迷,迅速发生呼吸衰竭。肠道症状轻或缺如。

6.慢性菌痢,过去有菌痢病史,多次典型或不典型腹泻两个月以上。

## 三、治疗

### (一)急性菌痢的治疗

1.一般治疗　依肠道传染病治疗则病人应进行胃肠道隔离、消毒处理粪便,直至症状消失后一周、大便培养连续两次阴性为止。发病早期应卧床休息,以流质或半流质饮食为宜。忌食生冷、多渣、多油、粗纤维或刺激性食物,少食牛乳、蔗糖、豆制品等易产生气和增加腹胀的食物。视具体情况逐渐过渡到正常饮食。

2.对症治疗

(1)脱水的纠正:呕吐不能进食或有脱水者,应予补液。氯化钠 3.5 克,碳酸氢钠 2.5 克,氯化钾 1.5 克,葡萄糖 20 克加开水一升。此溶液可用于预防脱水和补充体液或电解质的缺乏,适用于所有腹泻疾病和各年龄组。对反复呕吐、脱水严重者,则应静脉补液。

(2)酸中毒的纠正:菌痢发生严重脱水、休克及缺氧等都可导致酸碱平衡失调。一般予碱性溶液治疗,常用药有碳酸氢钠、乳酸钠等。

(3)低钾血症:血清钾低于 3.5 毫摩尔/升为低血钾,根据轻度、中度、重度缺钾情况而定补氯化钾需要量。

(4)痉挛性腹痛:可用胆碱能神经阻滞药或腹部热敷,如:阿托品、颠茄、派替啶、吗啡、可待因、樟脑酊、苯乙哌啶、盐酸氯苯哌酰胺等。

3.抗菌治疗　为避免发生慢性菌痢,减少恢复期带菌,保证临床疗效,使用抗菌药物时应注意以下几点:根据当地流行菌株药敏试验或患者大便培养的药敏结果,选择较敏感的抗菌药物;选择易被肠道吸收的口服药物,病重或口服吸收不良者应加用肌肉注射或静脉滴注抗菌药物;原则上菌痢疗程不宜短于5～7天,以减少恢复期带菌;抗菌药物疗效考核应以粪便培养转阴为准。

(1)磺胺类药物:目前常用复方新诺明(每片含 SM 2400 毫克、Tmp 80 毫克)。成人及 12 岁以上儿童每次 2 片,每日 2 次,首次加倍,早、晚饭后服用。其他磺胺类药物还有:磺胺异恶唑(SIZ)为短效药,1～2 克/次,4 次/日,磺胺咪(SG)2～3 克/次,3～4 次/日;磺胺嘧啶 4 克/天,分 4 次服,加等量苏打,首次加倍。

(2)喹诺酮类:此类药物对多种引起肠道感染的菌属均有良好的杀灭作用,且无毒副作用,目前已广泛使用。如氟哌酸(诺氟沙星),成人:0.2～0.3 克/次,2～4 次/日,口服疗程均为 5～7 天。而依诺沙星、氧氟沙星、培氟沙星、环丙沙星,每天皆为 600 毫克,分 2 次口服,疗程 3～5 天。需静脉给药者,可用氟哌酸注射液或用环丙沙星加入 5% 葡萄糖或生理盐水 50～100 毫升,保证滴注时间在 30 分钟内,每日 2 次。

(3)头孢菌素:常用先锋必(头孢哌酮),2～4 克/天,分等量,每 12 小时肌注 1 次;严重者可用 8 克/天,或用 1～2 克溶于 20～100 毫升稀释液中,15～60 分钟滴入,每 6 小时 1 次;若直接静注每天最大量为 2 克。复达欣(头孢噻甲羧肟),1.5～6 克/天,分 2～3 次深部肌注或静脉滴注。菌必治(头孢三嗪),1～2 克/天,深部肌注或静脉滴注,重者 2～4 克/天。西力欣(头孢呋肟)0.75 克/次,3 次/日,肌注或静脉给药,严重者可用至 3～6 克/天。

（4）其他药物：如痢特灵（呋喃唑酮），0.2 克/次，2 次/日，疗程 5～7 天。长期使用可引起末梢神经炎。磷霉素钠 2～6 克/天，静脉滴注，与喹诺酮类药物联合应用有协同作用。以上抗生素应用时，一般剂量要充足，用药 3 天后若无效，可改用其他药物，或联合用药，不必频繁更换药物。

## （二）慢性菌痢的治疗

1.抗菌治疗　根据药敏试验，选用适当的抗生素，或选用过去没有用过的有效的抗菌药物，应联合应用两种不同类的抗生素，剂量要充足，疗程较长，一般为 10～14 天，且需重复 1～3 个疗程，可供选用的抗菌药物同"急性菌痢"。

2.局部灌肠治疗　常用药物有 0.3％黄连素 50～100 毫升，5％大蒜浸液 100 毫升，0.5％～⅛新霉素 100～200 毫升，1％～2％磺胺溶液 200 毫升，1：5000 呋喃咀啶淀粉浆液 50～100 毫升，0.1％卡那霉素溶液 50 毫升。顽固病例可用庆大霉素 24 万～32 万单位，土霉素片 1.0 克，灭滴灵片 0.4 克，地塞米松 5～10 毫克加生理盐水 50～100 毫升制成浆液。以上药物均每晚一次，10～14 天为一疗程。亦有人主张灌肠溶液中加入 0.25％普鲁卡因、氢化可的松 25 毫克可提高疗效。

3.肠道菌群失调的处理　以枯草杆菌溶液 100～200 毫升灌肠，每晚 1 次，2～3 周为一疗程；肠球菌减少可给予叶酸；球菌/杆菌比例增加，甚至有较多葡萄球菌时可口服氟哌酸；真菌较多时或有隐孢子虫时可口服大蒜素。饮用乳酸杆菌或牛乳制品，或口服乳酶生，或用培菲康 3～5 粒/次、2～3 次/日，丽珠肠乐 2 粒/次、2～3 次/日等亦可调整肠道菌群，使之恢复正常。

4.肠功能紊乱的处理　可予乳酶生或小剂量异丙嗪，或用 0.25％普鲁卡因液 100～200 毫升保留灌肠。限制乳类、豆制品和动物蛋白食品的摄入，配合针灸、理疗、穴位注射或埋线等方法，有利于早日康复。

5.免疫治疗　应用自身菌苗或混合菌苗，以前者为最好。隔日皮下注射一次，剂量自每日 0.25 毫升开始，逐渐增至 2.5 毫升，10～14 天为一疗程。同时加用左旋咪唑，每周 2 次，应用日每日 3 次，每次 50 毫升可增加疗效。菌苗注入后，可致局部充血，血流增加，白细胞吞噬作用增强，亦可使抗生素易于进入病变部位而发挥作用。

# 四、生活调养

## （一）生活习惯

发病后应卧床休息，尤其是发热、中毒症状严重、排便频数、有脱水、酸中毒者。待病情缓解后，可下床活动，逐渐增加活动量。在流行季节，可适当食用生蒜瓣，每次 1～3 瓣，每日 2～3 次，或将大蒜瓣放入菜食之中食用。亦可用马齿苋、绿豆适量，煎汤饮用。注意纳凉取暖要适度，尤其夏季更应防止外邪侵入，注意保持心情舒畅、情绪稳定，避免抑郁恼怒、思虑过度等精神刺激。

## （二）生活调适

饮食宜忌很重要，一般宜食清淡易消化之食品，忌食荤腥油腻难消化之物。随着病情好转，可逐渐增加饮食，以流质为主，采用少食多餐法。至恢复期，给予半流质或普食。但应忌食生冷瓜果、荤冷油腻或不洁、变质、多渣之品。《千金要方》说：凡痢病患，"所食诸食，皆须大熟烂为佳，亦不得伤饱，此将息之大经也，若将息失所，圣人不救也"。

（邱昊鹏）

# 第十四节　结肠瘘

## 一、病因与病理

由于肠瘘形成的原因不同,瘘口的大小和长短差别较大,根据肠瘘形态不同,大体将结肠瘘分为 3 类。

1.完全瘘　多由于手术造成。肠腔全口外翻露出腹壁外,肠内容物全部或绝大部分由瘘口流出。

2.管状瘘　可为病理性或手术后,尤其是腹腔引流管硬压迫结肠所引起的肠壁坏死形成的瘘,管口小而瘘管长,肠内容物大部分流入瘘口远端的肠管内,仅小部分从瘘口流出体外。

3.唇状瘘　多为创伤所致。肠管紧贴腹壁,肠黏膜的一部分翻出瘘口处,肠内容物部分由外瘘口流出体外,部分流入远端肠道内。

结肠上的瘘口可为单个,亦可为多个,腹壁上的瘘外口也可为单发或多发。手术或外伤引起的肠瘘,虽然初起时为单个瘘,但有时因腹壁切口裂开,肠襻外露,因感染、水肿严重、换药时损伤或肠腔压力形成多个瘘口。

结肠外瘘是低位瘘,其危害的严重性是:一方面腹腔感染,造成严重的腹膜炎,其次是水电解质的丢失及营养不良。

## 二、临床表现

结肠损伤、炎症或肿瘤等结肠修补或肠切除吻合术后,发生吻合口裂开漏液,多发生在手术后 4～5d,手术后开始有腹痛减轻,后又出现持续性腹痛加重,往往伴有毒血症,如体温升高,腹部压痛、反跳痛与腹肌紧张也日渐加重,这时应首先考腹腔感染,或有形成肠瘘的可能。腹部切口按压引流口内有肠内容物流出,是肠瘘的可靠证据,但准确判断瘘内口的部位比较困难。一般来说,回肠瘘流出物多呈黄色米粥样或稀糊状,结肠瘘排出物为半成形或不成形粪便辅助检查。

## 三、诊断

1.口服活性炭粉或从胃管注入亚甲蓝溶液　伤口流出炭粉或蓝色液体,证实有肠瘘存在,根据口服或注入药物后至经瘘口排出所需时间,亦可帮助确定瘘内口的部位。

2.X 线检查　复查腹腔立位平片,可见膈下游离气体增加,也可证明有肠瘘存在的可能。(膈下在手术后可存有残余积气,但应逐渐减少)。

3.瘘管造影　如有瘘管,可经瘘管插入导管注入造影剂,可以帮助了解肠瘘是否存在及部位、大小、瘘管走行方向以及周围肠管情况等。

4.胃肠钡剂检查　有助于了解瘘的部位、瘘的大小及瘘远端有否梗阻等。

5.B 型超声检查　主要是了解腹腔有否残余感染存在及部位大小。

## 四、治疗

### (一)结肠瘘治疗原则

1.保证维持全身营养和水、电解质平衡,提高肠瘘的自愈能力。

2.给予大量抗生素控制腹腔感染,并在适当时机彻底引流。

3.设法了解瘘口位置、大小。

4.保护外瘘口周围的皮肤。

5.设法找到肠瘘形成原因,对症治疗。

6.难愈合的肠外瘘,选择适当时机给予手术治疗。

### (二)阶段治疗

应根据不同阶段给予相应的治疗。

第一阶段(瘘发生后 7~10d)患者处于瘘口尚未稳定期与感染的初期,腹腔内感染严重,局部炎症水肿,如手术修补肠瘘口往往失败,而且会导致感染扩散;应该给患者禁食,胃肠减压,并给予是胃肠外营养纠正一般情况;给予抗生素,彻底引流腹腔感染灶,并将肠内容物彻底引流出腹腔(伤口暴露及时清除或插管引流)。

第二阶段(10~30d)经过第一阶段处理,患者逐渐恢复,瘘口经过引流或处理已成为"被控制"的瘘,感染仍很严重或继续发展扩散时应积极控制感染加强营养。尤其是全静脉营养是必要的手段,以供给热能与氮源。

第三阶段(1~3 个月)经 1~2 阶段处理,效果较好的瘘口已愈合或稳定,因肠瘘较低对营养的影响不大,但瘘口不愈合时,应及时了解不愈合的因素,常见的原因:①瘘口远端梗阻;②瘘管的组织已上皮化;③结肠黏膜与腹壁愈合,使瘘口呈唇状;④瘘口部有异物存在;⑤瘘口附近有脓肿引流不畅;⑥特殊感染或肿瘤存在。这段时间重点是寻找瘘口不愈合的原因,控制腹腔内感染,尤其是肠壁间隙脓肿,高度怀疑时应及时剖腹探查引流脓肿。当然 B 型超声能检查证实时,可在其引导下行穿刺抽脓,注入抗生素,以解除手术中腹腔广泛粘连,易损伤肠管的顾虑。

第四阶段肠瘘未愈合的患者,腹腔感染控制,瘘口局部情况好,可考虑择期手术,清除病因,以关闭瘘口。如瘘口远端梗阻应解除后再修补瘘口;单纯唇状瘘,或管状瘘,可将瘘翻向肠腔而不要过多的探查腹腔,当然吻合局部因特殊感染或肿瘤存在时,应将病变切除吻合。

### (三)围手术期的处理

1.急症患者,及时纠正水、电解质紊乱,及时纠正休克,以防肠壁缺血时间过长。术后纠正贫血及营养不良。

2.择期手术,解决营养不良,必要时可静脉营养,提高手术前后的血浆蛋白,血红蛋白,血液维生素 C 的含量等,并做好术前的肠道准备工作。

### (四)手术过程中的注意事项

1.肠切除吻合时,肠切除断端用血管钳钳夹过的组织应剪除,对肠病变引起的狭窄,肠扭转,肠套迭或肠系膜血管损伤,血栓形成等,做肠切除吻合时,宁可多切除一些,以保证肠端组织正常。一般肠断端离坏死肠管(或病变肠管)至少 3~5cm。

2.保证肠吻合端的良好血液循环,切除肠管时,肠系膜对侧多切除一些,以保证血供,分离系膜时,不要太多,不能超过肠端 1cm。缝合时,系膜侧应带着部分无血管的系膜以保证血供,又不损伤供应的血管。

3.肠切除吻合时,局部不能有感染及血肿存在,缝合必须将肠黏膜内翻,以保证肠端的完全浆膜面对浆膜面愈合。

（邱昊鹏）

# 第十五节　溃疡性结肠炎

溃疡性结肠炎又名慢性非特异性溃疡性结肠炎,是一种病因不明,以直、结肠的浅表性、非特异性炎性病变为主的疾病,可伴有多器官损害,最常见累及的部位为眼、皮肤及关节。本病的临床表现,一组是肠消化道症状,以腹泻、腹痛、里急后重为表现。另一组是肠外症状,如关节炎、虹膜炎、皮肤结节红斑等。不同个体症状差异甚大,病情轻重不一,腹泻是主要的症状,排出脓血便、黏液血便或血便,有腹痛→便意→排便→缓解的特点。腹痛一般多为隐痛或绞痛,常位于左下腹或小腹。其他胃肠表现有食欲不振、腹胀、恶心、呕吐及肝大等;左下腹可有压痛,有时能触及痉挛的结肠。常见的全身症状有消瘦、乏力、发热、贫血等。有少部分病人在病程中,病情突然恶化或初次发病就呈暴发性,表现严重腹泻,每日 10～30 次,排出含血、脓或黏液的粪便,并有高热、呕吐、心动过速、衰竭、失水、电解质紊乱、神志昏迷甚至结肠穿孔,不及时治疗可以造成死亡。现代医学认为本病病因不明,但可能与肠道细菌或病毒感染、精神刺激、神经过敏、食物过敏和自体免疫反应等因素有关。在中医古文献中,本病多在"肠澼""痢疾""泄泻"等病中论述。

## 一、临床特点

1.脓血便　脓血便是溃疡性结肠炎的症状中最为典型的表现之一,可同时伴有或不伴有腹泻。血性黏液便几乎是所有活动期溃疡性结肠炎患者的症状表现。大多数患者出血混于粪便之中,如果病变局限于直肠,可仅有黏液、脓液和血,而没有粪便。

2.腹痛　绝大多数溃疡性结肠炎患者都会不同程度地出现腹痛的症状。特别是慢性溃疡性结肠炎呈反复发作者,腹痛症状表现得尤为突出。腹痛经常表现为痉挛性痛或闷痛两种自觉症状,且会表现出排便后腹痛减轻或消失的规律。

3.里急后重　里急后重这个症状是贯穿整个结肠炎病程中的。所谓里急后重的症状可以说是每一个结肠炎或溃疡性结肠炎及直肠炎患者都会遇到的困扰。这是判断结肠炎一个比较重要的典型症状。

4.腹泻　腹泻每日 2～10 次不等。表现为水样便或稀便,常在清晨或餐后出现。溃疡性结肠炎病情缓解时,腹泻可消失或次数减少。有的患者仅排黏液便,或在两次排便之间有少量黏液从肛门渗漏而出。

5.其他症状　除了上述一些溃疡性结肠炎患者普遍存在的典型症状之外,如肠鸣、腹胀、食差、倦怠疲劳等症状也会在溃疡性结肠炎患者中较为普遍地存在。

## 二、诊断要点

溃疡性结肠炎多为血性腹泻或脓血便,严重者血水样便每日 10 次以上。有左下腹或下腹部阵发性痉挛性绞痛,伴有便意或里急后重。偶有恶心、呕吐、上腹不适、发热等症状。轻型患者常有左下腹或全腹压痛伴肠鸣亢进。重型和暴发型患者可有腹肌紧张、反跳痛,可触及痉挛或肠壁增厚的乙状结肠和降结肠。直肠指检常有压痛。

辅助检查:血常规显示小细胞性贫血,中性粒细胞增高。血沉增快。血清白蛋白降低,球蛋白升高。

严重者电解质紊乱，低血钾。大便外观有黏液脓血，镜下见红白细胞及脓细胞。结肠检查见病变部位肠管弥漫性充血、水肿糜烂、浅小溃疡，附有脓苔，或可见肠管增厚、狭窄、假息肉。钡灌肠可见黏膜皱襞粗乱或细颗粒改变，多发性浅龛影或小的充盈缺损，肠管缩短，结肠袋消失可呈管状。

## 三、治疗

溃疡性结肠炎没有特效方法，但是可通过药物促使结肠病变愈合，也可以缓解腹泻、直肠便血和腹痛等症状。治疗的两个基本目标就是消除症状和维持无症状的状态。

目前最常用的药物分为以下 4 类。

1.水杨酸类药物　这类药物最便宜的是柳氮磺胺吡啶，口服后需要人体肠内细菌的帮助才能分解为5-氨基水杨酸发挥治疗作用，但是分解的另一种药物成分磺胺吡啶则可能对肝脏有损害，最好不要同时服用抗生素。为了避免这种副作用，目前药物公司推出了纯化的 5-氨基水杨酸并精心包装使其不被胃酸破坏，只在结肠病变部分释放发挥作用，由于这种制备工艺的提高，药品相应也较贵。这些药物可以口服，也可以塞肛，它们能够改变患者机体的功能，延缓炎症的进程。这类药物对轻到中度的溃疡性结肠炎有效果，同时，也可预防该疾病的再发。

2.糖皮质激素　这类药物主要有口服制剂强的松，重症患者也可短期使用静脉制剂。因为它的副作用较多，不推荐作为长疗程治疗或维持治疗。在选用该类药物时医生可能会就其疗效和副作用与患者详细讨论。

3.免疫调节剂　这类药物包括硫唑嘌呤、6-巯基嘌呤（6-MP）、环孢霉素。药物通过抑制机体的免疫系统来控制炎症的继续发展。免疫调节剂适用于那些对氨基水杨酸类药物和糖皮质激素使用无效或部分有效的患者，也是目前维持治疗最好的药物之一。它也可用于减轻或消除患者对糖皮质激素的依赖。当患者对其他药物无反应时，它可能对维持疾病的缓解起作用。但该类药物一般服用 3 个月左右开始起效，部分患者易出现白细胞降低情况。

4.生物治疗　这是一类最新的治疗炎症性肠病的药物。相对于其他药物，它是一种疗效较高的药物，主要是阻断肠黏膜炎症反应的"开关"。这种药物起效快，能使黏膜得到长期修复，减少复发，可以帮助类固醇撤药，也是缓解期的维持用药。

药物治疗往往是长期的，因此医生在制订治疗方案时常根据患者的个体情况、疾病的分期、是否有并发症、经济状况等选择不同的个体化用药方案。

## 四、生活调养

### （一）生活习惯

溃疡性结肠炎的病人生活要规律，注意劳逸结合，保持心情舒畅，预防肠道感染。饮食上要摄入高热量、高营养、少纤维、少刺激、低脂肪、易消化的食物；对可疑不耐受的食物，如虾、蟹、花生等应避免食用；牛奶可导致腹泻加重，应避免服用牛奶及奶制品；忌食辣椒，忌冰冻、生冷食物，戒烟酒。要知道坚持服药的重要性及药物的具体服用方法和有关副作应，以利于正确用药。若出现腹泻、腹痛加剧，大便便血等异常情况，应及时到医院就诊，以免耽误治疗。

### （二）饮食调适

溃疡性结肠炎的病人对饮食比较敏感，因此饮食宜忌在本病治疗中相当重要。膳食原则：首先，溃疡性结肠炎的治疗，根据虚实、寒热、久暂而定，饮食治疗亦应遵循这一原则。本病初起或者反复发作较重之时,多属湿热俱重,呈实象,应以清热化湿为主,食性当偏凉;久病便次不多呈虚寒象者,则以补益为主,食性宜偏温;便次较多时,亦可酌用酸涩收敛之食物以助止泻。其次,本病无论虚实,脾胃均有损伤,食疗以扶正为主,参以祛邪,尤须注意进食不当或饮食不节更伤脾胃。最后,饮食宜柔软、易消化、营养丰富、有足够热量为原则,宜少食多餐,并补充足量维生素。生冷、油腻、刺激之品,损伤脾胃,均属不宜。牛奶过敏者慎食牛乳及乳制品。

(张 跃)

# 第十六节 肛门直肠疾病

肛门直肠相关性疾病较常见,此类病人大多数以剧烈疼痛为主诉。尽管这些急症的临床症状严重,但很少危及生命,为了减轻剧痛,仍需要紧急治疗。常见的需要紧急处理的肛门直肠疾病的鉴别诊断见表4-11。临床上主要有肛门直肠损伤、直肠内异物、肛周脓肿等。在这些病症中多数病情笃重、变化复杂,严重时可危及生命。

**表 4-11 急性肛门疼痛的鉴别诊断**

| 疾病 | 频率 | 发作 | 特点 | 自然病程 | 预后 | 治疗 |
|---|---|---|---|---|---|---|
| 血栓性外痔 | 常见 | 突发 | 疼痛性肿胀 | 自发性 | 通常不复发 | 局麻下切除 |
| 急性肛裂 | 常见 | 突发 | 排便时疼痛排便后疼痛 | 大便软化肛门紧张消除后可改善 | 便秘时可复发 | 促进大便软化 |
| 肛门直肠脓肿 | 常见 | 隐匿 | 剧烈的肛门疼痛,肿胀,全身中毒症 | 3～7d 自动引流 | 30%～50% 复发 | 立即切开引流 |
| 内痔脱垂 | 不常见 | 紧张肘突发 | 痛性肿胀出血,产后可出现脱垂 | 7～14d 可自发缓解 | 持续症状皮乳头状瘤 | 既往有类似症者,行急诊痔切除术。若为缓解期,可择期手术 |
| 血栓性混合痔 | 不常见 | 紧张时突发 | 痛性肿胀出血,产后可出现脱垂 | 14～21d 后自发缓解 | 持续症状皮乳头状瘤 | 急诊痔切除 |
| 肛部痛 | 不常见 | 急性,常在夜间 | 严重的直肠疼痛,痉挛 | 15～30min 缓解 | 好 | 去除肛门直肠疾病 |
| 肛管周围坏死 | 很少见 | 急性尿潴留 | 进行性严重的会阴部脓毒症与坏死,全身中毒症状,常有糖尿病 | 进行性组织破坏 | 未进行彻底清创预后不良 | 紧急复苏,大剂量抗生素抗感染,急诊扩大清创,可行粪便改道 |
| 橡皮筋套扎术后脓毒症 | 很少见 | 隐匿 | 加剧的疼痛排尿障碍,全身中毒 | 进行性加重 | 不治疗可致死亡 | 局麻下急诊检查,清创,大剂量抗生素 |
| 粪便嵌塞 | 常见 | 可以突发 | 大便失禁 | 压力性失禁 | 若不进行肠道保护,将复发 | 去除嵌塞灌肠,泻药 |
| 异物 | 很少见 | 突发 | 插入病史直肠疼痛 | 可自然排出滞留 | 需要取出 | 松弛括约肌取出异物 |

# 一、肛周脓肿

肛门直肠周围脓肿简称肛周脓肿，一般是指肛腺感染后炎症向肛管直肠周围间隙组织蔓延而发生的化脓性疾病，通常是潜在的肛瘘表现。本病任何年龄均可发生，但以 20～40 岁的青壮年居多，婴幼儿也时有发生，男性多于女性。

## （一）病因病理

### 1.感染因素

（1）肛腺感染：此为肛周脓肿最为常见的发病原因。肛腺开口于肛隐窝，一般情况下肛隐窝呈闭合状态，当发生腹泻时，稀便易进入并积存于肛隐窝中而致发肛隐窝炎；或因便秘，排便时干硬粪块擦伤肛瓣也可致发肛隐窝炎。肛隐窝一旦发生感染，便扩张、松弛，肠腔污物更易进入肛隐窝内。炎症进一步发展，即可通过肛腺管，穿过内括约肌蔓延至肛腺引起肛腺炎。肛腺多位于内外括约肌之间，周围有着丰富的淋巴组织和静脉，如肛腺炎经淋巴、血管向肛管直肠周围间隙扩散，即可形成相应间隙的脓肿。向上可达直肠周围形成高位肌间脓肿或骨盆直肠间隙脓肿；向下达肛周皮下，形成皮下间隙脓肿；向外可穿过外括约肌，形成坐骨直肠间隙脓肿；向后可形成肛管后间隙脓肿或直肠后间隙脓肿。

此外，由于组织发育异常或炎症刺激等因素引起内括约肌痉挛压迫肛腺管，均可导致肛腺管闭塞，造成肛腺分泌物排出困难，而使肛腺呈囊状膨大，一旦发生感染即可形成括约肌间原发性脓肿。脓肿进一步向四周扩散可引起其他间隙发生脓肿。

（2）损伤感染：因直肠内异物或外伤，或干结粪便等造成肛管直肠损伤。感染向深部组织扩散，即可形成肛周脓肿。会阴部手术操作不当，或术后护理不慎也可引起肛管直肠周围间隙发生脓肿。

（3）皮源性感染：由于肛门周围皮肤的毛囊、汗腺等感染，或皮脂腺囊肿合并感染均可引起肛周间隙发生非瘘管性脓肿。

（4）骨源性感染：由于骶尾骨结核或骨髓炎等化脓，可继发肛周间隙发生脓肿。

### 2.其他疾病因素
某些全身性疾病，如糖尿病、白血病、再生障碍性贫血等。由于严重的营养不良，全身虚弱，抗感染能力低下，可并发肛周脓肿，但临床较少见。

### 3.性激素因素
肛腺的发育和功能主要受人体性激素调节。随着年龄的变化，性激素亦有相应的变化，可直接影响肛腺的增生与萎缩。因肛周脓肿多与肛腺感染有关，故其发病率也随之升高和降低。新生儿或婴幼儿体内，有一段时期雄激素的水平较高，其来源除由母体获得外，与新生儿副肾性雄激素分泌旺盛亦有关系。由于雄激素的作用，使新生儿脂腺特别发达，如有感染因素，新生儿则易患肛周脓肿。随着新生儿的发育成长一过性旺盛的雄激素水平可发生生理性下降，一过性发达的肛腺与其他脂腺则随之萎缩，因此，由儿童至青春期以前，肛周脓肿的发病率极低。到了青春期体内的性激素开始活跃，一部分脂腺特别是肛腺又开始发育、增生，分泌又趋旺盛。此时如肛腺液排泄不畅，则易造成肛腺感染而发生肛腺炎。所以成年后，肛周脓肿的发病率又有所上升。进入更年期雄激素水平开始下降，肛腺也随之萎缩，所以肛腺不易感染，肛周脓肿也不多见。此外，在青春期男性肛腺的增长较女性快而明显，因而男性发生肛周脓肿者多于女性。

### 4.免疫学因素
婴幼儿肛周脓肿的发病还与肛管局部免疫机能不全有关。

根据脓肿发生的部位分为肛提肌下脓肿（低位脓肿）和肛提肌上脓肿（高位脓肿）。①肛提肌下脓肿（低位脓肿）：包括肛周皮下脓肿、低位内外括约肌间脓肿、坐骨直肠间隙脓肿、肛门后间隙脓肿、低位马蹄形脓肿。②肛提肌上方脓肿（高位脓肿）：包括直肠黏膜下脓肿、高位肌间脓肿、骨盆直肠间隙脓肿、直肠后间隙脓肿、高位马蹄形脓肿。

## （二）症状体征

表 4-12 直肠周围脓肿的临床表现

| 类型 | 出现率（%） | 临床症状 | 检查 |
|---|---|---|---|
| 肛周 | 80% | 隐匿发病，几天病史，钝痛 | 近肛门边缘肿胀硬结 |
| 坐骨直肠 | 15% | 同上，常有显著的全身症状 | 体征与坐骨直肠窝一致 |
| 括约肌间 | 不常见 | 隐匿起病，咳嗽时疼痛，排便时疼痛最轻 | 无外在特征，指诊可触及隆起物 |
| 肛提肌上 | 非常少 | 发热，寒战，下腹痛，几天内可无直肠疼痛 | 无外在特点，触痛，尿潴留与直肠肿胀 |

肛周脓肿的一般临床表现是，先感到肛门周围有一肿块，微感疼痛，或感肛内刺痛或坠胀。继则疼痛加重，肛门周围肿块增大，红肿触痛，质较硬。重者恶寒、发热，身体困倦，食欲不振，大便秘结等症状。如不做及时有效的治疗，往往 1 周左右局部即可形成脓肿。深部脓肿或黏膜下脓肿初起局部症状可不明显，而发热、恶寒等全身症状较重。脓肿形成后局部可有波动感，如自行溃破或切开后可流出黄白色脓液。此后疼痛可逐渐缓解或消失，体温下降，其他症状亦随之缓解、消失。结核性肛周脓肿常常是起病缓慢，肿痛较轻，脓成溃破或切开后流出之脓液清稀或伴干酪样物。常伴低热、盗汗、颧红、形体消瘦等症。

## （三）检查

1.视诊　部位较浅者，可见肛周局限性肿胀高突，成脓时局部发红；部位较深者，初期肛周可无异常，或漫肿皮色改变不明显、如发于一侧，可见双侧臀形不对称。患者常呈痛苦面容，被动体位，不能端坐。如脓肿破溃出脓，可根据脓液的色、质估计脓肿的性质。脓液稠厚色黄量多者，常为金黄色葡萄球菌感染所致；混有绿色脓液，应考虑是否为绿脓杆菌感染所致或混合感染；脓液色淡黄而臭多为大肠杆菌感染所致；脓液清稀或呈米泔水样，含有干酪样物质，多属结核杆菌感染。

2.触诊　首先进行肛外触诊，检查肛门周围有无压痛、硬结及肿块，有无热感或波动感。肛内触诊应注意检查肛管、直肠有无压痛或肿块，特别要注意检查肛窦有无压痛、硬结或凹陷。有时还可采取双合指诊法进行触诊，即以食指插入肛内，另手指在肛外压迫脓肿波动明显处，食指感到冲击显著的部位多为脓肿的原发内口位置。肛内指诊对高位脓肿的诊断有重要意义，常能查清脓肿的位置、形态、范围等。如脓肿已溃，可由溃口探入食指以探查脓腔的大小及深度。

3.探针检查　可用钩状探针或隐窝钩探查感染的内口，如脓肿已溃，还可将探针内外口探入以探查脓腔的深浅、大小等。

4.窥镜检查　窥镜检查是诊查黏膜下脓肿和脓肿在肛内的原发感染病灶的重要手段。诊查黏膜下脓肿时，可在直肠或乙状结肠镜下观察到直肠腔中有黏膜局限性异常隆起、局部充血、表面或有脓性物附着。因脓肿在肛内的原发感染病灶多在肛隐窝处，故借助 2 叶肛镜即可诊查。镜下可见感染的肛隐窝充血、肿胀，有时可见肛隐窝有脓液溢出。尤其当用手指按压脓肿波动明显处时更为显著。牵动脓肿时可见病变的肛隐窝随之活动内陷。此时，也可借助隐窝钩仔细钩探，如为内口常可探入 0.5cm 以上。

5.脓腔穿刺　对于脓肿部位较深，难以判断是否已成脓者，可在局麻下用粗腰椎穿刺针在脓肿中心处或压痛最明显处刺入抽吸，如有脓液抽出，即可确诊。如未抽出脓液则有两种可能性：①尚未成脓；②穿刺部位不正确，如怀疑穿刺部位不正确，可考虑再行穿刺。

6.实验室检查　根据白细胞总数及分类计数，可判断感染的程度。其中多数白细胞总数增高，如果白细胞总数超过 $20×10^9/L$ 或更高，应考虑是否有全身亦行感染，乃至败血症之可能。

7.脓液细菌培养及药敏检查　为了解脓液的病原菌的种类、性质、药敏，并为临床诊断、治疗及判断预后等提供依据。可做脓液细菌培养及药敏检查。细菌培养最好能同时作普通培养及厌氧培养。若为厌氧培养应注意将脓液标本在隔绝空气或抽净空气后半小时内送细菌室培养。

8.病理检查  取脓肿腔壁组织送检,可确定病变性质,尤其在怀疑病变性质为特异性感染或恶性肿瘤时,此项检查更有价值。

9.X线造影检查  如高位脓肿定位不准确,可先穿刺抽脓,然后向脓腔注入碘剂等造影剂进行摄片。此检查可确定脓肿的位置、深浅、大小、形状,以及扩散途径。

10.超声波检查  有两种超声波探测方式,一种是用辐射式超声波内窥镜,预先用100ml甘油灌肠,取侧卧位,将超声波探测器经肛门插入,先描出尿道,以此作为12点位置的标志,接着将超声波探测器上下移动,在确认肛门内外括约肌、肛提肌的同时,观察病变存在的部位及扩展的范围等,如怀疑高位肌间脓肿或肛瘘时,可先在齿线部5个点用利多卡因作局部注射以便确认高位肌间病变。另一种是用直线式电子扫描超声波断层装置,检查前先用120ml甘油灌肠,并于检查前3h开始控制排尿以使膀胱充盈。取左侧卧位,首先在6点方向确认直肠壶腹并描记出直肠固有肌层和肛提肌,检查直肠下段全周,接着边退出探测器边描记内外括约肌及病变。运用前一种方法可以明确了解肛周脓肿和肛瘘的范围、方向及其与肛门括约肌和肛提肌的关系,运用后一种方法则可确定肛周脓肿及肛瘘的上下界限、所在位置及其与肛门括约肌和肛提肌的关系。两种方法均可为诊断、手术、术后判断疗效及肛门括约肌的损伤程度提供依据。

**（四）诊断**

肛周脓肿的诊断一般并不困难,诊断依据有以下3个方面。

1.症状  患者肛门疼痛,甚至影响坐卧及活动,伴有发热恶寒。结核性肛周脓肿患者可有发热、盗汗、咳嗽等症。也有的患者疼痛不明显而表现为肛门坠胀、小便不利等。

2.体征  检查可见肛门局部红肿,触压疼痛,或有溃口溢脓,肛内指诊也常于内口部位扪及压痛或凹陷硬结。探针探查可探知脓腔大小,或可由肛内内口部探出。肛镜检查可见内口部的肛窦充血、肿胀,有时稍加按压即有脓液溢出。

3.实验室检查、X线检查、B超检查等,也是检查本病的重要依据  在确诊为肛周脓肿后,还要进一步查明脓肿的类型,即脓肿所在的腔隙、位置,与肛门腺及肛门括约肌的关系,脓肿为特异性还是非特异性,引起肛周脓肿的病原菌等,方能全面掌握病情。

**（五）鉴别诊断**

1.化脓性汗腺炎  多在肛门周围与臀部皮下,脓肿浅在面病变范围广泛,皮肤增厚变硬,急性小脓肿与慢性窦道并存,穿肛窜臀,脓液黏稠呈白粉粥样,并有臭味。慢性病容有消耗症状,如消瘦、虚弱等。

2.肛周毛囊炎和疖肿  好发于尾骨及肛周皮下,肿胀略突出,有溢脓外口,外口内有脓栓,肛内指诊无内口。

3.骶骨前畸胎瘤溃后感染  有时与直肠后部脓肿相似。肛内指诊直肠后肿块光滑,无明显压痛,有囊性感。多为先天性,应追问病史。X线检查可见骶前肿物将直肠推向前方,可有散在钙化阴影。病理检查可确诊。

4.克隆病并发肛周脓肿  约占结肠克隆病的20%。局部红肿,多自溃,常伴有不典型的肛门皲裂和瘘道,无明显疼痛。结合病史、全身症状和纤维结肠镜检查、病理检查,不难鉴别。

5.肛周子宫内膜异位症  女性肛周表浅性隆起、漫肿。肿痛多与月经周期一致,常继发感染化脓。追问病史,结合症状,常可鉴别,病理检查可确诊。

6.肛门直肠肿瘤  良性肿瘤多局限,可移动,局部症状较轻,一般不溃破。恶性肿瘤坚硬固着,表面溃烂,凹凸不整,表面常有脓血分泌物,恶臭污秽。

7.阴茎海绵体炎 会阴部红、肿、热、痛,海绵体肿大变硬,压痛非常敏感,有时误认为会阴部脓肿。另外,肛门前部脓肿或肛瘘感染化脓时,也可波及到会阴部和阴茎海绵体周围,应详细检查鉴别,必要时请泌尿科会诊。

### (六)治疗

一旦确诊为肛周脓肿,即应积极地进行全身治疗,同时行手术治疗。

1.切开引流法 是治疗肛周脓肿常用的一种手术方法,也是治疗肛周脓肿其他手术方法的基础。适用于各类脓肿。

操作方法:局麻或腰间麻醉,指诊确定脓肿部位和范围,在脓肿波动明显处行放射状或弧形切口,切开皮肤、皮下组织等,充分敞开脓腔,以利引流。彻底排脓后用手指分离脓腔间隔,先后用双氧水和生理盐水充分冲洗脓腔,然后放置橡皮条或胶管或纱布条引流,以敷料包扎固定。由于脓肿部位不同,其具体操作又各有特殊性。现将不同部位脓肿的切开引流术式要点分述于后。

(1)肛周皮下脓肿切开引流法:常规消毒后,如脓肿范围较小,可行局部麻醉;如范围较大,可行腰间麻醉。如脓肿即将溃破、顶端皮肤甚薄时,可于此区皮内注少量布比卡因,或于此区皮肤涂敷表面麻醉剂。在脓肿波动感明显处,作一放射状切口,切开长度以脓出较畅即可。如脓肿较大可用血管钳伸入脓腔,进行分离,促进脓液排出。此后创口放置引流条,包扎固定。肛周低位脓肿特别是皮下脓肿其切口应为放射状,不宜作弧形切口。

(2)坐骨直肠间隙脓肿切开引流法:常规消毒,行腰间麻醉。在脓肿波动明显处作一放射状切口,切开皮肤、皮下组织后即可见脓液外出,切口应足够长,以利引流。可用血管钳或手指进行脓腔分离,分离时如遇较大间隔切勿强行撕裂,其内有时包有未坏死之血管,故应慎重。在脓腔内不宜搔刮,对脓腔内坏死组织亦不宜切除。脓腔壁有阻止炎症扩散之屏障作用。如不予以保护,可使炎症扩散。术毕,创腔置引流条,包扎固定。

(3)骨盆直肠间隙脓肿切开引流法,在肛门后外侧,距肛缘 2.5cm 处,由前向后作弧形切口,切开皮肤、皮下组织至坐骨直肠间隙。术者左手食指伸入直肠内作引导,触及脓肿后,右手用血管钳钝性分开肛提肌,穿入骨盆直肠间隙,撑开钳臂,即可出脓。再用手指分离脓腔纤维间隔,扩大肛提肌间隙,以利引流。或由脓腔伸入闭合之钳,肛内手指予以协助,使脓液排出通畅。如骨盆直肠间隙脓肿通过肛提肌侵及坐骨直肠间隙,使此间隙亦成脓肿,即两间隙脓肿相连时,其切开引流法可于肛门左右侧脓肿波动明显处,作弧形切口。切开皮肤、皮下组织使脓液流出即可。切口应足够长,用血管钳或手指分离脓腔之注意点同坐骨直肠间隙脓肿切开法。术毕,冲洗脓肿后以胶管引流。

由于骨盆直肠间隙脓肿位置较深,向下蔓延,由皮肤破溃,常需一定时间,因此可由一侧蔓延至对侧骨盆直肠间隙,或侵及直肠后间隙。如两侧骨盆直肠间隙同时或先后形成脓肿时,即成马蹄形脓肿,其一侧或两侧亦可与坐骨直肠间隙相通。形成马蹄形脓肿时其切开引流法即在肛门两侧距肛缘 2.5cm 处或波动明显处,分别作一弧形切口。切开皮肤皮下组织等,用血管钳分别插入脓腔,扩大切口,将脓液排出。然后用两手食指伸入两侧脓腔分离间隔,再处理与两侧脓腔相通的肛门或直肠后间隙,钝性分离间隔,保证引流通畅。术毕两侧脓腔均放置引流胶管。

(4)直肠后间隙脓肿切开引流法:此间隙脓肿位置较深,其引流法多在体表施术,即由骶尾部切开,使脓液排出。局部常规消毒,腰麻或硬脊膜外麻醉,在骶尾骨间沟内作纵形切口,切开皮肤、皮下组织、肛尾韧带等,用血管钳钝性分离即可进入脓腔,可用手指伸入脓腔扩张切口以利引流。切口不宜过大,创缘组织一般不予剪修。冲洗脓腔后以多孔硅胶管置入脓腔内,以加强引流作用。术后每日以抗菌药液冲洗。

(5)直肠黏膜下脓肿切开引流法:常规消毒,充分麻醉后重新消毒直肠内黏膜,用肛门拉钩或二叶镜暴露脓肿部位,以手术刀或电刀在脓肿最下方纵行切开黏膜,出脓后再用血管钳插入脓腔。予以扩张,以利引流。如遇出血,以止血散纱条填入创腔压迫止血。如遇搏动性出血,可结扎止血。创腔内填塞物一般术后24h后慢慢取出。

2.一次切开法　适用于低位肛周脓肿。

操作方法:在腰间麻醉下,先行脓肿切开引流,再彻底冲洗脓腔,仔细寻找内口,用隐窝钩缓慢而轻柔地找到内口后将有槽探针插入脓腔并由内口穿出,用手术刀沿有槽探针的沟槽切开内外口之间的组织,或以探针镰形刀由脓肿切口插入。由内口穿出,剖开脓腔壁。创缘略剪修后用油纱条置入创腔内,纱布包扎术毕。

3.切开挂线法　适用于高位脓肿。

操作方法:于脓肿波动明显处或穿刺针指示切口部位,行放射状或弧形切开,充分排脓后以食指分离脓腔间隔。彻底冲洗脓腔,修剪切口成梭形,再以球头软探针自切口插入,沿脓腔底部轻柔而仔细地探查,同时以另手指伸入肛门,针指结合寻找内口。若未探通,可在针指间距最薄处穿出,挂以橡皮筋,通过脓腔牵出切口,再将橡皮筋条两端收紧、结扎。在被勒扎组织内注射美蓝长效止痛剂,外敷纱布而术终。本术式实际上是一种慢性"切开"和对口引流法。由于橡皮筋的持续性收缩,脓腔壁逐渐勒开,在引流通畅的情况下,即抑制了感染,又有利于肉芽组织自基底部顺利生长。同时由于橡皮筋的紧缩刺激,使括约肌与其周围的组织发生粘连,边勒开边修复,故无出血和肛门失禁的危险。本术式成功的关键在于正确寻找和处理内口。

4.一期脓肿切开引流、内口切除缝闭术　本术式适用于瘘管性脓肿。

操作方法:在腰间麻醉下先行脓肿切开引流。彻底清洗脓腔后,将内口连同内口周围感染的黏膜、皮肤及脓腔壁一并彻底切除,暴露健康组织。再将对病菌敏感的抗生素撒入创腔,然后缝闭内口、创腔及皮肤。1周后拆线,创面愈合。本疗法可缩短疗程,不后遗肛瘘。但要求无菌条件高,有时不易一期愈合而失败。

5.放射状多切口法　适用于单、双侧坐骨直肠窝脓肿,骨盆直肠间隙脓肿合并直肠后间隙脓肿或肛管后深间隙脓肿。

操作方法:腰间麻醉后视脓肿范围在肛周距肛缘2cm选2～5处作放射状切口,切开皮肤、皮下组织进入脓腔。切口长度视脓腔大小而定,脓腔大则长,脓腔小则短。以食指或刀柄进入脓腔分开各脓腔间隔,使各引流切口互通。在后侧齿线处寻找内口或可疑肛窦,与后侧脓腔一并切开。彻底清除感染肛窦、肛腺及肛腺导管。切口应暴露肛管后浅、深间隙及直肠后间隙,达到充分引流。若脓肿属高位,亦可在后侧括约肌上挂线。以双氧水、甲硝唑液或生理盐水冲洗脓腔,以盐水纱条或甲硝唑液纱条置脓腔引流,术后每日冲洗、换药直至痊愈。该术式不切断肛门括约肌,切口在括约肌外沿,对肛门皱皮肌、肛周神经、血管损伤亦小,愈合后瘢痕小,且呈放射状,不会引起肛门变形、失禁。操作较简单,可一次治愈复杂性脓肿。

6.保存括约肌的根治术　肛周脓肿保存括约肌一次性根治术,该法是高野正博根据肛瘘的保存括约肌术式而运用于治疗肛周脓肿的。

操作方法:①对低位肌间脓肿中在侧方者或较深在者,则在肛内切除内口,挖除从内口到肌间脓肿的病灶,做成由肛内向肛外的引流创面,再在括约肌外侧切开脓腔排脓,并做成大小适当的引流创面。②对高位肌间脓肿,则切除内口,由此切开脓腔排脓,形成向外的引流创面。此时有2种方法:一种方法是切开内括约肌,另一种方法是完全不切开内括约肌。如脓腔较大,可以在内侧直肠壁切开排脓,或者放置橡胶引流管作2期切开。③对坐骨直肠间隙脓肿,则在肛门后正中切除内口,做成由肛内向肛外的引流创面,再在外括约肌外数处切开脓肿排脓,开放引流。④对骨盆直肠间隙脓肿,切除内口做成肛内的引流创面,方法同前,但对脓肿多以肛门后方为中心,在肛门外括约肌外作弧形切开,充分排脓后创腔中放置引流条,缝闭或者不缝闭。

7.有关肛周脓肿手术治疗的几个问题　肛周脓肿一旦形成即应手术,但是在选择一期手术还是二期手术这一点上有明显的分歧,以英国 St.Marks 医院的 Lockhart-Mummtry 为代表的主张作二期手术者认为:肛周脓肿急性期炎症严重,脓腔的扩展方向及扩展范围难以全面弄清,如此时手术对正常组织的损伤会更大,难于较好地保护肛门功能,特别是此时难于确定内口的位置而不能处理内口。有学者形象地把肛周脓肿比做沼泽地,把内口比作水源,把切开排脓比作挖排水沟,把瘘管比作小河,主张先挖排水沟切开排脓,让沼泽地干涸固缩为小河,同时也可清楚地看清水源-内口所在,这样处理的难度和范围都更小、对肛门功能的损伤小更易获得根治。一些学者认为,急性期手术能显著缩短患者的病痛、疗程及病休时间。如有必要能充分运用保存括约肌术式,因为一期处理了内口,所以一期手术的根治性较高,又因为脓肿刚扩大,器质性变化较少,手术后其形态及其肛门功能都能得以显著恢复。同时他针对性指出,虽然做一期手术时查找内口特别困难,但仍能准确地找清内口,方法是术前在肛内齿线部能在脓肿的中心触及小硬结凹陷,有时能看到脓液流出,手术时多数情况内口部最靠近脓腔,但特别要注意防止用隐窝钩和探针乱探造成人工内口。

关于手术时的基本原则,无论是一期手术还是二期手术,一般切口要充分大,并且要分开脓腔间隔,以利引流。有学者对肛周脓肿切开排脓的方法提出了这样的具体要求:①切口要选择在离开肛门口至少2cm 的部位;②切口呈弧形;③脓肿大时,要做脓腔冲洗和放置引流条。河野一男根据肛瘘肌瓣充填术的要求则提出这样的要求:①为了不损伤括约肌,切口要在括约肌外侧,稍离开括约肌;②切口要避开正中线,偏左或偏右;③为了排脓与引流通畅,可作 2 个以上的切口;④术后要留置引流条数天。而做一期根治手术时则还要求:①准确查找内口并予切除,彻底消除内括约肌中的肛门腺管及内外括约肌间的原发脓肿;②注意尽量减少对肛门括约肌的损伤,尽量保护肛门之功能。一般切开外括约肌皮下部对肛门机能影响较少,而切除其他的各组肌群对肛门功能均有或轻或重的影响,特别是对女性,对病灶在两侧者、老年患者更应注意。另外,对肛尾韧带也要注意避免切断。

# 二、直肠肛管损伤

直肠肛管损伤较结肠损伤少见,在平时约占 4%,战时为 10%左右,但其处理要复杂得多。直肠及肛管为消化道的终末端,有含菌量很高的粪便,伤后污染多很严重,感染也易扩散;同时,直肠周围的毗邻器官较多,处理时牵扯的问题较多,常有数个临床科室参与治疗,如稍有不当,常造成严重后果。

直肠及肛管由骨盆壁及臀部较多的软组织保护,故损伤机会较少,且单纯性损伤少见。在平时各家统计差异较大,占腹部损伤的 0.5%～5.5%;而在战时,虽直肠伤发生率较高,但因所使用的武器不同,也有较大差异,为 4%～25%不等,且多为复合性损伤,单纯伤及直肠者甚少。

## (一)病因

1.火器伤　多见于战时,弹头、弹片及片状飞行物,经肛周组织穿入。

2.锐器伤　各种刀、剪及其他金属锐器直接刺入肠道,或由于自行跌倒而刺入。

3.异物损伤　由消化道排出带尖异物,如张开的别针、铁钉等;或由肛门插入的异物,如啤酒瓶、手电筒、木棒等,可直接损伤肠管。

4.放射性损伤　直肠盆腔的恶性肿瘤,长期行放射线治疗,有肠黏膜及周围组织的损伤、坏死,而造成严重的排便障碍。

5.肛管及肛周烧伤　烧伤后造成肛管及肛门部狭窄,而产生排便障碍。

6.医源性损伤　包括各种盆腔手术及内镜等医学检查所致的损伤。此种情况应尽力避免。

(1)手术损伤:多见于直肠、前列腺、会阴手术,多系术者缺乏经验或操作粗暴所致。

(2)直肠或乙状结肠镜检查损伤:术者对解剖关系不熟或缺乏经验。

(3)纤维内窥镜检查或治疗:经纤维内窥镜电灼、电凝或取活组织,可致穿孔。

(4)钡剂灌肠检查或治疗:肠壁套叠已受压过久,再加上压力过大,可致穿孔。检查时患者不合作,也易造成穿孔。

(5)其他损伤:如灌入腐蚀性药物,甚至插入肛表等,也可造成损伤。

### (二)病理

肛管、直肠因损伤的部位不同,而有不同的病理变化。上段直肠(距肛门 9～14cm)肠管大部位于腹膜腔内,如有破裂,肠内容物很易流入腹腔,引起局部或全腹膜炎,有局部表现并有全身中毒症状。如损伤在中段直肠,此段肠管在腹膜返折以下,肛提肌之上,直肠周围间隙多,内有较多的疏松结缔组织,且血循环比较丰富、损伤后除容易形成血肿外,还有严重的直肠周围炎及盆腔炎,感染症状也剧烈,并易引起脓毒血症或败血症。下段直肠与肛管相连、部位比较表浅,感染后容易引流。但容易有括约肌损伤,可出现排便功能障碍。如同时有泌尿生殖系统损伤,可相互污染。病理变化更为剧烈、复杂。

### (三)症状体征

损伤在上段直肠,由于肠内容物进入腹腔,可出现下腹剧痛,并可波及上腹部,而有腹肌紧张,并有压痛及反跳痛;叩诊可有肝浊音区缩小或消失;如就诊较晚,容易出现休克症状、低血压、高热、寒战、腹胀,查体可有肠鸣音消失及腹部出现移动性浊音,如行腹部穿刺,可有肠内容物抽出。

损伤如在直肠中段,特别伴有骨盆骨折或血管损伤时,可有大量出血,并迅速出现失血性休克。血液积存于盆底部不易引流,而形成血肿,使盆腔胀满。肠内容物可沿伤口进入周围软组织内,使感染扩散,感染性休克与出血性休克并存,病情危重,死亡率很高。

直肠下段与肛管损伤,距会阴皮肤甚近,容易引流,感染较易控制。但如会阴大片软组织撕裂,可使感染扩散,而造成皮肤及皮下组织大片坏死,并波及肛周的括约肌,不仅有排便功能障碍,缺损的软组织也难以修复和重建。

### (四)诊断

1.伤道　根据伤道的方向和行径,常可判断有无直肠伤。凡伤口在下腹部、会阴部或臀部等处的外伤,均可能伤及直肠。腹膜内直肠伤因伴有腹膜炎,腹部疼痛较腹膜外直肠伤严重。横跨骨盆的闭合伤,尽管无伤道,但根据骨盆骨折的情况也应考虑有直肠伤的可能性。由于该段直肠不活动,前面为作用力量,后面有骶骨,容易损伤直肠。

2.肛门出血　直肠或肛管损伤常引起肛门流出血性液体,此乃诊断直肠或肛管损伤的一个重要标志。

3.内脏脱出　某些严重的直肠损伤,在会阴或肛管内可能有大网膜或小肠脱出。

4.伴有膀胱合并伤　有排尿困难或尿内有血或粪便,或尿从肛门和伤口内流出。

5.直肠指检　肛管或直肠下段损伤时,直肠指诊可以发现损伤部位、伤口大小及数量。当损伤部位置较高时,指诊不能达到而指套染血是一明确的指征,直肠指检尚可判明肛门括约肌的损伤情况以提供治疗的参考。

如会阴伤或骨折部分伤情复杂,应及时请泌尿科、骨科、妇科等协同诊断与治疗。

### (五)治疗

1.一般治疗　是伤后的救急措施,也是必要的术前准备治疗,绝不应忽略。

（1）救治休克：创伤严重或出血在 600ml 以上者，往往有休克发生。应立即纠正休克、补充血容量，为手术及止血创造条件。就诊较晚的患者，一般情况很差，同时有严重感染，病情复杂，应根据情况决定手术与否。

（2）抗生素的应用：直肠损伤容易造成严重感染，因粪便中含有大量细菌，诊断已确立或可疑，应立即应用抗生素，静脉滴入，用量要比平时大，注意要联合用药。

（3）水电解质紊乱及酸碱失衡的纠正：病人多有脱水、酸中毒，救治较晚或伤情复杂者尤为严重。应立即做各种生化检查及血气分析，参照检验结果，尽快补充及纠正。

（4）局部创伤的处理：肛门部伤口如组织挫伤及广泛撕裂伤，组织污染严重，则需彻底清创、冲洗。凡坏死处及被污染之组织均应切除，有出血点立刻止血。如有括约肌损伤，根据污染程度，给予缝合修复或暂不修复。伤口以采用尼龙线全层缝合为好，放置引流。

（5）留置持续导尿管：可借此观察全身血容量补充是否充足，也可减少尿液对会阴伤口的污染。合并尿道、膀胱损伤者，则为必须采取的处置。

2.手术治疗　根据损伤的部位、伤情及术者的经验，选择适宜术式。

（1）Miles 手术：其适应证是会阴部严重损伤，直肠及肛门括约肌重度撕裂伤。①直肠损伤并有严重血运障碍；②直肠癌合并直肠损伤。因此手术创伤较大，必须严格掌握适应证。

（2）经直肠修补，乙状结肠造瘘术：适用于腹腔内的直肠破裂或伴有其他内脏损伤。因无条件做术前准备，修补后瘘的可能性较大，行此手术既简单又安全，缺点需再次手术关闭造瘘。

（3）经会阴直肠肛管修补术：肛管及会阴部撕裂伤、挤压伤，经首次清创修补术，力保近期内禁食、减少感染，需同时加做乙状结肠造瘘。

（4）经骶部修补引流术：腹膜返折以下、肛提肌以上的直肠损伤，可采取侧卧位，经骶尾部做切口切除尾骨，修补直肠裂口后放置引流。

（5）经腹单纯肠修补术：直肠腹膜返折以上的小损伤，肠内容物泄漏较少，污染较轻的情况下，施行探查手术，肠壁单纯修补，必须用大量生理盐水将腹腔冲洗干净。

（6）单纯乙状结肠造口术：直肠放射性损伤为保持肠道休息，防止细菌感染，行造瘘后可使此段肠管闲置，有利损伤的恢复。会阴区大片软组织坏死，伤口经久不愈，也可造瘘使粪便改道，有利伤口愈合。

（7）经会阴修补术：直肠下端肛管的浅表裂伤，清创后经会阴修补即可，放置橡皮片引流。术后每日可用 1：5000 高锰酸钾溶液坐浴。

3.术后处理　直肠损伤有时病程很长，术后治疗对减少并发症、后遗症、缩短病程甚为重要。

（1）继续应用抗生素：选用抗生素应根据细菌培养及药敏试验确定，停药的标准是全身毒血症症状被控制，局部感染局限。因用药时间较长，也必须密切观察有无副作用出现。

（2）营养支持疗法：由于创伤所致的组织坏死，外伤后蛋白质分解的增加，以及感染、发热引起高代谢反应，致使体内蛋白质、脂肪减损。创伤以后组织需修复重建，而患者又因种种反应使蛋白质及热能摄入量不足，二者形成严重矛盾，如不解决这一问题，常是患者后期死亡的原因。

治疗方法　①经口进食：大多数直肠损伤患者，经口进食没有困难，采用此法补充营养，给予高蛋白、高热量、高维生素饮食，使患者每日摄入蛋白质 70～100g、热能 1500J 以上，这是既简单又经济的方法。②经肠营养：可经小肠造瘘或经口给予，根据病人不同情况，选用不同的要素合剂。③输血及血浆制品：有贫血、低蛋白血症者需输血、血浆及人体白蛋白等。

（3）肠造瘘的处理：一般在术后 48h 开放造瘘，保持瘘口通畅，安置造瘘袋，防止粪便外溢污染伤口。造瘘口可待病情稳定后 2 周左右关闭，如会阴伤口愈合困难或有严重感染者，可延长至数月甚至 1 年后关闭。

（4）引流的处理：放入腹腔内的引流，以采用硅胶管为宜，如引流通畅，病人无发热，可于术后 3～5 天拔掉，如有感染可每日用 0.1％甲硝唑溶液冲洗，直至感染控制后拔掉引流。会阴部的引流，术后可安置负压袋，3～5 天后即可拔除。

（5）会阴部伤口的处理：如会阴部伤口有感染，应立即拆掉缝线，将伤口敞开引流。有腐烂性组织感染者，除冲洗外，还应用 1∶5000 的高锰酸钾溶液坐浴。换药时逐步清除坏死组织。肉芽组织新鲜后，如创面过大，可行植皮术。

（6）合并伤的处理：如有尿道、膀胱的损伤，应与有关专科医生协作治疗。

# 三、直肠异物

比较少见，占全消化道异物的 3％～5％。因大肠肠腔比较宽大，除一些形状特殊的异物外不易存留；直肠又是消化管的终末端，异物均易自行排出。另外，由肛门进入的异物，多为外力所致，常合并直肠损伤。

## （一）病因

**1.内源性异物**　消化道内形成的结石、粪石、巨大胆结石及食入某些不被吸收的结晶盐类，聚集而成结石。此种异物所占比例甚少。

**2.外源性异物**

（1）经口进入：如咽下的铁钉、假牙、缝针及其他形状特殊之物品。凡物品周径在 5cm 以下者，均可通过成人消化管管腔及所有肠管之生理狭窄部而排出。另外，物品长度在 12cm 以下者，均可通过消化管的生理弯曲，如十二指肠、结肠肝曲及脾曲等，病理狭窄则难以通过。

（2）经肛门进入：由肛门进入的异物，多可自行排出，如异物太大，或形状不规则，再加上疼痛、炎症所致的肛门括约肌痉挛，则排出困难，如手电筒、啤酒瓶及橡皮管等。

（3）医源性异物：进行外科手术或内窥镜检查而掉入大肠内，如敷料等。

## （二）症状体征

大多数圆而钝形的小异物，可毫无症状而从肛门排出，周径超过 5cm，长度超过 12cm，形状不规则及带有钩、刺的异物，通过大肠排出则十分困难，特别在大肠的几个生理狭窄部及弯曲处，如回盲部、肝曲及乙状结肠部而滞留，带有尖、刃者，可刺破肠管而出现腹膜炎表现。常见症状有：

**1.肠道梗阻**　多表现为低位肠梗阻，而出现腹胀、恶心、呕吐、腹部隐痛、肛门可有少量排气，有时也能排出少许粪便及血性液体。腹部多见不到典型的肠型，肠鸣音多活跃。下腹部多有明显压痛，肠管有穿破时则有反跳痛，如异物较大在下腹部有时可触到，如啤酒瓶、木棒等。

**2.肠道出血**　一些带有锐利钩刺的异物，如假牙、鱼钩、折叠剪等，其尖部可刺破血管，而有鲜血便排出，是出现危险的先兆，应特别注意观察，一般造成大量肠道出血者较少。

**3.腹膜炎**　如肠壁有穿破，肠内容物进入腹腔，即出现局限性或全腹膜炎。此时，腹痛可加剧，腹胀明显，并有全腹压痛及反跳痛，肝浊音界缩小或消失，肠鸣音低下或听不到，并行发热、寒战或意识不清。

**4.直肠周围间隙感染**　异物留置于直肠并穿破肠壁，感染沿直肠周围间隙扩散，将导致严重的感染，而出现高热、寒战、会阴剧痛，甚至有感染、休克，如处理不及时，后果极为严重。

另外，一些小的异物刺入肠壁，如滞留过久，常可诱发结肠溃疡。

## （三）诊断

成人的大的异物，依靠典型的病史可做出诊断；但在不会叙述的小儿、交流障碍者，还须借助于辅助检查,方可明确诊断及判定异物确切的部位。

1.X线检查　透视或照片。对大多数金属异物有决定性意义,不仅可以定性,还可以定位,以帮助确定治疗方法。一些非金属异物,如木棒、塑料制品及玻璃等,辅以钡灌肠则有助于论断。

2.B型超声检查　非金属异物可采用此法。探头可经肛门放入直肠直接探测,也可将生理盐水灌入肠道,自腹壁探查,因有不同的对比介质,如此可发现一些非金属异物。

3.内窥镜检查　包括直肠镜、乙状结肠镜及纤维结肠镜,对诊断及定性均有重要价值,并可借窥镜取出异物。但一般情况下不列为常规检查。

4.肛门指诊　位于直肠中下段的异物,肛诊多可直接触及,可以直接了解异物的外形、大小、质地等,还可了解下段直肠有否其他病变,如狭窄、前列腺大小,对决定治疗方法有重要参考价值。

**(四)治疗**

一些小的、圆钝的异物,如玻璃球、纽扣等异物,可根据不同情况选择下述治疗方法。

1.食疗　食用纤维素多的食物,如韭菜等可促进肠蠕动,加速异物排出;服用轻泻药物如液体石蜡、番泻叶等,也可促使异物排出。

2.运动疗法　我国古代即有此疗法,不停地走动或跑动,同时变换不同体位,以促使异物排出。特别是一些比重大的流体异物如水银,如停滞不动则压迫肠管,可导致穿孔、腹膜炎,活动后可促使加速排出。

3.手术治疗　异物过粗或过长,或已有梗阻、穿孔及大出血等并发症者,应及早采用手术疗法。手术方法应根据具体情况而定,由肛门进入的较大异物,如木棒、啤酒瓶等,可应用硬膜外椎管麻醉,使肛门部肌肉松弛,可在窥镜下取出。如试取失败,或异物外形不规则,带有钩、刺及锐利边缘,经会阴取出会造成严重肠损伤,则应采用手术疗法。那些位于乙状结肠以上的较大异物,内窥镜多难以取出,也应手术治疗。

患者原有肠道疾患而又有大肠异物者,如结肠做过手术,有肠狭窄、肠粘连,或原有结肠肿瘤而又有异物存留,应行手术治疗,既取异物又将病因去除,可同时解决问题。

4.经内窥镜取异物　一些小型异物,如别针、鱼钩等,挂在肠壁上,则可采用此法取出。

(齐社成)

# 第十七节　下消化道出血

下消化道出血是指距十二指肠悬韧带50cm以下的肠段,包括空肠、回肠、结肠以及直肠病变引起的出血,其临床表现以便血为主,轻者仅呈粪便隐血或黑粪,出血量大则排出鲜血便,重者出现休克。

## 一、病因

引起下消化道出血的病因很多,其中结肠、直肠癌是最常见的病因,占下消化道出血病例的30%～50%,其次是肠道息肉、炎症性病变和憩室。在西方国家,血管病变和消化道憩室是下消化道出血最常见病因,其次是结肠肿瘤和炎症性肠病。由于内镜检的开展,医源性下消化道出血的发生有所增长,占1%～5%,多发生在息肉部位,因烧灼不完全由息肉蒂内的中央动脉出血引起,出血量可极大,常在手术后数小时内出现,也有在息肉摘除数周后出血的报道。近年来开展了选择性血管造影、核素显像和内镜检等方法,肠道血管瘤以及发育不良病例的检出数已见增多;但是,尽管应用了新诊断技术甚至手术探查,仍有5%左右的下消化道出血病例未能找到其确切病因。

1.肛管疾病　痔、肛裂、肛瘘。

2.恶性肿瘤　直肠癌、结肠癌、肠道恶性淋巴瘤、肉瘤、小肠腺癌、肠道转移性癌等。

3.息肉样变　结肠、直肠息肉、小肠息肉、家族性结肠息肉病、Peutz-Jegher 综合征等。

4.炎性病变　慢性溃疡性结肠炎、克罗恩病、放射性肠炎、肠结核、急性坏死性小肠炎、非特异性结肠炎、结肠阿米巴、药物性肠炎等。

5.血管病变　肠系膜动脉栓塞、肠系膜血管血栓形成、肠血管畸形、先天性毛细血管扩张症、结肠静脉曲张、小肠海绵状血管瘤、毛细血管瘤等。

6.肠管憩室　梅克尔憩室、肠道憩室病、小肠憩室、结肠憩室等。

7.全身疾病

(1)感染性疾病:败血症、流行性出血热、伤寒、钩端螺旋体病等。

(2)血液系统疾病:过敏性紫癜、血小板减少性紫癜、再生障碍性贫血、白血病、血友病、恶性网状细胞增多症等。

(3)寄生虫病:钩虫病、血吸虫病。

(4)其他:维生素 C、维生素 K 缺乏,食物中毒、有毒植物中毒、药物中毒等。

8.损伤　肠道损伤、肠道医源性损伤。

9.其他　腹内疝、大肠缺血性疾病、腹外伤、肠气囊肿、子宫内膜异位症、空肠异位胰腺、肠套叠、肠扭转等。

## 二、临床表现

1.呕血、黑粪和便血　是消化道出血特征性临床表现。右半结肠出血时,粪便颜色为暗红色;左半结肠及直肠出血,粪便颜色为鲜红色。在空回肠及右半结肠病变引起小量渗血时,也可有黑粪。

2.失血性周围循环衰竭　消化道出血因失血量过大,出血速度过快,出血不止可致急性周围循环衰竭,临床上可出现头晕、乏力、心悸、恶心、口渴、出冷汗、黑矇或晕厥;皮肤灰白湿冷;按压甲床后呈现苍白,且经久不见恢复;静脉充盈差,体表静脉瘪陷;同时进一步可出现精神萎靡、意识模糊、反应迟钝等,甚而引起死亡。

3.贫血　一般经 3～4h 出现贫血。出血后 24～72h 血液稀释到最大限度。贫血程度除取决于失血量外,还和出血前有无贫血、出血后液体平衡状况等因素有关。出血 24h 内网织红细胞即见增高,以后逐渐降至正常。如出血未止,网织红细胞可持续升高。

4.氮质血症　由于失血性周围循环衰竭造成肾血流暂时性减少,肾小球滤过率和肾排泄功能降低,以致氮质贮留。在纠正低血压、休克后,血中尿素氮可迅速降至正常。当严重而持久的休克造成肾小管坏死(急性肾衰竭),或失血更加重了原有肾病的肾损害后,临床上可出现尿少或无尿。

5.发热　多数患者在休克被控制后出现发热,一般不超过 38.5℃,可持续 3～5d。

## 三、诊断

下消化道出血大多数是消化道疾病本身所致,少数病例可能是全身性疾病的局部出血现象,故病史询问和体格检查仍是必要的诊断步骤。一般来说,出血部位越高,则便血的颜色越暗;出血部位越低,则便血的颜色越鲜红,或表现为鲜血。这当然还取决于出血的速度和数量,如出血速度快和出血数量大,血液在消化道内停留的时间短,即使出血部位较高,便血也可能呈鲜红色。仔细收集病史和阳性体征,对判断出血的原因很有帮助,如鲜血在排便后滴下,且与粪便不相混杂者多见于内痔、肛裂或直肠息肉;中等量以上便血多见于肠系膜及门静脉血栓形成、急性出血性坏死性肠炎、回肠结肠憩室和缺血性结肠炎,甚至上消化道病变出血也可表现为大量便血,在诊断时加以区别。血与粪便相混杂,伴有黏液者,应考虑结肠癌、结肠息肉病、慢性溃疡性结肠炎;粪便呈脓血样或血便伴有黏液和脓液,应考虑菌痢、结肠血吸虫病、慢性结肠炎、结肠结核等;便血伴有剧烈腹痛,甚至出现休克现象,应考虑肠系膜血管栓塞、出血性坏死性肠炎、缺血性结肠炎、肠套叠等;便血伴有腹部肿块者,应考虑结肠癌、肠套叠等。便血伴有皮肤或其他器官出血征象者,要注意血液系统疾病、急性感染性疾病、重症肝病、尿毒症、维生素 C 缺乏症等情况。

### (一)消化道出血的识别

一般情况下呕血和黑粪常提示有消化道出血,但在某些特定情况下应注意鉴别。口服禽畜血液、骨炭、铋剂和某些中药可引起粪便发黑。少数消化道大出血患者在临床上尚未出现呕血、黑粪,首先表现为周围循环衰竭。因此,凡患者有急性周围循环衰竭,除排除中毒性休克、过敏性休克、心源性休克或急性出血坏死型胰腺炎,以及子宫异位妊娠破裂等疾病外,还应考虑急性消化道大出血的可能。直肠指检有助于发现尚未排出的血便。

### (二)出血严重程度的估计和周围循环状态的判断

临床观察,成年人日消化道出血 5～10ml,粪便隐血试验出现阳性,日出血量 50～100ml 可出现黑粪。一次出血量不超过 400ml 时,一般不引起全身症状。出血量超过 400～500ml,可出现头晕、心慌、乏力等全身症状。短时间内出血量超过 1000ml,可出现周围循环衰竭表现。

### (三)出血是否停止的判断

临床上出现下列情况应考虑继续出血或再出血,需及时处理:①周围循环衰竭的表现经充分补液输血而未见明显改善,或虽暂时好转而又恶化;②血红蛋白浓度、红细胞计数与血细胞比容继续下降,网织红细胞计数持续增高;③补液与尿量足够的情况下,血尿素氮持续或再次增高。

### (四)出血病因和部位诊断

过去病史、症状与体征可为出血的病因提供重要线索。但确诊出血的原因与部位需靠器械检查。对于急性下消化道出血的诊断应先做纤维结肠镜检查,内镜检查是消化道出血定位、定性诊断的首选方法,可解决 90％以上消化道出血的病因诊断。

1.胃管吸引 如抽出的胃液内无血液而又有胆汁,则可肯定出血来自下消化道。

2.硬管乙状结肠镜检查 可直接窥视直肠和乙状结肠病变。Hunt 统计 55％结肠癌和 4.7％～9.7％腺瘤性息肉可由硬管乙状结肠镜检查发现。

3.纤维结肠镜检查 内镜检查目前已广泛应用于肠道出血的诊断,具有直视的优点,并能在检查过程中做活检及小息肉摘除等治疗,也可发现轻微的炎性病变和浅表溃疡。在急性出血期间仍可进行该项检查,但在严重出血伴休克病例宜稍推迟待病情稳定后再进行。内镜检查发生假阳性的机会要比双对比造影的少得多。上海医科大学华山医院放射科曾对 115 例便血病例进行内镜、结肠双对比造影与手术和病理检查的比较,内镜和双对比造影总的诊断符合率分别为 93.9％和 86.1％,但对结肠肿瘤和息肉的诊断符合率分别为 94.9％和 93.2％,结肠双对比检查漏诊的病例大多数为浅表的黏膜和黏膜下病变,说明内镜检对浅表的炎症病变的诊断要优于双对比造影。但内镜检查不能完全取代钡灌肠检查,特别是结肠双对比检查,因为内镜检也有其受限的方面,如结肠镜有时不能完全抵达回盲部,观察时也存有盲区,在肿瘤、炎症引起肠道狭窄的情况下致使结肠镜不能通过,本组 115 例中有 9 例因之造成肠镜检查不完全或失败,占 7.8％;国外文献报道肠镜不能抵达回盲部可达 20％左右。因此,内镜检查和双对比造影检查可互为补充。

**4.X 线钡剂检查**　仅适用于出血已停止和病情稳定的患者,其对急性消化道出血病因诊断的阳性率不高。钡灌肠不能显示结肠内微小病灶,如在注入钡剂后,自肛管通过气囊注气 1000ml 左右,在透视下观察肠曲扩张满意后即可拔除肛管,让病人做数次 360°翻转,使结肠形成良好的双对比显影,采用分段摄片的方法,包括直肠侧位、乙状结肠仰卧、俯卧及斜位片,一般摄片 10～15 张,除能显示病变轮廓外,还能观察结肠的功能改变,后者是内镜检查无法观察到的。

**5.选择性血管造影**　近年来已广泛应用于消化道出血的检查。1963 年,Nusbaum 在犬实验中证实:肠道出血速度达 0.5ml/min 时通过选择性肠系膜动脉或腹腔动脉造影可以显示造影剂外溢现象。1989 年,上海医科大学华山医院放射科在 22 条家犬实验中,表明来自动脉的出血待其速率达 1ml/min 时才能见到造影剂的外溢现象;在 27 例下消化道出血病人,24 例选择性血管造影见有异常发现,其中 15 例显示出血部位造影剂外溢,9 例显示异常血管改变,余 3 例为假阴性,诊断符合率达 88.9%。但选择性血管造影须通过股动脉插管的操作。属于损伤性检查,是其缺点。

**6.放射性核素显像**　创伤小,可起到初步定位作用,放射性核素扫描是静脉推注用$^{99m}$Tc 标记的患者自体红细胞做腹部扫描,在出血速度>0.1ml/min 时,标记红细胞在出血部位溢出形成浓染区,该检查创伤少,可做为初步出血定位。对 Meckel 憩室合并出血有重要诊断价值。

**7.剖腹探查**　各种检查不能明确出血灶,持续大出血危及患者生命,必须手术探查。有些微小病变特别是血管病变手术探查亦不易发现,此时可借助术中内镜检查帮助寻找出血灶。对持续大出血患者则宜及时做选择性腹腔动脉造影,在出血量>0.5ml/min 时,可以发现造影剂在出血部位溢出,有比较准确的定位价值。对于某些血管病变如血管畸形和血管瘤、血管丰富的肿瘤兼有定性价值。

## 四、鉴别诊断

鼻腔、口腔疾病出血时,血液也可从口腔流出,或者血液被吞下后出现黑粪,但可根据有无口腔和鼻咽部疾病病史加以识别。此外,还应与口服铋剂、骨炭、铁剂等引起的黑粪相鉴别,此类黑粪颜色较消化道出血颜色浅,大便隐血试验阴性。还应注意,食用动物肝、血制品和瘦肉以及菠菜等也可引起黑粪。

**1.肠道肿瘤**　直肠、结肠癌在未发生大出血之前多数已有明显症状,如大便习惯和粪便形状改变、腹胀、腹痛等,10%～20%病例可发生急性大量出血。直肠或左半结肠癌多伴有血便或脓血便、里急后重及大便习惯的改变。后期可出现肠梗阻。右半结肠癌大便可呈酱红色甚至黑色。有时病人突出表现为贫血。病变部位往往有压痛,有时可触及包块。偶也有肝癌侵入结肠肝曲,子宫颈癌侵入直肠而引起大量便血。引起便血的其他恶性肿瘤有淋巴肉瘤、黑色素瘤等,但远较癌肿为少见。良性肿瘤如平滑肌瘤等,当其体积较大时,也可引起便血。

**2.肠息肉**　息肉的好发年龄多在 40 岁以内,儿童尤多见。一般为少量或中等量反复多次出血,血液附在粪便表面,个别病例出血量大,色较鲜红。肠息肉便血多数为间歇性,量少,个别有大出血。有时息肉自行脱落后,蒂部血管出血可致休克。由于肠息肉多分布在左半结肠及直肠,因此排出的血色鲜红或暗红。

**3.肠道炎性疾病**　慢性溃疡性结肠炎并发大出血者较少见,约 4%,出血前已有腹泻、黏液血便或脓性便史,好发于 20～50 岁,多有排便后腹痛缓解的特点。起病急骤、急性脐周或中上腹剧痛,不同程度腹胀,腹肌紧张,全腹胀痛反跳痛,肠鸣音减弱,病变主要发生在空肠或回肠,严重者累及全小肠,呈节段性肠壁充血、水肿、炎性细胞浸润,广泛出血、坏死及溃疡形成甚至穿孔,病死率高达 25%～30%。急性坏死性小肠炎有腹痛、腹泻、便血和毒血症四个主要症状,血便呈暗红色或鲜红色糊状,有时出血相当严重。溃疡型克隆病患者可有便血,出血前常有低热、腹泻、腹部疼痛和压痛。

4.结肠憩室　过去认为结肠憩室很少发生出血,除非同时伴有憩室炎,但近年来证实无炎症时也可出血,并被认为系老年人下消化道出血的常见原因之一。发病率和性别无关。憩室出血多为急性,出血量远多于血管发育不良,因为前者来自结肠动脉直血管支,而后者来自扩张的小静脉或毛细血管。出血量虽多,但 75%病例出血能自行停止,出血的复发率很低。

5.结肠血管发育不良　又称结肠血管扩张或动静脉畸形,系一种老年人的退行性病变,见于 60 岁以上老年人。病变直径一般在 0.5cm 以下,多位于盲肠及升结肠,镜检所见的病变均由扩大的静脉、小静脉和毛细血管组成,起始于黏膜下层,逐步累及黏膜层,最后使整个黏膜层充满扩大和变形的血管。临床表现为便血,出血量一般不多,但易反复发作;在约 15%病例可有大量出血,然罕有导致休克者。

6.肠道血管畸形　上述的血管发育不良实质上也是一种血管畸形。多发性静脉曲张常为多发性、位于黏膜下层,直径自数毫米至数厘米不等,发生在食管、直肠和小肠中段较多见。遗传性出血性毛细血管扩张症,又称 Osler-Weber-Rendu 病,呈常染色体显性遗传,表现为皮肤、黏膜和内脏器官毛细血管扩张,造成反复出血。病灶为紫红色小点,呈星状或结节状,最初的出血症状为鼻出血,约 15%患者在 30~40 岁出现肠道出血症状。血管瘤实际上是错构瘤,位于黏膜下血管丛,其中毛细血管瘤由细小和压紧的血管所组成,内衬增生的内皮细胞层,多发性者很少;海绵状血管瘤由充满大量血液的血窦组成,弥漫性的血管瘤常累及结肠,多见于儿童期,病灶可扩展到邻近脏器,如膀胱和后腹膜,病死率很高,约 30%。肠道血管瘤伴有黏膜、皮肤色素沉着,是一种常染色体显性遗传病。这些肠道血管畸形除下消化道出血外多无临床特征,诊断主要依靠内镜检查和血管造影。

7.结肠缺血性疾病　由于肠道血管病变或血液灌注不良所致。如伴发感染,则有发热、腹痛、腹泻和结直肠少量至大量出血,称之为缺血性结肠炎。血液循环长期不足,则引起肠壁全层受损,并发纤维性狭窄或坏疽。缺血性结肠炎的病因在老年人以全身性动脉硬化或冠状动脉缺血引起心肌功能不全为多见。主动脉瓣狭窄患者有时伴发胃肠道出血,这是由于心排血量降低以及胃肠道缺血缺氧所致。

8.门静脉高压罕见部位的静脉曲张　门脉高压症引起的静脉曲张最多见于食管及胃底,偶可发生于自空肠至直肠的罕见部位,如曲张的静脉破裂可引起下消化道大出血,同时有肝脾增大等门脉高压症表现。

9.肠伤寒　是由伤寒杆菌引起的急性全身性传染病。伤寒杆菌由口进入消化道,侵犯小肠黏膜的淋巴组织,在淋巴结内繁殖增多,再进入血液引起发热、腹泻等症状,发病的第 2、第 3 周,在肿胀的基础上,局部坏死、结痂,结痂脱落即形成溃疡,溃疡达到一定深度、大小,可以引起出血和穿孔。

10.上消化道出血　包括食管、胃、十二指肠或胰胆等病变引起的出血,胃空肠吻合术后的空肠病变出血等。临床主要表现为呕血和(或)黑粪,往往伴有血容量减少引起的急性周围循环衰竭。

# 五、治疗原则

下消化道出血主要是病因治疗,大出血时应积极抢救。

1.一般急救措施及补充血容量详见上消化道出血。

2.下消化道出血的处理如下:

(1)凝血酶保留灌肠:对左半结肠出血有效。

(2)内镜下止血:急诊结肠镜检查如能发现出血病灶,可试行内镜下止血。

(3)血管活性药物应用:血管加压素、生长抑素静脉滴注可能有一定作用。如做动脉造影,可在造影完成后动脉滴注血管加压素 0.1~0.4U/min,对右半结肠及小肠出血止血效果优于静脉给药。

(4)动脉栓塞治疗:对动脉造影后动脉输注血管加压素无效病例,可做超选择性插管,在出血灶注入栓塞剂。本法主要缺点是可能引起肠梗死,拟进行肠段手术切除的病例,可做为暂时止血用。

(5)紧急手术治疗:经内科非手术治疗仍出血不止危及生命,无论出血病变是否确诊,均是紧急手术的指征。

3.针对不同病因选择药物治疗、内镜治疗、择期外科手术治疗等。

# 六、治疗

基本措施是输血,输液,纠正血容量不足引起的休克。多面手尽可能排除上消化道出血的可能,再针对下消化道出血的定位及病因诊断而做出相应治疗。

内镜下止血治疗是下消化道出血的首选方法。局部喷洒 5%孟氏液、去甲肾上腺素、凝血酶复合物。也可做电凝、激光治疗。

应按不同病因制定治疗方案,在未能明确出血的原因时,应先给予抗休克等支持疗法。患者绝对卧床休息,严密观察血压、脉搏、呼吸及末梢循环灌注情况,准确记录黑粪或便血次数、数量,定期复查血红蛋白、红细胞数、血细胞比容、血尿素氮、电解质和肝功能等。补充全血,使血红蛋白不低于 100g/L、脉搏每分钟在 100 次以下。

1.手术治疗　经过检查已基本弄清出血的部位和病因,进行针对性处理。手术的目的首先是控制出血,在病人全身情况和局部条件许可的前提下,可对病变部位做较彻底的外科手术。盲目剖腹探查下消化道出血的失败率可达 60%～70%,且在术中切开肠管,逐段寻找出血来源,腹腔污染严重,有时仍遭失败,应严格掌握剖腹探查指征。

2.介入放射学治疗　多配合选择性血管造影时进行。

(1)加压素动脉内滴注:选择性血管造影显示造影剂外溢时,即在该处经动脉导管滴入加压素,首次剂量为 0.2U/min,在灌注 20min 后复查血管造影,以明确出血是否停止。如出血已停止,继续用前述剂量维持 12～24h,然后逐渐减量直至停用,届时在导管内滴注右旋糖酐或复方氯化钠溶液以资观察,确无再出血现象即可拔除血管造影导管。如出血不止,增加加压素剂量至 0.4U/min,仍无效者应放弃加压素治疗,一般统计其有效率可达 53%～91%,与出血的血管口径大小有一定的关系,加压素直接作用于血管壁的平滑肌,特别是末梢小动脉,故对口径较大的血管出血效果较差。加压素治疗有一些副作用,如用药后心动过缓、诱发心律失常等,近也有报道并发乙状结肠梗死,或因加压素返流入主动脉而引起一侧下肢严重缺血的情况,加压素的浓度不宜太高。

(2)动脉栓塞疗法:可采用各种不同的短暂或永久性的栓塞材料,如对于溃疡、糜烂、憩室或外伤性撕裂等可采用短暂性的栓塞剂止血,经一定时间后一时性栓塞的血管再通,以减少对栓塞部位不必要的损害;而对动静脉畸形、血管瘤、毛细血管瘤或静脉曲张等可采用永久性栓塞剂。短暂性栓塞剂有自体凝血块和明胶海绵,前者在数小时至 1d 内被溶解吸收,后者可维持 7～21d。永久性栓塞剂有 PVA 粒子和金属线圈,PVA 粒子直径＞420μm 者用于肠道出血未见肠缺血坏死发生,但直径＜250μm 的 PVA 粒子用于栓塞则有相当的危险性。至于多聚物、硅胶及无水乙醇可阻塞末梢血管而引起肠管缺血坏死,一般不用于肠道出血病例。虽然栓塞治疗仍有发生梗死的可能,但不少学者认为这一治疗可帮助不能耐受手术的病人度过危险期待病况好转后再进行择期手术,动脉栓塞的使用仍应谨慎。

3.止血药的使用　可静脉注射维生素 $K_1$、氨甲苯酸(对羟基苄胺)等,也可经静脉滴注加压素,剂量同动脉滴注。

4.内镜局部止血治疗　在纤维结肠镜所及的范围内,对出血病灶喷洒肾上腺素、高铁止血药,也可用高频电凝、冷冻或激光止血。在某些肿瘤病灶,冷冻或激光光凝不但可予暂时止血,也能作为姑息性治疗的手段。

## 七、预后及判断是否继续出血

下消化道出血病因纷繁多种,按出血量多少、速度快慢、在肠腔停滞时间的长短,临床表现不同,各种病因的预后亦有十分显著的差异。下消化道急性大量出血常常会危及患者生命安全,故不可满足于便血症状的消失或缓解,更重要的是尽快找出出血的部位及病因。寻找下消化道出血的病因及部位有时是困难的,需反复检查,在出血未停止时的检查更为重要(如内镜、核素扫描、血管造影等),治疗上也要采用病因性治疗方案,彻底铲除患根。

临床上不能单凭血红蛋白在下降或大便柏油样来判断出血是否继续。因为一次出血后,血红蛋白的下降有一定过程,而出血1000ml,柏油样便可持续1~3d,粪便隐血可达1周,出血2000ml,柏油样便可持续4~5d,粪便隐血达2周。有下列表现,应认为有继续出血。

1.反复呕血、黑粪次数及量增多,或排出暗红以致鲜红色血便。

2.胃管抽出物有较多新鲜血。

3.在24h内经积极输液、输血仍不能稳定血压和脉搏,一般状况未见改善;或经过迅速输液、输血后,中心静脉压仍在下降。

4.血红蛋白、红细胞计数与血细胞比容继续下降,网织细胞计数持续增高。

## 八、预防

1.应在医生指导下积极治疗原发病,如消化性溃疡及肝硬化等。

2.生活要有规律。饮食要定时有节,切忌暴饮暴食,忌酒忌烟,不要饮用浓茶和咖啡。

3.注意药物的使用,应尽量少用或不用对胃有刺激性的药物,如必须使用时,应加用保持胃黏膜药物。

4.要定期体检,以期发现早期病变,及时治疗,在出现头晕等贫血症状时,应尽早上医院检查。

5.消化道出血急救措施。人们在日常生活中应掌握一些基本的急救知识,下面这几条一定要记住。

(1)如果大量出血又未能及时送到医院,则应立即安慰病人静卧,消除其紧张情绪,注意给病人保暖,让其保持侧卧,取头低脚高位,可在脚部垫枕头,与床面呈30°,这样有利于下肢血液回流至心脏,首先保证大脑的血供。呕血时,病人的头要偏向一侧,以免血液吸入气管引起窒息。

(2)病人的呕吐物或粪便要暂时保留,粗略估计其总量,并留取部分标本待就医时化验。

(3)少搬动病人,更不能让病人走动,同时严密观察病人的意识、呼吸、脉搏,并快速通知急救中心。

(4)消化道出血的临床表现是呕血和便血,呕出的血可能是鲜红的,也可能是咖啡色的;便出来的血可能是鲜红的或暗红的,也可能呈柏油样黑色。

(5)吐血时,最好让病人漱口,并用冷水袋冷敷心窝处。此时不能饮水,可含化冰块。

这些基本的急救措施加之急救医生的科学救治,一定能最大限度地挽救病人的生命。最后,还要提醒肝病患者,尤其是肝硬化患者一定要定期复查,必要时应进行内镜诊断,预防消化道出血的发生,并严格按照医生的提示科学治疗和保养。

(丁秀婷)

# 第十八节　肠结核

肠结核是结核分枝杆菌侵袭肠壁引起的一种肺外结核病,是一种慢性特异性感染性疾病。本病最常见于青少年,30 岁以下者约占 2/3,40 岁以下者约占 90％,女性略多于男性。绝大多数病例继发于肠外结核病,尤其是肺结核。无肠外结核病灶者称原发性肠结核,约占肠结核的 10％以下。肠结核在临床上表现为腹痛、腹泻、便秘、腹部积块、潮热盗汗等症状,属于中医"痨瘵""泄泻""症积"等范畴。

## 一、临床特点

肠结核的临床表现在早期多不明显,多数起病缓慢,病程较长,如与肠外结核并存,其临床表现可被遮盖而被忽略。因此,活动性肠外结核病例如出现明显的消化道症状,应警惕肠结核存在的可能性。本病主要临床特点可归纳如下:

1.腹痛　腹痛是本病常见症状之一,疼痛的部位因病变所在的部位不同而异。常见的腹痛部位为右下腹,疼痛性质一般为隐痛或钝痛。

2.腹泻　常与腹痛相伴,大便每日数次至数十次,常有黏液。重症人可有脓血便,量多,有恶臭味,或"鸡鸣泄"。腹泻与便秘可交替出现,常被认为是肠结核的典型症状。

3.腹部肿块　主要见于增生型肠结核,系极度增生的结核性肉芽肿使肠壁呈瘤样肿块。肿块常位于右下腹,一般比较固定,中等质地,伴有轻重不等的压痛。

4.结核病的毒性症状　以溃疡型肠结核为多见,表现轻重不一,多数为午后低热或不规则热、弛张热或稽留热,伴有盗汗。患者倦怠、消瘦、苍白,随病程发展而出现维生素缺乏、脂肪肝、营养不良性水肿等表现。

## 二、诊断要点

1.青壮年患者,原有肠外结核,或原发病灶已被控制而一般情况及结核病毒血症状反而加重者。

2.临床表现有腹痛、大便或溏或秘或便秘腹泻交替等消化道症状,并伴发热、盗汗等全身症状。

3.腹部尤其是右下腹部有肿块,伴或不伴压痛,或出现原因不明肠梗阻。

4.X 线胃肠钡餐检查对肠结核的诊断有重要价值。检查显示溃疡型回肠疬炎症所致激惹征象,或增生型病变所致充盈缺损与狭窄等征象。

5.实验室辅助检查

(1)血液检查:溃疡型肠结核患者可有中度贫血、淋巴细胞增高、血沉明显增快。

(2)粪便检查:溃疡型肠结核患者粪便多为糊状,常规镜检可见少量脓细胞和红细胞。在粪便中检测到结核杆菌有助于肠结核的诊断,但仅在痰液检查阴性者才有意义。

6.诊断性治疗对疑为肠结核而无法确诊者可给予抗结核药物治疗 2～3 周,观察临床症状有无好转,以判明诊断。

7.当增生型肠结核与肠癌或其他赘生性疾病不能鉴别时,应剖腹探查,以明确诊断。

## 三、治疗

1.肠结核治疗　以营养充分、易消化、少刺激食物为宜。腹泻较明显者可采用少渣食物,有脂肪泻者减少脂肪饮食。

2.补充复合维生素 C 和钙,吸收不良和脂肪泻者,需注射脂溶性维生素 AD。

3.抗结核药　抗结核药物应根据药物敏感试验选择。用药过程中,应复查药物敏感试验。如出现耐药现象,应及时改换药物。抗结核药物的抗菌作用取决于三个方面:

(1)病变中结核菌的代谢状态。

(2)细菌所处环境的氧供给及 pH 值。

(3)抗结核药物浓度:经实验证明,达到最大药物浓度的 10 倍以上可起杀菌作用,达到最大药物浓度的 10 倍以下只起到抑菌作用。20 世纪 90 年代结核的化疗原则主要是多药联合,给予合适的剂量。

4.静脉高营养　伴有肠与肠之间或肠与皮肤之间瘘管的病人可出现严重的营养不良,必要时需用静脉高营养,以维护身体的需要。直至结构被控制,进食能维持身体需要时为止。

5.手术适应证　手术只限于并发症的治疗。包括以下情况:

(1)结核溃疡发生穿孔。

(2)局限性穿孔伴有脓肿形成或瘘管形成。

(3)瘢痕引起狭窄或肠系膜缩短,造成肠扭曲。

(4)局部的增殖型结核引起部分肠梗阻。手术前和手术后均需进行抗结核药物治疗。

## 四、生活调养

### (一)生活习惯

重视休息疗养,配合食疗、体疗,加强摄生,戒酒色,节起居。息妄想,适寒温,方能提高疗效。应注意各种营养的补充,保证足够的热量、维生素和蛋白质的供应。久病体虚患者更应进食滋补类食品。控制脂肪的摄取。忌温热辛燥、香燥的饮食,如辣椒、生姜、羊肉等,亦忌烟酒。

### (二)饮食调适

肠结核患者因为消化系统功能紊乱,更应该吃清淡、易于消化、富含高蛋白的食物。例如,豆类,有黄豆、黑豆等;动物肝血类,主要有猪肝、猪血、羊血、牛肝、羊肝等;以及各种蛋类,有鸡蛋、鸭蛋、鹅蛋等。患有肠结核,多因腹泻频繁,一天之内排便 2～4 次,若病变严重,涉及范围较广,则腹泻次数增多,有的每天多达十余次,饱受痛苦的同时食欲下降,使得身体素质急剧下降,免疫力更为低下。另外,患者也可以吃一点青鱼、带鱼、黄花鱼等水产类食物。以上食物,尤其是肉类,应做得清淡,不能大荤,这点很重要。

(王　鑫)

# 第十九节　大肠癌

大肠癌包括结肠癌和直肠癌,为大肠黏膜上皮在环境、遗传等多种致癌因素作用下发生的恶性病变。大肠癌分为早期大肠癌和进展期大肠癌。早期大肠癌是指浸润深度局限于黏膜及黏膜下层者,其中局限于黏膜层者为黏膜内癌,浸润至黏膜下层未侵犯固有肌者为黏膜下癌。进展期大肠癌是指浸润超越黏膜下层或更深层者。发病年龄多在 30～60 岁,发病高峰在 50 岁左右,青年人发病率在逐年上升。男性多于女性。发病与遗传、饱和脂肪酸摄入等因素关系密切,大肠腺瘤、炎症性肠病和血吸虫及细菌肠道感染等,可能是发生大肠癌的危险因素。大肠腺瘤性息肉、炎症性病变的黏膜上皮异型增生是大肠癌的癌前病变。

## 【诊断标准】

1.临床表现

(1)排便习惯与粪便性状改变:为最早出现的症状,常以血便为突出表现。

1)便血:便血量与性状常与肿瘤部位有关。病变越远离肛门血的颜色越暗,血与粪便相混;病变越接近肛门便血越新鲜,血与粪便分离。直肠癌直肠指诊时指套上可见血性黏液。

2)黏液脓血便:可伴有里急后重,或排便次数增多、腹泻、腹泻与便秘交替等。

3)顽固性便秘:顽固性便秘或粪便外形变细。

(2)腹痛:呈持续性隐痛,或仅为腹部不适或腹胀感。病变可使胃-结肠反射加强,出现餐后腹痛。定位不确切,中晚期肿瘤疼痛部位相对固定。

(3)肠梗阻:表现有肠绞痛、腹胀、肠鸣音亢进与肠型等。

(4)腹部肿块:肿块位置取决于肿瘤的部位,肿块常为质硬,呈条索或结节状。早期肿瘤可被推动,中、晚期肿瘤较为固定。合并感染者可有压痛。

(5)全身表现:可出现贫血、消瘦、乏力、发热等,晚期肿瘤可出现肝、肺、骨转移症状,继而出现进行性体重下降、恶病质、黄疸和腹水等。

2.实验室检查

(1)粪隐血试验:方法简单、非侵入性、费用低,可用于大肠癌的筛查。

(2)肿瘤生物标志物检查

1)血清癌胚抗原(CEA)定量动态观察对大肠癌的预后评估及术后复发的监测有一定价值。

2)肠癌相关抗原(CCA)明显增高有助大肠癌的诊断。

3.辅助检查

(1)直肠指诊:为简单、经济、安全的诊断方法,可确定距肛门 7～8cm 的直肠肿块,依据肿块的部位、大小、形态和活动度,决定手术方式和预后的评估。

(2)内镜检查:包括直肠镜、乙状结肠镜和结肠镜检查等。内镜检查可在直视下观察结、直肠黏膜病变的形态,对可疑病灶进行活检,获得病理组织学的确切诊断。

内镜下黏膜染色技术、放大结肠镜、超声内镜、色素内镜及窄带成像技术和共聚焦激光显微内镜等新型内镜检查技术的应用,大大提高了大肠癌,尤其早期大肠癌的检出率。

(3)影像学检查

1)X 线钡剂灌肠检查:对不能接受结肠镜检查者,仍有重要的诊断价值。可显示病变的部位、范围,显示钡剂充盈缺损、肠腔狭窄、黏膜破坏等征象。

2)B 型超声、CT、MRI 检查:可了解肿瘤对肠壁和肠管外的浸润程度、有无淋巴结及其他脏器的转移,有助于临床分期以制定治疗方案。利用计算机三维影像重建的螺旋 CT 仿真结肠镜,可显示肠管及其病变,具有无创、无痛苦、禁忌证少的优点,但对病变显示的清晰度和对微小病变的辨别能力并不优于内镜检查,且不能活检。二维多平面成像和三维重建图像的 CT 结肠成像(CTC)检查,可多方位、多角度、多层面地显示病变的部位、浸润范围及结肠外病变,但存在假阳性。

3)选择性血管造影:可显示肿瘤异常的血管和组织块影。

4)正电子发射断层显像(PET):依赖肿瘤组织细胞的生理和代谢功能改变,观察肿瘤细胞,可应用于多种肿瘤的检测和分期。

**【治疗原则】**

1.内镜下治疗 早期大肠癌可在内镜下行电凝切除或剥离术(EMR 或 EPMR)。以下情况需慎重选择。

(1)肿瘤基底大小超过 20mm 者。

(2)有证据显示肿瘤突破黏膜肌层,浸润至黏膜下层尚未侵及固有肌层者。

(3)肿瘤位置不利于内镜下治疗者。

2.手术治疗 手术方法和范围的选择,取决于肿瘤的部位及浸润深度,手术方式包括根治切除、姑息手术等。

3.化学药物治疗 大肠癌对化疗不甚敏感,为一种辅助疗法。早期大肠癌根治术后一般不需化疗。进展期大肠癌为提高大肠癌手术率,控制局部淋巴结转移和预防手术后复发,常用于术前和术后的治疗,也用于晚期广泛转移者的姑息治疗。

4.放射治疗 适用于肿瘤位置较固定的直肠癌。术前放疗有助于提高手术切除率、减少远处转移;术后放疗可降低复发率,提高生存率。对晚期直肠癌患者可用于止痛、止血等姑息治疗。放疗有发生放射性肠炎的危险。

5.其他 包括基因治疗、导向治疗及中医中药治疗等辅助治疗。

(王 鑫)

# 第二十节 消化道憩室

## 一、食管憩室

食管憩室一般病史较长,发展缓慢,属良性病变。不同部位的食管憩室,临床表现各异。通过 X 线钡餐和内镜检查可以发现食管憩室和假性憩室。多不需要手术切除憩室。可以行狭窄扩张术、抗反流治疗以及应用钙通道拮抗剂。

**(一)咽-食管憩室**(Zenker 憩室)

在食管憩室中最常见,是由于咽-食管连接区的黏膜在环状软骨近侧的咽后壁肌肉缺陷处膨出而成。当吞咽时下咽部压力增加,局部黏膜自环咽肌薄弱处膨出从而形成 Zenker 憩室。上消化道钡餐检查时的发现率为 0.1%,其中 70%发生于 70 岁以上者。男性约占 2/3,多位于左颈部咽-食管连接区。患者中食管裂孔疝的发病率明显高于正常人群。

初期憩室很小,可无任何症状,随着憩室逐步增大,临床表现为轻度吞咽困难,储留在憩室里的食物可反流入口腔。饭后及睡眠时易发生呛咳。晚期表现有喉返神经受压引起的声嘶,饮水时有气过水声及反复发作的吸入性肺炎。体检时可在锁骨上方颈根部发现面团样肿块,按压时发出水过气声。X 线钡餐侧位检查有助诊断。憩室内发生癌肿者,需手术治疗。

**(二)食管中段憩室**

较少见,为牵拉性的真性憩室。憩室一般不大,直径多在 1～2cm,呈锥形,无颈。多数无症状,部分病例出现胸骨后疼痛、烧心感，少数有吞咽困难，极少数发生纵隔脓肿或食管气管瘘。无症状者不需要手术治疗。

### （三）膈上食管憩室

在食管憩室中最少见，男性多见，常发生在贲门食管连接之处上方，食物易储留，不易排出。常伴食管痉挛、贲门痉挛、反流性食管炎或食管裂孔疝。诊断依赖 X 线检查，CT 可鉴别纵隔肿瘤、脓肿。无症状者不需治疗，有明显症状如吞咽障碍、胸骨后疼痛及癌变者需作手术切除。

### （四）食管壁内假性憩室

多因黏膜下腺体炎症，炎症细胞浸润压迫腺体造成腺体阻塞，扩张形成吸袋，多继发于食管痉挛、胃食管反流和念珠菌病等。憩室常有规则地分布于整个食管，憩室很小，常为 1～3mm。由于炎症及病情逐渐进展，70%～90%存在食管狭窄。大部分患者表现为间歇性吞咽困难，并伴有胸骨后疼。

## 二、胃憩室

胃憩室常规胃肠钡餐检查的发现率为 0.043%～0.1%。绝大多数为单发。直径 2～4cm，最大 10cm。其中 75%位于胃后壁贲门附近小弯侧，食管胃连接点下 2～3cm 以内。其次发生于幽门区（15%～18%），是由于溃疡或肿瘤病变造成局部胃壁薄弱所致。胃体胃底部较少见，多为胃外疾病引起的牵拉性真憩室。胃憩室多见于 30～60 岁，女性略多于男性（占 56%～68%），大多患者无症状，少数主诉饭后或平卧时有间歇性上腹部饱胀或下胸部疼痛，伴恶心、呕吐、烧心感，与食物在憩室内的滞留有关。常见并发症为出血。诊断依赖 X 线钡餐检查和内镜检查。症状明显者经体位引流、低脂饮食、少食多餐等内科治疗未见改善，又不能除外恶性病变或者发生大出血或穿孔等并发症时，需外科手术。

## 三、十二指肠憩室

### 【概述】

小肠憩室最多见，人群中发生率为 2%～22%。任何年龄均可发生，以 50～60 岁为多见。局部肠壁薄弱和肠腔内压力增高是本病发生的主要原因。肠壁薄弱的原因可能是先天性肠肌发育不全或内在肌张力低下，或年龄增加肠壁发生退行性变化而致。肠腔外病变如炎症性粘连造成的牵拉、肠外脂垂过多、肥胖、便秘和局部血供不足亦是憩室形成的相关因素。憩室可位于十二指肠任何部位，但好发于降部。66%～95%发生于十二指肠内侧，与胆总管开口处 2.5cm 范围内，亦称为肝胰壶腹周围憩室，与该处有胰管、胆管、血管通过且肌层较薄弱有关。位于十二指肠球部的大多为假性憩室，由于球部溃疡痊愈后瘢痕收缩及局部肠壁变弱所致。十二指肠憩室大多为单个，少数患者可多发或合并有胃、空肠、乙状结肠等处憩室，其大小从数毫米至数厘米。腔外憩室较腔内憩室多见，腔内型又称 Windsock 憩室，部位多在十二指肠第二段。

### 【诊断】

#### （一）临床表现

绝大多数患者无症状，约 10%患者主诉上腹胀痛不适，伴恶心、嗳气，饱食后加重，并发炎症或溃疡时，症状较重或持久。憩室部位可有压痛，肝胰壶腹周围憩室约有 27%伴发胆石症，亦可引起胆总管梗阻、胆管炎、复发性胰腺炎。其他并发症为出血与穿孔，不常见。十二指肠腔内憩室可并发部分或完全性十二指肠梗阻，引起饭后上腹饱胀、绞痛，呕吐后缓解。细菌过度生长可导致腹泻。

（二）相关检查

诊断依赖于 X 线钡餐检查，如检查未发现憩室而出现下列情况时需重复钡餐检查：①1 小时以上尚有钡剂滞留；②腔内有不规则图像。内镜检查不易发现憩室，可能与憩室颈较窄，颈口难以充分张开有关，但对腔内憩室的诊断有意义。

【治疗】

无症状的憩室无须治疗，有症状者又与腹部其他疾患同存时，先治疗后者。如果症状确系憩室所致者，则采用内科综合治疗，包括调节饮食、制酸解痉、体位引流。除非有难以控制的并发症或癌变，一般不考虑手术。尤其是憩室周围解剖位置复杂时，手术更应慎重。

# 四、Meckel 憩室

【概述】

Meckel 憩室为位于回肠末端的真性憩室，系胚胎期卵黄管的回肠端闭合不全所致。男女发病率相当。尸检中发现率为 0.2%～4%，典型的憩室是指状，直径小于回肠，长约 0.5～13cm，距回盲瓣 2～200cm，平均 80～85cm。半数的憩室含有异位组织，其中 70%～80% 为胃黏膜，其余为胰腺、十二指肠、胆道、空肠及结肠黏膜。幽门螺杆菌可存在于异位胃黏膜内，导致感染。

【诊断】

（一）临床表现

大部分患者无症状，出现并发症时产生相应症状，并发症的发生率为 15%～30%。男性多见，大多发生于 10 岁前，1 岁以内的占 1/3。当憩室突向肠腔内时，可引起肠套叠及肠梗阻，症状为呕吐、腹胀、便秘或有红色果酱样粪便。异位胃黏膜能分泌胃酸和胃蛋白酶，产生憩室消化性溃疡与出血，均是儿童病例常见的并发症。90% 合并出血的患者中，憩室内均有异位胃黏膜存在。

（二）相关检查

1. $^{99m}Tc$ 扫描　由于异位胃黏膜对锝（Tc）元素有浓聚作用，故可用 $^{99m}Tc$ 扫描诊断本病，其特异性为 88%。服用西咪替丁和五肽胃泌素可提高阳性率。

2. X 线钡餐摄片　X 线钡餐摄片常由于憩室炎症和梗阻不易填满而不显影。

3. 血管造影　出血者可作血管造影明确诊断，血管造影可显示活动性出血及残留卵黄囊动脉及分支。

（三）并发症

1. 憩室炎　憩室炎是成人中常见的并发症，此种病例憩室颈狭小，引流不畅。憩室无系膜附着，在腹腔内无固定位置，如位于右上腹，常误诊为胆囊炎；位于右下腹，类似阑尾炎，如在阑尾旁发生炎症，可穿孔形成憩室阑尾瘘。诊断常不容易，大多为无意中发现。X 线钡餐摄片常由于憩室炎症和梗阻不易填满而不显影。

2. 消化道大出血　婴儿和儿童如有腹部症状、无痛性的消化道大出血。

3. 小肠梗阻。

4. 腹膜炎　鉴别诊断时均应考虑此病。

【治疗】

大多数无症状 Meckel 憩室无需治疗，若憩室为腹腔手术偶尔发现，如果憩室大，形成纤维索带及包块时，需手术切除。手术切除适应证为出血、梗阻、炎症或穿孔，邻近肠段需一并切除。

【有关问题】

拟诊为急性阑尾炎者，在手术时如没有发现阑尾炎症，应探查有无 Meckel 憩室。

## 五、空、回肠憩室

空、回肠憩室本病少见，X 线钡餐发现率在 1％左右，中年以上者多发，男性略多于女性。空肠上段及回肠末端的肠壁肌层脆弱，较易发生憩室。单个憩室多无症状，多发憩室内有大量细菌繁殖时，可有消化不良症状，如腹痛、胀气、腹泻及吸收不良，并出现消瘦、贫血和脂肪泻。空、回肠憩室病是引起小肠吸收不良症的常见原因之一。并发症少见，有急性炎症、出血、穿孔、小肠梗阻和憩室内癌肿。X 线钡剂造影有诊断价值。无症状者不必治疗，凡出现严重并发症者应及时手术切除。急性炎症合并肠菌过度繁殖时可选用口服抗生素如环丙沙星及甲硝唑治疗。由于吸收不良所致的症状应对症治疗。

## 六、结肠憩室

### 【概述】

在西方国家颇为多见，患病率随年龄增加而增长，40 岁以下少见，60 岁约 30％，80 岁以上约 80％，老年人易发与肠壁肌力减弱有关。而在亚非国家报道的患病率仅 0.2％，我国发病率也较低，为 0.17％～1.87％。西方国家 75％～90％憩室发生在乙状结肠，亚洲国家报道 70％～90％发生在右半结肠，极少发生于腹膜折返处以下部位。乙状结肠憩室病伴有环形肌的增厚、结肠带的缩短及肠腔狭窄。结肠多数憩室的直径为 3mm 至 3cm 不等，较大憩室少见，可能是曾患过憩室炎的结果。

### 【诊断】

#### （一）临床表现

仅 10％的单纯结肠憩室病患者具有临床症状，表现为慢性间歇性左下腹痛，典型者主诉便秘伴腹部胀气及消化不良。

#### （二）体征

体检时左下腹可有压痛，扣及坚硬充满粪块的乙状结肠，应与肠道易激综合征和结肠癌作鉴别。

#### （三）辅助检查

1.X 线钡餐摄片　X 线钡剂灌肠有助于诊断，低张钡灌肠更易发现憩室。

2.电子（纤维）结肠镜　电子（纤维）结肠镜检查可排除同时存在的其他病变，如结肠癌、结肠炎等。

#### （四）并发症

并发症发生率为 5％，死亡率 1/10000。主要为憩室炎和出血。

1.憩室炎　憩室炎起始于结肠壁微小穿孔导致的憩室周围炎。它发生在 10％～25％憩室病患者中，并多见于左半结肠憩室。单纯性憩室炎占 75％，有脓肿、梗阻、穿孔、腹膜炎、瘘管等并发症的憩室炎占 25％。急性憩室炎的表现为急性左下腹痛（93％～100％），伴发热（57％～100％）、下腹压痛及反跳痛，白细胞增高（69％～83％）。左下腹部可扣及炎性腹块。部分或完全梗阻时有肠鸣音亢进，并发腹膜炎后，肠鸣消失。直肠指检触及脓肿或炎块有助于定位。鉴别诊断应考虑急性阑尾炎、炎症性肠病、缺血性结肠炎、结肠癌、其他原因引起的肠梗阻、卵巢囊肿破裂等。憩室膀胱瘘时，尿中可出现大量红白细胞。伴有结肠周围脓肿的憩室炎，其结肠外表现包括关节炎和坏死性脓皮病。如既往钡剂灌肠已显示结肠憩室则有利于诊断，B 超、CT 有助于明确诊断以及发现并发的脓肿和瘘管，尤其当有炎症的乙状结肠位于右下腹，需与急性阑尾炎鉴别时，CT 诊断更有价值。对于可疑憩室炎急性期或憩室炎症性包块与肿瘤难以鉴别的患者，可小心行柔软式乙状结肠镜的检查，但对于憩室炎急性期禁忌行全结肠镜检查。肠镜或钡剂灌肠检查应于 4～6 周后进行。

2.憩室出血　憩室出血 5％～10％憩室病患者可发生出血,微量出血的发生率可达 47％,是老年人下消化道大出血中常见的原因之一。憩室的出血来源于动脉而且常局限于单个憩室出血,约一半出血来源于右半结肠的憩室。出血大多为无痛性并不伴憩室炎,常由于憩室内压增高引起黏膜坏死或憩室内粪石直接损伤黏膜所致。大量出血时患者可出现休克症状,多数病人出血可自行停止,同一憩室反复出血的情况罕见。结肠镜检查是出血定位诊断的最佳方法,同位素扫描及血管造影术可对出血部位进行判断。通过以上检查对出血进行定位有助于外科限定结肠切除的适宜范围。

**【治疗】**

1.单纯憩室病　单纯憩室病不需要治疗,有症状者治疗同肠道易激综合征,粗纤维饮食(20～30g/d)可改善症状,并可预防并发症。

2.憩室炎　轻症患者的治疗包括休息、流质饮食和口服抗生素,症状常很快缓解,患者逐渐过渡到软的低渣饮食,2 周后作钡剂灌肠明确诊断,1 月后恢复高渣饮食。对出现严重症状(如疼痛、局限性痉挛)的患者和患有其他并发症(如肠梗阻等)患者需住院治疗,约 80％患者无需施行手术即可获得满意治疗,治疗以休息、禁食、静脉输液和抗生素治疗。抗生素常用第三代头孢菌素、氨基糖苷类、喹诺酮类和甲硝唑等。40 岁以下患者以及有复发的憩室炎患者应于急性憩室炎控制后 4～6 周行外科手术。脓肿形成者,应在 B 超或 CT 引导下穿刺排脓。弥漫性腹膜炎伴或不伴穿孔、不能缓解的肠梗阻、结肠内脏瘘者需急症手术。

3.憩室出血　治疗以支持疗法包括输血为主。如果出血速度大于每分钟 0.5ml,选择性肠系膜血管造影可显示造影剂自出血部位渗出,该情况下可应用动脉导管并通过导管经动脉注入血管加压素或合成栓子以对于不能行外科手术的患者行止血治疗,50％的病人可有效地止血。结肠镜下直接电凝止血常有效,无效者可考虑手术治疗。总之,可自行停止的少量出血者(需输血量小于 2 单位)可行内科保守治疗;持续性出血者(需输血量达 2～4 单位)可先行同位素扫描或动脉造影术确定出血部位,然后择期行外科手术;对于难以停止的出血者(需输血量大于 4 单位)需进行外科急诊手术,出血部位不能确定者,应行全结肠切除术。

(王　鑫)

# 第二十一节　功能性肠病

## 一、肠易激综合征

**【概述】**

肠易激综合征(IBBS)是一种以肠道功能紊乱为特征的慢性疾病,临床表现复杂、呈多样性、常以结肠症状为主,也可伴有其他消化道症状或躯体症状。据流行病学调查,IBS 症状人群的总体患病率多在 5％～25％之间,门诊就诊率约 30％,严重影响生活质量。

**【诊断】**

**(一)临床表现**

1.腹痛或腹部不适感　疼痛性质多样,可为隐痛、胀痛、灼痛及痉挛样疼痛。程度各异,轻者仅为轻微不适,重者甚至影响正常生活。疼痛部位多位于左下腹部,或为全腹疼痛。多伴有腹胀。起病缓慢,间歇性发作,不具特异性,症状的出现或加重常与精神心理因素或应激状态有关,白天明显,排便常发生于早餐后,睡眠中极少出现。

2.排便异常    排便次数每日多于3次或每周少于3次。性状为稀便、水样便或干硬便,可伴黏液,排便费力或不尽感,但无血便,也可表现为秘泻交替。

3.肠外症状    可有上消化道症状如烧心、早饱、恶心、呕吐、嗳气等,也可有其他消化系统症状如疲乏、背痛、心悸、呼吸不畅感、尿频、尿急、性功能障碍等。

**(二)实验室检查**

各种临床检查的目的主要在于排除肠道器质性病变。

1.血常规(包括红细胞和白细胞计数、血红蛋白量、白细胞分类)和红细胞沉降率    均应在正常范围内。

2.粪便检查    可见到黏液,但不应有较多的红、白细胞,隐血试验应为阴性,也无致病菌、溶组织阿米巴滋养体和包囊、其他肠原虫、血吸虫卵等。

3.X射线检查    口服钡餐示钡剂迅速充盈小肠和结肠,钡剂经小肠时间显著缩短,此点颇为突出。钡剂灌肠X射线检查示结肠充盈迅速、结肠腔普遍变细呈索条状(索状征),或节段性变细,或袋形增多和加深,特别以在横结肠为突出和典型;结肠形态可有变化,甚至和变细的肠段交替出现某些肠段袋形消失或轻度扩张,但从无黏膜破坏、溃疡、固定狭窄、充盈缺损等征象。在进行X射线检查前,宜用温盐水作清洁灌肠,因为用皂水或寒冷液体灌肠均能引起结肠痉挛和类似本病的X射线图像。口服导泻剂也将影响检查结果。

4.纤维结肠镜检查    常由于结肠的强烈收缩,器械不易进入满意的深度,此时病人常诉说有左下腹痛。所见肠膜可有轻度充血水肿和过度黏液分泌,但无出血、黏膜脆弱易碎、颗粒状息肉、溃疡等,黏膜活检正常。

此外,肠道消化和吸收功能试验、钡餐检查上中消化道等一般不作为本病的常规检查,但可在鉴别诊断中选用。

**(三)诊断标准**

1.罗马Ⅲ诊断标准    反复发作的腹痛或不适,最近3个月中每月至少发作3天,并伴有2个或更多的症状:①排便后腹痛或不适症状改善(不适是指非疼痛性质的不舒服感觉。诊断时以上症状出现至少6个月以上);②发作伴有排便频率的改变;③发作伴有粪便性状的改变。以下症状并非诊断所必需,但支持IBS的诊断:①排便频率异常:每周少于3次或每天多于3次;②粪便性状异常:硬粪、糊样粪或水样粪;③排便费力;④排便急迫感、不尽感;⑤排出黏液;⑥腹胀。

2.罗马Ⅲ分型    罗马Ⅲ诊断标准提出根据粪便的性状进行分型。在没有使用泻剂和止泻剂的情况下,可应用Bristol粪便性状量表,判断粪便性状。1型:硬块状便为坚果状(不易排出)。2型:腊肠状但成块。3型:腊肠状但表面有裂缝。4型:腊肠状平滑软便。5型:有明确边界的软团状物(易于排出)。6型:整齐边界的松散片状物,糊状便或水样便。7型:没有固体成分,完全是液体。1型和2型判断为便秘,6型和7型判断为腹泻。IBS的分型包括IBS腹泻型、IBS便秘型、IBS混合型和IBS不定型。

3.IBS的诊断路径    IBS的诊断路径。

**【鉴别诊断】**

首先应排除肠道器质性疾病,如细菌性痢疾、炎症性肠病、结肠癌、结肠息肉病、结肠憩室、小肠吸收不良。其次必须排除全身性疾病所致的肠道表现,如胃及十二指肠溃疡、胆道及胰腺疾病、甲亢、妇科病(尤其是盆腔炎)及慢性铅中毒等。

1.结肠癌:结肠癌的主要症状为腹痛、腹泻,特别是直肠癌常伴有里急后重或排便不畅等,这些症状与肠易激综合征很相似。但结肠癌常伴有便血,后期恶性消耗症状明显。肛门指检及肠道内镜检查有助诊断。

2.以腹泻为主者,其主诉常为便次增加,稀或水样便及排便急迫感;主要应与炎性肠病、显微镜下结肠炎、肠道感染、结肠憩室、乳糖不耐受、慢性胰腺炎、吸收不良综合征相鉴别,这些疾病病程的某一阶段,其临床表现与IBS有相似之处。

3.对于腹痛位于上腹部或右上腹、餐后疼痛明显的患者,应与胆系和胰腺疾病相鉴别。

4.对于便秘为主的患者,其主诉常为大便次数减少,粪便坚硬及排便不尽感等;应与药物不良反应所致的便秘、习惯性便秘及结直肠器质性疾病所致便秘鉴别。

5.甲状腺疾病、糖尿病、内分泌肿瘤等,应通过相应的实验室检查与IBS予以鉴别。

【治疗】

（一）心理治疗

心理治疗包括心理疗法(动力性心理疗法、心理动力性人际关系疗法)、认知行为治疗(CBT)、催眠疗法。心理治疗可改善IBS的总体症状,不同的心理治疗可能对疼痛、腹泻、便秘或改善生活质量有一定的效果,心理治疗后IBS症状持续的风险降低。当病人对药物治疗12个月无效,并表现为症状持续存在时(称为顽固性IBS)可考虑采用心理治疗。

（二）饮食治疗

规律饮食、按时进餐;避免漏餐或延时进餐;每天至少饮水8杯,强调普通水或其他非咖啡饲料,如茶;减少摄入酒精和含气饮料;限制摄入高纤维食品(如粗面粉、面包、麦麸和糙米);减少摄入抗酶解淀粉(见于加工食品或熟食);限制新鲜水果摄入,每天不超过240g;腹泻病人避免摄入山梨醇(一种常见于无糖或减肥产品中的人工甜味剂);腹胀症状者可食用燕麦和大风子等。

（三）药物治疗

在饮食和生活方式指导的同时,应根据症状的性质和严重程度,考虑症状的个体化药物治疗。IBS病人的药物治疗主要是根据病人症状来选择药物,并尽量做到个体化。目标是减轻或缓解症状、保持粪便为成形软便。

1.解痉剂　　可作为IBS的一线用药,包括钙离子通道阻滞剂,适用于治疗腹泻为主型或痉挛性便秘的IBS病人,常用的有匹维溴胺;多离子通道调节剂适用于混合型IBS病人,如马来酸曲美布汀;抗胆碱能药如阿托品片。

2.促动力药　　适用于腹胀,胀气和慢通过型便秘的IBS病人,西沙必利和莫沙必利,替加色罗,均能促进结肠运动,治疗便秘。

3.胃肠微生态制剂　　可调整肠道内菌群失调,以及消化酶制剂如泌特,可高效促进胆汁分泌,有效补充多种消化酶,迅速消除腹胀症状,对伴有肠鸣及腹泻腹痛的老年IBS患者尤其疗效显著。

4.抗抑郁药　　三环类抗抑郁药(TCA)和选择性5羟色胺再摄取抑制剂(SSRIs)可作为轻泻剂、解痉剂或洛哌丁胺无效IBS病人的二线用药。TCA和SSRIs可改善伴抑郁的顽固性IBS病人的总体症状,TCA可改善疼痛和腹胀症状,可能改善排便习惯。在IBS病人长期维持治疗中,低剂量TCA和SSRIs(曲米帕明、阿米替林、多虑平、帕罗西汀、氟西汀)具有良好的费用效益优势,即使病人没有抑郁症状也可选用此类药物,可能与其中枢镇痛作用有关。对于IBS病人,TCA作为镇痛剂,治疗从低剂量开始(相当于5～10mg阿米替林),每晚一次服,剂量可增加,但不超过30mg。SSRIs只有在TCA无效时才考虑使用。尽管低剂量TCA和SSRIs的副作用少见,在首次低剂量给药后4周后应随访,以后每6～12个月随访。

## 二、功能性腹胀

**【概述】**

功能性腹胀包括一组肠功能紊乱症状,主要是感觉腹胀或胀气,且不符合其他功能性胃肠病的诊断标准,排除了器质性疾病所致,患者可表现为腹鸣、排气过多及明显的腹部膨隆。本病通常晨起消失,晚上逐渐加重,常呈阵发性。可能与摄入某些特定食物有关。从生理角度看,胀气及腹部膨隆包含运动及感觉功能的紊乱,也可能是气体产生增加或肠内容物排空延迟的结果。在美国,5430名被调查者中有30.7%符合功能性腹胀的罗马标准。

**【诊断】**

（一）临床表现

胀气、饱满或腹部膨隆是本病的主要特征,大多数患者无法明确胀气的部位,腹胀通常晨起时较轻或无,但有白天不断加重的趋势。胀气时患者感觉需要松开衣服。一些胀气与摄入特定食物有关。

（二）诊断标准

在排除引起腹胀的器质性疾病和其他功能性胃肠病后方可诊断。依据罗马Ⅲ功能性腹胀诊断标准,必须包括以下2条:①3个月内每月至少有3天反复出现腹胀感或肉眼所见的腹部膨胀;②没有足够的证据诊断功能性消化不良(FD),肠易激综合征(IBS)或其他功能性胃肠病。诊断前症状出现至少6个月,近3个月满足以上标准。

**【治疗】**

1.消除胃肠胀气　可应用二甲硅油以改变肠腔内气泡弹性,抑制气泡聚积。活性炭可减少呼气的氢气及减轻由糖类吸收不良的症状。二甲硅油片50mg,3~4/d,餐前和临睡前嚼碎服。

2.促进胃肠动力药　常用的促动力剂包括多巴胺受体拮抗药、5-HT$_4$受体激动药及多离子通道调节剂等。多巴胺受体拮抗药常用药物有甲氧氯普胺5~10mg,3/d,饭前半小时服;多潘立酮10mg,3/d,饭前半小时服;伊托必利50mg,3/d口服。甲氧氯普胺可阻断延髓催吐化学敏感区的多巴胺受体而具有强大的中枢镇吐作用,还可以增加胃肠道平滑肌对乙酰胆碱的敏感性,从而促进胃运动功能,提高静止状态时胃肠道括约肌的张力,增加食管下端括约肌张力,防止胃内容物反流,增强胃和食管的蠕动,促进胃排空以及幽门和十二指肠的扩张,加速食物通过。主要的不良反应见于中枢神经系统,如头晕、嗜睡、倦怠、泌乳等,用量过大时,会出现锥体外系反应,表现为肌肉震颤、斜颈、发音困难、共济失调等。多潘立酮为选择性外周多巴胺D$_2$受体拮抗药,可增加食管下端括约肌的张力,增加胃运动,促进胃排空、止吐。不良反应轻,不引起锥体外系症状,偶有流涎、惊厥、平衡失调、泌乳现象。伊托必利通过拮抗多巴胺D$_2$受体和抑制乙酰胆碱酯酶活性起作用,增加胃的内源性乙酰胆碱,促进胃排空。5-HT$_4$受体激动药常用药物为莫沙必利5mg,3/d口服。莫沙必利选择性作用于上消化道,促进胃排空,目前未见心脏严重不良反应的报道,但对5-HT$_4$受体激动药的心血管不良反应仍应引起重视。多离子通道调节剂药物为马来酸曲美布汀,常用量100~200mg,3/d口服。该药对消化道运动的兴奋和抑制具有双向调节作用,不良反应轻微。

3.抗焦虑抑郁药　伴有心理障碍者可给予抗精神类药物,如氟哌噻吨美利曲辛,每次1片,1~2/d口服。失眠者可加服阿普唑仑0.4mg,每晚一次口服。

## 三、功能性便秘

【概述】

功能性便秘是指表现为持续排便困难、排便次数减少或排便不尽感的肠道功能性疾病。根据排便困难发生部位和动力学特点,分为3型:慢传输型、出口梗阻型和混合型。功能性便秘病因复杂,症状容易反复出现,是临床常见多发、多因素疾病。便秘的发生率和严重程度随年龄的增加而增长,已成为许多消化系统疾病、心脑血管疾病的重要诱发因素,严重影响人们的身心健康,降低人们的生活质量,因此对便秘的积极治疗具有重要的意义。

【诊断】

(一)临床表现

1.便次减少　排便每周少于3次,严重者长达2～4周才排便一次。

2.排便困难　有的患者排便可多次,但排便困难较突出,排便时间每次可长达30分钟以上。

3.粪便干结　粪硬如羊粪,且量很少。

(二)辅助检查

1.肛门直肠指检　了解肛门直肠有无器质性疾病,了解粪便嵌塞及肛门括约肌的功能状况。

2.实验室检查　包括血常规、大便常规及潜血试验,以及有关生化、血糖、必要时包括免疫等检查。

3.内镜或钡灌肠　对可疑肛门、直肠病变者,直肠镜或结肠镜检查,或钡剂灌肠、CT结肠成像等,内镜能直视观察肠道,影像学可显示有无结构变异及病变。

4.胃肠传输试验　常用不透X线标志物,随进餐吞服20个标志物,相隔一定时间后(例如在服标志物后24小时、48小时、72小时)拍摄腹平片一张,计算排出率。正常情况下服标志物后48～72小时,大部分标志物已排出。根据腹平片上标志物的分布,有助于评估便秘是慢传输型或出口梗阻型。

5.肛门直肠测压　检测肛门括约肌静息压、肛门外括约肌的收缩压和用力排时的松弛压、直肠内注气后有无肛门直肠抑制反射出现,还可以测定直肠的感知功能和直肠壁的功能障碍。

6.其他检查　如结肠压力检测、气球排出试验、排粪造影、阴部神经潜伏期测定、肛门超声内镜检查则提供有关便秘的病理生理信息,以便指导内外科治疗。

(三)诊断标准

排除器质性疾病导致的便秘后采用罗马Ⅲ诊断标准:诊断前症状出现至少6个月中,近3个月症状有以下特点。

1.符合以下两点或两点以上:①至少25%的排便有努挣;②至少25%的排便为硬粪块;③至少25%的排便有不完全排空感;④至少25%的排便有肛门直肠阻塞感;⑤至少25%的排便需手助排便(如手指排便、支托盆底);⑥每周排便少于3次。

2.不用泻药软粪便少见。

3.不符合IBS的诊断标准。

【鉴别诊断】

1.过长结肠、先天性巨结肠症　患者通常年幼开始就有顽固性便秘。

2.结肠癌　对中年以上的病人,排便习惯一向规律,逐渐发生顽固性便秘时,则必须给以及时和彻底的检查,以除外结肠癌。

【治疗】

便秘的治疗是根据便秘的轻重、病因和类型进行综合治疗,回复正常的排便习惯和排便生理。

## （一）心理疗法

加强排便的生理教育，坚持良好的排便习惯。

## （二）饮食疗法

建立合理的饮食习惯，嘱病人多进食富含膳食纤维的食物。膳食纤维分为可溶性纤维素和不可溶性纤维素，可溶性纤维素在肠道内发酵增加细菌数量；不可溶性纤维素具有亲水性，能进一步增加粪便容积，刺激肠蠕动，有利于产生便意和排便反射。如粗制面粉、粗制大米、玉米粉、芹菜、韭菜、菠菜及水果等。还要适当增加饮水量，保证肠腔内有足够的水分使大便软化。

## （三）适当运动

合理增加运动，可促进肠供血及结肠蠕动有助于排便。

## （四）药物治疗

1.通便药　选择药物应以毒副作用少，药物依赖性小为原则。

（1）膨胀性泻剂：有欧车前亲水胶、魔芋、琼脂等。通过在肠道内吸收水分，增加肠道容积，引起缓和的通便作用。这些药物多来源于植物，作用类似膳食纤维，副作用较小。但对严重的慢传输型便秘患者，应逐渐加量。

（2）渗透性泻剂：有聚乙二醇 3350（默维可）、聚乙二醇 4000（福松）、乳果糖（杜秘克）等。聚乙二醇不能被肠道内的细菌分解，且能吸附水分，增加粪便内液体含量，使粪便软化，易于排出，但粪便量无明显增加。整个过程不影响水、电解质的吸收，几乎无副作用。乳果糖在肠道内被细菌分解为乳酸和醋酸，增加粪便的酸性和渗透压，使粪便容量增大，刺激肠道蠕动，产生缓慢的导泻作用，并有利于氨和其他含氮物质排出，同时还能促进生理性细菌的生长。乳果糖特别适用于便秘伴肝功能失代偿患者，可以预防和治疗肝性脑病。

（3）容积性泻药：硫酸镁、硫酸钠（芒硝）、磷酸镁、枸橼酸镁等。因含不吸收的阳离子和阴离子，可提高渗透压，增加肠内水分含量，促进排便。镁离子还可刺激胆囊收缩素的释放，促进小肠和大肠运动，缩短粪便通过时间。常用于结肠检查前的肠道准备或中毒后导泻。镁盐慎用于消化道出血及消化性溃疡患者，以免增加吸收，引起中毒；肾功能不全的便秘患者也应慎用。

（4）润滑性泻剂：包括石蜡油和多库酯多醛等。能软化粪便，主要应用于有硬便的患者。因石蜡油会影响脂溶性维生素以及钙、磷的吸收，故应餐间服用，长期使用还应注意补充维生素 A、维生素 D、维生素 K 和钙、磷。

（5）刺激性泻剂：主要有番泻叶、酚酞（果导片）、希波鼠李皮、蓖麻油、比沙可啶（便塞停）等。这类药物能刺激肠道蠕动和分泌，同时增加水、电解质的交换，引起稀便。主要用于结肠检查前的肠道准备。

2.促动力剂　主要为 5-羟色胺 4（5-HT₄）受体激动剂。其中包括苯甲酰胺类、苯并咪唑类和吲哚烷基胺类。苯甲酰胺类 5-HT₄ 受体激动剂有西沙必利（普瑞博斯）、莫沙必利等。西沙必利和莫沙必利为非选择性 5-HT₄ 受体激动剂，主要刺激肠肌间神经元，促进胃肠平滑肌蠕动，同时作用于胃肠器官壁内肌神经丛神经节后末梢，促进乙酰胆碱的释放和增强胆碱能作用。西沙必利还具有增加肛管括约肌的正性促动力作用效应和促进肛管自发性松弛的作用。

3.微生态制剂　常用药品有培菲康、丽珠肠乐、乐腹康、金双歧、普乐拜尔、妈咪爱、贝飞达、聚克、促菌生、乳酶生、整肠生等。口服微生态制剂可以补充大量的生理性细菌，纠正便秘时的菌群改变，促进食物的消化、吸收和利用；这些生理性细菌定植后可产生有机酸促进肠壁蠕动，同时抑制腐败菌生长，减少体内腐败菌产生的胺酚、吲哚类代谢产物堆积和吸收，防治肠麻痹。

## 四、功能性腹泻

**【概述】**

功能性腹泻是指每年至少 12 周内有延续或非延续出现稀便或水样变,症状发生至少大于 75% 的时间,但患者无腹痛症状。发病率性别之间差异有显著性,男性多于女性。在中青年组 41～50 岁年龄段达到高峰,与此年龄段工作繁重及社会压力有关。同时还发现心理异常率为 9.1%,功能性腹泻合并心理异常 15.2%,显著高于非功能性腹泻。社会因素调查表明,经历应激性生活事件,饮食生活习惯不良,工作压力大,失眠,对收入环境不满等因素均可增加发生率。目前,该病发病机制尚不清楚,可能与胃肠动力失衡,内脏敏感性增加、自主神经功能紊乱、胃肠激素分泌异常等多种因素有关。情绪上的应激变化,可通过大脑边缘系统和下丘脑,使自主神经功能发生改变,通过内分泌免疫功系统和神经递质的中介作用,引起胃肠功能失调,并可影响内脏感觉和知觉。目前临床上尚无理想的治疗药物。

**【诊断】**

功能性腹泻的诊断,按照罗马Ⅲ诊断标准指出至少 75% 的时间内大便为不伴有腹痛的松散(糊状)便或水样便,诊断前症状出现至少 6 个月,近 3 个月满足诊断标准。

**【鉴别诊断】**

鉴别诊断见表 4-13。

表 4-13　功能性腹泻鉴别诊断

| | 好发年龄 | 发病特点 |
|---|---|---|
| 乳糖酶缺乏性腹泻 | 儿童期 | |
| 先天性氯泻 | 儿童期 | |
| 功能性腹泻 | 青壮年 | |
| 溃疡性肠结核 | 青壮年 | 可长达数年至数十年,间歇性发作,粪便常带脓血,腹泻便秘交替,可伴发热,可有关节炎症状,可消瘦,口腔溃疡 |
| 克罗恩病 | 青壮年 | 可长达数年至数十年,间歇性发作,可伴发热,可有关节炎症状,可消瘦,口腔溃疡 |
| 结肠癌 | 男性老年人 | 显著消瘦和(或)营养不良 |
| 甲状腺功能亢进症 | 女性 | 显著消瘦和(或)营养不良,可伴有发热 |
| 肠易激综合征 | | 可长达数年至数十年,间歇性发作,腹泻与便秘交替 |
| 吸收不良综合征 | | 可长达数年至数十年,间歇性发作,显著消瘦和(或)营养不良 |
| 结肠憩室炎 | | 可长达数年至数十年,间歇性发作 |
| 肠道感染 | | 起病急、可伴发热、腹泻次数频繁 |
| 结肠癌 | | 腹泻很少超过 2 年,粪便常带脓血 |
| 食物中毒 | | 集体起病 |
| 霍乱 | | 腹泻呈米泔水样 |
| 慢性痢疾 | | 粪便常带脓血 |
| 血吸虫 | | 粪便常带脓血 |

| | 好发年龄 | 发病特点 |
| --- | --- | --- |
| 阿米巴病 | | 可伴发热 |
| 淋巴瘤 | | 可伴发热,淋巴肿大 |
| Whipple病 | | 可有关节炎及发热、淋巴肿大 |
| Zollinger-Ellison综合征 | | 伴严重消化性溃疡 |

## 【治疗】

功能性腹泻的治疗主要是对症处理。要尽量解除精神压力,解除对疾病的顾虑。如果精神过于紧张、焦虑,可使用小剂量安定剂,以改善紧张、焦虑症状,使精神放松。患者应注意饮食,频繁腹泻发作者应减少纤维素含量过多的食物,以免加重腹泻。本病缺乏有特效作用的药物。有些医师给予患者钙通道阻断剂、β受体阻滞剂或苯乙呱丁、苯乙派胺等,但尚缺乏有说服力的肯定疗效。中药可有较好效果,重在辨证施治。

1.纠正水、电解质平衡紊乱　有脱水者应补充液体,轻症用口服补液,病情较重者应静脉补液。根据脱水的性质和血清电解质状况补充氯化钠、氯化钾。有酸碱平衡紊乱者亦应及时纠正。

2.纠正营养失衡　根据病情可以补充维生素、氨基酸、脂肪乳剂等营养物质。有缺铁、缺钙者亦应及时补充。

3.黏膜保护剂　硫糖铝、思密达等有黏膜保护作用,可口服亦可灌肠。

4.微生态制剂　可以调节肠道菌群,用于急、慢性腹泻。常用制剂有粪链球菌、嗜酸乳酸杆菌、双歧杆菌、酪酸菌、地衣芽孢杆菌等。

5.止泻剂　有活性炭、氢氧化铝凝胶、可待因、复方地芬诺醋、洛哌丁胺次水杨酸铋等。还可以应用钙离子拮抗剂、可乐定及吲哚美辛。

(杨滨海)

# 第二十二节　胃肠道息肉综合征

胃肠道息肉综合征是以累及结肠为主的多发性息肉病,大部分伴有肠道外表现。一般可分为错构瘤性息肉综合征与腺瘤性两大类。按照胃肠道受累程度、肠外伴随表现、遗传倾向及其遗传方式和息肉的大体与组织学表现而分类。

## 一、错构瘤性综合征

本综合征特点是某些肠段被一些组织的无规律的混合体所累及,具有非肿瘤性但有肿瘤样增生的特征。

### (一)Peutz-Jeghers综合征(黑色素斑-胃肠多发性息肉综合征,PJS)

本病系伴有黏膜、皮肤色素沉着的全胃肠道多发性息肉病,与19号染色体短臂19p13.3上LKB₁基因突变有关。新生儿中发生率约十万分之一,可能通过单个显性多效基因遗传。外显率很高,同一家族发病者很多(患者子女中50%发病),常在10岁前起病。该病患者患非胃肠癌如乳房、子宫内膜、卵巢或肺癌的危险性比普通人群高 15～30 倍。Westerman 等 1999 年报告,对 1921 年首次由 Peutz 报告的一个 PJS 家族共 6 代 78 人追踪随访 70 余年的结果,发现明确诊断为 PJS 患者 22 例,其中癌肿 7 例,占 32％。

1.诊断

(1)临床表现:该病色素沉着多见于口唇及其四周、夹部、面部、手指皮肤,偶见于肠黏膜,但也有色素沉着局限在躯干及四肢者。色素可呈黑、棕褐、灰、蓝等色。极少病人仅有息肉而无色素沉着,可引起出血和肠套叠,也可有腹痛、腹泻及蛋白丢失性肠病等。

(2)内镜或 X 线检查:可见息肉最多位于小肠,尤其是空肠上段,亦可发生在胃和结直肠。

2.治疗　由于本病变广泛,一般予以对症治疗,仅在严重并发症如不能控制的出血或梗阻时才考虑外科手术治疗,术中肠镜与肠切除术结合,尽可能将息肉摘除。术后每 2 年进行一次内镜(胃镜、小肠镜、结肠镜)检查。对患者有危险性的家族成员,从 18 岁起,应每 3 年进行一次全结肠镜或乙状结肠镜加钡剂灌肠检查。PJS 增加胃恶性病变的危险性为 5％～10％,尽管临床上以小肠息肉多见,但小肠癌罕见,从 25 岁起,每 3 年应进行一次消化道内镜检查。

### (二)幼年性息肉综合征(JP)

本病以青少年多发性结直肠息肉为特征,亦可见于胃和小肠。JP 的发生率为 FPC 的 1/10,新生儿中发生率为 1/10 万,至少有 2 个单独的基因突变所引起,SMAD4/DPC4 位于染色体 18q21 或 BMPRlA/ALK3 位于染色体 10q21-22a。

大部分病人的息肉呈典型的错构瘤特征,大息肉通常呈分叶状,半数不典型的 JP 可出现异型增生的腺瘤,引起结直肠癌的危险性增加。JP 累及结直肠癌、上消化道癌的危险性分别为 30％和 10％。

对 JP 数量较少的息肉,可通过内镜尽可能摘除结肠及上消化道被发现的所有息肉,对大量结肠息肉不能通过内镜摘除控制的、有症状、腺瘤样变或结肠癌家族史的患者,可考虑做全结肠切除回肠-直肠吻合术,降低结肠癌的发生率。

JP 危险人群,从 15～18 岁起,每 1～2 年应做一次全结肠镜或乙状结肠镜加钡剂灌肠检查,25 岁起,每 1～2 年应做一次上消化道内镜检查,直至 35 岁。但是,有相关基因改变的危险人群应监视至 70 岁。

JP 可能包括下列三种息肉病:

(1)幼年性结肠息肉病(JPC):JPC 平均发病年龄是 6 岁。无家族史,单个的幼年性息肉似乎不增加癌肿的风险。主要临床表现是消化道出血,常伴有贫血、低蛋白血症,营养不良和生长迟缓。常伴有先天性畸形,如肠旋转不良、脐疝和脑水肿等。可与腺瘤性息肉同时存在。

(2)家族性幼年性结肠息肉病(FJPC):FJPC 有家族史,系常染色体显性遗传。症状以直肠出血、直肠脱垂和生长迟缓为常见。大部分病人的息肉呈典型的错构瘤特征,但少数合并存在腺瘤性息肉。有恶变可能。

(3)家族性全身性幼年性息肉(FGJP):FGJP 有遗传性,息肉除大肠外,还有胃或空肠息肉,单独或与大肠息肉并存,部分病人合并或单独存在结肠、胃、小肠、乳房、子宫颈、卵巢和胰腺癌。有人认为此病与上述 FJPC 可能是同一疾病。

### (三)Cronkhite-Canada 综合征

1955 年由 Cronkhite 与 Canada 首先报道,是错构瘤性的。主要的特点有:①整个胃肠道都有息肉;②外胚层变化,如脱发、指甲营养不良和色素沉着等;③无息肉病家族史;④成年发病。

症状以腹泻最为常见,见于 80％以上病例,排便量大,并可含脂肪或肉眼血液,大多数患者有明显体重减轻,其次为腹痛、厌食、乏力、呕吐、性欲和味觉减退。几乎总有指甲(趾)的改变、脱发、色素沉着。实验室检查有贫血、低白蛋白血症、吸收不良和电解质紊乱。有恶变可能。一般说来本病病情重,预后差。

治疗主要是对症处理,止泻、止痛、止血,补液,补充营养物质,保持水电解质平衡,少数患者应用皮质激素、同化激素、抗生素和内镜下摘除局限或少量息肉可使病情得到缓解。有严重的并发症,如大量出血、脱垂、肠套叠、肠梗阻和明显恶变者或病变肠段较短者应手术治疗。

## 二、腺瘤性综合征

主要特点是多发性腺瘤伴有结肠癌的高发率,主要有以下三种。

### (一)家族性结肠息肉病(FPC)

这是一种常染色体显性遗传性疾病,30%~50%的病例有 APC 基因(位于 5 号染色体长臂,5q21-22)突变,偶见于无家族史者。新生儿中发生率为万分之一,人群中年发生率不足百万分之二。

1.诊断

(1)临床表现:大多数患者可无症状。早期症状为腹泻,也可有出血、腹绞痛、贫血、体重减轻和肠梗阻。

(2)辅助检查:经结肠镜及活组织检查一般即可确诊。结肠镜见全结肠与直肠均可有多发性腺瘤,多数有蒂,乳头状较少见。息肉数从 100 左右到数千个不等。自 3~4mm 至直径数厘米。常密集排列,有时成串,其组织结构与一般腺瘤无异。本病常伴有胃息肉和十二指肠息肉。半数患者伴有骨骼异常,一成患者有软组织肿瘤,提示本病与 Gardner 综合征有相互关系。常在青春期或青年期发病,有高度癌变倾向。据报告,在息肉发生的头 5 年内癌变率为 12%,在 15~20 年则高于 50%,癌变的平均年龄为 40 岁。

2.治疗　对于大量结肠息肉的患者,应尽早(推荐 25 岁前)做全结肠切除与回肠-肛管吻合术或回肠-直肠吻合术。回肠-直肠吻合术后残留直肠癌的危险性是 12%~29%,因此,术后应终生每年一次直肠镜检查,如发现新的息肉可予电灼、微波、射频或氩气刀等治疗。如患者结肠息肉在 100 个左右,又无肠外息肉,可先予内镜下电凝电切术,分次进行,术后应每年行一次结肠镜检查。

从 30 岁起,有上消化道息肉者,推荐每 3 年进行一次胃镜检查,息肉量多检查应更加频繁,目的是发现早期可治疗的癌肿。大量十二指肠息肉的病人应每年行一次胃镜检查。对患者有危险性的家族成员,从 13~15 岁起至 30 岁,应每 3 年进行一次结肠镜检查;30~60 岁之间应每隔 3~5 年一次。据报道,应用低剂量选择性 COX-2 抑制剂可降低腺瘤性息肉的危险性。

### (二)Gardner 综合征

本综合征是一种伴有骨和皮肤、眼、甲状腺等软组织肿瘤的肠息肉病。一般认为由常染色体显性遗传引起,其息肉性质和分布与家族性结肠息肉病相似,但息肉数目较少(一般少于 100),体积较大。也有高度癌变的倾向,但癌变年龄稍晚一些。骨瘤主见于头颅、上下颌、蝶骨等扁骨和四肢长骨。软组织肿瘤可为皮脂肪肿、脂肪瘤、纤维肉瘤、平滑肌瘤、颅咽管瘤等。此外这些患者也有甲状腺、肾上腺、十二指肠壶腹部癌变的倾向。

本病结肠息肉的治疗原则与家族性息肉病相同。骨与软组织肿瘤均应手术切除。

### (三)Turcot 综合征(胶质瘤息肉综合征)

这是一种常染色体隐性遗传性疾病,较少见。其特征是患者有家族性结肠腺瘤病伴有其他脏器的肿瘤,常伴有中枢神经系统的肿瘤,如脑和脊髓的胶质母细胞瘤或髓母细胞瘤,因此也有胶质瘤息肉综合征之称。多见于 10~30 岁的年轻人,结肠息肉数常少于 100 个。随时间推移,其恶变率几乎为 100%。

本病应尽早行单纯息肉切除或结肠切除术,并定期做内镜复查。中枢神经系统的肿瘤,即使早期手术切除也易复发,预后差。

(佟建丽)

# 第二十三节　类癌及类癌综合征

## 一、概述

类癌又称类癌瘤,是一组发生于胃肠道和其他器官嗜铬细胞的新生物,其临床、组织化学和生化特性可因其发生部位不同而异。这些细胞属于 APUD 细胞,故又称为神经内分泌肿瘤。此种肿瘤能分泌 5-羟色胺、激肽类、组胺等生物学活性因子,引起皮肤潮红、水样腹泻、发作性哮喘、心瓣膜病变等,故称为类癌综合征。胃肠道类癌瘤常多从黏膜层下部发生,早期即可延伸至黏膜下,易归属于黏膜下肿瘤。本瘤呈低度恶性,多呈局限性浸润性生长。发病率约占全部恶性肿瘤的 0.05%～70.2%,占胃肠道肿瘤的 0.4%～1.8%。发病年龄高峰为 41～70 岁。90% 的类癌瘤发生于胃肠道,以阑尾、末端回肠和直肠为主。国外以阑尾类癌多见,我国以直肠类癌占首位。近 30 年,类癌的发生有上升趋势,明显增加的类癌发生部位为胃及直肠,同时伴随阑尾部位发生率的下降。

本病病因尚未阐明。类癌瘤是一种能产生小分子多肽类或肽类激素的肿瘤,即 APUD 细胞瘤,APUD 细胞是指具有摄取胺前体和脱羧等生化特性的细胞总称。类癌具有这种细胞特性。它能分泌具有强烈生物活性的 5-羟色胺、胰舒血管素和组胺外,有的还可以分泌其他肽类的激素,如促肾上腺皮质激素、儿茶酚胺、生长激素、甲状旁腺激素、降钙素、抗利尿素、促性腺激素、胰岛素、胰高血糖素、前列腺素、胃泌素、胃动素等物质。

产生类癌综合征的主要物质是 5-羟色胺和缓激肽,组胺也参与一部分作用。5-羟色胺对周围血管和肺血管有直接收缩作用,对支气管也有强烈的收缩作用,对胃肠道节前迷走神经和神经节细胞有刺激作用,使胃肠道蠕动增强,分泌增多。缓激肽有强烈的扩血管作用,有些类癌瘤尤其是胃类癌可产生大量的缓激肽、组胺等血管活性物质而引起皮肤潮红。

根据胚胎起源可将类癌分为前肠(胃、胰腺、近端十二指肠)、中肠(远端十二指肠、空肠、回肠、阑尾及右半结肠)、后肠(直肠及左半结肠)3 类。发生类癌综合征多见于前肠和中肠类癌,而后肠类癌较少发生,一旦出现则提示类癌可能扩散、转移。

正常情况下,食物中摄入的色氨酸仅 2% 左右被用做 5-HT 的合成,98% 进入烟酸及蛋白合成的代谢途径。但在类癌综合征的病人,60% 的色氨酸可被瘤细胞所摄取,造成 5-HT 合成的增加,烟酸合成减少。摄入瘤细胞的色氨酸经羟化酶催化生成 5-羟色胺酸(5-HTP),再经多巴脱羟酶变成 5-HT,部分储存于瘤细胞的分泌颗粒内,其余部分直接进入血液内。在血液中游离的 5-HT 大部分经肝、肺、脑等脏器的单胺氧化酶(MAO)降解成 5-羟吲哚乙酸(5-HIAA)自尿内排出。起源于中肠系统(十二指肠至横结肠)的类癌病例占了 75% 以上,前肠系统(支气管、胃、胰腺)类癌则往往缺乏多巴脱羧酶,不能使 5-HTP 转变成 5-HT,5-HTP 水平升高,而 5-HT 不升高。病人尿中 5-HTP 及 5-HT 排出增加,而 5-HIAA 增加不明显,此即不典型类癌综合征。

## 二、病理

Modine 综合分析了 13715 个类癌病例,其中发生于胃肠道的类癌 67.5%,呼吸系统的类癌 25.3%,其他部位包括喉头、肝、胰腺、子宫颈、腮腺、尿道,甚至睾丸或卵巢等。在胃肠道,大多数类癌发生于小肠(41.8％)、直肠(27.4％)及胃(18.7％)。类癌的发生常同时伴有非类癌肿瘤的发生,小肠为29.0％、胃20.5％、结肠20.0％、阑尾18.2％。类癌无局限性损害的病例在盲肠为81.5～6～83.2％,胰腺71.9％～81.3％;而有局限性损害的类癌病例在直肠为85.3％、胃67.5％、呼吸系统65.4％。12.9％的类癌病人在就诊时就已有远处转移。

典型的胃肠道类癌,瘤体常为细小的黄色或灰白色黏膜下结节样肿块,单发或多发,黏膜表面完整。其形态不一,有结节状、息肉样或环状等表现。少数癌瘤表面可形成溃疡,外观酷似腺癌,常侵入肌层和浆膜层,一部分病人可有多源性癌瘤存在。回肠类癌常为多发,瘤体较小,直径在3.5cm以下,多在1.5cm左右。国内一组78例的统计资料显示,直肠类癌部位均在直肠距肛门10cm以下范围,瘤体大小约0.2～2.5cm,多小于1.0cm,呈小息肉样,但无蒂。

类癌细胞在光镜下呈正方形,柱状,多边形或圆形。细胞核均匀一致,很少有核分裂像,细胞质内含有嗜酸颗粒。根据电子显微镜的观察,胃肠道各部分类癌的胞质内颗粒形态与组织化学各呈不同表现,小肠类癌细胞内含有较大而多形的颗粒,银染色反应阳性,故为亲银性。胃类癌细胞的颗粒呈圆形,银染色反应时必须加入外源性还原剂才呈阳性反应,故为嗜银性。直肠类癌细胞的颗粒较大,圆形,均匀一致,亲银和嗜银的染色的反应均为阴性,故为无反应性。

小肠类癌的转移率为30％,结肠38％,十二指肠和胃的类癌比小肠少见。

类癌的转移途径有直接浸润生长,穿透浆膜至周围组织内,亦可发生淋巴转移或血行转移。血行转移以肝脏最为多见,亦可转移至骨、肺、脑及其他部位。

# 三、临床表现

类癌瘤本身症状不明显或仅有局部症状,而类癌综合征则常有明显的全身症状。直肠类癌常常在普查时意外发现。

## (一)类癌瘤的局部症状

1.右下腹痛　阑尾类癌可引起管腔阻塞,故常导致阑尾炎,表现为右下腹痛。

2.腹部肿块　少数类癌可发生腹块,恶性类癌侵犯周围组织或转移,常出现腹块。

3.肠梗阻症状　小肠类癌及其转移性肿块可引起肠梗阻,出现腹痛、腹胀、肠鸣、恶心、呕吐等症状。

4.消化道出血　胃或十二指肠类癌可发生上消化道出血;肠道类癌也可有便血或隐性出血,并可引起贫血。

## (二)类癌综合征的全身症状

大多数恶性小肠类癌发生肝转移后引起,也可由支气管、胃、胰腺、甲状腺、卵巢等处的类癌产生。

1.皮肤潮红　63％～94％的病人可以有此症状,胃类癌由于可能分泌组胺,因此可以出现类似荨麻疹的皮肤潮红斑块。多发生于上半身,以面颈部为主。皮肤呈鲜红色的发作改变。潮红发作时可伴有发热感、流泪、心悸、低血压、面部及眼眶部浮肿。发作程度及持续时间不等,多数约1～5分钟,久病后可持续数小时。开始时数天或数周发作一次,以后可增加至每天一至数次。可以在情绪激动、体力活动、饮酒、进食酪氨酸含量高的食品及注射钙、儿茶酚胺类药物等时促发症状。发作多年后,皮肤毛细血管及小静脉可呈现慢性局限性扩张,造成固定性的皮肤青紫色改变,多表现于面、鼻唇部,与长期二尖瓣狭窄的病人相仿。

2.胃肠症状　主要表现为肠蠕动亢进,可以引起发作性腹部绞痛、肠鸣,可以有发作性水样便的腹泻、里急后重感等。胃肠道症状见于 68%～84% 的病人,多数同时具有皮肤发作性潮红。少数病人可出现吸收不良综合征,引起明显的营养状况低下。

3.呼吸道症状 见于 8%～25% 的病人,可以发生小气管痉挛,引起发作性哮喘,此症状有时可早于其他症状,以致误诊为过敏性疾患。与皮肤潮红一样,情绪激动、体力活动等可促发。

4.心血管症状 见于 11%～53% 的病例。长期患病后可以发生心内膜下纤维化,影响瓣膜部,以右心明显。临床上后期可有半数病例检查出心瓣膜病,以三尖瓣闭锁不全和肺动脉瓣狭窄较为多见,可以引起右心衰竭。

5.类癌危象 类癌危象是类癌综合征的严重并发症。一般发生于前肠类癌及尿 5-HIAA 明显增高的患者。可自发地发生或由体力活动、麻醉或化疗诱发。临床上表现为严重而普遍的皮肤潮红,常持续数小时至数日;腹泻可明显加重并伴有腹痛;中枢神经系统症状常见,自轻度头晕、眩晕至嗜睡和深度昏迷;常伴有心血管异常,如心动过速、心律紊乱、高血压或严重低血压。在危象发生时尿-5HIAA 常可骤然增高。

6.其他 90% 以上的病人有肝转移,常常有肝肿大的体征。部分病例在后期可以出现皮肤棕黄色色素沉着及过度角化,呈糙皮样改变,也可发生肌病,表现为 Ⅰ 型和 Ⅱ 型肌纤维萎缩。关节病,表现为关节部僵硬,活动时疼痛,X 线片可见指间关节受侵蚀,指骨内多数囊肿样透亮区,指间关节及掌指关节之近关节区骨质疏松。

## 四、相关检查

1.生化诊断

(1)5-HT 及其代谢产物测定:血 5-HT 或其代谢产物尿 5-HIAA 的测定在类癌综合征的诊断中起关键作用。约 84% 的患者 5-HT 及(或)尿 5-HIAA 增高。尿 5-HIAA 特异性很高,甚至可达到 100%。

正常人尿 5-HIAA 的排量为 2～8mg/d,大于 10mg/d 可以肯定为阳性,血 5-HT 正常值为 $80\mu g/L$,大于 $130\mu g/L$ 为阳性。在测定血 5-HIAA 时,需要注意避免一些可能造成假阳性结果的干扰因素,例如食物中的核桃类、香蕉、菠萝、番茄,药物中的水杨酸、左旋多巴、乙酰胺基酚等。

(2)皮肤潮红激发试验:将 10ml 乙醇加入 15ml 橘子汁中口服,3～5 分钟后约 1/3 病人出现皮肤潮红。静脉注射去甲肾上腺素 15～20μg,肾上腺素 5～10μg。此两种激发试验对诊断有一定帮助,但有心律失常、心功能不全、哮喘史慎用。

2.内镜检查 肠镜检查类癌一般呈黏膜下肿物突出肠腔,广基或亚蒂型隆起,表面多有正常黏膜覆盖,质地硬,边界清楚,少数瘤体较大者可出现溃疡,形成脐样外观。内镜超声检查表现为黏膜下低回声肿块声图,边缘清晰,外型光滑。可确定肿块浸润及有无局部淋巴结转移情况,有助于选择确定内镜手术或局部切除术。

3.组织病理学检查 可发现其特征性的形态,如瘤细胞较小,呈多边形、卵圆形或柱形,胞浆中等量,核圆较深染,染色质分布较均匀,无明显核仁,无或很少有核分裂相,细胞排列结构颇具特征。一般分为腺样型、条索型、实心团块型、混合型等类型,部分呈嗜银染色。免疫组化神经内分泌标记物如神经元特异性烯醇化酶(NSE)、嗜酪粒素 A(CgA)可呈阳性。多数直肠类癌含有前列腺酸性磷酸酶。

值得注意的是单从瘤细胞的异型性难以区分类癌的良、恶性,主要依据核分裂(良性类癌核分裂小于 1/10HPF 高倍视野)、肿瘤大小(直径小于 1cm 多为良性,而大于 2cm 者则几乎均发生转移)、浸润范围(累及固有肌层常发生转移,黏膜有溃疡而形成脐凹者也是恶性征兆)、DNA 倍体(有转移等恶性行为者为异倍体,且为非整倍体,良性者大多为二倍体)等进行综合分析。

4.核素显影检查 $^{131}$I-MIBG($^{131}$I)是一种放射标记的儿茶酚胺类似物,可通过钠依赖性神经元泵,被 APUD 细胞摄取。最早适用于嗜铬细胞瘤的诊断,也可用于类癌和其他神经内分泌肿瘤的诊断,敏感度为 55%。

## 五、诊断与鉴别诊断

类癌瘤缺乏特殊征象,诊断颇为困难。当类癌瘤出现类癌综合征,诊断较易。典型者表现为皮肤潮红、腹泻、腹痛、哮喘、右心瓣膜病变和肝肿大等。血清 5-HT 含量增加和尿中 5-HIAA 排出增多,对诊断有意义。肿瘤的组织学检查可获得确诊。

以下疾病应与类癌综合征作鉴别:①阑尾类癌应与阑尾炎或 Crohn 病作鉴别,消化道钡餐造影和 5-HT、5-HIAA 测定等,可做出鉴别;②小肠类癌应与小肠其他肿瘤作鉴别,小肠钡餐造影、小肠镜检查和 5-HT、5-HIAA 测定,可作出鉴别;③直肠类癌应与直肠腺瘤或腺癌作鉴别,直肠镜检查并取活检,有确诊价值;④类癌综合征应与系统性组织嗜碱细胞增多症作鉴别,后者皮肤潮红历时 20~30 分钟或更长,常伴有瘙痒和色素荨麻疹,骨髓涂片检查可查到组织嗜碱细胞异常增生。

## 六、治疗

### (一)手术切除

手术切除原发病灶是最有效的治疗方法。早期手术效果好,即使发生转移,切除大的原发病灶也能减轻和消除症状。手术切除原则是根据肿物的大小,结合浸润深度以及组织学类型决定切除方式。若肿瘤在 1.0cm 以下,无超出黏膜下层之浸润,无非典型组织学表现可行内镜下局部切除。若肿瘤大于 2cm 或侵及肌层,应按恶性肿瘤行根治性切除。若直径 1~2cm,未侵及肌层,可经骶尾部或肛门行局部扩大切除,切除范围应包括据肿块边缘约 1cm 之正常组织。

### (二)内科治疗

主要针对类癌瘤所释放的不同血管活性物质以及对症处理和支持疗法。

1.生长抑素及类似物的应用 生长抑素具有抑制多种激素释放的功能,因而已用于多种内分泌肿瘤和类癌的治疗。人工合成的生长抑素八肽类似物 Ocreotide,半衰期为 100 分钟,每日注射 3 次以治疗类癌综合征可获较满意疗效,可在数分钟内使皮肤潮红消退,数小时内腹泻停止。有学者报告 57 例患者,87% 患者的皮肤潮红发作次数减少 50% 以上,半数以上潮红完全消失。该组患者治疗前尿 5-HIAA 中位数为 195mg/d,治疗后降至 68mg/d,其中 2/3 患者降低 50% 以上。治疗后腹泻完全缓解者占 58%,部分缓解者占 17%。支气管哮喘也可缓解或减轻。Octeotide 的一般剂量为每次 150μg 皮下注射,3/d。剂量过大可导致脂肪泻,长期应用有胆结石生成的副作用。

Octeotide 对类癌危象也有很好的疗效,静脉注射剂量为 100μg。最新一份有关长效生长抑素(LAR)治疗类癌的 3 年回顾性研究表明,27 例类癌患者用长效生长抑素治疗,剂量为 20mg 肌肉注射,1/d,均能很好地控制症状,仅一例在治疗 8 个月后因腹泻症状加重而加大剂量至 30mg。故而使用长效生长抑素治疗类癌更为方便。

2.肝动脉阻断和导管化疗 类癌的全身化疗效果不佳。化疗药物包括阿霉素、氟尿嘧啶、链佐霉素、丝裂霉素、顺铂、环磷酰胺等,但单独使用有效率仅为 6%~26%,中位有效期为 3~5 个月,链佐霉素和氟尿嘧啶联合使用化疗的有效率也仅为 33%,中位有效期为 7 个月。

类癌肝转移瘤的肝动脉化疗和栓塞治疗展现了很有希望的前景,但单独用于肝动脉化疗或栓塞治疗中位数缓解期均不十分理想,而联合应用肝动脉化疗和栓塞,效果较好,最长存活达 6 年。

3.清素拮抗剂

(1)甲基麦角酰胺:每天 6～24mg 口服,急性发作时,可予 1～4mg 一次静注,或用 10～20mg 加于 100～200ml 生理盐水中在 1～2 小时内静脉滴注,能较好地控制潮红、腹泻和哮喘发作。其控制腹泻作用强于赛庚啶。副作用有低血压、晕厥、倦怠和抗药性,长期应用可并发腹膜后、心瓣膜和其他组织纤维化性损害及水潴留。

(2)赛庚啶:6～30mg/d 口服。如为了缓解急性症状,可予 50～75mg 加于 100～200ml 生理盐水中静滴,疗效与甲基麦角酰胺相似,但不会引起纤维化病变。

4.支持疗法 食物应富于营养和热卡,补充蛋白质,给予足够维生素,避免可诱发皮肤潮红和腹泻的食物,如牛奶制品、蛋类、柑橘等。

# 七、胃肠道不同部位的类癌

1.食管类癌 食管类癌罕见。在食管中下段较多见,常发生于食管胃连接处。有的食管类癌事实上是胃贲门类癌向食管的延伸。大多数为高度恶性未分化的神经内分泌癌,典型类癌极罕见。肿瘤较大,直径大于 4cm,呈息肉状或溃疡硬化型。进展快,预后差,诊断后平均仅存活 6 个月。

2.胃类癌 亦罕见。常发生于萎缩性胃炎或恶性贫血背景上,有人认为和无胃酸所致高胃泌素血症有关,后者可促使肠嗜铬细胞增生,进而发展为类癌。但也有人认为单纯胃泌素增高不足以引起类癌发生。

胃类癌好发于胃底体部。常为多发的黏膜下小肿瘤,呈息肉状或结节状;息肉样类癌预后好。

胃类癌大多仅有非特异性症状,比如上腹痛和消化不良等,还可发生胃肠道出血。内分泌症状包括卓-艾综合征、库欣综合征、肢端肥大症等,亦可无内分泌症状。约 20%～50%患者手术时已有转移。

3.小肠类癌 小肠类癌相对多见,占小肠肿瘤的 13%～34%和小肠恶性肿瘤的 17%～46%,尸检中小肠类癌的发生率为 650/10 万,明显高于临床发生率。

美国的 MayoClinic 对 183 例经外科确诊的小肠类癌进行分析和随访(随访期为 15 年)。这组患者中男女比例为 1.6:1,中位年龄 60 岁(22～84 岁)。原发瘤在十二指肠、空肠、近端回肠、远端回肠各占 3%、5%、37%、68%。小肠类癌为多中心性,发生转移者远多于阑尾和直肠类癌,手术时肿瘤为局限性者仅占 25%,有切除的转移淋巴结者占 40%,已有不能切除的腹部转移者占 10%,有肝转移者占 25%。转移主要和肿瘤大小有关,直径大于 2cm 者(占 39%)95%已有转移,而小于 1cm 者(占 12%)仅有 15%发生转移。

小肠类癌的典型症状是间歇性腹痛,可表现为腹部隐痛而长期误诊为肠易激综合征。有些患者的腹痛与不全性肠梗阻相伴随,少数患者可因肠缺血梗死而死亡。约 70%患者可有不同程度的腹泻,但小肠 X 线检查大多为阴性。肝转移瘤的特点是肿瘤生长甚为缓慢且无自觉症状或肝功能损害。多数有骨转移的患者并无明显的骨骼疼痛,腹部肿块为最常见体征,约见于 20%患者。

十二指肠类癌除发生于胃泌素瘤者外大多数无症状。肿瘤直径小于 1～5cm,40%为恶性,转移率20%～30%。主要位于近段十二指肠,以十二指肠第二段壶腹周围多见。相当多的十二指肠类癌主要分泌生长抑素(生长抑素瘤)。有些十二指肠生长抑素瘤患者合并有神经纤维瘤,多数位于壶腹部,可能与壶腹部导管内含生长抑素的 D 细胞有关。

4.阑尾类癌 较常见,在 34505 例阑尾手术中占 0.3%。不少病例是在手术后常规病例检查中偶然发现,多发生于中年人(中位数年龄 40 岁)。绝大部分发生于阑尾尖部,仅 7%发生于根部,后者有引起阻塞性阑尾炎和黏液囊肿的危险。76%阑尾类癌直径小于 1cm。肿瘤多呈结节状或息肉状,呈棕色。阑尾杯状细胞类癌,又称腺类癌,为白色黏液样肿物,直径小于 1cm,从黏膜深部肠腺周围发生,肿瘤主体位于黏膜下层,可浸润肌层和浆膜层。杯状细胞类癌的生物学行为介于典型类癌和腺癌之间,转移率为 15%,5年存活率 80%。有的学者认为,腺类癌是类癌的一种变异型。

5.结肠直肠类癌　结肠类癌发病率低,仅占胃肠道类癌的 3%左右,而直肠却是胃肠道类癌的第三好发部位,占到 10%~20%。直肠类癌 99%发生在齿状线以上 4~13cm 的肠段内。多中心者仅为 2%。对 146 例直肠类癌的分析表明,80%直径小于 1cm,仅 5%直径大于 2cm。预后也和肿瘤大小有直接关系:直径小于 1cm 者 100%无转移,而大于 2cm 则 100%有转移。

# 八、预后

取决于原发肿瘤的部位、转移的范围和程度以及手术治疗的效果。一般认为类癌瘤生长缓慢,即使病程偏晚,亦应尽量切除,疗效仍然较好。阑尾和直肠的类癌瘤常无转移,易于切除根治,预后最佳。其术后 5 年生存率为 99%和 83%。由胃和回肠类癌引起的类癌综合征预后也较好,经根治后,可存活 5~25 年。支气管和结肠的类癌引起的类癌综合征预后较差,存活时间仅 1~2 年,多因心、肺和肝功能衰竭而死亡。12.9%的类癌病人在确诊时已有远处转移,类癌总体的 5 年生存率为 67.2%。

(佟建丽)

# 第五章 肝脏疾病

## 第一节 病毒性肝炎

病毒性肝炎是由各种肝炎病毒引起的,以肝脏损害为主的传染病,包括甲型病毒性肝炎(简称甲型肝炎)、乙型病毒性肝炎(简称乙型肝炎)、丙型病毒性肝炎(简称丙型肝炎)、丁型病毒性肝炎(简称丁型肝炎)、戊型病毒性肝炎(简称戊型肝炎)。病毒性肝炎为法定乙类传染病,甲型和戊型临床主要表现为急性肝炎,乙、丙、丁型主要表现慢性肝炎。病毒性肝炎是近几年来一直困扰人们健康的多发病、常见病,且发病率较高。此病病程长,治疗不易彻底。虽然不同型病毒引起的肝炎各有特点,但急性活动时基本症状相似。如乏力、食欲减退、恶心、呕吐、肝肿大、肝功能损害、部分患者出现黄疸。重症者黄疸进行性加深,极度乏力、腹胀、腹水、少尿、脑水肿、出血、肝昏迷等。可演变成慢性,部分患者可发展为肝硬化和原发性肝细胞癌,对人民健康危害甚大。

目前认为甲型肝炎的发病机理倾向以宿主免疫反应为主。发病早期,可能是由于 HAV 在肝细胞内大量增殖及 $CD_8^+$ 细胞毒性 T 细胞杀伤作用共同导致肝细胞损害,内源性 IFNγ 诱导受感染肝细胞膜 Ⅰ 类 MHC 抗原表达则促进 Tc 细胞的细胞毒作用。病程后期,可能主要是免疫病理损害,即内源性 IFNγ 诱导 Ⅰ 类 MHC 抗原表达,促使 Tc 细胞特异性杀伤受 HAV 感染的肝细胞,导致肝细胞坏死,同时 HAV 清楚。

## 一、甲型病毒性肝炎

### 【概述】

甲型性病毒肝炎(简称甲肝)是由甲型肝炎病毒(HAV)引起的一种病毒性肝炎,是一种重要的肠道传染病,是目前已发现的 7 种病毒性肝炎中的一种,一年四季均可发病,以秋冬季发病率为高。我国甲型肝炎主要呈发散分布,但时有暴发或流行;甲型肝炎病毒感染率达 80% 以上,约有 9.7 亿人感染过甲型肝炎病毒。而对甲型肝炎普遍易感的人群是儿童和青年人。甲型肝炎病毒传播途径主要是通过粪便排出,再通过污染的手、水、食物等,经消化道感染,也可通过被污染的用具、玩具或直接与口接触而传播传染。患甲型肝炎的患者表现症状一般在急性起病时,有畏寒、发热、食欲减退、恶心、疲乏、肝大及肝功能异常等症。甲型肝炎为自限性疾病,部分病例出现黄疸(所谓的黄疸性肝炎),也常出现无症状感染病例。

### 【诊断】

1.病史　流行病学资料,有肝炎密切接触史。

2.临床症状　起病急,病程短,乏力,肝区痛。

3.体征　两眼及皮肤黄染,肝大质软,有触痛,能触及或触不到。

4.肝功能检查及甲肝抗体　上述 4 项中有任何 2 项即可确诊。

## 【治疗】

### （一）饮食及生活习惯调理

让患者卧床休息,避免饮酒、劳累及使用易损害肝脏的药物,多食容易消化、富于营养的食物和新鲜蔬菜、水果等,减轻肝脏的生理负担。进食清淡易消化的饮食,可以促进肝细胞的修复。

### （二）忌用伤肝药物

在治疗过程中需要注意用药,一般西药最为常见的伤肝药物,如抗生素类与大环内酯类药物、解热镇痛药物、降糖药物、心血管用药、抗肿瘤药物、精神病药物、抗甲亢药物、内分泌用药、麻醉用药、作用于循环系统类药等。

### （三）护肝及对症治疗

以适当休息、合理营养为主,选择性使用药物为辅。一般成人用 10% 葡萄糖溶液 500ml 加 10% 氯化钾溶液 10ml、维生素 C 5.0g、肌苷 0.5g、甘草酸单铵 100ml。有时加三磷腺苷和辅酶 A,每日 1 次静滴,10～14 天为一疗程,一般用一疗程。口服保肝药及各种维生素,加用于酵母,合并感染者加服抗生素。恶心、呕吐等症状明显者可适当静脉输入葡萄糖液;根据病情选用 1～2 种保肝药物,如维生素、葡醛内酯(肝泰乐)等对肝脏作用小的药物,不能进食者,静脉输液,供给足够的葡萄糖、盐及人体每天所需的维生素等,注意水、电解质平衡;有恶心、呕吐、食欲缺乏者,可给予多酶片、甲氧氯普胺(胃复安)等对症治疗。

## 【有关问题】

甲型肝炎发病机制至今尚未充分阐明。首先,HAV 侵入肝细胞之前,是否先在消化道及肠上皮细胞内增殖;其次,HAV 侵入肝细胞后,通过什么机制引起肝细胞病变,这些重要问题均无肯定的结论。控制甲型肝炎流行的根本措施是广泛开展疫苗接种,减毒活疫苗已研制成功,初步应用证明能诱导特异性抗体产生,但产量有限,成本较高。

# 二、乙型病毒性肝炎

## 【概述】

乙型肝炎病毒是一种嗜肝 DNA 病毒感染人体后引起急性、慢性乙型肝炎、重型肝炎或成为无症状病毒携带者,迁延难愈,可发展成为肝硬化、肝癌等,给人体健康带来极大危害。目前全世界大约有 20 亿的病毒感染者,其中 3.5 亿为慢性乙型肝炎患者。在我国就有 1.2 亿乙型肝炎病毒携带者,比艾滋病的患者多 100 倍。每年有 30 万～50 万人死于乙型肝炎引起的肝硬化或肝癌。现代医学认为,乙型肝炎(CHB)发病机理复杂,涉及多个环节。简言之,是由乙肝病毒(HBV)入侵复制、宿主免疫应答反映为主的多因素造成的炎症坏死、微循环障碍、纤维化及增生等多种病理损害。

## 【诊断】

有乙型肝炎或 HBsAg 阳性史超过 6 个月,现 HBsAg 和(或)HBV DNA 仍为阳性者,可诊断为慢性 HBV 感染。根据 HBV 感染者的血清学、病毒学、生化学试验及其他临床和辅助检查结果,可将慢性 HBV 感染分为以下类型。

1.慢性乙型肝炎

(1)HBeAg 阳性:慢性乙型肝炎血清 HBsAg、HBV DNA 和 HbeAg 阳性,抗-HBe 阴性,血清 ALT 持续或反复升高,或肝组织学检查有肝炎病变。

(2)HBeAg 阴性:慢性乙型肝炎血清 HBsAg 和 HBV DNA 阳性,HBeAg 持续阴性,抗-HBe 阳性或阴性,血清 ALT 持续或反复异常,或肝组织学检查有肝炎病变。

2.乙型肝炎肝硬化　乙型肝炎肝硬化是慢性乙型肝炎发展的结果,肝组织学表现为弥漫性纤维化及假小叶形成,两者必须同时具备才能作出肝硬化病理诊断。

(1)代偿期肝硬化:一般属 Child-PughA 级。可有轻度乏力、食欲减退或腹胀症状,ALT 和 AST 可异常,但尚无明显肝功能失代偿表现。可有门静脉高压征,如脾功能亢进及轻度食管胃底静脉曲张,但无食管胃底静脉曲张破裂出血、无腹水和肝性脑病等。

(2)失代偿期肝硬化:一般属 Child-PughB、C 级。患者常发生食管胃底静脉曲张破裂出血、肝性脑病、腹水等严重并发症。多有明显的肝功能失代偿,如血清白蛋白<35g/L,胆红素>35μmol/L,ALT 和 AST 不同程度升高,凝血酶原活动度(PTA)<60%。亦可参照《病毒性肝炎防治方案》将代偿期和失代偿期肝硬化再分为活动期或静止期。

3.携带者

(1)慢性 HBV 携带者:血清 HBsAg 和 HBV DNA 阳性,HBeAg 或抗-HBe 阳性,但 1 年内连续随访 3 次以上,血清 ALT 和 AST 均在正常范围,肝组织学检查一般无明显异常。对血清 HBV DNA 阳性者,应动员其做肝穿刺检查,以便进一步确诊和进行相应治疗。

(2)非活动性 HBsAg 携带者:血清 HBsAg 阳性、HBeAg 阴性、抗 HBe 阳性或阴性,HBVDNA 检测不到(PCR 法)或低于最低检测限,1 年内连续随访 3 次以上,ALT 均在正常范围。肝组织学检查显示:Knodell 肝炎活动指数(HAI)小于 4 或其他的半定量计分系统病变轻微。

4.隐匿性慢性乙型肝炎　血清 HBsAg 阴性,但血清和(或)肝组织中 HBV DNA 阳性,并有慢性乙型肝炎的临床表现。患者可伴有血清抗-HBs、抗-HBc 和(或)抗 HBc 阳性。另约 20%隐匿性慢性乙型肝炎患者除 HBV DNA 阳性外,其余 HBV 血清学标志均为阴性。诊断需排除其他病毒及非病毒因素引起的肝损伤。

【鉴别诊断】

乙型病毒性肝炎的鉴别诊断见表 5-1。

表 5-1　乙型病毒性肝炎的鉴别诊断

| | 疫水接触史 | 甲肝抗体 | HbsAg | HBV-DNA | 抗-HCV | HCV RNA-HDAg | 抗-HD |
|---|---|---|---|---|---|---|---|
| 血清显凝试验 | HEV 抗体 | | | | | | |
| 甲型病毒性肝炎 | + | + | − | − | − | − | − |
| 乙型病毒性肝炎 | − | − | + | + | − | − | − |
| 丙型病毒性肝炎 | − | − | − | − | + | + | − |
| 丁型病毒性肝炎 | + | − | − | − | − | − | + |
| 钩端螺旋体病 | + | − | − | − | − | + | + |

【治疗】

(一)急性乙型肝炎的治疗

1.注意休息　一般要求病人要彻底卧床休息,待症状明显减轻后,可每日轻微活动 1～2 小时,以不觉疲乏为度;以后逐渐增加活动量,至症状大体消失,肝脏大小及肝功能恢复正常后,再恢复正常的生活和工作,但仍应尽量避免过度劳累。

2.合理饮食　急性期病人食欲差,甚至恶心、呕吐者,此时饮食宜以适合病人胃口的清淡食物为宜,热量以能维持营养为度。对不欲饮食或进食过少者,可每日适当静注 10%葡萄糖 500～2000ml,内加 1～

3mg 的维生素 C。

3.防止肥胖　恢复期患者食欲增进后,应控制食量,尤其食糖与脂肪量不宜摄入过多,以免引起肥胖或脂肪肝。但蛋白质如豆制品、鱼、蛋、牛奶等及蔬菜的摄入量应该保证。

4.对症治疗　给予甘草酸二铵、还原型谷胱甘肽、门冬氨酸钾镁、茵栀黄、思美泰、熊去氧胆酸,补充白蛋白等护肝、降酶、退黄综合治疗,同时积极防治腹水与继发感染及自发性腹膜炎、肝性脑病、电解质紊乱、上消化道出血等并发症的出现,若黄疸持续升高,则予人工肝辅助治疗。

5.禁忌烟酒　无论是急性乙型肝炎还是慢性乙型急性发作,都应禁忌烟酒,以免损害肝细胞而加重病情。

6.中医治疗　急性乙肝属中医外感病的范畴,HBV 通过血液、体液侵入人体后,引起各种不同的临床表现。湿邪黏腻,侵入人体后,多滞着难化,不若寒邪之一汗即解,温热之一清可除,所以病程较长,缠绵难愈,易慢性化,HbsAg 携带时间长,转阴率低,有的甚至终生携带。湿土之气,同类相招,故湿邪始虽外受,但好犯脾胃。

### (二)慢性乙型肝炎的治疗

1.抗肝细胞损害药物

(1)强力新:自甘草中提取的甘草甜素,经动物实验证明有抗四氯化碳中毒性肝损害作用,与半胱氨酸(有解毒作用)及甘氨酸组成的复方制剂称为强力新,治疗肝炎似有一定的疗效。用法为 80～120mg 溶于 10％葡萄糖液 250～500ml 内静滴,1/d,30 日为一疗程。

(2)益肝灵滴丸:含水飞蓟素,具有保护肝细胞膜、促进受损肝细胞修复和再生、防止肝纤维化、改善肝功能作用。用于急、慢性肝炎,药物性和酒精性肝病,脂肪肝,肝硬化,肝癌所致的肝功能损害。用法为吞服或含服。一次 26 丸,3/d。

(3)肝得健(必需磷脂):其基本成分是磷脂酰胆碱,可重新修复受损的肝细胞膜,适宜治疗病毒性、药物性、化学毒物性及酒精性肝损伤。用法为胶囊每次 2 粒,3/d。

(4)联苯双酯:五味子仁内含有降低转氨酶的有效成分,其降酶机制可能是通过对肝细胞内转氨酶活力的可逆性抑制。用法为每次口服 15～25mg,3/d,转氨酶正常后改为口服 1.5～15mg,疗程 1 年以上为宜。

(5)五脂滴丸:能降低血清丙氨基酸基转移酶。可用于慢性肝炎血清丙氨基酸基转移酶升高者。用法为一次 50 丸,3/d。

(6)肝炎灵:由山豆根提取物制成的注射液称为肝炎灵,似有减轻肝细胞变性坏死,促进肝细胞再生及提高非特异免疫功能之效。用法为每次肌注 2ml,2/d,疗程 3 月。

(7)其他:垂盆草冲剂,齐墩果酸片及葫芦素片似也有一定降酶作用。

2.免疫调整药物

(1)胸腺肽:通过影响 cAMP 而增强 T 细胞活化。国内广泛用于治疗慢性 HBV 感染。用法为每日 10～20mg,肌注或静滴,疗程 2～3 个月。

(2)特异性免疫 RNA:系用 HbsAg 免疫动物后从淋巴组织提取,能传递免疫反应信息。用法为 1mg,皮下注射,每周 2 次,疗程 4～6 周。

(3)特异性转移因子:用乙型肝炎疫苗免疫动物而制成,有转移细胞免疫活性之效。用法为 4ml,皮下注射每 2 日 1 次,疗程 2 个月。

(4)白细胞介素 2(IL-2):系活化 T 小时细胞产生的淋巴因子,能与免疫效应细胞表面 IL-2 受体特异结合,刺激这些细胞增殖及诱生 IFNγ,增强免疫反应。用法为每日 1000～2000U,肌注,疗程为 28～56 天,有报道称部分患者 HbeAg 转阴。

（5）淋巴因子激活性杀伤细胞：淋巴因子激活杀伤细胞简称 LAK 细胞，系用淋巴因子刺激其前体细胞而得，国内学者将 IL-25000U 加入乙型肝炎病人抗凝血 50ml，置 $CO_2$ 孵箱培养 6～8 天后回输给病人，2 日 1 次或每周 2 次，12 次为一疗程，有报道称可使部分患者 HbeAg 及 HBV-DNA 转阴，确切疗效不肯定。

3.抗病毒治疗

（1）干扰素：IFN-α 具有抗病毒及免疫调节的双重作用。IFN-α 治疗 HBeAg 阳性的初治病人，5MUqd 或 10MU，tiw，16～24 周，HBeAg 减少率为 33%，持续应答率为 80%～90%；HBeAg 阴性初治病人疗程 48 周，60%～70% 有血清 HBV DNA 减少，较 HBeAg 阳性患者其治疗结束后较易复发，持续应答率只有 15%～30%。IFN-α 治疗儿童（儿童的推荐剂量为 6MU/$m^2$，tiw，且最高不超过 10MU）疗效与成人相似，但由于大多数儿童患者（特别是在围产期感染 HBV 的儿童）的 ALT 水平正常，只有不到 10% 接受了 IFN-α 治疗的患者 HBeAg 得到清除。PegIFN-α 具有给药方便和持续抑制病毒等优点。临床试验表明，PegIFN-α 疗效与 IFN-α 相似或较其略好，但尚未批准应用于儿童治疗。IFN-α 和 Peg IFN-α 不应用于失代偿性肝硬化患者。对于育龄期妇女，未怀孕的妇女更适合干扰素为基础的疗法，而且不鼓励在干扰素治疗期间妊娠。2008 年亚太肝病学会（APASL）指南推荐育龄期妇女可以接受干扰素治疗，并建议避免妊娠。干扰素主要优点是疗程有限、应答更持久、无耐药性突变。但费用高和不良反应相对较多。主要的不良反应有流感样综合征（发热、寒战、头痛、肌肉酸痛、乏力）、一过性骨髓抑制（外周血白细胞和血小板减少）、精神异常、甲状腺疾病、食欲减退、体重减轻、腹泻、皮疹、脱发和注射部位无菌性炎症等。此外尚可诱发肾、肺、心及视网膜等病变。其中流感样综合征及一过性骨髓抑制最常见。

（2）拉米夫定：拉米夫定是第一个批准用于 HBV 的核苷类似物，为纯左旋体双脱氧环状胞苷。拉米夫定起效快，1～3 周就可以见 HBV DNA 浓度下降，甚至转阴，但不能抑制及清除肝细胞内病毒的 cccDNA，故需长期服用以取得持久效果。拉米夫定不干扰正常细胞脱氧核苷的代谢，对哺乳动物正常 DNA 聚合酶的抑制作用弱，因此在常规治疗量下无明显的毒性。拉米夫定 100mg，qd，48～52 周治疗，对 HBeAg 阳性的初治病人，HBeAg 血清转换率在 16%～21%，40%～56% 有组织学改善，50%～80% 有持续应答；对 HBeAg 阴性的初治病人，60%～73% 血清 HBV DNA 减少，60%～66% 组织学改善，持续应答率小于 10%。一项针对儿童的长达 52 周的随机对照临床试验发现，拉米夫定治疗组和安慰剂对照组儿童的血清转换率分别为 22% 和 13%（$P=0.06$）；持续治疗 2 年后的 HBeAg 血清转换率升至了 34%。这些数据表明，拉米夫定对儿童患者是安全有效的儿童的推荐给药剂量为 3mg/（kg・d），最大给药剂量不超过 100mg/d。拉米夫定治疗失代偿期肝硬化患者的研究表明，该药品的耐受性较好，能够稳定或改善失代偿性肝硬化患者的肝功能，从而排除或推迟肝移植的需要。

拉米夫定的主要优点是使用方便，耐受性较好，但持久应答率低，长期治疗耐药变异的危险性明显升高，用拉米夫定治疗 1 年后可能检测到 14%～32% 具有基因型耐药性的病毒株，而随着治疗持续时间的延长其耐药率也会增加，治疗 5 年后耐药率增至 60%～70%。由于其高耐药率，因此使用时必须权衡好其有效性与可能产生选择性耐药突变株的危险之间的利弊，对于初治患者鉴于疗程较长，目前不推荐拉米夫定为优先考虑用药。

（3）阿德福韦酯：阿德福韦酯，是 5′-单磷酸脱氧阿糖腺苷的无环类似物，可抑制 HBVDNA 逆转录及 DNA 复制过程，对病毒蛋白表达无直接抑制作用。对 HBeAg 阳性或阴性的慢性乙型肝炎的初治者及拉米夫定耐药者及失代偿肝硬化患者均有效，但其抗病毒作用较拉米夫定弱，起效慢。阿德福韦酯 10mg，qd，48 周治疗，对 HBeAg 阳性的初治病人 12% 有 HBeAg 血清学转换，53% 有组织学改善，约 90% 的应答持续率（大多数病人进行了阿德福韦酯强化治疗）；对 HBeAg 阴性初治病人，51% 有血清 HBV DNA 减少，

64％组织学改善，约5％的应答持续率。对拉米夫定耐药患者倾向于加用而不是换用阿德福韦酯治疗。对于失代偿性肝硬化初治可选择联合拉米夫定和阿德福韦，以降低耐药发生的危险性，并能够迅速地抑制病毒水平。

阿德福韦酯的主要优点是对拉米夫定耐药性变异有抗病毒活性，耐药性变异率低（治疗持续时间为1～5年时阿德福韦耐药基因型的逐年累计发生率分别达0、3％、11％、18％和29％）。阿德福韦酯有潜在肾毒性，代偿性肝病患者持续用阿德福韦治疗4～5年的肾毒性发生率为3％。肝脏移植患者和失代偿性肝硬化患者的肾毒性发生率在开始治疗的第1年中，分别为12％和28％。因此，每3个月监测1次血清肌酐水平对有可能发生肾功能不全的患者以及接受阿德福韦治疗超过1年的所有患者而言是必要的。

（4）恩替卡韦：恩替卡韦是一种新的环戊基脱氧鸟苷类似物，选择性的抑制HBV DNA聚合酶，对病毒DNA复制的起始、逆转录负链及正链的延长均有作用。另有资料提示恩替卡韦对肝细胞内HBV DNA有直接抑制作用。恩替卡韦0.5mg，qd，治疗48周，对HBeAg阳性的初治患者，21％有HBeAg血清转换，72％组织学改善，69％应答持续率；对HBeAg阴性的初治患者，90％血清HBV DNA减少，70％组织学改善。对拉米夫定失效的HBV，换用恩替卡韦治疗可有效抑制拉米夫定耐药性HBV。体外研究表明，恩替卡韦可有效抑制阿德福韦酯耐药HBV突变株。恩替卡韦对于失代偿性肝硬化治疗也有很好的安全性和有效性。恩替卡韦对线粒体无毒性，是目前作用最强、相对安全的抗病毒药。恩替卡韦半衰期为14～15小时，作用强而持久，长期应用耐药的发生率极低（5年累计耐药率为1.2％）。但是费用相对较拉米夫定和阿德福韦酯均贵，恩替卡韦治疗期间不良事件的发生率和拉米夫定相似。动物实验发现，3～40倍于人类剂量的恩替卡韦可增加啮齿类动物的肺腺瘤、脑胶质瘤和原发性肝细胞癌发病率。迄今还未发现接受恩替卡韦或拉米夫定治疗的患者在原发性肝细胞癌或其他肿瘤的发病率方面有何不同。

（5）替比夫定：替比夫定，L-脱氧胸苷是一种抗HBV活性较强的核苷类似物。临床试验发现，替比夫定对HBV复制的抑制作用强于拉米夫定。但是，替比夫定的耐药性发生率较高，而且其耐药突变株与拉米夫定存在交叉耐药现象。替比夫定600mg，qd，治疗52周，对HBeAg阳性的初治病人，22％的HBeAg血清转换率，65％的组织学改善，约80％的持续应答率（大多数患者都进行了强化治疗）；对HBeAg阴性的初治病人，88％血清HBV DNA减少，67％的组织学改善。替比夫定的耐受性良好，其安全性与拉米夫定相当。但是也有耐药率高问题。虽然替比夫定耐药率低于拉米夫定耐药，但是在持续治疗1年后，其耐药率呈指数级增长。该药物可以使HBeAg阳性的患者发生血清学转换的比例是比较高的，要高于前三个药物。目前该药物上市时间尚短，抗病毒作用、耐药率、长期疗效和安全性都有待进一步证实。

（6）联合用药：联合疗法的潜在优势就在于其有相加或协同的抗病毒作用，并可减少或延迟耐药性的产生；而其潜在劣势包括毒性增大、成本增加以及药物相互反应。到目前为止，虽然已经进行了很多联合疗法的探索，但还未发现任何联合疗法所诱导产生的持续应答率高于单一疗法。虽然有几组联合疗法诱导的拉米夫定耐药突变率低于拉米夫定单一疗法，但是尚无数据证明联合疗法将会减少对某种单一疗法耐药突变株的产生。

### （三）重型肝炎的治疗

病人血清胆红素已高于10mg％，且继续迅速上升，同时高度乏力，食欲减退，腹胀者，应在病人未出现精神症状和出血前，及时采取综合措施，防止肝功能进一步恶化。

1.对症支持治疗　对不能进食者静脉滴入葡萄糖，但液量、糖量不能过多，以免发生低钾、脑水肿。急性重型肝炎患者多有脑水肿，应及时使用高渗性脱水剂，特别是昏迷病人，更应早期应用。有条件应输入白蛋白，新鲜血或血浆，并观察血氨变化，可用支链氨基酸加强营养治疗。应注意出入量平衡，一般每日尿量以10000ml左右为宜。

2.维持电解质平衡 电解质的补充应根据临床及化验确定。一般每天应补钾 3g 以上,低钠时可酌用生理盐水,不宜用高渗盐水纠正。

3.腹水处理 可并用排钾(如双氢克尿塞)和潴钾(如安体舒酮、氨苯蝶啶)的利尿剂,避免使用强利尿药,以免引起电介质失调。

4.预防感染 选用有效的抗菌药物迅速控制继发感染。特别注意腹水感染、真菌感染。

5.胰高糖素-胰岛素治疗。

6.促肝细胞生长素(pHGF)的应用 pHGF 可启动肝细胞 DNA 的合成,促进肝细胞再生;能增强枯否细胞功能,抑制 TNF-α 活性,减少内毒素血症的发生,已广泛应用于临床。

7.人工肝(血浆置换术)的应用 血浆置换既可有效清除不断产生的内毒素、TNF、胆红素、血氨等炎性和毒性物质,又能补充白蛋白、凝血因子等生物活性物质,为肝细胞再生创造一个良好的内环境,是目前较为成熟的肝脏替代疗法,根据报道,血浆置换疗法能使重型肝炎患者成活率提高 40% 左右。

虽经以上抢救,但病情继续恶化,出现精神异常、出血、少尿、昏迷等,表现为急性或亚急性肝坏死时,其处理原则是保护肝脏,及时消除损害肝脏的因素(如感染、低血糖、低血压等),防止肝坏死(恢复免疫稳定,减少免疫复合物等),纠正因肝功能损害而引起的后果(如高血氨、低白蛋白、凝血障碍等),预防脑水肿、出血和无尿,争取时间以利肝脏的再生和恢复。

**【有关问题】**

由于目前对慢性乙肝尚无理想的治疗方法,以及各种治疗方法的局限性,因此国内外积极探索中西医结合治疗长期取长补短,有机结合,提高疗效。近十多年来国内外已有不少研究和临床报道,如日本较早应用小柴胡汤加干扰素治疗乙肝,国内也有应用扶正(益气、养阴、健脾、补肾、益肝等)及祛邪(清热、解毒、祛湿、活血等)的治法或方药结合干扰素、乙肝疫苗、胸腺肽、核糖核酸、病毒唑等治疗慢性乙肝,均取得不同疗效。并且通过实验研究(动物模型和细胞株),部分证实其疗效和作用机制,但是由于受到动物条件的限制,尤其是未按临床试验管理规范(GCP)的原则进行试验,部分结果的科学性受到质疑,因此更加深入地开展中医中药抗病毒的临床试验仍是一项艰巨的任务。

综上所述,如何最终解决慢性乙肝的防治尚有困难,因为还需要更多的时间和实践,还有不少需要解决的难题,开发新的、更加安全有效的抗病毒制剂,采用中西医结合的疗法,共同努力,协作攻关,相信病毒性肝炎的治疗必将取得重大的突破,并最终实现根治慢性乙肝的目的。

# 三、丙型病毒性肝炎

**【概述】**

丙型肝炎病毒(HCV)为单股正链 RNA 病毒,直径 40~60nm,有包膜。1989 年,HCV 即已成功克隆,且其病原学、流行病学、慢性化机制等方面均取得较大进展,但因 HCV 高度变异性,使治疗和预防仍有很大困难。目前全世界约有 1.7 亿感染者,占全球总人口的 3%;不同国家 HCV 感染率不同,在 0.1%~10%。资料显示,我国约有 4000 万 HCV 感染者,占我国人口的 3.2%,且有增加的趋势。HCV 极易导致病毒持续感染和肝炎慢性化,统计学显示,50%~80% 的 HCV 感染者可发展成慢性肝炎,其中约 20% 慢性肝炎患者在 20 年内可发展为肝硬化,一旦到肝硬化阶段,每年将有 1%~4% 可进展为原发性肝癌。

目前对于丙型肝炎肝细胞损害的机制多倾向于细胞毒性 T 细胞介导的细胞免疫反应。抗体依赖性细胞毒(ADCC)效应也可能参与其中。

**【诊断】**

（一）临床诊断

HCV 感染超过 6 个月，或发病日期不明，有输血史、应用血液制品史或 HCV 暴露史、根据症状、体征、实验室及影像学检查结果综合分析做出诊断。部分慢性丙型肝炎无明显临床症状，仅在健康体检或因其他疾病就诊时偶然发现。

（二）实验室诊断

1.抗-HCV 检测　抗-HCV 酶免疫法（EIA）在诊断上具有使用方便、重复性好、成本低，可用于 HCV 感染者的初筛和高危人群筛查。目前使用第三代 EIA 法检测丙型肝炎患者，其敏感度和特异度可达 99％，但一些透析、免疫功能缺陷和自身免疫性疾病患者可出现抗-HCV 假阳性，此时需检测 HCV RNA 来助于确诊患者是否合并丙肝病毒的感染。抗-HCV 阴转与否不能作为抗病毒疗效的判断指标。

2.HCV RNA 检测　在 HCV 急性感染期，在血清中的病毒基因组水平可达到 105～107 拷贝/ml。在 HCV 慢性感染者中，HCV RNA 水平在不同个体之间存在很大差异，变化范围在 104～106 拷贝/ml，但同一名患者的血液中 HCV RNA 水平相对稳定。①HCV RNA 定性检测：HCV RNA 定性检测的特异性在 98％以上，只要 HCV RNA 定性检测为阳性，即可确证 HCV 感染；②HCV RNA 定量检测：检测血清中 HCV RNA 水平对评估 HCV 感染及抗病毒疗效观察评估提供了重要的依据。定量聚合酶链反应（qPCR）、分枝 DNA（bDNA）、实时荧光定量 PCR 法均可检测 HCV RNA 病毒载量。但 HCV 病毒载量的高低与疾病的严重程度和疾病的进展并无绝对相关性。

3.HCV 基因分型测定　HCV 存在着许多基因型，应用 Simmonds 等 1～6 型分型法最为广泛，HCV 基因型分析具有一定的临床价值，经研究显示 HCV 基因型的意义与其致病性有关，HCV RNA 基因分型结果有助于判定抗病毒治疗的疗效，为患者制定抗病毒治疗的个体化方案具有一定的临床价值，此外研究显示感染 HCV 基因型与 HCC 的发生亦有一定的关系。

4.血清生化检测　慢性丙肝患者当病毒复制，病情活动导致肝细胞损害时血清 ALT、AST 水平升高，但 ALT、AST 水平与 HCV 感染引起的肝组织炎症分度和病情的严重程度不一定平行。慢性丙型肝炎患者中，约 30％ALT 水平正常，约 40％ ALT 水平低于 80U/L（正常值＜40U/L）。虽然大多数患者只有轻度肝损伤的表现，但是患者仍可发展为肝硬化。

5.病理学诊断　目前肝穿刺组织病理学检查仍然是评价肝病严重程度的金标准，不仅可反映肝组织炎症程度，也可诊断肝纤维化程度、评估药物疗效以及预后判断等重要手段。目前仍采用半定量计分方法，将肝组织炎症程度分级（G：0～4），纤维化程度分期（S：0～4）。

**【治疗】**

治疗的目的是最大限度地抑制病毒复制甚至清除病毒，减轻肝组织炎症坏死及纤维化，防止进展为肝硬化，从而改善患者生活质量，减少原发性肝癌的发生。

（一）抗病毒治疗的适应证

只有血清 HCV RNA 阳性的丙型肝炎患者才需要抗病毒治疗。但在决定是否治疗时还应考虑以下几种因素：①血清 ALT 持续升高，肝穿刺病理学检查显示有中度以上炎症坏死、纤维化者进展为肝硬化的可能性较大需要治疗；②血清转氨酶持续正常或仅轻度升高者，肝脏病理组织学轻微炎症无明显纤维化者病情通常进展缓慢，发展为肝硬化的可能性很小，可暂不予治疗，但需要定期监测患者血清 ALT、AST、HCV RNA 的变化，如果肝脏病理组织学在中度以上炎症和明显纤维化者，仍需抗病毒治疗；③代偿性肝硬化者对抗病毒治疗的耐受性和疗效降低，但给予治疗有可能延缓病变的进展，应根据患者的病情和患者的意愿选择是否进行治疗；④失代偿的肝硬化患者难以耐受干扰素的不良反应，因此，不宜治疗；⑤患者对治疗的渴望程度也是决定是否治疗应考虑的因素之一。

**(二)抗病毒治疗**

1.抗病毒治疗药物 慢性丙型肝炎的抗病毒治疗经历了三个阶段,第一阶段是重组 INF-α 的单药治疗,持续病毒学应答率低,只有 19% 左右,第二阶段是重组 INF-α 与利巴韦林联合治疗,将持续病毒学应答率提高到 41% 左右,第三阶段是聚乙二醇化干扰素 α(PEG-IFN-α)与利巴韦林联合应用,使持续病毒学应答率提高到 69% 左右。

聚二乙醇(PEG)干扰素联合利巴韦林的治疗方案是目前治疗慢性丙型肝炎的标准方案,也是现阶段治疗效果最好的方案。干扰素在机体的先天性抗病毒的免疫功能中起重要作用。干扰素附着于肝细胞膜表面受体,激活多种免疫反应的表达,抑制病毒蛋白的转移,使病毒的信息 RNA 失稳定。干扰素也能激活自然杀伤细胞,使树状突细胞成熟,记忆 T 细胞增生,防止 T 细胞凋亡。1991 年起干扰素用于治疗丙型肝炎,但因为药物半寿期只有 6 小时,表示治疗效果的指标持续病毒应答率(SVR,指停药 6 个月后血清测不出 HCV RNA 的百分比)只有不到 20%。近几年将 40kD 的聚乙二醇基团结合于干扰素,使干扰素的吸收和清除减慢,延长药物半寿期,可每周注射一次。现在被批准用于治疗慢性丙型肝炎的聚乙二醇干扰素有两种,都是基因工程制剂。PEG 干扰素 α-2a(商品名 Pegasy,派罗欣,罗氏药厂)和 PEG 干扰素 α-2b(佩乐能,先灵葆雅药厂)。PEG 干扰素与普通干扰素的治疗慢性丙型肝炎的疗效相比,加用利巴韦林治疗 48 周时 HCV RNA 测不出的百分比是 69% vs 28%;随访到 72 周时,HCV RNA 测不出的百分比是 39% vs 19%。

利巴韦林是合成的口服核苷酸类似物,具有抗 DNA 和 RNA 病毒的作用,对 HCV 的作用机制尚未完全阐明。看来利巴韦林的直接对抗病毒复制的作用不是很强,但可导致病毒发生致死性变异;利巴韦林能使肝细胞内的三磷酸鸟苷减少,而三磷酸鸟苷是病毒复制所必须的物质。利巴韦林也有调节免疫功能的作用。单用利巴韦林治疗慢性丙型肝炎时,降低血清 HCV RNA 水平的作用比普通干扰素更差。

2.抗病毒治疗方案 根据 2004 年中华医学会《丙型肝炎防治指南》,现阶段血清 HCV RNA 阳性的慢性丙型肝炎患者的抗病毒治疗方案如下:治疗前应进行 HCV RNA 基因分型(1 型和非 1 型)和血清中 HCV RNA 定量,以决定抗病毒治疗的疗程和利巴韦林的剂量。

(1)HCV RNA 基因为 1 型,或(和)HCV RNA 定量≥2×106 拷贝/ml 者,可选用以下三个方案之一:①联合利巴韦林治疗方案:PEG 干扰素 α-2a 180μg 每周 1 次,皮下注射,联合口服利巴韦林 1000mg/d,至 12 周时检测 HCV RNA。如果 HCV RNA 下降幅度小于 2 个对数级,则考虑停药,因治疗效果差;如 HCV RNA 定性测定为阴性,或定量测定结果为低于最低检测限,继续治疗到 48 周,以争取较好的疗效,即持久的 SVR;如果 HCV RNA 未转为阴性,但 HCV RNA 下降幅度大于 2 个对数级,则继续治疗到 24 周。如果 24 周时 HCV RNA 转阴,可继续治疗到 48 周;如 24 周时未转阴,则停药观察;②普通干扰素联合利巴韦林治疗方案:普通干扰素 α 300 万~500 万单位,隔日 1 次,肌内或皮下注射,联合口服利巴韦林 1000mg/d,建议治疗 48 周;③不能耐受利巴韦林不良反应者的治疗方案:可用普通干扰素、复合干扰素或 PEG 干扰素,方法同上。

(2)基因为非 1 型,和(或)定量<2×10⁶ 拷贝/ml 者,可采用以下方案之一:①干扰素联合利巴韦林治疗方案:PEG 干扰素 α-2a 180μg 每周 1 次,皮下注射,联合应用利巴韦林口服 800mg/d,治疗 24 周;②普通干扰素联合利巴韦林治疗方案:普通干扰素 α 300 万~500 万单位,隔日 1 次,肌内或皮下注射,联合口服利巴韦林 800~1000mg/d,建议治疗 24~48 周;③不能耐受利巴韦林不良反应者的治疗方案:可单用普通干扰素或 PEG 干扰素。

(3)对于治疗后复发或无应答患者的治疗:①对于初次单用普通干扰素治疗后复发的患者,采用 PEG 干扰素 α-2a 180μg 每周 1 次,皮下注射,或普通干扰素联合利巴韦林再次治疗,可获得较高的 SVR(分别为

47％和60％）；②对于初次单用普通干扰素无应答的患者,采用普通干扰素或PEG干扰素联合利巴韦林再次治疗,其SVR较低（分别为12％～15％和34％～40％）；③对于应用普通干扰素和利巴韦林联合疗法无应答或复发的患者,可试用PEG干扰素与利巴韦林联合疗法。

国外资料建议,丙型肝炎病毒1型患者中,体重大于75kg者用利巴韦林的剂量可加大到1200mg/d,小于75kg者用1000mg/d;而治疗基因2和3型的患者用利巴韦林800mg/d,其他4、5、6型的治疗资料不多,通常建议参照1型治疗。

（4）丙型肝炎药物治疗的禁忌证：干扰素和利巴韦林联合治疗的绝对禁忌证包括妊娠,哺乳期,对干扰素或利巴韦林过敏。相对禁忌证包括肝功能失代偿,如血清胆红素浓度大于1.5mg（25μmol/L）,凝血酶原时间大于15秒,国际正常化比值（INR）大于1.7,白蛋白浓度低于34g/L,食管静脉曲张出血,肝性脑病,自发性细菌性腹膜炎,严重的神经精神疾病,冠心病和脑血管疾病,肾衰竭和器官移植史。正在服用毒品和酗酒者不宜用干扰素和利巴韦林作抗病毒治疗。肾功能不全的患者必须调整剂量。伴有HIV感染的丙型肝炎患者病情可迅速加重,所以这类患者,不论ALT和肝穿刺结果如何,只要没有禁忌证,应尽可能在HIV感染的早期进行抗丙型肝炎病毒的治疗。

**（三）基因疗法**

与传统基因治疗不同,基因疗法是指目的基因和宿主细胞的基因不发生整合,暂时表达的目的基因产物,像平常在临床上使用的药物一样,具有一定的治疗作用。

1.RNA干扰（RNAi）　小干扰RNA（siRNA）是分子结构简单、分子质量小、具有催化活性的RNA分子,它能特异性结合并切割病毒RNA,而又不影响宿主细胞RNA,因而在治疗病毒性传染病中有潜在的应用价值。HCV是一种RNA病毒,用目前的抗病毒手段非常容易诱导变异,从而产生耐药性。因此,RNAi技术为HCV感染的治疗提供了一个新途径。

2.病毒抗原编码基因的转基因表达　有学者将与HCV核心区基因互补的cDNA定向克隆于真核表达载体pcDNA3,经肌内注射免疫Balb/C小鼠,动态观察发现,追加免疫2周后抗体即可阳转,并持续大于12周。小鼠脾细胞对HCV核心抗原的刺激指数明显高,证实该基因可诱导细胞免疫应答。这种特异性的细胞免疫应答不仅对预防不同株型的HCV感染具有重要意义,而且对慢性HCV感染患者可能具有治疗作用,有望成为慢性丙型肝炎患者一种理想的免疫治疗措施。

3.反义核酸技术　反义核苷酸包括反义寡聚脱氧核糖核苷酸和反义RNA两种。反义RNA分子在基因表达的调控中具有普遍的意义,它可与其序列互补的靶RNA以碱基对方式结合,阻断其细胞内转运、剪切加工及与核糖体的结合。而且激活内源性的核酶（如RNAseH等）并将其分解,以抑制或阻断某一基因的表达和功能。反义核酸技术已成功地应用于体外HCV感染,使抗HCV的基因治疗取得了许多可喜的成绩。

4.表位疫苗　采用表位抗原而不是大片段的HCV抗原蛋白作为免疫原,可最大限度地避免HCV抗原蛋白的致癌性及某些表位的免疫抑制作用,同时,也可避免针对不合适位点产生的免疫应答而导致的促进病原体免疫逃逸株的形成或加重感染的程度。因此,设计针对HCV单一表位或多表位的基因疫苗免疫策略更为有利。

# 四、丁型病毒性肝炎

**【概述】**

丁型肝炎病毒（HDV）是一种缺陷病毒,其外壳为HbsAg,故常发生HBV和HDV联合感染或重叠感染。如既往未感染过HBV,而且同时暴露于HBV和HDV,则发生联合感染。如既往已感染HBV,现为

HBsAg 无症状携带者或慢性乙肝患者,再感染 HDV 则发生 HDV 重叠感染。联合感染可表现为重症肝炎。急性和慢性的丁型肝炎患者以及 HDV 携带者是本病的传染源。

传染途径主要有两方面:①经血或血制品传播。此为主要传播途径;②日常生活密切接触传播。通过隐性经皮肤或黏膜暴露于含有 HDV 的体液传播。开放性伤口、性交、针刺及食入被 HDV 污染食物也可传播。在卫生条件较差的农村,HDV 传播较迅速。此外,有可能发生 HDV 围产期传播。

HDV 感染呈全球性分布。我国虽属乙肝高发区,但 HDV 感染却不高。关于丁肝流行病学人群特征发病年龄主要是 21～50 岁,尤以 21～40 岁者为最高。男性感染多于女性(4.2∶1)。HDV 感染无明显的时间分布,因其依赖 HBV 的存在而存在。

**【诊断】**

本病主要依靠实验室诊断,主要为检测血清中 HDAg 和抗-HD。

目前多采用酶联免疫法(ELISA)。急性期血清中一过性地出现 HDAg,几天后消失,继之,血清抗-HDIgM 阳性。在慢性 HDV 感染时,抗-HD 滴度较高,主要是抗-HDIgG。持续高滴度抗-HDIgG 是慢性HDV 感染的主要血清学指标。

另外,还可用免疫组化法检测肝组织中 HDAg 以及用 HDVcDNA 探针检测血清中 HDV 的 RNA。此法灵敏度高,可提高血清 HDV 检出率。

**【治疗】**

以护肝对症治疗为主。近年研究表明,IFN-α 似可抑制 HDV-RNA 复制,经治疗后,可使部分病例血清 HDV-RNA 转阴,所用剂量宜大,疗程宜长。具体方法参见乙型肝炎的治疗。

**【有关问题】**

丁型肝炎的预防方法基本与乙肝和丙型肝炎相同,目前尚无特异性预防手段。主要预防措施为广泛接种乙肝疫苗(接种乙肝疫苗可同时预防乙肝和丁肝)。对献血员进行 HBsAg 筛选,防止与 HBV 及 HDV 携带者密切接触,切断 HDV 传播途径。

(齐社成)

# 第二节　自身免疫性肝炎

自身免疫性肝炎(AIH)是一种病因不明的慢性炎症性肝脏病变,以高球蛋白血症、循环自身抗体和病理组织学上有界面性肝炎和汇管区浆细胞浸润为特征。

**【诊断标准】**

*1.临床表现*

(1)女性多见,青少年及绝经期为发病高峰,有种族倾向和遗传背景。

(2)多为慢性起病,病程一般超过 6 个月。

(3)症状:乏力、食欲减退、恶心、右上腹不适或疼痛、腹胀、发热、体重下降等。

(4)体征:黄疸、肝脾肿大、蜘蛛痣、肝掌,晚期出现腹水、食管胃底静脉曲张破裂出血、肝性脑病等。

(5)肝外表现:合并甲状腺炎、类风湿关节炎、溃疡性结肠炎、肺间质纤维化、干燥综合征等自身免疫性疾病。

*2.辅助检查*

(1)实验室检查:①肝功能检测:ALT、AST 升高,血清胆红素升高,凝血酶原时间延长。AKP 无明显升高。②高免疫球蛋白血症:以 IgG 升高为主,超过正常值上限的 1.5 倍。③血清免疫学检测:自身抗体阳性,如抗核抗体(ANA)、抗平滑肌抗体(SMA)、抗肝肾微粒体抗体-1(LKM-1)阳性,成人滴度≥1:80,儿童≥1:20;抗可溶性肝细胞抗原抗体(SLA)、抗肝胰抗体(ALP)等抗体阳性。

(2)肝穿刺活检:中度至重度慢性活动性肝炎,主要表现为汇管区碎屑样坏死、伴有或不伴有小叶肝炎,或小叶中央-门脉的桥样坏死,淋巴细胞和浆细胞浸润。

3.临床分型

(1)Ⅰ型自身免疫性肝炎:占自身免疫性肝炎 80%,70% 为女性。特点是 ANA 和 SMA 阳性,其中 SMA 的亚型抗肌动蛋白抗体具有高度特异性。

(2)Ⅱ型自身免疫性肝炎:占 5%,特点是 LKM-1 和肝细胞浆-1 抗体(LC-1)阳性。一般不与 ANA 和 SMA 同时出现,多见于儿童,进展快,暴发型肝炎多见,易发展为肝硬化。部分患者出现抗壁细胞抗体、抗胰岛素抗体和抗甲状腺抗体。本型可能与丙型病毒性肝炎有一定相关性,故据此分为两型。①Ⅱa型:无丙型肝炎感染指标。临床表现同经典的自身免疫性肝炎。②Ⅱb型:多有确切的丙型肝炎感染,具有相应的慢性病毒性肝炎表现。男性较多,年龄偏大。

(3)Ⅲ型自身免疫性肝炎:特点是 SLA 和抗肝胰抗体(LP)阳性,多无 LKM-1 和 ANA。由于 11% 的Ⅰ型患者 SLA 阳性,故认为Ⅲ型自身免疫性肝炎可能是Ⅰ型的变异型。

**【治疗原则】**

1.一般治疗　限制体力活动、禁酒、忌用损肝药物、营养支持治疗。

2.免疫抑制剂　单用糖皮质激素或低剂量糖皮质激素与硫唑嘌呤或环孢素合用,疗程 2 年左右。Ⅱb型自身免疫性肝炎可用干扰素治疗。

3.熊去氧胆酸　有免疫调节、保护肝细胞和清除脂溶性胆盐作用。

4.晚期患者可行肝移植术。

(张　跃)

# 第三节　肝硬化腹水

## 一、概况

肝硬化门脉高压是腹水形成的主要病因,肝硬化患者一旦出现腹水,标志着肝硬化已进入失代偿期(中晚期)。若腹水未得到有效的治疗,将引起有效血容量下降、肾血流量减少、肾功能衰竭、电解质失衡等一系列病理生理改变,从而影响患者的生活质量和长期预后。

## 二、发病机制

腹水形成的机制为钠、水的过量潴留。

1.门静脉压力增高　门静脉系统阻力增加和门静脉血流量增多引起门脉高压,门脉高压引起周围血管扩张和动脉有效血容量下降,促发神经体液因素,通过反射系统刺激交感神经系统和肾素血管紧张素醛固酮系统,导致持续性腹水形成,门静脉压力超过 $300mmH_2O$ 时,腹腔内脏血管床静水压增高,组织液吸收减少而漏入腹腔。

2.低白蛋白血症 白蛋白低于30g/L时,血浆胶体渗透压降低,血液成分外渗。

3.淋巴液生成过多 肝静脉回流受阻时,血浆从肝窦壁渗透至窦旁间隙,肝淋巴液生成增多,超过胸导管引流的能力,淋巴液从肝包膜和肝门淋巴管渗出至腹腔。

4.肝硬化腹水患者继发性醛固酮和抗利尿激素分泌增多 醛固酮增多致肾钠重吸收增加,抗利尿激素分泌增多使水的重吸收增加。

5.有效循环血容量不足 致交感神经活动增加,前列腺素、心钠素及激肽释放酶-激肽活性降低,从而导致肾血流量、排钠和排尿量减少。

上述多种因素,在腹水形成和持续阶段所起的作用有所侧重,其中肝功能不全和门静脉高压贯穿整个过程。

## 三、临床表现

腹水的早期只有轻微的腹胀,腹水逐渐增多后出现腹部膨隆,腹围增大,体重增加,但出现大量腹水时腹部状如蛙腹,行走困难,有时膈显著抬高,出现呼吸困难和脐疝,腹水通过膈淋巴管或经瓣性开口进入胸腔常常引起右侧胸水。查体移动性浊音阳性时,腹水至少已有1500ml,若腹水量少移动性浊音可疑,则需行腹部B超检查明确有无腹水。

## 四、腹水的实验室检查

对于首次发现腹水的患者,腹水检查的目的是通过了解腹水的性质,明确引起腹水的病因。腹水检查包括腹水细胞计数、分类、总蛋白、白蛋白、细菌培养、药物敏感性测定等。血清腹水白蛋白梯度(SAAG)在腹水分类上优于基于渗出液/漏出液概念的总蛋白,以及修改后的胸水渗出液/漏出液标准 SAAG 为同一天获取的血清白蛋白浓度减去腹水白蛋白浓度,如 SAAG≥1.1g/dl(11g/L),患者有门静脉高压,其准确性达97%,患者有门静脉高压同时有引起腹水的其他病因,SAAG 同样≥1.1g/dl。腹水多型核白细胞计数≥0.25×10$^9$/L 需考虑腹水感染,可行腹水培养明确,使用培养皿行床旁腹水培养,可提高腹水培养的阳性率。化验腹水总蛋白、乳酸脱氢酶(LDH)和葡萄糖,可以协助鉴别自发性细菌性腹膜炎和继发性细菌性腹膜炎,腹水癌胚抗原>5ng/ml,或碱性磷酸酶>240u/L 可确诊为消化道穿孔形成腹水。

## 五、治疗

国际腹水俱乐部建议;无并发症的腹水,其治疗选择应与基于量化标准(表5-2)的腹水分级相联系。

表 5-2 腹水分级和治疗建议

| 腹水分级 | 定义 | 治疗 |
| --- | --- | --- |
| 1级腹水 | 少量腹水,仅通过超声检测到 | 无需治疗 |
| 2级腹水 | 中量腹水,明显的中度对称性腹部膨隆 | 限制钠的摄入和利尿剂 |
| 3级腹水 | 大量或严重腹水,显著的腹部膨隆 | 腹腔穿刺大量放液,随后限制钠的摄入和利尿剂(除非患者为顽固性腹水) |

1.一般治疗 包括卧床休息、限制水和盐的摄入。多数病人无须限制液体摄入,而限制盐的摄入可以

减轻病人的水钠潴留,水钠潴留是腹水形成的重要病理机制。轻度钠潴留患者钠的摄入限制在 2g/d,应用利尿剂时,可适度增加钠的摄入,但过度限钠严重影响病人食欲,对改善病人营养状态是极其不利的。肝硬化腹水出现重度的低钠血症应限水,血钠<120～125mmol/L 是限水的合理界限,肝硬化低钠血症除非血钠<110mmol/L 或血钠快速的下降通常是无症状的。近年来临床实践中发现长期限钠对肝硬化腹水消退并无帮助,常见的慢性低钠血症极少数有严重危害,快速纠正低钠血症可能更有害,易增加各种并发症的发生率。发生低钠血症的主要原因:①肝硬化患者过分强调低盐饮食,导致摄钠减少。②长期大剂量利尿剂的使用,大量放腹水,呕吐、腹泻、上消化道出血等,使钠的排出增加。③肝硬化患者的醛固酮、抗利尿激素水平升高,导致水、钠潴留。④肝功能异常时肝细胞的 $Na^+$-$K^+$-ATP 酶功能障碍,细胞内钠不能主动转运到细胞外,钾不易进入细胞内,使细胞外液钠减少。出现稀释性低钠血症时,体内钠的实际含量并不减少,所以不宜补钠,否则补钠后会很快渗入浆膜腔导致腹水迅速增多,此时应予限水(800～1000ml/d)。低钠性低钠血症,此时体内钠的实际含量减少,应积极补钠,轻度患者可用口服法补充(如服用盐胶囊),中重度患者需静脉补充。临床上可根据下列公式计算静脉补钠量:补钠量(mmol)=［142(mmol/L)－实测血清钠(mmol/L)］×0.6×体重(kg),先补给计算量的 1/3～1/2,然后根据血钠水平及患者临床表现来调整。对于急性重症低钠血症(血钠<125mmol/L)可酌情给予 3％氯化钠溶液,但输注速度不能过快,一般以每小时升高 0.5mmol/L 为宜,输注过快(>2.0mmol/L)或过慢(<0.7mmol/L)均可能发生脑桥髓质溶解,增加病死率,24h 内总量不宜超过 20mmol/L。

2.利尿治疗　螺内酯有拮抗醛固酮作用,在肝硬化腹水治疗中应作为首选,长期单独使用易造成高钾血症,呋塞米是一种强效袢利尿剂,单独应用易致低钾血症,二者按 100mg/40mg 比例合用,有利于维持血钾正常水平,同时两者还有协同作用,最大剂量螺内酯为 400mg/d 和呋噻米为 160mg/d。使用利尿剂时肝硬化腹水无外周水肿的患者体重下降在 0.5kg/d 以内为宜,肝硬化腹水有外周水肿者体重下降在 0.5～1.5kg/d 为宜。一旦出现低钠血症(血钠<120mmol/L)、肝性脑病、肌酐>120mmol/L 应停用利尿剂。托拉塞米和布美他尼属于新型袢利尿剂,对血容量剧减敏感者尤为适用。多巴胺、呋塞米联合腹腔内注射在治疗难治性腹水时有一定的作用。在治疗过程中,应注意根据利尿剂的不同作用机制与患者的具体情况合理使用利尿剂,防止利尿过度导致电解质紊乱、肝性脑病、肝肾综合征等并发症。

3.改善肾功能　受体阻断剂酚妥拉明可以降低门静脉压力,提高肾小球滤过率,使利尿剂充分发挥作用。血管紧张素抑制剂卡托普利,使肾脏排钠增加,达到利尿、消除水肿的目的。

4.纠正低白蛋白血症、补钾镁　通过输入人血白蛋白和新鲜冰冻血浆补充血浆胶体渗透压,促进腹水消退。肝硬化腹水患者常合并低钾血症,低钾血症时细胞内钾离子沿浓度梯度流出细胞外,细胞外钠离子进入细胞内,使血钠降低,故纠正低钠的同时需要补钾。另外,镁盐有助于激活钠泵,提高血钠水平,首选门冬氨酸钾镁静脉滴注。

5.抗感染　肝硬化腹水患者由于免疫系统、肠道功能的降低,易并发自发性腹膜炎,治疗主要包括迅速有效的控制感染,怀疑腹水感染的患者应保证相对广谱的抗生素治疗直至细菌敏感性结果出现。腹水中性粒细胞计数≥250 个/mm³(0.25×10⁹/L)的患者应接受经验性抗感染治疗,如第三代头孢菌素,首选头孢噻肟钠 2g/8h 静脉注射。对于既往无喹诺酮类药物使用史,无呕吐、休克,2 级或 2 级以上的肝性脑病或血肌酐>3mg/dl 的住院患者,可考虑口服氧氟沙星(400mg bid)以替代静脉注射头孢噻肟钠。腹水中性粒细胞计数<250 个/mm³(0.25×10⁹/L),有感染的症状或体征(如体温>37.8℃或腹痛或肌紧张)的患者,在等待培养结果的同时亦要接受经验性抗感染治疗,如静脉注射头孢噻肟钠 2g/8h。如果肝硬化患者的腹水中性粒细胞计数≥250 个/mm³(0.25×10⁹/L)且高度怀疑继发性腹膜炎时,还要化验腹水总蛋白、乳酸脱氢酶、糖和革兰染色,癌胚抗原,碱性磷酸酶等,以鉴别 SBP 和继发性腹膜炎。对腹水中性粒细胞计数≥

250 个/mm³ 并临床怀疑 SBP 的患者,有血肌酐>1mg/dl,血尿素氮>30mg/dl 或总胆红素>4mg/dl,可在检查后 6h 内应用白蛋白 1.5g/kg,并在第 3 天给予白蛋白 1.0g/kg。自发性腹膜炎的预防,肝硬化胃肠道出血的患者应予 7 天的静脉注射头孢曲松或 7 天的每日 2 次口服诺氟沙星,以预防细菌感染。一次 SBP 发作后生存下来的患者,应接受每天口服诺氟沙星(或甲氧苄氨嘧啶/磺胺甲噁唑)长期预防性治疗。对有肝硬化和腹水但没有胃肠道出血的患者,如腹水蛋白<1.5g/dl 并且至少具有以下一项:血肌酐>1.2mg/dl、血尿素氮>25mg/dl、血钠<130mEq/L 或 Child-Pugh>9 分和血清胆红素>3mg/dl,长期应用诺氟沙星(或甲氧苄氨嘧啶,磺胺甲噁唑)是合理的。间歇给予抗生素预防细菌感染疗效差于每日给予抗生素(由于发展至细菌耐药),因此首选每日给予抗生素使用。

6.顽固性腹水的处理 按照国际腹水俱乐部的标准,顽固性腹水定义为"腹水不能被动员或治疗后(如 LVP 后)早期复发而无法通过药物治疗有效的预防"。顽固性腹水的诊断标准见表 5-3。

**表 5-3 肝硬化顽固性腹水的诊断标准**

利尿剂抵抗性腹水:由于对限钠和利尿剂治疗无应答,腹水不能被动员或治疗后早期复发而不能被预防

利尿剂难治性腹水:由于发生利尿剂诱导的并发症而妨碍有效的利尿剂剂量使用,腹水不能被动员或治疗后早期复发而不能被预防

必要条件

1.疗程:患者必须强化利尿剂治疗(螺内酯 400mg/d 和呋塞米 160mg/d)至少 1 周,并且限制钠盐饮食<90mmg/d

2.无应答:平均体重减少<0.8kg 超过 4d,并且尿钠排出<钠的摄入

3.早期腹水复发:首次动员 4 周内再现 2 或 2 级经上的腹水

4.利尿剂诱导的并发症:利尿剂诱导的肝性脑病是指在缺乏任何其他诱发因素的情况下发生脑病。利尿剂诱导的肾损害是指对治疗应答的腹水患者血肌酐升高大于 10%>2mg/dl 利尿剂诱导的低钠血症定义为血清钠下降>10mmol/L 或血清钠<125mmol/L。利尿剂诱导的低或高钾血症定义为,尽管采取了适当的措施,血钾<3mmol/L 或者 6mmol/L

腹腔穿刺放液、输注白蛋白:对于难治性大量腹腔积液病人,若无其他并发症,大量放腹水可明显缓解症状,提高病人生活质量。在大量放腹水时或是放腹水后应补充白蛋白,每升腹水补充 8~10g 白蛋白。一次放腹水低于 5L 时不需要补充白蛋白。难治性腹水的形成应高度警惕腹腔感染、电解质紊乱、有效循环血容量较少,肾灌注不足等原因。

7.腹水超滤浓缩回收 有腹水超滤浓缩腹腔回输和腹水超滤浓缩静脉回输两种,滤出有害物质,保留有用成分,重新输回腹腔或静脉,发挥清除腹水和扩容两方面作用。使用前应化验腹水常规,行腹水细菌培养及腹水病理学检查,不能将感染性、癌性腹水回输。

8.经颈静脉肝内门体分流术 对于一些顽固性腹水的患者,可行经颈静脉肝内门体分流术(TIPS),TIPS 是 20 世纪 80 年代末开始应用于临床的一项介入技术,即通过右侧颈内静脉,用金属支架在肝实质内建立起肝静脉与门静脉主要分支间的分流通道,使门静脉压力低于 12mmHg,可以减少内脏和肝脏微循环压力,增加肾小球滤过率,也可以间接降低 RASS 系统活性、增加尿钠排泄,由于并发症较多,目前不作为首选方法,仅用于无严重肝功能衰竭、无肝性脑病放、腹腔积液不能解决问题者。

9.肝移植 2 年内 50% 的肝硬化腹水患者死亡,难治性腹水患者的死亡率更高,而进行肝移植后 3~5 年的生存率高达 70% 以上。

(丁秀婷)

# 第四节　脂肪性肝病

脂肪性肝病是由多病因所引起的脂肪在肝脏过度蓄积的临床病理综合征。正常人肝内总脂量占肝脏湿重的 2%～4%，包括磷脂、甘油三酯及胆固醇。在疾病状态下，肝内脂肪储量超过 5%，而且其构成发生改变，即以甘油三酯蓄积增多为主。磷脂、胆固醇或胆固醇酯蓄积增多见于某些遗传代谢性疾病，如脑糖苷累积病（Gaucher 病）、神经节糖苷累积病（Tay-Sach 病）和胆固醇酯病（Wolman 病）等。

脂肪性肝病通常根据病因分为两类：酒精性脂肪性肝病（AFLD）和非酒精性脂肪性肝病（NAFLD）。前者是酒精性肝病的一个类型，后者是指除外酒精和其他明确的肝损害因素所致的以弥漫性肝细胞大泡性脂肪变为主的临床病理综合征，包括单纯性脂肪性肝病以及由其演变的脂肪性肝炎和肝硬化。胰岛素抵抗和遗传易感性与其发病关系密切。

## 【诊断标准】

1.临床表现

（1）病史：可追寻到致脂肪肝的病因因素：肥胖、乙醇、药物、全胃肠外营养、糖尿病、高脂血症、病毒感染、遗传性疾病（如肝豆状核变性、糖原累积病）等。

（2）症状：除原发病外，可无自觉症状，也可有乏力、食欲减退、右上腹痛、腹胀、恶心、腹泻等消化不良症状；发展到肝硬化阶段出现其相应症状。

（3）体征：多数肝肿大，轻度压痛，少数出现肝掌、蜘蛛痣、黄疸、脾肿大，晚期出现肝硬化相应的体征。

（4）可有体重超重和（或）内脏性肥胖、空腹血糖升高、血脂紊乱、高血压等代谢综合征相关症状。

2.辅助检查

（1）实验室检查

1）肝功能检测：血清 ALT、AST、GGT 轻度至中度升高（小于 5 倍正常值上限），AKP 升高，血清胆红素升高，凝血酶原时间延长。

2）血脂紊乱：甘油三酯（TG）、总胆固醇（TCH）、低密度脂蛋白（LDL）升高，高密度脂蛋白（HDL）减低，载脂蛋白（Apo $A_1$、Apo B）升高。

（2）影像学诊断

1）B 超诊断

①肝区近场回声弥漫性增强，远场回声逐渐衰减。

②肝内血管结构显示不清。

③肝脏轻度至中度肿大，边角圆钝。

④彩色多普勒血流显像提示肝内血流信号减少或不易显示。

⑤肝右叶包膜和横膈回声不清或不完整。

B 超脂肪肝严重度判定标准如下：

轻度脂肪肝：具备上述第 1 项和第 2～4 项中一项者。

重度脂肪肝：具备上述第 1 项和第 2～4 项中两项者。

重度脂肪肝：具备上述第 1 项和第 2～4 项中两项以及第 5 项者。

2）CT 诊断：弥漫性肝脏密度减低，肝/脾 CT 值比值≤1。弥漫性肝脏密度减低，肝/脾 CT 值比值≤1，但＞0.7 者为轻度；肝/脾 CT 值比值＜0.7，但＞0.5 者为中度；肝/脾 CT 值比值≤0.5 者为重度。

（3）肝活检组织:病理学诊断非酒精性脂肪性肝病根据肝组织是否伴有炎症反应和纤维化分为以下类型。

1)单纯性脂肪肝:根据肝细胞脂肪变性占据所获取肝组织标本量的范围分为 4 度（$F_0 \sim F_4$）。

2)非酒精性脂肪性肝炎:根据炎症程度分为 3 级（$G_0 \sim G_3$）;根据纤维化的范围和形态分为 4 期（$S_1 \sim S_4$）。

3)非酒精性脂肪性肝炎相关性肝硬化:肝小叶结构完全毁损,代之以假小叶形成和广泛纤维化,大体为小结节性肝硬化。根据纤维间隔有否界面性肝炎,分为活动性与静止性。

**【治疗原则】**

以下治疗针对非酒精性脂肪性肝病。

1.去除病因或相关危险因素,防治导致脂肪肝的原发病。

2.基础治疗　制定合理的能量摄入及饮食结构调整.中等量有氧运动,纠正不良的生活方式和行为。

3.避免加重肝脏损害　防止体重急剧下降、滥用药物和其他可能诱发肝病恶化的因素。

4.减肥　体重超重、内脏型肥胖和短期内体重增加迅速的非酒精性脂肪性肝病患者均应通过改变生活方式控制体重、减少腰围。基础治疗 6 个月体重下降每月控制在 0.45kg 以下,体重指数（BMI）大于 27 合并血脂、血糖、血压等两项以上指标异常,可考虑加用西布曲明或奥利司他等减肥药。每周体重下降不宜超过 1.2kg。体重指数大于 $35kg/m^2$ 合并睡眠呼吸暂停综合征等肥胖相关疾病者,可考虑近端胃旁路手术减肥。

5.胰岛素增敏剂　合并 2 型糖尿病、糖耐量损害、空腹血糖升高和内脏型肥胖者可考虑用二甲双胍或噻唑烷二酮类药物改善胰岛素抵抗。

6.调血脂药　血脂紊乱经基础治疗和（或）应用减肥降糖药物 3～6 个月以上,仍有混合性高脂血症或高脂血症合并 2 个以上危险因素者,需考虑加用他汀类等降脂药。在其用药期间定期监测肝功能。

7.肝病辅助用药　适于伴肝功能异常、代谢综合征,经基础治疗 3～6 个月仍无效,以及肝活检证实为非酒精性脂肪性肝炎和病程呈慢性进展性经过者,酌情应用抗氧化、抗炎、抗纤维化药物,如多烯磷脂酰胆碱、维生素 E、水飞蓟素及熊去氧胆酸等。益生菌类制剂有助于调整肠道菌群平衡,维护肠道屏障功能和肝脏功能。

8.肝移植术　适于非酒精性脂肪性肝炎相关终末期肝病和部分隐源性肝硬化肝功能失代偿患者。

（王　鑫）

# 第五节　酒精性肝病

酒精性肝病是由于长期大量饮酒所引起肝脏疾病。初期通常表现为脂肪肝,进而发展为酒精性肝炎和酒精性肝硬化。严重酗酒可诱发广泛肝细胞坏死甚至肝功能衰竭。

**【诊断标准】**

1.病史　有长期饮酒史,一般超过 5 年,折合乙醇量,男性≥40g/d,女性≥20g/d,或 2 周内有大量饮酒史,折合乙醇量>80g/d。

乙醇量换算公式:乙醇量（g）＝饮酒量（ml）×乙醇含量（%）×0.8。

2.临床表现

（1）症状:可无症状,也可有乏力、肝区痛和食欲减退、恶心、腹胀、腹泻等消化不良症状;发展到肝硬化阶段出现其相应症状。严重者发生急性肝功能衰竭。

（2）体征：多数肝肿大，轻度压痛，部分患者出现肝掌、蜘蛛痣、黄疸、脾肿大，晚期出现肝硬化相应的体征。

**3.实验室检查**

（1）肝功能检测：血清 AST、ALT、GGT 升高，AST/ALT 比值升高（＞2 有助于诊断），AKP 升高，血清总胆红素升高，凝血酶原时间延长。禁酒后上述指标明显下降，一般 4 周内基本恢复正常。血清白蛋白（A）、血清白蛋白/球蛋白（A/G）比值降低。

（2）平均红细胞容积（MCV）升高。

（3）血脂紊乱：甘油三酯（TG）、总胆固醇（TCH）、低密度脂蛋白（LDL）升高，高密度脂蛋白（HDL）减低，载脂蛋白（Apo $A_1$、Apo B）升高。

（4）联合检测肝纤维化参考指标：包括透明质酸、Ⅲ型胶原、Ⅳ型胶原、层黏蛋白等。

**4.影像学诊断**

（1）B 超诊断

1）肝区近场回声弥漫性增强，远场回声逐渐衰减。

2）肝内血管结构显示不清。

3）肝脏轻度至中度肿大，边角圆钝。

4）彩色多普勒血流显像提示肝内血流信号减少或不易显示。

5）肝右叶包膜机横膈回声不清或不完整。

B 超脂肪肝严重度判定标准如下：

轻度脂肪肝：具备上述第 1 项和第 2～4 项中 1 项者。

重度脂肪肝：具备上述第 1 项和第 2～4 项中 2 项者。

重度脂肪肝：具备上述第 1 项和第 2～4 项中 2 项及第 5 项者。

（2）CT 诊断：弥漫性肝脏密度减低，肝/脾 CT 比值≤1。弥漫性肝脏密度减低，肝/脾 CT 比值≤1，但＞0.7 者为轻度；肝/脾 CT 比值＜0.7，但＞0.5 者为中度；肝/脾 CT 比值≤0.5 者为重度。

（3）肝活检组织病理学诊断：酒精性肝病病理组织学特点为大泡性或大泡性为主伴小泡性肝细胞脂肪变性，根据肝组织是否伴有炎症反应和纤维化分为以下类型：

1）单纯性脂肪肝：根据肝细胞脂肪变性占据所获取肝组织标本量大小范围分为 4 度（$F_0$～$F_4$）。

2）酒精性肝炎肝纤维化：根据炎症程度分为 3 级（$G_0$～$G_3$）；根据纤维化的范围和形态分为 4 期（$S_1$～$S_4$）。

3）酒精性肝硬化：肝小叶结构完全毁损，代之以假小叶形成和广泛纤维化，大体为小结节性肝硬化。根据纤维间隔有否界面性肝炎，分为活动性与静止性。

**5.临床分型**　符合酒精性肝病临床诊断标准者，临床分型如下：

（1）轻型酒精性肝病：实验室检查、影像学和病理组织学检查基本正常或轻微异常。

（2）酒精性脂肪肝：影像学检查符合脂肪肝诊断标准，血清 AST、ALT 或 GGT 轻微升高。

（3）酒精性肝炎：血清 AST、ALT 或 GGT 升高，可有血清胆红素升高。重症乙醇性肝炎是指乙醇性肝炎合并上消化道出血、肝性脑病、肺炎、急性肾功能衰竭及（或）伴内毒素血症者。

（4）酒精性肝纤维化：症状和影像学不典型、未做病理组织学检查时，应结合饮酒史、肝纤维化血清学指标、GGT、AST/ALT 比值、血脂、铁蛋白、$\alpha_2$ 巨球蛋白、稳态膜式胰岛素抵抗等综合指标判断。

（5）酒精性肝硬化：有肝硬化的临床表现和血清生化检验指标的改变。

**【治疗原则】**

1.戒酒　为治疗基本措施。注意戒酒过程中戒断综合征,包括乙醇依赖者出现的神经精神症状,急性发作时常有四肢抖动和出汗,重者抽搐或癫痫样发作。

2.营养支持　制定合理的能量摄入及饮食结构调整,提供高蛋白、低脂肪饮食,适当补充维生素 B、维生素 C、维生素 K 和叶酸。

3.肝病辅助用药　酌情应用抗氧化、抗炎、抗纤维化药物,如多烯磷脂酰胆碱、维生素 E、水飞蓟素及熊去氧胆酸。但不宜同时应用上述多种药物。益生菌类制剂有助于调整肠道菌群平衡,维护肝脏功能。

4.积极防治酒精性肝硬化的并发症　如消化道出血、自发性腹膜炎、肝性脑病、肝肾综合征、肝肺综合征和肝细胞癌等。

5.肝移植术　适于肝硬化肝功能失代偿重症患者。

(李建伟)

# 第六节　药物性肝损害

药物性肝损害是指由于药物和(或)其代谢产物引起的肝脏损害。可以发生在以往没有肝病史的健康者或原来就有严重疾病的病人。据报道多种药物和化学毒素以及越来越多的中草药可引起药物性肝病,药物性肝损害的年发病率在 1/100000 到 10/100000,且逐年增高,占所有黄疸住院病人的 2%,占暴发性肝功能衰竭中的 10%～20%,占药物毒副作用的 10%。在西方国家,药物性肝损害是急性肝功能衰竭和肝移植的主要原因。

## 一、药物性肝损害的发病机制

肝脏是药物代谢和生物转化的主要场所。药物在体内的代谢受遗传、年龄、性别、激素水平、细胞活动状态等因素的影响,这些因素均影响药物性肝损害的发生。另外,潜在的肝脏疾病、环境因素、局部氧供也影响肝损害的发生。引起药物性肝损害的主要途径,包括肝细胞坏死和(或)凋亡,两者之间无明显界限。药物引起肝损害的机制分两种:直接毒性作用和特异质反应。直接毒性作用引起的肝损害取决于药物剂量,具有可预测、可复制性;特异质反应多没有明显的量效关系,在动物实验中不易复制。以下简要概述药物性肝损害的几种重要机制。

### (一)药物的直接毒性作用

药物经过肝脏生物转化作用第一相,通过细胞色素 P450 产生大量毒性代谢产物(如亲电子基、自由基、氧自由基等),毒性产物与肝细胞共价结合或造成脂质过氧化,直接损伤细胞或诱发免疫损伤。如扑热息痛在推荐剂量下,能与葡萄糖醛酸和硫酸盐结合而解毒;用量过大时,其大部分被葡萄糖醛酸和硫酸盐结合代谢,仅一小部分被 CYP 2E1 降解为高活性代谢产物 N-乙酰苯醌亚胺(NAPQI),而 NAPQI 被 GSH结合解毒。如果肝内的扑热息痛超过 12～15g,超过谷胱甘肽的结合能力,未结合的 NAPQI 共价结合到细胞或线粒体蛋白,引起肝细胞坏死。如 CYP 2E1 高表达或 GSH 不足(如长期饮酒、营养不良、之前服用巴比妥),甚至在治疗剂量下 NAPQI 形成明显增加,在耗竭了肝内储备的 GSH 后,引起严重肝损害。

### (二)药物的特异质反应

有些药物作用于胆小管上的转运蛋白,引起胆管阻塞、胆汁淤积,但可能很少发生肝细胞损害,常称为毛细胆管型,典型药物如口服避孕药;而少数情况下,患者可合并有细胞内病变,考虑是由胆酸的毒性作用逐渐积累而引发细胞损伤(肝细胞毛细胆管型)。已有研究者在小鼠肝细胞实验中发现,非水溶性甘氨鹅脱氧胆酸可导致肝细胞凋亡,并进一步证实其是通过刺激细胞内 Fas 转运至浆膜并聚集,激活的 Fas 受体复合物引发半胱氨酸天冬氨酸特异性蛋白酶级联反应,导致核碎裂、细胞凋亡。

**特异质反应** 特异质反应可发生在任何药物的治疗剂量。有几种机制已阐明,包括 TNF-α 介导的凋亡、线粒体功能的抑制、新抗原的形成。可分为两型:过敏反应(免疫特异质肝损害)和代谢异常(代谢特异质肝损害)两类:

1.**免疫特异质肝损害** 可能与药物代谢相关。机制如下:药物或其活性代谢产物与内源性蛋白质共价结合形成免疫复合物,正常情况下,机体对此类复合物具有免疫耐受,但是当肝细胞被破坏、死亡或出现炎症反应时,此种免疫复合物释放到细胞外,产生特异性抗体或诱导相应的活化 T 细胞增殖,引起细胞免疫和(或)体液免疫,最终通过 Fas 或穿孔素介导肝细胞凋亡。典型药物为氟烷类麻醉药、苯妥英钠、阿奇霉素。免疫介导的肝细胞损伤或变态反应可能在抗甲状腺药物致肝功能损害中起重要作用。因过敏反应在大多数患者中缺乏,有时很难区分中毒性或是过敏性的情况。

2.**代谢特异质肝损害** 多与 CYP 系统相关,因正常人 CYP 酶的特异性基因的等位基因发生点突变、缺失、插入及融合突变等,引起该基因产物(药物代谢酶)遗传多态性造成代谢能力低下,致药物原型或中间代谢产物蓄积而发病,另外可能与某些疾病的易感性和致癌性有关。机制:①经过 CYP450 酶催化后失活的药物抑制 CYP450 导致其活性降低或消失,引起过量原型药物在体内蓄积中毒。②CYP 酶激活,产生中间代谢产物(亲电子)嗜酸性粒细胞浸润、单纯性淤胆、破坏性胆管病变、肝血管损害病变及肉芽肿性肝炎等;偶尔因再次给药,迅速激发疾病复燃。

# 二、临床表现和病理分型

药物性肝损害临床表现变化较大,一般按临床表现分为亚临床药物性肝损害、急性药物性肝损害、慢性药物性肝损害,有些药物甚至会引起多种损害。临床多见的是类似急性黄疸型肝炎和胆汁淤积性肝病的表现。急性肝炎为常见类型,占 90% 的病例。又分为急性肝细胞性肝炎、胆汁淤积和混合型急性肝炎。

## (一)亚临床药物性肝损害

许多药物可引起无症状的肝脏酶升高。如血清 ALT 升高小于正常上限的 3 倍,被认为是药物性肝损害的亚临床肝损害。有报道某些抗生素、抗抑郁药、降脂药、磺胺药、水杨酸药物、磺脲类药物引起亚临床肝病。其他药物又被报道有更高的无症状的 ALT 水平升高,如异烟肼(达 20%),他克林(达 50%)。

## (二)急性药物性肝损害

急性药物性肝损害是药物性肝损害最常见的一种。急性肝损害可表现为肝炎型、胆汁淤积型或混合型,另有少数表现为脂肪变性。最常见的是用抗生素后再用醋氨酚。阿莫西林克拉维酸钾是常见引起药物性肝损害的抗生素,其肝毒性模式属于胆汁淤积。然而,年轻人短期应用阿莫西林克拉维酸钾多表现为肝炎型,而在长期用药的老年患者多表现为胆汁淤积型或混合型。

1.**急性肝炎型** 药物引起的急性肝细胞损害,临床表现与病毒性肝炎相似,常见乏力、纳差、恶心、呕吐、上腹不适、黄疸,病程中无发热,可表现为肝脏肿大伴压痛。轻者表现为无黄疸型肝炎,重者出现肝衰竭,并发肝昏迷甚至死亡。实验室检查表现为血清转氨酶(ALT、AST)升高,可有凝血酶原时间延长。包括肝细胞坏死和凋亡、脂肪变性,细胞变性。肝细胞的坏死程度不一,可表现为点状坏死、灶性坏死,重者表现为带状坏死或片状坏死。不同药物引起的肝脏病理改变有差异。如氟烷引起肝小叶中心性坏死,异烟肼、甲基多巴引起弥漫性肝损害。

2.急性淤胆型 胆汁淤积型药物性功能损害,类似于肝外胆管阻塞引起的黄疸。病人很少感到不适,常见症状是黄疸和瘙痒。实验室检查表现为碱性磷酸酶和胆红素增高,血清转氨酶轻度增高(通常低于正常上限 8 倍)。单纯淤胆型肝损害预后好于肝炎型。病理学改变分为 4 种。

(1)毛细胆管型:常由合成的类固醇或口服避孕药引起。多在服药后 1～2 个月内出现。表现为小叶中心区肝内淤胆,或伴有轻度肝细胞炎症反应。转氨酶正常或轻度增高,轻度黄疸,碱性磷酸酶明显增高。

(2)肝毛胆管型:常由含卤素的环状化合物引起,如卡托普利、氯丙嗪、双氯西林等。表现为汇管区炎症、明显胆汁淤积,仅有淤胆区的肝细胞损害。临床症状可表现为过敏。血清转氨酶可从正常到升高 8 倍,碱性磷酸酶升高 3～10 倍。

表 5-4 急性药物性肝损害临床病理分型

| 临床病例分类 | 有关药物 |
|---|---|
| 急性肝炎型 | 阿卡波糖,对乙酰氨基酚,别嘌呤醇,阿司匹林,安非他,酮溴芬,双氯芬酸,乙醇,氟西汀,氟烷,异烟肼,酮康唑,赖诺普利,氯沙坦,甲基多巴,奈法唑酮,奈韦拉平,帕罗西汀,苯妥英钠,吡嗪酰胺,利福平,利培酮 |
| 急性淤胆汁型 | 血管紧张素酶抑制剂,阿莫西林/克拉维酸钾,合成类固醇,硫唑嘌呤,氯丙嗪,氯吡格雷,阿糖胞苷,红霉素,雌激素,乙醇,厄贝沙坦,吩噻嗪类,舒林酸,特比萘芬,三环类抗抑郁药 |
| 混合型 | 阿米替林,硫唑嘌呤,卡托普利,卡马西平,克林霉素,赛庚啶,依那普利,氟他胺,布洛芬,呋喃妥因,苯巴比妥,吩噻嗪类,苯妥英,磺胺类,曲唑酮,维拉帕米 |
| 急性脂肪变性 | 四环素,胺碘酮,樟脑,可卡因,吡罗昔康,托美丁,丙戊酸,齐多夫定,司他夫定,去羟肌苷,一些中草药 |

3.混合型 混合型肝损害较常见,表现为肝细胞损害的症状和黄疸。转氨酶及碱性磷酸酶均升高。病理表现兼有肝细胞损害和淤胆型表现。这种肝损害患者易于发展为慢性肝病。

4.急性脂肪变性 药物引起的肝脏脂肪变性急性较少见,更多表现为慢性脂肪变性。其临床特征与怀孕后的急性脂肪肝或 Reye 综合征相似,表现为用药 3～5d 后出现恶心、呕吐、厌食、上腹痛、黄疸和肝脏肿大,黄疸常较轻,血清转氨酶水平较肝细胞损害为低。尽管生化特征不像肝细胞损害的表现重,但预后较差,严重者迅速发展为肝肾功能损害,出现少尿、血尿、血清尿素氮升高、肝功能衰竭等,死亡率高。主要由干扰脂质体 B 氧化物和氧化能产物的药物引起。静脉用大剂量四环素可引起肝脏急性脂肪变性。病理变化表现为肝细胞内大量脂肪小滴的沉着,以小叶中心显著,伴有坏死、炎症和淤胆。

### (三)慢性药物性肝损害

慢性药物性肝损害与自身免疫性肝炎及酒精性肝病类似(表 5-5),即使停药肝损害仍可进展为肝硬化和肝衰竭。

表 5-5 急性药物性肝损害临床病理分型

| 临床病例分类 | 有关药物 |
|---|---|
| 慢性肝炎型 | 甲基多巴,二甲胺四环素,呋喃妥因,双氯芬酸,非诺贝特,罂粟碱,苯妥英钠,丙硫氧嘧啶,双肼酞嗪和替尼酸,他汀类药物及一些中药 |
| 脂肪肝 | 己烯雌酚,糖皮质激素,灰黄霉素,甲氨蝶呤,硝苯地平,他莫昔芬,汞 |
| 肝纤维化和肝硬化 | 胺碘酮、己烯雌酚、甲氨蝶呤或甲基多巴、异烟肼、大剂量维生素 A 等。 |
| 肝磷脂蓄积症 | 胺碘酮、阿米替林、氯喹、氯丙嗪 |

| 临床病例分类 | 有关药物 |
| --- | --- |
| 慢性淤胆型 | 阿米替林,氨苄西林,阿莫西林克拉维酸钾,卡马西平,氯丙嗪,赛庚啶,依托红霉素,氟哌啶醇,丙咪嗪,有机砷剂,丙氯拉嗪,苯妥英钠,磺胺剂,噻苯咪唑,甲苯磺丁脲,四环素,口服避孕药,合成类固醇,三环类抗抑郁药 |
| 肝血管病 | 阿米替林,硫唑嘌呤,卡托普利,卡马西平,克林霉素,赛庚啶,依那普利,氟他胺,布洛芬,呋喃妥因,苯巴比妥,吩噻嗪类,苯妥英钠,磺胺类,曲唑酮,维拉帕米 |
| 急性脂肪变性 | 四环素,胺碘酮,樟脑,可卡因,吡罗昔康,托美丁,丙戊酸,齐多夫定,司他夫定,去羟肌苷,一些中草药 |

1.慢性肝炎型　药物引起的慢性肝炎型以无症状或仅有轻微转氨酶升高较多见,有四种类型,多为长期服药的结局。

(1)自身免疫性肝炎样:该综合征类似Ⅰ型自身免疫性肝炎,女性多发,血清自身免疫标记多阳性,抗核抗体阳性,平滑肌抗体阳性,球蛋白增高,组织学表现与自身免疫性肝炎类似。临床表现从无症状生化检查异常,到肝硬化的发展。甲基多巴,二甲胺四环素,呋喃妥因,双氯芬酸,非诺贝特,罂粟碱,苯妥英钠,丙硫氧嘧啶,他汀类药物及一些中药可引起这种表现。

(2)病毒性肝炎样:当药物导致急性或慢性肝炎,伴随自身免疫标记物阳性,且不同于自身免疫样的改变,即为该综合征。抗体与Ⅱ型自身免疫性肝炎相似。引起这种变化的药物包括苯妥英钠、双肼酞嗪和替尼酸。

(3)第三种类型较少见,是有慢性肝炎组织学特征但血清免疫标志阴性的综合征,可由赖诺普利、磺胺类、曲唑酮引起。

(4)第四种类型临床上更少见,表现为没有活动性坏死炎症的慢性中毒。如赖诺普利、磺胺药物、阿司匹林、异烟肼可引起该病。

2.脂肪肝　慢性药物性肝脏脂肪变性较多表现为大泡型脂肪变性。大泡型脂肪变性比急性小泡型脂肪变性更轻,临床常表现为肝肿大。血清转氨酶轻度增高。需要区别该病与非酒精性脂肪性肝病或非酒精性脂肪性肝炎,后者与用药无关。药物性脂肪性肝炎类似酒精性肝病。其组织学改变包括 Mallory 透明小体伴炎细胞浸润、脂肪变性、肝硬化。引起该病的药物包括己烯雌酚,糖皮质激素,灰黄霉素,甲氨蝶呤,硝苯地平,他莫昔芬,汞。脂肪变性可无症状,或发展为脂肪性肝炎,数周到数月后发展为肝硬化。

3.肝纤维化和肝硬化　药物引起的肝纤维化、肝硬化通常由慢性肝炎或脂肪肝进展而来,与其他原因的肝硬化表现相似。分为四种病理类型。①大结节性或坏死后肝硬化;②伴有脂肪变性的肝硬化;③胆汁性肝硬化,通常由慢性肝内胆汁淤积发展而来,引起的药物有氟尿苷;④淤血性肝硬化,继发于肝静脉或肝小静脉闭塞。

4.肝磷脂蓄积症　肝磷脂蓄积症较少见。动物模型已可复制,可急性发作,但多在长期服药后出现。见于胺碘酮、阿米替林、氯喹、氯丙嗪等药物。临床表现为肝大伴或不伴肝功能不全。病理表现为肝细胞大泡性脂肪变性,Mallory 透明小体形成,炎细胞浸润,电镜下见到溶酶体内磷脂包涵体沉积、溶酶体增大是其特征性改变。现在认为是磷脂与药物相互作用形成复合物,防止磷脂分子的降解。临床发现肝磷脂蓄积症更易于发展为肝硬化,其机制目前尚不清楚。

5.慢性胆汁淤积　药物引起的慢性胆汁淤积有两种形式,胆管消失和胆管硬化。

(1)胆管缺失型:药物引起慢性肝内胆汁淤积,类似于原发性胆汁性肝硬化,但血清线粒体抗体阴性。慢性胆汁淤积淤胆型,可能从急性胆汁淤积进展而来。一些患者出现胆管消失,引起肝衰竭。引起慢性肝内胆汁淤积的药物包括阿米替林、氨苄西林、阿莫西林克拉维酸钾、卡马西平、氯丙嗪、赛庚啶、依托红霉素、氟哌啶醇、丙咪嗪、有机砷剂、丙氯拉嗪、苯妥英钠、磺胺剂、噻苯咪唑、甲苯磺丁脲、四环素、口服避孕药、合成类固醇、三环类抗抑郁药,病情进展出现胆管消失。

（2）胆管硬化:多见于 5-氟脱氧尿苷治疗转移癌后胆道系统的改变。这种病变与原发性胆汁性肝硬化类似,表现为右上腹痛、恶心、体重减轻、黄疸。

6.肝血管疾病

（1）肝静脉血栓形成:肝静脉流出道受阻(Budd-Chiari 综合征),可能由于药物引起的肝静脉或下腔静脉血栓形成。通常与骨髓异常增生、凝血机能紊乱有关。引起该病的主要药物有口服避孕药。不经治疗,肝静脉血栓形成将发展为门静脉高压、肝衰竭、最终死亡。

（2）肝窦阻塞综合征(肝小静脉闭塞病):肝窦阻塞综合征临床表现与 Budd-Chiari 综合征类似,但肝窦阻塞综合征的肝静脉流出道受阻是由于终末肝静脉和肝窦的闭塞,而非肝静脉和下腔静脉阻塞。与肝窦阻塞综合征相关的药物包括吡啶生物碱,咪唑硫嘌呤,6-巯基嘌呤,维生素 A,口服避孕药,环磷酰胺,四环素和许多化疗药物。

（3）肝紫癜病:较少见,特征是肝实质内多个小的扩张的充血的囊或腔。通常与肝肿瘤或胆汁淤积型黄疸相关,也可由药物如合成类固醇、砷、咪唑硫嘌呤、6-巯基嘌呤、口服避孕药、炔睾醇、己烯雌酚、他莫西芬、维生素 A 和羟基脲引起。停药后症状可能消退。

7.肉芽肿性肝炎　肝脏非干酪样肉芽肿可能由多种药物引起,包括别嘌呤醇、胺碘酮、卡马西平、地西泮、地尔硫卓、异烟肼、甲基多巴、苯妥英钠、普鲁卡因胺、奎尼丁、磺胺类、磺酰脲类药物。肉芽肿常位于门静脉周围区域,常伴有不同程度的肝细胞损伤或胆汁淤积,患者可表现为低热、乏力,黄疸较少见,这种损害常是短暂的,不引起后遗症。

8.肿瘤　已发现有几种药物同肝脏的良性和恶性肿瘤有关。

（1）肝腺瘤:肝腺瘤是肝良性肿瘤,发生破裂可引起腹腔积血,也能向恶性转化。服用口服避孕药的女性和用合成类固醇的男性肝腺瘤的风险增加。服用大剂量口服避孕药或用药史超过 5 年,发病风险明显增加。

（2）肝血管肉瘤:是一种罕见的肿瘤,与口服避孕药、二氧化钍、砷、亚砷酸钾、镭、无机铜、聚氯乙烯和同化激素有关。预后较差,诊断后生存期平均 6 个月。

（3）肝癌:肝癌是世界范围内发病率较高的疾病,多种因素与肝癌发生有关。与肝癌发生相关的药物有黄曲霉素、口服避孕药。

## 三、诊断

药物性肝损害的诊断主要根据用药史、发病过程与服药时间及临床表现特点等,且除外其他因素肝损害后做出诊断。药物性肝病的诊断难点在于某些不典型病例患者可能没有肝病症状,或仅有轻微症状,患者存在既往肝病,临床上患者常服用了多种药物,想确定是哪种药物引起的肝损害也比较困难。

**（一）诊断药物性肝病前需仔细了解以下信息**

1.用药史:发病前 3 个月内服用过的药物,包括剂量、用药途径、持续时间,及同时给的其他药物。其他如非处方药、中草药等的使用情况也应详细了解。

2.以前有无肝病基础。

3.原发病是否可能累计肝脏。

4.既往有无药物过敏史或过敏性疾病病史。

5.有无皮疹、嗜酸细胞增多等过敏反应相关的证据。

### （二）药物性肝损害的诊断标准

1.给予药剂后,大多于1～4周内出现肝损害的表现。

2.初发症状可能有发热、皮疹、瘙痒等过敏表现。

3周围血液内嗜酸粒细胞大于6%。

4.有肝内胆汁淤积或肝实质细胞损害的病理和临床征象。

5.巨噬细胞或淋巴母细胞转化试验阳性。

6.各种病毒性肝炎血清标志阳性。

7.偶然再次给药又发生肝损害。

凡具备上述1,加上2～7项条件中任2项,可考虑诊断为药物性肝损伤。

临床支持药物性肝损害的诊断依据还有:①年龄大于50岁;②服用过多种药物;③出现特殊的自身抗体如抗$M_6$,抗$LKM_2$,抗$CYPIA_2$,$CYP_2E_2$;④血液药物分析阳性;⑤肝穿刺有药物沉积等药物性肝损害的证据。

多数情况下诊断药物性肝病不需肝穿刺活检,然而需排除其他原因的肝损伤时需行活检,疾病早期肝活检有助于鉴别病变类别和病变程度,为制订治疗方案提供依据。

## 四、治疗和预防

药物性肝病的治疗无特殊性,治疗的前提是确立诊断,通过早期正确的诊断而阻止慢性肝损伤。

1.立即停用引起肝损害的药物是治疗的关键　停药后多数患者肝功能能够恢复。监测肝功能指标,尽早认识药物的毒性,有助于评估药物性肝损害的严重程度及监控急性肝衰竭的发生。特异质药物反应引起的急性肝功能衰竭,如不进行肝移植,其死亡率超过80%。

2.清除体内药物　是治疗药物性肝损伤的另一关键。早期通过洗胃、导泻、应用吸附剂清除胃肠道药物。必要时还可通过血液透析、渗透性利尿促进药物排泄。

3.支持治疗　卧床休息,避免体力活动,如果无肝性脑病史可给予高热量、高蛋白饮食,补充各种维生素及微量元素,积极防止并发症,如防止出血、感染、脑水肿、肾衰、肝性昏迷等。保持水、电解质、酸碱平衡等,必要时输注白蛋白或新鲜血浆。

4.非特异性保肝治疗

(1)还原型谷胱甘肽补充肝内SH基团,有利于药物生物转化。用法:0.6～1.8g,静滴,1次/d。

(2)腺苷蛋氨酸胆碱可通过转甲基作用,增加细胞膜磷脂的生物合成,增加膜流动性,并增加$Na^+$-$K^+$-ATP酶活性,加速胆酸的转运。同时通过转硫基作用,增加生成细胞内主要解毒剂谷胱甘肽和半胱氨酸,生成的牛磺酸可与胆酸结合,增加其水溶性,防治肝内胆汁淤积。用法:1～2g,静滴,1次/d连用2周,后改为口服,0.8g,2次/d,直至症状改善。

(3)多烯磷脂酰胆碱具有保护和修复肝细胞膜的作用。

(4)熊去氧胆酸有稳定细胞膜、免疫调节及线粒体保护的作用,能促进胆酸运输和结合胆红素的分泌,用于药物性肝损伤淤胆的治疗。用法:0.25g,2～3次/d,口服。

(5)复方甘草酸等甘草酸制剂。

5.肾上腺皮质激素　肾上腺皮质激素能够减缓免疫高敏感性的肝损伤,对其他类型的肝损伤尚未证实有确切疗效。

6.特殊解毒药　维生素 $B_6$ 用于异烟肼引起的肝损害,N-乙酰半胱氨酸用于扑热息痛引起的药物性肝损害,左旋肉毒碱用于丙戊酸过量。

7.人工肝或肝移植　对药物性肝损伤引起不可逆转的肝功能衰竭者,可给予人工肝支持治疗,人工肝包括血液透析、血液滤过、血浆置换和分子吸附循环系统。用于肝性脑病、肝肾综合征及多器官衰竭。药物性肝病导致肝衰竭、重度胆汁淤积和慢性肝损伤进展到肝硬化时,考虑行肝移植。

(李建伟)

# 第七节　原发性胆汁性肝硬化

原发性胆汁性肝硬化(PBC)是一种累及肝内胆管系统的慢性进行性疾病,以胆汁淤积为主要特征,多见于中年女性。具体病因尚不能完全明确,考虑与自身免疫有关。PBC 典型病理特点为慢性进行性、非化脓性、破坏性小胆管炎,表现为肝内小叶间胆管炎症、肉芽肿形成、小胆管内胆汁淤积、胆管缺失等,最终导致肝细胞破坏、肝纤维化、肝硬化和肝衰竭,可分为Ⅰ期——非化脓性破坏性胆管炎期,Ⅱ期——小胆管增生期,Ⅲ期——瘢痕形成期,Ⅳ期——肝硬化期。各期可相继出现或交叉重叠。

PBC 发病机制较为复杂,具体机制目前并不十分清楚,比较一致的观点认为遗传易感基因与分子模拟机制参与发病过程,同时存在体液免疫和细胞免疫异常,PBC 时胆管上皮细胞和唾液腺上皮细胞表面异常表达人类白细胞抗原(HLA),使这些胆管上皮细胞成为体液免疫和细胞免疫攻击的目标,从而引发胆管损伤,发生破坏性胆管炎及胆汁淤积。这些患者常合并其他自身免疫性疾病,如干燥综合征、类风湿关节炎、硬皮病等。

## 【诊断标准】

1.临床表现　PBC 起病隐匿,早期可无任何症状,常见的临床表现如下:

(1)乏力:是最常见的主诉,疾病早期即可出现。

(2)瘙痒:是另一种常见的临床表现,轻重程度不一,可能与胆汁酸沉积于皮肤有关。

(3)黄疸:梗阻性黄疸是 PBC 的重要临床表现之一,提示肝内胆管受损显著。黄疸常出现在起病后数月或数年,黄疸越深或黄疸加深的速度越快,表明病情越严重,但不少患者并无黄疸。

(4)消化不良:如腹胀、纳差、嗳气等。

(5)脂肪泻和代谢性骨病:其中以骨质疏松较常见,也可并发骨质软化,表现为骨痛、病理性骨折。

(6)皮肤黄色瘤:与 PBC 患者高胆固醇血症有关。

(7)肝硬化的各种临床表现和并发症。

(8)相应的某些自身免疫性疾病的临床表现,如风湿性关节炎、干燥综合征等。

2.临床分期

(1)1 期:肝功能正常无症状期,此期可检测出抗线粒体抗体(AMA)。

(2)2 期:肝功能异常期,近 60% 患者有肝硬化表现。

(3)3 期:症状期,主要表现为皮肤瘙痒及嗜睡。

(4)4 期:失代偿期,主要表现有腹水、黄疸、静脉曲张出血。其中血清胆红素超过 $144\mu mol/L$、生活质量下降的失代偿肝硬化、难治性腹水、自发性细菌性腹膜炎、复发性静脉曲张破裂出血、肝性脑病、肝细胞癌预计生命不足 1 年者均可视为晚期 PBC。

3.实验室检查

(1)生化指标:血清胆红素升高(以直接胆红素升高为主),伴 ALP 和 γ-GT 显著增高。在病程早期,血清胆红素水平常无明显增高,血清转氨酶可能轻度升高,也可能正常。血清胆固醇和脂蛋白常升高,血清白蛋白在疾病早期正常,球蛋白常升高,尤其是血清 IgM 呈特征性升高,IgA 和 IgG 正常或轻度升高。凝血酶原时间、血清白蛋白及结合胆红素的改变仅在晚期患者中才能观察到。

(2)免疫学指标:AMA 为 PBC 的诊断标志,90％以上受累患者血清中可以检测到。PBC 患者中 AMA 特异性高于 95％,其中以 M₂ 亚型最具特异性,对本病的诊断具有重要意义,尤其是无症状的 PBC 患者的重要诊断依据。PBC 患者的血清中也可以检测出其他自身抗体,如抗核抗体、抗平滑肌抗体、抗甲状腺抗体等。

4.辅助检查

(1)影像学:对于血清 ALP 和 γ-GT 升高的患者,腹部超声可用于发现肝内或者肝外胆管梗阻或者局灶性肝脏损伤;PBC 并没有特异性的影像学表现,尤其是在胆道系统无异常的情况下,晚期 PBC 超声下的影像学表现与肝硬化相似。

(2)组织学:如果患者具有胆汁淤积的血清酶谱,且血清 AMA 阳性,肝脏活检不再被视为 PBC 诊断的金标准。然而,肝脏活检对 PBC 的活动度及疾病分期的评估有意义,PBC 的组织学分期是由 Ludwing 和 Seheuer 根据胆管损伤、炎症和纤维化的程度提出来的,其中局灶性胆管梗阻伴有肉芽肿形成被称为特征性胆管损害,作为 PBC 特异性的诊断依据。

5.诊断要点

(1)在成年患者中,出现不能解释的 ALP 升高,且 AMA 大于 1∶40 和(或)其 M2 亚型阳性,可以诊断为 PBC。肝脏活检不是确诊 PBC 所必需,但可对疾病的活动性及分期进行评估。

(2)PBC 特异性抗体阴性时,肝组织活检对于 PBC 的诊断是必需的。

(3)肝功能正常的 AMA 阳性者应每年随访胆汁淤积的生化指标。

## 【治疗原则】

1.一般治疗　由于 PBC 病因不明,尚无法做到对因治疗,而以对症和支持治疗为主。饮食上以低脂、高糖、高蛋白为主。对于瘙痒严重患者,可予消胆胺治疗,必要时可试用利福平及紫外线治疗。为预防骨病的发生,可常规予维生素 D 和钙剂,还应注意其他脂溶性维生素,如维生素 A 和维生素 K 的补充。

2.药物治疗

(1)熊去氧胆酸(UDCA):是目前唯一被公认对 PBC 具有特定疗效的药物。推荐剂量为每天 13～15mg/kg,可分次服用,也可作为单次剂量睡前服用。UDCA 不良反应轻微,少数患者在治疗初期出现腹泻和瘙痒症状加重。早期患者以及对 UDCA 应答良好的患者服用 UDCA 有良好的长期疗效。良好生化应答的巴塞罗那标准定义为治疗 1 年内 ALP 降低大于 40％或降至正常值。目前如何治疗对 UDCA 应答不完全的 PBC 患者还没有达成共识,可能需要联合使用糖皮质激素。应提出的是 UDCA 不能治愈本病,即使治疗多年,停药后仍可反跳,因此应长期乃至终身服用。

(2)糖皮质激素与免疫抑制剂:目前激素治疗 PBC 仍然有较大争议。泼尼松龙能减轻肝组织学炎症浸润、碎屑样坏死和纤维化程度,延长患者肝功能衰竭的进展,推迟肝移植,临床上可应用于治疗 PBC。但研究发现泼尼松龙对进展期 PBC 无阻抑作用,且能加剧骨质疏松。故糖皮质激素治疗仅用于非进展期 PBC 患者,尤其是对 UDCA 治疗反应不佳的早期 PBC 患者可联合使用糖皮质激素。目前由于缺乏大样本随机对照研究的证据支持,国内外学者均不主张将其作为常规治疗药物。另外,研究显示免疫抑制剂如硫唑嘌呤、环孢素、甲氨蝶呤等不推荐为 PBC 的标准治疗。

（3）抗纤维化疗法：有文献报道秋水仙碱因具有抗有丝分裂和干扰胶原分泌而被认为具有抗肝纤维化作用，对肝硬化有阻抑作用。根据我国传统的中医血瘀理论，应用活血化瘀中药为主的各种方剂，可能会使本病得以改善。

3.肝移植　肝脏移植是终末期 PBC 唯一有效的治疗方法。肝移植效果颇好，瘙痒和乏力可较快缓解，生活质量明显改善，且患者的免疫生化指标也发生显著的改变。但移植后的排斥反应和复发等问题还需进一步解决。

（王　鑫）

# 第八节　肝脓肿

## 一、病因

阿米巴肝脓肿的发病与阿米巴结肠炎有密切关系，细菌性肝脓肿的是由于细菌侵入而引起，细菌经由各种途径感染肝，引起炎细胞浸润及肝组织坏死液化，即形成细菌性肝脓肿。细菌可以下列途径进入肝。①胆道：细菌沿着胆管上行，是引起细菌性肝脓肿的主要原因；②肝动脉：体内任何部位的化脓性病变，细菌可经肝动脉进入肝；③门静脉：已较少见；④肝外伤：特别是肝的贯通伤或闭合伤后肝内血肿的感染而形成脓肿。

## 二、临床表现

1.病史及症状　不规则的脓毒性发热，尤以细菌性肝脓肿更显著。肝区持续性疼痛，随深呼吸及体位移动而增剧。由于脓肿所在部位不同可以产生相应的呼吸系统、腹部症状。常有腹泻病史。因此，应详细讯问既往病史，尤其发热、腹泻史，发病缓急、腹痛部位，伴随症状，诊治经过及疗效。

2.体征　肝多有增大（肝触痛与脓肿位置有关），多数在肋间承隙相当于脓肿处有局限性水肿及明显压痛。部分病人可出现黄疸。如有脓肿穿破至胸腔即出现脓胸，肺脓肿或穿破至腹腔发生腹膜炎。

## 三、诊断

1.血常规及血培养　白细胞及中性粒细胞升高尤以细菌性肝脓肿明显可达$(20\sim30)\times10^9/L$，阿米巴肝脓肿粪中偶可找到阿米巴包囊或滋养体，酶联免疫吸附（ELISA）测定血中抗阿米巴抗体，可帮助确定脓肿的性质，阳性率为 $85\%\sim95\%$。肝穿刺阿米巴肝脓肿可抽出巧克力色脓液；细菌性可抽出黄绿色或黄白色脓液，培养可获得致病菌。脓液应做 AFP 测定，以除外肝癌液化。卡松尼皮试可除外肝包虫病。

2.X 线透视和平片检查　可见右侧膈肌抬高，活动度受限，有时可见胸膜反应或积液。

3.B 型超声波检查　对诊断及确定脓肿部位有较肯定的价值，早期脓肿液化不全时，需与肝癌鉴别。

4.CT 检查　可见单个或多个圆形或卵圆形界限清楚、密度不均的低密区，内可见气泡。增强扫描脓腔密度无变化，腔壁有密度不规则增高的强化，称为"环月征"或"日晕征"。

## 四、并发症

肝脓肿可产生三类并发症,即血源播散、继发细菌感染及脓肿穿破。

## 五、治疗

肝脓肿诊断明确,应收住院根据其性质分别采取不同治疗。

1.病情较轻的阿米巴肝脓肿 可门诊服用甲硝唑或甲硝达唑 $0.4\sim0.8g$。口服 3/d,疗程 $5\sim10d$,或静脉滴注 $1.5\sim2.0g/d$。哺乳期妇女,妊娠 3 个月内孕妇及中枢神经系统疾病者禁用。氯喹:成年人第 1、第 2 天 $1g/d$,第 3 天以后 $0.5g/d$,疗程 $2\sim3$ 周。

2.细菌性肝脓肿 细菌性肝脓肿是一种严重的疾病,必须早期诊断,早期治疗。

(1)全身支持疗法:给予充分营养,纠正水和电解质及酸碱平衡失调,必要时多次小量输血和血浆以增强机体抵抗力。

(2)抗生素治疗:应使用较大剂量。由于肝脓肿的致病菌以大肠埃希菌和金黄色葡萄球菌最为常见,在未确定病原菌之前,可首选对此两种细菌有效的抗生素,然后根据细菌培养和抗生素敏感试验结果选用有效的抗生素。

(3)手术治疗:对于较大的单个脓肿,应施行切开引流,病程长的慢性局限性厚壁脓肿,也可行肝叶切除或部分肝切除术。多发性小脓肿不宜行手术治疗,但对其中较大的脓肿,也可行切开引流。

(4)中医中药治疗:多与抗生素和手术治疗配合应用,以清热解毒为主。

(张　跃)

# 第九节　肝性脊髓病

肝性脊髓病是肝病并发的一种特殊类型的神经系统并发症,最早在 1960 由 Zieve 等首先报道。临床上以缓慢进行性痉挛性截瘫为特征,脊髓侧索和后索脱髓鞘为主病理改变。多数患者有反复的上消化道出血,常发生在门-体静脉分流术和脾肾静脉吻合术或自然形成了门-体静脉分流后。既往有多种名称:分流性脑脊髓病,门体性脑脊髓病,门腔吻合性脊髓病,肝性脊髓病,门腔分流术后下肢痉挛性轻瘫,肝硬化性痉挛截瘫,肝硬化性永久性截瘫,肝硬化性脊髓病。目前多称为肝性脊髓病。

## 一、病因与病理

肝性脊髓病由于严重肝病时肝功能明显受损,尤其当门腔或脾静脉吻合术或自然门体侧支循环形成后,来自肠道的许多有毒物质包括氨、硫醇、短链脂肪酸、氨基丁酸等代谢产物不能经过肝脏转化、清除而直接进入体循环,引起脊髓慢性中毒而变性。其中血氨增高是肝性脊髓病的重要因素,因长期高血氨可影响中枢神经系统对氧的利用,造成神经系统损害和功能减退。本病的基本病理改变是肝硬化。中枢神经系统病理改变以脊髓侧索中的锥体束脱髓鞘最为显著,伴有中等度轴索变性的胶质细胞增生。侧索中的脊髓小脑前束、脊髓小脑后束和后束中的薄束可有轻度变性。神经细胞明显减少,代之以神经胶质细胞填充。病理变化自颈髓向下贯穿脊髓全长,但在胸、腰段脊髓的变性最为显著,颈段脊髓以上的锥体束很少受累。脑部病理变化与肝性脑病基本一致,阿尔茨海默Ⅱ型星形细胞广泛存在于大脑皮质深部、豆状核、丘脑、黑质、红核、小脑皮质。在皮质内还可见弥散性层性坏死、神经细胞及髓鞘变性。

## 二、临床表现

本病以男性较多,男女之比约为 17:1,年龄以 30~60 岁为多。患者可有反复发作的一过性肝性脑病症状,常为本病典型前兆症状,往往脊髓症状被严重的脑病的意识及运动障碍所掩盖而不能做出诊断。亦有少数患者一开始即表现为痉挛性截瘫,甚至偶有同时及先神经系统症状后才发现肝病者。在肝性脑病发生后发生肝硬化性脊髓病者占 54%,从肝性脑病到脊髓病时间为 1 个月到 8 年,平均为 1 年左右,先于肝性脑病出现者约占 17%,与肝性脑病同时出现者占 6%,无肝性脑病者占 8%。通常是在门-体腔静脉吻合术后或脾肾静脉吻合术后 4 个月至 10 年;自然分流的患者在发生黄疸、腹水、呕血等肝损害症状至出现脊髓症状的时间为 6 个月至 8 年。主要临床表现可分为如下三期:

1.神经症状前期 主要是慢性肝病表现,如主要是慢性肝损害的表现,如纳差、腹胀、乏力、肝脾肿大、腹水、蜘蛛痣、ALT 升高、血清总蛋白降低、A/G 比值倒置、血氨升高、食管胃底静脉曲张、腹壁静脉曲张及上消化道出血等。

2.脑病期 患者呈不同程度的临床肝性脑病各期表现,如主要表现为欣快、睡眠差、兴奋或迟钝等情绪异常;无意识多动、乱跑等行为异常;记忆力与定向力减退等智力异常;言语错乱、躁狂、意识模糊等精神异常;心动过速、颜面和前胸皮肤潮红、小腿及足部异常冷感等自主神经症状,以及扑翼样震颤、构音障碍、一过性视力障碍等其他神经症状。头晕、计算力减退,生活尚能自理。但部分病人缺乏脑病期,而由肝症状期直接进入痉挛性截瘫期。

3.痉挛性截瘫期 初期双下肢沉重,活动不灵活,僵硬,行走困难,呈剪刀或痉挛步态。继而肌张力增高,腱反射活跃或亢进(双侧对称性的),锥体束征阳性,肢体痉挛性瘫痪,以下肢为重,可累及上肢,部分患者可出现假性球麻痹,深感觉减低,少数患者有二便障碍及膀胱刺激症状,但括约肌功能正常。

晚期少数患者可出现四肢瘫,以下肢为重。检查时发现双下肢肌力减退,肌张力增高,腱反射亢进,常有踝阵挛和髌阵挛阳性,腹壁反射和提睾反射消失,锥体束征阳性等病理体征。肢体症状一般是对称的,近端较远端症状明显。个别病例有下肢肌萎缩或双手肌萎缩,肌电图正常或神经源性损害。少数患者可合并末梢神经病变,出现两侧对称性袜套样浅感觉减退;偶有深感觉减退。伴有肝性脑病时,个别者有尿失禁或尿潴留,但括约肌功能仍无障碍。

## 三、辅助检查

1.进展较快的肝性脊髓病多有转氨酶增高、白蛋白下降、球蛋白升高等肝功能异常。慢性起病者以血氨增高为重要的实验室特征,但血氨水平与脑-脊髓损害的严重程度并不呈平行关系。

2.脑脊液大多正常,有的蛋白质轻度或中度增高。

3.血清铜蓝蛋白、维生素 $B_{12}$、叶酸及梅毒血清检查正常。

4.肝豆状核变性并发痉挛性截瘫的患者,在裂隙灯下或肉眼尚可见角膜 K-F 色素环,血清铜蓝蛋白、血清氧化酶及血清总铜量减少,血清直接反应铜量及 24h 尿排铜量增加等铜代谢异常。

其他辅助检查:①肌电图检查显示上运动神经元受损表现。80%患者脑电图呈中-重度改变,以弥漫性

低幅慢波及 α 节俸慢波为主,伴波幅降低,部分伴低到中等 θ 波幅节律活动。个别患者以中等 θ 波幅节律为主,伴阵发性三相波。②脊髓 MRI 有助于排除其他脊髓病变。

## 四、诊断

诊断要点:①有急、慢性肝病及肝硬化的病史。②做过门-体静脉吻合术、经颈静脉肝内门体静脉分流术或有广泛体内自然侧支形成等肝病体征。③有慢性脑病和上运动神经元损害症状和体征,青壮年缓慢起病,进行性加重的双下肢痉挛性截瘫,并反复出现一过性意识和精神障碍者应高度怀疑为肝性脊髓病。④无肌萎缩或浅感觉障碍。⑤脑电图轻中度改变,脑脊液正常。⑥除外肝豆状核变性、多发性硬化、脊髓占位性病等。

## 五、鉴别诊断

1.肝豆状核变性多见于青少年发病和有阳性家族史。主要表现为肌强直、肢体震颤、精神障碍、语言障碍、角膜色肝性脊髓病素环。血清铜和铜蓝蛋白降低,尿铜增加。肝活检肝组织含铜量增加。脑 CT 扫描可显示脑室扩大或脑实质软化灶。

2.肌萎缩侧索硬化症多在中年以后发病,缓慢进展,多表现为四肢上下运动神经元性瘫痪,手肌萎缩比较明显,常伴有肌肉颤动;也可累及后组颅神经,出现吞咽困难、构音障碍、舌肌与胸锁乳突肌萎缩。无感觉障碍,也不伴有肝脏疾病。

3.遗传性痉挛性截瘫多在儿童期发病,呈缓慢进展的双下肢痉挛性截瘫和剪刀式步态,并伴有轻度共济失调。随年龄增长而病情稳定或有好转。多有明显的家族史,无肝病表现。

4.亚急性脊髓联合变性中年起病,呈亚急性或慢性进展,病程长。临床表现有贫血症状,如倦怠、乏力、舌炎、腹泻及皮肤黏膜苍白等。以后出现脊髓后索与侧索的锥体束损害征。可伴有周围神经损害,呈痉挛共济失调步态,闭目难立征阳性。

## 六、治疗

目前肝性脊髓病仍缺乏明确有效的治疗方法,主要的治疗是积极治疗原发病。治疗原则是保护肝脏、降血氨和促进脊髓功能恢复。需采取综合措施。

1.减少肠内毒物的生成和吸收

(1)饮食和营养:限制蛋白质的摄入量,每天供给适当的热量(5~6.7kJ)和足量维生素,以碳水化合物为主要食物,昏迷者可经鼻胃管给食。蛋白中以植物蛋白最好,植物蛋白中含蛋氨酸、芳香族氨基酸较少,而含有多量的支链氨基酸,且能增加粪氮排泄。此外植物蛋白含非吸收性纤维,被肠酵解产酸有利于氨的排除,且有利于通便。

(2)灌肠或导泻:清除肠内积食、积血或其他含氮物质,可用生理盐水或弱酸性溶液(如稀醋酸液)灌肠,或口服或鼻饲 33% 硫酸镁 30~60ml 导泻。乳果糖口服或灌肠作为首选。乳果糖口服后在结肠中被细菌分解为乳酸和醋酸,使肠腔呈酸性,从而减少氨的形成和吸收,同时促进有益细菌的生长。

(3)抑制细菌生长:口服新霉素 2~4g/d 或选服去甲万古霉素均有良效。

2.促进有毒物质的代谢清除,纠正氨基酸代谢紊乱。

(1)降氨治疗:谷氨酸钾/钠、精氨酸、苯甲酸钠、苯乙酸、鸟氨酸-a-酮戊二酸和鸟氨酸、门冬氨酸均有显著的降氨作用。

(2)支链氨基酸:口服或静脉注射以支链氨基酸为主的氨基酸混合液,在理论上可纠正氨基酸代谢的不平衡,抑制大脑中假神经递质的形成,但对门-体分流性脑病的疗效尚有争议。对于不能耐受蛋白食物者,摄入足量富含支链氨基酸的混合液对恢复患者的正氮平衡是有效和安全的。

(3)GABA/BZ复合受体拮抗剂,如氟马西尼,可迅速改善肝性脑病的症状。

(4)人工肝:用活性炭、树脂等进行血液灌流或用聚丙烯腈进行血液透析可清除血氨和其他毒性物质。

3.脊髓病治疗鞘内注射地塞米松可阻止脊髓锥体束的脱髓鞘,近期疗效尚未见循证医学验证。在保肝的基础上,配合针灸、理疗、按摩及中药等亦有不同程度的改善。

4.肝移植是治疗各种终末期肝病的有效方法,各种顽固、严重的并发症在移植术后能得到较为显著的改善。肝移植能从根本上去除肝性脊髓病的病因,有利于防治,但对于已经出现下肢痉挛性截瘫的患者,大多数学者认为无法改善其神经受损的状况。肌松剂,如巴氯芬、乙哌立松等,可在一定程度上改善肌张力增高的症状。患者肝移植后随访发现,脊髓病症状均明显改善,改善程度与脊髓病发病距肝移植的时间间隔呈正相关。有报道发现,在肝性脊髓病出现18个月后行肝移植术,对于脊髓病变无效,而在神经系统出现症状的10个月内行肝移植术者,肝性脊髓病恢复效果较好。这与病理改变是一致的,早期为脊髓内锥体束脱髓鞘性改变,而后期为轴索变性,难以恢复。故认为对该病应早期发现和诊断,及时行肝移植是必要的。

(李万红)

# 第十节　肝动脉闭塞

## 一、病因

肝动脉闭塞的原因可为栓塞、血栓形成、外来压迫、血管壁增厚和医源性因素等。结节性多动脉炎、亚急性心内膜炎脱落的栓子;炎症、肿瘤浸润及肝动脉受损伤时血栓形成;恶性肿瘤的外来浸润和压迫;动脉硬化时的血管壁增厚、内膜破坏、增生或脱落、继发血栓形成以及外科手术时的不慎结扎等,均可导致肝动脉闭塞。近年来随着介入技术的普及,在导管造影检查或介入栓塞治疗中,导致肝动脉栓塞者有上升趋势。故严格选择适应证,严格技术操作规范,以便尽可能减少意外和不良后果。

## 二、发病机制

肝动脉闭塞的后果是肝梗死,若同时发生门静脉阻塞,则往往致死。肝动脉阻塞发生于正常肝的病死率高于肝硬化患者。肝梗死大小视侧支动脉循环范畴而定。病变区的中央苍白,其四周充血出血,中央区见大量肝细胞坏死。周围虽有肝细胞坏死,但汇管区无大的改变,梗死区内的肝细胞杂乱与不规则。

## 三、临床表现

中老年病例居多，发病急骤，突发右上腹剧痛，大汗淋漓，面色苍白，脉搏细速，血压下降，肝区压痛和叩击痛，肌紧张，黄疸迅速加深伴发热，肝功能损害明显，凝血酶原时间急剧延长，且非维生素 K 治疗所能恢复。多可伴有肠麻痹、少尿、休克和昏迷状态，并且很快死亡。若患者度过急性期，应注意各系统内脏功能变化及所出现的相应的症状和体征，如脾大、胰腺肿胀、肠道缺血性表现、肾缺血引起少尿、无尿或尿毒症等。

## 四、诊断

本病术前诊断困难，只有在原发病如细菌性心内膜炎、胃癌的前提下伴有上述临床表现时应联想到本病。再结合 CT 及肝动脉造影等检查才可确诊。

1. 实验室检查

(1)血象：白细胞数增多。

(2)肝功能试验：谷丙转氨酶、谷草转氨酶明显增高。

(3)凝血酶原：时间明显延长，而非维生素 K 所能恢复。

2. 影像学检查

(1)多普勒超声波检查：可见肝动脉血流中断。可有侧支代偿，但少见。肝实质内可有液化灶。

(2)CT：可见肝实质内有集中或分散的密度减低区。腹腔动脉造影对诊断最有意义，可见肝动脉呈截断或锥状征，其周边可有侧支形成。

## 五、鉴别诊断

本病突发腹痛时应与胆绞痛、急腹症、急性腹膜炎相鉴别。

## 六、治疗

治疗原则是抗休克、镇静、镇痛、解痉、镇痛、供氧和抗生素应用，同时给予护肝治疗。低分子右旋糖酐可改善内脏的微循环，血浆及其代用品可缓解休克。有条件者应送 ICU，充分供氧或人工辅助呼吸，由麻醉医师配合，同时给予解痉、镇痛、静脉快速补液等，以使病人度过休克及血管痉挛期，期待侧支循环的代偿，同时进一步查明病因、病变部位，以争取针对病因、病情做进一步的处理，如取栓、溶栓等措施。

中西医结合治疗：国内尚未见中西医结合治疗研究本病的报道，但对本病中医药治疗，在肝科急诊中医药治疗研究是值得开拓的领域。根据本病特点，活血逐瘀同时佐以辛香温通之品如麝香、葱白等，再结合大剂量抗生素，对迅速改善症状有较好疗效。

## 七、预后

本病预后视阻塞部位和形成侧支循环而定。若闭塞位于胃、十二指肠动脉和胃右动脉起源的近端，常有足够侧支循环形成而维持生命;若阻塞在这些动脉起源的远端,则其后果随动脉的种类而异。曾有人报道因手术时不慎结扎肝动脉而致死的病例,但亦有能恢复者。继续生存的患者,或因有膈动脉或肝包膜下动脉的良好侧支循环的形成,或因动脉主干未被切断之故。缓慢发生的血栓形成的预后较突然阻塞者为佳。

(李万红)

# 第十一节　肝肾综合征

肝肾综合征(HRS)是肝硬化或其他严重肝病时发生的一种预后极差的严重并发症,以肾功能衰竭、血流动力学改变和内源性血管活性系统激活,肾动脉显著收缩导致肾小球滤过率降低为特征,临床以少尿或无尿及血尿素氮、肌酐升高等为主要表现,但肾脏无器质性病变。

**【诊断标准】**

2007 年国际腹水俱乐部再一次对 HRS 的诊断标准进行了修订,2009 年美国肝病学会成人肝硬化腹水处理指南及 2010 年欧洲肝病学会肝硬化腹水、自发性细菌性腹膜炎、肝肾综合征临床实践指南均引用了此诊断标准,新的 HRS 诊断标准如下:

1.肝硬化合并腹腔积液。

2.血清肌酐>$133\mu$mol/L。

3.排除休克。

4.停利尿剂至少 2 天以上并经白蛋白扩容后血肌酐值没有改善(未降至 $133\mu$mol/L 以下),白蛋白推荐剂量为:1g/(kg·d),最大量为 100g/d。

5.目前或近期没有应用肾毒性药物。

6.排除肾实质性疾病,肾实质性病变为以下标准:尿蛋白>0.5g/d、尿红细胞>50 个/HP 和(或)超声下肾实质病变。

肝肾综合征分为两型:①肝肾综合征 I 型:为急性型,以肾功能急剧恶化为其主要临床特征,其标准:2 周内血肌酐(Scr)超过原水平 2 倍且>$226\mu$mol/L(2.5mg/dl)。②肝肾综合征 II 型:呈现出中等程度的肾功能损伤,Scr $133\sim226\mu$mol/L。进展较缓慢,较长时间内可保持稳定,常常自发性发生,自发性腹膜炎等亦可为诱发因素。

**【治疗原则】**

1.一般支持疗法　食用低蛋白、高糖和高热量饮食,以降低血氨、减轻氮质血症,并使机体组织蛋白分解降至最低限度。肝性脑病患者应严格限制蛋白摄入,并给予泻剂、清洁灌肠以清除肠道内含氮物质。积极治疗肝脏原发病及其他并发症如上消化道出血、肝性脑病,维持水、电解质酸碱平衡。如继发感染,应积极控制感染,宜选用三代头孢菌素,避免使用氨基糖苷类等肾毒性较大的抗生素。应密切监测尿量、液体平衡、动脉压以及生命体征。

2.药物治疗

(1)特利加压素:2010 年欧洲肝病学会关于腹水、自发腹膜炎以及肝肾综合征的指南建议特利加压素(1mg/4~6h,静脉推注)联合白蛋白作为 I 型 HRS 的一线用药,对于改善患者的短期生存率有较好疗效。其治疗目标是:充分改善肾功能至 Scr<$133\mu$mol/L(1.5mg/dl)(完全应答)。如治疗 3 天后 Scr 未能下降 25%,则应将特利加压素的剂量逐步增加,直至最大剂量(2mg/4~6h)。对于部分应答患者(Scr 未降至

133μmol/L 以下)或 Scr 未降低的患者,应在 14 天内终止治疗。特利加压素联合白蛋白治疗对 Ⅱ 型 HRS 患者的有效率达 60%～70%,但尚无足够数据评价该治疗对临床转归的影响。特利加压素治疗的禁忌证包括缺血性心血管疾病。对于应用特利加压素治疗的患者应密切监测心律失常的发生、内脏或肢端缺血体征以及液体超负荷。停止特利加压素治疗后复发的 Ⅰ 型 HRS 相对少见,可再次给予特利加压素治疗,且通常仍有效。

(2)米多君、奥曲肽、去甲肾上腺素:2009 年美国肝病学会成人肝硬化腹水处理指南关于 HRS 部分建议 Ⅰ 型 HRS 可应用米多君加奥曲肽,并联合白蛋白治疗;该指南同时指出去甲肾上腺素联合白蛋白在一些研究中同样有效。米多君初始剂量为 2.5～7.5mg/8h,口服,可增大至 12.5mg/8h。去甲肾上腺素使用剂量为 0.5～3mg/h 持续静脉点滴。奥曲肽初始剂量为 100μg/8h,皮下注射,剂量可增大至 200μg/8h。

(3)其他药物:持续应用小剂量多巴胺 3～5μg/(kg·min)可直接兴奋肾小球多巴胺受体,扩张肾血管,增加肾血流灌注,使尿量增多,单独应用多巴胺并不能使肾小球滤过率显著改善,与白蛋白和缩血管药物联合应用才可使肾功能得到一定改善。

3.控制腹水　支持 Ⅰ 型 HRS 患者应用腹腔穿刺放液的数据尚少,但如果存在张力性腹水,腹腔穿刺放液联合白蛋白输注有助缓解患者症状。对于 Ⅱ 型 HRS 患者,适度腹腔穿刺放液可减轻腹内压、肾静脉压力和暂时改善肾血液动力学。但大量放腹水,特别是不补充白蛋白或血浆扩容,可诱发或加重肾衰。

4.经颈静脉肝内门体分流术　经颈静脉肝内门体分流术(TIPS)是应用介入放射技术建立门静脉-肝静脉分流,对于提高肾小球滤过率,改善肾功能有肯定疗效。虽然 TIPS 支架置入可改善部分患者的肾功能,但目前尚无足够证据支持 TIPS 用于 Ⅰ 型 HRS 的治疗。而有研究表明在 Ⅱ 型 HRS 患者中 TIPS 可改善肾功能并控制腹水。由于 TIPS 可使肝窦血流减少、诱发肝性脑病、并发门静脉和肝静脉狭窄或栓塞等严重并发症,限制了其在临床的应用。

5.连续性肾脏替代治疗　连续性肾脏替代治疗(CRRT)是近年在血液透析基础上发展起来的一种新型血液净化技术。CRRT 具有稳定血液动力学,精确控制容量,维持水、电解质酸碱平衡,改善氮质血症作用的血液净化技术,是治疗急、慢性肾功能衰竭的有效方法。CRRT 对 HRS 可能有一定疗效,但它仅起到血液净化作用,不能改善肝脏的合成和代谢功能。

6.分子吸附再循环系统　分子吸附再循环系统(MARS)是改良的血液透析系统,含有白蛋白的透析液和活性炭-离子交换柱,可选择性清除与白蛋白结合的各种毒素及过多吸收的水分和水溶性毒素。目前认为,MARS 可以清除肿瘤坏死因子、白介素-6 等细胞因子,对减轻炎性反应和改善肾内血液循环有益。一些患者经 MARS 治疗可改善肝肾功能,提高短期生存率。由于 MARS 只是一种过渡性治疗,多用于等待肝移植的患者。

7.肝移植　肝移植是 Ⅰ 型和 Ⅱ 型 HRS 最有效的治疗方法。2009 年美国肝病学会成人肝硬化腹水处理指南推荐存在肝硬化、腹水、Ⅰ 型 HRS 患者应尽快转诊行肝移植。HRS 患者的肝移植效果比无 HRS 的患者差。因此,在肝移植前应采用前述手段治疗,尽量恢复肾功能,以达到无 HRS 患者的疗效。对血管收缩剂有应答的 HRS 患者,可仅予肝移植治疗;对血管收缩剂无应答且需要肾脏支持治疗的 HRS 患者,一般亦可仅予肝移植治疗,因为大多数患者的肾功能在肝移植后可完全恢复。需长期肾脏支持治疗(>12周)的患者,应考虑肝肾联合移植。随着器官移植术的发展和术后抗排异措施的完善,目前肝移植术已趋向成熟,但因供体肝源不足,使其应用受到限制。

(李万红)

# 第十二节　门脉高压症

## 一、概述

门脉高压症(PHT)为门静脉系统血流受阻和血流量增加,导致门静脉及其属支静力压升高(压力超过300mmH$_2$O)。主要临床表现有脾大、门腔静脉侧支循环形成和开放以及腹水,常伴发脾功能亢进、消化道出血和自发性腹膜炎等。门静脉高压症的病因很多,主要为各种原因引起的肝硬化,占80%~90%,西方国家以酒精性肝硬化为主,我国以肝炎性肝硬化为主。

## 二、诊断

### (一)临床表现

1.侧支循环开放、腹水、脾大是门脉高压的主要表现,尤以侧支循环开放有特征性意义,包括食管胃底静脉、腹壁浅静脉和痔静脉。

2.门脉高压症患者常并发上消化道出血,原因为食管、胃底静脉曲张破裂或门脉高压性胃病出血。

### (二)辅助检查

1.B超及彩色多普勒血流测定　门脉血流速度减慢,门脉及脾静脉增宽,门静脉宽度大于14mm,脾静脉宽度大于10mm,对门静脉高压有诊断意义;腹水、脾大对门脉高压有提示作用。

2.CT及MRI　了解是否门静脉、脾静脉增宽,门脉栓塞,脾大,腹水,腹壁、腹膜后等其他侧支循环的开放,以及肝脏形态的异常。

3.胃镜及上消化道造影　可发现食管、胃底静脉曲张,门脉高压性胃病。

### (三)诊断要点

根据临床表现及辅助检查发现门静脉、脾静脉增宽、食管胃底静脉曲张等表现,可以诊断门静脉高压。术中直接测定门脉压力可以确诊。

## 三、鉴别诊断

门脉高压症出现食管静脉曲张破裂出血时,应与胃十二指肠溃疡,胃癌相鉴别(表5-6)。

表5-6　门脉高压症鉴别诊断

| | 病史 | 脾大 | 肝功能 | 黄疸腹水 | 肿瘤细胞检查 |
| --- | --- | --- | --- | --- | --- |
| 门脉高压症 | 多见肝病病史 | 有 | 异常 | 可有 | 无 |
| 胃十二指肠溃疡 | 溃疡病史 | 无 | 正常 | 无 | 无 |
| 胃癌 | 可有癌症家族史 | 无 | 正常 | 无 | 有 |

## 四、治疗

### （一）病因治疗

应积极寻找引起门脉高压的原发病，如针对肝硬化、门静脉血栓形成及 Budd-Chiari 综合征的相关治疗。

### （二）药物治疗

门脉高压药物治疗主要是对食管曲张静脉破裂出血的治疗和对再出血的预防。门脉高压症的病理生理基础：①门脉血流阻力增加，其发生原因除了机械因素外，还与血管收缩的动力学作用有关。许多血管扩张药如有机硝酸盐、抗肾上腺药及钙离子通道阻滞剂能减少这种血管收缩的动力作用；②门脉血流量增加（即高动力循环状态），其发生原因一方面是由于内脏小动脉扩张所致，这是血管收缩药如血清素、血管加压素、β 肾上腺能阻滞剂等治疗门静脉高压的理论基础。另一方面血容量的增加是维持门脉高压高动力循环的决定性因素，这是应用利尿剂治疗门静脉高压的理论基础。目前临床主要有两类药物可用于降低门静脉压力，即血管收缩剂和血管扩张剂。血管收缩剂主要通过减少门静脉侧支血流，血管扩张剂通过降低门静脉肝内血管阻力起到降低门静脉压力作用。其中，半衰期短的药物用于治疗急性出血，如血管加压素及其类似物、生长抑素及其类似物和硝酸甘油等，而半衰期长的药物用于预防出血，如 β 受体阻滞剂（普萘洛尔、纳多洛尔）、α 受体阻滞剂（哌唑嗪、苯氧苄胺）、硝酸酯类、钙通道阻滞剂、血管紧张素 Ⅱ 受体拮抗剂、5-羟色胺受体阻滞剂、血管紧张素转换酶抑制剂等。考虑到血浆容量和门脉压力之间的关系，利尿剂是一种很有应用前景的药物，因为它们降低门脉压的效果有限，所以单独应用的可能性不大，它们最有前景的用途是提高 β 受体阻滞剂降低肝静脉压梯度（HVPG）的作用，或消除血管扩张剂钠潴留和血容量扩张的不良反应。

#### 1.急性出血的治疗

（1）血管加压素＋硝酸甘油：垂体后叶素是经典的降低门静脉压力的药物，至今已有 39 年的历史。国内应用最普遍，是一个经济实用的治疗方案。该药收缩内脏动脉血管，减少门脉分流，降低门脉压和曲张静脉压力，减少食管胃血流。除直接的血管效应外，还通过收缩食管平滑肌降低食管胃血流，增加下食管括约肌的张力，压迫黏膜下血管。用药方法为 $0.2\mu g/min$ 持续静脉滴注，无效时加至 $0.4\sim0.6\mu/g/min$，止血后以 $0.1\mu g/min$ 维持 12 小时停药，剂量超过 $0.8\mu g/min$ 疗效不再增加而不良反应增加。不主张给予初剂负荷量，由于此药同时收缩全身血管从而导致门脉阻力增加，可导致全身性的血压升高，心排出量降低，冠状动脉血流量减少，发生心绞痛，甚至心肌梗死，也可引起腹腔内脏缺血性疼痛。此时并用血管扩张剂可使门脉压力进一步下降，并可抵消垂体后叶素对心脑血管的不良反应，从而提高疗效，减少并发症。常用的有硝酸甘油，每 15～30 分钟舌下含服 0.4～0.6mg 或静脉滴注 10～40μg/min。另外 α 肾上腺能受体阻滞剂如酚妥拉明 0.1～0.3mg/min 静脉滴注。垂体后叶素的临时止血效果尚称满意，但必须静脉内持续均匀地给药，停药后多数患者又发生再出血，因此只能用于急性大出血时的临时措施，为其他治疗创造条件。

（2）血管加压素拟似药：其优点有耐受性好，不良反应小，不需静脉持续输注及作用时间长等。如特利加压素（三甘氨酰-赖氨酸-力Ⅱ压素），为长效加压素，每次 1～2mg 静脉注射，每 6 小时 1 次，可显著降低门静脉压力和食管及胃底曲张静脉内压力，几乎无垂体后叶素的心、脑血管不良反应，但价格昂贵。临床研究证明，其止血成功率已达 80％ 以上；对照研究表明能降低急性食管胃底静脉曲张破裂出血的病死率。特利加压素治疗急性食管胃底静脉曲张破裂出血时，应持续治疗 5 天，以防止早期再出血。此外，该药尚可用于治疗门静脉高压性胃病、预防内镜食管曲张静脉硬化剂注射治疗后的早期再出血。

(3)生长抑素及其类似物：生长抑素是一种胃肠激素，能抑制胰高血糖素和其他胃肠道激素的分泌，减少内脏血流量和降低门静脉压力，而对全身血流动力学影响较小。人工合成的生长抑素(施他宁)在结构和生物效应上与天然生长抑素相同，为14肽，已被广泛应用于食管及胃底静脉曲张出血，止血有效率约70%～90%，首剂250$\mu$g静脉注射，继以250$\mu$g/h持续滴注，连续24～48小时。奥曲肽(善得定)是生长抑素类似物，为8肽，用于急性EGVB的门静脉高压症患者，总止血率达86.96%，且无严重不良反应。奥曲肽止血迅速，疗效肯定，安全可靠，耐受性好，首剂100$\mu$g静脉注射，继以25$\mu$g/h静脉滴注，连续36～48小时，出血停止后逐渐减量。

2.预防出血的治疗

(1)β受体阻滞剂：自1980年Lebree等人首先用普萘洛尔预防门静脉高压症食管静脉曲张复发出血以来，现已广泛用于临床治疗。普萘洛尔治疗应从小剂量开始，40～80mg/d，分3次口服，使运动时的心率下降25%(但心率≥55次/min，收缩压≥90mmHg)为最适宜量，大约需4～6天调整1次。一经使用，需长期维持治疗，防止门静脉压"反跳"。多项随机对照研究及荟萃分析均表明β受体阻滞剂可明显降低出血的危险性和病死率，是预防出血的首选药。

(2)血管扩张剂：硝酸酯类：硝酸酯类药物形成一氧化氮和5-亚硝酸硫醇使平滑肌细胞内钙浓度下降、平滑肌松弛；直接松弛门静脉侧支，降低门静脉侧支阻力；松弛动脉平滑肌，使动脉血压下降，反射性引起交感神经兴奋和内脏血管收缩，致门静脉血流量减少，从而降低门静脉压力。最常用的是5-单硝酸异山梨醇酯(鲁南欣康)口服能松弛血管平滑肌，可降低门脉压18%，其降低出血率、延长生存期的疗效肯定，不良反应小，常与普萘洛尔合用，但不推荐单用。初始服用时可出现头痛和体位性低血压，故建议首次剂量从晚上睡前20mg开始，渐增至20～40mg，2/d的维持剂量。

血管紧张素Ⅱ受体拮抗剂：常用的是洛沙坦，25mg，1/d口服，据报道，是目前降低门静脉压幅度最大的药物，且平均动脉压仅有轻微下降，是预防门静脉高压症出血最具潜力的一种药物，但尚需进一步观察和研究。

其他如乙酮可可碱是一种外周血管扩张剂，可通过增加红细胞变形性，减少血液黏滞度，减低肝内血管阻力从而降低门静脉压，而达到预防出血的目的。

(3)H$_2$受体阻滞剂：在门静脉高压症发病机制中存在着一种"功能性门静脉高压"的机制，或是通过增加门静脉压力阻力，或是通过降低内脏阻力而增大门静脉流量。基于此理论我们首先考虑到肝炎后肝硬化多属窦后型梗阻，早已被证明组织胺可以引起肝静脉广泛痉挛而引起门静脉压力升高，临床患者周围血中组织胺浓度也明显高于正常人，分别为(35.7±12.9)ng/ml与(52.5±20.1)ng/ml，因此首先选用H$_2$受体阻滞剂-甲氰咪胍，在静脉滴注400mg后平均肝静脉楔入压(WHVP)下降22%(平均下降7.3cmH$_2$O)，其降压效果可与脾-肾分流术(平均下降7.0cmH$_2$O)相比拟。已知动脉门静脉壁存在着H$_1$及H$_2$受体，相信H$_1$受体拮抗剂值得一试。H$_2$受体阻滞剂主要作用于门静脉和肝静脉系统。

(4)腹腔内注入去甲肾上腺素：去甲肾上腺素在全身应用时可引起门静脉压力明显增高，而腹腔内注入是通过内脏血管广泛收缩减少门静脉血流。将去甲肾上腺素4mg稀释在200ml的生理盐水中，由两侧下腹部相当于麦氏点附近注入，用药后患者作几次体位翻转使之均匀接触内脏，必要时可以隔4～6小时重复应用几次。有明显腹水的患者稀释量可减少到50ml左右。对无腹水者浓度不能过高，8mg/200ml的浓度常可引起腹痛。

其他如善宁长期皮下注射预防肝硬化门脉高压症患者再出血的疗效明确。吴志勇等研究发现大剂量肝素可以缓解门静脉高压症鼠的高动力循环状态。随着对门静脉高压症发病机制和病理生理的深入研究，一氧化氮是门静脉高动力循环的介质已获一致结论，一种抑制一氧化氮产生的药物 Naftazone 经动物试验研究证实可减少肝和门静脉侧支循环阻力，从而降低门静脉压力，同时增加心输出量，对动脉压无显著影响。血管收缩因子内皮素可增加肝内及门脉侧支阻力，动物试验研究发现，内皮素受体拮抗剂复合物 TAK-044 以及 ET-A 受体阻滞剂 KC-301、ET-β 受体阻滞剂 IRL-1038 均可显著降低门静脉压力，增加门静脉血流量及心输出量，其临床疗效有待于进一步研究。

### （三）门脉高压的外科治疗

目前外科治疗主要有分流术、断流术、分流加断流手术、自体脾腹膜后移植联合食管横断吻合术、内镜下治疗、介入治疗、肝移植及肝细胞移植及干细胞移植。

### （四）其他治疗方法

主要有介入放射治疗、内镜下治疗等。

降低门静脉和曲张静脉内压力是终止出血的重要措施，选择内科保守或是外科手术治疗，生存率相近。因出血患者一般是终末期肝病，肝功能不佳，手术耐受性差，急诊手术的病死率可达 50%。在患者严重失血、血流动力学不稳定时药物治疗也被广泛采用作为临时急诊止血措施，为进一步的内镜下或外科手术止血创造条件。高龄患者，肝功能 C 级，心、肺功能差或伴有其他严重的全身性疾病的患者既不能手术，也不宜内镜治疗，只能采用内科保守治疗。

## 五、注意事项

虽然门静脉高压症的外科治疗历经一百多年的临床研究和探索，其手术方式经过不断的改进和创新，得以广泛应用于临床，但其疗效至今仍不很令人满意。肝移植是慢性进行性肝功能衰竭及 PHT 的有效治疗手段和根本治疗方法，是今后发展的方向。有效肝移植可以较彻底地解决 PHT 的一些致命并发症。新的高效低毒的免疫抑制剂的不断出现以及肝移植手术技术的不断发展与成熟，使肝移植的手术适应证不断扩展，近期疗效和远期存活率不断提高。在一些发达国家，肝移植已成为治疗晚期肝病的常规手术，但在我国目前状况下，经济因素以及供体的缺乏严重限制了其应用，利用转基因药物进行异种肝移植的研究虽有希望彻底解决供肝来源的问题。

（李万红）

# 第十三节　原发性肝癌

原发性肝癌以肝细胞癌最多见，肝母细胞瘤和胆管细胞癌少见。肝细胞癌最常见病因是乙型和丙型慢性病毒性肝炎，其次是肝硬化和黄曲霉素。肝癌男性多见，发病率随年龄增加而增加。肝内转移是最常见的转移方式，此外尸检提示 40%～57% 的肝癌患者存在肝外转移，其中肺转移（>50%）最常见。症状性肝癌预后差，应针对高危人群做好预防和筛查工作。

【诊断标准】

1.临床表现

（1）症状：肝癌早期无特殊症状或体征。晚期通常出现典型临床症状，最常见症状是右季肋部或上腹部疼痛，其次为体重下降，虚弱，腹胀，非特异胃肠道症状等。

（2）体征：最常见体征包括肝大，腹水，发热，脾大，黄疸和肝脏血管杂音等。肝癌经常伴有肝硬化，如肝硬化患者突然出现无法解释的病情变化应考虑肝癌。

**2.实验室检查**　血清肿瘤标志物:肝癌最常用的标志物是 AFP(甲胎蛋白)。AFP>500ng/ml 通常提示肝癌,但如果肝硬化患者影像学检查提示肝脏肿块直径>2cm 并提示肝癌时,AFP>200ng/ml 即可诊断。AFP 值越高则肝癌的可能性越大,AFP 值进行性上升也高度提示肝癌。AFP 20～500ng/ml 尚可见于肝硬化,慢性病毒性肝炎,急性肝坏死后肝脏再生,转移性肝癌和生殖细胞肿瘤等。AFP 敏感性仅为39%～64%,其他肿瘤标记物尚未证实优于 AFP。AFP 需联合影像学检查来诊断肝癌,但 AFP 的升高提示患者需要接受进一步检查。

**3.辅助检查**

(1)影像学检查:影像学检查对肝癌的诊断至关重要。

(2)超声检查:敏感性 48%,特异性 97%。大约 2/3 有症状的肝细胞癌是高回声团块,其余的则是高低回声混合占位,小肝癌多为低回声。超声 Doppler 技术可有效显示肝脏血管和胆管系统,超声造影技术的应用可以更好地鉴别肝脏良恶性结节病灶。

(3)增强 CT 扫描:敏感性为 67.5%,特异性为 92.5%。多排螺旋 CT 动态增强扫描可以分为平扫期、动脉期、门脉期和延迟相。平扫期病灶大多数表现为低密度,部分为等密度或高密度。肝细胞癌典型表现是动脉期肿块的 CT 值迅速上升超过正常肝实质达到峰值后迅速下降,门脉期和延迟相病灶 CT 值继续下降而正常组织 CT 值逐渐上升。如果病灶直径>2cm 即可以诊断肝癌,如果病灶直径在 1～2cm 则需要联合 MRI 和超声等检查来进一步确诊。CT 中的富血管病灶(即动脉期增强,门脉期和延迟相与周围肝组织密度相同)除肝癌外,还需要鉴别异型增生结节,动脉-门脉分流,或不典型血管瘤等,如果病灶>1cm 但血清 AFP<200ng/ml 应进行活检,如病灶<1cm 应接受密切随访。

(4)增强 MRI 扫描:敏感性是 80.6%,特异性是 84.8%,可能略优于 CT。多使用造影剂,其表现类似CT 表现,T1 加权相的低强度信号是其典型表现。

(5)肝动脉造影:肝癌病灶血管丰富,但肿瘤的动脉管径不规则,并不逐渐变细,小分支往往呈现异常的形态。肿瘤内的动静脉异常吻合可以表现为肝静脉早期充盈,反向充盈门静脉,毛细血管排空延迟等。在计划对肝癌进行栓塞化疗前必须进行血管造影。

(6)腹腔镜检查:主要用于明确有无腹膜和其他肝外转移,明确肝脏非瘤部分是否存在肝硬化并在直视下取得肝组织活检。

(7)组织学检查:可通过经皮活检或细针穿刺,经超声或 CT 引导活检可以提高阳性率。但针刺活检可能会有针道肿瘤扩散的危险,许多学者建议仅在肝动脉造影无法明确诊断或是已明确存在肝外病灶时考虑组织学检查。

**【治疗原则】**

肝癌首选外科治疗,选择治疗方式时应综合考虑患者的肝功能情况以及有无肝外转移。

**1.肝移植(OLT)**　适于无法切除但局限于肝脏的肿瘤,或肝功能差,有门脉高压而无法接受切除手术的患者,对于后者,肝移植优于其他治疗方式。肝移植后需要终身免疫抑制治疗,手术费用高,肝源紧张。

**2.肝部分切除**　适于局限于肝脏、单个肿瘤且直径<5cm、位于可切除部位、未侵犯血管,具有足够储备肝功能的患者。切除手术难度大,复发率高。

**3.经皮乙醇(PEI)和醋酸注射(PAI)**　适于单个肿瘤且直径<5cm 或 3 个以下肿块且每个直径<3cm,也用于等待肝移植、不愿/不能手术治疗的患者,禁忌证包括腹水、未经纠正的凝血障碍和肝外转移。有引起肿瘤针道转移的风险。

**4.射频消融治疗(RFA)**　适于直径<3cm 的肿瘤,其 3 年总生存率、无病生存率、有效率及复发率均优

于 PEI。其他消融治疗还包括微波消融、冷冻消融等。

5.经动脉化疗栓塞(TACE)　适用于肝功能相对较好(ChildA-B),但瘤体较大或位于中心位置而无法进行其他治疗的肿瘤。术后常见不良反应有一过性发热、肝区疼痛。禁忌证为门静脉主干堵塞,对于此类患者,动脉内注射放射性核素如$^{131}$I,$^{188}$Re 标记的碘油或$^{90}$Y 标记的微球体是可选择的治疗方式。

6.分子靶向治疗(索拉非尼)　该药物是一种口服多激酶抑制剂,具有抗增殖和抗血管增生的作用,适于有肝外转移患者,可以改善患者预后。

7.化疗　应答率在 15% 以下,在对照研究中并未证实有效。

(李万红)

# 第十四节　肝性脑病

肝性脑病(HE)是由急、慢性肝功能衰竭或各种门-体分流引起的,以代谢紊乱为基础的,并排除了其他已知脑病的中枢神经系统功能失调综合征。该综合征具有潜在的可逆性。过去所称的肝性昏迷,在现在看来只是 HE 中程度严重的一期,并不能代表 HE 的全部。

因急性肝功能衰竭引起的 HE,又称非氨性脑病,常常无明确诱因;而以慢性肝功能衰竭或伴有门-体分流所诱发的 HE,很大程度上与下列诱因有关。①摄入过量的含氮食物;②消化道大出血;③感染;④电解质紊乱;⑤氮质血症;⑥便秘;⑦低血糖;⑧镇静剂。

HE 发病机制迄今尚未完全阐明,目前已提出多种学说。其发生的疾病基础是急、慢性肝功能衰竭和(或)门-体分流,致肠道吸收的毒性物质不能由(或不经过)肝脏解毒、清除,直接进入体循环,透过血脑屏障到达脑组织而引起中枢神经系统功能紊乱,是多种因素综合作用的结果。其中高血氨是公认的最关键因素之一,氨对中枢神经系统的毒性作用主要是干扰脑能量代谢,其次还可影响中枢兴奋性神经递质,如谷氨酸及抑制性神经递质如谷氨酰胺、γ-氨基丁酸(GABA)的平衡而产生中枢抑制效应。其他尚有假性神经递质学说,如当鳝胺与苯乙醇胺取代了正常神经递质时,则神经传导发生障碍。GABA 受体复合物的作用、支链氨基酸与芳香族氨基酸比例失衡、脑细胞水肿、星形细胞功能失调、硫醇、短链脂肪酸毒性、锰沉积等也参与 HE 的发生。

## 一、诊断

### (一)临床表现

HE 的临床表现因基础病的性质、肝细胞损伤的程度、快慢及诱因的不同很不一致,且和其他代谢性脑病比并无特异性。早期常无明确的临床症状,只有通过神经心理及智能测试才能测出,进一步可发展为有症状型 HE。在急性肝功能衰竭基础上出现的 HE,常在起病数日内由轻度的意识错乱迅速陷入深昏迷,甚至死亡,并伴有急性肝功能衰竭的表现,如黄疸、出血、凝血酶原活动度降低等。

而以慢性肝功能衰竭或伴有门-体分流所诱发的 HE,可出现以慢性反复发作的性格、行为改变,甚至木僵、昏迷为特征,常伴有肌张力增高、腱反射亢进、扑翼征、踝阵挛阳性,或巴宾斯基征阳性等神经系统异常。多数患者在初期为复发型,随后症状转为持续型。常有进食高蛋白饮食等诱因,亦可以是自发的或因停用治疗 HE 的药后发生。除脑病表现外,还常伴有慢性肝损伤、肝硬化等表现。

### (二)实验室及其他辅助检查

1.肝功能检查　可出现肝功能异常,如胆红素升高、酶胆分离、凝血酶原活动度降低等。

2.血氨　　正常人空腹静脉血氨为 $6\sim35\mu g/L$（血清）或 $47\sim65\mu/L$（全血）。在 B 型、C 型 HE 时血氨升高，而 A 型 HE 的血氨常正常。

3.血浆氨基酸失衡　　支链氨基酸减少、芳香族氨基酸增高，二者比值≤1（正常＞3），但因需要特殊设备，普通化验室无法检测。

4.神经心理和智能测试　　对轻微型 HE 的诊断有重要帮助。目前该测试方法有多种，但多数受患者年龄、性别、受教育程度影响。

推荐使用数字连接试验 A（NCT-A）、数字连接试验 B（NCT-B）、轨迹描绘试验（LTT）、构建能力测试（BVMT-R）、画钟试验（CDT）、数字符号试验（DST）、系列打点试验等。这些检测方法与受教育程度的相关性小，操作非常简单方便，可操作性好。简易智能量表亦可较好地反映神经精神轻微损害的情况，但耗时较多（一次检查需要 $5\sim10\mathrm{min}$），可在临床研究中采用。

5.神经生理测试

（1）脑电图检查：常在生化异常或精神异常出现前脑电图就已有异常。主要表现为节律变慢。这种变化通常先出现在两侧前额及顶部，逐渐向后移。脑电图的变化对 HE 并非特异性改变，在尿毒症性脑病等其他代谢性脑病也可以有同样的改变，但变化的严重程度与临床分期有很好的相关性。

（2）诱发电位的检测：诱发电位有多种，但其中以内源性事件相关诱发电位 P300 诊断 HE 的敏感性最好。但由于受仪器、设备、专业人员的限制，仅用于临床研究中。

（3）临界闪烁频率（CFF）的检测：该方法原用于检测警戒障碍患者的临界闪烁频率，可反映大脑神经传导功能障碍。研究发现，CFF 可敏感地诊断出轻度 HE（包括轻微 HE 及 HE 1 期），具有敏感、简易、可靠的优点。但由于 CFF 诊断轻微 HE 的检测刚刚起步，其诊断价值仍需进一步临床应用才能做出更客观的评价。

6.影像学检查　　颅脑 CT 及 MRI 可发现脑水肿。锰沉积可造成星形胶质细胞结构的改变，在头颅磁共振检查中可发现额叶皮质脑萎缩、苍白球、核壳内囊 $T_1$ 加权信号增强。此外，头颅 CT 及磁共振检查的主要意义在于排除脑血管意外、颅内肿瘤等疾病。

## （三）临床分型

根据 HE 病因的不同可分为下列 3 种类型。

1.A 型　　急性肝功能衰竭相关的 HE，常于起病 2 周内出现脑病症状。亚急性肝功能衰竭时，HE 出现于 2~12 周，可有诱因。

2.B 型　　门-体旁路性肝性脑病，患者存在明显的门-体分流，但无肝脏本身的疾病，肝组织学正常。临床表现和肝硬化伴 HE 者相似。这种门-体分流可以是自发的或由于外科或介入手术造成。

3.C 型　　慢性肝病、肝硬化基础上发生的 HE，常伴门脉高压和（或）门-体分流，是 HE 中最为常见的类型。其中肝功能衰竭是脑病发生的主要因素，而门-体分流居于次要地位。

根据 HE 临床症状的轻重又可将 C 型肝性脑病分为轻微 HE（MHE）及有临床症状的 HE（SHE）（表5-7）。在我国，大多数 HE 为 C 型，即在慢性肝病、肝硬化基础上发生的，常伴门脉高压和门-体分流；而 A 型及 B 型相对较少。

表 5-7　C 型肝性脑病的亚型

| | |
|---|---|
| MHE | 无临床及常规生化检测的异常，仅用神经心理学或神经生理学检测方法才能检测到智力、神经、精神等方面的轻微异常 |
| SHE | 主要表现在认知、精神和运动的障碍。又可分为发作性和持续性两类 |

| 发作性 HE | 有诱因的 HE | 常常在进食大量高蛋白食物、上消化道出血、感染、放腹水、大量排钾利尿剂应用后发生 |
|---|---|---|
| 持续性 HE | 自发性 HE | 无明确诱因即可发生 |
| | 复发性 HE | 1 年内有 2 次或 2 次以上肝性脑病发作 |
| | 轻型 HE | 相当于 West-Haven 1 级 |
| | 重型 HE | 相当于 West-Haven 2～3 级 |
| | 治疗依赖性 HE | 经药物治疗症状可迅速缓解,但停药后很快加重 |

## (四)临床分期

根据患者意识障碍程度、神经系统表现及脑电图改变,参照我国实用内科学,可将 HE 分为 0～4 期,但各期可重叠或相互转化(表 5-8)。

表 5-8　肝性脑病临床分期

| 分期 | 认知功能障碍及性格和行为异常的程度 | 神经系统体征 | 脑电图改变 |
|---|---|---|---|
| 0 期(轻微型肝性脑病) | 无行为、性格的异常,只在心理测试或智力测试时有轻微异常 | 无 | 正常 α 波节律 |
| 1 期(前驱期) | 轻度性格改变或行为异常,如欣快激动或沮丧少语。衣冠不整或随地便溺,应答尚准确但吐字不清且缓慢、注意力不集中或睡眠时间倒错(昼睡夜醒) | 有扑翼样震颤 | 不规则的本底活动(α 和 θ 节律) |
| 2 期(昏迷前期) | 睡眠障碍和精神错乱为主、反应迟钝、定向障碍、计算力及理解力均减退、言语不清、书写障碍、行为反常、睡眠时间倒错明显,甚至出现幻觉、恐惧、狂躁。可有不随意运动或运动失调 | 腱反射亢进、肌张力增高、踝阵挛阳性、巴氏征阳性、扑翼样震颤明显阳性 | 持续的 θ 波,偶有 δ 波 |
| 3 期(昏睡期) | 以昏睡和精神错乱为主、但能唤醒,醒时尚能应答,但常有神志不清或有幻觉 | 仍可引出扑翼征阳性、踝阵挛阳性、腱反射亢进、四肢肌张力增高,椎体征阳性 | 普通的 θ 波,一过性的含有棘波和慢波的多相综合波 |
| 4 期(昏迷期) | 神志完全丧失,不能被唤醒。浅昏迷时对疼痛刺激有反应;深昏迷时对各种刺激均无反应 | 浅昏迷时腱反射和肌张力仍亢进、踝阵挛阳性,由于不合作扑翼征无法检查,深昏迷时各种反射消失 | 持续的 δ 波,大量的含棘波和慢波的综合波 |

## (五)诊断依据

目前尚无 HE 诊断的金标准,主要依赖于排他性诊断。在诊断 HEH 懦从以下几方面考虑:

1.有引起 HE 的基础疾病,但不同类型的 HE,其肝脏基础疾病有所差异。A 型者无慢性肝病病史,但存在急性肝衰竭;B 型者有门体分流的存在,但无肝脏疾病基础;C 型常有严重肝病和(或)广泛门-体分流的病史,如肝硬化、肝癌、门-体静脉分流术后等。

2.有神经精神症状及体征,如情绪和性格改变、意识错乱及行为失常、定向障碍、嗜睡和兴奋交替、肌张力增高、扑翼样震颤、踝阵挛及病理反射阳性等,严重者可为昏睡、神志错乱甚至昏迷。

3.虽无神经精神症状及体征,但学习能力、理解能力、注意力、应急能力和操作能力有缺陷。神经心理智能测试至少有 2 项异常。临界闪烁频率异常可作为重要参考。

4.有引起 HE(C 型、B 型)的诱因,如上消化道出血、放腹水、大量利尿、高蛋白饮食、服用药物如镇静剂、感染等诱发 HE 发生的因素。曾发生过 HE 对诊断有重要的帮助。A 型者常无诱因。

5.排除其他代谢性脑病如酮症酸中毒、低血糖、尿毒症等所致的脑病、中毒性脑病、神经系统疾病如颅内出血、颅内感染、精神疾病及镇静剂过量等情况。

以上 5 项中具备 1、3、4、5 项者，可诊断为有临床症状的 HE；如具备 2、3、4、5 项，则可诊断为轻微型 HE。

## 二、鉴别诊断

### （一）精神病

以精神症状如性格改变或行为异常等为唯一突出表现的 HE，易被误诊为精神病。因此，凡遇有严重肝脏疾病或有门-体分流病史的患者出现神经、精神异常，应警惕 HE 的可能。

### （二）其他代谢性脑病

1.酮症酸中毒　患者有糖尿病病史，常因感染、应急或暴饮暴食、酗酒等诱发，表现为糖尿病症状加重，并出现食欲不振、恶心、呕吐、腹痛、头晕、头痛、神志模糊、嗜睡，测血糖常大于 16.7mmol/L（300mg/dl），尿酮体阳性。

2.低血糖　血糖过低可致昏迷，常伴有交感神经兴奋、头晕、心悸、出冷汗等。血糖检测常低于 2.8mmol/L，补充糖后症状可消失。

3.肾性脑病　亦可有智力障碍、谵妄、幻觉、扑翼样震颤、嗜睡、甚至昏迷等，但患者有急、慢性肾脏疾病的基础，有氮质血症的证据，内生肌酐清除率下降，血尿素氮、肌酐升高，或有肾脏器质性损害。

4.肺性脑病　可表现为头痛、头昏、记忆力减退、精神不振、工作能力降低等症状。继之可出现不同程度的意识障碍，轻者呈嗜睡、昏睡状态，重则昏迷。扑翼样震颤、踝阵挛阳性等。但患者有呼吸系统疾病的基础，伴有缺氧及二氧化碳潴留的表现。血 $PaO_2$ 下降、$PaCO_2$ 增高，二氧化碳结合力增高及血 pH 值降低。

### （三）神经系统疾病

1.颅内出血、颅内肿瘤　常有神经系统定位体征，前者可有高血压病史；头颅 CT 或磁共振检查可发现病灶。

2.颅内感染　有发热及感染中毒症状、脑膜刺激征，脑脊液检查可协助诊断。

3.瑞氏综合征　由脏器脂肪浸润所引起的以脑水肿和肝功能障碍为特征的一组症候群，突出的临床表现为肝损害和脑损害，化验检查常有血氨高、血糖低、凝血酶原时间延长、血清转氨酶升高、血胆红素不高等，易被误诊为急性 HE。但 Reyesyndrome 常发生在上呼吸道感染，并服用水杨酸盐（阿司匹林）制剂后的儿童。肝脏的活体组织检查见肝细胞内有大量脂肪滴有助于确诊。

### （四）中毒性脑病

药物和毒物如一氧化碳、酒精，重金属如汞、锰等可引起中毒性脑病，详细了解病史有助于鉴别。酒精性肝病亦可引起 HE，需与酒精中毒性脑病鉴别。

## 三、治疗

HE 是多种因素综合作用引起的复杂代谢紊乱，应从多个环节采取综合性措施进行治疗。并根据临床类型、不同诱因及疾病的严重程度设计不同的治疗方案。早期识别、及时治疗是改善 HE 预后的关键，因此在确定 MHE 存在时就要积极治疗。

## （一）去除诱因

C型HE多有各种各样的诱因。积极寻找诱因并及时排除可有效阻止HE的发展。例如食管曲张静脉破裂大出血后可发展成HE，积极止血、纠正贫血、清除肠道积血等有利于控制肝性脑病；积极控制感染、纠正水电解质紊乱、消除便秘、改善肾功能等亦为控制HE所必需的基础治疗。

## （二）轻微肝性脑病的治疗

MHE患者多无明显症状及体征，但患者可能会有日常活动中操作能力的降低或睡眠障碍。其治疗方案：①调整饮食结构，适当减少蛋白摄入量；②可试用不吸收双糖如乳果糖、乳梨醇等；③睡眠障碍者切忌用苯二氮类药物，以免诱发临床型的HE。

## （三）对症及支持治疗

HE患者往往食欲不振或已处于昏迷状态，不能进食，需要积极给予营养支持。

1.肠内营养　传统的观念认为限制蛋白饮食可减少肠道产氨、防止HE的恶化。但近来研究发现肝硬化HE患者常常伴有营养不良，严格限制蛋白摄入虽能防止血氨升高，但可使患者的营养状况进一步恶化，加重肝损害、增加死亡的风险。而正氮平衡有利于肝细胞再生及肌肉组织对氨的脱毒能力。

推荐措施：①急性HE及3、4期HE开始数日要禁食蛋白，清醒后每2～3d增加10g，逐渐增加蛋白至每日1.2g/kg；②1、2期HE则开始数日予低蛋白饮食（20g/d），每2～3d增加10g，如无HE发生，则继续增加至每日1.2g/kg；③口服或静脉补充必需氨基酸及支链氨基酸有利于调整氨基酸，比例的平衡、促进正氮平衡，增加患者对蛋白的耐受性；④同时要予足够的热量每日146～167kJ/kg（35～40kcal/kg），以碳水化合物为主。不能进食者可予鼻饲，必要时可予静脉营养补充。

蛋白种类以植物蛋白为主，其次是牛奶蛋白。因植物蛋白含甲硫氨酸和芳香族氨基酸较少，而支链氨基酸较多，且能增加粪氮的排出；同时植物蛋白含有非吸收的纤维素，经肠菌酵解产酸有利于氨的排出。尽量避免用动物蛋白（致脑病作用最强）。

2.锌的补充　锌是催化尿素循环酶的重要辅助因子，肝硬化患者，尤其是合并营养不良时常常存在锌缺乏。口服锌制剂还可减少肠道对二价阳离子如锰的吸收，但迄今所进行的临床研究尚不能确定锌对改善HE有积极的治疗作用，需进一步研究其应用价值。

3.纠正水、电解质和酸碱平衡　低血钠、低血钾、高血钾、碱中毒均是诱发HE的重要因素，应根据血电解质水平及血气分析结果积极予以纠正。应根据前1天的尿量决定每日补液量（尿量＋1000ml），总量应控制在2500ml之内。

4.加强基础治疗　有低蛋白血症者可静脉输注血浆、白蛋白以维持胶体渗透压。补充白蛋白还可促进肝细胞的修复；有脑水肿者可用20%甘露醇或与50%葡萄糖交替快速静脉输注；并给予足够的维生素B、维生素C、维生素K、ATP和辅酶A等，有助于改善脑的能量代谢。

## （四）减少肠道内氨及其他有害物质的生成和吸收

1.清洁肠道　引起HE的毒性物质主要来自肠道，故清洁肠道以减少氨及其他毒性物质产生和吸收在HE的防治中非常重要。可用导泻或灌肠来清除肠道内的积血、积食及其他毒性物质。

推荐用法：口服或鼻饲25%硫酸镁30～60ml导泻；亦可用不吸收的双糖如乳果糖300～500ml，加水500ml进行灌肠，尤其适用于门-体分流性HE。

2.降低肠道pH，抑制肠道细菌生长

（1）不吸收双糖：如乳果糖、乳山梨醇。乳果糖是人工合成的含酮双糖，由于人体消化道内没有分解乳果糖的酶，所以在胃及小肠内不被分解和吸收，至结肠后被肠道细菌酵解生成低分子的乳酸、醋酸，使肠腔pH降低，减少$NH_3$的形成并抑制氨的吸收；不吸收双糖在肠道中分解产生的有机微粒可增加肠腔渗透压,再加上其酸性产物对肠壁的刺激作用可产生轻泻的效果,有利于肠道内氨及其他毒性物质的排出;不吸收双糖,作为益生元在结肠内还可抑制产氨、产尿素酶细菌的生长,减少氨的产生。不良反应主要是腹部不适、腹胀、腹痛、食欲下降、恶心、呕吐、腹泻等。不吸收双糖的杂糖含量低(2%),对于有糖尿病或乳糖不耐症者亦可应用,但有肠梗阻时禁用。乳梨醇为乳果糖衍生物,作用机制及疗效与乳果糖相同,但口感好,有更好的耐受性。

推荐用法:急性 HE,开始用乳果糖 45ml 口服(或鼻饲),以后每 1h 追加 1 次,直到有大便排出;适当调整剂量以保证每日 2~3 次软便为宜(通常用量为 15~45ml,每 8~12h/1 次);亦可用乳果糖 300ml 加水 1 升,采用头低脚高位保留灌肠 1h(以使灌肠液尽可能到达右半结肠);对于慢性 HE,不需要每小时追加用量。乳山梨醇常用量为 0.5g/kg,2 次/d,以保持每日 2~4 次软便为宜。

(2)益生菌制剂的应用:含双歧杆菌、乳酸杆菌的微生态制剂可通过调节肠道菌群结构,抑制产氨、产尿素酶细菌的生长。以减少肠道氨及其他毒性物质的产生及吸收,亦可与益生元制剂合用。

推荐用法:双歧三联活菌制剂,2~3 粒,次,3 次/d;地衣芽孢杆菌 2 粒/次,3 次/d。

(3)抗菌药物的应用:可作为不吸收双糖的替代品治疗急、慢性 HE。过去常用口服吸收很少的氨基糖苷类抗菌药如新霉素来抑制结肠细菌的过度生长,但有研究显示应用新霉素未给 HE 患者带来益处,且长期服用仍有耳、肾毒性的风险,且对小肠黏膜的功能有影响;甲硝唑可抑制肠道厌氧菌、改善 HE,但长期服用可能会导致肠道菌群失调、胃肠道不适或神经毒性;非氨基糖苷类抗菌药利福昔明是利福霉素的衍生物,具有广谱、强效地抑制肠道内细菌生长,口服后不吸收,只在胃肠道局部起作用。在治疗慢性 HE 时,利福昔明与乳果糖、新霉素效果相当或更优,且对听神经及肾功能无毒性。

推荐用法:甲硝唑 0.25g,2 次/d;利福昔明 1200mg/d,分 3 次口服。

(4)抗菌药物与不吸收双糖的联合应用:对于难治性的 HE,该两类药合用可显著降低患者的住院率及住院时间,但潜在的治疗效益还有待进一步研究。

**(五)促进氨的代谢、拮抗假性神经递质、改善氨基酸平衡**

1.降血氨药物

(1)门冬氨酸-鸟氨酸:是一种二肽,其中鸟氨酸作为体内鸟氨酸循环的底物,可增加氨基甲酰磷酸合成酶及鸟氨酸氨基甲酰转移酶的活性,促进尿素的合成;门冬氨酸作为谷氨酰胺合成的底物,在体内转化为谷氨酸、谷氨酰胺的过程中可消耗血氨。因此,门冬氨酸-鸟氨酸可促进脑、肝、肾消耗和利用氨合成尿素、谷氨酸、谷氨酰胺而降低血氨。门冬氨酸还参与肝细胞内核酸的合成、间接促进肝细胞内三羧酸循环的代谢过程,以利于肝细胞的修复。

推荐用法:急、慢性 HE 在 24h 内可给予 40g,清醒后逐渐减量至 20g/d,加溶液中静脉输注。由于静脉耐受方面的原因,每 500ml 溶液中 OA 药量不要超过 30g。输入速度最快不要超过 5g/h,以免引起恶心、呕吐等不良反应。

(2)精氨酸:是肝脏合成尿素的鸟氨酸循环中的中间代谢产物,可促进尿素的合成而降低血氨。临床所用制剂为其盐酸盐,呈酸性、可酸化血液、减少氨对中枢的毒性作用。

推荐用法:25% 的盐酸精氨酸 40~80ml,加入葡萄糖中静脉输注,1 次/d,且可纠正碱血症。

(3)谷氨酸盐:谷氨酸钠、谷氨酸钾可作为谷氨酰胺合成的底物而降低血氨,并能调整血钾和血钠的平衡。但近年来认为谷氨酸盐只能暂时降低血氨,不能透过血脑屏障,不能降低脑组织中的氨,且可诱发代谢性碱中毒,反而加重 HE;另外,脑内过多的谷氨酰胺产生高渗效应,参与脑水肿的形成,不利于 HE 的恢复。因此,目前临床上已不再推荐使用。

2.拮抗假性神经递质的作用　内源性苯二氮类似物与抑制性神经递质 γ-氨基丁酸受体结合对中枢神

经系统产生抑制作用是 HE 发生机制之一。理论上应用该受体拮抗剂氟马西尼治疗 HE 是可行的,研究发现氟马西尼可明显改善 HE,但未显示有长期效益或提高患者生存率。因此,目前只在曾用过苯二氮䓬类药物的 HE 患者考虑应用;多巴胺神经递质的活性降低也是 HE 的机理之一,但在临床对照研究中应用溴隐亭、左旋多巴,除可部分改善患者锥体外系症状外,并未能给 HE 患者带来更多益处。

推荐用法:①考虑可能用过苯二氮䓬类药物者,可用氟马西尼 1mg(单一剂量)静脉注射;②对于有锥体外系体征用其他治疗方案效果不佳者,可考虑口服溴隐亭 30mg,2 次/d。

3.改善氨基酸平衡　口服或静脉输注以支链氨基酸为主的氨基酸混合液,可纠正氨基酸代谢不平衡,抑制大脑中假神经递质的形成。研究中显示应用支链氨基酸不仅可以减少 HE 的发生,还可提高患者的营养状态、改善肝功能、降低肝衰竭的发生,提高生存率;另外,支链氨基酸可刺激肝细胞再生,而降低肝衰竭的发生。摄入足量富含支链氨基酸的混合液对恢复患者的正氮平衡是有效的,还可增加患者对蛋白食物的耐受性,改善脑血液灌流。不良反应主要有恶心、呕吐、过敏反应等,故输注速度宜慢。

推荐用法:每日 250～500ml,静脉输注。

### (六)加强基础疾病的治疗

A 型及 C 型 HE 的病因分别是急、慢性肝功能衰竭,因此,积极治疗肝衰竭(参照肝衰竭章节),可从根本上防治 HE。

1.改善肝功能　对于乙型病毒性肝炎引起的慢性肝衰竭,用核苷(酸)类似物抗病毒治疗,减轻或消除肝脏的炎症、坏死、促进肝细胞再生,有助于恢复肝脏的代谢、解毒功能。对于急性肝衰竭,由于病情进展迅速,抗病毒治疗可能很难奏效,需转重症监护病房进行综合救治。

2.人工肝支持系统　可分为非生物型、生物型及混合型三种,但目前临床上广泛应用的主要是非生物型,包括血液透析、血液滤过、血浆置换、血液灌流、血浆吸附等方式。人工肝支持系统可代替肝脏的部分功能,清除体内积聚的毒物,为肝细胞的再生提供条件和时间,也是等待肝移植的过渡疗法,可用于急、慢性 HE,2 期以上 HE 者需慎用血浆置换。但如果是急性肝衰竭或终末期肝病晚期,则肝移植是唯一有希望的治疗。

3.肝移植术　对于内科治疗不满意的各种顽固性、严重 HE,原位肝移植是一种有效的手段。

4.阻断门-体分流　从理论上讲,对于门-体分流严重的患者,采用介入或手术永久性或暂时性部分或全部阻断门-体分流,可改善 HE。但由于门脉高压的存在,该方法可增加消化道出血的风险,应权衡利弊。

## 四、预 防

进行健康教育,让患者熟悉易导致 HE 的诱发因素,尽可能避免各种诱因的发生。合理安排饮食,对于有肝硬化、曾发生过 HE 的患者避免高蛋白饮食,避免使用大剂量利尿剂。指导患者家属注意观察患者性格及行为变化,以便早发现、早治疗。

(丁秀婷)

# 第十五节　肝衰竭

## 一、概述

　　肝是人体最大的实质性脏器,担负着重要而复杂的生理功能,不仅在糖、脂类、蛋白质、维生素、激素等物质代谢中具有重要作用,而且还有分泌、合成、解毒及免疫等方面的功能。如:①代谢功能;②排泄功能;③合成功能;④解毒功能。急性肝衰竭是由于各种病因致肝细胞严重损害,使其代谢、分泌、合成、解毒及免疫等功能发生严重障碍而引起的临床综合征。肝损害的各种病因作用于肝组织后,导致上述任何一种或数种肝细胞功能丧失,均可引起不同程度的肝细胞损伤与肝功能障碍,产生肝功能不全,最终发展为肝衰竭。按病情经过可分为①急性肝衰竭:起病急,进展快,有明显黄疸和出血倾向,很快进入昏迷状态。常见于重型病毒性肝炎、中毒性肝炎等。②慢性肝衰竭:病情进展缓慢,病程较长,往往在某些诱因(如上消化道出血、感染等)作用下病情突然加剧而进入昏迷状态。常见于肝硬化失代偿期和肝癌晚期。

　　肝衰竭对机体的影响是多方面的,主要临床表现为肝性脑病和肝性肾衰竭。

### 【肝衰竭的病因学】

　　肝衰竭的病因颇为复杂,不同地区其病因构成存在很大差异。在欧美等发达国家,药物是导致急性肝衰竭的主要病因。在发展中国家,尤其是在我国,急性肝衰竭常见的原因主要是病毒性肝炎。

### 【肝衰竭的概念、发展过程和分类】

　　1.肝衰竭的概念　凡各种致肝损伤因素使肝细胞(包括肝实质细胞和库普弗细胞)发生严重损害,使其代谢、排泄、合成、解毒与免疫功能发生严重障碍,机体往往出现黄疸、出血、腹水、继发性感染、肝性脑病、肾功能障碍等一系列临床表现,称之为肝衰竭。

　　2.肝衰竭发生、发展的过程　肝实质细胞首先发生的是代谢排泄功能障碍(高胆红素血症、胆汁淤积症),其后为合成功能障碍(凝血因子合成减少、低蛋白血症),最后发生解毒功能障碍(激素灭活功能低下,血氨、胺类与芳香族氨基酸水平升高等)。

　　3.肝衰竭的分类　按病情进程可分为急性和慢性肝衰竭。

　　(1)急性肝衰竭:主要由病毒性肝炎或药物性肝炎等急性肝损害病情恶化所引起。其中,起病2周内,以发生肝性脑病为突出特点者称为暴发性肝衰竭;起病2周以上,以发生肝性脑病或重度黄疸和腹水为特征的称为亚急性肝衰竭。

　　(2)慢性肝衰竭:病情进展缓慢,病程较长,往往在某些诱因作用下病情突然加剧,反复发生慢性肝性脑病。主要由各类失代偿性肝硬化发展而来。

### 【肝衰竭的诊断和治疗】

　　1.诊断

　　(1)转氨酶可增高,但发生弥漫的肝坏死时可不增高。

　　(2)血胆红素增高。

　　(3)血小板常减少;白细胞常增多。

　　(4)血肌酐或尿素氮可增高(肾功能降低所致)。

　　(5)血电解质紊乱如低钠、高钾或低钾、低镁等。

（6）酸碱失衡，多为代谢性酸中毒，早期可能有呼吸性或代谢性（低氧、低钾等）碱中毒。

（7）出现 DIC 时，凝血时间、凝血酶原时间或部分凝血活酶时间延长，纤维蛋白原可减少，而其降解物（FDP）增多，优球蛋白试验等可呈阳性。

2.治疗方案

（1）改变营养方法，可用葡萄糖和支链氨基酸，葡萄糖液可配用少量胰岛素和胰高糖素；不用脂肪乳剂，限用一般的氨基酸合剂。

（2）口服乳果糖，以排软便 2～3 次/d 为度；也可灌肠。肠道抗菌药，以减少肠内菌群，如用新霉素和甲硝唑。

（3）静脉滴注醋谷胺（乙醚谷醚胺）、谷氨酸（钾或钠）或氨酪酸，以降低血氨。

（4）静脉滴注左旋多巴，可能有利于恢复大脑功能。

（5）注意抗感染治疗，除了要处理感染病灶，还因为肝衰竭后免疫能力降低，而且来自肠道，门静脉的细菌毒素可进入全身血流。

（6）防治 MODS：意识障碍并有视盘水肿时需用甘露醇等脱水药；呼吸加快、口唇发绀等可能为 ARDS 表现，应做血气分析和增加氧吸入、用呼吸机等；尿量过少时需用利尿药。

（7）直接支持肝功能的方法：将病人的血液通过体外的动物肝灌流，或用活性炭等吸附作用和半透膜透析作用（类似"人工肾"），以清除肝衰竭病人血中有害物质，均尚未取得较成熟的经验，需要继续研究。

### 【肝性脑病】

#### （一）肝性脑病概念

肝性脑病（HE）是继发于严重肝病的，以代谢紊乱为基础的中枢神经系统功能失调综合征，其主要临床表现是意识障碍、行为失常和昏迷。临床上常称为肝昏迷，但这不确切，因为患者常常是在产生一系列神经精神症状后才进入昏迷状态，而某些患者神经精神症状可持续多年而不产生昏迷，所以，称肝性脑病更为确切。近年来提出亚临床性肝性脑病（SHE）的概念，是指无明显肝性脑病的临床表现和生化异常，但心理（智力）测试或诱发电位检查异常的一种潜在脑病形式。有人建议在临床分期上，将亚临床型肝性脑病列为 0 期。

肝性脑病的临床表现往往因原有肝病的类型、肝细胞损害的程度、起病的轻重缓急以及诱因的不同而有所差别。一般根据意识障碍程度、神经系统表现和脑电图改变，将肝性脑病自轻微的精神改变到深昏迷分为 4 期。但是，肝性脑病患者的临床表现常重叠出现，各期之间并无明确的界限，分期的目的只是便于对其进行早期诊断与治疗。

#### （二）肝性脑病的病因、分类与分期

1.病因　肝性脑病常由严重肝疾病引起，以晚期肝硬化最常见，其次为急性重型病毒性肝炎。也可见于晚期肝癌、严重急性肝中毒及门-体静脉分流术后。

2.分类

（1）根据原因不同分类：①内源性肝性脑病，多数由重型病毒性肝炎或严重急性肝中毒等引起肝细胞广泛坏死发展而来。由于肝功能严重障碍，毒性物质在通过肝时未经解毒即进入体循环而引起肝性脑病。②外源性肝性脑病，多数由慢性肝疾病如门脉性肝硬化、血吸虫性肝硬化等发展而来。由于门脉高压有门-体静脉分流（即侧支循环），由肠道吸收入门脉系统的毒性物质绕过肝，未经解毒处理直接进入体循环而引起肝性脑病。

（2）根据发生速度分类：①急性肝性脑病，多见于重型病毒性肝炎或严重急性肝中毒患者。起病急，患者迅速发生昏迷，此型相当于内源性肝性脑病。②慢性肝性脑病，多见于慢性肝硬化，起病缓，病程长，患

者先有较长时间神经精神症状,而后才出现昏迷,此型相当于外源性肝性脑病。

3.分期 肝性脑病按病情轻重分为 4 期。

(1)一期:轻微的神经精神症状,可表现出欣快、反应迟钝、睡眠规律改变,有轻度的扑翼样震颤。

(2)二期:上述症状加重,表现出精神错乱、睡眠障碍、行为异常,经常出现扑翼样震颤。

(3)三期:有明显的精神错乱、昏睡等症状。

(4)四期:意识丧失,不能唤醒,即进入昏迷阶段。

上述分期没有截然的界限,而是病情由轻到重的逐渐演变过程。

**(三)肝性脑病的发病机制**

肝性脑病发病机制尚不完全清楚,尸检尚未发现其脑内特异性的病理形态改变。目前普遍认为,肝性脑病主要是由于脑组织的功能和代谢障碍所致。现将肝性脑病发病机制的主要学说简述如下:

1.氨中毒学说 临床观察证实,80%的肝性脑病患者有血氨升高,肝硬化患者在摄入高蛋白饮食或口服较多含氨物质后血氨升高,非离子型氨($NH_3$)为脂溶性,易于通过血-脑屏障和脑细胞膜,使脑细胞内氨浓度升高。极易诱发肝性脑病的各种临床表现,限制蛋白质饮食后,病情可见好转。说明血氨升高与肝性脑病有密切关系。

(1)血氨升高的原因:正常情况下,血氨浓度不超过 $59\mu mol/L$,血氨的生成和清除处于动态平衡,若氨清除不足或生成过多,血氨水平就会升高。①氨清除不足,正常人体内生成的氨绝大部分要在肝内经鸟氨酸循环合成尿素,并经肾排出体外。通常每合成 1mol 的尿素能清除 2mol 的氨,同时消耗 3mol 的 ATP。肝衰竭时,由于肝内酶系统受损,ATP 供给不足,鸟氨酸循环发生障碍,尿素合成减少使氨清除不足。此外,已建立门-体侧支循环或门-体静脉分流术后的肝硬化病人,由于来自肠道的氨部分未经肝清除而直接进入体循环,引起血氨升高。②氨生成过多,血氨主要来源于肠道含氨物质的分解,小部分来自肾、肌肉及脑。正常人每天肠道产氨约 4g,经门静脉入肝,通过鸟氨酸循环合成尿素而被解毒。肝功能障碍时有诸多因素使产氨增加。严重肝病常伴有食物消化、吸收障碍,肠内未经消化的蛋白质等食物成分较多,使肠内细菌生长活跃,产氨增多;肝衰竭患者常并发上消化道出血,血液蛋白质在肠内细菌作用下可产生大量氨;肝硬化晚期常并发功能性肾衰竭引起氮质血症,大量尿素弥散至胃肠道,经肠内细菌尿素酶作用可产生大量氨;肝性脑病患者常有躁动不安等神经精神症状而致肌肉活动增强,使肌肉中腺苷酸分解代谢增强致产氨增多。

此外,肠道中氨的吸收率也影响血氨浓度。肠道中氨的吸收率与肠道 pH 有密切关系,当肠道处于酸性环境时,$NH_3$ 与 $H^+$ 结合成不易吸收的 $NH_4^+$ 而随粪便排出体外。反之,当肠道处于碱性环境时,肠道吸收氨增多,促使血氨浓度升高。临床上常采用酸化肠道的措施,以协助降低血氨。

一般而言,仅在肝清除氨功能发生障碍时血氨水平才会升高。

(2)血氨升高引起肝性脑病的机制,尚未完全阐明,目前认为与下列机制有关。

1)干扰脑组织的能量代谢:脑组织需要能量较多,其能量来源主要是葡萄糖的生物氧化,血氨升高主要是导致葡萄糖生物氧化发生障碍。当脑组织氨增多时,氨能与三羧酸循环中的 α-酮戊二酸结合生成谷氨酸,后者再与氨结合生成谷氨酰胺。由于 α-酮戊二酸被大量消耗,三羧酸循环速度减慢。同时,消耗了大量还原型辅酶Ⅰ(NADH),妨碍了呼吸链中的递氢过程,以致 ATP 生成不足。氨还抑制丙酮酸脱羧酶的活性,使乙酰辅酶 A 生成减少,影响三羧酸循环的正常进行,也可使 ATP 生成减少。加之谷氨酰胺的形成又消耗了 ATP,脑组织因 ATP 生成减少而发生功能紊乱。

2)干扰神经递质间的平衡:正常情况下,脑内兴奋性神经递质与抑制性神经递质保持平衡。如上所述,进入脑内的氨增多,与谷氨酸结合生成谷氨酰胺增多,而谷氨酸被消耗;氨抑制了丙酮酸脱羧酶的活性,使乙酰辅酶 A 生成减少,从而使乙酰辅酶 A 与胆碱结合生成的乙酰胆碱减少。谷氨酸被消耗与乙酰胆碱生成减少,均导致兴奋性神经递质减少。前述的谷氨酰胺增多及 γ-氨基丁酸增多,均导致抑制性神经递质增多,从而使神经递质间的平衡失调,导致中枢神经系统功能紊乱。

3)干扰神经细胞膜正常离子的转运:血氨升高可干扰神经细胞膜上的 $Na^+$-$K^+$-ATP 酶的活性,影响复极后膜的离子转运,使脑细胞的膜电位变化和兴奋性异常;氨与 $K^+$ 有竞争作用,以致影响 $Na^+$、$K^+$ 在神经细胞膜内外的正常分布,从而干扰神经传导活动。

综上所述,血氨升高虽与肝性脑病的发生有密切关系,但并不能完全解释以下事实:临床上发现约有 20% 的肝性脑病患者血氨正常,而有的肝硬化患者氨虽然很高,但不发生肝性脑病。是否与血-脑屏障通透性有关,值得研究。有些肝性脑病患者昏迷程度与血氨水平无平行关系;降低血氨后,昏迷程度可无相应好转。由此可见,氨中毒学说不能满意解释肝性脑病的发生机制。

2.假性神经递质学说　　正常时蛋白质在肠内分解成氨基酸,其中芳香族氨基酸如苯丙氨酸、酪氨酸经肠道细菌的脱羧酶作用生成苯乙胺和酪胺,这些胺类在肝单胺氧化酶作用下,被氧化分解而解毒。当肝衰竭时,由于肝解毒功能严重降低,或经侧支循环绕过肝,这些来自肠道的苯乙胺和酪胺直接经体循环进入脑组织。尤其是门脉高压时,胃肠淤血致消化功能降低,肠内蛋白质腐败分解过程增强,产生大量苯乙胺和酪胺入血。在脑干网状结构的神经细胞内,苯乙胺和酪胺分别在 β-羟化酶作用下生成苯乙醇胺和羟苯乙醇胺。两者化学结构与正常神经递质去甲肾上腺素和多巴胺极为相似,因此可被脑干网状结构中的肾上腺能神经元所摄取,并贮存在突触小体的囊泡中,但其释放后的生理效应远较正常神经递质弱,故称为假性神经递质。脑内假性神经递质增多,可竞争性占据正常神经递质的受体,从而阻断了正常神经递质的功能,致使脑干网状结构中的上行激动系统功能失常,传至大脑皮质的兴奋冲动受阻,大脑功能发生抑制,出现意识障碍乃至昏迷。

3.血浆氨基酸失衡学说　　肝衰竭时血浆氨基酸间的比值发生改变,表现为支链氨基酸(如亮氨酸、异亮氨酸、缬氨酸)减少而芳香族氨基酸(如酪氨酸、苯丙氨酸、色氨酸)增多。其机制主要是由于肝衰竭对胰岛素和胰高血糖素灭活减少,使两者血中浓度均增高。增多的胰岛素能促进肌肉和脂肪组织对支链氨基酸的利用与分解,使血中支链氨基酸含量下降。增多的胰高血糖素,使组织的蛋白质分解代谢增强,致使大量芳香族氨基酸释放入血。芳香族氨基酸只在肝内进行分解,肝衰竭时,血浆中芳香族氨基酸的水平就会升高。当脑内酪氨酸和苯丙氨酸增多时,在芳香族氨基酸脱羧酶的作用下,分别生成羟苯乙醇胺和苯乙醇胺,两者系假神经递质。色氨酸在脑内可生成 5-羟色胺,它是中枢神经系统上行投射神经元的抑制性递质,同时 5-羟色胺可被儿茶酚胺神经元摄取而取代储存的去甲肾上腺素成为假神经递质。苯丙氨酸、酪氨酸、色氨酸大量进入脑细胞,使假神经递质生成增多,导致肝性脑病的发生。氨基酸失衡学说实际上是假性神经递质学说的补充和发展。

4.γ-氨基丁酸学说　　γ-氨基丁酸(GABA)是哺乳动物最主要的抑制性神经递质。正常情况下,脑内的 GABA 系突触前神经元利用谷氨酸经谷氨酸脱羧酶脱羧后的产物,贮存于突触前神经元的细胞质囊泡内。中枢神经系统以外的 GABA 系肠道细菌的分解产物,在肝内代谢清除。肝衰竭时肝细胞对来自肠道 GABA 的摄取和代谢降低,使血中 GABA 浓度增高,经通透性增强的血-脑屏障进入中枢神经系统,当突触前神经元兴奋时,从贮存囊泡释放到突触间隙,与突触后神经元 GABA 受体结合,使细胞膜对 $Cl^-$ 通透性增高,由于细胞外的 $Cl^-$ 浓度比细胞内高,因而使细胞外 $Cl^-$ 大量内流,神经元处于超极化状态,发挥突触后的抑制作用。同时 GABA 也具有突触前抑制作用,这是因为当 GABA 作用于突触前的轴突末梢时,也可使轴突膜对 $Cl^-$ 的通透性增高,但由于轴突内的 $Cl^-$ 浓度高于轴突外,造成 $Cl^-$ 外流,导致神经元去极化,当神经冲动到达神经末梢时,神经递质减少,产生突触前抑制。因此,GABA 既是突触后抑制递质,又是突触前抑制递质,其脑内浓度增高,造成中枢神经系统功能抑制。

5.氨的综合学说 由于氨中毒学说不能圆满解释肝性脑病的机制,转而研究氨对脑组织氨基酸代谢的影响,以阐明氨在肝性脑病发生中的作用。

(1)高血氨可刺激胰高血糖素的分泌,使氨基酸的糖异生及产氨增强;继而胰岛素分泌也增多,以维持血糖于正常水平;同时胰岛素分泌增多使肌肉、脂肪组织摄取支链氨基酸增多,导致血浆支链氨基酸水平下降。由于胰高血糖素有增强分解代谢的作用,使芳香族氨基酸水平增高,从而使血浆氨基酸失衡。

(2)高血氨在脑内与谷氨酸结合生成谷氨酰胺,后者促使中性氨基酸通过血脑屏障入脑,或减少中性氨基酸从脑内流出。其结果促进游离色氨酸、苯丙氨酸和酪氨酸等芳香族氨基酸入脑,致使 5-羟色胺与假性神经递质增多,而正常神经递质合成受阻,从而诱发肝性脑病。

(3)高血氨对 γ-氨基丁酸转氨酶有抑制作用,使 GABA 大量蓄积于脑内导致肝性脑病。由于高血氨可致能量生成减少(氨中毒学说)、血浆氨基酸失衡、假神经递质生成增多及 GABA 蓄积,故高血氨在肝性脑病发生中起综合作用。上述发病机制不是孤立的,往往是诸多因素综合作用的结果。在不同的患者或疾病的不同发展阶段,其主导因素可能不同,具体情况具体分析,制定相应治疗措施,这是治疗肝性脑病的关键。

**(四)肝性脑病的诱发因素**

1.消化道出血 消化道出血是肝硬化患者发生肝性脑病最常见的诱因,多由食管下段静脉曲张破裂所致。流入肠道的血液蛋白质在细菌作用下大量分解为氨,引起血氨升高。此外,血容量减少,血压降低,组织缺血缺氧,均可促进肝性脑病的发生。

2.电解质和酸碱平衡紊乱 肝硬化伴腹水患者常用利尿药治疗,使钾丢失过多,导致低钾性碱中毒。碱中毒可使 $NH_4^+$ 转变为 $NH_3$,同时,碱中毒时肾小管上皮细胞产生的氨以铵盐形式排出减少,而以 $NH_3$ 的形式弥散入血增多,使血氨升高。

3.感染 肝病患者抵抗力较低,易发生感染。细菌、毒素可直接损害肝功能,使氨合成尿素减少;感染引起发热使组织分解代谢增强,非蛋白氮增多,也可使血氨升高。

4.氮质血症 肝性脑病的病人,大多数有肾功能不全,致使尿素等非蛋白氮排出减少,血中非蛋白氮升高,大量尿素渗入肠腔并生成氨,使血氨升高。

5.其他 镇静药、麻醉药使用不当、放腹水过多过快、酒精中毒、便秘等均可做为肝性脑病的诱因.值得注意。

**(五)肝性脑病防治的病理生理基础**

1.消除诱因 酌情减少或停止进食蛋白质;预防消化道出血及感染;慎用麻醉药、镇静药及利尿药;保持大便通畅;放腹水要慎重;正确记录出入液量,注意水、电解质平衡等。

2.降低血氨 口服抗生素以抑制肠道细菌,减少氨的生成;口服乳果糖或高位弱酸液体灌肠以降低肠道 pH,减少氨的生成与吸收;应用谷氨酸、精氨酸等药物均有降低血氨的作用。

3.恢复神经传导功能 补充正常神经递质,使其与脑内假性神经递质竞争,有利于恢复神经传导功能,目前多采用左旋多巴,因为它易于通过血脑屏障进入中枢神经系统,并转变为正常神经递质而发挥生理效应。动物实验证明,左旋多巴还有降低血氨的作用。

4.恢复血浆氨基酸的平衡 应用含有高支链氨基酸、低芳香族氨基酸及精氨酸的复方氨基酸溶液,有利于恢复血浆氨基酸的平衡,能获得较好疗效。

5.其他 近年来开展了人工肝辅助装置与肝移植方面的研究,取得了一些进展,但仍存在不少问题,有待进一步解决。

总之,肝性脑病的发病机制比较复杂,应结合病人具体情况,采取针对性的综合治疗措施,才能取得较满意的疗效。

### 【肝肾综合征】

1.肝肾综合征的概念　肝衰竭晚期常伴有肾衰竭,以往称之为肝肾综合征。肝肾综合征是指由于肝硬化、继发于肝衰竭基础上的功能性肾衰竭(又称肝性功能性肾衰竭)。近年来把肝肾综合征分为真性和假性两种。所谓真性肝肾综合征是指肝硬化患者在失代偿期所发生的功能性肾衰竭及重症肝炎所伴随的急性肾小管坏死,即肝性肾衰竭。而同一病因使肝和肾同时受损,属假性肝肾综合征。肝硬化患者在失代偿期发生的少尿与氮质血症是功能性的,其根据是:①死于肾衰竭的肝硬化患者,其肾经组织学检查未见有何异常;②把死于肾衰竭患者的肾移植给尿毒症患者,被移植的肾可迅速发挥正常功能;③把功能正常的肝移植给已发生肾衰竭的肝硬化患者,肾的功能可恢复正常。肝性肾衰竭无论是功能性肾衰竭还是器质性肾衰竭都有少尿和氮质血症,但病因不同处理原则迥异,应注意鉴别。

2.肝肾综合征的分型　肝性肾衰竭分为两种类型。

(1)肝性功能性肾衰竭:大多数肝硬化晚期或少数暴发型肝炎患者除有肝衰竭的表现外,常伴有功能性肾衰竭,肾虽无器质性病变,但由于肾血管持续收缩,使肾血流量明显减少,肾小球滤过率降低,肾小管功能正常。

(2)肝性器质性肾衰竭:此型多见于急性肝衰竭伴有肾小管坏死,主要是肠源性内毒素血症所致。

3.肝肾综合征的发病机制

(1)交感-肾上腺髓质系统兴奋。

(2)肾素-血管紧张素系统兴奋。

(3)激肽释放酶-激肽系统活性降低。

(4)花生四烯酸代谢异常:前列腺素(PG)是一组具有多种生理活性的物质,其中 $PGE_2$、$PGI_2$ 和 $PGF_{2\alpha}$ 具有扩张血管的作用,$PGH_2$ 和 $TXA_2$ 则具有收缩血管的作用。肝硬化患者前列腺素代谢异常,当缩血管物质多于扩张血管物质时,可促使肾衰竭的发生。

肝硬化或肝衰竭时,肝对白三烯(LTs)的摄取、灭活和 LTs 从胆汁排泄发生障碍,血中 LTs 浓度增高,使 LTs 经肾排泄途径增加。肾有丰富的 LTs 受体,LTs 浓度升高可导致肾血管收缩,肾血流量减少和肾内血流重新分布,使肾小球滤过率急剧下降,从而导致功能性肾衰竭。

(5)内毒素血症:内毒素血症在功能性肾衰竭的发病中具有重要作用。肝硬化伴有内毒素血症患者大多出现功能性肾衰竭,肝硬化不伴有内毒素血症患者则肾功能大多正常。目前认为,内毒素可直接引起肾血管阻力增大、肾血浆流量减少而导致功能性肾衰竭。

4.肝肾综合征的临床表现　肝肾综合征的主要表现为:失代偿性肝硬化患者具有黄疸、肝脾增大、低白蛋白血症及门脉高压等症状,突然或逐渐发生少尿与氮质血症。

5.肝肾综合征的治疗　肝肾综合征是严重肝功能损害继发急性肾衰竭,所以在治疗上关键是严重肝病本身及其并发症。至于肾衰竭,应从其可能的诱因和发病机制设法治疗。

(1)防治肾衰竭的诱因,禁用肾毒性、肝毒性及降低肾血流量的药物、避免过量利尿和大量放腹水、防治消化道出血及感染、防治电解质失衡、肝性脑病、低血压及高血钾。

(2)支持疗法,优质低蛋白、高糖及高热量饮食,禁食植物蛋白。静脉滴注组合氨基酸(含 8 种必需氨基酸和组氨酸)0.25L,每日 1 次,或六合氨基酸(含赖氨酸、缬氨酸、亮氨酸、异亮氨酸、精氨酸、谷氨酸)0.25L,每日 1 次。

(3)应用改善肾血流量的药物。

1)血管紧张素Ⅱ（ATⅡ）转化酶抑制药及血管紧张素Ⅱ受体抑制药：巯甲丙脯酸25mg，每日3次；或洛汀新500mg，每日1次，可扩张血管，降低血管阻力，同时可降低肝脏摄取肾素的60%及抑制ATⅡ的形成。氯沙坦50mg/d，同洛汀新一样可改善肾功能（BuN↑、SCr↓、肾小球滤过率↑）。

2)前列腺素$E_1$（$PGE_1$）：其剂量为$0.1\mu g/(kg\cdot min)$静脉滴注可扩张血管，改善血流量。但需防止低血压。

3)八肽加压素：是一种合成的血管加压药，可使动脉压升高，肾血管扩张，肾皮质血流量增加，剂量为0.0001Umin静脉滴注。

4)间羟胺：适用于高排血量、低阻力型功能性肾衰患者，剂量为$200\sim1000\mu g/min$静脉滴注，使血压较治疗前上升$4\sim5kPa$，可使心排血量降低，末梢阻力增加，尿量排钠量增多，肾功能改善。

(4)内毒素血症的治疗在肝硬化时，肠道内菌丛产生的内毒素不能被肝脏灭活。它既可使肝功能进一步恶化，又可作用于肾小动脉，引起急性肾衰竭。口服氨苄西林可减少肠道内毒素的生成，剂量为1g，每日3次。

(5)血液净化疗法腹膜透析、血液透析等均曾用于FIRS之治疗，理论上既可除去内毒素及代谢产物，又可改善水及电解质紊乱。但文献报道多数患者仍死于消化道出血、低血压及肝性脑病。

(6)手术疗法

1)门-腔静脉吻合术，或腹膜颈静脉分流术，文献报道可获得可逆性恢复，但有待更多的临床实践。

2)肝移植为理想的治疗方法，术后肝功能及肾功能均可迅速恢复，1984年以来不断有成功的报道。

# 二、急性肝衰竭

急性肝衰竭是原来无肝病者肝脏受损后短时间内发生的严重临床综合征，病死率高。最常见的病因是病毒性肝炎。脑水肿是最主要的致死原因。除少数中毒引起者可用解毒药外，目前无特效疗法。原位肝移植是目前最有效的治疗方法，生物人工肝支持系统和肝细胞移植治疗急性肝衰竭处在研究早期阶段，是很有前途的新方法。

## 【概念】

1970年，Trey等提出暴发性肝衰竭（FHF）一词，是指严重肝损害后发生的一种有潜在可逆性的综合征。其后有人提出迟发性或亚暴发性肝衰的概念。最近O'Grady等主张将ALF分为3个亚型。

1.超急性肝衰竭型　指出现黄疸7d内发生肝性脑病者。

2.急性肝衰竭型　指出现黄疸8～28d发生肝性脑病者。

3.亚急性肝衰竭型　指出现黄疸29～72d发生肝性脑病者。"急性肝衰竭"一词应该是一个比较宽泛的概念，它至少应该包括临床上大家比较熟悉的暴发性肝衰竭和亚暴发性肝衰竭。

## 【病因】

1.嗜肝病毒感染及其他病原体感染　所有嗜肝病毒都能引起ALF。急性病毒性肝炎是ALF最常见的原因，占所有病例的72%，但急性病毒性肝炎发生ALF者少于1%。

2.损肝药物　损肝药物种类繁多，药源性ALF的发生率有增高趋势。据报道，对乙酰胺基酚（扑热息痛）过量是英国ALF的主要病因；印度4.5%的ALF由抗结核药引起；日本25%的特发性ALF系服用托屈嗪（乙肼苯哒嗪）所致。

3.毒物中毒　种类也很多，如毒蕈、四氯化碳、磷等。美国和法国报道，每年都有业余蘑菇采集者因毒蕈中毒引起ALF而死亡。

4.其他　如肝豆状核变性、Budd-Chiari 综合征、Reye 综合征、妊娠期脂肪肝、转移性肝癌、自身免疫性肝炎、休克、过高温及过低温等。

**【症状】**

早期症状缺乏特异性，可能仅有恶心、呕吐、腹痛、脱水等表现。随后可出现黄疸、凝血功能障碍、酸中毒或碱中毒、低血糖和昏迷等。精神活动障碍与凝血酶原时间(PT)延长是 ALF 的特征。肝性脑病可分 4 期：Ⅰ期表现精神活动迟钝，存活率约为 70%；Ⅱ期表现行为失常(精神错乱、欣快)或嗜睡，存活率约为 60%；Ⅲ期表现昏睡，存活率约为 40%；Ⅳ期表现不同程度的昏迷，存活率约为 20%。

**【治疗措施】**

ALF 的临床过程为进行性多器官功能衰竭，除中毒引起者可用解毒药外，其余情况均无特效疗法。治疗目标是维持生命功能，期望肝功能恢复或有条件时进行肝移植。

1.一般措施　密切观察患者精神状态、血压、尿量。常规给予 $H_2$ 受体拮抗药以预防应激性溃疡。皮质类固醇、肝素、胰岛素、胰高血糖素无明显效果。抗病毒药未被用于治疗 ALF，近期有报道试用拉米夫定者。

2.肝性脑病和脑水肿　肝性脑病常骤起，偶可发生于黄疸之前。常有激动、妄想、运动过度，迅速转为昏迷。有报道氟马西尼至少能暂时减轻昏迷程度。Ⅳ期肝性脑病患者 75%~80% 发生脑水肿，是 ALF 的主要死因。提示颅内压增高的临床征兆有：①收缩期高血压(持续性或阵发性)；②心动过缓；③肌张力增高，角弓反张，去皮质样姿势；④瞳孔异常(对光反射迟钝或消失)；⑤脑干型呼吸，呼吸暂停。颅内压可在临床征兆出现前迅速增高，引起脑死亡，应紧急治疗。

过去常规从胃管注入乳果糖，但在 ALF 未证实有肯定疗效。新霉素可能加速肾衰竭的发展。甘露醇可提高 ALF 并发Ⅳ期肝性脑病患者的存活率，有颅内压增高的临床征兆或颅内压超过 2.7kPa(20mmHg)者，可用甘露醇 0.5~1.0g/kg(20%溶液)静脉滴注，20min 内注完；如有足够的利尿效应，血清渗透压仍低于 320mmol，可在需要时重复给药。据报道 N-乙酰半胱氨酸(NAC)对所有原因引致的 ALF 都有效，它能通过增加脑血流和提高组织氧消耗而减轻脑水肿。

3.预防和控制感染　早期预防性应用广谱抗生素无效，而且会引致有多种抵抗力的细菌感染。部分(30%以上)并发感染者无典型临床征兆(如发热、白细胞增多)，应提高警觉，早期发现感染并给予积极治疗是改善预后的关键。

4.治疗凝血功能障碍　ALF 患者几乎都有凝血功能障碍。由于应用 $H_2$ 受体拮抗药和硫糖铝，最常见的上消化道出血已显著减少。预防性应用新鲜冷冻血浆并不能改善预后，只有在明显出血、准备外科手术或侵入性检查时才用新鲜冷冻血浆或其他特殊因子浓缩物。血小板少于 $50000/mm^3$ 者，可能需要输血小板。

5.处理肾衰竭　约 50%ALF 患者发生少尿性肾衰竭。对乙酰氨基酚诱发的肾衰竭可无肝衰竭，预后良好。非对乙酰氨基酚 ALF 发生肾衰竭，通常伴有肝性脑病、真菌感染等，预后不良。常用低剂量多巴胺维持肾的灌注，但其疗效未得到对照研究的证实。血肌酐>400μmol/L、液体过量、酸中毒、高钾血症和少尿性肾衰竭合用甘露醇者，要选用肾替代疗法。持续性血液过滤(动脉-静脉或静脉-静脉)优于间歇性血液过滤。由于衰竭的肝合成尿素减少，血浆尿素监测不是 ALF 肾功能的良好观察指标。

6.处理心血管异常　ALF 心血管异常的临床表现以低血压为特征。其处理措施是在肺动脉楔压和心排血量监测下补液，如补液改善不明显要用血管加压药。肾上腺素和去甲肾上腺素最常用；血管紧张素Ⅱ用于较难治病例。尽管血管加压药有维持平均动脉压的疗效，但减少组织氧消耗，其应用受到明显限制(可同时应用微循环扩张药前列环素等)。

7.处理代谢紊乱　ALF 患者通常有低血糖。中枢呼吸性碱中毒常见,低磷血症、低镁血症等也不少见。对乙酰氨基酚过量代谢性酸中毒与肾功能无关,是预测预后的重要指标。

8.肝移植(OLT)　肝移植(OLT)是目前治疗 AFL 最有效的方法。OLT 患者选择非常重要,O'Grady 等根据病因提出的 ALF 患者做 OLT 的适应证,可供参考。OLT 绝对禁忌证为不能控制的颅内高压、难治性低血压、脓毒血症和成年人呼吸窘迫综合征(ARDS)。

9.辅助肝移植　即在患者自身肝旁置入部分肝移植物(辅助异位肝移植),或切除部分自身肝后在原位置入减少体积的肝移植物(辅助原位肝移植)。移植技术困难,术后并发症发生率高。

10.生物人工肝(BAL)　理论上启用人工肝支持系统帮助患者渡过病情危急阶段是最好的治疗方法。非生物人工肝支持系统疗效不理想。BAL 已试用于临床,疗效显著。

11.肝细胞移植　肝细胞移植治疗 ALT 是可行和有效的。需进一步研究如何保证肝细胞的高度生存力和代谢活力,并了解最适合的细胞来源(人、动物或胎肝细胞)和置入途径(腹腔内、脾内或经颈静脉的门静脉内置入)。

**【预防措施】**

急性肝衰竭的病死率较高,应尽量防避其发生。临床上能做到的是用药时注意对肝的不良作用。例如:结核病用利福平、乙硫异烟胺或吡嗪酰胺等治疗时,应检查血转氨酶、胆红素等,如发现肝功能有改变,应及时更改药物。外科施行创伤性较大的手术,术前应重视病人的肝功能情况,尤其对原有肝硬化、肝炎、黄疸、低蛋白血症等病变者,要有充分的准备。麻醉应避免用肝毒性药物。手术和术后过程中要尽可能防止缺氧、低血压或休克、感染等,以免损害肝细胞;术后要根据病情继续监测肝功能,保持呼吸循环良好、抗感染和维持营养代谢,对肝起良好作用。

**【护理要点】**

1.卧床休息,开始禁食蛋白质,昏迷者可鼻饲。注意脑水肿,心力衰竭,低血压。

2.按昏迷护理常规进行护理,保持呼吸道通畅,给予氧气,必要时气管切开。

3.密切观察 T、P、R、BP、神志及伴随症状、体征,记录出入量。

4.观察治疗效果,药物的副作用。

5.协助指导患者及家属了解与疾病有关的知识。

6.抑制肠内细菌,口服新霉素、乳果糖、静脉滴注谷氨酸钾。

7.防止出血,可静脉滴注止血药物、维生素 $K_1$ 或新鲜血。

8.必要时将病人放置隔离室,按消化道隔离处理。

**【急性肝衰竭的治疗展望】**

1.针对病因和发病机制的治疗展望　在欧美国家,约 50% 的急性肝衰竭为药物的肝毒性作用,其中 40% 为对乙酰氨基酚中毒,约 20% 的患者不明原因。其未来的应对策略是通过立法限制对乙酰氨基酚的过量应用,减少由其引起的 FHF 发病率;寻找不明原因 FHF 的致病因子;开发更有效的人工肝系统,使患者获得自发性肝再生或接受肝移植。在东南亚,HBV 感染是 FHF 最重要的原因。慢性 HBV 携带者或慢性乙型肝炎可以自发性地或在应用免疫抑制药后诱导再活动和 FHF。在中国港台地区,新生儿普遍接种乙型肝炎疫苗后,婴儿死于 FHF 的比例下降。对 HBsAg 阳性的同种异体骨髓移植和肾移植患者在手术前后预防性应用拉米夫定可降低术后 HBV 再活动和 FHF 的发病率。严重肝病特别是 FHF 时常出现"全身炎症反应综合征(SIRS)"。在欧美国家,接近 80% 的对乙酰氨基酚中毒所致的 FHF 在肝功能进一步恶化之前存在明确的 SIRS,SIRS 与肝性脑病脑水肿的恶化和死亡直接相关。因此,防治 FHF 患者发生 SIRS 对缓解病情、争取治疗机会将大有裨益。FHF 患者常存在肝大块坏死、凋亡,对病毒或药物介导的肝细胞死亡相关信号通路进行深入研究并直接加以阻断将有助于防止病情恶化。核转录因子NF2κB与多种细胞因子和炎症介质的合成有关,应用NF2κB钓饵寡脱氧核苷酸能明显减轻FHF小鼠肝损伤,提高其存活率。小双链干扰RNA(siRNA)是使哺乳动物细胞基因沉默的强大工具。粒细胞集落刺激因子亦能增强FHF大鼠肝再生,改善肝性脑病。上述实验结果有助于开辟新型的基因治疗途径。

2.人工肝支持系统(ALSS) ALSS简称人工肝(AL),它通过体外循环方式为肝衰竭患者代偿肝功能,直至自体肝恢复或获得肝移植机会。AL通常分非生物型(物理型、中间型)、生物型和混合型。近年来采用新型生物材料和技术,研制出一些新的装置和联合方法,如Biologic2 DT系统、分子吸附再循环系统(MARS)、连续性血液透析滤过和连续性血液净化疗法等。尤其是MARS通过类似血液透析中的"高智能"膜来转运处理肝衰竭患者体内的水溶性毒素,选择性地清除白蛋白结合毒素,该系统已进入Ⅲ期临床。生物人工肝(BAL)的核心成分是肝细胞,其核心装置是生物反应器。然而,单纯靠BAL支持治疗后能存活的FHF患者为数极少。研究BAL与偏重解毒的物理人工肝和(或)中间型人工肝联合起来的混合型AL,显示了比生物型、非生物型人工肝更好的临床效果,可能代表人工肝将来的发展方向。

3.肝细胞移植 肝细胞移植(HCT)能在短时间内替代病肝功能。用于HCT的细胞来源包括人原代肝细胞和胎肝细胞、异种肝细胞、人原性永生化肝细胞、肝癌细胞株以及肝干细胞。虽然在动物肝衰竭模型中已证实HCT能减轻肝坏死和延长存活期,但现在还没有任何一种肝细胞是理想的、可供移植的"金标准"细胞来源。目前肝干细胞的研究只是证实了它的存在及可能的组成,对其强大的增殖及多向分化能力有所了解,但其在多种生理和病理过程中的作用远未阐明,用于FHF的临床治疗尚需时日。今后研究的方向是利用基因修饰技术在体外建立稳定表达的克隆肝细胞株;抑制参与诱发、递呈免疫反应的某些抗原基因的表达或上调肝细胞抗排异反应的细胞因子基因的表达;将调控细胞增殖和凋亡的外源基因导入培养的肝细胞或利用基因剔除技术下调抑制细胞增殖基因的表达。

4.肝移植 自从开展原位肝移植以后,FHF患者的预后显著改善,其生存率达60%～80%。但在东南亚地区,每年每百万人口中能提供全肝移植的供体只有1～5个。为了克服肝供体严重短缺的矛盾,这些地区相继开展了活体亲体肝移植(LRLT),接受LRLT的FHF患者存活率达到56%以上。除了传统的左外叶、左全叶肝移植,日本等国率先开展右叶肝移植并使术后存活率达87.5%。但由于FHF进展极快,要在短时间内选择合适供体和理想的移植时间困难较大。在远东地区,接受肝移植的FHF患者中,2/3以上为HBV感染导致的暴发性肝炎,其术后远期再感染、复发率达70%。术前预防性应用大剂量HBIG与拉米夫定联合治疗可有效降低术后复发率,延长存活期,但治疗费用高昂,长期应用并发症较多。最近有报道,无HBV感染或已产生抗HBs阳性的供体可能使HBsAg阳性肝移植受体产生针对HBV的过继性免疫转移,此现象一旦得到明确将是肝移植后复发的HBV感染者的福音。总之,今后应加强对FHF的发生、发展、恶化的机制以及肝自发再生、恢复的条件作深入研究;努力开展随机、对照的临床研究;创造更多肝移植的机会;研究出类似于人工肾的人工肝系统,使其与原来的生物器官接近或类似,基本上能担任正常肝的工作;积极开展基因治疗研究。

(丁秀婷)

# 第六章　胆道疾病

## 第一节　胆石症

**【概述】**

胆石症是指胆囊、肝内胆管和胆总管的任何部位发生结石的疾病,临床十分常见,其临床表现取决于结石是否引起胆道感染、胆道梗阻以及梗阻的部位和程度。据估计,我国胆石症 B 型超声的检出率为8%～13%。胆石症根据其化学成分,分为胆固醇结石、胆色素结石两大类,前者又可分为纯胆固醇结石、混合性结石等,后者又可分为胆色素性结石和黑色素性结石。

**【诊断】**

（一）症状

胆石症的临床表现与结石所在的部位、大小、性质、动态和并发症有关。

1.胆囊结石、视结石的大小、部位、是否梗阻及有无炎症而异。临床症状分为两期。

（1）急性发作期:90%是由胆囊结石嵌顿引起。结石嵌顿于胆囊颈部时出现典型胆绞痛,常在进食油腻食物后发生。为阵发性右上腹绞痛,向肩胛间区、后背放射,少数放射至右肩。常伴恶心、呕吐,若伴感染则有发热、黄疸。通常一次发作缓解后,还可再发,间隔期从数周至数年不定。

（2）慢性期:70%慢性胆囊炎有胆囊结石。症状不典型,大多可有胆绞痛病史。在发作间歇期时有右季肋部和腰背部隐痛,并有厌油腻食物、腹胀嗳气等消化道症状。

2.肝外胆管结石常表现为反复发作的胆管梗阻和不同程度的急性胆管炎,临床症状分为两期。

（1）急性期:如结石阻塞胆管并继发感染,则出现典型的 Charcot 三联症,如腹痛、寒战、高热、黄疸。若阻塞不能很快解除,则可发展为化脓性胆管炎。

（2）慢性期:症状不典型,多为间歇性上腹痛,偶有发热。

3.肝内胆管结石常于肝区及胸背部较深的位置持续性胀痛,并发感染时有发热。如发生化脓性胆管炎时则有寒战、高热等,当双侧肝管受累时会有黄疸,而一侧肝管受累可无黄疸或黄疸较轻。

（二）体征

部分患者可无阳性体征。右上腹压痛、肌紧张、Murphy 征阳性,有时可触及肿大且有触痛的胆囊。如为肝内、外胆管结石时可有轻至中度的黄疸,常可触及肝脏肿大并有触痛及肝区叩击痛。

（三）检查

1.实验室检查

（1）血常规:一般无异常,但并发急性胆囊炎则血白细胞计数明显升高($>10\times10^9/L$),中性粒细胞亦明显升高。

（2）肝功能：如本病反复发作，或有胆管炎症、梗阻，则血胆红素升高，血清转氨酶、碱性磷酸酶、γ-谷氨酰转肽酶等明显升高，部分患者治疗后，血转氨酶等可下降或恢复正常。

2.特殊检查

（1）腹部 B 超：诊断本病的首选方法，结石呈单个或多个实性强回声光团，胆囊壁增厚＞3.5mm 以上可提示慢性胆囊炎存在。

（2）X 线检查：10％～15％病例的胆石含钙盐较多，即可显示结石阴影。胆囊造影检查时，胆囊结石表现为位置游走的充盈缺损，胆管结石表现为管腔内单发或多发的充盈缺损。

（3）逆行胰胆管造影（ERCP）：其可直接观察、取组织活检及细胞学检查，适用于胆管结石的定位及对黄疸病因的鉴别。有胆总管结石的，可住院行括约肌切开取石或引流治疗等。

（4）CT、MRI（MRCP）：一般用于 B 超检查、ERCP 的基础上，进一步明确胆总管、胰腺疾病所致的胆管梗阻、胆管周围淋巴结肿大、肝内胆囊胆管扩张以及肿瘤等。

（5）经皮经肝穿刺胆道造影（PTC）：仅在疑有肝内胆管扩张或其他检查未明确病因时，行梗阻近端直接造影检查，注射造影剂确定是否有结石存在。此项检查有创伤性，一般宜住院后进行。

**（四）诊断要点**

1.约半数胆囊结石患者无任何症状和体征，B 超等检查确诊本病。

2.部分患者的症状由进食脂餐、饱餐诱发。

3.胆总管结石急性梗阻发作时往往有胆绞痛、发热和寒战、黄疸等，即 Charcot 三联症，一般在腹痛后12～24 小时出现黄疸；若发展为急性化脓性胆管炎，可进一步出现低血压、神志模糊等症状。B 超检查等可帮助诊断；如诊断困难，可结合 ERCP、CT 等检查以明确。

4.肝内胆管结石间歇期可无症状，仅有上腹不适，急性期可有不同程度的 Charcot 三联症，B 超、CT、ERCP 等检查往往能做出诊断，必要时行 PTC 检查可帮助确立诊断。

**（五）鉴别诊断**

1.胆囊结石　表现为上腹隐痛及消化不良者，应与慢性胃炎、消化性溃疡、食管裂孔疝等鉴别。胃镜检查可见各自特点，超声检查基本可以明确胆囊结石。表现为胆绞痛急性发作者，应与急性胰腺炎、急性胆管炎、急性下壁心肌梗死、肾绞痛等鉴别。表现为剑突区疼痛者，应与心绞痛鉴别。

2.急性病毒性肝炎　急性病毒性肝炎可出现黄疸、肝区隐痛、轻中度发热等症状。而肝外胆管结石患者可以出现轻度无痛性黄疸，转氨酶轻度升高，容易被误诊为"急性肝炎"。腹部超声、血清 ALP、GGT 等检查异常发现对胆管结石的诊断有提示作用，进一步影像学检查不难做出正确诊断。血清酶学检查及病毒血清学检查一般能够确诊或排除病毒性肝炎。

3.肝内胆汁淤积　多种病因可以造成肝内胆汁淤积，出现黄疸、血清 ALP 升高等表现，需要与肝外胆管结石所致黄疸鉴别。这两类病变的影像学检查特点差别很大，临床上如果能够考虑到这些可能性而进行有关检查，即可做出正确判断。

4.其他肝外梗阻性黄疸　胆管癌、壶腹癌、胰头癌等病变所致肝外梗阻性黄疸一般为无痛性逐渐加重的黄疸，很少发热。而胆总管结石很少出现持久的完全性胆管梗阻。但是部分壶腹癌可以出现反复发热及波动性黄疸，尤其需要与胆总管结石鉴别。癌性梗阻性黄疸病变在 ERCP 等影像学检查时有比较特殊的征象，内镜检查时可以观察到壶腹部的病变，一般不易误诊。

**【治疗】**

去除结石及解除胆管梗阻，控制感染，防止复发。

**（一）一般治疗**

预防和治疗肠道寄生虫病和肠道感染，可显著降低胆石症的发病率。应嘱患者饮食宜清淡，戒酒。胆绞痛发作期,应禁食脂肪等食物,采用高糖类(碳水化合物)的流质、半流质饮食。发作缓解期应控制富有胆固醇的食物如脑、肝、肾、鱼卵、蛋黄等。

**(二)非手术治疗**

1.增进胆汁排泌

(1)50％硫酸镁:10～15ml,餐后口服,每日 3 次,有弛缓胆管口括约肌的作用。

(2)胆盐:每次口服 0.5～1g,每日 3 次,能促进肝脏分泌大量稀薄的胆汁,有利于冲洗胆管。

(3)去氢胆酸:每次 0.25g,每日 3 次,餐后服用。或服用胆酸钠,每次 0.2g,每日 3 次,餐后服用。可增进胆汁分泌,使胆汁变稀。

2.消除胆结石药物　鹅去氧胆酸或熊脱氧胆酸对胆固醇结石有一定疗效。金胆片、胆通、曲匹布通片及中成药胆宁片、胆维他等亦可使用。

3.消除胆绞痛　轻度胆绞痛可予以卧床休息、右上腹热敷、解痉、排气等治疗。严重病例应予以禁食、胃肠减压、静脉补液等治疗,并可采用针刺或耳针疗法解痉止痛。针刺可取胆囊穴、足三里、中脘、胆俞;耳针可取皮质下、交感和胰胆穴位。药物方面可用解痉剂,如硝酸甘油酯 0.6mg,每 3～4 小时 1 次,含于舌下,或阿托品 0.5mg,每 3～4 小时 1 次,肌内注射,并用异丙嗪每次 25mg,肌内注射,可加强镇痛作用。必要时可使用镇痛药如哌替啶(50～100mg)。

4.溶石治疗　适用于胆总管结石或肝外胆管结石为泥沙样及术后残余结石者。对溶解胆固醇结石可口服鹅去氧胆酸(CDCA)或熊去氧胆酸(UDCA);对胆色素结石溶解,目前主要为钙离子络合剂:①依地酸钠(Na-EDTA),对钙等金属离子有强大的络合力,能结合结石中的钙而使之崩解,同时,它还能溶解胆石中高分子的多糖蛋白类和胆红素聚合的网架物质;②复方胆汁酸制剂即 Na-EDTA 的复方制剂(CDCA 与EDTA 2Na)组成复方制剂;③复方橘油乳剂:用橘油(96％为柠檬)与复方胆酸钠以 1∶5 配制的乳剂,对肝内外胆管结石均有效。对溶解胆管残余结石目前常用 MO 和 MTBE 和复方橘油乳剂等。复方胆汁酸盐对溶解混合结石,作用比单一 EDTA 为佳。

5.碎石疗法　体外震波(ESWL)为治疗胆囊结石一种安全有效的疗法,无损伤非侵入性,但对肝内、外胆管结石尤其是胆红素结石和泥沙样结石,B 超不易定位,故疗效不够理想。

6.以"胆道排石汤"为主的中药对肝胆管结石、胆总管结石可以试用,排石率较高,但对胆囊结石无效

(1)气滞型:右上腹痛有间歇期,无明显发热及黄疸,苔薄白,脉弦,相当于不伴有明显阻塞与感染的肝胆管结石。处方:生大黄 6g,木香 9g,枳壳 9g,金钱草 30g,川楝子 9g,海金砂 15g。

(2)湿热型:右上腹痛为持续性,有阵发性加剧,有明显发热及黄疸,舌红苔黄,脉弦数,相当于有梗阻与感染的肝胆管结石。处方:生大黄 15g,木香 15g,枳壳 15g,金钱草 30g(或茵陈 30g),山栀 12g,延胡索15g,虎杖 30g,海金砂 15g,黄芩 9g,金银花 12g。

一般用药后 1 周开始排石,可持续数日至数十日,一疗程需持续服药 2～3 个月。

**(三)经内镜的胆结石治疗**

1.可通过十二指肠镜进行胆管置管、造影、十二指肠乳头切开取石、碎石篮碎石、取石。也可在十二指肠镜下置入内引流导管,治疗结石。

2.肝外胆管结石的治疗,若与胆囊结石并存,术中经造影证实胆管结石后,最常用的手术便是胆囊切除加胆总管探查及取石术。目前,胆总管结石多在十二指肠镜下进行胆总管造影、十二指肠乳头切开,然后再进行碎石、取石。

**(四)手术治疗**

胆囊切除术是常规治疗有症状的胆结石和反复发作的胆石性胆囊炎的主要手术方法。

1.常规胆囊切除术。

2.胆囊造瘘术。

3.部分胆囊切除术。

4.腹腔镜下胆囊切除术。本手术突出的特点是创伤小、愈合快、住院时间短、效果好,唯一的不足是胆管损伤率似比常规手术高。

**(五)肝内胆管结石的手术治疗**

应视结石的累及范围和临床情况而定,可行左肝叶切除术;也可行经肝切开取石、冲洗及引流术。

**【病情观察】**

1.诊断明确而无症状者,应定期复查 B 超,了解结石的大小、数量及位置的变化,以便调整治疗用药。并发急性胆囊炎时,应注意监测腹痛、发热及外周血象等变化;接受药物治疗者,用药后应了解症状、体征的改善情况;治疗疗效不佳则需考虑手术治疗。胆总管结石患者如急性发作,应密切观察腹痛、黄疸、腹部体征及生命体征的变化,警惕发展为急性化脓性胆管炎,如诊断该病,应紧急处理,以抢救患者的生命。

2.诊断不明确者,应告知患者或家属有关胆石症常见的诊断方法,包括 B 超、CT、MRI 等检查;怀疑胆总管结石,但 B 超或 CT 等检查不能明确者,应注意观察腹痛、黄疸等临床表现,建议患者尽早行 ERCP、MRCP 等检查以明确诊断。

**【病历记录】**

1.门急诊病历　详细记录患者就诊时的主要症状特点,如腹痛的部位、特点、性质、有无放射痛。有无发热、恶心、呕吐等症状,有无高脂饮食及酗酒等发病的诱因。以往有无类似发作,如有,应记录其诊治经过、用药情况、效果如何。体检记录有无腹痛、反跳痛、腹肌紧张等。辅助检查记录血常规、B 超或 CT、血生化等检查结果。

2.住院病历　记录患者入院前门急诊或外院的诊疗经过。记录本病与上述疾病的鉴别诊断要点、诊疗计划等。着重记录患者入院后治疗的病情变化、治疗效果。如行 CT、ERCP、MRCP 等检查,应详细记录检查结果。如诊断为急性化脓性胆管炎,则应详细记录诊断依据,急诊手术或内镜治疗的手术过程、治疗效果,治疗前,应记录患者或家属的知情同意。

**【注意事项】**

1.医患沟通　如诊断明确,应如实告知患者或家属有关胆石症的发病特点、治疗用药、疗程及病程转归,嘱患者应戒烟、戒酒、低脂饮食、注意休息;如诊断不明,应向患者及家属解释需行 CT、ERCP、MRCP 等必要的检查,介绍这些检查的目的、过程、费用及有无风险,以便得到患者及家属的同意和配合。治疗过程中,如病情恶化、治疗无效,或有外科手术指征时,应随时与患者及家属沟通,以便能理解,配合进一步治疗。如诊断为急性化脓性胆管炎,病情危重,需行解除梗阻的紧急治疗,无论急诊手术或行急诊 ERCP 的,均应讲明病情、预后,须有患者及家属的知情同意书。

2.经验指导

(1)有反复发作性右上腹疼痛的患者,B 超往往能明确诊断本病;而无明显症状者,即所谓的"无声结石"常于体检或腹部手术时偶被发现,临床上应注意与胃、十二指肠疾病相鉴别。仔细的病史询问、B 超、胃镜、X 线钡餐检查可帮助鉴别。

(2)尽管可以选择许多非手术的治疗方法,但对于有症状的胆石症患者,胆囊切除术是一种积极的治疗方法。腹腔镜下胆囊切除术因其术后并发症少、住院时间短和恢复快的优点,目前应用较为广泛,但下列情况下仍需行开腹胆囊切除术:确诊为急性胆囊炎;既往有腹部手术史而存在广泛的瘢痕;需行胆总管探查;预计腹腔镜治疗效果差的。

（3）药物溶石治疗可能一直被人们所期待,但现状是尚无理想的药物,虽然熊去氧胆酸为临床所用,实际上效果并不理想。因此,对胆石症的患者,预防症状的发作显得更为重要。

（4）胆总管结石容易并发急性胰腺炎和急性化脓性胆管炎,这两种疾病发病急骤,可造成严重后果,而长期的胆管阻塞可以导致继发性胆汁性肝硬化,故对胆总管结石即使没有症状也应治疗。积极的治疗包括胆总管探查和取石术,目前多主张内镜下括约肌切开并取石,尤其是对于年龄较大的患者。对患有重症急性胰腺炎病情恶化或 48 小时内不能缓解,以及患有急性化脓性胆管炎的患者应紧急行 ERCP 及取石术,亦可予鼻胆管引流术,为下一步的后续治疗创造条件。

（李　冉）

# 第二节　胆道微胆石症

胆道微胆石症是胆道微小结石引发的以腹痛、腹胀、口苦、便秘、腹泻等为临床表现的一种疾病,由于结石很小,以致于肝胆 B 超、CT 均发现不了。这给临床诊断带来了极大的困难。况且胃、肝胆、胰腺同位于上腹部,再加上交错支配的内脏神经定位不准等特点,仅凭临床症状,很难把胃和肝胆及胰腺的疾病区别开来。另外,胃镜的检查对胃病的诊断起到了十分重要的作用,但成年人的胃镜检查结果报告,正常的都是慢性非萎缩性胃炎,这会给我们一些低年资的医师一些误导,以至于出现多年久治不愈的"胃病"。

**【病因及发病机制】**

随着人们生活水平的不断提高,人们对均衡膳食营养知识的缺乏和一些不良的生活习惯,使得饮食中蛋白及脂肪的摄入量过大,导致机体代谢生成的胆汁酸、胆固醇过多,再加上长期不喜欢饮水的不良习惯,导致胆道内产生的胆汁酸和胆固醇等物质过饱和而从胆汁中析出结晶,随着时间的推移,大量的胆汁酸、胆固醇结晶不断堆积,胆道的微小结石就形成了。

**【诊断】**

（一）病史

详细的长期营养不均衡,饮食中蛋白及脂肪的摄入量过大,长期不饮水的不良习惯。临床上以腹痛、腹胀、口苦、便秘、腹泻等为临床表现。

（二）体格检查

少数患者可有上腹部压痛,若合并胆道感染者,可出现上腹部明显压痛,余体格检查正常。

（三）辅助检查

腹部 B 超或 CT 显示:大部分患者未见明显异常,少数患者可见胆囊息肉;尿常规显示:尿胆原弱阳性;胃镜检查显示:慢性非萎缩性胃炎;肝功能检查可见直接胆红素轻度升高。

**【治疗】**

目前药物治疗首选熊去氧胆酸 8～10mg/kg 每天 2 次口服 2～4 周,多饮水。

**【预后】**

一般预后良好,随访 200 例患者 10 年,99% 治愈,1 例患者 4 年后演变为胆道癌,该例患者可能与早期胆道癌的诊断困难有关。

（陈洪庆）

# 第三节　胆囊炎

## 一、急性胆囊炎

### 【概述】

急性胆囊炎是一种急性胆囊炎性疾病,细菌感染在发病中起着重要作用。临床上以发热、右上腹部疼痛、白细胞升高为常见的临床表现,多发生于有结石的胆囊,亦可继发于胆管结石、胆管感染、胆管蛔虫病等疾病。本病多见于中年以后的女性,经产妇较多,男女比例为1:(1~2)。

### 【诊断】

（一）症状

1.腹痛　是本病的主要症状是腹痛,发病早期腹痛可发生于中上腹部、右上腹部,以后转移至右肋缘下的胆囊区,常于饱餐或高脂饮食后突然发作,或发生于夜间,是因夜间仰卧时胆囊内结石易于滑入胆囊管形成嵌顿之故。疼痛常呈持续性、膨胀样或绞痛性,可向右肩和右肩胛下区放射。患者中2/3可有典型胆绞痛的既往史。在老年人中,由于对疼痛的敏感性降低,可无剧烈腹痛,甚至可无腹痛的症状。

2.恶心、呕吐和食欲不振　患者常有食欲不振、反射性恶心和呕吐,呕吐剧烈时,可吐出胆汁,且可引起水和电解质紊乱。呕吐后患者的腹痛不能缓解。

3.全身症状　大多数患者伴有38℃左右的中度发热,当发生化脓性胆囊炎时,可有寒战、高热、烦躁、谵妄等症状,甚至可发生感染性休克。约10%的患者因胆总管开口水肿、结石,可产生轻度黄疸。

（二）体征

1.患者多呈急性痛苦面容,呼吸表浅而不规则,呕吐严重者可有失水及虚脱的征象。

2.伴有胆道梗阻者可有皮肤、巩膜黄染。

3.右上腹部胆囊区可有肌紧张、压痛,Murphy征阳性,患者深吸气时压迫胆囊点(右锁骨中线与肋弓交点处)则出现吸气的中止或屏气。

4.伴有胆囊积脓或胆囊周围脓肿者,右上腹可扪及肿块。

5.腹部压痛及腹肌紧张扩展至腹部其他区域或全腹则表示有胆囊穿孔,或有急性腹膜炎、重症急性胰腺炎等并发症的存在。

（三）检查

1.实验室检查

（1）白细胞计数及分类白细胞计数:白细胞计数升高,常在$(10\sim15)\times10^9/L$,分类计数见中性粒细胞增加。

（2）血清学检查:在胆石病或胆管炎患者约15%可有血清胆红素升高,也可有转氨酶、碱性磷酸酶、$\gamma$-谷氨酰转肽酶的升高,当血清总胆红素$>170\mu mol/L(10mg/dl)$时,则应怀疑有胆总管结石和恶性肿瘤所致的梗阻性黄疸。

（3）细菌学检查:应在未使用抗生素前,先做血培养和药物敏感试验,做血清内毒素测定,以便鉴定致病菌,利于指导临床治疗。如在超声引导下细针穿刺胆囊中胆汁,做细菌培养和药物敏感试验,是最有价值的确定病菌的方法。

2.B 型超声　　由于其简便、可靠、廉价，B 型超声检查为诊断胆石病的首选方法，可检出直径 2～3mm 的结石，为强的回声光团，在光团后方伴有声影。B 超诊断胆囊结石的准确率可高达 95％以上，而对胆总管和肝内胆管结石诊断准确率略低，为 60％～80％。由于肝内血管壁的钙化等因素可能出现假阳性结果。

3.放射学检查

（1）腹部 X 线平片：可见右肋缘下胆囊区的阳性结石、增大的胆囊、囊壁钙化影；并发气肿性胆囊炎时可见胆囊区呈圆形或梨形透亮的积气征或液平面。

（2）胆管造影：一般采用静脉胆管造影检查。可显示胆囊、胆管内结石影像。如胆管显影，而胆囊不显影支持急性胆囊炎的诊断。

（3）CT 和 MRI 检查：对诊断胆囊肿大、囊壁增厚、胆管梗阻、周围淋巴结肿大和胆囊周围积液等有一定帮助，尤其对并发穿孔和囊壁内脓肿形成价值最大，但费用较贵。

（四）诊断要点

1.进食脂餐或油腻食物后右上腹部胀痛或阵发性绞痛，可牵涉右肩部，伴有发热、恶心、呕吐等症状，部分患者见有皮肤、巩膜黄染。

2.右上腹压痛、局部肌紧张，Murphy 征阳性，部分患者可触及肿大的胆囊。

3.外周血白细胞计数升高，中性粒细胞明显增高。少数伴有转氨酶、胆红素升高。

4.腹部 B 超、CT 检查证实本病。

（五）鉴别诊断

1.急性胰腺炎　　可能有胆囊炎、胆石症史，常为突发性上腹部或左上腹部疼痛，血淀粉酶明显升高，腹部 B 超、CT 提示胰腺增大、局部渗出等影像学特点，部分则有胰腺坏死。

2.高位急性阑尾炎　　常有转移性右下腹痛，白细胞计数升高，一般无皮肤、巩膜黄染，Murphy 征阴性，腹部 B 超检查常可予以鉴别。

3.消化性溃疡穿孔　　平时有泛酸、上腹痛的病史，突发性上腹部疼痛，迅速波及至全腹，全腹肌紧张呈板状腹，有反跳痛，肝脏浊音界消失，X 线平片显示膈下游离气体。

4.急性病毒性肝炎　　右上腹部不适或胀痛，伴有厌食油腻食物、恶心、呕吐等症状，肝功能损害明显，肝炎标志物阳性。

5.右心衰竭　　有胸闷、气急、双下肢水肿等表现，X 线胸片及超声心动图等检查可明确诊断。

【治疗】

对急性胆囊炎的治疗原则存在不同意见。有人主张以手术治疗为主，并早期手术；也有人主张以非手术治疗为主，中西医结合可提高治疗效果。待急性感染控制后，再根据病情需要决定是否择期手术。

（一）一般治疗

患者应卧床休息，急性发作者禁食。静脉补充水及电解质，供给足够的葡萄糖及维生素。

（二）用药常规

1.解痉药物和止痛药物的应用　　如患者并发有痉挛性疼痛，可选用抗胆碱药物，如：山莨菪碱 10ml 或阿托品 0.5～1ml 入壶或肌内注射。若使用止痛药物，如哌替啶每次 50～100mg，皮下或肌内注射，应与抗胆碱药物合用，因哌替啶可导致十二指肠乳头括约肌痉挛，使胆囊内压力增高，以致导致胆囊穿孔，慎用强力镇痛药，以免掩盖症状。

2.抗生素的应用　　可选用氨基糖苷类、头孢类、喹诺酮类以及抗厌氧菌类抗生素。最好联合用药，以增加抗菌效果。

（1）氨基糖苷类抗生素：常用药物有链霉素，每日 0.75～1g，分 2 次肌内注射，其常见不良反应主要表现为对前庭和耳蜗的损害,严重者可造成耳聋,该毒性作用不可逆转,另外是对肾脏的毒性作用,多于停药后消失,肾功能损害者慎用或禁用。

(2)头孢类抗生素:多选用胆汁中浓度较大的头孢三代,如头孢噻肟(凯福隆)每次1～2g每日2次静脉滴注;头孢他啶(复达欣)每次1～2g每日2次静脉滴注;头孢曲松(罗氏芬)每次1～2g每日2次静脉滴注;头孢哌酮(先锋必)每次1～2g每日2～4次静脉滴注。使用该类药物时应注意对头孢菌素过敏者禁用,对青霉素过敏者慎用。

(3)喹诺酮类药物:常用氧氟沙星(奥复星)每次100mg每日2次静脉滴注;左氧氟沙星(来立信,利复兴)每次0.1～0.2g每日1～2次静脉滴注。其主要不良反应为消化道刺激症状,如恶心、呕吐、食欲不振等,儿童、妊娠及哺乳期妇女禁用。

3.根据中医辨证分型用药　可分为气滞型、湿热型和热毒型。

### (三)内镜治疗

急性胆囊炎并发有胆管结石者,可行内镜下Oddi括约肌切开取石术,可去除胆总管内结石,并可以引流化脓或炎性的胆汁,促使症状迅速缓解。

### (四)手术治疗

手术切除或腹腔镜下胆囊切除是急性胆囊炎的根本治疗,开腹手术的指征为:①胆囊已有坏疽及穿孔(此时应急诊手术);②急性胆囊炎反复发作;③经积极内科治疗,24～36小时病情无好转、体温明显升高,白细胞计数继续升高;④无手术禁忌,能耐受手术。腹腔镜下胆囊切除术适用于单纯性胆囊炎且与周围组织无明显粘连者,过度肥胖、胆囊萎缩及肝内型胆囊炎不宜选用。

### 【病情观察】

1.诊断明确者,应注意观察患者治疗后腹部症状的变化,疼痛是否加剧或缓解、腹肌是否紧张,黄疸有无加深,发热的患者是否体温恢复正常,并注意监测患者的体温、血压、尿量等变化;如治疗后病情加重,门、急诊治疗者应收入住院治疗;有上述外科手术指征的,应请外科会诊,予急诊手术治疗;年老体弱者由于症状不典型,体征不明显,尤其应仔细观察病情变化。

2.诊断不明确者,根据患者就诊时的主诉及临床体征,可先予以一些必要的处理,如静脉补充水、电解质,应用抗生素治疗,并尽早行腹部B超、CT、血常规等检查,以明确诊断。诊断时要注意本病与上述其他疾病的鉴别诊断,以免误诊、漏诊。

### 【病历记录】

1.门急诊病历　记录患者就诊时腹痛的部位、特点、有无放射痛,有无发热、恶心、呕吐等症状,有无高脂饮食及酗酒、吸烟、劳累史。以往有无类似发作,如有,应记录其治疗经过、用药情况及效果如何。体检记录有无腹痛、反跳痛、肌紧张等。辅助检查记录腹部B超、血常规、血生化等检查结果。

2.住院病历　记录患者入院前门急诊或外院的诊疗经过、用药情况及疗效如何。着重记录患者入院后的病情变化、治疗效果。记录腹部B超、CT等检查结果。如需急诊手术,记录与患者及家属的谈话过程,并以签字同意为据。

### 【注意事项】

1.医患沟通　诊断明确者,应告知患者或家属有关急性胆囊炎的发病特点、治疗用药、疗程及病程转归;诊断不明确的,应向患者及家属解释行B超检查的意义,以得到患者及家属的同意和配合;门诊治疗尤其应叮嘱患者,如治疗后症状不缓解则应及时来院复诊。治疗过程中,如有病情变化、需要调整治疗用药的,或需外科急诊手术治疗的,均应向患者及家属仔细交代、说明,以取得积极配合。

2.经验指导

(1)本病临床表现不一,尤其有些老年人急性胆囊炎症状模糊,表述不清,易造成误诊、漏诊,有些老年患者还易发生胆囊坏疽和胆囊穿孔,且有心、肺、肝、肾等基础疾病,治疗过程中,应严密观察患者的腹部情况及血压、尿量等变化;若有高热、血压下降,应警惕急性化脓性胆管炎可能,应紧急处理。

(2)腹部 B 超检查是诊断本病常用的方法,检查亦简便,因此,怀疑本病者应安排行急诊 B 超检查,可帮助确定有无并发症。

(3)急性胆囊炎患者的治疗一般为解痉、止痛及抗生素应用,经治疗多数患者症状可迅速缓解,少数患者症状重,可出现胆囊穿孔、急性腹膜炎等并发症,治疗时应密切注意,及时发现这些并发症、及时救治,可避免各种严重后果。

(4)目前对本病手术治疗的时机还有争议,早期手术并不等于急诊手术,现在是指在患者入院后经过一段时期的非手术治疗和术前准备,如治疗无效或症状加重,则在发病时间不超过 72 小时的前提下进行手术,对内科治疗有效的患者可采用择期手术,一般在症状缓解 6 周后进行。腹腔镜是目前胆囊切除的常用方法,因其创伤小、恢复快、住院时间短。若所在医院有条件手术,则为本病的首选手术方法。

# 二、慢性胆囊炎

## 【概述】

慢性胆囊炎系胆囊慢性炎症性病变,大多为慢性胆石性胆囊炎,约占 95%,胆囊结石是引起慢性胆囊炎的主要原因。少数为慢性非胆石性胆囊炎,如伤寒的带菌者,胆囊内存留伤寒杆菌而导致慢性胆囊炎,在临床上可无症状,也可表现为慢性反复发作性上腹部隐痛、消化不良等症状。本病大多以慢性起病,也可由急性胆囊炎反复发作而来,急性胆石性胆囊炎与慢性胆石性胆囊炎是同一疾病不同阶段的表现。

## 【诊断】

### (一)症状

可轻可重,有的在健康检查时发现,可有腹胀、右上腹不适、钝痛、食欲不振、厌油腻食物,病程较长。部分患者多有胆绞痛史及急性胆囊炎发作史。

### (二)体征

1.一般无明显阳性体征,或仅有右上腹轻压痛。

2.急性发作时,右上腹部疼痛,局部腹肌紧张,呈 Murphy 征阳性。

3.偶可在右肋缘下触及肿大的胆囊,此系胆囊管阻塞的结果。

4.少数患者可有皮肤、巩膜的黄染。

### (三)检查

1.实验室检查

(1)血常规:如本病急性发作,则血白细胞计数升高,中性粒细胞亦升高。

(2)肝功能:如本病反复发作,则血清转氨酶、胆红素升高,碱性磷酸酶亦升高。

2.特殊检查

(1)腹部 B 超:为诊断本病的主要方法,可显示胆囊大小、囊壁厚度及有无胆囊结石存在。

(2)X 线腹部平片:有时可显示阳性结石,胆囊钙化点。

(3)腹部 CT:其诊断价值同 B 超类似,一般仅在诊断困难时做此检查。

### (四)诊断要点

1.患者发作时有胆绞痛或急性胆囊炎发作史。

2.发作间歇期可无症状,或有上腹不适、饱胀、嗳气、厌食油腻等消化不良的表现。

3.部分患者右上腹压痛,可触及肿大的胆囊,亦可无阳性体征。

4.腹部 B 超检查显示胆囊结石、胆囊壁增厚、胆囊萎缩,有时因胆囊积液有胆囊增大。

（五）鉴别诊断

1.消化性溃疡　常有慢性、节律性上腹部疼痛,伴有泛酸、嗳气等,胃镜或 X 线钡餐明确本病诊断,腹部 B 超未发现胆囊炎症或胆结石等。

2.慢性胃炎　有上腹部不适或疼痛史,伴有饱胀、嗳气、恶心、呕吐等症状,胃镜检查及活检提示慢性胃炎,而 B 超检查胆囊无炎症。

3.反流性食管炎　胸骨后烧灼感或疼痛,可伴有恶心、呕吐、泛酸等,胃镜检查证实食管下段炎症。

4.慢性肝炎　一般原有病毒性肝炎病史,肝炎标志物阳性,右上腹疼痛主要为胀痛、隐痛,蛋白电泳示 γ-球蛋白明显增高,腹部 B 超等提示慢性肝炎的影像学特点。

5.慢性胰腺炎　有上腹不适、消瘦、消化不良等症状,便脂肪定量＞6g/24h,影像学检查提示胰腺钙化、胰管结石,胰腺局限性或弥漫性增大或缩小等,B 超检查无本病的征象。

## 【治疗】

治疗原则为改善症状,控制复发,如有手术指征时,应行手术治疗。

（一）非手术治疗

适用于病变轻型的患者,对改善症状、预防急性复发会有良好的作用。

1.注意饮食调节,勿高脂饮食,以免诱发急性发作。日常应以低脂饮食、适量蛋白、高维生素易消化的食物为主。

2.对有结石存在者,睡眠以右侧卧位为主。

3.经常适量服用利胆剂,如复方胆通等中成药,剂量不宜过大,可 1～2 个月或更长服用。

4.有急性发作,可静脉滴注抗生素,用法用量同急性胆囊炎。

4.注意精神因素对发病的影响,保持乐观情绪。

6.保持粪便通畅,可改善症状,减少急性发作机会。

内科治疗应低脂饮食,可口服硫酸镁或中药利胆,腹痛明显者可用抗胆碱能药物解除平滑肌痉挛。溶石疗法仅适用于胆固醇结石,结石无钙化且＜1cm,胆囊管通畅,胆囊收缩功能正常者;可口服熊去氧胆酸或鹅去氧胆酸,剂量为每日 8～10mg/kg。

（二）手术治疗

对于有症状的反复发作的慢性胆囊炎胆结石患者,胆囊切除是唯一有效的治疗。其他非手术治疗如低脂饮食、抗胆碱和抗酸治疗可能对消化不良症状有所帮助,但不能防止胆绞痛发作,也不能解决根本问题。对于消化不良为主要症状、腹痛不明显的病例尤其是胆囊没有结石的慢性胆囊炎,胆囊切除的疗效并不满意,因此对这一部分患者胆囊切除术的适应证选择应慎重考虑。

## 【病情观察】

1.诊断明确者,如为急性发作,应注意观察治疗后腹部症状的变化、疼痛是否加剧、腹肌是否紧张、黄疸是否加深,注意患者的体温、血压、尿量等变化。特别对年老体弱患本病的患者,由于症状不典型,体征不明显,更应仔细观察病情变化。非急性发作者,注意观察患者有无餐后上腹部饱胀、消化不良、食欲减退等提示胆囊功能紊乱的表现,尤其应注意观察有无消瘦、乏力等表现,以防癌变。

2.诊断不明确者,应告知患者或家属有关慢性胆囊炎常见的诊断方法,建议行 B 超检查,以明确诊断。

## 【病历记录】

1.门急诊病历　记录患者就诊时的主要症状,如腹痛的部位、特点、有无放射痛。有无畏寒、发热的表现,有无高脂饮食及酗酒的发病诱因。以往有无类似发作,如有,应记录其诊治经过、用药情况、效果如何。体检记录有无腹痛、反跳痛、腹肌紧张等。辅助检查应记录血常规、B超、血生化等检查结果。

2.住院病历　记录患者入院前门急诊或外院的诊疗经过、用药情况及疗效如何。着重记录患者入院后的病情变化、治疗效果。

**【注意事项】**

1.医患沟通　诊断明确,应如实告知患者或家属有关慢性胆囊炎的发病特点、治疗用药、疗程及病程转归,应嘱患者戒烟、戒酒、低脂饮食、注意休息。如诊断不明,应向患者及家属解释还需行哪些必要的检查,检查的目的、过程、费用及有无风险等,以便得到患者及家属的同意和配合。门诊患者尤其应关照清楚,如症状不缓解应及时复诊。

2.经验指导

(1)本病缺乏典型表现,一般除有反复发作的右上腹疼痛外,主要是进食后上腹饱胀不适,故常与"胃病"相混淆,临床上应注意两者的鉴别,通过仔细的病史询问,B超、内镜等检查可帮助诊断。

(2)腹部B超是诊断本病首选的检查方法,常可见胆囊壁增厚和(或)结石的存在,正确诊断率达98%。除慢性胆囊炎症状可疑而B超阴性时可考虑行口服胆囊造影外,该造影检查近年来已很少用。

(3)对于结石性慢性胆囊炎患者,主要应对症治疗、缓解症状;对有症状的胆囊结石,胆囊切除是决定性的治疗手段。

(4)非结石性慢性胆囊炎,若无梗阻因素且胆囊功能尚好,一般可采用消炎利胆的药物治疗;若有胆囊管梗阻,胆囊收缩功能丧失则以手术切除为宜。经十二指肠引流胆汁内发现胆固醇结晶和成人胆囊积水皆为手术指征。

（李　冉）

# 第四节　胆汁淤积症

**【概述】**

胆汁淤积症是指各种原因引起的胆汁排泄障碍,根据发病的解剖学部位可其分为肝内胆汁淤积和肝外梗阻,前者解剖学上看不到梗阻存在,系肝细胞和(或)毛细胆管病变致胆汁分泌衰竭,一般属内科治疗范畴,后者系胆总管或肝内大的胆管机械性梗阻,常通过外科或微创手术处理。

**【诊断】**

**(一)症状**

皮肤瘙痒为本病的首发症状,多于妊娠中晚期,亦可早至妊娠第6周,瘙痒多位于腹部及四肢,尤以手脚掌为重,严重者可波及全身,夜间和清晨为重,分娩后很快消退。严重时可伴黄疸。以皮肤瘙痒和胆酸(CG)值升高为特征。一般不伴有腹胀、腹泻、食欲减退等消化道症状。终止妊娠后多数患者在2~7日内瘙痒症状减轻或消失。部分病例可无瘙痒,而仅表现为血CG增高。ICP患者的胎儿在宫内的变化往往十分突然,主张积极监护,包括NST及胎动计数。

**(二)体征**

1.皮肤、巩膜黄染,有时可见有黄色瘤。

2.有时见有皮肤瘙痒后的抓痕。

3.腹部可无阳性体征,或见有手术瘢痕。

4.若病情进展至肝硬化,可有肝脾肿大,晚期肝脏可缩小,腹部移动性浊音阳性等。

5.如为肝外胆管梗阻,则可在上腹部触及肿大的胆囊或肿瘤包块。

### (三)检查

**1.实验室检查**

(1)血常规:病情较长时,可有轻中度贫血。

(2)肝功能检查:血清胆红素明显增高,尤以结合胆红素增高为主,γ-谷氨酰转肽酶、碱性磷酸酶常明显增高;单纯胆汁淤积时,血清氨基移换酶轻度升高,但如显著升高,提示为肝细胞坏死。早期血清清蛋白和球蛋白正常,后期则有清蛋白下降,球蛋白升高。空腹血清胆酸明显增高,有时达正常人的 10 倍以上。一般凝血酶原时间均明显延长。

(3)血脂检查:主要是胆固醇和磷脂增高。

(4)免疫功能检测:原发性胆汁性肝硬化时,血清 IgM 明显增高,抗平滑肌抗体、抗线粒体抗体阳性,多见于女性患者,逐步进展为肝硬化、肝功能衰竭。

(5)血清胆酸测定:正常人空腹血清胆酸在 $10\mu mol/L$ 以下,而胆汁淤积时,则有明显增高,有时达正常人的 10 倍以上。

**2.特殊检查**

(1)影像学检查:腹部 B 超、CT 可确定无肝内外胆管扩张,无胆道、胆管结石,无胆道、胰腺肿瘤等。

(2)逆行胰胆管造影:可确定无胰腺疾病,胰管无扩张,胆管内无结石存在等。

### (四)诊断要点

1.患者有皮肤及巩膜黄染、瘙痒等症状,尿呈深茶色,大便呈陶土样。

2.实验室检查血清结合胆红素、胆酸、γ-谷氨酰转肽酶、碱性磷酸酶增高,血清氨基转移酶轻中度增高。

3.B 超、CT、ERCP 等影像学检查确定无肝内外胆管扩张,排除肝外梗阻性黄疸的病变。

4.诊断确有困难时,可行肝穿刺活检,本病可见肝细胞内有胆色素颗粒聚集,微胆管有扩张和胆栓;枯否细胞肥大,有棕色素沉着,组织化学显示这种色素为结合胆红素。

### (五)鉴别诊断

**1.慢性肝炎**　可原有肝炎史,肝炎病毒学标志物阳性,明显的肝功能损害,有条件行肝活检时可明确诊断。

**2.药物性肝内胆汁淤积**　发病前有明确的服药史,停药后多可恢复。

## 【治疗】

### (一)一般治疗

应嘱患者低脂肪、高热量、高蛋白为主饮食,减少胆固醇摄入,多食蔬菜。

### (二)对症治疗

有瘙痒者,可用考来烯胺每次 4~6g,每日 2~3 次,口服;或用熊去氧胆酸每次 150mg,每日 2 次,口服;或用腺苷蛋氨酸(思美泰)500mg 加入 5% 葡萄糖注射液 250ml 中,静脉滴注,每日 2 次,2 周为 1 疗程,可使患者的瘙痒、乏力等症状改善,血清胆红素、转氨酶下降;维生素缺乏者可肌内注射维生素 A、维生素 D、维生素 K。泼尼松、硫唑嘌呤等亦可改善患者的一些症状,使生化指标好转。

### (三)并发症治疗

食管静脉曲张破裂出血、肝性脑病的治疗可参阅有关章节。

### (四)晚期肝硬化

有条件者可行肝移植治疗,可提高患者存活率。

**【病情观察】**

1.诊断明确者,主要观察治疗后临床症状和体征有无改善,监测肝功能各项指标的变化情况;使用免疫抑制剂期间,应严密监测外周血象、肝肾功能等指标,注意观察各种药物不良反应。

2.诊断不明确者,应告知患者或其亲属有关本病的特点及常用的诊断方法。常规检查难以明确的,应动态观察病情变化,并监测肝功能等指标,疑及肝外梗阻,可行 ERCP 检查帮助诊断本病;诊断有困难的,可行肝穿刺活检以明确诊断。

**【病历记录】**

1.门急诊病历 记录患者就诊时皮肤及巩膜黄染、尿色变黄的特点、时间,有无乏力、食欲不振、体重减轻等。有无腹痛、腹胀、腹泻(例中是否有脂肪滴)等伴随症状;以往有无病毒性肝炎、长期酗酒的病史。以往有无腹部、心脏手术史,如有,应询问其手术原因、手术方式等;有无遗传性疾病家族史。体检记录有无肝掌、蜘蛛痣、肝肿大、黄疸、腹水、腹壁静脉显露等体征。辅助检查记录血常规、肝功能、免疫功能检测、肝炎病毒及 B 超、CT、ERCP 等检查的结果。

2.住院病历 记录患者入院前门诊或外院的诊疗经过。记录治疗后患者的病情变化。如行肝穿刺活检、ERCP 等,应详细的操作及术后记录。

**【注意事项】**

1.医患沟通 明确诊断者,应告知患者或其亲属有关本病的特点、可能采取的治疗方案及预后;同时亦应告知可能出现的病情变化或并发症,并指导其采取相应的防治措施。对于诊断不明确者,应告知患者或其亲属进一步可能采取的诊断方法及其风险,如需行 ERCP 或肝穿刺活检,应征得患者或其亲属同意,并签字为证;一般应在上级医师的指导下,确定个体化的治疗原则,向患者或其亲属交代治疗的具体过程、可能的疗效,使用激素之前应告知患者或其家属可能的不良反应,如需调整用药,亦需告知患者或其家属更改的原因及可能的不良反应,征得患者或其家属的理解。诊治过程中,应注意给予患者必要的心理支持及健康指导,从而积极地配合治疗。

2.经验指导

(1)本病 40%～50%的患者无明显临床症状,主要是因发现血清碱性磷酸酶增高而进一步检查才诊断本病,有 50%～60%的患者可表现为瘙痒和乏力,但只有 25%的患者有黄疸。因此,本病早期诊断较为困难。

(2)肝穿刺活检可以帮助确诊,对于缺乏血清学指标提示本病的患者,可行逆行胰胆管造影(ERCP)检查,本病一般显示大胆管的管径和轮廓正常,终末肝内胆管可以不规则,排除肝外梗阻等疾病。

(3)本病缺乏特异性的治疗手段,主要为针对病因的治疗和对症、支持疗法。如能去除导致本病发生的原因,临床症状可望控制,或治疗后能较快改善;换言之,如病因未能去除,则治疗效果不会很理想。糖皮质激素不能改变生化、组织和临床的发展,硫唑嘌呤、环孢素等可以改善生化,但无证据表明其能改变本病的病程和生存时间。

(4)目前熊去氧胆酸是治疗本病最推崇的药物,除改善症状外,研究表明其可延长生存时间和延缓需肝移植的时间。

(李 冉)

# 第五节　胆管蛔虫症

**【概述】**

胆管蛔虫病是指由于寄生于人体的蛔虫进入十二指肠经胆总管开口钻入胆管引起的病症。蛔虫寄生部位以空肠最多,回肠次之,十二指肠最少。蛔虫具有乱窜、钻孔、恶酸和喜碱的癖性。当人体肠道某些环境发生变化时,如胃酸缺乏、发热、寒冷、恶心、呕吐、腹泻、便秘、手术等所致的肠功能紊乱,或 Oddi 括约肌功能失调和不正确的使用驱虫药物时,均可使蛔虫上窜,钻入胆管发生胆管蛔虫病。本病主要见于农村儿童和卫生习惯不良者。

**【诊断】**

**（一）症状**

1.腹痛　表现为突然发生的剑突下钻顶样剧烈疼痛,向右侧背脊部放射,患者往往曲背捧腹、辗转不安、大汗淋漓、呻吟不止,这种疼痛的特点为阵发性,可突然发作、突然缓解。还可伴有恶心、呕吐。

2.发热　可为低热或中度发热,少数患者严重时可出现高热及中毒症状。

**（二）体征**

1.本病不发作时,常无腹部体征;发作时有剑突下深压痛,无反跳痛,按压后疼痛可减轻。

2.部分患者巩膜、皮肤黄染。

3.并发胆囊炎时可触及肿大的胆囊。

**（三）检查**

1.实验室检查

(1)血常规:白细胞计数大多正常或轻度增高,嗜酸性粒细胞明显增加,如白细胞计数升高明显,提示合并细菌感染。

(2)便常规:大便检查可找到蛔虫卵,为提高虫卵的检出率可采用集卵法检查。

(3)肝功能:部分患者转氨酶、总胆红素及直接胆红素等升高。

2.特殊检查

(1)腹部 B 超:是首选,且为常规检查的项目,准确率可达 94% 以上。可较清楚地显示肝内外胆管是否扩张,可见有胆总管内条索状影,若蛔虫为活体,可见其蠕动,动态观察还可了解蛔虫是否已从胆管退出或是已死亡在胆总管内。

(2)内镜检查:急诊胃镜有时可见胃或十二指肠内有蛔虫,或见蛔虫钻入十二指肠乳头内,此时可将蛔虫取出。内镜逆行胰胆管造影(ERCP)一般宜在 B 超检查的基础上,进一步了解胆管内蛔虫的位置、形态和数量,可直接观察十二指肠乳头区附近有无蛔虫,并可取出蛔虫。

(3)磁共振胰胆管造影(MRCP):其成像原理是利用磁共振 $T_2$ 的效果,使含水器官显影,从而完成磁共振胰胆管造影,在胆管蛔虫症可获得与 ERCP 检查相似的胰胆管影像,MRCP 检查为非侵袭性的,安全、无创伤、不用造影剂、也无并发症,其缺陷是不能进行治疗。

(4)X 线胃肠道钡餐造影:当虫体部分钻入胆管时,在十二指肠乳头区可发现分节的条状影。若发现胃、肠管蛔虫存在,亦提示本病存在的可能。

**（四）诊断要点**

1.右上腹或剑突下阵发性绞痛,尤其伴有"钻顶痛",缓解期如正常人。

2.腹部剧痛时伴有恶心、呕吐,少数患者有呕吐蛔虫或便蛔虫史。

3.症状重,体征轻,仅在剑突下及右季肋部压痛。

4.超声检查可见胆管扩张,内有线条状游动的虫体。ERCP 示胆管内蛔虫或内镜下见十二指肠乳头有蛔虫嵌顿。

（五）鉴别诊断

1.急性胰腺炎　多有高脂饮食、饮酒及胆石症等诱因,表现为上腹部剧烈疼痛,多位于上腹部偏左,为持续性疼痛,可阵发性加剧,但无钻顶感,常向背部放射,可有轻度黄疸,腹部压痛和腹肌紧张不明显。发病后一般状况迅速恶化,可出现休克症状,血清淀粉酶在发病半日后开始增高。胰腺 B 超可见胰腺弥漫性肿大,呈腊肠样,严重者,高度肿胀失去其正常形态,也有的表现为局部肿胀,胰腺实质回声可分为回声减弱、回声增强及混合型。CT 表现亦因病情轻重不同而异,其主要表现为胰腺肿大、胰周围边缘模糊、胰弥漫性或局限性脓肿、胰周液体积聚、假性囊肿、胰管扩张或钙化、胰腺内气体潴留或出血等。胆管蛔虫病并发急性胰腺炎时,根据血清淀粉酶可以诊断急性胰腺炎,但不要忽略胆管蛔虫病的存在。

2.胆石症　患者多有胆系结石,在高脂肪餐后突然出现右上腹持续性疼痛,程度较剧烈,常向右肩或右季肋部放射,黄疸常见,多有寒战、发热,表现为"腹绞痛、发热、黄疸"典型的三联症,查体右季肋部压痛和肌紧张较明显。白细胞计数及中性粒细胞明显升高。腹部 B 超、CT 或 ERCP 可发现胆管结石。

3.胃十二指肠溃疡并急性穿孔　患者多有胃十二指肠溃疡病史,突然出现上腹剧痛,疼痛呈持续性,很快从上腹部波及全腹,有时出现休克症状,并伴有恶心、呕吐,查体腹部有显著压痛、腹肌紧张及明显反跳痛等腹膜炎的体征,X 线检查发现膈下有游离气体。

【治疗】

基本原则是解痉止痛、驱虫利胆、抗感染和维持水、电解质及酸碱平衡,多数经非手术治疗可以治愈,少数出现并发症或症状缓解后蛔虫不能排出胆管者才考虑手术治疗。

（一）一般治疗

饮食宜易消化、无渣,恶心、呕吐不能进食者可补液以维持水、电解质平衡。密切观察体温、血压及腹部体征的变化。

（二）用药常规

1.解痉止痛　疼痛是蛔虫虫体在胆管下端钻窜刺激 Oddi 括约肌痉挛所致,现主张选择安抚、制动蛔虫的药物以减少蛔虫对括约肌的激惹而达到镇痛目的,这些药物可单用或联合应用。①抗胆碱能药物:可解除平滑肌痉挛,有一定的止痛效果。常用山莨菪碱(654-2)10mg,肌内注射,必要时使用。青光眼、前列腺增生者禁用。②维生素 K:维生素 K 对胆管、胃肠平滑肌痉挛所致的疼痛有一定疗效,维生素 $K_1$ 30mg,肌内注射,必要时使用;或用维生素 $K_1$ 30mg 加入 5％葡萄糖注射液 500ml 中静脉滴注,每日 1 次。③硫酸镁:可促排胆汁,刺激十二指肠黏膜,反射地引起胆囊收缩、胆道平滑肌松弛以缓解痉挛和绞痛,利于排虫,还能使虫体麻痹,可用 25％硫酸镁 20ml 加入 5％葡萄糖注射液 500ml 中静脉滴注,每日 1 次。

2.驱虫疗法　常用的方法有:①药物驱虫:可选枸橼酸哌嗪(驱蛔灵)、阿苯达唑(肠虫清)、左旋咪唑、甲苯达唑(安乐士)等,如驱蛔灵,成人 3～3.5g 或按 75mg/kg 计、总量不超过 5g,儿童按 100～150mg/kg 计、最多不超过 3g,空腹 1 次顿服。甲苯达唑作用缓慢,需与左旋咪唑等速效驱虫剂合用,可提高疗效,确保安全。②酸驱虫疗法:由于蛔虫有喜碱怕酸特性,故可用酸性物质以迫使蛔虫退出胆管。维生素 C 驱虫法,一次静脉滴注较大量维生素 C(维生素 C 2～3g 加入 5％葡萄糖注射液 500ml 中,静脉滴注),可使胆汁迅速酸化,并能松弛 Oddi 括约肌,促使胆囊收缩和胆汁排泄,使胆管中的蛔虫退回肠管;食醋驱虫法,将食醋100ml 左右稍加温后 1 次顿服。③中药驱虫:治则为清热利胆、理气止痛、攻下散结,常用乌梅汤(乌梅、细辛、附子、桂枝、人参、黄柏、当归、川椒、干姜、黄连)加减,或服乌梅丸(每次 1 丸,每日 3 次),疗效较好。
④氧气驱虫法:蛔虫寄生在肠管中已习惯生活于无氧环境,在富氧环境中,蛔虫的新陈代谢停止,初时蜷曲、蠕动,退出胆管;随后常在 14 小时内麻痹而死亡。此法适用于无明显胆管炎症的单纯性胆管蛔虫病,如合并感染或有活动性消化性溃疡,则不宜用此疗法。方法:患者晨间禁食,置十二指肠引流管至十二指肠降部,然后嘱患者取膝胸卧位,在 5～12 分钟内经十二指肠引流管注入氧气 2500～3000ml。儿童按每周岁 100ml 计算,2 小时后用 50％硫酸镁溶液 20ml 导泻。

　　3.并发症治疗　如证实存在胆管感染,可用阿莫西林(羟氨苄西林,青霉素皮试阴性时用)6g 加入 5％葡萄糖注射液 500ml 中静脉滴注,每日 1 次,或氧氟沙星 200mg,每日 2 次,静脉滴注,同时加用甲硝唑(灭滴灵)1g 加入 5％葡萄糖注射液 500ml 中静脉滴注,每日 1 次。

　　**(三)内镜取虫治疗**

　　目前治疗胆管蛔虫病最可靠、最有效的方法。B 超或内镜检查证实有蛔虫钻入胆管,即可用此法治疗,胆道蛔虫急性发作时,可行十二指肠镜检查,当发现蛔虫尚未全部进入胆管内时,可用网篮或圈套器套住虫体随镜身一起退出,对于完全钻入胆管内的蛔虫,可经 ERCP 行十二指肠乳头括约肌切开(EST)后,用网篮取出。

　　**(四)手术治疗**

　　有以下情况的,应考虑手术治疗:①内科保守治疗 1 周无效;②并发需手术治疗的情况,如急性化脓性胆管炎、细菌性肝脓肿、胆道出血、胆道穿孔等严重并发症;③并发胆石症,内科治疗无效;④多条蛔虫钻入胆管,难以内科治疗的。

　　**【病情观察】**

　　1.诊断明确者,即予解痉止痛、驱虫利胆、抗感染、维持水电解质和酸碱平衡、防治并发症等治疗,并密切观察治疗后的病情变化。行内镜下取蛔虫治疗的,应注意观察治疗后症状、体征是否缓解,如出现严重并发症,如化脓性胆管炎、胆管出血等,即应请普外科会诊协助诊治。

　　2.诊断不明确者,应尽快进行腹部 B 超、CT、ERCP 等相关的检查,以尽快明确诊断,并注意与上述相关疾病的鉴别。密切注意患者症状、体征变化,对检查阴性的项目(如 B 超),如高度怀疑本病,要注意复查。

　　**【病历记录】**

　　1.门急诊病历　详细记录患者的主要症状特点,如疼痛是否为阵发性发作,发作时疼痛是否为"钻顶痛",不发作时如常人。记录有无尿黄、畏寒、发热等症状;以往有无肠道蛔虫史,有无类似发作史,如有,其诊断、治疗经过如何。体检时记录有无皮肤、巩膜黄染,有无腹部压痛、反跳痛。辅助检查记录血常规、腹部 B 超等检查结果。

　　2.住院病历　记录患者入院前门急诊或外院的诊疗经过。记录患者的过去史、居住史。记录本病的诊断依据、鉴别诊断要点。着重记录患者治疗后病情变化、治疗效果,记录血常规、B 超等检查结果,如需 ERCP 下取虫治疗的,应详细记录治疗操作过程、治疗效果等。

　　**【注意事项】**

　　1.医患沟通　疑诊本病者,医师应将本病的发病过程、特点、检查诊断方法、治疗原则告知患者及家属,以利明确诊断,积极配合检查、治疗;确诊本病则应根据所在医院的实际情况,如实介绍下一步的治疗方案,尤其是行内镜下取虫治疗,应详尽告知治疗的操作过程、利弊、可能的风险及并发症,有患者及家属签字同意为据。治疗过程中,如有病情变化,应即与患者及家属沟通,以便相互理解;内科治疗无效,需外科治疗者,亦应及时告知患者及家属。鼓励患者及家属,树立治疗信心。同时应详细了解患者的卫生习惯,做好卫生宣教,改善卫生状况有利于防止本病复发。

2.经验指导

(1)仔细询问病史:对本病诊断尤为重要。本病腹痛常阵发性发作,症状骤发骤止是本病最主要的特点之一,疼痛一旦缓解,可无任何症状或仅感腹部不适、隐痛,儿童患者又可恢复玩耍。本病如继发胆管感染,可出现寒战、高热。有黄疸且黄疸迅速加深者,提示胆管梗阻严重或并发胆管感染,这种患者如有排虫史或呕虫史,则对于本病的诊断很有价值。

(2)患者的腹部体征和症状不相符合,亦是本病的特点之一,即症状严重、体征轻微,患者虽腹痛剧烈,但体征少,腹部柔软,多数仅有剑突下和右季肋部深压痛,无反跳痛和肌紧张。临床上如有这些特点,应高度疑诊本病。

(3)本病的治疗原则是解痉止痛、驱虫治疗、防止并发症。因此,如疑诊本病,应尽快行 B 超检查;如证实本病,则争取及早内镜下取虫是最恰当的选择。内镜下取虫治疗,现已公认为最可靠、安全、有效的治疗手段,一旦取虫成功,患者难以忍受的胆绞痛随之缓解。操作时用力要适中,动作要快,以免虫体加速钻入胆道,术前充分应用镇痛、镇静剂,以免术中患者疼痛加重而辗转不安,妨碍操作或损坏内镜;取虫后仍应给予驱虫药物治疗。在不能开展内镜治疗的医院,或患者因禁忌证不能接受内镜治疗,或内镜治疗失败的,或病程较久继发感染时,应给予积极的中西医结合治疗,包括中西药物驱虫、酸驱虫等治疗,合理选用解痉止痛药物,应用抗生素;如有手术指征则予手术治疗。

(李　冉)

# 第六节　胆管肿瘤

## 一、胆管良性肿瘤

### 【概述】

真性胆管良性肿瘤甚为少见,可发生于胆管的任何部位,最常见的良性肿瘤有乳头状瘤、腺瘤,乳头状瘤是胆管恶性肿瘤的癌前病变,胆管其他良性肿瘤有腺肌瘤、纤维瘤等。如诊断困难,手术探查可以明确。

### 【诊断】

(一)症状

梗阻性黄疸、胆绞痛、消化不良和消瘦,可有胆管出血。并发感染时有畏寒和发热。

(二)体征

部分患者无阳性体征。部分患者巩膜、皮肤黄染。可有右上腹部压痛。

(三)检查

1.实验室检查

(1)血常规:一般无贫血,白细胞无异常。

(2)肝功能:部分患者血总胆红素、直接胆红素升高,转氨酶、碱性磷酸酶亦可升高。

2.特殊检查

(1)腹部 B 超:是临床常用的诊断方法,可初步判定胆管有占位性病变。

(2)逆行胰胆管造影(ERCP):可有胆管内充盈缺损、透亮区、狭窄等影像学的表现。

（3）X 线上消化道钡餐：有时可发现乳头部的肿瘤或邻近脏器受压的征象。

（4）腹部 CT、MRI 及 MRCP：可用于本病的诊断,确定胆管占位的性质及有无转移病灶。

**（四）诊断要点**

1.皮肤、巩膜黄染伴有右上腹部不适,全身情况良好。

2.体检发现有皮肤、巩膜黄染、右上腹部压痛。

3.腹部 B 超、CT、MRI 或 MRCP 确定胆管有占位病变,无恶变征象。

**（五）鉴别诊断**

诊断本病时,需与胆管恶性病变鉴别,若难以区分良恶性,手术切除肿瘤,行病理检查可明确诊断。

## 【治疗】

本病如明确诊断,存在阻塞性黄疸或疑诊本病,但与恶性胆管肿瘤难以鉴别,患者应住院手术治疗;如肯定为良性病变,亦无黄疸、胆管出血等症状,可暂不手术,但应门诊密切随访。

### 【病情观察】

1.诊断明确者,应根据患者主要症状、体征,选择其可接受的治疗;如有阻塞性黄疸或腹部隐痛等,应予以外科手术治疗,治疗中注意观察病情变化及治疗效果。对影像学检查结合临床表现肯定为良性又无相关临床症状者,可暂不手术,予门诊密切随访。

2.诊断不明确者,则应根据患者主诉、临床征象,选择上述检查方法,尽快明确诊断;症状及相关影像学检查难以排除恶性者,应嘱患者考虑剖腹探查,即可手术切除,又可明确诊断。

### 【病历记录】

1.门急诊病历　记录患者就诊的主要症状特点,如上腹痛、皮肤及巩膜黄染等,特别应记录患者的症状的持续时间,有无加重、发展的特点。有无胆囊炎、胆石症病史。以往或外院的诊疗经过。体检记录患者有无浅表淋巴结肿大,有无腹部包块。辅助检查记录 B 超、肝功能等检查的结果。

2.住院病历　记录患者入院前门急诊或外院的诊疗经过。记录本病的诊断依据、鉴别诊断要点。记录患者治疗后的病情变化、治疗效果。如行 CT、ERCP 等特殊检查,应记录检查的结果。如行手术治疗,应详尽记录术后的病理结果。

### 【注意事项】

1.医患沟通　本病较为少见,相对而言,胆管恶性肿瘤并非罕见。因此,诊断或疑诊本病时,应如实告知患者及家属本病的临床特点、诊断方法、治疗的原则,以便患者及家属予以配合、支持,有时候诊断较为困难,且难以获得病理性的诊断依据,可能需要一定的时间检查、随访,亦应告知患者及家属。另外,诊疗过程中,如需要手术治疗、病情出现变化、需要调整有关检查治疗的,应及时与患者及家属沟通,如安排患者随访,则应将随访时间、随访手段、随访中的注意事项等明确告知患者及家属。

2.经验指导

（1）本病较为少见,诊断应极为慎重。患者就诊时,临床医师一般首先应利用所在医院可能的条件,努力确定或排除恶性胆管肿瘤,B 超、CT、ERCP、MRI 等影像学检查是必须采用的检查方法。症状相对稳定或发展缓慢的患者一般情况良好,无消瘦、贫血,提示良性肿瘤可能,如经相关检查难以明确,则应及时剖腹探查,这是一种可接受的诊断方法。乳头状瘤为胆管恶性肿瘤的癌前病变,获诊断者即应手术治疗,不应随访。

（2）实际上,胆管占位病变是很难区分良恶性的,因此,临床工作中,一旦确定有胆管肿瘤,如患者及家属同意,一般均须手术治疗。

## 二、胆管恶性肿瘤

### 【概述】

胆管恶性肿瘤绝大多数为癌,而肉瘤(平滑肌肉瘤、圆形细胞肉瘤、黑色素肉瘤等)、类癌和血管内皮瘤等均极少见。近年来,胆管癌有增加的趋势,男性较女性多见。其病因目前仍不十分清楚,可能与长期胆汁淤积、慢性胆管感染、某些寄生虫病以及自身免疫疾病有关。

### 【诊断】

#### (一)症状

最基本的表现为胆管梗阻症状,同时伴腹痛、乏力、消瘦等。一般胆囊癌多有右上腹痛,胆管梗阻表现则出现得晚;肝外胆管癌早期即可出现胆汁淤积,病程长者还可有脂溶性维生素缺乏的表现。

#### (二)体征

多数患者皮肤、巩膜黄染。右上腹部压痛,有时可触及肿大的肝脏、胆囊。晚期肿瘤患者可有腹部移动性浊音。

#### (三)检查

1.实验室检查

(1)血常规:部分患者可有血红蛋白进行性下降,白细胞计数、血小板一般无异常。

(2)肝功能检查:血清胆红素显著升高,以直接胆红素为主,转氨酶、碱性磷酸酶等亦可升高。血清总蛋白、清蛋白减少。

(3)尿、便常规:完全性阻塞性黄疸时,便呈白陶土色,粪胆素阴性,大便潜血试验可持续或间断阳性。尿色棕黄,尿胆红素阳性,尿胆原阴性。

(4)肿瘤标志物检测:胆汁中 CEA 可明显增高,胆管癌患者血清 CA19-9 阳性率约 73.9%,血清 CAso 阳性率 91.3%,这些指标的检测有助于良恶性胆管肿瘤的鉴别。

(5)凝血酶原时间测定:多数患者凝血酶原时间延长。

2.特殊检查

(1)腹部 B 超:超声诊断率为 70%～91.5%,可见肝内胆管扩张,有时可在肝门处显示肿瘤回声,亦可见有不同程度的淤胆性肝肿大或胆囊肿大。

(2)CT:胆管癌的 C 诊断率 80%,CT 能显示肿瘤大小、位置、阻塞上段胆管扩张、淋巴结或肝转移,并能排除胰腺癌,但有时难以显示肿瘤,其诊断价值不及 ERCP、PTC。

(3)MRI、MRCP:诊断胆管癌的准确性、敏感性与 B 超、CT 相似,MECP 的准确性可达 92.8%,可较准确显示梗阻部位,确定梗阻原因。

(4)逆行性胰胆管造影(ERCP):ERCP 能从胆管远端直接显示胆管梗阻部位和性质。本病可显示为胆管狭窄型、充盈缺损型及梗阻型 3 种类型,对于下 1/3 段的胆管癌,ERCP 则具有可直视壶腹并行胰管造影等优点。此外,还可在引流胆汁中直接查找癌细胞,检出率达 50%。

(5)经皮经肝胆管造影(PTC):可获得胆管阻塞的影像,有利于术式选择和预后的判断,是较有效的定位定性方法,对胆管癌的诊断率为 90%～100%,能显示阻塞近端的肝内外胆管扩张、局限性充盈缺损、管腔狭窄、管壁僵硬等改变。

(6)胆管镜:对胆管癌的诊断率可达 100%。经皮经肝胆管镜(PTCS)可直视胆管病变及性质,并可取活组织做病理检查以确诊;经口胆管检(PCS)可直接观察胆管病变;术中胆管镜可观察胆管黏膜、乳头开口形态、大小、肿瘤形态、范围等。在胆管镜直视下亦可取可疑病变组织送检,明确诊断。

(7)X 线低张十二指肠造影:可显示肿大的胆囊对十二指肠的压迫像、胆总管扩张。

**(四)诊断要点**

1.不明原因的梗阻性黄疸,进行性加重。

2.B 超、CT、ERCP、MRI、MRCP、PTC 等相关的检查提示肝内胆管扩张,或显示肿瘤回声。

**(五)鉴别诊断**

1.原发性肝癌　常在肝硬化基础上恶变,有肝硬化临床表现。胆囊一般无肿大,脾脏肿大,血 AFP 明显升高,腹部 B 超、CT、MRI 检查可资鉴别。

2.壶腹周围癌　起病较急,多有波动性黄疸、消瘦、呕血和(或)黑便等。腹痛不显著,常并发胆管炎,反复发热、寒战较常见。本病常不伴慢性胆囊炎、胆石症,B 超、CT、MRI、MRCP、ERCP 等检查可有助于诊断,行十二指肠镜检及活检可确诊诊断。

3.胆石症　发作时上腹呈绞痛,出现疼痛后 1~2 日出现黄疸,黄疸随炎症消退而缓解,胆囊大小正常或轻度肿大。肝外胆管癌则一般无剧烈腹痛,仅感上腹钝痛或压迫感,黄疸呈进行性加重,肝脏肿大或胆囊肿大,多伴消瘦、乏力、食欲不振等。

4.原发性硬化性胆管炎　多数为男性,皮肤、巩膜黄染,右上腹痛 ERCP 见有肝内和(或)肝外胆管扩张,弥漫性胆管狭窄、呈串珠样改变,PTC 显示肝外胆管呈弥漫均一或不规则节段性狭窄,肝内胆管呈串珠状狭窄与轻度扩张的特征。病程进展缓慢,激素或免疫抑制剂治疗有一定疗效;鉴别困难者往往依靠内镜下病变部位活检以证实诊断,有时手术探查可明确诊断。

5.药物性黄疸　发病前有服用损害肝脏的药物史,直接、间接胆红素均升高,停药或对症治疗可缓解。

**【治疗】**

1.一般治疗　可根据患者具体情况予以对症处理。嘱患者清淡饮食;有消化不良者,可予以助消化药;有腹痛者,可用止痛药物;注意维持水、电解质平衡。

2.手术治疗　外科手术是胆管恶性肿瘤的主要治疗方法,治疗原则是手术切除癌肿以及解除胆管梗阻,手术方式的选择取决于癌肿的部位和病变范围;对肿瘤较局限,周围侵犯较少者,可施以根治性切除手术;无法根治切除者采用姑息性切除,主要是行胆汁内引流,旨在减轻黄疸,缓解瘙痒,改善肝功能,保持患者一定的生活质量。

3.介入治疗　适用于全身状况较差,难以耐受外科手术的患者。可通过 PTC 和 ERCP 技术放置导管做内、外引流(PTCD、TBD、ENBD)。一般介入治疗后的黄疸消退率达 80%,近期疗效较好。

4.化疗和放疗　氟尿嘧啶(5-Fu)是胆管癌肿的主要化疗药物,其有效率为 10%~24%。临床上亦可用氟尿嘧啶、丝裂霉素、表柔比星等联合化疗;经肝动脉灌注上述的化疗药物亦有一定的疗效。放疗有外照射和胆管引流术导管的介入内照射法,可减轻疼痛或解除胆管梗阻。

**【病情观察】**

1.诊断明确者,应行 X 线胸片、CT、MRI 等进一步检查,了解有无局部或全身转移,以及肿瘤侵犯的范围,确定能手术者,应请普外科会诊,予以手术治疗;如无法手术,可行内镜下支架置放术或 PTCD 引流术或行化学治疗,重点观察治疗后的病情变化、治疗效果。

2.诊断未明确者,应根据所在医院的条件,行 B 超、CT 检查或进一步做 PTC、ERCP 或纤维胆管镜检查,尽快予以明确诊断。如临床高度疑及本病,患者及家属同意,可考虑手术探查。

**【病历记录】**

1.门急诊病历　记录患者就诊的主要症状特点,如黄疸的发生、发展过程,有无尿色、大便颜色的改变,有无腹痛、皮肤瘙痒的表现。有无进行性体重减轻、食欲不振的症状。以往有无酗酒、吸烟病史,有无胆囊炎、胆石症史。体检记录有无浅表淋巴结肿大、腹部包块,腹部移动性浊音是否阳性等。辅助检查记录血常规、肝功能、B超等检查的结果。

2.住院病历　记录患者入院前的门急诊及外院的诊疗经过。记录本病的诊断依据、鉴别诊断要点。记录患者入院治疗后的病情变化、治疗效果,记录有关影像学检查的结果分析,如行 ERCP 术或 PTCD 术,或需要输血支持的,均应将与家属的谈话过程、同意与否记录在案,并请家属签字。

**【注意事项】**

1.医患沟通　胆管恶性肿瘤早期诊断困难,确诊时往往已为晚期,手术机会较少,且相当一部分患者已有局部或全身转移,因此,经治医师应如实向患者及家属告知病情及对预后估计等,以便能理解,并配合经治医师所采取的治疗方案。高度怀疑本病,但不能肯定诊断的,需要采取有创检查的,经治医师更需与患者及家属做好沟通,获得他们的配合和理解,并尽快明确诊断。肿瘤晚期,已无法采取根治措施的,积极的对症和支持治疗、防止并发症处理,往往会帮助患者度过最后一段最艰难的时光,对家属来讲也是一种安慰。

2.经验指导

(1)胆管癌常缺乏特异性症状,多表现消化不良和上腹胀痛,往往与其他胆管疾病的症状相混淆,当病变发展到一定阶段时,可出现皮肤巩膜黄染、腹痛等一系列症状,早期诊断率低。阻塞性黄疸是胆管癌最突出的表现,约半数病例以黄疸为首发症状,黄疸一旦出现则常呈持续性、进行性加重,当癌组织坏死脱落、破溃、血块排出,胆管充血水肿减轻时黄疸可暂时缓解而出现波动;有黄疸者约 80% 伴皮肤瘙痒,70% 伴有灰白色大便或伴脂肪泻。临床上对那些 50 岁以上有慢性胆囊炎、胆石症患者(尤以中年女性患者)出现右上腹或季肋部疼痛性质、程度突然发生改变,伴食欲不振、乏力及进行性消瘦,或伴不明原因发热和皮肤瘙痒、尿色深黄、大便灰白、进行性黄疸、肝肿大或伴胆囊肿大者,应高度怀疑本病。

(2)本病实验室检查对诊断不具有特征性,有时胆管梗阻不完全,则肝损害相关的酶谱改变可不明显,诊断时应十分小心。影像学检查对本病的诊断有很大价值,检查目的在于估计肿瘤的范围,包括胆管、肝、肝门血管的受累情况以及有否远处转移,经过序贯的检查进行 TNM 分期,对治疗和预后进行判断。因此,一般可根据所在医院条件,选择腹部 B 超、CT、MRI 检查,或 PTC、ERCP 或纤维胆管镜检查,以明确诊断。如临床高度怀疑,患者及家属同意,剖腹探查亦是诊断方法之一。

(3)术前充分准备、必要的支持、对手术风险的恰当估计是保证手术疗效的前提。糖尿病、高血压和肥胖是手术的相对禁忌证,近期发生心肌梗死、充血性心力衰竭、严重肺功能不全等为手术禁忌;肝硬化特别是合并门脉高压者,手术危险性大大增加;阻塞性黄疸可影响脏器器官功能和免疫系统,术前应做积极支持、降黄处理,须做肝切除者更应注意;存在营养不良、肾功能不全、脓毒血症也是导致有黄疸患者预后不良的因素。因此,临床上在考虑患者手术适应证时,更重要的是应重视对患者一般状况的估计。

(李　冉)

# 第七节　胆道出血

## 一、病因

胆道出血病因与发生率,我国与欧美有显著差异。我国绝大多数属于伴有胆石或蛔虫的肝内化脓性胆管炎；欧美则以肝损伤为主，其次为肝动脉瘤和肿瘤。

### （一）肝内胆道出血

1.化脓性肝胆管炎及肝胆管溃疡。

2.肝胆管结石。

3.胆道蛔虫。

4.肝损伤（包括肝外伤和医源性损伤）。

5.肝脓肿。

6.肝肿瘤。

7.肝动脉血管瘤。

8.凝血功能障碍（血液病、抗凝治疗后等）。

### （二）肝外胆道出血

1.急性化脓性胆管炎及胆总管溃疡。

2.胆管结石。

3.胆道蛔虫。

4.手术后出血（胆总管切开壁出血、T形管压迫胆管壁溃烂、各种胆肠吻合口出血、逆行胆管造影后出血）。

5.急性出血性胆囊炎。

6.胆囊结石。

7.肝外胆系肿瘤（胆囊癌、壶腹部周围癌、胆囊良恶性肿瘤）。

20世纪70年代以前胆石和蛔虫是我国导致胆道出血的最常见原因。随着人们卫生条件改善和生活水平的提高，近20余年来由此引起的胆道出血已显著减少。胆石和蛔虫导致胆管炎，炎症可腐蚀胆管壁及邻近血管。胆管壁黏膜溃烂或肝内小血管破裂引起小出血，如为肝动脉分支或静脉破裂则可引起大出血。

## 二、发病机制

各种情况的胆道出血与胆管和血管之间的特殊的解剖学关系有密切联系。

### （一）肝外胆道出血

1.黏膜下血管丛出血　肝外胆管的血液供给来自十二指肠后动脉、十二指肠上动脉、肝固有动脉、胆囊动脉，围绕着胆总管，形成胆管周围血管丛；从外层的血管丛穿入胆管壁，在黏膜下形成血管丛，因而在急性胆管炎时，黏膜下血管丛充血、扩张，黏膜表面形成溃疡，特别是有结石阻塞处或狭窄的上方，容易发生自发性出血，或在胆道手术探查、胆道机械取石等情况下出血，但此种出血量较少，稍施压迫便可停止。

2.动脉分支出血　胆总管的血管走向是呈轴向的，主要的血流从下向上，约占62％，在胆总管壁的3点钟和9点钟的位置处，有2支较粗的动脉，称为3点钟动脉和9点钟动脉；另外，约有1/3的人有一门静脉后动脉，起源于腹腔动脉或肠系膜上动脉，紧贴胆总管的后壁，上行汇入肝右动脉，有的人其门静脉后动脉的管径较粗。在急性梗阻性化脓性胆管炎时，特别是疾病的后期，胆管黏膜上的溃疡发展至穿透胆管壁，此时因炎症而扩张的动脉，可被腐蚀而破溃，发生胆道出血。动脉血管与胆总管之间的沟通，可能以血管胆管瘘或是首先形成一假性动脉瘤然后再破溃入胆总管。胆总管探查时，可发现胆总管后壁或后一侧壁的穿透性溃疡，并有出血或血凝块。来自胆总管部位的肝外胆管出血，部位多是肝右动脉横过肝总管的后壁处。正常情况下,肝右动脉一般是紧贴着肝总管的后壁,并向胆管施以一定的压迫,当该部有急性炎症充血和胆管扩张时则更为明显。胆管黏膜上的穿透性溃疡可以直接侵蚀胆管后的一段肝右动脉而致溃破出血,此时多以肝右动脉胆瘘的形式出血。

3.其他　国内较少见的肝动脉瘤破裂至胆管引起的出血,则由于动脉瘤直接压迫胆管所致,此时动脉壁多呈明显的粥样化改变。也有报道早期胆囊癌并发出血者。肝外的门静脉胆管瘘引起的出血则比较少见。

### (二)肝内胆管出血

在肝内,胆管、肝动脉、门静脉分支均包裹在汇管区 Glisson 鞘内,各管道间的关系密切,并且肝内胆管的分支稠密,所以来源于肝内胆管出血的机会远远高于肝外胆道的出血。胆道出血亦可继发于肝的外伤、肝肿瘤的破溃,出血可能是多处的或大面积的。肝内胆管出血主要有 3 种病理类型。

1.肝胆管溃疡型　胆管溃疡破溃到邻近的肝动脉支,多见于化脓性胆管炎、肝内胆管结石等情况下,此时,动脉的破溃多为侧壁破口,动脉的血流仍保持畅通,破口处可向胆管内形成一假性动脉瘤,再由动脉瘤壁破裂,造成间歇性出血;亦可以动脉破口与胆管间形成肝动脉胆管瘘,通过肝动脉注入造影剂时,可直接显示肝内、外胆管。

2.肝脓肿型　肝脓肿溃破到肝内胆管、门静脉、肝动脉,此种情况发生在化脓性胆管炎的晚期,局部的肝组织坏死,结构破坏,当有大面积的坏死时,出血量可较大。

3.多发小胆管出血型　肝内弥漫性小胆管炎、胆管周围炎、多发性小脓肿时主要病变在汇管区,有时在镜下才能看到,区域间小叶胆管与小叶间静脉相沟通发生多个小胆管血管瘘,多处的小胆管出血汇集成胆道大出血。

### (三)外伤性的肝内胆管出血

可伴发于肝脏的中央型裂伤、肝内血肿,出血多继发于血肿的感染和压迫、坏死,所以常常不是发生于外伤的当时,而是在数周甚至是数月之后,此种情况更易出现在儿童病人。儿童胸腹部受伤的机会多,但常叙述不清。医源性的出血见于 PTC、PTCD、肝穿刺活检等,是由于肝内胆管与肝动脉、门静脉关系密切,检查时直接穿通胆管与肝动脉之故,尤其是反复多次穿刺,这种情况相当常见,不过大多数病人的出血会自行停止。门静脉的压力较低,虽然穿刺时穿破门静脉的机会更多,但破口可自行封闭,故来源于门静脉的出血较少。在有胆道梗阻、感染的情况下,肝动脉的血流增加,动脉性的胆管周围血管丛增生、扩张,汇管区内的肝动脉支增多,管径增粗,这些亦是穿刺置管时容易发生胆道出血的原因。

### (四)手术后胆道出血

手术后胆道出血同样可以分为肝外胆管出血和肝内胆管出血,两者的情况和手术前的胆道出血基本相同,不过增加了手术中器械创伤的因素,探查、显露或进行肝内胆管取石时均可因损伤胆管的黏膜而造成出血,有的在行开腹胆囊切除或腹腔镜胆囊切除后发生。有的病人在术后 24h 出现血胆症,有的则在数天或逆行性胆道造影之后出现。病人多带有 T 形引流管,故有助于早期发现和判断术后的上消化道出血是来源于胃、十二指肠(如应激性溃疡),还是来源于胆道。手术后的肝外胆管出血,可能与手术中胆管壁上的血管创伤或止血不彻底有关,在肝门部进行肝胆或邻近器官手术时游离、结扎或缝合时无意中损伤肝动脉可形成假性动脉瘤,后者腐蚀穿入胆管就形成胆管动脉瘘。肝右动脉如在胆总管前,切开胆总管时也可误伤。常见的部位是胆总管的 3 点钟或 9 点钟动脉以及门静脉后动脉。久置于胆总管内的 T 形管,亦可能压迫管壁致溃疡形成及出血。胆肠吻合术后的胆道出血,有时来势迅猛并且没有典型的胆道出血的临床症状。胆管狭窄、胆管癌手术置管引流后可发生胆道大量出血,原因是强力扩张时部分撕裂病变处紧邻的肝动脉。

## 三、临床表现

胆道出血病因不同,致病到发病的时间间隔各有差异。如肝动脉瘤破裂的患者,动脉瘤破裂后很快出现胆道出血。损伤引起的胆道出血,受伤至发病的时间为 1d 至 2 年,一般为 4 周。

疼痛、黄疸及胃肠道出血,是本病典型的三联征。Granl 等报道一组病例,有胆绞痛者 80%,大出血 63%,黄疸 55%。①疼痛:肝内血肿增大牵拉 Glisson 包膜,引起右上腹或中上腹钝痛,并可向右肩部及背部放射。胆道大出血时,胆道内压力突然升高,或胆道内有凝血块,可引起胆管梗阻或括约肌痉挛而发生剧烈的胆绞痛。②胃肠道出血:疼痛持续数分钟至数小时后,继而发生胃肠道出血。出血量大时,既有呕血又有便血;有的病例呕血中带有胆管枝状血块。出血量较小者,可仅有便血。长期的大便隐性出血,可引起明显的贫血。胃肠出血时,由于胆道内压力下降,疼痛症状可以缓解。③黄疸:凝血块、坏死的肝组织或结石等阻塞胆总管,则发生黄疸。黄疸程度深浅随胆总管是否完全阻塞而定。由于胆总管阻塞,胆囊可增大。此外,胆道感染或胆道内血肿继发感染时,尚有寒战、发热及肝大等症状。临床观察还发现,胆道出血有周期性反复发作的特点,每周期的间歇期一般 5～14d,症状反复发作,持续时间最长者达 36 年。

## 四、诊断

根据典型的症状,结合有腹部外伤史、肝手术及肝胆疾病等病史,一般来说诊断不会有困难。然而文献中报道,本病术前能够确诊者很少。一般是经过一次至数次手术后始得诊断。据认为,本病误诊的原因是多方面的:①对本病认识不足。②在分析病情时忽视了外伤史,或认为外伤史与胃肠道出血无关系。③胃肠道出血时经常考虑为溃疡病所致,为确定有无溃疡,常反复做 GI 检查,因而延误了诊断;GI 检查阴性时,则误认为是应激性溃疡;出现黄疸时,则又误认为是大量输血引起的血清性肝炎或溶血所致。④有手术史者,使情况进一步复杂化,如易误认为术后应激性溃疡,维生素 K 缺乏引起的出血倾向或胃肠道损伤等。⑤本病出血量有一定限制,而且有较长时间的间期,也是易延误诊断的一个原因。

1.实验室检查　血常规有白细胞升高,中性多核白细胞增高。如为大量出血血红蛋白降低。肝功能检查可有转氨酶和碱性磷酸酶增高,部分病人血清胆红素增高,1min 胆红素显著升高,提示阻塞性黄疸。

2.X 线造影检查

(1)选择性血管造影:选择性经腹腔动脉和(或)肠系膜上动脉造影是了解胆道出血最有价值的诊断和定位方法。在大多数胆道出血病例可见造影剂从肝动脉支漏出汇集于肝动脉假性动脉瘤囊内,或经动脉胆管瘘流进胆管或肝内腔隙。由于这种方法显影率高、定位准确、可重复检查以及能清楚显示肝动脉的解剖,为手术及选择性肝动脉栓塞止血提高依据,近年来在有条件的医疗单位已将此定为胆道出血的首选诊断方法。如在选择性血管造影快速摄片后,再行数字减影血管造影(DSA)显示血管结构更清楚,可进一步提高病变检出率。

近年来有学者推行术中肝动脉造影,用于术中探查一般难于确定的病灶定位。通过胃右动脉或胃、十二指肠动脉插入直径 2mm 聚乙烯导管到肝固有动脉,注入造影剂 50%泛影葡胺 20ml,注入 10ml 开始摄片,摄影时间需 2.5～3min。根据造影结果所发现的病理改变选择术式,达到止血和处理原发病灶的目的。

Whelan 提出当胆道出血起源于门静脉分支时,经脾穿刺行门静脉造影才能显示病灶部位。

(2)胆道造影:口服胆囊造影、静脉胆道造影、术中胆道造影、术后 T 形管造影、PTC、ERCP 等如能显示造影剂与肝内血肿、动脉瘤或肝腔隙相通;发现血凝块堵塞肝胆管充盈缺损;肝胆管有狭窄、囊性扩张、结石或肿瘤等,有助于胆道出血的定位诊断。

(3)钡剂检查:部分病例可见充满血凝块而扩大的胆囊和胆总管在十二指肠球部出现压迹,常用于排除食管或胃底曲张静脉破裂或溃疡病引起的出血。

3.内镜检查　经纤维十二指肠内镜检查,如能见到血液从 Vater 壶腹流出即可确诊为胆道出血。但因胆道出血常呈周期性发作,发作间歇期不能看到活动性出血,故内镜检查应在出血期进行。Sandblom 提出内镜检查应列为胆道出血患者的常规检查,因为它能排除其他来源不明的胃肠道出血。

胆管无急性炎症时,可经纤维十二指肠内镜逆行胰胆管造影(ERCP)。成功的造影可显示胆管中血凝块的充盈缺损、造影剂与肝内血肿、动脉瘤或其他腔隙相通,从而获得胆道出血的定位诊断。

4.超声显像　B超显像仅用于寻找胆道出血的原因,如肝内血肿、脓肿、良性或恶性肿瘤、胆管有无扩张等。其优点在于方便易行、无损伤性、可反复测试。

5.CT 扫描和磁共振成像(MRI)　胆道疾病 CT 定位诊断正确率胆总管病变为 82.4％,对肝胆管及胆囊病变均为 66.7％;定性诊断正确率胆管疾病为 70.6％,胆囊疾病为 66.7％,肝胆管病变为 55.6％。CT 扫描和 MRI 检测仅对引起胆道出血的原发病灶的定位和定性诊断有帮助。

6.核素显像　Whelan 认为核素(核素 $^{99m}$Tc)肝胆显像能显示肝胆系肿瘤、外伤、血肿、炎症,对胆道出血的病因检查有特殊的诊断价值。

7.剖腹探查　经上述方法均不能确定胆道出血的部位时,剖腹探查是明确出血部位的唯一途径。术中依序探查胃、十二指肠、肝、胰、脾,排除其他原因的出血后再探查胆道。

多数胆道出血的患者在肝门区扪及肝动脉连续性震颤,这是由于肝动脉管腔因狭窄、扭曲、受压、破裂成腔等,局部血流增快引起漩流的缘故,震颤显著处即肝动脉与胆管沟通病变所在处,沿受累血管向上、下传导。

探查肝对诊断出血的部位和判断病变的类型很有帮助。注意肝表面有无结石结节、血肿、脓肿及腔隙,肝膈间有无粘连,是否有扩张的胆管及局限性纤维化病灶。对可疑的深部病灶可试行穿刺。如抽出坏死组织的碎片、陈旧血液、脓液,或混有胆汁,该腔隙可能是胆道出血的病灶。如胆囊有明显急性炎症,甚至坏疽,出血可能来自胆囊。有时肝内胆道出血时,胆囊内可充满血液和凝块。因此诊断胆囊出血时需注意探查,认真鉴别,防止遗漏肝内病变。

胆总管切开探查是术中诊断胆道出血最简单有效的方法。切口应靠近肝门,要有足够的长度,以便观察左、右肝管和尾叶开口。首先迅速取尽胆道内残留的血液、凝块和坏死组织,先探查肝外胆管内有无胆石、蛔虫,管壁有无溃疡、肝外胆管有无与血管沟通的病灶;再观察双肝管口和尾叶口有无血液流出;或用细纱布条、金属探条探测肝内出血的病灶。如出血已停止,可分别置塑料管于双侧肝管,冲洗或吸净洗液后,按摩肝诱发出血。必要时尚可行术中胆道造影、术中肝动脉造影、术中 B 超探测、胆道镜等协助寻找出血病灶。

## 五、鉴别诊断

1.胆道蛔虫病　单纯的胆道蛔虫症多见于青少年,常表现为突然发作的剑突下绞痛或呈钻顶样痛,少数患者采取膝胸卧位时疼痛可有所减轻,疼痛常阵发性发作,缓解期与常人一样可毫无症状。多数患者伴有呕吐,甚至有呕吐出胆汁者,也有呕吐出蛔虫者。疼痛发作期症状虽很重,但腹部常缺乏体征,这是胆道蛔虫症的特点。如行 B 超检查,有时在胆管内可发现虫体影像。一般而言,根据疼痛特点及 B 超检查,本病的确诊率可达 90％以上。

2.消化性溃疡穿孔 上腹部剧痛并迅速遍及全腹、体检发现腹肌板样强直,全腹有压痛与反跳痛,肝浊音界缩小或消失。X线透视或平片可发现膈下游离气体。结合既往有溃疡史等诊断不难确定。

3.心绞痛或急性心肌梗死 少数心绞痛或急性心肌梗死患者可表现为上腹剑突下剧痛,且疼痛可向左上腹和右上腹放射。严重者常有烦躁不安、冷汗、有恐惧感或濒死感。心电图检查可发现深而宽的 Q 波、ST 段抬高及 T 波倒置等改变。血清肌酸磷酸激酶(CPK)、谷草转氨酶(AST)、乳酸脱氢酶(LDH)及肌钙蛋白、肌红蛋白升高等对诊断极有帮助。

4.急性病毒性肝炎 多有食欲缺乏、乏力及低热等前驱症状。黄疸出现快、逐渐加深,1～2 周达到高峰。多伴有肝大和压痛。B超检查可排除梗阻性黄疸的声像图表现,仅见肝稍增大,肝实质回声增强,密集等一般征象。血清酶学检查常有 ALT、AST 显著升高。多数患者可检查出肝炎的病毒标志物。

5.胰头癌 胰头癌以男性多见,发病年龄一般较大。黄疸常呈进行性加深,上腹部疼痛多与体位有关,平卧位时疼痛加重,而身体前倾时疼痛可减轻或缓解。十二指肠低张造影可发现十二指肠曲扩大,移位及胃肠受压等征象。B超、胰管造影(ECP)及 CT 或 MRI 等检查均可发现胰头部的肿块影。

## 六、并发症

1.黄疸 1/4～1/3 病人有黄疸。多为阻塞性黄疸。如同时有发热,常提示胆道感染合并出血。

2.肝和胆囊增大,50%～60%胆道出血病人可有肝脏和胆囊增大、触痛,出血停止后,血块被溶解或排出,增大的肝和胆囊可随之缩小。

## 七、预防

胆道出血以其高并发症率和高病死率而引起重视,提高治愈率和降低病死率的关键是预防胆道出血。预防措施主要有以下几点。

1.及早诊治胆道蛔虫症、肝胆管结石、肝肿瘤、肝血管瘤等疾病。

2.正确处理肝损伤。

3.肝穿刺活检或 PTC 时要用细针,尽量避免反复多次肝穿刺。

4.PTCD 要在肝周边进行,不能损及肝中央管道的完整性。

5.在肝门部或邻近器官进行手术时,避免出现医源性胆道出血。

6.对胆道出血给予重视,及早处理,防止少量胆道出血发展为胆道大出血。

## 八、治疗

### (一)非手术治疗

部分胆道出血的病例,在非手术治疗下,出血有自止倾向。胆管内滴注去甲肾上腺素、凝血酶、过氧化氢(双氧水)、卡络磺钠(阿度那)有成功止血的报道。但非手术治疗不能处理胆道出血的病因,因而止血效果欠确切。统计国外资料胆道出血 404 例,行非手术治疗 105 例,止血 42 例,占 40%;死亡 63 例,占 60%。手术治疗 299 例,成功 217 例,占 72%,死亡 82 例,占 28%。行非手术治疗的指征为:①出血量不多,或多次出血,但出血量逐渐减少,出血间隔期逐渐延长;②无寒战、高热、黄疸或感染性休克等重症胆管炎的临床表现;③患者情况极差,不能耐受手术。

### （二）手术治疗

1.适应证　如发生下列情况应考虑手术治疗：①反复大量出血超过2个周期；②胆绞痛、寒战、高热、黄疸等重症胆管炎必须紧急引流；③出血量伴休克不易纠正；④经非手术治疗胆道出血无自止倾向；⑤出血病灶已确定，手术治疗可望获得痊愈；⑥全身情况能耐受手术的创伤。手术时机宜选择活动出血期，因出血期中易找到病灶。非手术治疗期所采用的各种措施，也是积极的术前准备。

2.手术步骤　手术治疗的目的希望能达到准确止血和去除出血的病灶。术中首先要探查出血的部位，一般分为下列步骤：①鉴别上消化道出血是否来自胆道。如自胆总管内抽得鲜血，即可证实为胆道出血。②鉴别胆道出血来自肝内或肝外病灶。肝外胆道出血常因动脉瘤穿入胆道所致，于肝门处可扪及搏动性肿块。肝内胆道出血常来自肿瘤和（或）感染。③肝内胆道出血灶的定位常需切开胆总管，取净血块，观察出血来自左或右侧肝管口。必要时可将塑料管插入冲洗。近年来采用术中B超、术中肝动脉造影，更有助于出血病灶的定位。

3.手术方式的选择　要根据病变的部位和性质来确定。

（1）胆囊切除术：适用于急性出血性坏疽性胆囊炎、胆囊肿瘤、胆囊动脉瘤或肝动脉瘤胆囊瘘所致出血。Czerniak报道1例由于结石嵌顿于胆囊颈部形成胆囊动脉和胆囊内瘘致胆道出血；1例因结节性动脉周围炎伴有胆囊动脉瘤引起胆道出血。此2例均经选择性动脉造影确诊，行胆囊切除加动脉瘤缝扎后治愈。

（2）胆总管探查加T形引流：胆总管探查加T形管引流的作用在于①探查出血来源，去除梗阻因素；②引流胆汁，减低胆道内压，有助于控制感染、减轻黄疸、促进出血灶的愈合和改善肝功能；③观察术后再出血；④可经T形管注入抗菌药物或造影剂；⑤部分因胆道黏膜炎症溃疡引起的出血可望治愈。

胆总管探查加T形管引流术因未能处理出血病灶，除部分因胆管黏膜炎性溃疡，引流后出血可渐停止外，大多数胆道出血不能奏效。国内学者统计即时止血率仅8%，而无效率占61.6%，且有学者提出肝内胆道大出血后，大量血液及血块聚积于胆道内，加上Oddi括约肌痉挛，使胆道内压骤增，有利于胆道大出血的自止。胆道引流反而减少了出血自停的机会。多数学者认为胆道引流术仅适用于严重胆道感染和一般情况差而不能耐受复杂手术的患者，不能作为主要的手术方式。

（3）肝动脉结扎术：Mays和Madding认为肝动脉结扎术治疗胆道出血方法简便、安全和有效。统计国内资料170例肝动脉结扎手术，110例即刻止血，26例延迟止血，25例无效，9例死亡，止血有效率为80%。肝动脉结扎术只能阻断出血病灶的血供，未处理出血灶，其应用范围受到一定限制，仅适用于①确属肝动脉支破裂引起的活动性肝内胆道出血，阻断肝动脉血流时，震颤消失，出血停止；②双侧肝内胆道多处出血，无明显感染表现者；③出血量大，出血部位不明确；④术中出血已停止，不能明确出血灶；⑤经选择性动脉造影显示为假性动脉瘤或动脉胆管瘘；⑥弥漫性肝癌、胆管癌所引起的胆道出血，肿瘤已不能切除，或难于切除及不能耐受手术者。

肝动脉结扎术治疗肝内或肝外胆道出血，复发出血较多，原因是肝动脉有许多吻合支，部分出血来自门静脉。Whelen采用结扎肝动脉（多为左或右支）治疗胆道出血30例，复发出血10例，死亡4例，止血率为53.3%。肝动脉结扎术治疗胆道出血的效果，取决于下列因素。

术前必须确定患者胆道出血主要来自肝动脉胆管瘘。国内病例以感染性胆道出血居多，病因常为蛔虫、结石等引起的反复发作性化脓性胆管炎，其病理损害波及全肝。肝内感染性出血主要来自肝内门静脉分支及小叶间静脉壁的破裂，很少有动脉支的破裂。虽然肝动脉结扎可降低部分门静脉压力，但对较大的胆道门静脉瘘或多发性胆道小静脉瘘是难以奏效的。肝动脉结扎后所造成的缺氧状态加重了厌氧菌感染，易导致感染性胆道出血患者术后肝衰竭而死亡。

结扎的动脉是否为出血灶的血管,在肝动脉结扎后其原有灶区肝动脉震颤消失、出血终止方确认有效。肝动脉瘤破裂引起的胆道出血,手术如能近、远端结扎后切除动脉瘤,再加做胆道引流,疗效是满意的。如病变在胃、十二指肠动脉近端,或来自肝动脉左支或右支,这些动脉结扎后,侧支循环可以充分维持肝的血供。肝动脉结扎部位愈靠近病灶,立即止血率愈高。肝固有动脉经证明不是终末动脉,通过小叶间,包膜内形成广泛的侧支循环。Michel 通过尸检观察发现有 26 条可建立侧支通路。Kocher 通过动脉造影,发现侧支血管最早可在结扎后 4h 出现。故动脉结扎愈靠近肝,侧支循环形成愈慢,止血效果愈佳,但发生散在梗死的机会也愈多。止血成功的关键还在于选择性动脉造影证实结扎的动脉是出血灶的血管。手术时应仔细解剖肝门,如发现副肝动脉与出血有关,应同时结扎。肝动脉结扎术的最佳结果是即时止血,术后仍有延迟再出血的机会,彻底处理病灶才能获得远期的治疗效果。

肝动脉结扎术后有可能加重肝的损害,在感染性胆道出血和原有肝功能已受损时尤其如此。Kim 统计对肝动脉瘤、动脉静脉瘘、门静脉高压症、胆道出血、肝外伤出血、原发和继发肝肿瘤等 345 例行肝动脉结扎术后肝功能衰竭发生率为 3.7%,总病死率 18.5%,左肝动脉结扎术后病死率高达 36%,肝固有动脉结扎后病死率最低为 12%。尸检发现肝有大小不等的梗死灶,所有病例术后血中转氨酶持续升高,说明有急性肝细胞坏死。为了防止肝动脉结扎术后发生肝功能衰竭,应注意:①结扎前必须确认门静脉通畅;②重度休克时最好不做结扎;③术后禁食 1 周并持续给氧,以提高和维持门静脉血氧含量;④术后尽量维持正常血压和血氧;⑤适当使用皮质类固醇,以提高肝对缺氧的耐受力;⑥禁止使用损害肝的药物。

肝固有动脉结扎或右肝动脉结扎后,可能发生胆囊坏死。故不少学者提出肝动脉结扎术时应做胆囊造口,最好是胆囊切除,以预防术后胆囊坏死。

(4)肝动脉栓塞术:自开展介入性放射学以来,文献中陆续报道肝动脉栓塞治疗胆道出血成功。在选择性肝动脉造影协助下,确定病灶部位,将导管尽可能靠近出血部位,以获得高选择性节段性栓塞,使肝坏死的范围降到最低限度。常用的栓塞材料有异丁基-2-氰基丙烯酸和吸收性、明胶海绵。胆管动脉瘘口大者需 Giantureo 钢圈、可分离的气囊、人硬脑膜、磁控钢珠或组织粘合剂。Walter 在 28 例损伤性和医源性胆道出血患者中,采用肝动脉栓塞治疗,用吸收性明胶海绵栓塞最多,26 例达到止血目的,2 例死于肝衰竭。综合 Kelley 等意见,采用肝动脉栓塞治疗胆道出血有下列优点。①血管造影能明确出血部位及肝动脉的解剖;②动脉栓塞不需麻醉和剖腹手术,方法简单和安全,保留导管可重复栓塞;③对于伴有腹膜广泛粘连和感染性胆道出血患者,肝动脉栓塞较肝动脉结扎简单易行;④肝动脉侧支循环通路多,致使栓塞术比肝动脉结扎止血更加可靠;⑤肝动脉栓塞后短暂腹痛、低热、转氨酶升高,对症治疗易缓解;⑥严重的并发症,如肝坏死、胆囊坏死等少见。但专家及另一些学者认为超选肝动脉插管成功率不高。不确切的肝动脉栓塞可发生严重的并发症,发生率可达 25%,包括胃肠道出血占 5.8%,胆囊梗死占 10.7%,急性胰腺炎占 4%,还有迟发性胆石形成、高尿酸血症、肝癌破裂、十二指肠穿孔等。故肝动脉栓塞疗法也有一定的危险性,即:①经肝动脉栓塞后,被栓塞区肝细胞可发生溶解性肝坏死;②未处理原发病灶,术后血凝块存留于胆道内,常引起腹痛、发热,严重者仍需手术解除胆道梗阻和引流;③建立侧支循环后可能使出血复发;④胆道出血和发生在恶性梗阻行 PTBD 后,肝动脉栓塞更易发生肝衰竭;⑤有化脓性肝病和门静脉高压症,肝动脉栓塞疗法的并发症和病死率倍增。有学者报道坏死出现后数周,可由门静脉或肝动脉侧支循环代替各部血供,肝坏死区逐渐缩小,以致消失而恢复肝功能,但如完全栓塞肝动脉,仍有肝坏死的危险。

(5)肝叶切除术:肝叶切除术或部分区、段切除对肝内胆道大出血既能达到止血的目的,又可去除原发病灶,是最理想的治疗方法。其缺点是创伤较大,大出血又合并休克者难以耐受。肝叶切除后,余肝必须能维持全身代谢。某学者主张病变局限左外叶者行切除治疗;病变位于右叶者宜行肝动脉结扎。某些严重的肝损伤,只需将已脱离、失活的肝组织切除,并在切面将血管、胆管妥善结扎,实质上等于"清创性肝叶切除"，术后充分引流可获治愈。某些大面积肝内感染，肝组织破坏严重，除肝切除外，很难用其他方法治愈。正确定位和切除出血病灶是较好的手术选择。统计国内报道肝切除治疗肝内胆道出血 26 例，立即止血率为 85%，有效率为 89%。失败的是病灶并非局限在一叶，或并发严重感染及肝衰竭。因此，肝叶切除治疗肝内胆道出血应严格掌握如下适应证：①可切除的肝癌肝功能良好者；②良性肝血管瘤及其他肝良性肿瘤；③局限性肝内慢性感染；④肝损伤时清创性肝叶切除；⑤已肯定出血来自一侧的肝，尤其是左外叶，但未能明确病灶性质；⑥全身情况能耐受手术创伤，余肝能维持代谢功能。

（6）隐性胆道出血的治疗：隐性胆道出血是指不伴有明显胃肠道出血的胆道出血，按照传统的定义，这部分病例不在胆道出血之列。有人统计，约 25% 的胆囊结石患者、37% 的胆总管结石患者、3%～7% 的经皮肝穿刺患者大便隐血呈阳性，属隐性胆道出血之列。由于隐性胆道出血量较少，进入胆道后在未与胆汁混合前即可形成稳定的难以溶解的血凝块。一旦血凝块堵塞了胆管，则难以被流动的胆汁冲刷掉，以至血凝块在胆道内长期存留，引起酷似肝胆管结石的症状，甚至有可能将其误诊为胆道残余结石。因此，在对上述情况进行胆道造影检查时，若发现胆道内有堵塞或充盈缺损表现者，应考虑到胆道内血凝块存在的可能。治疗采用纤溶剂，促使胆道内血凝块溶解，恢复胆道通畅。用药的途径，可以通过 T 形管直接给药，对未置放 T 形管的患者，可采用经内镜逆行胆道插管的方法给药。病情严重者，应施行手术，切开胆总管将血凝块取出。

（王华欣）

# 第八节　急性化脓性梗阻性胆管炎

## 一、病因及发病机制

急性化脓性梗阻性胆管炎的特点是在胆道梗阻的基础上伴发胆管急性化脓性感染和积脓，胆道高压，大量细菌内毒素进入血液，导致多菌种、强毒力、厌氧与需氧菌混合性败血症、内毒素血症、氮质血症、高胆红素血症、中毒性肝炎、感染性休克以及多器官功能衰竭等一系列严重并发症。其中感染性休克、胆源性肝脓肿、脓毒败血症及多器官功能衰竭为导致病人死亡的三大主要原因。病因和发病机制尚未完全清楚，主要与下列因素有关。

### （一）胆管内细菌感染
正常人胆管远端 Oddi 括约肌和近端毛细胆管两侧肝细胞间的紧密连接分别构成肠道与胆道、胆流与血流之间的解剖屏障；生理性胆汁流动阻碍细菌存留于胆管黏膜上；生理浓度时，胆汁酸盐能抑制肠道菌群的生长；肝库普弗细胞和免疫球蛋白可形成免疫防御屏障，因此正常人胆汁中无细菌。当胆道系统发生病变时（如结石、蛔虫、狭窄、肿瘤和胆道造影等），可引起胆汁含菌数剧增，并在胆道内过度繁殖，形成持续菌胆症。目前认为，细菌也可通过淋巴管、门静脉或肝动脉进入胆道。AOSC 术中胆汁细菌培养阳性率可高达 95.64%～100%。当胆道急性化脓性感染经手术去除梗阻因素，确认临床治愈后，较长时期胆汁内细菌仍然存在。目前对胆汁难以净化的原因和机制尚不十分清楚。细菌的种类绝大多数为肠源性细菌，以需氧革兰阴性杆菌阳性率最高，其中以大肠埃希菌最多见，也可见大肠埃希菌、副大肠埃希菌、产气杆菌、铜绿假单胞菌、变形杆菌和克雷伯杆菌属等。革兰阳性球菌则以粪链球菌、肺炎球菌及葡萄球菌较多见。随着培养、分离技术的改进，胆汁中厌氧菌检出率明显增高，阳性率可达 40%～82%，菌种也与肠道菌组一致,主要为类杆菌属,其中以脆弱拟杆菌、梭状杆菌常见。需氧和厌氧多菌种混合感染是 AFC 细菌学特点。细菌产生大量强毒性毒素是引起本病全身严重感染证候、休克和多器官衰竭的重要原因。细菌是急性胆管炎发病的必要因素,但并非有菌胆症的病人均发病。近来,不少临床和实验研究结果表明,脓毒症的严重程度及病死率并不完全依赖于侵入微生物的种类和毒力。

## (二)胆道梗阻和胆压升高

导致胆道梗阻的原因有多种,我国常见的病因依次为:结石、寄生虫感染(蛔虫、中华分支睾吸虫)、纤维性狭窄。其他较少见的梗阻病因有:胆肠吻合术后吻合口狭窄、医源性胆管损伤狭窄、先天性肝内外胆管囊性扩张症、先天性胰胆管汇合畸形、十二指肠乳头旁憩室、原发性硬化性胆管炎、各种胆道器械检查操作等。西方国家则以胆管继发结石和乏特壶腹周围肿瘤较多见。胆道梗阻所致的管内高压是 AFC 发生、发展和恶化的首要因素。动物实验证明,结扎狗的胆总管,向胆管内注入大肠埃希菌,狗在 24h 内出现高热,2d 内死亡。如果向未结扎胆总管的胆管内注入等量的大肠埃希菌,动物则不发生症状。实验还证明,当胆管内压 $>2.9kPa(30cmH_2O)$ 时,细菌及其毒素即可反流入血而出现临床感染症候。梗阻愈完全,管内压愈高,菌血症和内毒素血症发生率愈显著。在胆管持续高压下,胆-血屏障损坏是胆道内细菌反流入血形成菌血症的前提。通过向胆道内逆行注入各种示踪物质,借助光镜、电镜和核素等技术已经显示,在阴道高压状态下胆道循环系统反流的可能途径:①经肝细胞反流:当胆道梗阻和胆汁淤滞时,肝细胞可通过吞噬的方式将胆汁中成分吸入肝细胞胞质内,并转送到 Disse 间隙。②经肝细胞旁路反流。临床观察也发现,不少 AFC 病人做胆管减压术,当排出高压胆汁后,血压迅速回升和脉率减慢,显然难用单纯感染性休克合理解释,表明有神经因素的参与。

## (三)内毒素血症和细胞因子的作用

内毒素是革兰阴性菌细胞壁的一种脂多糖成分,其毒性存在于类脂 A 中。内毒素具有复杂的生理活性,在 AOSC 的发病机制中发挥重要作用。

1.内毒素直接损害细胞　使白细胞和血小板凝集,内毒素主要损害血小板膜,亦可损害血管内膜,使纤维蛋白沉积于血管内膜上增加血管阻力,再加上肝细胞坏死释放的组织凝血素,因而凝血机制发生严重阻碍。血小板被破坏后可释放血栓素,它可强化儿茶酚胺等血管活性物质,引起外周血管的收缩以及肺循环改变。血小板凝集导致微循环中血栓形成,堵塞微血管,使毛细血管的通透性增加,这种微血管障碍可遍及全身各重要器官,引起肺、肾和肝等局灶性坏死和功能紊乱。

2.内毒素刺激巨噬细胞系统产生一种多肽物质即肿瘤坏死因子(TNF)　在 TNF 作用下发生一系列由多种介质参与的有害作用。①TNF 激活多核白细胞而形成微血栓,血栓刺激血管内皮细胞释出白介素和血小板激活因子,使血小板凝集,促进弥散性血管内凝血(DIC)。②被激活的多核白细胞释放大量氧自由基和多种蛋白酶。前者加重损害中性粒细胞和血管内皮细胞而增加血管内凝血,还损害组织细胞膜、线粒体膜和溶解溶酶体,严重破坏细胞结构和生物功能。后者损害血管内皮细胞和纤维连接素并释放缓激肽,增加血管扩张和通透性,使组织水肿和降低血容量。③TNF 通过环氧化酶催化作用,激活花生四烯酸,产生血栓素和前列腺素,前者使血管收缩和血小板凝集,后者使血管扩张和通透性增加。④TNF 还经脂氧化酶作用,使花生四烯酸产生具有组胺效应的白细胞三烯,加重血管通透性。在休克进展中,组织严重缺血缺氧、结构破坏,又可释放出多种毒性体液因子,如组胺、5 羟色胺、氧自由基、多种蛋白水解酶、心肌抑制因子、前列腺素和内腓肽等,进一步加重组织损害,形成了以细菌毒素为主、启动并激活体内多种体液介质参与的相互促进的恶性循环。由肠道阳性球菌所产生外毒素,也参与了收缩血管、溶解血细胞和凝集血小板等作用。

3.内毒素激活补体反应　补体过度激活并大量消耗后,丧失其生物效应,包括炎性细胞趋化、调理和溶解细菌等功能,从而加重感染和扩散。补体降解产物刺激嗜碱性粒细胞和肥大细胞释放组胺,加重血管壁的损伤。

4.产生免疫复合物　一些细菌产生的内毒素具有抗原性,它与抗体作用所形成的免疫复合物,沉积在各脏器的内皮细胞上,可发生强烈免疫反应,引起细胞发生蜕变、坏死,加重多器官损害。

5.氧自由基对机体的损害　AFC的基本病理过程(胆道梗阻、感染、内毒素休克和器官功能衰竭、组织缺血/再灌注)均可引起氧自由基与过氧化物的产生,氧自由基的脂质过氧化作用,改变生物膜的流动液态性,影响镶嵌在生物膜上的各种酶的活性,改变生物膜的离子通道,致使大量细胞外钙离子内流,造成线粒体及溶酶体的破坏。氧自由基还可通过激活磷脂酶,催化膜磷脂释放对白细胞具有趋化作用的花生四烯酸和血小板激活因子,从而使白细胞大量积聚,加重炎症反应。这些白细胞又产生大量氧自由基,形成恶性循环,对机体组织和肝胆系统造成严重损害。

### (四)高胆红素血症

正常肝分泌胆汁的压力为 3.1kPa(32cmH_2O)。当胆管压力超过约 3.43kPa(35cmH_2O)时,肝毛细胆管上皮细胞坏死、破裂,胆汁经肝窦或淋巴管逆流入血,即胆小管静脉反流,胆汁内结合和非结合胆红素大量进入血循环,引起以结合胆红素升高为主的高胆红素血症。如果胆管高压和严重化脓性感染未及时控制,肝组织遭到的损害更为严重,肝细胞摄取与结合非结合胆红素的能力急剧下降,非结合胆红素才明显增高。高胆红素血症是加重 AFC 不可忽视的因素,其危害尚不完全清楚。较肯定的有:①胆红素进行性增高,可导致各脏器胆红素沉着,形成胆栓,影响各主要脏器的功能。②胆汁酸有抑制肠腔内大肠埃希菌生长和清除内毒素的作用,当梗阻性黄疸时,肠内缺乏胆酸,大肠埃希菌大量繁殖及释放大量内毒素。AFC 的胃肠黏膜受损加重,导致细菌和内毒素吸收移位至门静脉。另外,梗阻性黄疸及胆管感染时肝网状内皮系统清除细菌和毒素的功能减弱,门静脉内的细菌和毒素易进入体循环,更加重了胆源性内毒素血症的程度。③肠内缺少胆酸使脂溶性维生素不能吸收,其中维生素 K 是肝内合成凝血酶原的必需成分,因而可导致凝血机制障碍。

### (五)机体应答反应

1.机体应答反应异常　临床常注意到,手术中所见病人的胆道化脓性感染情况与其临床表现的严重程度常不完全一致。仅仅针对细菌感染的措施,常难以纠正脓毒症而改善病人预后。上述现象提示必有致病微生物以外的因素在脓毒症发病中起着支配作用。近年来,在细胞和分子水平上逐渐积累的临床和动物实验研究资料正在越来越清楚地揭示,脓毒症的临床病理表现是宿主对各种感染和非感染性损伤因素异常反应而导致体内急性生理紊乱的结果。原有严重疾病所致器官组织的损害和继发感染固然是重要的启动因素,但由各种损伤动因所触发的体内多种内源性介质反应在脓毒症和多器官功能障碍的发病中所起的介导作用也非常重要。

2.免疫防御功能减弱　本病所造成的全身和局部免疫防御系统的损害是感染恶化的重要影响因素。吞噬作用是人体内最重要的防御功能。肝窦壁上的库普弗细胞占全身巨噬细胞系统即网状内皮系统的70%,它具有很强的清除微生物、毒素、免疫复合物及其他巨分子化学物质的功能,是阻止这些异物从胆管入血或从血液入胆管的重要屏障。胆管梗阻、高压和感染均可削弱库普弗细胞的吞噬功能。AFC 的肝组织可发生肝窦严重炎变、坏死,加上过去反复急、慢性交替感染所致的肝纤维化、萎缩或胆汁性肝硬化,库普弗细胞结构和功能受损更甚。血浆中的调理素和纤维连结素是促进巨噬细胞系统吞噬功能的体液介质,感染过程中,它们在血中含量减少,也间接反映出免疫功能下降。阻塞性黄疸病人的细胞和体液免疫机制均受抑制,黄疸加深时间越长免疫受损越重。有实验还证明,梗阻性黄疸动物的细胞免疫功能受损,主要表现为 T 淋巴细胞识别抗原的能力受到抑制,可能与细胞介导免疫缺陷或产生某种抑制因子有关。

## 二、病理生理

病变部位和程度与梗阻部位、范围、完全与否、持续时间，细菌毒力、病人体质、营养状况、有无并发症、治疗是否及时等多因素相关。

胆管急性化脓性感染在胆管内高压未及时解除时，炎性迅速加重并向周围肝组织扩展，引起梗阻近侧所有胆管周围化脓性肝炎，进而因发生多处局灶性坏死、液化而形成多数性微小肝脓肿。各级肝胆管还可因管壁严重变性、坏疽或穿孔，高压脓性胆汁直接进入肝组织，加速肝炎发展和脓肿形成。

微脓肿继续发展扩大或融合成为肝内大小不等的脓肿，较表浅者常可自溃而破入邻近的体腔或组织内，形成肝外的化脓性感染或脓肿，常见的有膈下脓肿，局限性或弥漫性化脓性腹膜炎，还可穿破膈肌而发生心包积脓、脓胸、胸膜肺支气管脓瘘和腹壁脓肿等。胆管下端梗阻引起的肝外胆管或胆囊坏疽、穿孔致胆汁性腹膜炎也较常见。乏特壶腹部梗阻致胰管内压增高，可并发重型急性胰腺炎。

肝脓肿发展过程中，还可腐蚀毁损血管壁（多为门静脉或肝静脉分支），若脓肿又与胆管相通时，则出现胆道出血。胆管壁糜烂、溃疡，损害伴行血管也是胆道出血的原因之一。

细菌、毒素、胆管内感染物质如胆砂石、蛔虫或虫卵，可经胆管-肝窦瘘、胆管-肝脓肿-血管瘘或胆管-血管瘘直接进入血液循环，产生严重的内毒素血症、多菌种败血症及脓毒败血症，并造成多系统器官急性化脓性损害，较常发现的有急性化脓性肺炎、肺脓肿、间质性肺炎、肺水肿、肾炎、肾皮质及肾小管上皮变性坏死、心肌炎、心包炎、脾炎、脑炎、胃肠道黏膜充血、糜烂和出血等。这些严重全身感染性损害是导致病情重笃、休克难于逆转和发生多器官衰竭的病理基础。

急性胆管炎和胆源性脓毒症时肝和胆道的病理损害是变化多样的，但肝胆系统的大体和镜下病理改变与病人临床表现的严重程度却未必一致。在胆管树内有或无脓性胆汁的胆道梗阻病人之间，临床表现上并无恒定的差异。肝病理组织学改变与胆道梗阻的病因、临床表现和实验室检查结果之间均未发现有显著相关性。

AOSC 尚没有统一的分型，为了医疗的实际需要，可根据病理特点、疾病过程与临床表现相结合进行分型。

### （一）病理分型

1.胆总管梗阻型胆管炎　主要由于胆总管的梗阻而发生的 AFC，此型占 80％以上。病理范围波及整个胆道系统，较早出现胆道高压和梗阻性黄疸，病情发展迅速，很快成为全胆道胆管炎。

2.肝内胆管梗阻型胆管炎　主要是肝内胆管结石合并胆管狭窄发生的胆管炎。因病变常局限于肝内的一叶或一段，虽然有严重感染存在，可无明显腹部疼痛，黄疸也往往较少发生。此型胆管炎的临床症状比较隐蔽，同时由于肝内感染灶因胆管梗阻，得不到通畅引流，局部胆管扩张，很快出现胆道高压，胆-血屏障被破坏，大量细菌内毒素进入血内，发生败血症。

3.胰源性胆管炎　胆道急性感染时，可发生急性胰腺炎。反之，胰腺炎时，胰液反流入胆管引起胰源性胆管炎或胆囊炎。此型病人往往是胰腺炎与胆管炎同时存在，增加了病理的复杂性与严重性。

4.胆道反流性胆管炎　在胆道肠道瘘或胆肠内引流术后，特别是胆总管十二指肠吻合术后，由于肠道内容物和细菌进入胆道，尤其当胆道有梗阻时，可引起复发性反流性胆管炎。

5.寄生虫性胆管炎　临床上常见的寄生虫性胆管炎，多由胆道蛔虫所引起，占胆道疾病的 8％～12％。蛔虫进入胆道后，虫体刺激胆总管末端括约肌，病人发生阵发性疼痛，由于蛔虫带入细菌感染和阻塞，可发生急性化脓性胆管炎。中华分支睾吸虫通过第一宿主淡水螺和第二宿主淡水鱼虾，发育过程中被人体摄入,寄生于肝胆管和胆囊内。如引起胆道梗阻和感染,可发生急性胆管炎,严重病例可出现梗阻性黄疸和肝脓肿。肝包囊虫破入胆道后,也可发生急性胆管炎。严重的胆道感染可引起中毒性休克。

6.医源性胆管炎　内镜技术和介入治疗的发展,相应一些操作如 PTC、PTCD、ER-CP、EST、经 T 形管进行胆道造影、经 T 形管窦道胆道镜取石等,术后发生急性胆管炎的概率越来越多,特别是在胆道梗阻或感染的情况下更易发生。

### (二)临床分型

1.暴发型　有些 AFC 可迅速发展为感染性休克和胆源性败血症,进而转变为弥散性血管内凝血(DIC)或多器官系统衰竭(MODS)。肝胆系统的病理改变呈急性蜂窝织炎,病人很快发展为致命的并发症。

2.复发型　若胆管由结石或蛔虫形成活塞样梗阻或不完全梗阻,感染胆汁引流不畅,肝胆系统的急性、亚急性和慢性病理改变可交替出现并持续发展。胆道高压使毛细胆管和胆管周围发生炎症、局灶性坏死和弥漫性胆源性肝脓肿。感染也可扩散到较大的肝内、外胆管壁,引起胆管壁溃疡以及全层坏死穿孔,形成膈下或肝周脓肿。肝内或肝周脓肿可能是化脓性细菌的潜在病灶,使急性胆管炎呈多次复发的病理过程。感染灶内血管胆管瘘,可导致胆道感染和周期性大出血。

3.迁延型　在胆管不全性梗阻和慢性炎症情况下,胆管壁发生炎性肉芽肿和纤维性愈合,继而发展为瘢痕性胆管狭窄、胆汁性肝硬化和局灶性肝萎缩等病理改变。这些改变又常合并肝内隐匿性化脓性病灶,在肝功能逐渐失代偿情况下,致使急性化脓性胆管炎的临床经过呈迁延性,最终发展为整个肝胆系统多种不可逆性病理损害,预后不良。

4.弥漫型　AOSC 的感染成为全身性脓毒血症。由于感染的血液播散,引起肝、肺、肾、脾、脑膜等器官的急性化脓性炎症或脓肿形成。在急性化脓性胆管炎反复发作下,出现多器官和系统功能衰竭。

以上各型在个别患者发病时,可交替或组合出现,每次发作又可因缓急、轻重和病理特征的不同而出现个体差异。因此患者每次就诊时,都应根据当时的具体情况进行个体化处理。

## 三、临床表现

重症急性胆管炎都是肝胆外科疾病向严重阶段发展的病理过程,它的病因病理复杂,加以病人年龄与过去的胆道疾病或手术基础各异,临床表现不完全相同。所以不能单纯追求所谓的典型症状,如三联征或五联征,以免延误诊治。重症急性胆管炎的基本临床表现与其主要病理过程一致,第 1 阶段多有胆道疾病或胆道手术史,在此基础上发生胆道梗阻和感染,出现腹痛、发热、黄疸等急性症状。但由于胆道梗阻部位有肝内与肝外之别,腹痛与黄疸的程度差别甚大。而急性胆道感染的症状则为各类胆管炎所共有。第 2 阶段由于严重胆道化脓性炎症,胆道高压,内毒素血症,脓毒败血症,病人表现为持续弛张热型,或黄疸日渐加重,表示肝功能受到损坏,神志改变,脉快而弱,有中毒症状。第 3 阶段病情向严重阶段发展,微循环障碍,水、电解质及酸碱平衡失调,病人表现为感染性休克,血压下降,少尿,内环境稳态逐渐失去代偿,各主要脏器功能发生障碍。第 4 阶段主要为多器官系统衰竭,肝、肾、心、肺、胃肠、凝血等相继或交替出现功能受损,构成严重的组合。如果病情进一步发展,胆道梗阻与胆道高压不解除,则危及病人生命。

依据典型的 Charcot 三联征及 Reynold 五联征,AFC 的诊断并不困难。但应注意到,即使不完全具备Reynold 五联征,临床也不能完全除外本病的可能。为此,1983 年在重庆举行的肝胆管结石专题研讨会制定了我国的诊断标准。

1.Reynold 五联征＋休克。

2.无休克者,应满足以下6项中之2项即可诊断:①精神症状;②脉搏>120/min;③白细胞计数>20×$10^9$/L;④体温>39℃或<36℃;⑤胆汁为脓性或伴有胆道压力明显增高;⑥血培养阳性或内毒素升高。将这一诊断标准应用于临床能解决大多数患者早期诊断,但对一些临床表现不典型者,当出现休克或血培养阳性结果时,病情已极其严重,病死率大大增加。因此认为Reynold五联征及AFC的诊断标准,只能反映AFC一定发展阶段,其临床表现还与细菌的数量和毒力及机体免疫状态以及是否及时接受恰当治疗有关。为此,根据病理生理发展阶段,将病情分为4级。1级:单纯AOSC,病变多局限于胆管范围内,以毒血症为主;2级:AOSC伴休克,胆管炎加重,胆管周围化脓性肝炎发展,胆管、毛细胆管及肝窦屏障进一步受损,败血症及脓毒败血症发生率增多;3级:AOSC伴胆源性肝脓肿;4级:AOSC伴多器官功能衰竭,是严重感染的后期表现。这种分级有利于病情判断和治疗方案的选择。由于急性化脓性胆管炎和急性化脓性肝胆管炎的病理不同,临床表现有差异,应注意鉴别。

## 四、诊断

1.实验室检查　除老弱和机体抵抗力很差者外,多有血白细胞计数显著增高,常达20×$10^9$/L,其上升程度与感染严重程度成正比,分类见核左移;胆道梗阻和肝细胞坏死可引起血清胆红素、尿胆红素、尿胆素、碱性磷酸酶、血清转氨酶、γ-谷氨酰转肽酶、乳酸脱氢酶等升高。如同时有血清淀粉酶升高,表示伴有胰腺炎。血小板计数降低和凝血酶原时间延长,提示有DIC倾向。此外,常可有低氧血症、代谢性酸中毒、低血钾、低血糖等。血细菌培养阳性,细菌种类与胆汁中培养所得一致。门静脉和周围静脉血中内毒素浓度超过正常人数10倍(正常值<50pg/ml)。

重症急性胆管炎病人检查外周静脉血血小板量,血小板聚集率(AGG),结果表明,重症急性胆管炎患者血小板量及AGG明显下降。指出血小板量及聚集性改变与病理程度和预后密切相关。临床测定血小板量及AGG对判定病情程度和预后评价具有重要意义。

2.B超　是最常应用的简便、快捷、无创伤性辅助诊断方法,可显示胆管扩大范围和程度以估计梗阻部位,可发现结石、蛔虫、>1cm直径的肝脓肿、膈下脓肿等。

3.胸、腹X线片　有助于诊断脓胸、肺炎、肺脓肿、心包积脓、膈下脓肿、胸膜炎等。胆肠吻合手术后反流性胆管炎的患者,腹部X线片可见胆道积气。上消化道钡剂示肠胆反流。腹X线片还可同时提供鉴别诊断,如排除肠梗阻和消化道穿孔等。

4.CT扫描　AFC的CT图像,不仅可以看到肝胆管扩张、结石、肿瘤、肝增大、萎缩等的征象,有时尚可发现肝脓肿。若怀疑急性重症胰腺炎,可做CT检查。

5.经内镜逆行胆管引流(ERBD)、经皮肝穿刺引流(PTCD)　既可确定胆道阻塞的原因和部位,又可做应急的减压引流,但有加重胆道感染或使感染淤积的胆汁溢漏进腹腔的危险。

6.磁共振胆胰管成像(MRCP)　可以详尽地显示肝内胆管树的全貌、阻塞部位和范围。图像不受梗阻部位的限制,是一种无创伤性的胆道显像技术,已成为目前较理想的影像学检查手段。MRCT比PTC更清晰,它可通过三维胆道成像(3DMRC)进行多方位不同角度扫描观察,弥补平面图上由于组织影像重叠遮盖所造成的不足,对梗阻部位的确诊率达100%,对梗阻原因确诊率达95.8%。

## 五、鉴别诊断

鉴别诊断中在详细了解病史、症状、体征等的准确资料后,依据病人的实际特点,应做好与急性胆囊炎、消化性溃疡穿孔或出血、急性坏疽性阑尾炎、食管静脉曲张破裂出血、重症急性胰腺炎,以及右侧胸膜炎、右下大叶性肺炎等鉴别。在这些疾病中,都难以具有 ACFC 的基本特征,仔细分析,不难得出正确的结论。

## 六、并发症

常并发多系统器官衰竭。主要并发症的发病率以肾衰竭(简称肾衰)最高(23.14%),其次依次为呼吸衰竭(简称呼衰)(14.88%),肝衰竭(13.22%),循环衰竭(9.92%)和弥散性血管内凝血(DIC)(3.31%)。多器官功能衰竭的病死率为 94.4%,明显高于单器官衰竭的病死率(33.3%)。AOSC 并发器官功能衰竭的病死率为 79.2%。AFC 时并发多系统器官功能衰竭是最主要的死亡原因。

血清总胆红素的水平是影响多系统器官衰竭发生的重要因素。当血清总胆红素 $>160\mu$mol/L 时,单器官衰竭往往向多系统器官衰竭发展。

## 七、预防

1.一级预防　急性化脓性胆管炎是肝胆管结石、胆道蛔虫病的严重并发症,故该病的一级预防主要是针对肝胆管结石及胆道蛔虫的防治。①防治肝胆管结石,关键在于预防及消除致病因素。而已确诊为肝胆管结石的病人,则应高度警惕本病的发生,尤其在并发胆道感染时应更积极地防治。早期即应用大剂量敏感抗生素抗感染,保持水、电解质及酸碱平衡,加强全身支持治疗控制胆道感染。在全身情况允许的情况下尽早手术,去除结石,通畅引流,从而达到预防 AFC 的发生。②防治胆道蛔虫病。蛔虫进入胆道后造成胆道不同程度的梗阻。使胆道压力增高,当并发细菌感染时,可诱发 AFC。另外,胆道蛔虫症也是肝胆管结石形成的重要因素。因此,防治胆道蛔虫病是预防 AFC 的极其重要的方面,主要是注意饮水、饮食卫生,防治肠道蛔虫病。一旦确诊即行驱蛔治疗,如已确诊为胆道蛔虫病,则应尽快治疗。给予镇痛、解痉、控制感染,促使蛔虫自行从胆道退出。另外,可做十二指肠内镜检查,用圈套器将部分进入胆总管口的蛔虫套住拉出体外。治疗无效时方考虑手术治疗。

2.二级预防　AFC 病情发展迅猛,很快可出现中毒性休克。因此该病的二级预防主要是早期诊断、早期治疗。根据反复发作的胆道病史,有高热、寒战、黄疸、全身中毒症状及腹膜炎体征,结合 B 超检查,诊断不难。一旦确诊,就应积极抗感染、抗休克,使用足量敏感抗生素,补充血容量,纠正酸中毒,防治胆源性败血症,同时准备急诊手术。手术原则是解除梗阻,减压胆道,通畅引流,力求简单快速。对高龄、全身情况差的患者可先行 PTCD 或经鼻胆管引流,待一般情况改善后再行手术。术后仍应行积极的全身支持疗法和抗感染措施。

3.三级预防　AFC 早期即可出现中毒性休克和胆源性败血症,如不及时治疗,预后很差,病死率极高。

## 八、治疗

### (一)治疗原则

一经诊断,应迅速采用强有力的非手术治疗措施。根据病人对治疗的早期反应,来决定进一步采取何种治疗对策。如经过数小时的非手术治疗和观察,病情趋于稳定,全身脓毒症表现减轻,腹部症状和体征开始缓解,则继续采用非手术疗法。一旦对非手术治疗反应不佳,即使病情没有明显恶化或病情一度好转后再度加重,则应积极地进行胆道减压引流。早期有效地解除胆道梗阻、降低胆压是急性梗阻性化脓性胆管炎治疗的基本着眼点和关键环节。长期实践证明,外科手术是最迅速、最确切的胆管减压方法。但是,急症手术也存在一些不利之处:第一,患者处于严重感染中毒状态下,对手术和麻醉的耐受能力均差,手术死亡率和并发症率较择期手术高;第二,局部组织因急性炎变,有时合并凝血功能障碍甚至伴有肝硬化、门静脉高压,加以过去胆道手术所形成的瘢痕性粘连等,常给手术带来很大困难,少数极困难者亦有由于渗血不止或找不到胆管而被迫终止手术;第三,由于此症常发生在合并有复杂胆道病理改变的基础上,如广泛的肝内胆管结石或肝胆管狭窄,在全身和局部恶劣条件下,不允许较详细探查和处理肝内胆管和肝病变,常需再次手术解决。近年来,非手术胆管减压术已成为急性梗阻性化脓性胆管炎急症处理方法之一,对胆道起到一定的减压作用,使病人度过急性期,经充分检查和准备后,行计划性择期手术,从而避免因紧急手术时可能遗留的病变而需二期手术处理。但是,各种非手术胆管减压方法的治疗价值是有限的,有其特定的适应证,并且存在一定的并发症,不能完全取代传统的手术引流。因此,外科医生应根据病人的具体病情、梗阻病因及可能的肝胆系统病变范围来选择有利的胆道减压方式和时机,并处理好全身治疗和局部治疗、手术与非手术治疗的关系。

### (二)全身治疗

目的是有效地控制感染、恢复内环境稳定、纠正全身急性生理紊乱、积极地防治休克以及维护重要器官功能,为患者创造良好的手术时机,是急性梗阻性化脓性胆管炎治疗的基本措施,也是胆道减压术围手术期处理的重要内容。

1.一般处理措施

(1)全面检查:对病人的主要脏器功能进行全面检查,除体格检查外,需紧急检查血尿常规,出、凝血时间,血小板计数,肝、肾功能,凝血酶原时间,血钾、钠、氯、血糖,二氧化碳结合力,心电图,血气分析等。

(2)纠正全身状态:对伴有低蛋白血症及维生素缺乏、凝血机制障碍者,应采取预防措施和全身支持治疗。例如给予输新鲜血、血浆、人血白蛋白、维生素 B、维生素 C、维生素 K、三磷腺苷(三磷酸腺苷)、辅酶 A、人血丙种球蛋白等,以增强机体的抵抗力。常规应用雷尼替丁等制酸药预防应激性溃疡发生。

(3)其他:禁食及胃肠减压;保持呼吸道通畅,给予吸氧;高热者采取物理降温,因用药物降温常对肝不利,故应慎用;解痉镇痛。

2.纠正全身急性生理紊乱

(1)补充血容量和纠正脱水:应在动脉压、中心静脉压、尿量、血气和电解质、心肺功能等监测下补充血容量,纠正脱水。

(2)纠正电解质紊乱和代谢性酸中毒:急性梗阻性化脓性胆管炎发病时往往由于病人不能进食,频繁呕吐,肠麻痹和腹腔内大量渗出而导致电解质紊乱。黄疸病人血钾常低于正常人,有时很低,以一般方式难以纠正,应根据临床症状并参考所测得的数据,给予有计划地纠正。AFC 时经常伴有代谢性酸中毒,常用 5% 碳酸氢钠溶液,根据二氧化碳结合力测定值给予,24h 可给 400~600ml。若病人有心、肾功能不全,须限制钠盐摄入者,则可改用三羟基氨基甲烷(THAM)80~100ml。

(3)营养和代谢支持:急性梗阻性化脓性胆管炎病人处于全身高代谢状态,同时由于肝首先受累而易于发生代谢危机。因此,当循环稳定后即应经胃肠外途径给予营养和代谢支持。急性梗阻性化脓性胆管炎宿主糖和氨基酸代谢紊乱,表现为肝细胞糖异生抑制和清除非支链氨基酸的功能障碍,因而应充分考虑到急性梗阻性化脓性胆管炎时病人的代谢病理特征设计合理的 TPN 配方。有必要调整输入氨基酸的构成比,输入富含支链氨基酸的氨基酸溶液,以促进体内氨基酸的利用和肝蛋白质合成。肝功能异常患者易采用中、长链混合脂肪乳或结构脂肪乳。谷氨酰胺对胃肠道具有特殊的营养作用,肠黏膜的生长需要大量的谷氨酰胺,它在保护胃肠道黏膜屏障、防止细菌和毒素移位方面具有重要价值。如胃肠道能利用,尽量采用肠内营养。肝胆道疾病或胰腺疾病处于高代谢时,可选用以蛋白质水解物或氨基酸混合物为氮源的要素膳,如 Isocal、Vivonex、爱伦多。肝衰竭者可应用低蛋白、高支链氨基酸的膳食,如 Hepatic-Aid。

3.抗菌药物治疗　合理地选择抗菌药物是有效地控制感染的重要环节之一。急性梗阻性化脓性胆管炎的细菌大多来自肠道,最常见的是混合细菌感染。在选用药物时,应首先选用对细菌敏感的广谱抗菌药物,既要注意能控制需氧菌,又要注意控制厌氧菌,同时强调要足量和联合用药,这既可扩大抗菌谱、增强抗菌效果,又可降低和延缓耐药性的产生。关于急性胆道感染的抗菌药物治疗方案尚无统一意见。一般认为,应根据胆汁细菌谱及其对药物敏感性、药物抗菌谱及毒性反应、药物在胆汁中的排泄和血中的浓度、患者机体状态等选择胆道抗感染药物。但必须注意,急性梗阻性化脓性胆管炎时胆道梗阻和肝功能损害均严重影响抗菌药物向胆道的排泄,抗菌药物在胆道内的浓度明显下降或为零。因此,抗菌药物在血中的浓度及抗菌谱比其在胆汁中的浓度更为重要。应用抗菌药物旨在控制胆道感染引起菌血症,对原发病治疗价值较小。在胆汁中能达到有效浓度的抗菌药物有青霉素、部分合成青霉素、头孢菌素、氯霉素、喹诺酮类药物及甲硝唑。在未能确定胆道感染的致病菌或未行药敏试验的情况下,可选择第二代或第三代头孢菌素与甲硝唑配伍应用。近年有些学者提出通过门静脉给予抗菌药物的方法最为合理。它的优点是明显提高了入肝的药物浓度。插管可选经胃网膜右静脉或脐静脉。在用抗菌药物的治疗时,一旦感染控制,不宜过早停药,力求治疗彻底,以免复发。但长期应用时,还应考虑继发真菌二重感染问题。此外,还应注意卡那霉素、庆大霉素等对肾的毒性作用。

4.防治休克　出现休克时,要严密监护,做好中心静脉压的测定和监护,动态分析。留置导尿管记录每小时的尿量和比重。防治休克主要包括以下几个方面。

(1)扩充血容量:有效血容量不足是感染性休克的突出矛盾,如不及时补充和改善微循环及心排血量,则休克难以纠正。扩容的液体包括胶体液、晶体液和葡萄糖液。应根据病人具体情况合理组合才能维持内环境的恒定。开始可用平衡盐溶液及右旋糖酐-40(低分子右旋糖酐),以增加循环血量及渗透压,改善微循环和预防血栓形成,继之输给葡萄糖盐水和葡萄糖溶液。维持每小时尿量 30ml 以上。

(2)纠正酸中毒:纠正酸中毒可以改善微循环,防止弥散性血管内凝血的发生和发展,并可使心肌收缩力加强和提高血管对血管活性药物的效应。如酸中毒不纠正,则休克也难以控制。常用 5% 碳酸氢钠250～500ml。

(3)血管活性药物的应用:有扩血管和缩血管两类药物。无论应用何种血管活性药物,有效血容量必须补足,酸中毒必须纠正,这对扩血管药来讲尤为重要。除早期轻型休克或高排低阻型可单独应用缩血管药外,晚期病例或低排高阻型宜采用扩血管药,如山莨菪碱(654-2)、阿托品、酚妥拉明(苄胺唑啉)等。也可扩血管药和缩血管药联合应用,常用的药物为多巴胺或多巴酚丁胺与间羟胺(阿拉明)联用,既可增加心排血量又不增加外围血管阻力,并扩张肾动脉,以维护肾功能。缩血管药单独应用时以选用间羟胺或去氧肾上腺素(新福林)为宜。应用血管活性药物时宜将收缩压维持在 12.0～13.3kPa(90～100mmHg),不宜过高,脉压差维持在 2.7～4.0kPa(20～30mmHg)或以上。

(4)肾上腺糖皮质激素:能抑制脓毒症时活化巨噬细胞合成、释放促炎性细胞因子,以及改善肝代谢,因而有助于控制急性梗阻性化脓性胆管炎时肝内及全身炎症反应。能使血管扩张改善微循环,增强对血管活性药物的反应,在一定程度上具有稳定细胞溶酶体膜的作用,减轻毒血症症状。强调早期、大剂量、短程使用。常用剂量为氢化可的松每天 200～400mg,地塞米松每天 10～20mg,待休克纠正后即应停用。

(5)防治弥散性血管内凝血:可用复方丹参注射液 20～40ml 加入 10% 葡萄糖液 250ml 中静脉滴注,1～2 次/d。亦可用短程小量肝素治疗,剂量为 0.5～1.0mg/kg,每 4～6h 静脉滴注 1 次,使凝血时间(试管法)延长至正常的 2～3 倍。如用双嘧达莫(潘生丁)可取得协同作用,肝素剂量可酌减,双嘧达莫用量成年人 50～100mg/次,1 次/6h,缓慢静脉注射。抑肽酶 2 万～4 万 U/次,1 次/6h,静脉滴注,可同时抗凝和抗高纤溶状态。

(6)强心药的应用:急性梗阻性化脓性胆管炎时,多为低排高阻型休克,故宜早期使用毛花苷 C 0.4mg 加入 5％葡萄糖 40ml 中静脉滴注,以增强心肌功能,使肺循环及体循环得以改善。如发生心力衰竭,4～6h 可重复 1 次。有人提出,单克隆抗体及血浆置换治疗感染性休克,目前临床效果有限。

5.积极支持各器官系统功能和预防多器官衰竭

(1)注意肝功能变化:AFC 往往引起肝功能的严重损害,目前监测方法尚不能及早发现肝衰竭,多在出现精神症状、肝性脑病后作出诊断,因此必须高度重视各种临床性状,准确地记录每天胆汁量以及颜色、浓度等的变化。AFC 时,由于肝细胞、毛细胆管受损害,胆汁分泌与重吸收都受影响,有时胆汁量多,每天可多达 4000～7000ml,颜色淡,可引起大量水与电解质丢失,进一步加重肝负担。使用生长抑素可明显减少胆汁分泌量。胆管外引流后,肠道内胆盐明显减少,不能有效地抑制细菌繁殖和内毒素,而大量内毒素经门静脉至肝内,可进一步加重肝脏的损害,口服胆盐可明显减少肠道内细菌及内毒素。加强肠道灭菌和清洁也十分重要,卡那霉素可抑制肠道细菌,使肝内的内毒素量明显减少。

(2)防止肾衰竭:由于感染、中毒、脱水、电解质失调以及高胆红素血症常导致肾的损害。肾衰竭的临床判定指标虽然明确,多能及早发现,但肾不像肝那样具有较大储备力,一旦发生衰竭,救治亦比较困难,因此应注意预防肾衰竭和对肾的监护。应在充分补足液体量的同时间断应用利尿药,以利于排除毒性物质、"冲洗"沉积于肾小管内的胆栓。当少尿或无尿时,应给予大剂量呋塞米(400～500mg/d)以及酚妥拉明(苄胺唑啉)、普萘洛尔,也可用微量泵持续静脉泵入多巴胺。多尿期更应注意利尿药的合理使用,应逐渐减少药量,并及时补充水及电解质的丢失。

(3)预防呼吸衰竭:呼吸衰竭早期临床上也无简便易行的观察指标,一旦症状明显,肺功能障碍处于不可逆状态,往往缺乏有效治疗措施。必要时可用呼吸道持续正压呼吸(PEEP),以提高组织的氧供应。

## (三)非手术胆道减压

胆管梗阻所致的胆管内高压是炎变发展和病情加重的基本原因,不失时机地有效胆管减压是缓解病情和降低病死率的关键。近年来,非手术性胆道减压术已用于 AFC 的治疗,并获得了一定的疗效。

1.内镜鼻胆管引流(ENBD)　ENBD 是通过纤维十二指肠镜,经十二指肠乳头向胆管内置入 F7 鼻胆管引流管,由十二指肠、胃、食管、鼻引出体外。此法具有快捷、简便、经济、创伤小、病人痛苦小、并发症少、恢复快、不用手术和麻醉等特点,是一种安全可靠的非手术引流减压方法。除重症患者需经纠正休克后施术外,即使是危重老年人,一经确诊均可立即进行治疗。在紧急内镜处理时,甚至可在床旁无 X 线透视设备的条件下完成部分病例 ENBD 置管引流。ENBD 可重复行胆道造影,具有诊断价值,能明确胆管梗阻的原因和程度,可抽取胆汁进行细菌培养、取出胆道蛔虫,对于泥沙样结石、胆泥或结石小碎片,可经鼻胆管冲洗引流。通过 Oddi 括约肌切开(EST),用气囊导管或取石篮将结石取出,如胆管内的结石太大,取出困难,可用特制的碎石篮先将结石夹碎。部分病例经单用此法可得到治愈。但这一积极措施只适用于部分胆道病变如胆总管下端结石的病例,而在高位胆管阻塞时引流常难达到目的。对于胆总管多发结石包括需机械碎石的大结石,在紧急情况下完全清除胆管病变,建立满意胆道减压并非必要,并具有潜在的危险性。EST 还有利于胰液的引流,降低胰管压力,减少胰腺炎的发生。影响其治疗效果的主要因素是鼻导管管径较细,易为黏稠脓性胆汁、色素性结石沉渣和胆泥所堵塞。因此,泥沙样胆结石引起者,不宜采用 ENBD。最常见的并发症是咽部不适、咽炎及导管脱出。导管反复插入胰管,也有感染扩散,可诱发胰腺炎,甚至发生急性重症胰腺炎。ENBD 前后应用生长抑素以及直视下低压微量注射造影剂可降低胰腺炎的发生。

2.内镜胆管内支撑管引流　经纤维内镜置入胆管内支撑管引流,它不仅可以解除胆管梗阻,通畅胆汁引流,排出淤滞的胆汁,而且保证了胆肠的正常循环,是一种比较理想的、符合生理的非手术引流方法。内支撑管分别由聚乙烯、聚四氟乙烯制成。现多采用一种有许多侧孔两端各有侧瓣的直的内支撑管(F5～9)。最常见的并发症是胆汁引流不通畅引起胆管炎。缺点是不能重复造影,支撑管堵塞时不能冲洗,只有在内镜下换管。

3.经皮经肝穿刺胆管引流(PTCD)　PTCD是在PTC的基础上,经X线透视引导将F4～6导管置入阻塞以上胆管的适当位置,可获得满意的引流效果。它既可以引流肝外胆道,也可引流单侧梗阻的肝内胆管。本法适用于肝内胆管扩张者,特别适用于肝内阻塞型。具有操作方便、成功率高、疗效显著等特点。可常规作为此症的初期治疗措施,为明确胆道病变的诊断及制定确定性治疗对策赢得时间。PTCD内引流是使用导丝通过梗阻部位进入梗阻下方,再将有多个侧孔的引流管沿导丝送入梗阻下方,使胆汁经梗阻部位进入十二指肠。若肝门部梗阻,在左、右肝管分别穿刺置管是需要的。PTCD本身固有的并发症包括出血、胆瘘、诱发加重胆道感染及脓毒症。PTCD中任何增加胆道压力的因素,如胆道内注入造影剂或冲洗液时,均可诱发加重脓毒症。在行PTCD时,仅需注入少量造影剂,达到了解胆管的轮廓以指引插管方向和确定导管位置的目的即可,尽量不增加胆内压。进行完善的造影,应在PTCD后数天病情确已稳定后进行。当肝内结石致肝内胆管系统多处梗阻,或肝内不同区域呈分隔现象以及色素性结石沉渣和胆泥易堵塞引流管时,引流出来的胆汁量常不能达到理想程度。因此,应选择管径足够大的导管,在超声引导下有目的地做选择性肝内胆管穿刺。PTCD后每天以抗菌药物液常规在低压下冲洗导管和胆管1～2次。引流过程中,一旦发现PTCD引流不畅或引流后病情不能改善时,应争取中转手术。经皮肝穿刺后,高压脓性胆汁可经穿刺孔道或导管脱落后的窦道发生胆管腹腔瘘,形成局限性或弥漫性腹膜炎,还可在肝内形成胆管血管瘘而导致脓毒败血症、胆道出血等并发症,故仍须谨慎选用,不能代替剖腹手术引流。在老年人、危重不能耐受手术者,可做为首选对象。对于凝血机制严重障碍、有出血倾向或肝肾功能接近衰竭者,应视为禁忌证。

### (四)手术治疗

近年来由于强有力的抗菌药物治疗和非手术胆道减压措施的应用,使需要急症手术处理的AFC病例有减少趋势。然而,各种非手术措施并不能完全代替必要的手术处理,急症手术胆道减压仍是降低此症病死率的基本措施。目前,摆在外科医生面前的是手术的适应证和时机的选择。因此,应密切观察病情变化以及对全身支持治疗和非手术胆管减压的反应,在各器官功能发生不可逆损害病变之前,不失时机地手术行胆道引流。手术治疗的目的是解除梗阻,祛除病灶,胆道减压,通畅引流。

1.手术适应证　手术时机应掌握在Charcot三联征至Reynold五联征之间,如在已发生感染性休克或发生多器官功能衰竭时手术,往往为时过晚。恰当地掌握手术时机是提高疗效的关键,延误手术时机则是病人最主要的死亡因素。若出现下列情况时应及时手术:①经积极非手术治疗,感染不易控制,病情无明显好转、黄疸加深、腹痛加剧、体温在39℃以上,胆囊胀大并有持续压痛;②出现精神症状或预示出现脓毒性休克;③肝脓肿破裂、胆道穿孔引起弥漫性腹膜炎。对于年老体弱或有全身重要脏器疾病者,因代偿功能差,易引起脏器损害,一旦发生,难以逆转,故应放宽适应证,尽早手术。

2.手术方法　手术方式主要根据病人的具体情况而定,其基本原则是以抢救生命为主,关键是行胆道减压,解除梗阻,通畅胆流。手术方式应力求简单、快捷、有效,达到充分减压和引流的目的即可。有时为了避免再次手术而追求一次性彻底解决所有问题,在急症手术时做了过多的操作和过于复杂的手术,如术中胆道造影、胆囊切除、胆肠内引流术等,对病人创伤大,手术时间延长,反而可加重病情。对于复杂的胆道病变,难以在急症情况下解决者,可留做二期手术处理。分期分阶段处理,是病情的需要,也是正常、合理的治疗过程。强调应根据病人具体情况采用个体化的手术方法。

(1)急诊手术:急诊手术并非立即手术。在实施手术前,需要 4～8h 的快速准备,以控制感染、稳定血压及微循环的灌注,保护重要器官,使病人更好地承受麻醉和手术,以免发生顽固性低血压及心搏骤停,更有利于手术后恢复。①胆总管切开减压、解除梗阻及 T 形管引流是最直接而有效的术式,可以清除结石和蛔虫,但必须探查肝内胆管有无梗阻,尽力去除肝胆管主干即 1～2 级分支内的阻塞因素,以达到真正有效减压目的。胆管狭窄所致梗阻常不允许在急症术中解除或附加更复杂的术式,但引流管必须置于狭窄以上的胆管内。遗漏肝内病灶是急诊手术时容易发生的错误。怎样在手术中快速、简便地了解胆系病变和梗阻是否完全解除,应引起足够重视。术中胆管造影费时,而且高压注入造影剂会使有细菌感染的胆汁逆流进入血液循环而使感染扩散,因而不适宜于急诊手术时应用。术中 B 超受人员和设备的限制。术中纤维胆道镜检查快捷安全,图像清晰,熟练者 5～10min 即可全面观察了解肝内外胆道系统,尚有助于肝内外胆管取石及病灶活组织检查,值得推广。若病情许可,必要时可劈开少量肝组织,寻找扩大的胆管置管引流。失败者可在术中经肝穿刺近侧胆管并置管引流,也可考虑 U 形管引流。术后仍可用胆道镜经 T 形管窦道取出残留结石,以减少梗阻与感染的发生。②胆囊造口。胆囊管细而弯曲还可有炎性狭窄或阻塞因素,故一般不宜以胆囊造瘘代替胆管引流,在肝内胆管梗阻更属禁忌。肝外胆管梗阻者,若寻找胆管非常艰难,病情又不允许手术延续下去,亦可切开肿大的胆囊,证实其与胆管相通后行胆囊造口术。③胆囊切除术。胆管减压引流后可否顺便切除胆囊,需慎重考虑。对一般继发性急性胆囊炎,当胆管问题解决后,可恢复其形态及正常功能,故不应随意切除。严重急性胆囊炎症如坏疽、穿孔或合并明显慢性病变,可行胆囊切除术。有时也要根据当时病情具体对待,如全身感染征象严重、休克或生命体征虽有好转但尚不稳定者,均不宜切除胆囊,以选择胆囊造瘘更恰当。④胆肠内引流术。胆肠内引流术应慎重,我国肝内胆管结石、狭窄多见,在不了解肝内病变情况下,即使术中病情许可,加做胆肠内引流术确带有相当盲目性,可因肝内梗阻存在而发生术后反复发作的反流性化脓性胆管炎,给患者带来更多痛苦及危险。但是,对于部分无全身严重并发症,主要是由于胆道高压所致神经反射性休克,在解除梗阻,大量脓性胆汁涌出后,病情有明显好转,血压等重要生命体征趋于平稳,梗阻病变又易于一次彻底解决的年轻病人,可适当扩大手术范围,包括对高位胆管狭窄及梗阻的探查如狭窄胆管切开整形和胆肠内引流术。

(2)择期手术:AFC 病人急性炎症消退后,为了去除胆道内结石及建立良好的胆汁引流通道,需要进行择期手术治疗。①胆总管切开后取结石 T 形管引流是最常用的方法,术中运用纤维胆道镜有助于发现及取出结石。②胆总管十二指肠侧侧吻合术是简单、快速和有效的胆肠内引流术,但因术后容易产生反流性胆管炎和"漏斗综合征"等并发症,已很少被采用。然而,近来也有人认为应重新评价此术式。Madden 等指出手术后发生的胆管炎是下行性的而不是上行性的。有人认为如吻合口>2.5cm,无梗阻因素存在,术后不会产生胆管炎。AFC 病人的胆总管通常明显地增宽,因而当与肠道吻合时,很易做大的吻合口。胆总管十二指肠侧侧吻合术的优点为术后内镜可以从十二指肠通过吻合口直接进入胆总管提供方便。如有胆管残余结石或复发性结石,可用小儿型端视式内镜从胆总管十二指肠吻合口取出。发生盲袋综合征时,可用"双管齐下法",即经胆总管十二指肠吻合口及从 Oddi 括约肌切开的开口处同时取石。③胆肠 Roux-en-Y 式吻合术。有肝内胆管狭窄及结石存在时,可经肝膈面或脏面剖开狭窄胆管,取除肝内结石。胆管整形后与空肠做 Roux-en-Y 式吻合。该手术被认为是较少引起胆内容反流的可靠内引流手术方法。有人提出将空肠襻的盲端置入皮下,术后如有复发结石或残留结石,可在局麻下切开皮肤,以空肠襻盲端为进路,用手指或胆道镜取石。④间置空肠胆管十二指肠的吻合术:既能预防反流性胆管炎和十二指肠溃疡,又能保证肠道的正常吸收功能,是目前较为理想的胆肠内引流方法。⑤肝叶切除手术:病变局限于一叶、段肝或因长期胆道梗阻而导致局限性肝叶萎缩及纤维化者,可做病变肝叶切除术。

(3)并发症的处理:①肝脓肿。提高对肝脓肿的警觉性,及时发现和处理好肝脓肿是防治感染性休克和多器官衰竭的重要环节。若手术前或手术中漏诊肝脓肿,即使胆管已有效引流,术后病情仍难以改善,即使一时好转也易反复。术中B超可发现肝内小脓肿和多发性微小脓肿,无法引流者,可经网膜静脉置管滴注高浓度抗菌,药物全部经门静脉入肝,临床应用证明疗效较好。较大的单个或多个脓肿或不能耐受手术的大脓肿,可在B超或CT导向下经皮肝穿置管引流。对集聚的分隔性脓肿、邻近大血管或心包的脓肿、伴腹水及凝血机制障碍者慎勿采用。对于较大肝脓肿、多发性分隔脓肿、经皮肝穿引流失败的脓肿,可行手术切开引流。对局限于一侧肝叶或肝段的多发性蜂房样脓肿,中毒症状严重,局部处理困难,特别是合并反复胆道出血者,在权衡利弊后,为拯救生命适时地做病灶肝叶、段切除,应是唯一的选择。发现其他部位的脓肿也应及时引流处理。②胆道出血。胆道出血多能自行停止,呈周期性特征。动脉性出血,尤其出血量大时,需肝动脉结扎或栓塞治疗,来自门静脉或肝静脉分支出血者,必要时行肝叶或肝段切除。③腹腔脓肿。肝下诸间隙形成的局限性脓肿,可在B超或CT导向下经皮穿刺脓肿置管引流,如引流疗效差或较大分隔脓肿,则须剖腹探查,脓肿切开置管引流。④脓胸和胆管支气管瘘。先有严重的化脓性胆管炎反复发作,进而发生肝脓肿及膈下脓肿后穿破入胸,出现脓胸及肺部感染症状,可因咳胆汁样痰确诊,最终出现急性呼吸困难,病死率高。紧急胸腔闭式引流及胆道引流是暂时缓解胆道梗阻,减轻肺部并发症发展的有效措施,手术麻醉时可发生致命的健侧气管的胆汁误吸,必须采取预防措施。本病的治疗原则为解除胆道梗阻、引流膈下脓肿、切除瘘管、修补膈肌缺损、脓胸引流。少数肺部病变需作肺段、肺叶切除。胆道梗阻因素的及时和彻底解除是治疗本病的关键。

(王华欣)

# 第九节　原发性硬化性胆管炎

## 一、概述

原发性硬化性胆管炎(PSC)是一病因不明的慢性炎症性纤维化疾病,导致胆总管、肝总管和肝内外胆管狭窄和闭塞。胆管病变为均一性或节段性、不规则性,病变可累及整个胆道系统,以肝外胆管病变明显,胆囊一般不受侵犯。临床表现为持续时间不一的胆汁淤积,最终进展为胆汁性肝硬化、门静脉高压症、肝衰竭而死亡。

病因至今不明,可能与某些先天性遗传因素,免疫机制,肠源性感染、中毒等因素有关,多种意见认为与自身免疫密切相关,PSC的等位基因HLA-B8、DR3等检出率增加。PSC常伴炎症性肠病,患者以溃疡性结肠炎最多见,少数伴有纤维性甲状腺炎及后腹膜纤维化等疾病。

## 二、诊断

根据患者的临床表现、体征及有关检查等一般可作出诊断。

### (一)临床表现
本病多发生在25~45岁,好发于男性,男女之比为(5~2):1,起病缓慢。

1.症状

(1)腹痛:初期部分患者症状可不明显,部分有右上腹痛,而腹绞痛少见。

(2)黄疸:主要是梗阻性黄疸,初期呈间歇性加重,后期表现为进行性持续性黄疸,伴有明显的皮肤瘙痒,有食欲减退、恶心和乏力等。

(3)发热:部分病人可发热,提示继发胆道感染。

(4)体重下降:若短期内体重急剧下降,考虑并发胆管癌。

2.体征　患者有肝脾肿大,伴有皮肤瘙痒,有食欲减退、恶心和乏力等。黄疸初期呈间歇性加重,后期表现为进行性持续性黄疸,可有门静脉高压、肝硬化所致的腹水,部分因脾大可伴有慢性溶血性贫血。

## (二)辅助检查

1.实验室检查　血清 AKP 在疾病早期开始升高,可达正常人的 3~5 倍、中晚期可高达 20 倍。血常规可有嗜酸性粒细胞升高。部分血清总胆红素,直接胆红素轻至中度升高,GGT、AST、ALT 升高,SGPT 轻度升高。部分患者血清免疫学检查抗线粒体抗体(AMA)阴性,而抗平滑肌抗体(ASMA)、抗核抗体(ANA)可阳性。

2.影像学检查

(1)内镜逆行胰胆管造影(ERCP):有重要诊断价值,常作为首选,可显示病变范围、部位、性质,必要时行相关的内镜下治疗。其表现为胆管呈多发性、弥漫性狭窄与局部的扩张,扩张可呈串珠样或不规则样,肝外胆管和肝内胆管狭窄可单独出现,也可同时受累。在 PSC 病程中可并有胆石症或胆管癌,诊断时要注意。

(2)经皮经肝胆管造影(PTC):肝内胆管明显扩张者可经皮经肝胆管造影(PTC)检查。可表现为胆管硬化,胆管走向强直,管壁僵硬,胆管周围纤维组织使肝内小分支扭曲、聚拢等,可有胆管多发节段性狭窄,狭窄段一般为环形,边缘光滑,较局限,两狭窄段间可见囊状扩张,肝内常为节段性狭窄与扩张相同。

(3)磁共振胰胆管造影(MRCP):胆管造影见肝内外胆管多灶性狭窄,常呈弥漫性的、间隔的扩张与狭窄,有串珠样征象。可清楚的显出异常的胆管支和中央狭窄以外稍扩张的周边胆管支,对诊断有特异性。因 ERCP 可有严重的并发症如胆管炎、胰腺炎、穿孔或出血,MRCP 优点为可清楚显示胆管基部到梗阻的区域,且无创伤性;MRCP 是诊断早期无症状、无胆汁淤积,或只有中等量的胆汁淤积的原发性硬化性胆管炎的最好方法。

(4)B 超:显示肝外胆管和肝内胆管的局灶性扩张,胆管管壁增厚,管腔狭窄甚至闭塞。

(5)CT:可见肝内、外胆管是否扩张,若见肝内实性占位病变应考虑是否并有胆管癌等。可注意肝外胆管的结节状改变、肝内外胆管的狭窄与扩张,以及肝内胆管的枯枝样改变;还可判断肝外胆管壁增厚和胆管壁密度增高,可提示胆管造影不能分辨的硬化性肝管炎的胆管外并发症。

## (三)病理改变

病变大多累及包括胆囊在内的胆道系统,少数于肝外胆道系统,以肝管汇合部受累严重,胆总管呈硬索状,病理变化为黏膜下层与浆膜下层的炎症和纤维化,使胆管壁增厚、硬化及管腔狭窄;肝内胆管受累时,可出现胆管周围炎症和纤维化、门静脉炎症和门静脉周围纤维化,可见小叶中心性胆汁淤积及肝细胞界板部分破坏,后期可发生胆汁性肝硬化和门脉高压症。

## (四)诊断依据

关于 PSC,目前尚无统一的诊断标准。诊断主要有:①原发病:注意原发病如溃疡性结肠炎、系统性硬化症等;②临床:黄疸、肝区不适及皮肤瘙痒;③实验室检查:AKP 升高或同时 GGT 升高,轻到中度的 SGPT 升高;④影像学检查:ERCP 显示胆管呈不规则、弥漫性狭窄及串珠样改变;⑤B 超或 CT:检查除外肝内占位病变。

有上述症状、体征及实验室检查,加之典型的 ERCP 表现可诊断。

目前 PSC 的诊断也有参考 Mayer 诊断标准修改的,即:①胆管造影显示胆管系统有明显狭窄,典型者呈枯枝状;②手术探查发现病变胆管呈纤维性狭窄,管壁增厚,管腔缩小,病变长度在 2~3cm 以上;③无胆道结石存在;④既往无胆道手术史;⑤病理学检查证实胆管壁纤维化,并排除原发性胆汁性肝硬化;⑥病理组织学检查排除胆管癌;⑦无继发性硬化性胆管炎证据。

PSC 诊断也有参考美国胃肠病学会于 2002 年公布的原发性硬化性胆管炎诊疗指南内容的,其指出本病的诊断主要依据患者的临床表现、有关实验室检查及影像学检查,如 ERCP、MRCP 及有关病理学检查进行判断。主要为:①有炎症性肠病史,尤其是溃疡性结肠炎病史;②血清碱性磷酸酶(ALP)高于正常值上限的 2 倍以上,连续 6 个月;③核周型抗中性粒细胞胞质抗体(pANCA)呈阳性,抗核抗体(ANA)及平滑肌抗体(SMA)呈低滴度;④行 ERCP 或 MRCP 示肝内外胆管有多发性狭窄,呈"串珠样"或"枯树枝样";⑤肝活检有胆道闭塞,胆管周围纤维化,胆汁性肝硬化的改变。

## 三、鉴别诊断

1.原发性胆汁性肝硬化　女性多见,黄疸有波动性,伴皮肤瘙痒,肝脾肿大,血清免疫学检查时抗线粒体抗体(AMA)阳性,免疫球蛋白增高。

2.继发性硬化性胆管炎　有胆管疾病反复发作或胆道手术史,胆管狭窄部分较短,多呈环状,黏膜上皮有明显损伤,可有糜烂、溃疡及肉芽肿,多伴有结石。而 PSC 胆管狭窄部分较长,病变于黏膜下层。

3.胆管癌　患者黄疸快速加重,病情恶化,腹痛加重,胆管造影见胆管突然明显扩张,狭窄进行性加重,影像学检查 B 超或 CT 见肝内占位性病变。

## 四、治疗

对于 PSC 的病情进展目前尚无很好的治疗方法,而目前对其症状的缓解及并发症进行治疗方面,主要采取药物治疗,内镜治疗及外科治疗,本病内科药物治疗,目的是减轻黄疸、控制感染和保护肝脏,有显著胆道梗阻者可行手术或内镜诊疗。

### (一)药物治疗

可用熊去氧胆酸、糖皮质激素、抗炎制剂、免疫抑制剂和抗纤维化制剂,摄取高蛋白、低脂肪饮食,补充维生素 A、维生素 D、维生素 E 等,合并胆道感染者,给予抗生素治疗。

1.对并发症进行治疗

(1)瘙痒:高温或高脂饮食可加重症状,机理尚不明,多用消胆胺治疗,对不能耐受本药者,可应用盐酸降脂树脂。

(2)骨病:PSC 患者的代谢性骨病多为骨质疏松,可用熊去氧胆酸、钙剂等治疗。

(3)维生素缺乏与脂肪泻:PSC 晚期患者,多有维生素 A 及维生素 D、维生素 E 的缺乏,应行脂溶性维生素检查,若缺乏可及时补充。

(4)胆管炎:可应用广谱抗生素治疗,但未必能阻止 PSC 的发展。

(5)胆管癌:为 PSC 最严重的并发症,其预后差,患者即使接受手术或肝移植,亦不理想,对于狭窄的胆管可行内镜处理,全身系统性化疗等。

2.常用药物治疗

(1)熊去氧胆酸(UDCA):是亲水性胆汁酸,可使血清中胆汁酸的浓度增加,促进胆汁和尿中胆汁酸排泄,增加胆汁的流量。参考剂量为每日 13～15mg/kg,停药后可能复发,需长期治疗。

(2)免疫抑制剂与抗炎药物:免疫抑制剂常用硫唑嘌呤、环孢素、甲氨蝶呤等,抗炎药物常用糖皮质激素。

(3)他克莫司:他克莫司是一种大环内酯类抗生素,在移植患者中有免疫抑制作用,通过 FKBP12 抑制细胞因子的转录来起作用,但治疗剂量及不良反应仍在探讨中。

熊去氧胆酸、免疫抑制剂与抗炎药物为目前治疗的常用药物,联合应用效果相对较好。

### (二)外科治疗

外科手术治疗适用于肝外胆管的节段性狭窄及对并发症的处理,如反复胆道感染、胆管结石,持续梗阻性黄疸等。

常用手术方式为:①胆总管探查;②胆管狭窄者可切除,狭窄以上扩张胆管与空肠行 Roux-en-Y 吻合或间置空肠吻合术,可置 T 型管或 U 型管;③或用气囊导管扩张胆管缓解胆道梗阻,以控制胆道感染。目前手术治疗局限于肝外或肝门部病变为主的病例,但未能阻止原发性硬化性胆管炎的自然病程发展。

原位肝移植有持续性黄疸并胆汁性肝硬化或属于弥漫型原发性硬化性胆管炎患者,不能用上述手术方法纠正者,应用肝移植可能有长时间治愈的希望。

由于肝移植所需的供体来源不足,手术费用昂贵,使其难以深入广泛的开展。

### (三)内镜治疗

内镜诊疗对于 PSC 的诊断及治疗有重要意义,常用内镜治疗方法有内镜下行逆行性胰胆管造影(ERCP),行乳头括约肌切开术,胆管狭窄的内镜下扩张,可用气囊扩张,放置内支架,行鼻胆管引流术,胆道灌洗等。内镜治疗可减轻胆汁的淤积及瘙痒症。

## 五、预后

PSC 的预后较差,多死于胆汁性肝硬化、门静脉高压症或肝功能衰竭、肝昏迷,胆管癌等。对于 PSC 晚期的患者,肝移植系有效的治疗方法,其 5 年生存率约为 90%,然而,本病复发问题不易解决。目前的介入治疗和姑息手术可减轻症状,但对于基础病变的改善,仍需研究,因本病的病因及发病机制目前尚未明确,故对其治疗仍要进一步深入探讨。

(李建伟)

# 第十节　胆管癌

## 一、概述

胆管癌系指发生在左、右肝管至胆总管下端的肝外胆管癌。胆管癌的发病西方国家为 2/10 万,国内 40 所医院的 1089 例肝外胆管癌中胆囊癌为 272 例(24.8%)胆管癌 826 例占(75.2%),而胆管癌中 58.4% 为高位胆管癌。高位胆管癌占肝外胆管癌的 58.426～75.0%。

## 二、病理

1.**按形态分**　肿瘤大致形态可分四型。

(1)硬化型:临床最为常见,硬化型癌沿胆管浸润,致使胆管壁厚,并向管外浸润,形成纤维性硬块,肿瘤有明显的向胆管周围组织、神经淋巴间隙、血管、肝实质浸润趋向,当肿瘤阻塞管腔时,周围组织与肝实质往往已经受累,切除时应考虑同时作肝切除。

(2)结节型:瘤体小呈局限结节样生长凸入管腔,多见于中部胆管,癌的生长有局限化趋势,切除率高。

(3)乳头型:较少见,胆管黏膜肿物呈息肉样突出至管腔内,此型较少向周围组织与肝实质浸润,如能早期切除成功率高。

(4)弥散型:沿胆管壁广泛浸润,管壁增厚,管腔狭窄,管周结缔组织明显炎症反应与硬化性胆管炎难以鉴别。此型多见于溃疡性结肠炎患者,一般无治愈机会。

2.**按部位分**　肝外胆管癌的解剖分布与高位胆管癌的分型,按肿瘤在肝的外胆管的部位分为四种。

(1)高位胆管癌:也称肝门胆管癌肿瘤来自肝总管,左、右肝管,我国肝门胆管癌占胆管癌58%~75%。

(2)中部胆管癌:肿瘤位于胆囊管入口至十二指肠上缘的胆总管内,占22.6%。

(3)下部胆管癌:十二指肠上缘以下至壶腹部以上的胆管肿瘤,占19.6%。

(4)弥漫型胆管癌:为广泛浸润的胆管瘤,难以确定肿瘤起始部位,难以切除,预后不佳。

3.**其他**　肝门胆管癌,Bismuth(1998)将其分为四型。

(1)Ⅰ型肿瘤位于总肝管。

(2)Ⅱ型肿瘤位于左、右肝管联合分叉部。

(3)Ⅲa型汇合部累及右肝管。

(4)Ⅲb型汇合部累及左肝管。Ⅲ型汇合部同时累及左右两侧肝管。

## 三、诊断

### (一)临床表现

根据病程可分为黄疸前期和黄疸期。

1.**黄疸前期**　出现黄疸前80%的患者有上腹不适,食欲缺乏,体重下降,此组症状称MAL综合征,作为胆管癌的前期症状。肝管分叉以上肿瘤初期仅侵犯一侧肝管,上腹轻痛,无黄疸,血胆红素不高,一侧肝大,CT、B超显示一侧肝内胆管扩张。

2.**黄疸期**　除乳头状癌可间歇性黄疸外,一般均为进行性加重,即便白、瘙痒、尿色深、体重明显下降。

### (二)相关检查

1.**超声检查**　B超、彩色多普勒和内镜腔内超声三种联合应用可确定肿瘤的部位、大小、提示肿瘤沿胆管浸润的程度与肝动脉门静脉的关系,除外肝转移灶的存在。

2.**CT/MRI**　CT不比联合超声优越,可显示肝萎缩或代偿性增大的情况,MRI与CT有相同的效果。

3.**MRCP**　能显示病变部位,特别是对高位胆管癌肝内胆管受累情况有特殊的功效,特点为无创伤。

4.**PTC/ERCP**　PTC可提供肝内胆管扩张,肝外胆管及胆囊完全萎缩的特异图像,汇合部完全梗阻时,需多单元胆管穿刺造影才能显示肿瘤上部扩张的全貌。ERCP在诊断壶腹周围的癌变价值较大,对完全梗阻的胆管癌只能表达肿瘤下端影像。

5.PTBD　常规 PTBD 降低胆红素,从而降低并发症与死亡率的论点,未得到临床前瞻性研究的证实。3 周引流不足以使胆红素降至正常。

## 四、治疗

胆管癌特别是高位胆管癌预后差,下部胆管癌和中部胆管癌向下浸润时手术方法同胰头癌。胆管癌对化疗、放疗并不敏感,外科仍是治疗该病的最有效手段,术式有手术切除术,旁路内引流术、置管术。

1.切除术　除有恶液质,严重腹腔积液以及肝肾功能,凝血机制严重障碍,肿瘤广泛转移者外,均应手术,一般认为对高位胆管癌手术方式以肿瘤局部切除,加方叶切除。作肝管空肠吻合,对Ⅲ、Ⅳ型患者,可考虑半肝切除。

2.旁路内引流术　高位胆管癌,尤其是分化较好的硬化性胆管腺癌,具有生长慢,转移晚的特点,多数患者并非死于癌肿的广泛转移,而是死于肝胆管梗阻所引起的化脓性胆管炎和(或)继发的肝脓肿。如能解除梗阻则可以有较长生存期。对肿瘤来源于一侧肝管,患侧半肝长期梗阻而致萎缩,而对侧肝增生肥大者,单独引流代偿侧肝管即可。目前临床上多采用经肝圆韧带径路显露第 3 段胆管方法,简单易行,是一种理想的暴露肝内胆管的方式,文献报道成功率达 80%。起源于左肝管的高位胆管癌需引流右侧肝内胆管,经胆囊床穿刺切开右侧肝内胆管与胆囊形成内瘘,然后再作胆囊空肠吻合,肝内胆管空肠吻合内引流原则是:①术前应行 MRCP 或 PTC 以了解阻塞部位,范围及左、右肝管交叉情况。②寻找梗阻以上近端扩张的正常胆管,尽量远离肿瘤。③胆肠黏膜对黏膜吻合,必要时可置支架管。④引流空肠要有足够长度,以免逆行胆道感染。⑤肝管空肠吻合口不要有张力。

3.胆道置管引流术　年龄过大,营养状态不良,A/G 倒置,凝血酶原时间延长及有深度黄疸和中等量以上者伤口愈合能力差,显露肝内胆管时切开肝实质难以止血且术后有发生胆肠吻口漏的危险。此类患者宜采用手术创伤较小的胆道置管引流术,采用 U 管、T 管或 Smith 广泛引流方法将肝门部胆管肿瘤的阻塞部扩张后,分别向左、右肝管或一侧肝管置入导管,导管远端置于胆总管内,缝合胆总管切口。平均生存期为 8.1～11 个月。

4.PTC 或内镜置管引流术　高位胆管癌采用内镜技术内置管难度甚大,成功率很低,经 PTC 外置管仅可暂时地起到部分胆管减压作用,且可致胆管感染、败血症、胆道出血、肝脓肿、导管脱落等并发症,一般用于晚期不宜手术探查的患者。最长 5 年生存率为 35%～44%(Pinson 切除 25 例),平均生存 8.1～11 年。

(李建伟)

# 第十一节　胆囊癌

## 一、概述

胆囊癌的人口发病率,美国 2.5 万/10 万,中国 5.3/10 万。占消化道肿瘤的 3%,恶性肿瘤的 1%。胆囊癌女性发病率高,男女之比约 1:(2～5)。高发年龄为 50～70 岁,50 岁以上人群的发病率为 5%～9%,而低于 50 岁者仅 0.3～0.7%;50 岁以上患者占胆囊癌总数的 83.3%。

胆囊癌的确切原因不详。其危险因素有：①胆囊结石和胆囊炎：胆囊癌常和胆结石和胆囊炎同时并存，并存率达 54.3%～96.9%；单发大结石尤其危险，结石的直径大于 3cm 时，致癌的危险性较对照组高 10倍；②胆囊腺瘤：是公认的癌前病变，癌变率达 10%。其中乳头状腺瘤高达 36%；③胆囊息肉样病变的癌变尚有争议，新近报道腺体增生症亦可以癌变；④胆总管囊肿和胰胆管汇合异常（APBDJ）；⑤其他：环境中的致癌物质、雌激素、伤寒携带者、胆囊造瘘术后等。

## 二、病理

肿瘤组织分型以腺癌为最常见，约占 71.1%～90%，鳞状细胞癌约 10%，肉瘤、类癌等罕见。浸润型（或硬化型）腺癌最多见，约占腺癌的 70%，它是由柱状上皮细胞组成，含有多量纤维组织，质地较硬。早期表现为一局限性硬结，有时可误诊为慢性胆囊炎。癌肿位于胆囊颈部时，可使胆囊阻塞；位于胆囊体部时，可使胆囊呈葫芦样变形。晚期可使胆囊内腔完全闭塞，成为一实质性肿瘤。乳头状腺癌约占 20%，其中有些病例是从乳头状腺瘤或息肉恶变的基础上形成的。这种肿瘤可向胆囊腔内生长，质较软，肿瘤表面易发生坏死、溃疡，胆囊胀大，囊壁变薄，类似胆囊积脓或胆囊积水。

黏液型（或胶质型）腺癌约占 8%。胆囊壁往往有广泛的浸润，肿瘤软而呈胶状，易形成溃疡，较容易溃破，导致胆囊穿孔。肿瘤细胞内含有大量假黏液蛋白，使细胞核处于细胞的边缘，呈指环状。

鳞状细胞癌不多见，常可浸润整个胆囊壁。由多边形细胞排列成鱼鳞状，细胞与细胞之间常有明显的细胞间桥，有核分裂，并常有角化形成。从组织学上看，胆囊鳞状细胞癌往往是在腺上皮的鳞状上皮化生的基础上形成的。

胆囊癌的恶性度高，发展较快，转移早。从解剖学看，胆囊与肝脏紧密相连，胆囊壁具有丰富的淋巴管，有利于肿瘤早期向肝脏及肝门部淋巴结扩散。早期，胆囊癌可浸润至肝缘，再经门静脉系统，在肝内广泛转移。也可以很早转移到胆囊颈部、肝门、胃小弯或胰十二指肠等处的淋巴结。晚期，则可发生远处转移。胆囊癌还常侵犯胆总管，引起阻塞性黄疸，如黄疸出现，说明病情已发展至晚期，一般手术切除的可能性小，预后差。

## 三、临床分期

按肿瘤侵犯胆囊壁的程度及扩散的范围分为以下几种：

Ⅰ期：局限于胆囊黏膜，即原位癌。

Ⅱ期：侵及胆囊肌层。

Ⅲ期：侵及胆囊全层。

Ⅳ期：侵及胆囊全层伴有淋巴结转移。

Ⅴ期：肝脏局部侵犯或其他邻近脏器转移。

## 四、诊断

### （一）临床表现

胆囊癌发病隐匿，症状不典型，加之伴有胆石症，胆囊炎，常常被医患忽视，就诊时多属中晚期。胆囊癌病程 10 天～11 年，平均 4.3 个月。

1.症状

(1)上腹胀痛,最常见,多为持续性胀痛,可伴有右肩背部的疼痛。

(2)黄疸占 33.3%。

(3)消化道症状,如厌食,恶心,厌油等。部分患者可有腹泻。

(4)消瘦,乏力,倦怠,发烧,甚者高烧。

(5)上腹肿物:为肿大的胆囊。

(6)侵犯邻近脏器和转移所致的相应症状。

2.体征

(1)右上腹肿物。

(2)黄疸。

(3)其他:腹水,皮下出血点,腹壁血管曲张等。

### (二)相关检查

胆囊癌虽临床表现无特异性,但随着现代 B 超、CT、MRI 等影像学、细胞生物学及内镜诊断技术等的进展,胆囊癌的术前诊断率已明显提高(约 80%)。

1.B 超诊断

(1)结节肿块型:常与胆囊息肉相混,基底宽,直径大于 1cm,恶性可能性大,肿瘤后期可充满胆囊腔。

(2)囊壁增厚型:表现为囊壁的不均质增厚,局部僵硬,囊腔可变小,正常胆囊壁厚不超过 3mm,慢性胆囊炎时可超过 5mm,但非癌性增厚多为均匀一致,而不是局限性增厚。

(3)广泛浸润型:癌肿累及肝胆管可至肝内胆管扩张等胆道梗阻的征象,淋巴转移至胆囊管上下,胰十二指肠上、后方,可表现为孤立或融合成团的低回声团。

2、CT、MRI 断层扫描　CT、MRI 主要用于评价胆囊癌的侵犯范围,如肝脏及其他邻近脏器受累及淋巴转移情况。CT 对胆囊癌术前的诊断率为 60%~74%。MRI 对 B 超、CT 有补充诊断价值,肿瘤原发灶与胆囊外转移灶在 $T_1$ 加权像表现为低强度,在 $T_2$ 加权像表现为高强度,有易于判断肿瘤侵犯的范围。

3.X 线胆系造影　口服或静脉胆囊胆道造影虽然简单易行,但对于早期诊断意义不大。ERCP、PTC 经皮经肝胆囊双重造影和内镜进行胆囊薄层造影,可提高胆管和胆囊的显影率,影像满意,有利于胆囊癌的诊断。其影像学表现为三种。

(1)胆囊管显影良好,多为早期病变,典型病例可见胆囊充盈缺损或与囊壁相连,基底较宽的隆起病变。

(2)胆囊不显影,多属中晚病变。

(3)胆囊不显影并肝内或肝外胆管狭窄,充盈缺损及梗阻上方肝胆管扩张已是晚期征象。

4.肿瘤的细胞生物学检查　收取胆囊胆汁进行脱落细胞学检查的方法主要是经十二指肠镜进行插管至胆道行十二指肠引流,阳性诊断率约 40%~60%,在腹腔镜引导下胆囊穿刺及经皮经肝胆囊穿刺不仅可以引流胆囊内胆汁行脱落细胞学检查,胆汁 CEA 测定,甚至可以留置引流管反复多次地收取胆汁以提高诊断率。

除了脱落细胞学检查外,临床通常用 B 超或 CT 引导下的针吸细胞学或组织学检查阳性诊断可达到 80%~90%。

用于胆囊癌诊断的肿瘤标记物除了 CEA 外,还有 CA-19、CA50、YH206,检测物可来自血清,瘤组织及胆囊胆汁。

## 五、鉴别诊断

1.慢性胆囊炎、胆囊结石症　临床确诊慢性胆囊炎、胆囊结石症并不困难,但对某些病例鉴别主要取决于病理组织学检查。

2.原发性肝癌　胆囊癌,特别是伴有肝脏转移时,常易误诊为肝癌。肝癌的特点是:①有肝炎或长期肝病史而无相应的胆囊或胆道病史;②年龄上肝癌组相应低于胆囊癌组;③对 AFP 阴性的原发性肝癌可采用其他肝癌标志物和 B 超、CT、选择性肝动脉造影、MRI 等检查。目前临床诊断的正确率已达到 95%,因此两者鉴别并无困难。

## 六、治疗

随着对胆囊癌的发生、发展、转移规律等生物学特性的不断深入研究,手术方法、适应证、根治范围等也逐渐趋于合理,疗效明显提高。

1.单纯胆囊切除　适于病变局限于黏膜的早期胆囊癌无需清扫淋巴结。但这一类型的早期病例术前几乎无法诊断,术中也很难发现,多在术后病理切片时才得以证实。

2.扩大胆囊切除术　指同时楔形切除胆囊床的肝组织和区域淋巴结清扫,适于病变已超过黏膜但未及浆膜的早期病例。胆囊癌累及肝脏在 1cm 以内行局部肝切除,1~2cm 行第五段肝切除,超过 2cm 时应行右半肝切除。临床观察已侵及黏膜下、尚未累及浆膜的一组病例,行扩大胆囊切除术后病理证实区域淋巴结转移为 45%,肝脏受累 27%。Ogura 复习 1686 例胆囊癌的资料表明胆囊原位癌和已侵犯肌层者,根治术后 1 年生存率分别为 82% 和 72.5%。

3.邻近脏器部分切除　根据病变侵犯周围脏器状况分别或联合切除肝十二指肠韧带淋巴结、胰十二指肠、肝中叶或结肠肝曲等。

4.姑息性手术　适于晚期病变广泛、年老、体衰并胆道梗阻或急性胆囊炎、胆管炎无法行根治术的病例。可根据病情 PTCD、经皮经肝内置管引流、外引流或内引流术。以求缓解症状、延长生存期。

5.术中、术后放射治疗胆囊癌　术后常有局部复发、晚期病例难以彻底根治,因此近年来有报告应用术中放疗可提高疗效。

由于早期胆囊癌术前诊断率低,术中也只有少数病例明确诊断,不少病例需在胆囊切除术后病理检查时才发现。为提高早期胆囊癌的疗效,有些学者主张术后病理发现肿瘤已侵入黏膜下肌层或浆膜者应再次开腹根治性手术。胆囊结石、胆囊息肉样病与胆囊癌的密切关系已被公认,早期胆囊癌与结石或息肉并存时,常被结石或息肉掩盖,诊断十分困难。从消除胆囊癌可能的发病因素和早期治疗、改善预后的观点考虑,下列情况应行胆囊切除或定期随访:①长期反复发作有症状的胆囊结石病。尤其年龄超过 50 岁或伴有胆囊壁局部或普遍厚者应及时手术。无症状的结石应定期随访、B 超复查;②直径大于 10mm 的息肉样病变或虽小于 10mm,但若单发、不规则、基底宽者原则上应行手术。小于 10mm 有蒂无症状或多发息肉也应定期随访、B 超复查;③长期慢性胆囊炎所致胆囊壁钙化形成"瓷胆囊"、恶变率高,应切除胆囊;④因胆囊造瘘后恶变机会较多,曾行胆囊造瘘仍有慢性胆囊炎症状者应再手术切除胆囊。

无论何种原因行胆囊切除,切下胆囊后应常规剖开胆囊标本检查,发现可疑病变即时冰冻切片。术后标本常规病理检查,以便及时发现和合理治疗胆囊癌。

（李建伟）

# 第七章　胰腺疾病

## 第一节　急性胰腺炎

急性胰腺炎(AP)是一种在临床表现上差异很大的疾病,轻者可无并发症而短期自愈。重者起病急骤,病情危重,病程漫长,并发症多,病死率高。根据病理学的特点分为水肿性和出血坏死性。临床上根据病情的严重程度分为轻型急性胰腺炎(MAP)和重症急性胰腺炎(SAP)。出血坏死性胰腺炎大多表现为重症,少数表现为轻症。而水肿性胰腺炎大多表现为轻症,少数表现为重症。重症急性胰腺炎目前比较公认的定义是:AP 伴有脏器功能障碍,或出现坏死、脓肿,或假性脓肿等局部并发症或两者兼有。迄今,由于缺乏有效的特异性治疗措施,SAP 仍是高并发症和高病死率的疾病。国外病死率仍高达 10%~20%。

**【病因及发病机制】**

1.导致胰酶异常激活的因素

(1)胆道疾病:包括胆石症、胆道感染或胆管蛔虫等。

(2)酗酒和暴饮暴食:在欧美国家,酗酒是慢性胰腺炎最常见的病因,在此基础上发作 AP 者增多。暴饮暴食使短时间内大量食糜进入十二指肠,刺激乳头水肿,Oddi 括约肌痉挛,同时引起大量胰液分泌,有的还加上饮酒因素,使胰液、胆汁分泌增加而引流不畅,酒精也可以直接损伤胰腺。

(3)胰管阻塞:壶腹部或胰头部肿瘤、胰管结石、胆石嵌顿在壶腹部、壶腹周围憩室压迫、胆石移动排出时刺激引起 Oddi 括约肌痉挛、乳头水肿等均可造成胰管阻塞。当胰液分泌旺盛时,梗阻远端胰管内高压,可使胰管小分支破裂,胰液溢入胰实质,激活消化酶发生胰腺炎。9%~11%的人存在胰腺分离,易引起引流不畅,这可能与 AP 有关。

(4)感染:AP 继发于感染性疾病者多数较轻,常为亚临床型,随感染痊愈而自行消退。如急性流行性腮腺炎、传染性单核细胞增多症、柯萨奇病毒、Echo 病毒、肺炎支原体感染、沙门菌或链球菌败血症等。蛔虫和中华支睾吸虫进入胰管,引起胰管梗阻和感染。

(5)手术和外伤:腹腔手术,如胃、胆道及邻近胰腺的脏器手术,可能直接损伤胰腺或影响其血供。腹部钝挫伤可直接挤压胰腺组织引起胰腺炎。ERCP 检查后引起明显的胰腺炎者约 3%。

(6)其他:某些药物,如利尿药、硫唑嘌呤、肾上腺皮质激素、四环素等可能引起 AP。高脂血症、原发性甲状腺功能亢进可能发生 AP。其他少见因素有十二指肠球部后壁穿透性溃疡、胃大部切除术、毕罗Ⅱ式吻合术后输入袢梗阻时、肾脏或心脏移植术后、血管性疾病和遗传因素等。

(7)特发性胰腺炎:有 5%~7%未能找到病因而称之为特发性胰腺炎。

2.导致病情加重的因素

(1)白细胞过度激活和全身炎症反应:除感染外,非感染性损伤因子如急性胰腺坏死、烧伤、创伤等均可造成不同程度的全身炎症反应,进而导致继发性多器官功能失常综合征。全身炎症反应综合征(SIRS)的临床判别标准是:体温<36℃或>38℃;脉搏>90 次/分;呼吸>20 次/分或二氧化碳分压<4.27kPa(32mmHg);血白细胞>12×10⁹/L 或幼稚细胞>10%;如果满足上述两项并排除其他已知原因,即可以诊断为全身炎症反应综合征。SIRS 见于 SAP 急性反应期和胰腺坏死继发感染者。目前普遍认为肿瘤坏死因子 α(TNFα)、白介素 1α(IL-1α)是 SIRS 的强效递质,是早期起始细胞因子,而后引起一系列瀑布样连锁反应,促使机体释放 IL-6、IL-8、血小板活化因子(PAF)、氧自由基(OFR)、一氧化氮(NO)、前列环素(TXB2)、补体、缓激肽内皮素等,而后者又正反馈予单核巨噬细胞系统和中性粒细胞,进一步产生更多的各种炎症介质。这些因子在 SAP 的持续坏死中是关键因素之一。当然机体在释放促炎症细胞因子的同时也释放抗炎症细胞因子(IL-2、IL-10),他们在 SAP 的病程中起正性效应。上述两种因子在病理状况下失去平衡才导致了胰腺的持续坏死和多器官功能障碍综合征(MODS),甚至多器官功能衰竭(MSOF)。据此,疾病的全过程可以简单地归纳为:急性疾病→过度持久的应激反应→SIRS→MODS→MSOF。

(2)胰腺血供障碍:胰腺血供障碍的机制可能有损伤病因的直接作用、活化胰酶的自身消化作用,以及炎症反应的损伤作用的共同参与。随后的再灌注损伤又加重了胰腺的损害。实验显示,吸氧、使用硝酸甘油和适当输入液体可以维持组织血液灌注和氧供,预防肺和内脏微循环的组织缺氧和酸中毒。

(3)机体的易感性:人们已经发现在同一诱因下仅部分病人发生 AP,严重程度差异也很大,说明存在机体的易感性差异。

**【病理】**

各种病因引起 AP 的途径虽不同,但具有相同的病理生理过程,包括一系列胰腺消化酶被激活而造成胰腺自身消化。

正常情况下,胰液进入十二指肠后,受肠激酶的激活,使胰蛋白酶原转变为胰蛋白酶,胰蛋白酶又引起一连串其他酶原激活,对蛋白质食物进行消化。胰腺腺泡细胞合成消化酶,正常时受到机体防御机制的保护,不会发生胰酶自身消化。只有防御机制中某些环节受破坏后,才会发生胰腺自身消化的连锁反应。其中起破坏作用的是磷脂酶 A、激肽释放酶或胰舒血管素、弹性蛋白酶和脂肪酶。

1.从病变程度分类　　AP 从病变程度上可分为急性水肿性和急性出血坏死性胰腺炎 2 型。分别代表疾病的不同阶段。

(1)急性水肿性胰腺炎期:大体上见胰腺肿大、水肿、分叶模糊、质脆。显微镜下见间质水肿和点状脂肪坏死,无明显胰腺实质坏死和出血。

(2)急性出血坏死性胰腺炎期:大体上表现为红褐色或灰褐色,分叶结构消失,同时有较大范围的脂肪坏死。包括胰腺内及胰腺周围、大网膜、肠系膜等处。也可因过多的脂肪酶随血流运到全身,引起皮下或骨髓的脂肪坏死。显微镜下胰腺组织的坏死主要是凝固性坏死,细胞结构消失。坏死灶的边缘有明显的炎症细胞及吞噬脂质的吞噬细胞。间质小血管壁坏死导致出血和血管内血栓形成。有时胰腺的大部分均有出血坏死。坏死后常继发细菌感染,可出现化脓性炎症或脓肿形成。有时坏死区液化后由纤维组织分隔成假性囊肿。如病人能生存下来,则转化为胰腺的纤维化,常伴有钙化和不规则导管扩张。其他偶见的并发症有胸膜炎、心包炎、多发性关节滑膜炎。

2.1992 年国际会议将急性胰腺炎分为 3 型　　Ⅰ型:损伤改变以小叶周围脂肪组织为中心,其结果导致边缘血管坏死伴出血,腺泡细胞坏死及导管坏死。因为外周腺泡的酶原渗入间质而导致了脂肪坏死。

Ⅱ型:病变由胰腺导管坏死开始,引起导管周围炎症,脂肪坏死少或缺乏。

Ⅲ型:由微生物直接作用于腺泡细胞所致,使腺泡细胞发生坏死和炎性细胞浸润,缺乏自身消化作用,缺乏脂肪坏死和导管坏死。

**【临床表现】**

1.症状

（1）腹痛：95％患者以腹痛为首发症状。常突然起病，疼痛轻重不一，可为钝痛、刀割样痛，呈持续性，可有阵发性加剧，一般解痉剂不能缓解。疼痛多位于中上腹部，也可位于左右上腹部，并向腰背部放射。进食可加剧疼痛。前倾坐位或屈膝卧位可部分减轻疼痛。出血坏死性胰腺炎腹痛剧烈，延续时间长，由于腹腔渗液扩散，可弥漫及全腹。少数患者尤其是老年体弱者可仅有轻微腹痛或全无腹痛。极少数全无腹痛患者而突然休克或昏迷，预后极差。

（2）恶心、呕吐：80％～90％出现恶心、呕吐，呕吐食物或胆汁，少数可吐出蛔虫。呕吐不能缓解疼痛。

（3）发热：多数患者有中等度以上发热，持续3～5天。持续发热不退或逐日升高应怀疑有继发感染，如胰腺脓肿或伴有胆道感染。

（4）黄疸：可由于肿大的胰头压迫胆总管所致，如果黄疸持续不退并加深，要考虑合并胆管结石。病程后期出现黄疸应考虑并发胰腺脓肿或假性囊肿压迫胆总管所致，或由于肝细胞损害所致。

（5）低血压或休克：多数为出血坏死性胰腺炎。少数病人休克可突然发生，甚至猝死。

2.体征　急性水肿性胰腺炎腹部体征多数较轻，少数有上腹部压痛伴肌紧张和反跳痛，有时有腹胀和肠鸣音减弱，一般无移动性浊音。出血坏死性胰腺炎的急性腹膜炎体征明显，因麻痹性肠梗阻而出现腹胀、肠鸣音减弱或消失，可有移动性浊音。腹水常为血性，淀粉酶明显升高。少数重型病人出现两侧腹部皮肤蓝—棕色斑（Grey-Turner征）或脐周皮肤蓝—棕色斑（Cullen征）。如触及腹部肿块，常提示发生胰腺及周围脓肿或假性囊肿。也可出现左侧肺底不张或肺炎，左侧或双侧胸腔积液体征，积液含高淀粉酶。如有低血钙可以引起抽搐，但较少见。偶见远处皮肤红斑、结节（为皮下脂肪坏死所致）。

3.实验室检查

（1）血白细胞计数：早期血白细胞增高，中性粒细胞明显增多。重症者白细胞超过 $20×10^9/L$。

（2）淀粉酶测定：淀粉酶对诊断有重要意义，但其高低不一定反映病4陪的轻重。

1）血清淀粉酶测定：血淀粉酶在起病后6～12小时开始升高，48小时开始下降，持续3～5天。AP早期，血清总淀粉酶就可高出正常值的3～5倍以上，超过500U/L结合临床可以确诊。SAP患者的淀粉酶有10％左右可以正常或低于正常。血清淀粉酶持续升高超过10天可能提示局部并发症，如假性囊肿形成、胰性腹水或胸水。其他一些疾病，如胆石症胆囊炎、溃疡病穿孔、急性腹膜炎、肠梗阻和肠系膜血管栓塞、主动脉瘤破裂、卵巢囊肿破裂、宫外孕破裂、严重创伤、肾功能衰竭、糖尿病酮症酸中毒等均可有淀粉酶轻度升高，但多数不超过500U/L。巨淀粉酶血症、流行性腮腺炎等淀粉酶升高可超过500U/L。

2）尿淀粉酶测定：尿淀粉酶升高比血清淀粉酶升高晚。发病12～24小时开始升高，但下降较慢，持续1～2周，适用于就诊较晚的病人。

3）胰源性腹水和胸水淀粉酶测定：淀粉酶值明显比血中高，在血清淀粉酶降至正常时更有诊断意义。

4）血淀粉酶同工酶的测定：正常人血清中的淀粉酶包括P型胰淀粉酶和S型（唾液）淀粉酶。正常血清淀粉酶的活性40％来自胰腺。如果淀粉酶升高而淀粉酶同工酶不升高则急性胰腺炎可能性小。

5）淀粉酶肌酐清除率比值（Cam/Ccr）：正常范围是1％～4％，胰腺炎时可增加3倍。在溃疡病穿孔、糖尿病酮症、烧伤、慢性肾功能不全时也可升高，所以诊断价值有限。主要对巨淀粉酶血症有意义，此时比值<1。

（3）血清脂肪酶：常在起病后24～48小时开始升高，持续7～10天，对就诊较晚的AP患者有诊断价值，且特异性较高。但不能用于早期诊断。其他急腹症也可以升高。

（4）血钙：暂时性低钙血症常见，但很少出现手足搐搦。低血钙程度与临床严重程度相关。血钙低至

2mmol/L 以下常提示坏死性胰腺炎。

（5）血糖：暂时性升高常见。持久的空腹血糖高于 10mmol/L 反映胰腺坏死,预后严重。

（6）血脂：AP 时可出现高三酰甘油血症,但也可能是 AP 的病因。

（7）血清正铁白蛋白：正常人和水肿性胰腺炎病人血清中测不到,出血性胰腺炎在起病 72 小时内即出现,故可用来鉴别两型胰腺炎。但其他原因所致腹腔内出血也可呈阳性反应,敏感性也差。

（8）其他：SPA 可有肾功能、肝功能、凝血功能、呼吸功能异常的化验表现。C 反应蛋白、乳酸脱氢酶、胰蛋白酶原激活肽(TAP)、胰腺炎相关蛋白(PAP)等也可升高。

4.影像学检查

（1）X 线检查：腹部平片可排除其他原因的急腹症,如肠梗阻可有液气平,胃肠穿孔可有膈下游离气体,胰腺钙化提示有慢性胰腺炎,胰区有气泡影则提示胰腺有脓肿。胸片可能见到一侧或双侧横膈抬高或胸腔积液。肺实质浸润较常见。肺间质绒毛状浸润性肺水肿而无心脏扩大预示发生 ARDS。

（2）超声波检查：是诊断胰腺疾病的重要手段。可了解胰腺病变,了解胆道是否有结石和扩张等。但 B 型超声常因急性胰腺炎时上腹部胀气而影响观察。

（3）CT 检查：可以明确胰腺炎的解剖范围、严重程度和局部并发症。表现为胰腺体积增大,边缘模糊。增强 CT 是目前诊断胰腺坏死的最佳方法,在静脉注射增强剂后,坏死区增强密度不超过 50Hu(正常区的增强为 50～150Hu),出血区密度可增高;胰腺包膜增厚掀起;胰腺周围积液,增强扫描对 SAP 的诊断、治疗和预后的判断有重要意义,CT 影像改变的严重程度与临床严重程度有平行关系。

（4）MRI：不比 CT 优越,适用于肾功能衰竭或严重过敏而不能接受静脉造影剂者。

**【并发症】**

1.局部并发症

（1）急性液体积聚：发生于 AP 病程的早期,位于胰腺内或胰周,通常靠影像学检查发现。多会自行吸收,少数发展为急性假性囊肿或胰腺脓肿。

（2）胰腺及胰周组织坏死：指胰腺实质的弥漫性或局灶性坏死,伴有胰周脂肪坏死。胰腺坏死根据感染与否又分为感染性胰腺坏死和无菌性胰腺坏死。

（3）急性胰腺假性囊肿：指 AP 后形成的有纤维组织或肉芽囊壁包裹的胰液积聚。少数触诊可发现,多数通过影像学检查确定诊断。常发生于起病后 3～4 周以后,数目不等,大小不一,常呈圆形或椭圆形,囊壁清晰。有时囊壁穿破可引起胰性腹膜炎。

（4）胰腺脓肿：发生于 AP 胰周组织的包裹性积脓,含少量或不含胰腺坏死组织。感染征象是最常见的临床表现。它发生于 AP 的后期,常在发病后 4 周或 4 周以后。有脓液存在,细菌或真菌培养阳性,含极少或不含胰腺组织,这是区别于感染性坏死的特点。胰腺脓肿多数情况下是由局灶性坏死液化继发感染而形成的。

2.全身并发症

（1）呼吸系统并发症：可发生肺不张、肺炎、胸腔积液、急性肺损伤——呼吸窘迫综合征(ARDS)。

（2）肾脏并发症：开始可有少尿、蛋白尿、镜下血尿和管型尿,BUN 增高。急性肾缺血如果没有及时纠正可迅速发展为急性肾衰。

（3）心脏并发症：心包积液、心律失常、心力衰竭。心电图可有相应改变。

（4）胰性脑病：可出现定向障碍、意识模糊、激动、妄想和幻觉。脑电图可有异常改变。常为一过性。

（5）消化道并发症：上消化道出血常由于胃、十二指肠粘膜糜烂或应激性溃疡,或由于门-脾静脉栓塞引起食管静脉破裂。下消化道出血可由于结肠梗死。还可发生肠麻痹、肠梗阻、肝功能损害及各种胰瘘。

(6)血液凝固异常:由于胰酶引起高凝状态。可引起血管内血栓形成,严重者发生 DIC 和出血。

(7)代谢异常:低钙血症、高脂血症、高血糖、糖尿病酮症酸中毒、非中毒性糖尿病昏迷。

(8)败血症:病原体多数为革兰阴性杆菌。

(9)真菌感染:多发生于使用抗生素时间较长的患者。

(10)其他:少数患者可遗留轻度永久性糖尿病,极少数病人发生胰性猝死。

**【诊断】**

1.急性胰腺炎诊断依据　急性腹痛伴有不同程度的腹膜炎体征;血尿淀粉酶升高并排除消化道穿孔、机械性肠梗阻等其他急腹症;有影像学检查支持。

2.病情严重度分级

(1)轻型急性胰腺炎:仅引起轻微的脏器功能紊乱,没有严重腹膜炎体征及严重的代谢紊乱。对及时的液体治疗反应良好,临床体征、实验室检查迅速恢复正常。

(2)重症急性胰腺炎:是指 AP 伴有脏器功能障碍,或出现坏死、脓肿或假性囊肿等局部并发症者,或两者兼有。腹部体征明显,包括有明显的压痛、反跳痛、肌紧张、腹胀、肠鸣音减弱或消失,可有腹部包块,偶见腰肋部皮下瘀斑征(Grey-Turner 征)和脐周皮下瘀斑征(Cullen 征),可并发一个或多个脏器的功能障碍或(和)严重的代谢功能紊乱。如果 Ranson 标准有 3 项或以上、APACHE Ⅱ评分在 8 分或以上、有休克、肾功能不全、呼吸功能不全中的一项或以上、Balthazar CT 分级系统在 Ⅱ级或以上,均可诊断为重症急性胰腺炎。根据 SAP 有无脏器功能障碍又可以分为两级:无脏器功能障碍者为 Ⅰ级,伴有脏器功能障碍者为 Ⅱ级。

临床上 20%～30%的急性胰腺炎为重症急性胰腺炎,预后较差,出现 MOSF 的急性胰腺炎患者的病死率超过 54%。为了对重型患者尽早加强治疗,改善预后,有必要争取在发病早期鉴别出这些高危患者。仅凭临床症状和体征,在入院时常不能明确胰腺炎是否为重型。迄今尚没有单一的生化或血液学检查能够在入院 48 小时内准确地判断出病情和预后。

美国使用的 Ranson 评分系统和在欧洲使用的 Glsgow 的评分系统能够较准确地估计急性胰腺炎患者是否为重型,但是临床上常不能完整地采集这些数据,有时也难以明确胰腺炎的病因是酒精性或是胆源性,而且完整采集这些数据需要 48 小时的时间,而在这一期间对暴发型的胰腺炎积极的救治是非常重要的。腹腔灌洗液的检查可快速估计病情的轻重,但在胆源性胰腺炎中结果不可靠;动态增强 CT 是诊断胰腺炎和局部并发症的最好手段,还可用于指导经皮导管引流。B超对 SAP 的诊断符合率较 CT 低,但对胆源性病因诊断帮助较大。MRI 在提示引流的可行性方面优于 CT,但 CT 更容易获得且比 MRI 经济。CT检查虽然可准确地发现胰腺的坏死,但不能常规应用于估计预后,也不能用于随时监测病情的发展。目前国内最常用的评价 SAP 病情严重程度的方法有 Ranson 标准及 APACHEⅡ评分法。

今后的趋势是将 Ranson 标准与影像学评分和器官衰竭评分等进行综合评价。Ranson 评分系统中重型急性胰腺炎危险因素是根据患者发病入院时年龄、白细胞数、空腹血糖、血 LDH、血 ALT 以及入院后 48小时细胞比容下降程度、血尿素氮升高、血钙下降、血氧分压、剩余碱以及体液增多或丢失量等为标准,具有 0-2 项为轻型,3-11 项为重型(Ranson 评分项目)。影像学评分主要依照 Balthajar CT 分级系统,正常胰腺为 A 级(评分为 0 分);胰腺局限性或弥漫性肿大为 B 级(1 分);除 B 级表现外还有胰腺周围结缔组织的炎症改变为 C 级(2 分);除以上病变外胰腺合并有单发性积液区为 D 级(3 分);胰腺周围有 2 个或多个积液积气区为 E(4 分);当胰腺坏死范围有<30%时加 2 分;30%～50%加 4 分;>50%加 6 分。此时严重程度指数分三级:0-3 分为 Ⅰ级;4-6 分为 Ⅱ级;7-10 分为 Ⅲ级;出现一个或一个以上脏器功能衰竭均为重症急性胰腺炎。

3.病程分期　急性胰腺炎全病程大体可以分为三期,但不是所有患者都有三期病程。有的只有第一期,有的有两期,有的有三期。

(1)急性反应期:自发病至10天或者2周左右,常有休克、呼衰、肾衰、脑病等主要并发症。

(2)全身感染期:2周～2个月左右,以全身细菌感染、深部真菌感染(后期)或双重感染为其主要临床表现,可有胰腺坏死感染、胰腺脓肿形成。

(3)残余感染期:时间为2～3个月以后,主要临床表现为全身营养不良,存在后腹膜或腹腔内残腔,引流不畅,窦道经久不愈,伴有消化道瘘。

4.鉴别诊断　AP必须与有上腹痛、恶心、呕吐表现的许多疾病相鉴别。如急性胃肠炎、溃疡病急性穿孔、胆石症急性胆囊炎、心肌梗死、急性肠梗阻等。另外要与以下少见疾病鉴别。

(1)缺血性肠系膜血管性疾病:是指由于肠系膜动脉或静脉阻塞导致的一种急腹症。腹痛剧烈,可有腹肌紧张、压痛和反跳痛。其临床表现可与急性胰腺炎相似,亦可出现血、尿淀粉酶的升高,重者可被误诊为SAP。应该及时进行腹部超声、增强CT检查,必要时进行血管造影检查。

(2)腹主动脉瘤:10%～50%腹主动脉瘤患者可出现腹痛,易误诊为AF等多种急腹症。腹痛原因可能为主动脉夹层血肿使腹腔脏器的血液供应不足,刺激交感神经或因血液渗入腹腔引起腹膜炎症所致。夹层破裂时可出现腹部瘀斑等出血坏死性胰腺炎的体征。CT和彩色多普勒超声检查对明确诊断有重要帮助。

(3)过敏性紫癜:是一种常见的变态反应性出血性疾病,可导致广泛的小血管病变,使小动脉和毛细血管通透性增加,从而产生炎性渗出、水肿及出血,严重时可发生坏死性小动脉炎,使胰腺的血运发生障碍,可出现继发性改变,表现为胰腺增大,血、尿淀粉酶增高。若以腹痛为首发症状,易误诊为AP。本病多见于青少年,成年人相对少见。

【治疗】

1.胆源性急性胰腺炎的治疗

(1)首先要鉴别有无胆管梗阻病变:凡伴有胆管梗阻者(B超、CT提示胆管扩张直径大于7mm或有结石,ALT>60U/L有黄疸而胆红素大于41μmol/L,寒战,发热等急性胆管炎症状),应该尽早急诊手术(24～72小时内)以解除胆管梗阻。手术方式可选择经十二指肠镜下行Oddi括约肌切开取石或(和)鼻胆管引流以及开腹手术(包括胆囊切除、胆总管探查,根据需要可加作小网膜胰腺区引流)。根据病人的耐受程度(包括病情的严重程度)和手术复杂程度选择手术方式。有条件的应首先选择十二指肠镜下行Oddi括约肌切开取石(特别是老年、体弱的病人),除非内镜治疗不能解除胆管梗阻或者有胰腺坏死感染、胰腺脓肿、腹腔渗出非常严重的暴发型急性胰腺炎等情况。

(2)无胆管梗阻者先行非手术治疗:待病情缓解后(症状消失、血淀粉酶恢复正常)作胆石症手术,大多数作胆囊切除术,可采用腹腔镜胆囊切除术或开腹胆囊切除术,争取行术中胆管造影,发现或怀疑有胆总管结石者,应探查胆总管,以免复发。

(3)胆源性急性胰腺炎以胰腺病变为主者:治疗原则与非胆源性急性胰腺炎相同。

2.非胆源性急性胰腺炎治疗原则　根据病程的不同期别,采取不同的治疗措施。重点是加强监护,纠正血液动力学异常,营养支持,防治休克、肺水肿、ARDS、急性肾功能障碍及胰性脑病等严重并发症。

(1)防治毛细血管渗漏综合征(CLS):毛细血管渗漏综合征的实质为毛细血管内皮受损,毛细血管通透性增加,大量血浆蛋白渗透到组织间隙,从而出现低蛋白血症、急性肾缺血、低血容量休克等。在治疗初期要积极补充血容量,输液的成分要提高胶体的比例,胶体可以选择羟乙基淀粉(706代血浆)(但要≤1000ml/日)、血定安、血浆或人血白蛋白,输入的液体量个体差异较大(至少2200ml/日,高者可达

10000ml/日），关键要根据肺动脉嵌压（PAWP）或中心静脉压（CVP）来调整。在输液体时要注意纠正水和电解质紊乱（钠、钾、氯、钙、镁、磷）。

（2）预防性抗生素应用：预防性应用抗生素能减少感染并发症，一旦明确为重症胰腺炎，即可预防性给予抗生素治疗。主要针对肠源性革兰阴性杆菌，应采用能通过血胰屏障的抗生素，如喹诺酮类＋甲硝唑或头孢他啶＋甲硝唑或头孢哌酮/舒巴坦或亚胺培南（泰能）等。对于革兰阳性葡萄球菌感染可以用万古霉素。重度胰腺炎长期使用广谱抗生素特别容易发生深部真菌感染。凡是两个系统以上为同一真菌菌株感染的即可以诊断深部真菌感染并要进行抗真菌感染治疗。广谱抗生素使用超过 5 天也应该使用抗真菌药物来预防真菌感染。氟康唑为一线用药（可以静脉滴注 100mg～200mg/日）。两性霉素 B 为二线用药，用法为第 1 天 1mg～2mg 静脉滴注，然后据病情每日增加 2mg～3mg，在 5～7 天达到治疗量（16mg～25mg/日）。

（3）胰腺休息疗法：禁食、胃肠减压、$H_2$ 受体阻滞药或者质子泵阻滞药、使用生长抑素（善宁皮下注射或者静脉滴注，施他宁静脉滴注，一般使用 5～7 天）。重症急性胰腺炎的胰腺休息疗法过去需要 1～2 个月，现在随着促进肠道运动和减少肠道细菌异位措施的采取，胰腺休息疗法的时间已经明显缩短。

（4）防治多系统脏器功能衰竭

1）急性呼吸窘迫综合征（ARDS）：此症是 SIRS 在肺部的表现。用面罩高流量吸氧；当呼吸频率大于35 次/分、在吸氧流量达 6L/分时 $PAO_2 \leqslant 10.67kPa$（80mmHg）而无左心功能不全时就要考虑急性肺损伤的存在，可以开始机械辅助通气治疗：应用最佳呼气末正压（Best PEEP）使得 $FiO_2 < 40\%$ 时 $PAO_2 \geqslant 8kPa$（60mmHg）；早期及时足量使用激素：用甲泼尼龙 160mg～320mg/日，重者连续 3～5 天，轻者 1～2 天。当PAWP 或 CVP 恢复正常时，应该在补充胶体的情况下严格限制入水量。

2）急性肾功能不全：当 PAWP 或 CVP 恢复正常，仍然少尿时，应该在补充胶体的情况下严格限制入水量；当血 BUN，血钾迅速升高或血钾高于 6.5mmol/L，应该进行血液透析或者血液滤过透析。

3）弥漫性血管内凝血（DIC）：高凝期：凝血时间和部分凝血活酶时间缩短，血小板粘附率和血液粘滞度增高，应该使用肝素（最好用低分子肝素）＋血小板抑制药物（双嘧达莫、低诺平等）。

消耗性低凝期：血小板减少、凝血酶原时间和部分凝血活酶时间均延长、纤维蛋白原减少、3P 试验或DD 二聚体阳性，应使用肝素＋补充凝血因子＋输注血小板。

继发性纤溶期：早期 3P 试验阳性、后期 3P 试验阴性、优球蛋白溶解时间明显缩短（ELT<90 分），应该使用肝素＋补充凝血因子＋抗纤溶药物治疗。

4）中枢神经系统功能障碍：急性胰腺炎急性全身反应期中枢神经系统功能障碍者，予 20％的甘露醇250ml～500ml 加压 30～60 分钟内静脉输注，每 4～6 小时 1 次，也可以用 20％的甘露醇 250ml 与 50％的葡萄糖 60ml 每 3～6 小时交替使用 1 次。此外，在用 20％的甘露醇后可以给予呋塞米（速尿）每 1～1.5 小时静脉或者肌内注射 1 次。还可以戴冰帽、充分给氧、输白蛋白、机械通气等。胰腺性脑病的治疗包括急性胰腺炎的治疗，大剂量补充维生素 B，用氯丙嗪等抗精神病药物，降颅内压，用胞二磷胆碱恢复神经细胞功能，高压氧疗等。还应该针对相应的原因进行治疗。

5）肝功能障碍：本病引起的肝功能障碍常与持久存在的内毒素血症和胆管梗阻有关。存在胆管梗阻者应该尽快解除梗阻，存在内毒素血症者应该进行选择性肠道去污治疗：口服乳果糖 30ml～50ml/次，3次/日，以保持每日 2 次糊状便为宜。抑制肠道细菌的方法有新霉素 1g～2g/日，口服，甲硝唑 0.2g，口服，4次/日，氟喹诺酮类等。同时可以加用微生态制剂，如双歧杆菌、乳酸杆菌、肠链球菌和优球菌等。

6）间质性肺水肿（左心衰）：对于肺动脉嵌压或中心静脉压高于正常者应立即给予静脉扩张药，如吗啡5mg～10mg 静脉注射，硝酸甘油 20μg～50μg/分钟微量泵静脉滴注，或 Isukit 20μg～50μg/分微量泵静脉滴注或消心痛(硝酸异山梨酯)片 5mg～10mg 舌下含服,血压稳定的患者可同时静脉给予强利尿药;对于肺动脉嵌压或中心静脉压低于正常者,应先给予大剂量激素和胶体,待肺动脉嵌压或中心静脉压恢复正常后再静脉给予强利尿药并继续补充胶体;对于肺动脉嵌压或中心静脉压在正常范围者应静脉给予强利尿剂同时补充胶体。

(5)营养支持:在急性胰腺炎的初期(轻者 2 天内,重者 2 周内)首选全胃肠外营养(TPN)。每日供给的热量为 125～145kJ/kg,氨基酸 2.5g～3.0g/kg。脂肪乳并不刺激胰腺的外分泌,脂肪乳输注是安全有效的。但对于已经有高脂血症的患者慎用脂肪乳,持续高脂血症常提示预后不良。在急性胰腺炎的中期(约 3 天～1 个月),血淀粉酶恢复正常,病情稳定,肠功能恢复(有肛门排气、排便、肠鸣音恢复),后进行部分胃肠外营养(PN)＋部分肠内营养(PEN)。一些临床对照研究显示,肠内营养(EN)对急性胰腺炎安全、有效、经济,建议发病 48 小时内就可以进行,可按如下原则应用 EN:低脂、高氮和远离屈氏韧带。通常在住院第 2～3 天可经 X 线引导下(或者内镜引导下)置入鼻腔肠管,证实其头端达到理想位置后给予要素膳或半要素膳。如果病人能够较好地耐受,就可以全部肠内营养(TEN)。注意在肠内营养时应该由少量→半量→全量,营养液体的浓度由 0.5kcal/ml→1kcal/ml,输入速度要用输液泵来调控,保持营养液体在适当的温度,同时静脉补充血白蛋白,全部需要量为每天 0.6g/kg,静脉可以补充 10g～20g/天。严重低蛋白血症者可以加用生长激素。重症急性胰腺炎长期全胃肠外营养的患者应使用谷氨酰胺(Gln)。谷氨酰胺可防止肠粘膜萎缩,维护肠粘膜屏障功能,减少肠道细菌异位,促进淋巴细胞的增殖和巨噬细胞的吞噬功能,抗再灌注损伤等,还可使用谷氨酰胺二肽(力肽)、麦滋林等。

(6)中药治疗:禁食并不禁口服中药。柴芍承气汤(柴胡 10g,白芍 10g,黄芩 10g,枳实 10g,厚朴 10g,玄明粉 10g,生大黄 10g 后下)150ml,口服每日 2 次,5～7 天。开水 50ml 加中药生大黄 15g～20g,浸泡数分钟后胃管内灌注(注入后夹管 1 小时)或直肠内滴注,每日 2 次。

(7)其他治疗:①控制血糖,在输液时注意加用胰岛素。②改善微循环,临床上可以使用肝素、丹参注射液、小剂量出莨菪碱、低分子右旋糖酐等,但目前尚处于探索阶段。③重症急性胰腺炎急性全身反应期的短时血液滤过(SVVH)和持续血液滤过(CVVH),应用指征为发病 72 小时内,暂时无胆管梗阻,胰腺坏死感染等手术指征,无慢性房颤和严重出血倾向,无高脂血症。如果病人脉搏＜90 次/分、呼吸＜20 次/分、体温＜38℃时应该停止血液滤过。

(8)中转手术治疗:在非手术治疗过程中,若怀疑有感染(胰腺坏死面积大于 30％、腹腔渗出较多、体温≥38℃,WBC≥$20×10^9$/L 和腹膜刺激征范围≥2 个象限、甚至有脏器功能衰竭者,或 CT 上出现气泡征)时,则要作 CT 及 CT 引导下细针穿刺术,判别胰腺坏死及胰外侵犯是否已有感染。对细针穿刺抽吸物涂片找到细菌者,可判为坏死感染(也要注意假阴性)。凡证实有感染者,且作正规的非手术治疗已超过 24～48 小时病情仍无好转,则应立即 ERCP＋Oddi 括约肌切开,然后开腹手术治疗;若过去的非手术治疗不够合理和全面,则应加强治疗 24 小时,病情继续恶化者应行 ERCP＋Oddi 括约肌切开,然后开腹手术治疗(包括坏死组织清除术加局部灌洗引流,必要时胆总管探查加 T 型管引流,甚至行胃减压性造口和空肠营养性造口)。在急性全身反应期应该严格掌握手术适应证,避免不当手术创伤和继发感染所引起的第二次创伤。但也不要忽视手术治疗,特别是暴发型急性胰腺炎患者,手术治疗最晚不要超过 48 小时。

(9)局部并发症的治疗原则

1)急性液体积聚:多会自行吸收,无须手术,也不必穿刺,使用中药朴硝外敷可加速吸收,500g 朴硝装在棉布袋内作腹部大面积外敷,每日更换 2 次。

2)胰腺及胰周组织坏死感染:经加强治疗 24 小时反应不佳,一般状况继续恶化时应即行坏死组织清除术及局部灌洗引流。对无症状的无菌坏死应严密观察,不要急于穿刺或手术。

3)急性胰腺假性囊肿:囊肿小于 6cm,无症状,不作处理,随访观察;若出现症状或体积增大可先行经皮穿刺引流;若继发感染则行外引流术;囊肿大于 6cm,作 B 超、CT、MRI 检查证实确实无感染坏死组织块者,可作经皮穿刺引流术。囊肿经过 3 个月仍不吸收者,作内引流术;术前可行 ERCP 检查,明确假性囊肿与主胰管的关系。

4)胰腺脓肿:胰腺及胰外侵犯区经临床及 CT 证实有脓肿形成者,应立即手术引流。

5)肠外瘘:十二指肠或空肠瘘可采取持续双腔管低压负吸引流,有自愈的可能。结肠瘘宜行近端造口以减轻胰周病灶的感染,然后再行 2 期手术。

(10)手术指征:①胆源性急性胰腺炎有胆管梗阻,根据患者的耐受程度(包括病情的严重程度)和手术复杂程度选择手术方式。有条件的应该首先选择十二指肠镜下行 Oddi 括约肌切开取石(特别是老年、体弱的病人)。②暴发型急性胰腺炎腹胀显著,全身情况急剧恶化者,应该急诊手术。③胰腺坏死伴感染,经过积极的内科保守治疗 24 小时无好转应转手术治疗,手术治疗最晚不要超过 48 小时。④胰腺脓肿需要及时的手术引流,不应该无限期的保守治疗或者穿刺引流。⑤急性胰腺假性囊肿大于 6cm 伴有症状;或者虽然囊肿小于 6cm,但随访发现症状加重,体积增大可先行经皮穿刺引流术,若继发感染则行外引流术。⑥腹腔内或创伤面大出血应急诊手术治疗。⑦肠外瘘经过保守治疗无效者择期手术治疗。

(陈洪庆)

# 第二节 慢性胰腺炎

慢性胰腺炎(CP)是一种常见疾病,又称为慢性复发性胰腺炎,是指胰腺腺泡和胰管慢性进行性受损和纤维化的病理过程,常伴有钙化、假性囊肿、胰岛细胞减少及萎缩。本病的特征为反复发作的上腹部疼痛,伴有程度不同的胰腺外分泌和内分泌功能失调,胰腺实质发生各种进行性不可逆的组织病理学改变。每年发病率为 3.5～4.0/10 万。

## 【病因】

1.酗酒 长期酗酒是主要的病因之一,每天摄入乙醇 150g,持续至少 4～5 年,可以引起慢性胰腺炎。在西方国家较常见,占 70%～80%。

2.胆道疾病 慢性胰腺炎常伴随胆道系统疾病,包括胆石症、胆系感染或胆道蛔虫等。在国内胆道疾病是最常见的病因,占 40%～50%。

3.急性胰腺炎后遗症 坏死感染的急性胰腺炎可引起胰管狭窄而导致慢性阻塞性胰腺炎。

4.胰管结石 长期酗酒可以引起"胰石蛋白"(PSP)在胰液总蛋白中的比例下降而形成胰管结石。

5.遗传因素 遗传性胰腺炎在我国较少见,发病年龄在 15 岁以下,平均为 10 岁,男女均可发病,有家族史,是一种常染色体显性遗传性疾病,某些患者发现有遗传性胆管括约肌肥大,导致狭窄或阻塞。胰头部狭窄的胰管变长易造成阻塞和钙化,这种解剖异常在发病学上具有重要意义。另外,导管内蛋白沉淀特别常见,可能是由于胰液内有一种异常蛋白——乳铁蛋白。

6.其他因素 先天性胰腺分离畸形,还有蛋白质缺乏、甲状旁腺功能亢进、胰腺创伤等。

## 【病理】

慢性胰腺炎的主要病理变化是正常胰腺组织被大量纤维组织所代替。早期局限于外分泌腺处,晚期累及胰岛,病变是不可逆的。胰管早期正常,晚期管腔内皮细胞坏死,纤维组织增生,管腔狭窄或(和)扩张,胰腺组织内可有钙化和假性胰腺囊肿形成,胰管内可有结石。慢性胰腺炎分为三型:①慢性钙化性胰腺炎,此型最多,特点为实质纤维化伴有胰管结石、蛋白阻塞或损伤。②慢性阻塞性胰腺炎,主要原因是主胰管阻塞,特征是胰管不规则扩张,胰泡因纤维化而萎缩。③慢性炎症性胰腺炎,此型主要特点是胰腺纤维化,单核细胞浸润和腺体萎缩。可伴有其他自身免疫性疾病,如干燥综合征、原发性硬化性胆管炎等。

**【诊断】**

1.症状

(1)腹痛,90％以上的患者以腹痛为主要症状,平常多为隐痛,发作时为持续性剧痛,疼痛多位于剑突下偏左,常向腰背部束带状放射,蹲曲位疼痛可稍微缓解。

(2)消瘦。

(3)不耐受油腻食物和有脂肪泻。

(4)后期可有糖尿病的表现。慢性胰腺炎如果腺体损伤80％以下,可能不发生糖尿病,但糖耐量降低较脂肪泻更常见。因为同时损伤分泌胰高血糖素的细胞,如果外源应用胰岛素导致低血糖时,因胰高血糖素缺乏而不能使血糖恢复正常水平,因此必须补充葡萄糖。

(5)少数病人因为胰头纤维增生可压迫胆总管下端而出现黄疸。

2.体征　除消瘦外多无其他明显体征。少数病人有上腹部深压痛,偶尔在上腹部偏左触及边界不清楚的包块(增厚的胰体或者假性胰腺囊肿)。

3.化验检查

(1)血、尿淀粉酶:在急性发作期可以升高,但在发作间隙期或者慢性期多正常。

(2)粪脂肪检查:有胰腺外分泌障碍的患者粪便显微镜下可见到脂肪球,苏丹Ⅲ染色阳性,定量测定粪便脂肪含量有增加。

(3)胰腺内外分泌功能测定:①胰功肽(BT-PABA)试验,口服胰功肽后,在小肠内被糜蛋白酶分解释放出PABA(对氨苯甲酸),后者经小肠吸收后由由肾脏排出。因此给0.15g BT-PABA口服后,测6小时尿内PABA回收率能间接反应胰腺分泌糜蛋白酶的水平。慢性胰腺炎时,尿中排出率明显减少。正常排出60％～70％。②促胰酶素-胰泌素(PS)试验,空腹十二指肠插管,在静脉注射胰泌素和促胰酶素后,收集十二指肠液,测定其胰液分泌量、碳酸氢盐浓度、胰淀粉酶,当胰腺腺泡被破坏或者胰管阻塞时,三项指标均异常降低。类似的方法还有胆囊收缩素—肠促胰酶素试验(CCK-PZ)。虽然这两种方法较敏感,但有创伤,费用高,国内较少使用。③LUND试餐试验:空腹十二指肠插管,在受试者口服试餐(含一定比例的脂肪、蛋白质和糖的食物300ml)后收集十二指肠液测定胰蛋白酶活力,胰腺外分泌功能低下时胰蛋白酶活力下降。④餐后2小时血糖测定及葡萄糖耐量试验可反映胰岛内分泌功能,严重者血糖、尿糖明显增高。

4.影像学检查　只有在慢性胰腺炎已经发生组织结构改变时影像学检查才能阳性。在腹部X线平片上有时可见到胰腺钙化点和沿胰管方向排列的结石;十二指肠低张造影有时可见十二指肠系膜侧肠壁僵硬,粘膜皱襞消失,十二指肠肠腔狭窄和外来压迹。腹部超声可发现钙化、结石、胰管扩张、胰腺外形局限性肿大或缩小,因纤维组织增生导致线状强回声,可有胰腺假性囊肿等超声影像,阳性率为60％。CT是诊断慢性胰腺炎的主要方法,可提示胰腺大小、形态、钙化、胰管扩张和假性囊肿,同时可发现合并症,如门静脉和脾静脉血栓、胃静脉曲张、脾脏受累情况、腹腔积液和胆管扩张。根据超声和CT影像学基础,剑桥会议提出了分级标准(表7-1)。

表 7-1 慢性胰腺炎超声和 CT 剑桥分级

| 分级 | 指标 |
|------|------|
| 正常 | 观察胰腺完全正常 |
| 可疑 | 一项异常征象：<br>主胰管 2mm～4mm<br>胰体为正常的 1～2 倍 |
| 轻/中型 | 上述一项加以下一项或多项：<br>囊腔<10mm<br>胰管不规则<br>局灶性急性炎症<br>实质异常<br>管壁回声增强<br>腺体或胰头形态异常 |
| 重型 | 轻或中型加以下一项或多项：<br>囊腔>10mm<br>管内充盈缺损<br>胰腺钙化<br>胰管阻塞（狭窄）<br>胰管扩张严重或不规则<br>邻近器官受累 |

ERCP 可以显示胰管狭窄和囊状扩张，典型表现为不规则串珠状扩张，并可以观察到造影剂的排空速度，阳性率为 85%（多数认为高于 CT），特异性在 90% 以上（表 7-2）。

表 7-2 慢性胰腺炎 ERCP 剑桥分级

| 分级 | 指标 |
|------|------|
| 正常 | 主胰管及分支均正常 |
| 可疑 | 主胰管正常；分支异常小于 3 个 |
| 轻型 | 主胰管正常；3 个以上分支异常 |
| 中型 | 主胰管异常；3 个以上分支异常 |
| 重型 | 主胰管异常；3 个以上分支异常；<br>加上以下 1 项或多项改变：<br>囊腔>10mm<br>胰管充盈缺损或钙化<br>胰管阻塞<br>严重胰管扩张或不规则 |

磁共振胰胆管成像（MRCP）：与 ERCP 比较二者均能发现管道扩张、狭窄和充盈缺损。MRCP 的缺点是不能直接观察钙化，优点是 MRCP 能同时检测胰管和实质。特别适用于因技术或其他问题不能接受 ERCP 的患者。但对胰腺癌的早期发现和慢性胰腺炎与胰腺癌的鉴别诊断是否优于 CT 检查尚无定论。正电子发射计算机体层摄影术（PET）可用于鉴别慢性胰腺炎和胰腺癌，其敏感性和特异性分别为 94% 和 88%，但费用昂贵。影像学引导下的穿刺病理学检查胰腺癌阳性率约为 90%。超声内镜（EUS）能够观察胰管扩张、小于 20mm 小囊肿和实质回声异常。敏感性和特异性可能高于 ERCP 和 CT，因为在慢性胰腺

炎 ERCP 和 CT 可能胰腺实质未见异常。CT、MRCP 和 ERCP 不能鉴别慢性胰腺炎和胰腺癌血管浸润。EUS 的优点是能够检查可疑的肿块和周围淋巴结,从而鉴别慢性胰腺炎和胰腺癌。

5.鉴别诊断　首先应鉴别腹痛是由慢性胰腺炎所致,还是由其他疾病引起的(如消化功能不良、消化性溃疡、胃恶性肿瘤、炎症性肠病、肠系膜血管疾病、胆石症和胰腺癌等疾病)。其次要区分脂肪泻是否由胰腺疾病所致。最后要除外胰腺癌。与胰腺癌的鉴别有时相当困难。依靠临床症状、化验检查、影像学检查有时不能分辨,甚至术中探查、术中超声检查都难以分辨,鉴别主要靠术中冰冻切片组织病理学检查,但胰头深部的癌可因活检深度受限制而出现假阴性。ERCP 细胞涮洗或 EUS 也可能确诊胰腺癌。如果细胞和组织学仍不能确诊,可行剖腹探查。

**【合并症】**

1.胰腺假性囊肿　慢性胰腺炎合并假性囊肿有以下几个主要机制:①胰管内压力增高,导致胰管穿孔,使胰液外渗于胰腺或周围而形成包裹,因为无活动性炎症,胰液通常相对清亮。②活动性炎症合并脂肪坏死,可能实质坏死,同时胰液从小胰管外渗,包裹于胰腺或周围组织,由于组织坏死,液体通常不是清亮的。假性囊肿并不一定有腹痛,但慢性胰腺炎同时有腹痛并发现假性囊肿,可能是腹痛的最主要原因。偶尔胰腺假性囊肿压迫胃可引起恶心、呕吐、厌食、早饱等症状,压迫胆总管可引起黄疸,压迫十二指肠可引起腹痛、呕吐。约 10% 的患者假性囊肿合并假性动脉瘤,造成危及生命的大出血。慢性胰腺炎合并假性囊肿通常需要外科手术,几乎所有患者术后腹痛消失,但几年后只有 50% 的病人腹痛仍缓解,疼痛复发主要由慢性胰腺炎本身引起,其他原因可能为假性囊肿复发,如同时发生胰腺癌。

2.上消化道出血　出血原因可能系贲门撕裂、胃炎、消化性溃疡等非特异性病因,但也可能由假性囊肿、假性动脉瘤、门脉或脾静脉栓塞等引起。假性囊肿出血多数为假性动脉瘤引起。ERCP 术后的出血多来源于囊壁。假性动脉瘤形成原因是慢性胰腺炎胰管破裂形成富含胰酶的假性囊肿,膨胀的假性囊肿压迫侵入附近的动脉而胰酶消化动脉壁。大多数动脉瘤见于慢性胰腺炎合并假性囊肿而不见于急性胰腺炎。累及的动脉有脾动脉、胃十二指肠、胰十二指肠动脉、肝动脉。慢性胰腺炎 5%～10% 合并假性动脉瘤。治疗后病死率仍为 10%～40%,不治疗病死率为 90%。出血可为慢性、间断或急性大出血,动脉瘤可侵入不同的结构,包括胰管、胆总管、脾、肝和胃肠道。假性动脉瘤可侵入假性囊肿,穿入腹腔后形成血肿或进入门脉引起门脉高压和食管胃静脉曲张。假性动脉瘤一经确诊,既使无活动出血也应治疗,因为再出血率和病死率均很高。近年来采取动脉栓塞治疗获得满意疗效,如无效再行手术治疗。

3.脾静脉血栓形成　偶有慢性胰腺炎合并肠系膜上静脉或门脉闭塞或同时合并脾静脉血栓形成。

4.胰腺钙化　胰腺钙化是不同类型胰腺炎的共同特征。慢性胰腺炎钙化是指胰管内钙化,必须除外胰腺其他疾病,如胰腺囊肿、血管瘤和血肿钙化。仅 50%～60% 钙化的患者有糖尿病或脂肪泻。另一些患者胰腺功能正常或接近正常。因此,发现钙化并不提示为胰腺疾病的终末期。

5.癌　许多研究发现胰腺癌与急性胰腺炎无关,但与慢性胰腺炎关系密切。慢性胰腺炎发生胰腺癌的概率为 4%～6%。慢性胰腺炎合并胰腺外肿瘤逐渐引起重视,发病率为 4%～12%,主要在上消化道和呼吸道。

6.胆总管梗阻　有 5%～10% 患者发生胆总管梗阻。原因通常是胰头的纤维化、假性囊肿压迫和胰头癌。要鉴别梗阻是否为假性囊肿所致可行导管引流,如数天后梗阻解除,则为囊肿所致。手术仍是主要的治疗方法,但也可采用内镜下塑料支架置入引流术。

7.十二指肠梗阻　约 5% 的患者有十二指肠梗阻。梗阻的原因主要为胰头的水肿、纤维化或胰腺的假性囊肿压迫。药物治疗对胰头水肿所致者有效。如果梗阻持续存在则应手术治疗。

8.胰瘘　胰腺外瘘可发生于胰腺活检、胰腺坏死、外科引流、手术损伤胰腺或周围结构的外伤。应用生长抑制激素类药物治疗安全有效,内镜下支架植入胰管引流也是有效治疗方法(4～6周取出支架)。慢性胰腺炎发生胰腺内瘘主要由于主胰管破裂或假性囊肿外漏。通常表现为胸、腹水,治疗多采用 TPN 和放胸水或腹水治疗。奥曲肽(善得定)对部分病人有效。近年,内镜下 STENT 的植入也取得了较好疗效。

9.其他　一些慢性胰腺炎可能合并消化性溃疡。机制可能是碳酸盐分泌减少。合并肝硬化的机制不清,可能与饮酒有关。少数慢性胰腺炎患者合并有骨病。在女性患者中有头骨软化和坏死的报道。这些可能与脂溶性维生素缺乏有关。在严重慢性胰腺炎有 50% 以上患者有维生素 $B_{12}$ 吸收障碍。还可以合并贾弟鞭毛虫病,如果脂肪泻通过补充胰酶不能纠正,应注意大便检查有无贾弟鞭毛虫。偶尔慢性胰腺炎可以合并横结肠或降结肠部分或完全狭窄,多与胰腺急性炎症直接影响结肠表面有关。

**【治疗】**

1.戒酒　必须终生戒酒,因为绝大多数术后复发与再次酗酒有关。

2.饮食控制　避免暴饮暴食,饮食要少脂肪、高蛋白、高维生素,并根据是否有糖尿病决定是否采取糖尿病饮食。

3.治疗胰腺内外分泌功能失调(替代治疗)　对于糖尿病可采取糖尿病饮食、口服降糖药或者注射胰岛素替代治疗。而外分泌功能失调可以用胰酶替代治疗,应该同时使用抑制胃酸的药物。生长抑素可以抑制胰液分泌而缓解疼痛,严重的病人可以长期使用,但短期小剂量使用效果差,而长期大剂量使用费用又昂贵并有注射局部疼痛等问题。

4.缓解疼痛治疗　可以适当使用一般止痛药物(非甾体类消炎药和麻醉剂)和长效抗胆碱药物,但要注意合理用药,避免止痛剂成瘾。同时可以使用抗抑郁药物。近年认为氧自由基衍生物在发生疼痛中起重要作用,故用氧自由基清除剂和抗氧化剂可产生止痛效果。严重的病人可以在超声内镜或 CT 引导下穿刺腹腔神经丛并注射糖皮质激素进行神经丛阻滞,也可以在腹腔镜下切除腹腔神经结或者切断交感链。

5.营养支持　进食后疼痛导致进食减少,进食减少导致营养障碍,而营养障碍又加重疼痛,为此对于病情严重的患者可以进行短期全肠道外营养。

6.内镜治疗

(1)胰管括约肌切开术:同时也是作为取石、扩张及置入内引流管的术前处置。适应证为胰管良性狭窄,胰管结石引起的反复上腹疼痛,保守治疗效果不佳者。切开方法与胆管不同,可使用针状、短金属丝拉式或推式切开,也可以先行常规 EST,胰管开口暴露后,再用针状刀将胰管括约肌切开。早期并发症为急性胰腺炎、局部出血,后期并发症为切口局部狭窄。

(2)胰石取出术:适用于胰头或胰体主胰管内的胰石,而对于二级胰管内的胰石及胰实质的钙化结石则无能为力。胰管括约肌切开后用球囊导管或胰管取石网篮取石。对于主胰管内大而硬的结石,胰管有明显扩张者可通过子母镜取胰石或者液电碎石;对于胰石大或胰石在胰管狭窄的尾侧端者可先进行体外震波碎石(ESWL),然后再内镜取石。严重的并发症有急性胰腺炎、败血症等。胰石清除率为 71%～100%。

(3)胰管内引流术:适应证为胰管梗阻和复发性胰腺炎,有长期慢性腹痛。引流管的放置不仅能引流胰液并有机械扩张狭窄部的作用。方法是切开胰管括约肌,插入亲水导丝,使导丝越过狭窄或越过胰石至胰体或尾部,沿导丝或导管套上引流管,推入至胰管合适位置。引流管在乳头外露部要有侧刺或呈猪尾形,防止向胰管内移位。因引流管难以从胰管脱出,故尾侧端不必带侧刺。引流管留置多长时间,有人认为应该留置到无效或出现并发症为止,甚至有人报道其引流管平均放置了 15 个月,最长达 34 个月仍然保持着良好的治疗效果;但也有人认为留置 1～3 个月为宜。主要并发症为逆行性继发性感染、胰腺脓肿或者引流管进入胰管内。

7.手术治疗　　也是对症治疗,其适应证有:①难以忍受的顽固性疼痛经过内科治疗仍然不能够缓解。②同时有胆总管或者胰管梗阻。③并发直径大于 6cm 的胰腺假性囊肿。④胰源性胸、腹水经过内科治疗无效。⑤存在十二指肠梗阻。⑥并发脾静脉栓塞。⑦无法排除胰腺癌,需要手术探查。

（陈洪庆）

# 第三节　复发性胰腺炎

由于诱发因素导致急、慢性胰腺炎反复发作,称复发性胰腺炎。复发性胰腺炎有两种类型。一是复发性急性胰腺炎,另一种是慢性复发性胰腺炎。前者是指反复发作急性胰腺炎每次缓解后其胰腺功能或组织学无异常,一般每次发作较轻,病程短,故能完全恢复,引起本病的最常见因素是胆道疾病。而后者则是指在慢性胰腺炎的基础上反复急性发作,此病可出现胰腺功能和结构上的改变,酗酒、遗传及甲状旁腺功能亢进是常见发病原因。两种复发性胰腺炎的鉴别要点见表7-3。

表 7-3　两种复发性胰腺炎的鉴别要点

| | 复发性急性胰腺炎 | 慢性复发性胰腺炎 |
| --- | --- | --- |
| 病因 | 多见于胆道疾病所致胰腺炎 | 多见于酗酒性胰腺炎 |
| 急性发作 | 发热、腹痛、体重减轻,血清淀粉酶显著升高,血糖也可升高 | 与前相似,但血清淀粉酶升高不显著,血糖则较高 |
| 腹部 X 线平片 | 一般阴性,偶见胆石 | 胰腺常示钙化 |
| 糖尿病 | 无 | 可有 |
| 胰泌素-胆囊收缩素试验 | 正常 | $HCO_3^-$、胰淀粉酶和胰脂肪酶分泌减少,胰外分泌容量也减少 |

急性发作时治疗同所述的急性胰腺炎一样。复发较频而又找不出病因者,一般需手术探查。可视术中查找到的病因治疗,应争取治愈。

（陈洪庆）

# 第四节　特发性胰腺炎

## 一、无痛性胰腺炎

本病是指胰腺炎不出现典型腹痛的症状,胰腺的纤维化和钙化导致的胰腺炎性病变。

典型者并没有胆道疾病或酒癖,也无其他病因可查,只因体重减轻、呕吐、腹泻而求医,或者腹平片有胰腺钙化。

不管病因如何,这类疾病只需内科治疗。脂泻宜用胰酶制剂控制,而高血糖可用一般降糖药物如甲磺丁脲 0.5g,每日 3 次;或格列本脲(优降糖)5mg,每日 1 次。

## 二、甲状旁腺功能亢进和胰腺炎

甲状旁腺功能亢进症可以是急、慢性胰腺炎的病因。

**【病因】**

1.甲状旁腺功能亢进(甲旁亢)的高血钙使磷酸钙在碱性环境沉淀,在胰腺细胞内和胰导管内出现磷酸钙沉淀,形成结石,导致胰管阻塞和胰腺炎。

2.胰蛋白酶原转化为胰蛋白酶有赖于钙的存在,高钙血症时活性胰蛋白酶增加,从而诱发胰腺炎的发作。

3.高钙血症使胰腺分泌阻断,胰腺细胞内酶原颗粒蓄积,腺泡细胞受损,从而引起胰腺炎。

4.甲状旁腺激素对胰腺的直接毒性作用,可引起胰腺内局灶性坏死。

5.血管异常和微血栓是一些胰腺损害的重要原因。在临床上常先诊断有胰腺炎,然后才诊断出甲旁亢,这促使一些作者提出甲旁亢继发于胰腺炎。

**【诊断】**

1.临床表现　本病的症状为非特异性的,涉及心血管、肾、胃肠道、神经、肌肉、骨骼系统。当甲旁亢与胰腺炎同时存在时诊断更为困难。有报道,甲旁亢并胰腺炎表现为癫痫持续状态或糖尿病酮症酸中毒。

2.实验室检查　是确诊本病的主要手段,主要有①血清钙或游离钙升高(血清钙$>3.75$mmol/L呈高钙危象)。②淀粉酶升高。③肾小管磷吸收降低。④低血磷,但在甲旁亢危象时由于肾小管损害、肾功能不全,血磷可正常或升高。⑤血清甲状旁腺素(PTH)升高,这有助于鉴别其他原因引起的高钙血症。X线检查明确有无肾结石、胰腺结石或消化性溃疡以及骨骼的改变,诸如骨质疏松伴骨囊肿、颅骨沙粒样改变或指骨骨膜下骨质吸收等有助于诊断。胰腺炎与甲旁亢并存时,甲状旁腺切除后多能改善胰腺炎症状和防止胰腺炎的进一步发作,这一点不支持甲旁亢继发于胰腺炎的观点。

**【治疗】**

确诊甲旁亢并胰腺炎后,治疗甲旁亢、纠正高钙血症应先于胰腺的任何手术,因甲状旁腺切除后可改善胰腺的炎性病变并防止其复发,同时还可避免手术后严重高钙血症的危险。对存在甲旁亢危象的患者应积极降低血钙水平,然后紧急行颈部探查手术去除病因。降低血钙的措施有:补充生理盐水,在纠正脱水的基础上给予①呋塞米(速尿)。②降钙素。③二磷酸盐(有引起器官钙化的危险,有的作者不主张使用)。

## 三、胆囊疾病引起的胰腺炎和乙醇性胰腺炎

胆囊疾病引起的胰腺炎和乙醇性胰腺炎都是临床上主要的胰腺炎病种。然而它们的病因、发病机制、临床表现和转归各有明显不同,所以鉴别很重要,见表7-4。

表 7-4　胆道疾病引起的胰腺炎与乙醇性胰腺炎的鉴别

| 鉴别项目 | 胆道病性胰腺炎 | 乙醇性胰腺炎 |
| --- | --- | --- |
| 病史 | 慢性胆石症和胆囊炎 | 慢性酒癖史 |
| 性别 | 女性多 | 男性多 |
| 胰腺炎类型 | 急性可逆性胰腺炎和复发性急性胰腺炎极少发展为慢性胰腺炎 | 常发展为慢性胰腺炎 |
| 腹平片 | 极少有胰腺钙化 | 常示胰腺钙化 |
| 病机和病理 | ①胆汁反流和胰消化酶的激活,在发病上起重要作用<br>②病变主要在大胰管。小胰管和腺泡的损害继发于大胰管病变 | ①病变主要起源于小胰管,是乙醇直接损伤和胰腺液分泌过多的联合结果<br>②有过多过稠酶蛋白在小胰管钙化形成结石沉积<br>③大胰管的损伤是继发的 |

## 四、家族性遗传性胰腺炎

本病是独立性疾病,与家族性遗传有直接关系。目前,至少有四种胰腺炎与遗传有关。

1.遗传性 Oddi 括约肌异常狭窄。

2.家族性高脂血症伴胰腺炎。

3.胆囊性纤维化。

4.代谢异常伴慢性复发性胰腺炎。

常在一个家族中有多人发病。常自幼年发生典型的急性胰腺炎,以后转为慢性复发性,逐渐导致胰腺的钙化、糖尿病和脂泻。男女比例为 1:1。钙化发生在主要胰管。Gerber 试行胰管空肠吻合术以疏通胰管的引流来治疗本病。

## 五、Oddi 括约肌狭窄与胰腺炎

本病分为原发性和继发性,原发性少见。为家族性 Oddi 括约肌肥厚或者原发性 Oddi 括约肌纤维化。二者均可引起反复急性胰腺炎的发作。

继发性 Oddi 括约肌狭窄指胆囊手术或可能在胆总管取出结石之后发生的病症。个别慢性胰腺炎也可能发生 Oddi 括约肌狭窄。

任何无酒癖的年轻人或有胆系手术史的患者出现反复急性胰腺炎发作者应考虑本病的可能。

本病主要是通过外科治疗,可行 Oddi 括约肌整形术或胆总管-十二指肠吻合术。

## 六、手术后胰腺炎

术后急性胰腺炎的发生率在 10% 左右,其发生原因多与手术引起的胰腺缺血、胰腺损伤、胆总管下段 Oddi 括约肌痉挛和水肿等因素有关。胰腺微循环障碍在急性胰腺炎的发病机制中,作为持续和加剧损害的因素,表现为胰腺小叶内动脉的痉挛、栓塞、血栓形成和间质水肿的压迫等因素而出现支配区域的胰腺缺血坏死。术中较长时间的低血压和对循环的干扰可影响胰腺的血流灌注。另外,剖宫产术后患者处于高凝状态,脏器移植术后大剂量应用免疫抑制剂和利尿剂者均存在高脂血症,成为术后急性胰腺炎诱发因素之一。胆道、胃、脾等手术操作可直接损伤胰腺组织,胰十二指肠切除术更不可避免地使残留的胰腺损伤,使胰腺的血运受到影响。有报道 ERCP 术引起高淀粉酶血症及急性胰腺炎发作。

**【诊断】**

本病临床表现与手术本身出现的症状易混淆。一般症状较严重,如发热、心动过速、白细胞增多、进行性肠麻痹、低血压和休克,同时有血清淀粉酶与脂肪酶活力明显升高,黄疸和炎症性假囊肿也常见。本病特点:

1.最初症状常于术后 48 小时内出现。

2.常发生严重休克。

3.有少尿或无尿。

4.高热。

5.血清淀粉酶显著升高。病死率高,预后差。

**【治疗】**

除一般性治疗外应强调以下几点:①完全胃肠外营养,患者血浆中各种氨基酸都明显下降,给予 TPN 可促进蛋白质合成,提高免疫功能,减少胰液分泌,有条件的可使用个体化营养液。②肾上腺皮质激素适用于伴有休克或 ARDS 的患者。③适当应用复方丹参、山莨菪碱等血管扩张药对改善胰腺的微循环障碍有益。④术后急性胰腺炎一旦发展为重症胰腺炎,尤其是伴有明确的感染指标,全身中毒症状重,手术治疗有重要意义。手术中应尽可能清除坏死组织,松解胰周围包膜,腹腔和胰床要充分引流。术后通过引流管持续冲洗和吸引效果是肯定的。

**【预防】**

腹部手术操作应轻柔,术中避免粗暴挤压胰腺。对病变脏器与胰腺粘连紧密时应耐心锐性分离胆道。手术中不要粗暴扩张 Oddis 括约肌。胆管向下冲洗时应避免高压。手术前要清洁灌肠,术后尽早活动,以促使肠功能恢复。叮嘱患者于术后恢复期避免暴饮暴食。

对于有胰腺疾病基础的患者在行 ERCP 时尽量避免损伤胰管开口。①选择性胰管显影次数应<3 次。②勿过量及过高压力注入造影剂,避免胰腺腺泡显影。③若合并胆管疾病,尤其是梗阻性炎症时应及时行引流术。④术前后应用小剂量抑制胰腺分泌的药物,如奥曲肽及生长抑素,可有效地预防。

# 七、高脂血症与急性胰腺炎

急性胰腺炎伴高脂血症是本病特点。在胰腺炎各病因中,高三酰甘油(甘油三酯,TG)血症仅占 13%~35%,而在高 TG 血症病人中,仅 14%~15%发生胰腺炎,病因多为饮酒、糖尿病、甲状腺功能减退、慢性肝病、妊娠以及较长期服用利尿药、雌激素、糖皮质激素、西咪替丁等药物。其机制尚不完全清楚。

**【诊断】**

1.血 TG 值显著升高 基础血 TG 值,即入院后空腹且尚未进行输液等治疗的血清 TG 值>11.30mmol/L 是最为重要的特征。

2.乳状血清 当血 TG 值>11.30mmol/L 时,血清无一例外地呈乳状。

3.血淀粉酶测定 约 50%的高脂血症性胰腺炎患者血淀粉酶测定值在正常范围,这是由于高 TG 血症患者血液内存在一种淀粉酶活性抑制物所致。

综上所述,血 TG 值>11.30mmol/L,或血 TG 值虽为 5.65~11.3mmol/L,但血清呈乳状的胰腺炎病人，应为"高脂血症性胰腺炎"；而血 TG 值在 1.70～5.65mmol/L 者，因未构成胰腺炎病因，则应称为伴高三酰甘油血症的胰腺炎。

**【治疗】**

治疗高脂血症性胰腺炎的一个关键措施在于降低 TG，血浆 TG 浓度若能降至 5.65mmol/L 以下可减轻腹痛。禁食、降脂药物、去除 TG 升高的继发性因素可使 TG 迅速降低，若效果不明显，可采用血浆置换或血滤的方法来清除 TG。

肠外营养支持是急性（重症）胰腺炎综合治疗的重要组成部分。对血 TG 值升高的胰腺炎患者施行肠外营养应用脂肪乳剂，应区别下列两种情况：①高脂血症性胰腺炎，不应输注脂肪乳剂，否则会使血 TG 水平进一步升高，加重胰腺病理进展。待肠功能恢复后及早过渡为空肠营养，并经空肠给予降脂药物，使血 TG 值降至 5.65mmol/L 以下。②伴高三酰甘油血症的胰腺炎，脂肪乳剂的应用可遵循血 TG 值在 1.7～3.4mmol/L 者用脂肪乳；血 TG 在 3.4～4.5mmol/L 者慎用脂肪乳；血 TG 值＞4.5mmol/L 者不用脂肪乳的原则。过程中定期复查脂乳廓清试验，阳性者及时停用。在缓解期，为避免 AP 再次发作，应避免接触各种继发性因素，并控制饮食，为尽快降低血脂浓度，如协同使用降脂药物，使 TG＜5.65mmol/L，可消除发生 AP 的危险。

## 八、其他原因引起的胰腺炎

1.妊娠和分娩　妊娠和分娩可伴发胰腺炎，可能与胆石或胆汁淤积有关。

2.寄生虫感染　胆管蛔虫症可伴发急性胰腺炎，华支睾吸虫也可引起急性胰腺炎，血吸虫病也可累及胰腺。

3.Crohn 病　十二指肠 Crohn 病也可并发急性胰腺炎，引起十二指肠液反流。X 线检查示十二指肠僵直狭小，有钡剂反流入胆总管及胰管为其特征。

4.药物引起的胰腺炎　如皮质激素、氢氯噻嗪、硫唑嘌呤或柳氮磺胺吡啶可并发急性胰腺炎。

5.癌引起的胰腺炎　癌晚期，包括胰腺本身的癌可诱发急性胰腺炎。

（陈洪庆）

# 第五节　胰腺脓肿

本病主要是急性胰腺炎坏死组织或其假囊肿继发感染的结果。

**【诊断】**

1.临床表现　假性胰囊肿感染或胰腺脓肿一般发生在急性胰腺炎发病 3 周之后。在急性胰腺炎的治疗过程中，如果症状不断加重，持续发热 38℃以上，表现为腹痛、腹胀，中毒性休克或治疗一度好转，症状又很快加重，发生腹痛、高热、腹部包块时多为此症。但胰腺脓肿的早期症状与体征很不典型，上腹部疼痛、局部压痛、发热和白细胞增高与急性坏死性胰腺炎酷似，所以应强调上腹部可触及压痛性包块是胰腺脓肿最具有价值的体征，临床上 40%～60%的患者具有此体征。

2.X 线腹平片检查　在胰腺区见有多个"皂泡"样透明区，胸透或胸片可见左侧或右侧胸腔积液，有的呈膈肌抬高。腹部出现肿块时，钡餐检查提示胃前方或右侧受挤压，有的呈现十二指肠曲增大或出现十二指肠麻痹现象。

3.超声波检查　见有液平的脓腔。

4.脓肿穿刺检查　其穿刺适应证为：①高度怀疑胰腺脓肿。②体温高于38.5℃或恢复期再发热。③白细胞＞$15×10^9/L$。④菌血症。⑤B超或CT证实胰腺囊性肿块。穿刺液涂片染色检查有细菌,是诊断胰腺脓肿、指导临床治疗的依据。

【治疗】

胰腺脓肿非手术治疗的病死率为100％,所以本病诊断一旦明确即应手术治疗。

1.穿刺引流　可以首先采用经皮穿刺插管引流的方法。部分患者通过引流可获得治愈,避免了手术引流。胰腺脓肿的经皮穿刺置管引流术可应用于下列情况：①对脓毒血症以及病情不稳定的患者,进行暂时的减压和引流,以改善患者的一般状况,为进一步手术做准备。②坏死组织清创术后再发脓肿,特别是二次手术有困难者。③其他部位,如盆腔及肠系膜,继发于胰腺炎的脓肿,不含或仅含少量的坏死组织碎块。④选择性地应用于不含半固体状坏死组织的胰腺或胰周的单房性脓肿,特别是发病时间与引流时间间隔较长,坏死组织已充分液化者。

2.手术清创引流　包括经腹膜后清创引流、经腹清创同时经后路引流、部分胰腺切除及填塞、预防性胰腺切除术。一般认为不管采取何种清创手术,都应达到脓肿充分显露,脓腔完全敞开,胰腺、胰腺周围及腹腔内坏死组织彻底清除。

由于胰腺脓肿具有多发性和广泛性的特点,胰腺脓肿术后复发率高(11％～43％),术中须仔细探查,彻底清创,术后给予有效抗生素控制感染,脓腔引流管给予生理盐水加抗生素持续灌洗。术后应注意改善营养状况,辅助给予清热除湿,通里攻下的中药。这些对促进残余脓肿的吸收,防止脓肿复发,使病人早日康复有一定的作用。

（齐社成）

# 第六节　胰腺良性肿瘤

不损害胰腺内、外分泌功能的实体瘤或囊性的腺瘤为胰腺的良性肿瘤。本病少见。

【诊断】

1.临床表现　成年女性多见,早期可无症状。除非恶变,一般不损害胰腺的内、外分泌功能。但当瘤体大而压迫邻近脏器,出现腹部包块时,才被发现。肿瘤压迫十二指肠或压迫门静脉时可引起十二指肠壅滞,出现黄疸等相应症状。查体时可在上腹部摸到包块伴局部压痛。

2.辅助检查

(1)X线腹平片:囊状腺瘤可见钙化;X线钡餐检查见十二指肠框扩大。

(2)选择性动脉造影、ERCP、B超.CT等检查:均可见到占位性病变,但其病理性质还需剖腹病理切片检查。

【治疗】

内科治疗无效,一旦确诊,应手术治疗,预后良好。

（齐社成）

# 第七节　胰腺癌

胰腺癌是常见的恶性肿瘤之一,占全身恶性肿瘤的 1%～4%,占消化道肿瘤的 8%～10%。1982 年,上海市区统计的胰腺癌的发生率为 6.92/10 万,在所有恶性肿瘤中占第 8 位,从 1963～1982 年近 20 年期间,胰腺癌的发生率增加约 5 倍。北京市 1982～1984 年统计的胰腺癌的发生率在男性所有恶性肿瘤中占第 8 位,因恶性肿瘤死亡占第 6 位;在女性所有恶性肿瘤中占第 10 位,因恶性肿瘤死亡占第 9 位。胰腺癌的发病年龄多在 45～65 岁,50 岁以上占绝大多数,30 岁以下少见,男女之比约为 1.5～2.1。

## 【病因】

目前胰腺癌的病因还不清楚,一般认为是多因素长期作用的结果。流行病学调查发现胰腺癌的发生与下列因素有关:①吸烟:吸烟者发生胰腺癌的相对危险度是非吸烟者的 1～2.5 倍,发病年龄提前 10～15 年。②黑人胰腺癌的发生率高于白人,犹太人群高于其他人群,也有一个家族中有多人发生胰腺癌的报道。③用胰岛素控制血糖的糖尿病患者发生胰腺癌的相对危险度是健康人群的 2～3 倍,胰腺癌高危人群在发生胰腺癌前 80% 有血浆胰岛素下降或(和)糖尿病,胰腺癌患者中有 50% 以上有继发性糖尿病。④高脂、低纤维素食物可促进胰腺癌的发生。⑤慢性胰腺炎、胰管结石患者患胰腺癌人数较正常人高 2～4 倍。

## 【病理】

1.部位　胰腺癌可以发生于胰头及壶腹部周围、胰腺体尾部。胰头及壶腹部周围占 2/3,胰腺体尾部占 1/3,少数可波及整个胰腺,甚至个别病例发生于异位胰腺。

2.组织学　胰腺癌大多数起源于导管上皮,约占 90%,其中以腺癌多见,占 85%～90%,腺癌中多数为高分化和中分化腺癌。导管细胞癌特别容易侵犯神经、血管及神经周围淋巴管,容易沿胰腺间质在胰腺内扩散,容易沿胰管蔓延。发生于胰腺腺泡的腺泡细胞癌较少见,仅占胰腺恶性肿瘤的 1% 左右,肿瘤体积常较大,多数分化较差,常有广泛转移和静脉血栓形成,预后较差。其他少见的胰腺癌有:多形性腺癌、纤毛细胞癌、粘液表皮样癌、鳞状细胞癌、鳞腺癌、乳头状囊腺癌、胰岛细胞癌、胰母细胞瘤、棘皮瘤等。

3.转移　胰腺血管、淋巴管丰富,缺乏包膜,胰腺癌往往较早发生转移。胰腺癌可以直接浸润胆总管、门静脉、腹膜后组织、十二指肠、胃、胆囊和肝脏以及周围淋巴组织。导管细胞癌也特别容易侵犯神经(可以沿神经鞘向外转移)血管及神经周围淋巴管。

4.病理分期　通常应用的是 Hermreck 分期方法和国际抗癌联盟 TNM 分期。Hermreck 根据肉眼所见将胰腺癌分为 4 期。Ⅰ期:肿瘤仅位于胰腺局部;Ⅱ期:肿瘤已经浸润周围组织(门静脉、十二指肠、肠系膜血管等)但无淋巴结转移;Ⅲ期:有局部淋巴结转移;Ⅳ期:有远处转移和腹腔种植。

## 【诊断】

1.症状和体征　多数胰腺癌病人发病初期无特异症状体征,后期的临床表现与肿瘤的部位、病程的早晚、邻近组织是否受累及受累程度有关。半数病人有上腹部不适和腹痛,常在进食后 1～2 小时加重,饮酒或进食油腻食物可以引起腹部剧烈疼痛,体尾部胰腺癌患者腰背部疼痛明显,仰卧位腹痛加重,坐起、躯体向前俯卧或者屈膝侧卧腹痛减轻,夜间腹痛加重而辗转不眠。胰头及壶腹周围部胰腺癌晚期(常在发病 3 个月以后)出现梗阻性黄疸(15% 以此为首发症状而就诊),甚至反复出现急性化脓性胆管炎,20%～30% 为无痛性黄疸。体尾部胰腺癌发生肝转移或者压迫肝外胆管也可以出现黄疸(扪到肝外胆管梗阻后出现的无痛性肿大的胆囊被称为 Courvoisier 征)。消化不良和消瘦在胰腺癌患者中较常见而且突出。胰腺癌浸润十二指肠可以引起肠梗阻性呕吐和消化道出血,胰腺癌浸润和压迫脾静脉可以出现区域性门脉高压而出现食管胃静脉曲张出血。胰腺癌特别是体尾癌可出现多发性静脉炎致血管栓塞,以下肢更为多见。这种栓塞是癌细胞产生某些凝血物质增加血小板的粘滞性所形成。10%左右出现发热(肿瘤性发热或者有急性化脓性胆管炎)。不少患者因为胰岛受累而出现糖尿病症状。极个别可以出现副癌综合征。部分患者有焦虑、抑郁、个性改变等精神异常。

2.辅助检查

(1)血、尿、便常规和血生化检查:部分有梗阻性黄疸的化验异常(血胆红素、尿胆红素、AKP、GGT 等升高),不少病人有血糖、尿糖升高,大便中脂肪含量增加,少部分患者血淀粉酶、脂肪酶、尿淀粉酶升高,极少数有类白血病反应。

(2)血清胰腺癌相关抗原升高:包括癌胚抗原(CEA)、糖抗原系列(CA$_{19-9}$、CA$_{50}$、CA$_{242}$、CA$_{494}$)、单克隆抗体 Span-1 和 DU-PAN-2 分别识别粘蛋白抗原和粘液糖蛋白抗原、结肠可溶性抗原-SC6、胰腺癌相关抗原(PCAA)和胰腺癌特异性抗原(PaA)、胰腺胚胎抗原(POA)等。

(3)上消化道造影:少部分病人有十二指肠受压或者癌浸润改变。

(4)B超:无创、简便,诊断率可以达 80%~90%。主要超声图像为:胰腺局限性增大,轮廓不规则,胰腺内有回声暗区或回声强弱不均匀,胰管或(和)胆管扩张,肝及淋巴结转移超声图像等。但常因为肠腔气体干扰而影响观察,对于直径小于 2cm 的病变不容易发现。超声引导下穿刺细胞学检查和 EUS(超声内镜)对胰腺癌诊断的敏感性提高至 95% 以上,可为治疗方法的选择提供可靠依据。

(5)CT:也具有无创性,诊断率为 75%~88.9%,可靠性较高。主要表现为胰腺局限性增大,轮廓不规则,胰腺内有低密度病灶,胰腺周围脂肪组织消失,胰管或(和)胆管扩张,肝及淋巴结转移等表现等。MRI 对于胰腺癌的诊断不如 CT。

(6)内镜下逆行性胰胆管造影(ERCP):有创并可能出现并发症,应该严格掌握适应证。主要表现为:主胰管不规则狭窄、梗阻,其末端鼠尾状截断;主胰管侧支稀疏、移位、断裂;造影剂溢入肿瘤区;部分有胆管受压阻塞或者受浸润。ERCP 还可进行活检组织病理学检查或者收集胰液细胞学检查。

(7)选择性腹腔动脉造影:诊断率可以达 90%。但多数胰腺癌为少血供型,诊断有时较困难。主要表现为:肿瘤处血管不规则狭窄和闭塞,毛细血管像可见肿瘤染色。

(8)细胞学检查:在 B 超或者 CT 引导下经皮细针穿刺活检组织细胞学检查,诊断率 80%~90%,并发症不多见。

(9)基因检查:K-ras 基因在胰腺癌中突变率为 75%~100%,K-ras 基因突变及其蛋白 P21 的表达作为胰腺癌的重要肿瘤标志。此外,P53 蛋白在胰腺癌中点突变率为 54%,erbB-2 蛋白在胰腺癌的表达为 30%~60%。B 超或者 CT 引导下经皮细针穿刺活检组织,ERCP 活检的组织或者收集的胰液均可以进行基因检查。

3.剖腹探查　对于有症状、体征和相关化验异常,高度怀疑但未确诊为胰腺癌的病例,如果无禁忌证,应该尽早剖腹探查,术中做活组织病理检查。各项检查的胰腺癌检出率如表 7-5。

表 7-5　胰腺癌实验室和影像检查异常发现率

| 诊断方法 | 异常发现(%) |
| --- | --- |
| 常规实验室检查: | |
| AKP | 80 |
| 胆红素 | 55 |
| 总蛋白 | 15 |

| 诊断方法 | 异常发现(%) |
|---|---|
| 淀粉酶 | 15 |
| 红细胞压积 | 60 |
| 特殊实验室检查: | |
| CEA(>4mg/dl) | 35 |
| AFP | 3 |
| r-GT | 65 |
| CA$_{19-9}$(>40U/ml) | 74 |
| CA$_{19-9}$(>100U/ml) | 61 |
| 胰蛋白酶 | 80 |
| Ki-ras 基因突变(胰液中) | 90 |
| 无创影像学检查: | |
| 腹平片 | 1 |
| 上胃肠 | 5 |
| 腹部超声 | 60 |
| CT | 90 |
| 螺旋 CT | 95 |
| MRI | 90 |
| 微创影像学检查: | |
| FRCP | 90 |
| CT 或超声引导下穿刺 | 90~95 |
| EUS | 95 |

4.鉴别诊断　胰腺癌应与慢性胃炎、功能性消化不良、消化性溃疡、慢性病毒性肝炎、慢性胆囊炎、胆石症、慢性胰腺炎相鉴别，还要与壶腹癌和胆管癌相鉴别。由于多数胰腺癌发病初期无特异症状体征，对于40岁以上出现体重急剧下降，原因不明的上腹部和腰背部疼痛，无家族史和肥胖的情况下突然患上了糖尿病，慢性胰腺炎患者出现不好解释的肿瘤标志应该想到是否存在胰腺癌的可能，应进行针对胰腺癌的相关辅助检查。常用诊断程序为高危人群→血清胰腺癌相关抗原初筛→B 超→CT→内镜下逆行性胰胆管造影(ERCP)或者选择性腹腔动脉造影→B 超或者 CT 引导下经皮细针穿刺活检组织细胞学检查及基因检查→剖腹探查。

【治疗】

胰腺癌早期诊断非常困难，一旦发生腹痛，常表示已进入晚期。仅约 10%～15%患者能行根治术。早期手术是胰腺癌的首选治疗方法，同时可以结合放疗、化疗、免疫学治疗、基因治疗等综合治疗。

1.手术治疗　Whipple 手术是根治胰腺癌的首选手术方式。有人主张进行保留幽门的胰腺十二指肠切除加 D2 以上淋巴结清除术。对于不能切除的中、晚期胰腺癌可以进行减黄手术或者 ERCP 下胆管扩张支架植入术。

2.化疗　胰腺癌对化疗反应较差，仅用于术中、术后或者不能够切除的中、晚期胰腺癌患者。经肝动脉或者腹腔动脉灌注化疗效果较好，毒性作用较小。胰腺癌化疗方案如下：

（1）氟尿嘧啶（5FU）单用方案

1）用法：氟尿嘧啶 600mg/m²，静脉滴注 30 分钟，每周 1 次，共 6 周。

2）说明：该单用氟尿嘧啶与 FAM 或者 SMF 联合化疗方案治疗晚期胰腺癌疗效相当，在胰腺癌用氟尿嘧啶时加用醛氢叶酸并未见增加疗效。所以氟尿嘧啶仍然是治疗晚期胰腺癌的标准方案。

（2）健择单用方案

1）用法：健择 1000mg/m²，静脉滴注 30 分钟，每周 1 次，共 7 周。

2）说明：双氟胞苷商品名为健择或者吉西他滨。治疗晚期胰腺癌总有效率为 12%，临床疾病相关症状（主要是疼痛和体重下降）改善率为 27%。每周 1 次共 7 周，然后停 1 周。以后每周 1 次，每 3 周停 1 周。本方案确实能够提高生活质量，但病理改善不明显。如果和氟尿嘧啶联合应用，总有效率为 23%，临床疾病相关症状（主要是疼痛和体重下降）改善率为 66%。健择有明显的骨髓抑制，尤其是会导致血小板下降，在与其他化疗药物同时使用时骨髓抑制更加明显。

（3）GF 方案

1）用法：健择 900mg/m²，静脉滴注 30 分钟，第 1,8,15 天；氟尿嘧啶 200mg/m²，静脉滴注 30 分钟，第 1,8,15,22,28 天。

2）说明：该方案是治疗晚期胰腺癌的新的标准方案，治疗晚期胰腺癌总有效率为 23%，临床疾病相关症状改善率为 66%。毒副作用尚能够耐受。每 4 周为 1 个周期。也可以在应用氟尿嘧啶的当天加用醛氢叶酸（在胰腺癌化疗中的作用不肯定）。

（4）FAM 方案

1）用法：氟尿嘧啶 600mg/m²，静脉滴注 30 分钟，第 1,8,29,36 天；阿霉素 30mg/m²，静脉滴注 30 分钟，第 1,29 天；丝裂霉素 10mg/m²；静脉滴注 30 分钟，第 1 天。

2）说明：为目前广泛用于胰腺癌、胃腺癌和原发灶不明的转移性腺癌的方案。治疗晚期胰腺癌总有效率为 25%～45%。本方案不良反应主要为骨髓抑制。本方案 8 周为 1 个疗程。现在已经很少使用。

（5）SMF 方案

1）用法：链脲霉素 100mg/m²，静脉滴注 30 分钟，第 1,8,29,36 天；氟尿嘧啶 600mg/m²，静脉滴注 30 分钟，第 1,8,29,36 天；丝裂霉素 10mg/m²，静脉滴注 30 分钟，第 1 天。

2）说明：为经典的治疗晚期胰腺癌的方案。治疗晚期胰腺癌总有效率为 43%，中位生存期为 6 个月。本方案 8 周为 1 个疗程。

（6）放疗＋5FU 方案

1）用法：放疗，总剂量 50Gy，4～6 周完成。化疗，氟尿嘧啶 300mg/m²，静脉滴注 30 分钟，2 次/周共 6 周

2）说明：该方案是放、化疗联合治疗病灶局限但胰腺肿瘤巨大而无法手术的晚期胰腺癌。治疗晚期胰腺癌 1 年生存率为 40%，中位生存期为 10 个月，毒副作用尚能够耐受。本方案在 4～6 周的放化疗结束后可以继续氟尿嘧啶 500mg/m² 每周 1 次持续静脉滴注。

（7）SD 方案

1）用法：链脲霉素 500mg/m²，静脉滴注 30 分钟（30～60 分钟），第 1～5 天；阿霉素 50mg/m²；静脉滴注 30 分钟，第 1,22 天。

2）说明：为常用的治疗转移性晚期胰腺胰岛细胞癌的方案。毒副作用轻微，本方案每 42 天为 1 个周期。

（8）介入化疗方案

1）用法：健择 $0.8g\sim1g/m^2$，动脉灌注，1 次/月；氟尿嘧啶 $600mg/m^2$，动脉灌注，1 次/月。

2）说明：也可以用多柔比星 $30mg/m^2$ 代替氟尿嘧啶。

3.放射治疗 仅用于术中或者不能够切除的中晚期胰腺癌患者。单用照射放疗对大约一半患者缓解疼痛有效。放射治疗适合腹膜后浸润或肝脏转移引起背痛或腹痛。但放疗可出现胃肠溃疡等严重合并症。放疗与化疗结合可较单一化疗或放疗明显延长生存期。

4.腹腔神经丛阻滞 顽固性背痛是影响晚期胰腺癌生活质量的主要因素。X 线、CT 或 EUS 引导下腹腔神经丛阻滞麻醉可使 $70\%\sim95\%$ 患者疼痛缓解。

5.其他 基因治疗。免疫治疗。

（齐社成）

# 第八节 胰岛细胞瘤

胰岛的某种细胞发生增殖性改变，致使分泌功能增加，产生相应一系列临床表现，称为胰岛细胞瘤。目前在胰腺内已肯定有五种细胞：即 A、B、D、$D_1$ 及 $D_2$ 细胞，分别产生胰升糖素、胰岛素、生长激素释放抑制素、胃泌素、肠血管活性肽及胰腺多肽。这些细胞中，如发生肿瘤或增生，可产生过量的多肽激素或有生物活性的胺类，引起一些特殊的临床症候群。

## 一、胰岛素瘤

这是一种最早的胰腺内分泌肿瘤，来源于胰岛 B 细胞，是胰腺细胞组成的肿瘤，占胰岛细胞瘤的 $70\%\sim80\%$，为最常见的胰腺内分泌肿瘤。可发生于任何年龄组，但 20 岁以下少见，平均发病年龄约 50 岁，其中 $90\%$ 以上为良性，男女发病比例为 2:1。其临床特点是因胰岛素分泌过多引起的低血糖发作和反复低血糖引起的中枢神经损害。当患者有典型的三联征（自发性低血糖、发作时血糖低于 28mmol/L、口服或静脉注射葡萄糖后症状立刻消失）时，较易诊断。肿瘤通常为圆形，色棕黄或微红，质略硬，边界清楚，但很少有包膜。瘤内细胞规则，血运丰富，基质内有淀粉样沉着和（或）钙化。应用抗胰岛素抗体做免疫组化检查可证实肿瘤为胰岛素瘤。

【诊断】

1.临床症状 本病症状是由于慢性和发作性低血糖引起。低血糖症候群的发作常在清晨或黎明前，表现发作性的精神-神经紊乱。由于大脑缺乏葡萄糖，可产生嗜睡、乏力、运动失调及精神错乱，严重者引起昏迷和抽搐。低血糖可引起交感神经功能亢进，故常伴震颤、心悸、出汗及皮肤苍白。患者普遍有饥饿感，为缓解症状而增加饮食，故约半数患者有肥胖症。

2.辅助检查

（1）血清胰岛素测定：正常情况下，空腹免疫反应性胰岛素（IRI）水平很低，几乎测不到，而 $90\%$ 的胰岛素瘤患者 IRI 水平 $<15\sim20kU/L$。如空腹血清 IRI$>6kU/L$，同时空腹血糖水平低于正常值 $44\sim50mmol/L$（$800mg\sim900mg/L$），则诊断胰岛素瘤准确性为 $98\%$。

（2）空腹血胰岛素测定：空腹血胰岛素的浓度正常为 $5\sim30\mu U/ml$（放射免疫法），胰岛素瘤者可超过 $50\mu U/ml$。

（3）诱发低血糖试验：对有低血糖发作者，则可做抑制试验，静滴双氮嗪600mg（1小时滴完）后，可见血糖浓度显著下降，可肯定免疫反应性胰岛素是来自胰腺。

（4）胰岛素瘤的定位：对胰岛素瘤患者准确的解剖定位有利于术中减少胰腺的损伤，Nlcoly等认为术前定位使术后胰腺炎的发生率由50％降至36.5％，但由于胰岛素瘤通常体积较小，定位困难，术前定位诊断准确率因肿瘤大小、部位、质地和血管多少而异。虽然某单项检查定位准确率不高，但结合在一起，优势互补，即可大大提高定位准确率，在条件许可范围内，应予术前检查。常用检查方法：

1）超声检查：内镜下超声检查（BUS）。

2）术中触诊结合术中超声（IOUS）：其能使胰岛素瘤定位诊断准确率达到90％以上。

3）选择性动脉内葡萄糖酸钙激发试验（ASVS）：是一种诊断胰岛素瘤的新方法，动脉钙剂刺激静脉采血测定血清胰岛素准确率可达100％，通过选择性动脉造影，依序插管到脾动脉、胃十二指肠动脉、肠系膜上动脉等部位，分别注射葡萄糖酸钙后，立即从肝静脉采血测定胰岛素含量，根据其峰值行定性、定位诊断，其正确率可达90％，且创伤小。

4）数字减影：选择性胰血管造影是诊断胰岛素瘤较准确和敏感的方法。前定位准确率为47％。

5）MRI检查：MRI平扫的各序列中，以$T_1W_1$和$T_1W_1$并予饱和脂肪抑制技术（尤其是后者）发现胰岛素瘤的概率最高，均表现为低信号结节。

## 【治疗】

应尽早手术治疗，以免因长期低血糖发作引起脑部损害。手术应注意胰腺多个肿瘤存在的可能性，在完全切除肿瘤后可见血糖回升至正常。

恶性肿瘤已转移者，可试用双氮嗪、苯妥英钠、氯丙嗪或普萘洛尔等药物治疗，但效果不理想。

# 二、血管活性肠多肽瘤（VIP瘤）

本病患者胰岛细胞分泌过量的血管活性肠多肽（VIP），所以该瘤又称VIP瘤。因本病有霍乱样严重水泻，故又称胰霍乱。引起胰霍乱的肿瘤80％在胰腺，另有20％属神经母细胞瘤，瘤细胞与血管活性肠多肽抗体有强烈的反应。本病少见。

## 【诊断】

1.临床表现

（1）严重水泻：每天粪便量超过2000ml，最高达10000ml，导致脱水及体重减轻，可有肌无力、嗜睡、恶心呕吐及腹部疼痛。

（2）水及电解质紊乱：主要是低血钾，长期低血钾可导致心脏和肾脏的损害，如严重的心律失常及缺钾性肾病。

（3）低胃酸或无胃酸：也是本病的特点之一。故胰霍乱一般不伴有消化性溃疡。

（4）面部及躯干潮红：片状或风疹样红斑，这可能与肠血管活性肽直接扩张血管有关。其他皮肤表现有指甲营养不良、角化过度、指甲横纹。约80％患者有糖尿病，可能与肠血管活性肽刺激肝糖原分解有关。

2.实验室检查　化验大便，其色如淡茶，pH值常为碱性，常见低血钾；高血钙见于半数患者。胃液分析为低酸或无酸。

选择性腹腔动脉和肠系膜上动脉造影，约1/3可显示胰岛肿瘤。用75Se－蛋氨酸胰腺扫描，有些病例能显示肿瘤。

血浆血管活性肠多肽测定是诊断本病最可靠的特异方法。正常值为50pg/ml，而肠血管活性肽瘤者常大于 200pg/ml。

**【治疗】**

对肿瘤切除是首选的治疗方法,肿瘤切除后可痊愈。恶性肿瘤不能切除者可用大剂量肾上腺皮质激素或链脲霉素局部动脉内滴注,常可获得暂时的症状缓解。有人用吲哚美辛(消炎痛)(75mg/日)治疗后,24 小时内腹泻明显减轻。

# 三、胰升糖素瘤

本病是胰岛 A 细胞的肿瘤,多为恶性,且多见于绝经期妇女。本病罕见,确切发病率不明。其细胞三联征为:分泌胰升糖素肿瘤、糖尿病和坏死溶解性移行性红斑(NME)。NME 被认为是该综合征的特异表现。

**【诊断】**

1.临床表现　皮肤损害是本病的特点,几乎均有少见和不能分类的皮疹,位于躯干、下腹、腹股沟、会阴及四肢。开始为发作性高出皮肤的红斑,继之进展为浅表疱疹,逐渐向外散开而中心则愈合。愈合后留下色素沉着区,约 7～14 天为 1 个周期。在不同的部位可见到不同时期的皮疹,为典型的复发性溶解坏死性皮肤损害。有人认为是胰升糖素或肿瘤所释放的某些物质对皮肤的直接作用。肿瘤消除后,其皮疹可消失。约有 2/3 以上的患者有糖尿病或糖耐量试验异常。本病患者可有萎缩性舌炎,体重减轻,正细胞正色素性贫血,血清铁测定低于正常。半数患者有腹泻。

2.辅助检查

(1)空腹血胰升糖素的浓度:血清胰升糖素升高是特征之一,其水平大部分病例在 1ng～5ng/ml,一些患者诊断时可正常或轻度升高,随着病程的进展可发生变化。其他升高的激素有:胰岛素、胃泌素、5-羟基吲跺乙酸、胰多肽、血管活性肠多肽、降钙素、促皮质素(ACTH)、黑色素细胞刺激素、生长抑素、胆囊收缩素。

(2)血液检查:贫血常为正细胞正色素性,骨髓检查正常。高血糖和糖耐量异常多见。低氨基酸血症、低蛋白血症、低胆固醇及低血锌也常见。一部分患者血沉增快,但无特异性。

(3)对外源性胰升糖素的反应:正常人静脉注射 0.2mg～2.5mg 胰升糖素后,血糖及血浆胰岛素活力明显升高;但在本病患者反应不显著。

(4)静脉注射精氨酸、丙氨酸等胰升糖素释放因子:可见血浆胰升糖素明显升高。

(5)皮肤活检:早期表现表浅血管周围轻微浸润,接着角化不良和海绵层细胞肿胀,棘皮层坏死和表皮分开具有特异性。真皮上层乳头水肿,乳头状血管膨胀,血管周围少量淋巴细胞浸润。电镜下可见角化细胞的退行病变。手术病理学检查可见多形性、多颗粒肿瘤细胞呈束状或巢状排列。细胞周围的基质嗜酸性粒细胞增多,血管丰富。免疫组化染色胞浆内胰升糖素阳性,也可有其他激素染色阳性。

(6)选择性内脏血管造影:是诊断和定位的金标准,胰腺静脉血胰升糖素水平有助于小肿瘤的诊断。内镜超声显像检查的敏感性较高。

(7)反相加强 CT 扫描:在诊断胰腺肿瘤中的用途较大。80% 的胰升糖素瘤表达生长抑素受体,同位素标记的奥曲肽闪烁显像可检测胰升糖素瘤及其转移病灶。但其敏感性和特异性尚不清楚。

总之,胰升糖素瘤综合征的诊断可根据如下标准:①血清胰升糖素水平升高。②胰岛肿瘤的放射影像学或组织学证据。③典型临床特征。血清胰升糖素水平升高且要排除继发因素,如排除继发因素后胰升糖素 >1ng/ml 应高度怀疑肿瘤。胰升糖素正常也不能除外胰升糖素瘤。有典型的临床表现和实验室检查,但影像学和手术中未发现肿瘤,可诊断为假胰生糖素综合征。

**【治疗】**

肿瘤全切除术是针对病因的治疗方式,也是唯一能治愈的机会。转移的患者可选择胰腺部分切除或肝内肿瘤切除术。大部分患者术后临床症状明显改善,尤其是移行性红斑,糖耐量异常和神经系统症状也可改善。术后血清胰升糖素恢复正常,体重增加,血红蛋白升高,粘膜症状改善。

生长抑素类似物奥曲肽,可抑制前胰升糖素原转变为胰升糖素,常用于术前、术后或不能手术的患者,能有效地控制症状,皮肤表现一般在用药后 48～72 小时改善,2 周内可完全消失,贫血和神经精神症状也能逐渐改善。有些患者胰升糖素水平没有变化,但症状可改善,因此奥曲肽的治疗效果可不依赖于其对胰升糖素的作用。

## 四、生长激素释放抑制素瘤

生长激素释放抑制素是从下丘脑提取的含 14 个氨基酸的环状多肽。近年来,证实胃肠道及胰岛中亦有相当的含量,并证实胰岛 D 细胞能分泌此激素。本病极为罕见。

**【诊断】**

1.临床表现　患者均有多年糖尿病史。这与生长激素释放抑制激素对胰岛素有强烈的抑制有关。伴有体重减轻、贫血及胆道疾病。因激素可抑制胆囊收缩,引起胆汁淤积,增加胆石症形成的机会。

2.辅助检查

(1)生长激素释放抑制激素能抑制胃泌素及直接抑制壁细胞的泌酸功能,故胃液分析可有低酸表现。

(2)测定患者血中胰岛素、胰升糖素、胰腺多肽、胃泌素等含量均低于或在正常范围。特别是本病患者的胰腺瘤组织提取液中含高浓度的生长激素释放抑制素,可达 301ng/g 瘤组织,而其他激素的含量极低。

**【治疗】**

目前无有效治疗方法,临床以对症治疗为主。

## 五、多发性内分泌腺腺瘤病

在同一病例中有 2～3 个以上不同内分泌腺的功能性肿瘤,以致同时或先后产生复杂的临床症候群,故命名为"多发性内分泌腺腺瘤"。临床分为二型:Ⅰ 型为 Wermer 综合征,Ⅱ 型为 Sipple 综合征。而胰岛肿瘤在该病中仅见于 Ⅰ 型。

本病有家族性发病倾向,但亦可散发。

**【诊断】**

由于多个内分泌腺瘤同时释放多种激素,临床可出现多种症候群。如肢端肥大症伴甲状旁腺功能亢进症,甲状腺功能亢进症,自发性低血糖;垂体前叶功能减退伴自发性低血糖,甲状旁腺功能亢进;皮质醇增多症伴高血钙,肢端肥大症,甲状旁腺功能亢进,糖尿病 Ⅱ 型,胃泌素瘤伴低血糖,糖尿病甲状旁腺功能亢进症等。上述症状可再伴类癌综合征。

本病诊断困难,患者常以一个腺体激素过多表现为主,在系统检查时才发现还有其他激素过多所致的代谢紊乱。部分病例仅在手术时才被发现。

**【治疗】**

本病基本治疗方法是放射治疗或手术治疗。内科主要是对症治疗。

(齐社成)

# 第九节 胰腺的先天性疾病

## 一、环状胰腺

本病是由于先天性异常造成胰腺组织包绕十二指肠降段的发育不良现象。原因是胚胎期来自中肠的胰腹侧原基在旋转过程中不如期萎缩,并将十二指肠包绕形成环状胰腺,可见于十二指肠的任何部位,以十二指肠降段多见。

**【诊断】**

1.临床表现 临床多见于婴儿有上腹胀痛伴反复呕吐等高位肠梗阻症状。也可因压迫胆总管而出现梗阻性黄疸,约70%的患者同时存在先天性小肠旋转不良、食管闭锁、先天性心脏病及 Meckel 憩室等。成人一般发病在30~40岁间,主要表现为反复上腹痛和呕吐。临床上常因胰液引流不畅,诱发慢性胰腺炎。

2.X线检查 X线钡餐检查示十二指肠降段中部有一段不对称性狭窄,其上十二指肠扩张,粘膜皱襞消失,可伴发胃及十二指肠溃疡,有时亦可见梗阻性黄疸。本病诊断困难,容易误诊或漏诊。

3.十二指肠镜下胰胆管造影(ERCP) ERCP检查时如发现十二指肠被环状胰管包绕即可确诊。

4.超声内镜检查 近年有人应用超声内镜诊断环状胰腺,因该方法无创伤,可用于可疑病例的筛选。

**【治疗】**

本病有效的治疗方法为手术。有梗阻时须行胃空肠吻合术、十二指肠端端吻合、十二指肠空肠吻合,后两者因更接近生理状态,为近年首选术式。但对环状胰腺不应剥离或切除,因易损伤胰管而并发胰腺炎或胰瘘。

## 二、迷路胰腺组织(异位胰腺)

迷路胰腺组织存在于正常胰腺解剖部位以外,故又称胰腺组织异位症。异位胰腺组织是由于胚胎发育期小量胰腺组织移位所致。最常见的部位是胃、十二指肠、空肠,也见于回肠、胆囊、肠系膜、大网膜、横结肠、肝、脾等处,还见于脐和纵隔,甚至有位于精索的报道。胃肠道的异位胰腺组织多位于粘膜下,呈脐样外观。典型的异位胰腺组织呈小叶结构,可见胰腺的腺泡、导管和胰岛。

**【诊断】**

1.临床表现 异位胰腺组织多数不引起症状,常在腹部手术中被发现;少数出现并发症如出血、梗阻、溃疡等被发现。出现的症状主要与异位胰腺的部位、体积、粘膜受累情况以及异位胰腺组织发生的胰腺疾病有关,因而表现出特殊的症状。①异位胰腺最为常见的并发症是异位胰腺炎,表现为腹痛、腹胀、恶心、腹部不适、消化不良等类似上消化道溃疡的症状。有时表现为严重的持续性疼痛,没有明显的规律性和周期性,内科治疗效果不明显。②出血是异位胰腺的另一较为常见的并发症。出血的原因是异位胰腺本身炎症。③少数异位于胃肠的胰腺,由于体积较大,可引起出血、梗阻、套叠等并发症。

2.X线检查 诊断中X线检查对确诊很有帮助,可见胃窦有一圆形缺损,中央有一小钡斑,相当于小胰管开口处。X线常规钡餐往往无法显示腺管及腺泡,多误诊为息肉或肿瘤。注意与平滑肌瘤相区别。一般平滑肌瘤在内镜下可见粘膜下乳突状结节向胃腔凸起,而副胰隆起则不明显,如能见到胰管开口,其诊断基本可定。本病多发生于 30~50 岁的人群。

3.内镜检查　胃异位胰腺好发于胃窦及幽门前区近幽门约 5cm～6cm 的范围内,病灶呈半球状或圆锥状隆起性小结节,多为单发;结节顶部中央可见深凹的脐样小凹陷,此为腺导管开口,是本病的特征。对较大的异位胰腺行内镜下插管造影,可显示腺导管及腺泡。内镜检查是诊断胃异位胰腺最有价值的方法。

**【治疗】**

外科手术是治疗有症状的异位胰腺有效的方法。手术方式视胰腺异位位置和病变程度而定。无症状的异位胰腺可不必处理,但应长期随访观察,若出现症状应予手术治疗。胃异位胰腺常伴发炎症、溃疡或出血,有发生癌变的可能。传统的外科手术损伤大,近年来开展经内镜用高频电凝圈套切除异位胰腺,效果较好。胃异位胰腺为粘膜下病变且均为无蒂的半球状及扁平隆起,故以摘除直径 2cm 以下且超声内镜检查异位胰腺在粘膜下层或浅肌层者为宜,较大者及位置较深者以手术切除。

(齐社成)

# 第十节　胰性脑病

胰性脑病(PE)是发生于急性重症胰腺炎(AP)病程中的神经精神障碍,也可发生于轻型胰腺炎或慢性胰腺炎的急性发作过程中。于 1923 年首次报道 AP 患者出现精神状态异常,Rothennich 等在 1941 年更详细地报道 8 例出现意识模糊、定向力障碍、激动伴妄想、幻觉等脑神经症状的胰腺炎患者,并首次将这些症状群称之为胰性脑病,亦称酶性脑病。胰性脑病在急性重症胰腺炎(SAP)可能并非少见,一旦发生病死率高。随着临床上胰腺炎就诊率越来越多,应重视胰性脑病的早期诊断、处理和预防。

## 一、胰性脑病的流行病学特征

胰性脑病尚缺乏系统的研究。国外报道急性胰腺炎的 PE 发生率为 3％～27％,男性多于女性(男:女=2:1)。国内自 1965 年沈德芳和 1979 年卢达志报道后,PE 的临床报道逐渐增多。发生率为 11％～53％,男女发生率无明显差异,多发生在 40~60 岁。文献报道胰性脑病在急性重症胰腺炎(SAP)中的发生率远高于轻症 AP,发病年龄趋向中、老年,病死率为 43.67％。胰性脑病的病因以胆系疾病为主,SAP 的胰性脑病发生率为急性水肿型胰腺炎的 7 倍。胰性脑病是 SAP 危险并发症之一,病死率达 67％～100％;再发性胰性脑病者多数死亡,主要死于休克、多器官功能障碍综合征(MODS)、肾功能衰竭、酮症酸中毒等。

## 二、胰性脑病的发病机制

胰性脑病确切的发病机制目前尚不十分清楚,一般认为与胰腺炎发作时磷脂酶 A 活化、细胞因子作用、低蛋白血症和电解质紊乱、低血容量、低氧血症、真菌感染以及 MODS 有关。

### (一)胰酶激活

脑的特殊结构,主要特征是大脑毛细血管内皮细胞的紧密连接部,在脑起保护性屏障作用。在正常情况下,血脑屏障可预防血浆高分子和毒性物质通过。在病理情况下,血脑屏障通透性增加,有害物质可通过,引起脑损伤。在 SAP 期间,非常高浓度的胰酶(包括胰蛋白酶、弹性蛋白酶、脂肪酶和 $PLA_2$)进入循环,其中 PLA₂ 起最重要作用。活化的 PLA₂ 转化脑磷脂和卵磷脂为高度毒性的溶血脑磷脂和溶血卵磷脂,也可破坏血脑屏障,溶解细胞膜的磷脂结构,水解线粒体,引起脑代谢障碍和水肿。此外,内毒素中的脂多糖可增加血脑屏障通透性,在溶血卵磷脂和内毒素之间可能有级联效应。一些研究显示溶血卵磷脂可开放胰腺炎大鼠的血脑屏障,引起脱髓鞘损伤。PLA₂ 有强大的亲神经性,可直接作用于脑细胞的磷脂层,引起脑细胞水肿、局灶性出血性坏死、严重的轴突脱髓鞘改变,以及继发性神经元细胞代谢障碍导致不同的神经精神症状。PLA₂ 活化,破坏乙酰胆碱小囊泡并抑制乙酰胆碱释放,导致神经肌肉传递紊乱,是普遍公认的 PE 发病机制。

动物实验也发现血清淀粉酶和 PLA₂ 在 SAP 大鼠脑组织的浓度显著高于对照组。PLA₂ 通过可渗透的血脑屏障进入脑组织,引起病理变化,包括脑膜血管扩张出血,脑内毛细血管充血,脑膜炎症细胞浸润和脑实质细胞间隙变宽。PLA₂ 抑制剂依地酸钙钠可显著降低脑的 PLA₂ 浓度并减轻损伤。血脑屏障通透性提高也可引起致敏的血 T 细胞进入脑实质,引起脱髓鞘。在胰腺炎大鼠,溶血卵磷脂提高血脑屏障通透性的机制可能主要与紧密连接的屏障成分损害有关,这与毛细血管内皮细胞间紧密连接部的不均匀分布一致。

在胰腺炎大鼠溶血卵磷脂引起脑损伤的病理基础是脱髓鞘,主要反映在传导速度降低。钠通道正常集中在郎飞节,但脱髓鞘后移向轴膜;钾通道也可能重新分布。因此,神经冲动传导障碍。在脱髓鞘后,可能发生神经冲动串扰。对神经冲动传导的影响可在一定程度上可解释 PE 患者神经精神症状。

### (二)细胞因子

正常情况下体内细胞因子浓度非常低,但在环境刺激事件后短期内可迅速增加。细胞因子与器官细胞受体结合行使生物学效应,可与循环和可溶性受体结合引起细胞因子的过量释放。并发于中毒症状的 SAP 与细胞因子的过量产生引起器质性和功能性损伤密切相关。研究发现,早期 SAP 本身引起的细胞因子增加。在继发性内毒素血症后,细胞因子进一步增加引起放大(瀑布效应)和器官功能的损伤,主要参与的细胞因子是 TNF-α、IL-6、IL-8 和 11-1β。细胞因子和 PE 之间的关系仍不清楚。假定炎性细胞因子例如 TNF-α、11-1β 和 IL-6 增加血脑屏障的通透性。实验研究发现,在胰腺炎 TNF-α 和 IL-1β 参与和促进脑损伤的发生和演进。脑缺氧和缺血可增加神经元的 TNF-α mRNA。TNF-α 合成和脑脊髓液浓度显著高于血浆浓度进一步重脑组织损伤。Farkas 等研究在 PE 患者血清 TNF-α、IL-6 和血脑屏障之间的关系,发现血清 TNF-α 和 IL-6 浓度显著增加,不同脑区血脑屏障通透性也增加。TNF-α 引起脑组织损伤的机制是:①PLA₂ 分化的刺激和 PLA₂ 的直接激活;②白细胞的激活和白细胞聚集体,可释放增加毛细血管通透性的炎症介质,促进细胞因子的产生,因此发展为"瀑布"反应;③血管内皮细胞通透性增加的直接诱导和间接作用通过白细胞;④血管内皮黏附分子数量增加,例如 LAM-1 和 ICAM-1,促进白细胞黏附和收缩,引起毛细血管渗漏和组织损害;⑤髓鞘炎性损伤的诱导,激活免疫细胞,对髓鞘发挥直接毒性作用;⑥血小板活化因子(PAF)产生的刺激,促进血小板聚集和释放,诱导大脑毛细血管血栓形成和内皮细胞损伤。因此,细胞因子在 PE 发病机制中起重要作用。一项研究也发现 TNF-α 抗体减轻 SAP 大鼠脑损伤,这进一步证实在 PE 恶化中 TNF-α 的重要作用。

### (三)血液动力学紊乱

血液动力学紊乱在 PE 发病机制中起重要作用。SAP 可产生坏死毒素和胰酶,并激活激肽、血液凝固、补体和其他系统,对血液动力学稳定性有严重的不良影响,对微循环有强大的影响。在缺血和缺氧情况下,胰腺可分泌心肌抑制因子降低心肌泵功能,并加剧器官的灌注减少。SAP 产生的血性腹水渗入腹腔,减弱膈肌运动,同时血浆胶体渗透压引起肺水肿和通气功能障碍,加重缺氧。大量的液体进入第三间隙,引起循环容量不足,严重干扰血液动力学稳定性,导致微循环障碍、脑缺血症和缺氧。频繁呕吐和腹膜、网膜的广泛水肿,也加重休克。上述因素可引起脑缺血和缺氧以及微循环紊乱,最终形成恶性循环,导致不可逆的中枢神经系统损伤、多器官衰竭甚至死亡。可发生胰腺和邻近器官的感染,毒素和酶吸收增加因为坏死性胰腺组织的引流缺陷或引流阻断。同时,血管活性物质的释放例如前列腺素和组胺显著降低脑组织的灌注。所有这些因素均促进 PE 的发生。

### (四)内皮素-1(ET-1)和一氧化氮(NO)

ET-1 是目前体内最强的血管收缩因子。连续的脑血管痉挛可引起脑血流量的严重下降。作为主要的内皮细胞依赖性血管扩张剂,NO 扩张血管、抗血小板聚集和黏附作用强大。生理条件下在 ET-1 和 NO 之间存在负反馈调节。ET-1 通过 β 受体加速 NO 释放,同时 NO 通过 cGMP 抑制 ET-1 产生。ET-1 和 NO 的合成和释放正常情况下处于动态平衡,以维持脑血流量恒定。在 SAP 期间,ET-1 和 NO 增加,ET-1/NO 比率失衡可引起全身性循环障碍。已知血清 ET-1/NO 比率增加和脑水肿、血脑屏障损害和脑凋亡呈正相关。

### (五)氧自由基(OFR)和 PLA$_2$ 的协同作用

在并发大脑损伤的 SAP 发病机制中 OFR 起重要作用。研究发现大脑间质和神经元肿胀随着时间加重并且也发生髓鞘退化。超氧物歧化酶(SOD)活性在大鼠血浆和脑组织下降,PLA$_2$ 和丙二醛(MDA)活性增加,表明胰腺产生 PLA$_2$ 和 MDA,通过血脑屏障聚集于脑组织并逐渐引起水肿、出血和脱髓鞘。SOD 活性、脑组织 OFR 除剂下降,促进血浆 PLA$_2$ 和 MDA 活性增加,其协同参与胰性脑病的发生和恶化。OFR 代谢产物 MDA 含量和 PLA$_2$ 活性增加,可能是 PE 的原因。SAP 脑组织 OFR 代谢产物 MDA 增加的可能机制如下:①胰酶激活催化次黄嘌呤产生 OFR 的黄嘌呤氧化酶,通过血脑屏障损伤脑组织。②胆汁酸是一种 PLA$_2$ 前体的活化因子,在胆源性胰腺炎期间,反流到胰管的胆汁激活 PLA$_2$,PLA$_2$ 通过门静脉系统到达重要的器官,例如肝脏、肺和脑破坏细胞膜的磷脂,降低脑细胞的功能,引起意识障碍。③PLA$_2$、炎症介质和损伤的血管内皮细胞都可激活血小板和释放 OFR。④在 PE 晚期,多器官系统衰竭发生时,脑组织的教育部损伤伴随着毛细血管血栓形成和脑缺氧,产生的 OFR 可加重脑损伤。

### (六)低氧血症

产生于 SAP 患者的 PLA$_2$ 可损坏肺表面活性物质,增加肺泡表面张力并降低肺顺应性,引起肺水肿、肺不张、V/Q 比降低,换气障碍,最终发生神经元功能障碍和神经心理症状。严重的低氧血症也可引起微循环紊乱和组织缺血,这进一步加重脑缺血、缺氧和损伤。在 SAP 期间,低氧血症和液体的大量丢失可激活肾素-血管紧张素系统,在 PE 的发生和演进中这也起重要作用。在 SAP 发生后 48h 内 58% 的患者有动脉低氧血症,也许由于肺泡表面活化剂严重减少。换气障碍最终诱发低氧血症,引起脑细胞的代谢障碍和脑水肿。

### (七)继发性细菌/真菌感染

在 SAP 晚期发生继发性细菌和(或)真菌感染。各种病原体、毒素和抗原-抗体聚合物可激活肾上腺髓质系统、补体系统、激肽系统、血液凝固和纤维化系统。它们可产生各种血管活性物质、腹膜坏死组织吸收、腹腔感染、肺部感染和(或)真菌感染引起的毒血症和败血症、感染性休克和多器官功能障碍。另一方面,病原体毒素可直接作用于脑细胞损害线粒体功能并减少 ATP 合成,随后引起脑细胞代谢障碍和细胞性脑水肿。SAP 患者长期并大量给予广谱抗生素改变肠内菌丛,引起肠功能障碍、肝脏和肾脏损伤,免疫功能下降,同时极大增加真菌感染的可能性。在 SAP 晚期真菌菌血症诱发中枢神经系统的真菌感染,这也可能参与 PE 的发生。

### (八)水和电解质紊乱

SAP 常伴随电解质的紊乱,例如钠、镁、磷、钙和钾。水、电解质和渗透压的改变易于影响脑细胞引起代谢异常、水肿、急性颅内高压和脑膜刺激。Knochel 指出,低钠血症患者易于发生脑水肿,在更为严重的病例脑疝发生。当低钠血症与低氧血症共同发生时,病情严重甚至致命。Ayus 等研究了 53 例低钠血症患者,发现无低氧血症的患者均恢复,在低氧血症患者发生不同程度的脑损伤或死亡。而且,过度补充电解质也可引起脑损伤,在 SAP 期间,肝脏和肾功能不全、电解质紊乱,例如钠、镁、磷、钙和钾以及低蛋白血症可引起脑灌注降低、脑水肿、代谢障碍和脑细胞损伤。胰腺坏死总是伴随胰岛细胞功能障碍,胰岛素产生下降,血糖浓度提高导致渗透性利尿。在晚期,发生血容量减少和肾小球滤过率下降、血糖进行性提高、高渗血液、神经功能障碍和昏迷。

### (九)维生素 $B_1$ 缺乏病

维生素 $B_1$ 是硫胺素焦磷酸盐的前体,焦磷酸盐是三羧酸循环中丙酮酸、$\alpha$-酮戊二酸和红细胞乙醇转移酶的重要辅酶。维生素 $B_1$ 缺乏发生时,转酮醇酶活性下降,丙酮酸不易进入三羧循环氧化,血中丙酮酸含量增加。在补充大量糖的 SAP 患者,丙酮酸脱氢酶的活性可能下降。血中丙酮酸含量增加和大量的丙酮酸潴留在人体,并通过肾脏代谢影响能量代谢和应用,进而诱发神经系统症状。因为人体不能合成维生素 $B_1$,体内储存很少,容易造成缺乏。维生素 $B_1$ 缺乏病引起背侧丘脑、丘脑背部和乳头体功能损害以及认知的部分能力丧失。SAP 患者长期禁食,尤其是术后,可能易于忽略补充维生素 $B_1$,因此易于发生韦尼克脑病的临床症状。韦尼克脑病主要发生于慢性酒精中毒。此外,维生素 $B_1$ 缺乏病与内环境紊乱和细胞代谢异常有关。

### (十)其他因素

高脂血症、高血糖症或大脑代谢异常、氮质血症和手术应激,也可能与早期胰性脑病有关。晚期胰性脑病(感染阶段)可能与过早摄食、疾病反跳、长期禁食、摄食缺乏、全身性器官代偿耗竭引起的消耗性疾病、内环境缓冲系统破坏或并发于大出血和低血容量性脑损伤引起的休克的继发性腹腔高压。应注意在胰腺炎被控制下,胰腺肿胀减退,胰岛功能恢复。胰岛素治疗的最终调节可引起低血糖症,这也是胰性脑病的重要诱发因素。

## 三、临床表现及诊断

胰性脑病无明确的诊断标准及可靠的生化诊断指标,早期诊断较难。胰性脑病有两个发病高峰:一是在 SAP 发病后的急性炎症期(2～9d)内,往往同时伴有其他器官功能障碍;后期在 SAP 的恢复期(2 周后)。因此,必须依据病史和临床表现,并在排除性诊断后方可确诊本病。

### (一)精神神经症状

呈一过性精神错乱、意识障碍和神经衰弱 3 组综合征。多在急、慢性胰腺炎急性发作后 1 周左右和 SAP 术后 1～4 周内或疾病恢复期发生,持续 1d 至数周。表现为迫害性幻觉、定向力丧失、精神错乱状态,进而嗜睡、木僵直至昏迷。

脑膜刺激征:表现为弥漫性头痛、头晕、呕吐、眼球痛、感觉过敏、颈项强直、Brudzinski 征和 Kering 征阳性等。

脑脊髓病综合征:角膜反射迟钝、水平性眼球震颤、耳聋、吞咽困难、运动性或感觉性失语、面瘫、痉挛性瘫痪、四肢强直、肌肉疼痛、反射亢进或消失、腹壁反射消失、锥体束征和局灶性神经损害等。

根据症状特征,临床分型为:①兴奋型:以烦躁、失眠、幻觉、定向力障碍或狂躁不眠等精神症状为主;②抑制型:以淡漠、嗜睡、木僵、昏迷为主;③混合型:具有兴奋型或抑制型症状,并有神经系统定位损害表现。

### （二）实验室检查

血清髓鞘碱性蛋白（MBP），可望成为早期诊断胰性脑病的可靠生化指标。MBP是神经组织独有的蛋白质，它是构成髓鞘的主要成分之一。研究表明SAP患者血清MBP含量显著高于正常对照组，而SAP伴胰性脑病患者的血清MBP值也明显高于未合并胰性脑病者。提示血清MBP含量测定可视为判断SAP有无脑损害及其严重程度的一种特异性高且简便的生化指标。

腰穿脑脊液（CSF）检查者　其CSF常规、蛋白等均未见异常改变，培养未见细菌及真菌。少数病例CSF压力轻度升高。AP伴胰性脑病时其CSF中淀粉酶和脂肪酶浓度升高。

### （三）特殊检查

1.脑电图

主要表现为轻、中度广泛性慢波，同步性 $\delta$ 及 s 波暴发等，多见于慢性胰腺炎并发胰性脑病者，但非特异性，病愈后脑电图恢复正常。

2.头颅CT检查常为阴性，少数可发现脑组织呈局灶性坏死或类脑炎改变。

3.磁共振成像大部分为阴性，偶见脑室周围及基底节区水肿、小灶出血、脱髓鞘改变及部分脑白质信号改变，但均为非特异性。

### （四）胰性脑病的诊断

胰性脑病绝大多数为临床诊断，目前尚无统一的诊断标准、可靠的实验室及影像学检查指标，早期确诊较困难。回顾性分析255例SAP患者的临床资料，发现胰性脑病的发生是多因素作用的结果，急性呼吸窘迫综合征、高血糖的发生可能是其高危因素。一般认为具备以下2～3点者，可考虑诊断胰性脑病：①有AP病史（特别是SAP）；②早期或恢复期出现中枢神经症状和体征，并排除其他因素所致异常；③血清MBP水平升高；④脑电图出现轻至中度广泛性慢波，同步性 $\theta$ 及 $\delta$ 波，中长程 $\delta$ 波阵发出现；脑部磁共振成像有类似多发性硬化等表现；脑部CT有脱髓鞘等表现。

## 四、鉴别诊断

胰性脑病是疾病早期急性全身炎症反应所致多脏器衰竭的一部分，多发生于发病2周之内，病死率高。AP和神经精神症状是诊断胰性脑病的必要条件；对胰腺炎表现不典型、AP恢复期及慢性复发性胰腺炎出现意识和精神障碍者，应考虑到胰性脑病的可能，以免误诊。在疾病的诊断过程中首先需与神经精神疾病鉴别。

1.韦尼克脑病（WE）　近来已逐渐认识到在病程后期，甚至在恢复期亦会发生脑病症状，称为韦尼克脑病，韦尼克脑病多为乙醇依赖者，表现为眼肌麻痹、眼震、共济失调及意识障碍，经维生素 $B_1$ 治疗后快速恢复正常。SAP患者由于长期禁食和静脉营养不均衡，出现维生素 $B_1$ 的缺乏，国内有作者近几年用维生素 $B_1$ 治疗部分迟发性胰性脑病（DPE），发现患者能快速恢复，因此亦将DPE称为韦尼克脑病。

韦尼克脑病临床表现特征为：①眼运动异常，主要影响动眼、滑车神经核，以外直肌受累多见，可有水平或垂直震颤，水平凝视轻瘫，直至完全眼瘫。②躯干性共济失调，见于下肢，表现为步态、姿势及下肢强直性震颤。③意识改变，早期为注意力不集中，思维减慢，记忆力下降，未经治疗可发展为嗜睡，昏迷甚至死亡。病理表现为神经元丧失，胶质细胞增生、内皮增生、淤血，丘脑、中脑导水管周围髓鞘溶解。WE的诊断标准为血清中红细胞转酮酶降低。MRI对WE诊断有较高敏感性和特异性，特异性可达93%。

2.糖代谢紊乱　低血糖和高血糖导致的昏迷，高渗性或酮症酸中毒性昏迷；AP时可合并低血糖或高血糖，1%～5%患者出现低血糖，约50%出现暂时性高血糖。如果在治疗过程中血糖监测不力或胰岛素应用不当,可致低血糖昏迷或糖尿病酮症酸中毒和非酸中毒糖尿病昏迷。

3.电解质紊乱　①低钙血症:是 AP 最常见的并发症,其发生率为 30%～60%。血钙低于 1.75mmol/L 以下时,患者全部死亡。AP 时血钙降低可致神经-肌肉应激性增高,严重者可致癫痫样发作等精神症状。②低钠血症:大量液体的渗出、频繁呕吐、补给不足等时常可以出现。低钠血症患者产生脑水肿,重者形成脑病,甚至死亡。当低钠血症合并低氧血症时,病情则更为凶险。③低磷血症:酒精性 AP 及长期全胃肠外营养而未注意补磷者,易发生低磷血症。当血磷严重下降(＜0.16mmol/L)时,可出现神经系统的明显损害和神经精神症状。

4.炎性介质致大量液体渗出引起低血容量休克,脑循环障碍　SAP 伴发的重度低血容量性休克及中毒性休克的早期,常见表现为淡漠、嗜睡、反应迟钝等。

5.严重感染、败血症　引起高热、头痛、谵妄、嗜睡等症状;感染性胰腺坏死(IPN)在出现明显的局部和全身中毒症状时多伴随神经精神症状。

6.深部真菌感染患者,可出现意识改变。　7.其他　要注意低氧血症或急性呼吸窘迫综合征致脑缺氧所引起的精神症状;因未及时提高胶体渗透压,液体渗透入脑组织,引起脑水肿;以及转移性脑肿瘤、维生素缺乏等引起的脑部症状等。如低蛋白血症及低氧血症使神经细胞对毒性物质的耐受性降低,患者易出现神经精神症状,手术创伤及麻醉、肝肾功能不全等所致的精神症状。

# 五、治疗

由于胰性脑病确切发病机制仍不清楚,且临床多为散发病例,很难进行严格的双盲对照观察,因而尚无规范的治疗方案。目前尚无特异有效的胰性脑病治疗方法。去除诱因和神经营养治疗是影响胰性脑病发生及预后的关键因素。目前对于胰性脑病,多数临床机构主要从两个方面预防其发生,控制其发展。①积极治疗胰腺炎;②营养脑细胞,改善脑代谢。

## (一)内科治疗

首先是针对原发病进行治疗。胰腺炎是胰性脑病发生的基础,由于胰性脑病是重症胰腺炎病程中伴随出现的一组综合征,胰性脑病的预后,取决于胰腺炎的程度和转归,故处理原发病是治疗胰性脑病的关键。

1.禁食、胃肠减压和纠正电解质紊乱。

2.降颅内压治疗　对于有颅内压增高者,可酌情应用甘露醇、高渗糖水、地塞米松、血浆及白蛋白等。

3.抗生素的选用　除应注意到细菌敏感性外,还需考虑血脑屏障和血胰屏障的存在,可选用氟喹诺酮类和甲硝唑。

4.胰酶抑制剂的应用　如抑肽酶、加贝酯、依地酸钙。

5.胰岛素治疗应根据血糖值及时调整胰岛素的用量。

6.镇静剂的应用　兴奋型以镇静剂为主,轻者可用安定类镇静药,中度到重度者可用普鲁卡因或加用抗精神病药物如安坦等。

7.中枢神经系统营养药物　如肌苷 AIP,辅酶 A,细胞色素 C 及维生素组成的能量合剂等。

8.完全静脉营养支持和补充大剂量维生素 $B_1$。

9.生长激素合并生长抑素的应用　生长激素对早期胰性脑病有治疗作用,生长激素与生长抑素联合应用有可能降低胰性脑病的发生。

10.中医中药治疗有一定疗效。

11.血液透析。

12.乌司他丁和细胞因子抗体可根据情况选用。

### (二)外科治疗

胰性脑病不是外科手术的禁忌。对于有手术指征者,只要全身情况许可,应早手术。早期引流胰液和胆汁,避免胰液激活对治疗 SAP 和胰性脑病有重要意义,并且有较高的治愈率。

另外,是否手术是 SAP 临床中不能回避的问题,目前认为除非并发严重的腹腔室隔综合征、急性梗阻性化脓性胆管炎或腹腔感染时,在全身炎性反应综合征期内不考虑手术治疗。原则上早期不推荐手术,胰性脑病不是手术的指征,手术中因探查致胰腺组织挤压,可使胰酶在血中的浓度增高;手术使血流动力学紊乱加重,减少各组织器官的灌注;血浆胶体渗透压下降,促进肺间质水肿形成,加重机体缺氧等更易诱发胰性脑病。盲目手术会造成"二次打击",加重包括脑组织在内的各脏器的损伤。也有学者认为早期积极清除局部坏死胰腺组织、减少炎症物质,能降低 SAP 的并发症。一般在病程 3～4 周,行 CT 增强检查,明确胰腺坏死的部位、范围,确定手术时机,手术尽量清除胰腺坏死组织,确保引流管放置位置正确,引流通畅。术后常规加用抗生素。

(王文平)

# 第八章　腹腔、腹膜后疾病

## 第一节　腹膜疾病

### 一、结核性腹膜炎

结核性腹膜炎是由结核杆菌引起的慢性、弥漫性腹膜感染性炎症。发病率仅次于肺结核及肠结核。可发生于任何年龄,以 20～40 岁多见,男女发病率为 1∶2。结核性腹膜炎的病理改变可分为以渗出、粘连和干酪样为主的三种类型。临床以粘连型多见,渗出型次之,干酪型较少。

【诊断】

1.临床表现

(1)结核性中毒症状

1)发热和盗汗:发热是本病常见表现,占 67％～95％。热型以中等与低热为最多,约 1/3 患者有弛张热,少数可有稽留热,高热有时达 40℃。盗汗常存在于发热患者,重者身如水洗,轻者睡中汗出,醒来渐收。

2)消瘦与营养不良:体重减轻与乏力可随病程发展而渐加重,食欲不振明显。严重者可出现水肿、贫血、舌炎及口角炎等,甚至表现为恶液质。

3)其他:女性可停经或不育,男性有性功能不全。

(2)腹膜刺激症状

1)腹痛与腹部压痛:腹痛也是常见症状之一,以持续性隐痛或钝痛为多,但也有阵发性疼痛者。腹痛常在脐周、下腹或全腹。偶见有剧烈腹痛者,这要考虑结核病灶破溃或穿孔所致。腹部压痛可轻重不一,多数为轻微或没有压痛,少数压痛明显,伴反跳痛。

2)腹胀与腹水:病人起病时常有腹胀,但多不伴有腹部膨隆,也无明显腹水。本病有腹水者约占 1/3 病例,腹水量以中、小量者为多。

3)腹壁柔韧感:腹部扪诊发现腹壁柔韧感曾被认为是本病的重要体征,其实在其他情况下,如血腹或腹膜癌时也可以有类似发现。

4)腹块:腹部触及肿块多见于粘连性或小房型结核性腹膜炎病人,常位于脐周,但也可见于其他部位。其大小不一,边缘不整,表面不平,有时呈结节状,可误诊为肿瘤。

5)其他:患者常有腹泻,一般每日 6～7 次,大便多为糊状。也可有便秘或便秘与腹泻交替。有肠梗阻时出现恶心呕吐。

2.实验室和其他检查

(1)血液检查:部分患者有轻至中度贫血,白细胞正常或偏高,急性期白细胞和中性粒细胞可明显升高。血沉一般均见加快。

(2)腹水常规检查:腹水常为草黄色渗出液,静置后自然凝固,少数外观呈淡血色,偶见乳糜样,比重可超过1.018,蛋白质含量增多,细胞计数多超过500个/mm³,以单核细胞为主。但有些结核性腹膜炎的腹水检查结果可与上述截然不同。

(3)腹水查结核杆菌DNA:PCR技术检测结核性腹水中结核分枝杆菌DNA的敏感性为69%,特异性为96%,明显优于抗酸染色镜检和培养。

(4)腹水查结核菌抗体:ELISA检测腹水中结核分枝杆菌特异性抗体的敏感性与PCR技术相似,但PCR特异性更强。而ELISA法检测抗体水平仅能起辅助诊断作用。

(5)胃肠X线检查:可提示结核性腹膜炎的征象,包括肠粘连、肠结核、肠梗阻、腹水等征象。有肠梗阻者,则可呈现多数液平面、肠管排列紊乱、分布不均等。对于粘连型病例行钡餐检查多有肠袢汇集成团,运动减弱,或因包裹性积液占据肠间隙、推移肠管、排列紊乱;或呈现不全肠梗阻的征象。若同时存在肠结核者,常可发现回盲部或其他病变部位的肠腔充盈缺损。腹部平片有时可见腹腔内大小不等的斑点状或结节状钙化影,对诊断有一定意义。疑为腹膜结核的病例,应常规胸部X线检查。

(6)超声检查:可发现腹水或局部包裹性积液、腹膜增厚或网膜卷缩、粘连形成的团块等征象。超声诊断符合率可达80%左右。腹水型者可见弥漫性无回声,其中有分隔的光带。在无回声区边缘有点状或斑状高回声,后方多有增强效应。

(7)腹腔镜检查:渗出型并腹水者最适于腹腔镜检查,准确率可达90%以上。腹腔镜下腹膜常呈苍白或灰白色。早期病变可有充血及出血现象。腹膜、网膜或脏器浆膜可见结核特有的灰白色粟粒样结节,一般为米粒大小,有些可融合成较大的结节。有的可见腹膜、网膜或脏器间形成局限或广泛粘连。病程较长者腹膜明显增厚、网膜萎缩、色泽灰黄、血管稀少、分布不均。腹腔镜下取标本做病理检查,阳性率很高,不足之处是严重的腹膜粘连为其禁忌证。

## 【治疗】

1.治疗原则

(1)争取早期、彻底治愈,以防复发或并发症的形成。

(2)重视腹膜外结核病变,给予充分治疗。

(3)注意调整机体全身情况,应用中西医结合治疗,注意休息,加强营养。

2.抗结核药物治疗　结核性腹膜炎基本上以药物抗结核治疗为主。目前可供选择的抗结核药物有链霉素、异烟肼、利福平、对氨基水杨酸钠、乙胺丁醇等。

(1)渗出型患者,常用链霉素0.75g,每日肌注1次,1～2个月后改为每周2～3次,继续用药物至少3个月,同时常规剂量口服异烟肼或对氨基水杨酸钠。连续用药0.5～1年。对粘连合并渗出或小房型的患者,可考虑链霉素、异烟肼和对氨基水杨酸钠联合用药。链霉素治疗以不引起毒性反应为前提,适当延长其疗程,对氨基水杨酸钠可静滴,异烟肼可用1.5～2年。

(2)对已接受抗结核治疗的患者,考虑有耐药性,可选用尚未用过的抗结核药物治疗。

(3)对有血行播散或结核毒血症严重的患者,在有效的应用抗结核药物的同时,可加用肾上腺皮质激素,以减轻毒血症。

3.手术治疗　原则是根据病变状况、粘连范围和程度选择手术方法。手术治疗指征:①并发完全性、急性肠梗阻或慢性不全肠梗阻经非手术治疗久不见效或加重者。②并发肠穿孔导致急性腹膜炎或包裹性积脓。③腹壁瘘管经久不愈。④不能排除其他原因的急腹症和腹腔内肿瘤者。对于合并慢性肠梗阻者,只要没有出现肠绞窄征象,尽管非手术治疗恢复缓慢,仍以尽量保守治疗为妥。

4.中医中药治疗

(1)邪留阴分:可予养阴清热,方用青蒿鳖甲汤。

(2)气血两虚:治以益气补血,方用归脾汤加减。

(3)腹胀有水:治以健脾利湿、活血化瘀,方用胃苓汤加减。

5.并发症治疗　有不完全性肠梗阻时,应及时胃肠减压,纠正水、电解质平衡紊乱。有感染者予足量合理抗生素治疗。

有下列情况可考虑手术治疗:

(1)并发完全性、急性肠梗阻者,或慢性肠梗阻保守治疗无效者。

(2)肠穿孔引起急性腹膜炎者。

(3)粪瘘经保守治疗无效,粪瘘之远端有梗阻存在者。

(4)与急腹症或肿瘤鉴别困难者。

## 二、化脓性腹膜炎

本病是指因细菌或非细菌感染引起的腹膜化脓性改变。按发病机制可分为原发性和继发性两大类。前者致病原多经血行播散侵入腹腔;后者则由腹腔内病变直接涉及腹膜。还可根据不同病因分为细菌性和非细菌性两类。非细菌性腹膜炎可由胃酸、胆汁、胰液或血液等刺激引起,但最后可成为细菌性腹膜炎。异物、胶原性疾病、过敏状态引起的腹膜炎,才是真正的非细菌性腹膜炎。也可以病变涉及的范围分为局限性和弥漫性腹膜炎。

### (一)原发性腹膜炎(SBP)

本病是由血行感染所致的急性腹膜炎。原发性腹膜炎常并发于晚期肝硬化或见于儿童的原发性腹膜炎。

1.肝硬化腹水并发原发性腹膜炎　一般见于肝硬化晚期。肠道感染也为常见病因,SBP是肝硬化最具有特征性的感染并发症,发生率为7%~23%,其发病机制为①细菌移位:肠腔内细菌经腹腔淋巴结进入血液循环。肝硬化患者容易发生肠道菌群失调,大肠杆菌等某些细菌过度繁殖,肠道粘膜屏障功能障碍以及机体免疫防御功能低下等,都是促使细菌移位的重要原因。②菌血症的发生:肝硬化患者网状内皮系统防御功能低下,不能有效地发挥吞噬清除血中细菌的作用;加之肝硬化门脉高压,侧支循环大量开放,血液不能有效地经过肝窦网状内皮系统,因此不能清除由肠道细菌移位入血或由呼吸道等途径入血的细菌,菌血症的发生率升高,相应地使SBP发生的危险性增加。③腹水中的抗菌活性不足:肝硬化患者腹水中调理素、免疫球蛋白、补体及趋化因子等各种抗菌物质活性低下,不能有效清除腹水中的细菌及各种炎性递质。其致病菌大多数是大肠杆菌、副大肠杆菌,少数由肠球菌、链球菌、葡萄球菌、铜绿假单胞菌(绿脓杆菌)等引起。

【诊断】

本病多起病急,有发热、畏寒、腹痛,腹部压痛为腹膜炎常见体征。典型的SBP仅占50%左右,多数为不典型SBP,相当一部分患者表现为腹水增加,黄疸加深,肝功能进一步减退,肝性脑病,肾功能障碍或中毒性休克等。此时应及时做血的细菌培养,并进行腹穿做腹水化验检查。其结果具有确诊价值。

**【治疗】**

应早期、合理、充分地应用抗生素，积极预防和治疗中毒性休克、肝昏迷等并发症，并注意纠正水、电解质平衡紊乱及酸碱平衡。同时加强保护肝及全身支持疗法。

腹腔抗生素注入。近年来国内有人采取放腹水加腹腔抗生素注入治疗 SBP，取得满意效果。其理由：①起外科引流作用，定期将腹腔内细菌、毒素、炎性渗出物引出，减少其吸收，减轻中毒症状，保护其他脏器功能。②隔日放 1 次腹水 1000ml～2000ml，在适当增加补液量，补充白蛋白或血浆情况下，一般不会引起水、电解质平衡失调和诱发肝性脑病。③放腹水后腹腔注入抗生素能提高腹腔抗生素有效浓度，增强抗菌效果。④节省抗生素，减轻病人经济负担。

本病预后差，后期多死于肝昏迷、肾衰及上消化道出血等并发症。因此，对晚期肝硬化并发原发性腹膜炎的及时诊断和治疗十分重要。

2.儿童期原发性腹膜炎　患儿多在 10 岁以下，女孩多见。本病是血行感染引起的腹膜炎，但原发病灶往往不明显。起病前常有呼吸道感染或皮肤感染病史。

**【诊断】**

多为急性起病，有腹痛、恶心、呕吐、发热、畏寒，并出现明显腹膜刺激症状。特别是常见腹泻，并有肠鸣音亢进，在继发性化脓性腹膜炎则属少见。应注意与阑尾炎及其他急腹症相鉴别。检查尿常规，了解有无蛋白尿及管型尿。腹穿做腹水化验对确诊很有帮助。

**【治疗】**

本病确诊后，在给足量抗生素治疗和全身支持措施情况下，预后一般良好。

## （二）继发性腹膜炎

这是最常见的一种腹膜炎，在腹腔内脏疾病或损伤的基础上，细菌进入腹腔，引起腹膜化脓性感染。根据病史和发病原因，可将继发性腹膜炎分成三大类：①急性穿孔性腹膜炎，包括胃肠穿孔、肠缺血和盆腔腹膜炎等类型。②手术后腹膜炎，包括吻合口漏、意外胃肠穿孔和血运供应阻断等类型。③创伤后腹膜炎，包括腹部钝性和穿透伤等类型。这一分型对诊断很有帮助。

致病机制：腹腔污染细菌后，其结局取决于全身的和腹膜局部的防御机制和细菌的性质、数量和时间，细菌及其产物（内毒素）刺激患者的细胞防御机制。

**【诊断】**

1.临床表现

（1）腹部表现

1）腹痛：是最先和最常见症状。为持续性剧痛，腹痛部位先于原发病变处，后涉及全腹，疼痛不能忍受。但在老年患者及衰竭患者腹痛可不明显。

2）恶心呕吐：起病时即可有恶心呕吐，当出现肠麻痹时，呕吐反见减少。但呕吐物可为胆汁或粪样液体。

3）腹肌紧张、压痛与反跳痛：此为腹膜炎特征性表现。

4）肠鸣音、肝浊音区与移动性浊音：急性腹膜炎伴肠麻痹时其肠鸣音减少或消失。由于胃、肠穿孔引起的腹膜炎，肝浊音区缩小或消失。当腹腔内积液超过 1500ml 时，可出现移动浊音。

（2）全身表现：腹膜炎不同发展阶段可出现不同的临床表现。起病时一般体温正常，至腹膜炎发展期，体温、脉搏、呼吸平行上升。如毒血症明显，可有高热与寒战，常伴有脱水与代谢性酸中毒，最后进入中毒性休克。

2.辅助检查　本病根据上述临床表现，一般诊断多无困难。但需要下列检查助诊。

(1)血常规:白细胞和中性粒细胞明显升高,严重感染时可出现核左移现象。

(2)X线腹部检查:检查有无游离气体,重点在膈下透明区,或观察肠曲形态与液平。

(3)腹腔穿刺:鉴别腹水是渗出液还是漏出液,细菌培养,测定淀粉酶含量及涂片病理检查。

(4)诊断性腹腔灌洗:有助于确诊与创伤无关的所有腹膜炎,尤在不能正确反映腹部症状,不能口服或注射造影剂而行CT扫描检查者。在拟行剖腹切口做一小切口,插入一塑料管,灌注生理盐水1L,并回收至少500ml,取回收液作白细胞及分类、红细胞、pH值、淀粉酶、蛋白和胆红素测定。如白细胞数>200/mm³,急性腹膜炎的概率为99%。

(5)血清溶菌酶测定:这是一种有效的诊断腹腔内脓肿的方法,溶菌酶为分子量14000的蛋白,存在于吞噬细胞、粒细胞和单核细胞的溶酶体内,脓肿形成时必然伴有血清溶菌酶增高。腹腔内脓肿的诊断敏感性为79%,特异性为81%。

(6)腹腔镜:对临床症状不典型及诊断不明的腹膜炎可以通过腹腔镜检查辅助诊断。对急性出血性胰腺炎可置管引流及腹腔灌洗,手术后胆汁性腹膜炎可置引流管,腹膜炎缓解后再相应处理,必要时可经腹腔镜取材活检或经引流管灌入治疗药物。但是对有明确急诊手术探查指征者不宜选用腹腔镜检查辅助诊断。

**【治疗】**

1.手术及中西医结合治疗　继发性腹膜炎的手术目的在于清除原发的炎症或感染病变,并进行腹腔引流。及时手术常避免腹膜炎扩散,有利于控制感染,减少并发症。

近年来,中西医结合治疗急腹症有很大发展,有的可不手术获得治愈,但要注意选择好适应证。

2.支持疗法　目前仍主张取半卧位,禁食,肠梗阻者要胃肠减压。积极补充机体的耗损,纠正水、电解质和酸碱失衡,包括输血。近年来采用静脉高营养治疗,有利于改善全身情况。

3.抗菌治疗　继发性腹膜炎的主要致病菌为大肠杆菌属和脆弱类杆菌,第三代头孢菌素足以杀灭大肠杆菌而无耐药。也可选用氨苄西林或头孢菌素。合并厌氧菌感染者用甲硝唑等治疗有效。

# 三、腹膜肿瘤

本病是由原发和继发两种因素引起的腹膜增殖性病变,前者为间皮细胞瘤,很少见.而继发性癌很常见。

## (一)腹膜间皮细胞瘤

本病为原发性腹膜增殖性病变,来源于间质的表皮或间质内组织,较为罕见。良性间皮细胞瘤常为单发,最常见于输卵管、子宫顶部的腹膜,其他部位少见。恶性间皮细胞瘤往往为弥漫性的覆盖全部或部分腹膜的肿瘤,或呈弥漫性结节性播散,或呈一层坚韧、白色的腹膜增厚,或多或少围绕着腹内脏器。病因与接触石棉有关,30%腹膜间皮细胞瘤的患者在腹膜组织中有石棉沉着。

**【诊断】**

1.临床表现　腹痛、腹水和消化道功能紊乱是本病的主要表现,而且腹痛为顽固性,腹水的发生率可达90%。腹水顽固,常呈浆液纤维性或血性,有时呈胶质状,白蛋白含量高,可找到恶性细胞。消化道功能紊乱一般发生于后期。全身情况在较长时间内很少有变化,食欲尚可,消瘦不明显,无发热,血沉增快,有时出现自发性低血糖症。体检时可发现不同部位有大小不等的单个或多个肿块。

2.辅助检查

(1)胃肠道X线检查有时可见外来压迫征象。

（2）腹水细胞学检查对本病的诊断有很大帮助，如在腹水找到新生物性间皮细胞最有价值。

（3）在 B 超和 CT 引导下行细针穿刺抽吸可得出细胞学诊断。

（4）腹腔镜检查和腹膜活检对于确诊可提供有意义的依据。

**【治疗】**

目前无有效治疗方法，放射治疗及化疗效果不满意。一般明确诊断后 1～2 年内死亡。

## （二）腹膜继发性癌

腹膜继发性癌是腹腔脏器癌扩散到腹膜的结果，绝大多数是腺癌，多来源于胃肠道、肝、胰及卵巢。常伴腹水，多呈血性。癌向腹膜扩散的途径有：①直接蔓延，胃肠癌最易累及腹膜。②表面种植，是由腹膜脏器的癌细胞脱落，种植于腹膜所形成。③循血行或淋巴道转移，任何上皮组织的恶性肿瘤均可循血行或淋巴道转移到腹膜而形成广泛的转移癌。常表现为腹膜广泛布满小粒状癌，或肠壁表面可有网状的白色线条。

**【诊断】**

1.临床表现

（1）有明确的原发腹腔内脏癌，如出现腹膜累及的临床表现应考虑有腹膜转移，或在原发病灶手术时发现有腹膜转移癌。

（2）无明确的原发性腹腔内脏癌，临床发现腹水或通过腹水检查发现有腹膜转移癌。

（3）本病常有腹水，须反复穿刺放液。无门脉高压，无脾大，腹水少时可扪及包块。有的患者无明显腹水，但常伴腹痛和消瘦。

2.辅助检查

（1）X 线检查可见有腹膜继发癌有关的征象。

（2）腹腔镜检查和腹膜活检有助本病诊断。

**【治疗】**

应用化学药物腹腔内注射（噻替哌、氧化氮芥、氮芥等），放射性核素 $^{32}$P、$^{198}$Au 腹腔内注射及其他对症治疗。

# 四、腹膜假性粘液瘤

本病又称腹膜胶质病，很少见，分为粘液性囊腺瘤和粘液性囊腺癌，分别来源于盲肠、子宫、附件。所谓腹膜胶质病是根据腹腔积液的外观而命名的。可有程度不同的粘性，胶状肿块占满腹腔或覆盖着腹膜，通常位于下腹部或盆腔部，穿刺或吸引难以排出。恶性型者其腹膜布满颗粒或新生物样结节。胶状物经生化分析主要属涎粘多糖。

**【诊断】**

1.临床表现　患者腹部显著膨大而一般健康情况良好，这是本病的特点。因为大量粘液潴留于腹腔内，形成所谓"胶腹"。

发病初期，可有右下腹疼痛，盆腔下坠感及膀胱刺激症状。可有腹痛、恶心及呕吐，但这些症状很轻。少数可出现幽门梗阻、肠梗阻及阻塞性黄疸。后期多有腹胀、食欲减退、消瘦等表现。体检时可摸到肿块和腹水。

2.腹腔穿刺　腹腔穿刺一般能作出诊断。如果积液特别粘稠，可呈白色，外表为胶状，不易流动。腹水蛋白质含量高，如有丰富的透明质酸，则有利于间皮细胞癌的诊断。

**【治疗】**

主要是切除原发病灶,并尽可能完全切除腹膜胶质状的增生灶。抗癌化疗可能对控制疾病的进展有一定效果,特别是对起源于卵巢的病变可能作用更好些。

(陈洪庆)

# 第二节　肠系膜疾病

## 一、急性肠系膜淋巴结炎

本病主要累及回盲部的淋巴结,多见于儿童和青年。1/3起源于上呼吸道感染。因小肠系膜有丰富的淋巴结,以回肠末端及回盲部淋巴结最丰富,所以病变主要侵及回肠末端的淋巴结,出现以右下腹稍靠近脐部的一系列症状和体征,淋巴结改变分为①普通型:多由病毒感染所致,淋巴结充血、肿胀、增生。②化脓型:多由细菌引起,包括沙门菌、葡萄球菌、大肠杆菌、厌氧菌等,淋巴结有肿胀、出血、坏死、化脓等改变。

**【诊断】**

1.普通型　多见于7岁以下,于冬春季节常在急性上呼吸道感染过程中并发,或继发于病毒所致的肠道感染。

(1)发热:约90%以上病例表现为发热,一般为中等度发热,偶有高热。

(2)腹痛:性质不固定,可表现为钝痛或痉挛性疼痛,通常是先发热后腹痛,但以右下腹稍近脐部或脐周为主。

(3)消化道症状:可伴有呕吐但不剧烈,有时伴腹泻或便秘。

(4)腹部检查:腹胀不明显,压痛较轻,多位于右下腹。但位置偏上或靠近脐部,较少出现腹肌紧张和反跳痛,偶可在右下腹触及具有压痛的小结节状肿物,压痛部位随体位变动,如向左侧卧位时压痛点可向左侧偏移。

(5)其他检查:白细胞计数可正常;超声表现具有特征性,即回、结肠区域肠系膜淋巴结数目增多,径线增大,呈椭圆形,结构类似靶样或内呈均匀低回声,无融合,可根据这些特征做出定性诊断。

2.化脓型　较少见,主要见于7岁以上儿童,无明显季节特点,起病较急,中毒症状出现较早。有精神萎靡、高热、脱水等,持续性腹痛,初在右下腹,随后为双下腹和脐周,可伴有呕吐或稀便,压痛明显,以右下腹为主,随病情发展压痛范围扩大,甚至延及全腹,并常伴有腹肌紧张和反跳痛。有时合并肠梗阻症状,白细胞计数明显升高;B超或CT检查有时可探及位于肠管外肿大淋巴结或小脓肿形成,阑尾区无异常;腹腔穿刺有时可抽到黄色或白色脓液,细菌涂片或培养为阴性。早期病例静脉滴注广谱抗生素可能有效,中、后期病例则效果不明显,多数病例误诊为急性阑尾炎。

**【治疗】**

1.普通型　非手术治疗为主。

(1)一般治疗:包括禁食、静脉输液、止吐、止痛、退热等。

(2)抗病毒治疗:①利巴韦林(病毒唑)每日10mg/kg,通常用0.1g～0.2g溶于10%葡萄糖液100ml～200ml中静滴。②双黄连注射液每次60mg/kg,通常用0.6g～1.8g加入10%葡萄糖液中单独静脉滴注,每日1次。

（3）抗生素：体温较高且白细胞计数或者中性粒细胞增多，粒细胞比例增高者可选用青霉素、氨苄西林、头孢呋辛（西力欣）等。

2.化脓型　以手术治疗为主。

（1）早期病例：除一般治疗外，应使用广谱抗生素静脉滴注，如头孢呋辛每日 60mg/kg、头孢曲松（菌必治）0.5g～1.0g/次等，也可以考虑静脉滴注氨苄西林、甲硝唑或者庆大霉素，治疗中发现患者压痛范围扩大或腹腔穿刺有脓性渗液或出现腹膜炎征象时，应积极手术。

（2）中晚期病例：通常要手术探查及引流治疗。

## 二、肠系膜乳糜囊肿

为肠系膜淋巴管的病变，即淋巴管膨大、囊肿化。可能是先天性的淋巴管壁发育不良所致，即所谓淋巴管瘤，或可能因腹部外伤、炎症、手术后等致使局部淋巴管粘连、阻塞。淋巴液淤滞其间，逐渐长大而成囊肿。但在正常情况下，淋巴管间、淋巴管和静脉间有丰富的侧支沟通，不至于产生囊肿，故侧支的闭塞亦可能为引发本病的重要因素。囊肿可以是单发的或多发的，内含乳糜液或混有少量血液和纤维素。囊壁为上皮细胞和结缔组织。

**【诊断】**

1.临床表现　囊肿体积较小时，一般无症状和体征。多数患者因腹部包块而就诊，包块无疼痛和压痛、边界清楚、有囊性感、活动度大。因为固定于后腹壁的肠系膜根部从左上走向右下，故肠系膜囊肿常沿右上至左下轴心活动。少数肿大明显者可产生局部压迫症状，个别患者囊肿破裂形成乳糜腹水。

2.影像检查　X线检查有时可见到囊肿对肠道的压迫现象；腹部 B 超、CT 及磁共振检查可发现囊肿的部位、形态及大小等。腹腔镜检查可直接窥见囊肿。

**【治疗】**

囊肿较小而无压迫症状者，可不予治疗。但若囊肿较大或不能除外其他肿瘤时，应及时剖腹手术切除。

## 三、肠系膜脂膜炎

这是一种主要累及肠系膜脂肪组织的非特异性炎症性疾病，常伴有发热和反复发作的特点，临床上统称为 Weber-Christian 病。此症少见。其基本病变可能是血管炎引起脂肪缺血坏死，继发地再引起炎症。血管炎可由于直接的创伤或变态反应所致。本病有时伴发系统性红斑狼疮，或在应用碘剂、磺胺类、普拉洛尔（心得宁）后诱发，支持免疫性病因。患者血中的溶蛋白酶较正常人为高，可造成小血管内皮细胞损害而产生血栓以及闭塞。肠系膜脂膜炎又称为收缩性肠系膜炎、肠系膜脂肪肉芽肿、肠系膜脂肪营养不良症、原发性硬化性肠系膜炎等。

**【诊断】**

1.临床表现　多见于老年男性，常见的症状是反复发作性腹痛，可以很轻，也可以很剧烈；可以弥漫全腹，也可以局限于脐周或偏左，同时伴有发热、食欲不振、恶心呕吐和体重减轻等炎性症状，发热常为低热，很少见高热，有白细胞增多症。可有腹胀和不完全性肠梗阻。体检有 2/3 在脐周偏左可扪到肿块，有触痛，边缘模糊，但也可很清晰，质较硬，可传导腹主动脉搏动而被怀疑为腹主动脉瘤。X 线表现常不显著，除非肿大到能排挤肠道。早期可有肠段激惹现象，钡剂在肿块处通过较快，也可见多段回肠袢分离现象，其间距增宽,并见有一长段狭小肠袢扭曲或折角,这些是肠系膜内有多个肿块的表现。广泛的收缩性肠系膜炎可阻碍血流和淋巴回流,引起腹水。本症往往到剖腹后才能获得确诊。

2.辅助检查

(1)X线钡剂造影:可见肠段移位或有外来物压迫肠道的征象。但肿物较小时无此征象。

(2)CT检查:腹部可见不均匀的低密度占位性病变。

(3)血管造影:可见直肠血管变直,有时见血管外被包绕的征象。

【治疗】

轻症患者,特别是非全身性者,病变多能以纤维化而告终,达临床痊愈,但往往反复发生,延续几个月到几年。激素可以保护细胞的溶酶体膜,减少炎症反应,改善临床症状,但需要量较大,且停药后极易复发。可应用小剂量免疫抑制剂,特别是有脂膜炎全身扩展时。产生肠梗阻者,应予手术切除,但宜尽可能保留肠段。术后症状多能改善。

# 四、肠系膜肿瘤

肠系膜肿瘤可以是原发性的,或者是继发性的。本病较罕见。肠系膜的各部分都可以发生原发性肿瘤,大多位于小肠系膜,其次是乙状结肠或横结肠系膜。肠系膜肿瘤有囊性和实质性之分,一般囊性者多为良性;实质性者多为恶性。肠系膜的囊性肿瘤包括各种囊肿和淋巴管瘤。实质性肿瘤以淋巴肉瘤发病率最高,其他有平滑肌肉瘤、脂肪肉瘤、纤维肉瘤、间皮肉瘤等。淋巴肉瘤表现为结节融合,形成大的肿块或散在的大小不等的结节,镜下均为弥漫型,属B淋巴细胞源性。脂肪肉瘤外观呈脂肪瘤样、粘液样及鱼肉样,镜下分四种类型:分化良好型、粘液样型、圆形细胞型及多形型,其中前两型预后良好。可根据镜下核分裂相的多少来判断肿瘤的分化程度。以良性者居多,其中常见的是纤维瘤和脂肪瘤;恶性肿瘤中以纤维肉瘤或平滑肌肉瘤最为常见;部分恶性淋巴瘤始于肠系膜淋巴组织。

【诊断】

1.临床表现　肠系膜原发性肿瘤,即使是恶性,转移也较晚,所以早期多无症状,不易发现。多因其他原因行剖腹手术时发现。肿瘤稍大则可因腹膜受牵拉而产生腹痛,但多不剧烈。体检有时可触到肿块,尤其是消瘦者。肿瘤长大后可造成压迫,出现疼痛、恶心、呕吐、腹泻、便秘等肠梗阻症状。恶性肿瘤还常出现腹水、肿瘤的转移表现,以及消瘦、乏力等全身衰竭的表现。通过血液和淋巴转移、直接蔓延或局部种植等途径在肠系膜形成的继发肿瘤多有原发肿瘤的临床表现。

2.影像检查

(1)X线检查:可发现肿瘤对邻近组织压迫。有钙化的可能是畸胎瘤。X线钡造影可显示肠管受压移位,有助于确定是否为肠外肿块,有时肠系膜恶性肿瘤侵入肠壁,则可出现肠壁僵硬,粘膜皱襞增粗或中断,钡剂通过缓慢等现象。

(2)B超检查:可显示腹腔肿块,区别囊、实性,肠系膜囊肿见液性暗区,边界回声清晰,并有明显包膜回声及后方增强效应。良性肿瘤色膜清晰完整,内部呈现均匀稀少的低回声区,有时或部分为无回声区,如脂肪瘤、纤维瘤和神经鞘瘤等;恶性肿瘤包膜回声区有或无,内部回声强弱不一,分布不均。

(3)CT检查:可直接了解肿块的大小、质地、边界和毗邻关系。可清楚显示周围组织器官是否被侵犯。特别是肠管与肿块的关系对术前诊断十分有益。

(4)腹腔镜检查:既可确定肿块的位置,又可取活组织进行病理检查,以确定肿瘤的性质。

【治疗】

肠系膜肿瘤的治疗以手术切除为主,是否辅加其他治疗,当视肿瘤的病理类型、恶性程度以及患者的年龄和全身状况而定。

肠系膜囊肿常具有完整的包膜,界限清楚,孤立的囊肿一般可用钝剥离法作囊肿摘除术。若囊肿与肠管关系密切或与系膜血管紧密粘连,可连同部分小肠一起切除。如囊肿切除有困难,可作囊肿袋形外翻术。淋巴管瘤往往含有大小不等的多个小囊,个别呈蔓状生长,为求根治,宜连同部分小肠及系膜一起切除,多发的体积很小的淋巴管瘤,可将其一一剪破,再用3%～5%的碘酊涂抹其内壁,以破坏肿瘤壁的上皮组织,也可用电烙烧灼其囊壁以免复发。

恶性肿瘤施行广范围的肿瘤切除,是获得根治的最佳治疗手段,不能行根治性切除的肿瘤应积极行减瘤术或捷径肠吻合,以提高术后放、化疗的疗效及延缓并发症的发生。对复发者应争取再次手术切除,能有效延长患者的生存期。

肠系膜肿瘤患者若并发肠梗阻、肠扭转,应在积极术前准备下尽早剖腹探查。若肠扭转或套叠的肠管已坏死,不可复位,应先切除坏死的肠管,再探查肿瘤,决定手术方式,以减少毒素吸收。

(陈洪庆)

# 第三节　网膜疾病

## 一、网膜扭转

大网膜由四层间皮组织组成,血供应来自左、右胃网膜动脉。因为它是一个游离膜,活动度很大,可以发生扭转,引起缺血坏死。

大网膜扭转可为原发性,也可为继发性的。原发性者病因不明,常为体位的突然变动,负荷过重,或剧烈运动所诱发,特别在网膜有畸形者容易发生。继发性者是指在粘连性病变或网膜疝的基础上所发生,扭转发生于粘连处或疝颈处。

本病多在25～50岁间发病,男性略多于女性。患者突然发生局部疼痛,可自行缓解,但可复发。若扭转不缓解,则腹痛持续,且大多位于右下腹,有腹膜刺激征,甚至可以触及充血水肿的网膜,犹如包块。同时有恶心、呕吐、发热和周围血白细胞升高,很难与急性阑尾炎相鉴别。严重病例可发生大网膜坏疽,必须及时手术,切除受累之网膜。术后预后良好,不再复发。

## 二、网膜炎

网膜炎实际上是腹膜炎的一部分,可引起网膜的广泛粘连,常继发于腹腔内其他脏器的炎症性病变,如急性阑尾炎、急性胆囊炎、盆腔炎、胰腺炎和结核性腹膜炎。手术也可引起网膜发炎而产生粘连。

网膜趋向炎症区而受累,使本身发生急性炎症,可有充血、水肿或坏死等病理改变。网膜急性炎症常与原发疾病交织在一起,而临床上只视为一个疾病。少数病例转成慢性,导致不同程度的局部粘连,轻者牵引腹膜产生腹痛,重者则可发生肠梗阻。

本病诊断主要依靠病史。X线检查常能发现原发病或胃肠道粘连性、梗阻性表现。

对炎症的治疗应给予足量抗生素,若保守治疗无效,则应手术治疗,连同原发病灶一起清除。对于粘连性病变,若无明显梗阻症状,则应尽可能保守治疗。

### 三、穿网膜疝

小肠袢可凸入正常的网膜解剖孔或某些疾病所造成的孔隙而形成疝,称穿网膜疝,属内疝的一种。

正常的 Winslow 孔常常是这种疝的颈部,而损伤、外科手术以及网膜的炎症性病变所造成的网膜粘连是后天性的基本病因,特别是大网膜的游离缘与前腹壁或内脏的粘连有利于疝的形成。因为小肠游离性大,故小肠几乎是唯一的疝内容物。疝一般都是在腹压增加的情况下生成的,若疝孔大而软,且疝囊不大时,常可自行回纳而缓解或有轻度腹痛;若孔小而较硬时,则形成的疝常发生嵌顿,表现为剧痛,而后产生小肠梗阻的症状。

一旦明确诊断,或疑似本病而经保守治疗后梗阻不缓解时,应及早剖腹,进行小肠复位手术,并宜将疝孔关闭,或切除网膜裙。若肠段有坏死表现,则应切除。

### 四、网膜肿瘤

网膜肿瘤以转移性恶性肿瘤为多见,主要来自胃肠道或卵巢,而原发性者,不论是良性或恶性都较罕见。其肿瘤组织类型甚多,常见平滑肌肿瘤及淋巴管瘤,其次为脂肪肿瘤、间皮肿瘤、血管肿瘤、纤维肿瘤、神经源瘤、畸胎瘤、恶性淋巴瘤等,囊性肿瘤多为良性,实性肿瘤多为恶性。

小的原发性实体瘤并不产生症状,也难以触及。瘤体大时,主要表现是腹部膨大,可牵引腹膜并影响到胃肠道而产生腹部隐痛、腹胀等症状,甚至产生瘤体的压迫症状,并可触及。良性者活动度大,恶性者则多与周围组织粘连,转移性者还可能触及多个瘤体。恶性者除有消瘦、乏力等全身衰竭症状外,还可产生腹水。

腹部 B 超及 CT 检查可显示肿瘤的大小、形态及部位,还可在 B 超、CT 引导下穿刺活检。胃肠道 X 线检查可发现肿瘤的压迫征象。腹腔镜检查可窥见肿瘤,但可因粘连而受到阻碍,最可靠的是剖腹探查。

手术切除是唯一治疗方法,但转移性者预后较差。

### 五、网膜囊肿

网膜的囊肿少见,主要发生在儿童和青少年,病情进展缓慢。大网膜囊肿分为真性囊肿和假性囊肿两类。真性囊肿多数由淋巴管梗阻所致,也可以由先天异位淋巴组织发展而来,其囊壁薄,壁内被覆单层内皮细胞,可以是单房或多房,囊肿的内容物多为淡黄色浆液和乳糜样液。而假性囊肿多在炎症反应以后发生,也可由损伤和寄生虫等引起,其囊壁厚,由炎性细胞及纤维结缔组织构成,无衬里内皮细胞,多为单房,内含浑浊炎性渗出液或血性液。

一般较小的囊肿可无症状,多在手术时偶然发现。大囊肿可出现腹部饱胀感,并可伴有隐痛或坠痛,炎症感染时症状加重,并发扭转或肠梗阻时可发生剧烈腹痛。查体腹部可触及无压痛、移动性大的包块,多在上腹部,有时可有囊性感。因本病在临床上缺乏特征性的症状和体征,故诊断较为困难。

胃肠道钡餐 X 线检查可发现胃上移、小肠后移及压迫征,前腹壁与小肠间距明显增宽等征象,对诊断有一定帮助,但不易与肠系膜囊肿相鉴别。B 超检查可证实为囊性,但 CT 扫描比 B 超定位更确切,若应用胃肠钡餐、B 超检查及 CT 扫描未能与肠系膜囊肿相鉴别者,可行腹腔动脉造影而确诊,但最可靠的还是剖腹探查。

本病一经诊断,应尽早手术切除。因大网膜囊肿虽属良性病变,但可出现腹部疼痛、饱胀等症状,有时可合并感染,诱发大网膜扭转坏死,囊肿压迫和牵拉小肠可出现肠梗阻、肠扭转可致严重并发症,故应以手术治疗为主。手术首选包括囊肿在内的全部或部分大网膜切除术。术中若发现囊肿与胃、肠管粘连紧密,原则上应连同受累部分胃、小肠一并切除。

(陈洪庆)

# 第四节 呃逆

呃逆系由于迷走神经反射或直接刺激膈神经、膈肌而使膈肌与肋间肌不自主地同步猛然收缩伴有声带闭合从而发生特殊吸气声及不适。其病因多是内、外科功能性病变,亦可为器质性病变。器质性病变引起的呃逆不容忽视,有时病程中出现呃逆提示病情危重(如心肌梗死、脑血管疾病等)。慢性顽固性呃逆多为器质性病因所致。

【诊断】

呃逆本身的判断并不困难,临床上间歇出现急剧吸气,正常呼吸运动停顿,并因气流通过痉挛的声门而发出特别的声音。多在几次呼吸运动后重复出现,偶见连续发生者。

引起呃逆,尤其是引起长期持续性呃逆的病因及疾病多种多样(见表 8-1)。一般入睡后呃逆消失者,多为功能性。流行性呃逆,在呃逆出现前可有全身不适、低热、胃肠功能障碍等表现。在呃逆发生时,常同时有腹壁肌群的痉挛,故多见腹壁凹陷。一般呃逆反复发生,3～4 天后完全恢复正常。

表 8-1 引起呃逆的主要病因及疾病

| 病因 | 疾病 |
|---|---|
| 中枢性呃逆: | |
| 大脑皮质疾病 | ①精神病。②癔症 |
| 延脑-脊髓病变 | ①脑压增高:脑肿瘤、脑溢血、脑水肿。②炎症:脑膜炎、脊髓灰质炎、脑脓肿、脊髓痨、脑梅毒、破伤风、脊髓空洞症、脑炎、流行性呃逆症。③脑血循环障碍:脑动脉硬化、癫痫、血氧降低。④中毒及代谢障碍:酒精中毒、尿毒症、糖尿病性昏迷、低血糖症、肠伤寒、菌痢、疟疾、霍乱、败血症、肝昏迷 |
| 末梢性呃逆: | |
| 颈部病变 | ①颈部淋巴结肿大。②甲状腺短期内明显肿大 |
| 纵隔病变 | ①肿瘤,支气管、食管、胸腺、畸胎。②肺门淋巴结肿大,结核性、白血病、淋巴肉芽肿、淋巴瘤。③胸骨后甲状腺。④炎症。⑤纵隔病变手术后 |
| 胸膜病变 | 炎症 |
| 肺、支气管病变 | ①肺炎。②肺脓肿。③哮喘 |
| 心血管系统病变 | ①胸主动脉瘤。②心肌梗死。③心包炎。④心肌病 |
| 膈神经病变 | ①膈神经炎。②多发性神经炎 |
| 横膈病变 | ①裂孔疝。②恶性肿瘤的浸润 |
| 膈肌反射性呃逆:<br>腹部病变 | ①炎症,腹膜炎、膈下脓肿、肝脓肿、肝炎、胆囊炎、胰腺坏死。②肿瘤,胃癌、胰腺癌、肝癌。③胃肠道积液、积气、肠梗阻、吞气症。④腹水、妊娠、巨大卵巢囊肿。⑤腹部手术后,特别是上腹部手术。⑥腹腔镜检查后 |

续表

| 病因 | 疾病 |
|---|---|
| 代谢性疾病 | ①尿毒症时尿素刺激。②痛风。③酸中毒。④严重维生素缺乏症 |
| 其他 | ①自主神经失调。②过度吸烟。③过热或凉的饮料、食物。④饮酒。⑤全身发热、寒战 |

## 【治疗】

首先是病因治疗,即积极治疗引起呃逆的原发疾病。暂时性的功能性呃逆常可自愈,而器质性呃逆者,对症处理疗效欠佳,且不持久,常是病情危重的表示。

功能性呃逆早期,一般治疗常能控制症状。①暗示疗法:对于精神性呃逆者,可予以电刺激或静脉注射葡萄糖酸钙、氯化钙溶液等。②转移注意力:突然惊吓、突然改变体位(卧位改为坐位)、深呼吸、屏气、喝冰水等。③刺激鼻咽腔、压迫眼球、眶上缘或颈动脉窦,但后者有一定危险。④针灸治疗:强刺激中脘、内关、足三里、胃俞穴,效果不佳时可针刺人中、间使穴。⑤因消化不良引起者可以小苏打或多潘立酮、西沙必利等。

器质性病变引起的呃逆或顽固性呃逆和经一般方法治疗 24 小时无效的功能性呃逆,或器质性呃逆早期应采用药物治疗:①东莨菪碱对脑血管病病因者疗效好,以 0.3mg～0.6mg,肌内注射;亦可用山莨菪碱 10mg 肌内注射,必要时可重复使用。②氯丙嗪、利多卡因、甲氧氯普胺(胃复安),其机制均为抑制兴奋性增高的膈神经。氯丙嗪以 25mg 口服或肌内注射;利多卡因 50mg～100mg 肌内注射或静脉注射,必要时可重复使用 1 次,注意禁忌证及低血压反应;甲氧氯普胺 10mg,口服、肌内注射或静脉注射。③丙戊酸钠、氯硝西泮,以 15mg/kg,口服疗效确切,多用于顽固性呃逆。④华蟾素 2ml～4ml/次,肌内注射,3 次/日,效果显著。⑤萘普生 250mg/次,2 次/日,用于急性心肌梗死后的顽固性呃逆。⑥脊舒治疗顽固性呃逆具有疗效高、不良反应少、服药方便、疗效快、持久、复发性低的特点。脊舒是治疗脊髓和大脑疾病或损伤引起的肌肉痉挛的药物。

其他:①积极治疗原发病。②顽固性呃逆经上述治疗无效时可行膈神经封闭或离断术。③防治并发症并加强护理。慢性、顽固性呃逆会导致吸入性肺炎及术后切口裂开,应给予积极防治和护理。

(陈洪庆)

# 第五节　横膈疾病

## 一、横膈膨出

膈肌纤维在胚胎发育过程中未完成肌化而致膈肌薄弱,或出生时膈神经受损伤造成膈肌萎缩,膈肌呈薄膜状,向上抬高,凸入胸腔称横膈膨出。这是因为萎缩而薄弱的膈肌不能正常收缩之故。

横膈膨出可为局限性膨出或整个膈肌膨出,多数病例膈肌膨出仅发生在一侧,一般以左侧为多见,局限性膈膨出以右侧多见。

## 【诊断】

1.临床表现

(1)病史:常于新生儿时即发病,多伴有其他胃肠道先天性畸形。

(2)症状:横膈膨出的临床症状轻重不一。①婴幼儿因膈肌位置升高,肺下叶受压萎缩和腹腔内脏器位置升高,压迫心脏和肺,可引起急性呼吸窘迫,循环系统功能障碍和进食困难等症状。严重的反常呼吸运动和纵隔扑动尚可引起发绀、严重呼吸困难和循环衰竭。②成人出现腹内压增高的情况下,可出现各种胃肠道及呼吸、循环系统症状,主要表现为饭后饱胀、胸骨后不适、纳差、胸闷气急等症状。

(3)体检:心脏向右侧移位,下胸部叩诊呈鼓音,该处可闻及肠鸣音。

2.X线检查　左半横膈膨出者呈拱形抬高,活动度稍差,但其下仍见胃泡贴邻,心影及纵隔移向右侧。右侧横膈膨出则多为局限性隆起,应与肝脏病变相鉴别。为了与膈疝相鉴别可作钡餐X线检查。必要时作气腹造影,以显示横膈影。

3.肝CT扫描　显示右膈局部隆起处为肝脏有助于诊断。

4.鉴别　与其他原因所致横膈抬高相区别,如下叶肺不张、肺叶切除后、膈麻痹、横膈肿瘤、膈下脓肿、肝肿大、肝脓肿、脾肿大、上腹部肿瘤、胃结肠充气、结肠嵌入肝与横膈之间以及腹水。

【治疗】

1.症状不明显者　一般不必手术治疗,且手术效果欠佳。

2.如临床上出现明显症状　可经侧后切口进胸,将过大膨出的薄弱膈肌沿侧胸壁作膈肌褥式瓦叠缝合,并覆盖合成纤维织片或用络制网加强缝合,使膈肌缩短,位置下降,术后胃肠减压10~14天。

## 二、横膈麻痹

获得性膈麻痹是指膈神经遭受损伤,致不能支配其供应的横膈,结果横膈松弛上抬,呼吸时无活动或有矛盾性运动。

【病因】

1.肿瘤　转移瘤、支气管癌。

2.神经　脊髓炎、脑炎、带状疱疹、脊髓灰质炎。

3.病变　炎症、破伤风、白喉。

4.损伤　手术意外、产伤。

5.机械性　胸骨后甲状腺、主动脉瘤。

6.感染　结核、肺炎、脓胸、胸膜粘连。

7.其他　梅毒、肺梗死、先天性异常、Pott病、药物封闭。

【诊断】

横膈麻痹多为一侧性的,部分是暂时的,随原发病的祛除而逐渐好转,少数则因神经的变性而永久存在。

1.临床表现　除原发病症状外一般无特殊表现,或与膈肌膨出者相仿。

2.X线检查　一侧横膈运动消失及抬高,因膈肌本身完好,故X线片形态与正常人相似。

【治疗】

以祛除原发病变为主,对症、支持治疗为辅。

## 三、横膈扑动

横膈扑动是一侧或双侧横膈阵发地或连续性地以35~150次/分的速度不自主地收缩,称为横膈扑动。主要见于精神紧张的神经官能性患者,可以引起过度换气及呼吸性碱中毒。

【诊断】

1.临床表现　此症每次发作一般只持续几分钟,偶可长达几个月,可反复发作,间歇期长短不一。

(1)症状:突发呼吸窘迫、胸痛或心悸。

(2)体检:呼吸浅而快,下胸及上腹壁可见阵发性搏动,听诊有来回杂音,极似心动过速,但仔细检查可见与心音无固定关系,心电图正常。

2.X线检查　胸透观察可见横膈快速收缩。

【治疗】

1.内科治疗　镇静剂如地西泮(安定)2.5mg,每日3次,口服,也可用麻醉药封闭膈神经,可暂时缓解症状。

2.手术治疗　切断2cm~4cm膈神经可以治愈。

## 四、外伤性膈疝

横膈可因钝器创伤或刀伤而发生破裂,引起腹腔内脏器疝入胸腔,常发生于左侧。此种膈疝多见于车祸或其他原因的损伤。

【分类】

1.直接损伤　①穿透伤,如刀物刺伤、枪弹击伤等。②医源性,如手术创伤、横膈切口缝合不良、胸腔引流管压迫横膈而导致横膈坏死。

2.间接损伤　如挤压伤、车祸、坠落伤等。

突然而强烈的腹壁钝伤,使腹腔内压突然增高,内脏冲向横膈使膈肌破裂而形成疝。因右侧横膈受肝脏的保护,故不易发生外伤性膈疝,左胸刀伤或枪伤也可穿破横膈形成疝。胸腔内负压可帮助吸引腹腔内任何脏器经裂孔入胸,这种疝无腹膜囊,可含腹腔内任何脏器(除直肠和泌尿生殖器),如疝孔小而阻断血供,可发生嵌顿或绞窄。

【诊断】

1.临床表现

(1)病史:有创伤史,其临床症状可发生在伤后3个月到17年,刀伤或枪伤后2~9个月。

(2)症状:症状轻重与疝入胸腔内脏的多少有关,创伤时横膈损伤的表现常不明显,常被其他症状所掩盖。①如疝大而严重压迫心肺则可出现呼吸困难、发绀、纵隔移位以及休克等。②创伤愈合后胃、大网膜、结肠等脏器进入疝孔,可有胃肠道症状,如间歇性左上腹隐痛、腹胀等。③可有肠梗阻的症状。④偶可发生横膈痉挛,刺激膈神经可引起左胸剧痛,可反射至左肩和左臂。

2.X线检查

(1)胸部X线平片,如疝出结构为网膜,可显示实质性肿块,纵隔右移。

(2)空腔脏器疝出时,可显示几个液平面。如将胃管插入胃囊,显示胃在膈肌之上则诊断可明确。

(3)透视亦可发现胃囊突出于膈裂孔,左胸积液,左侧横膈圆顶比右侧的高。

(4)钡剂灌肠则可显示结肠内散在的钡剂位于膈肌之上。

3.鉴别　创伤性膈肌破裂应与贲门失弛缓症、下胸腔占位性肿瘤、胸腔积液、肠梗阻等疾病相鉴别。

4.并发症

(1)出血。

(2)梗阻,尤其是内脏绞窄性梗阻。

(3)心肺功能不全,可危及生命。

## 【治疗】

膈肌破裂的外科修补术应该是治愈性的,预后佳,膈肌能够很好地缝合,一般不复发。

# 五、横膈炎

横膈及其浆膜炎可由于病毒感染(如流行性胸膜病)或由于肺炎、胸膜炎、腹膜炎、肝脓肿、膈下脓肿的直接蔓延,可引起膈肌运动受限和疼痛。

## 【诊断】

1.临床表现

(1)症状:①原发病症状。②上腹部疼痛,于深呼吸、咳嗽时加重。③有膈胸膜炎时疼痛可放射至上腹部或肩胛区。

(2)体征:除原发病体征外,上腹部可有压痛。

2.实验室检查　血常规检查,白细胞总数增加(10.0~20.0)×10⁹/L,中性粒细胞增至80%以上。

## 【治疗】

1.一般性治疗　卧床休息,注意保暖,给予细致的护理,有发绀和呼吸困难者可给予吸氧。

2.抗菌治疗　由细菌感染者可首选青霉素40万~80万U,4~6小时肌注1次,病情严重者可增加剂量,每日400万~800万U静脉滴注。或选用氨苄西林,每日4g~6g,静脉滴注。如为病毒感染可口服吗啉胍(病毒灵)0.2g,每日3次,或静滴利巴韦林(病毒唑)。

3.对症治疗　可给予止咳剂,复方甘草合剂10ml,每日3次,口服;干咳者可选用苯丙哌林(咳快好)20mg~40mg,每日3次,口服;疼痛剧烈者可给予镇痛药。

# 六、膈下脓肿

在横膈之下、横结肠和肝之上的空隙内积脓,称膈下脓肿。由于广泛应用抗生素,膈下脓肿有变成慢性的趋势,可持续多年,本症常在手术后发生,偶尔继发于败血症。

膈下脓肿的病原菌以大肠杆菌、链球菌和金黄色葡萄球菌最多见。近年来克雷伯菌属、肠杆菌属、变形杆菌属和铜绿假单孢菌属的细菌有所增加,如能做厌氧菌培养,阳性率可进一步提高。本病主要继发于腹腔各脏器化脓性炎症以及空腔脏器穿孔导致的腹膜炎,也可由手术引起。如肝胆系统的化脓感染、胃及十二指肠溃疡穿孔、阑尾炎穿孔、腹部穿透性创伤、胰腺炎和胃肠道癌手术后等,也可由于肝脓肿的直接蔓延,下消化道及妇科感染性疾病造成的膈下脓肿也不少见,左侧膈下脓肿则常发生于脾切除之后。

## 【诊断】

1.临床表现

(1)病史:多发生于腹部手术后的1~2周。

(2)症状:①全身中毒症状有寒战、发热、乏力、食欲下降。②由于抗生素的广泛应用,膈下脓肿可转成慢性,临床上常有低热、健康状况差、贫血等症状。③左肝下脓肿,常使胃移位,可有上腹部疼痛症状。④右肝上脓肿可使右胸腔积液,右肺下叶浸润或不张,可有咳嗽、咳痰、右胸疼痛,可因呼吸运动而加剧,且可放散至左肩部。⑤右肝下脓肿则可引起右上腹部疼痛。⑥脓肿大多向上发展,穿过横膈进入胸腔,发生肺炎、肺脓肿或支气管瘘,有时可溃破大血管而引起大出血。

（3）体征：慢性病容，贫血貌，脓肿相应部位的皮肤可有局限性水肿和压痛，上腹部压痛，叩诊呈鼓音。还可有肺炎、胸膜炎及脓胸的体征。

2.实验室检查　白细胞总数常增高，可达$(20.0\sim30.0)\times10^9/L$，中性粒细胞增高常超过 80％。血沉增快，慢性膈下脓肿可有缺铁性贫血。

3.X 线检查　如脓肿在右肝上，则横膈常升高，活动受限，如穿透膈肌进入胸腔，可有右下肺炎、胸膜炎、脓胸的改变。如在左侧，则横膈升高不明显，胃肠造影可看到胃底受压、移位，胃底与膈肌之间距离增宽，脓肿有时可见气液平面。

4.B 型超声　可证实脓肿不在肝内，在 B 超引导下脓肿穿刺抽脓涂片及细菌培养，可明确病原菌。

5.CT 扫描　肝、肺 CT 扫描，可显示二脏器间的间隙增大，提示脓液积聚。

**【治疗】**

1.应尽早给予大量的有效抗菌药物，未证实病原菌以前，可针对大肠杆菌和金黄色葡萄球菌给药，可选用氨苄西林，每日 4g～6g，静滴；头孢唑啉，每日 3g～5g，静滴；阿米卡星（丁胺卡那霉素）注射液，每日 0.6g～1.2g，静滴；或环丙沙星注射液静滴。待药敏试验结果出来后可更改抗生素。

2.B 超导向下脓肿穿刺抽脓，生理盐水冲洗，脓肿腔内注射敏感抗生素，必要时可置管引流。

3.全身支持疗法，可输血浆或新鲜全血。

4.脓肿大而不易愈合者必须外科手术治疗。

（陈洪庆）

# 第六节　腹膜后疾病

## 一、腹膜后疝

腹膜后疝是内疝的一种，发生于腹膜褶凹。腹膜后疝常发生于十二指肠旁、盲肠旁或乙状结肠曲的腹膜褶凹，疝入的内脏总是一段小肠。诊断常很困难。

**【诊断】**

1.临床表现

（1）症状：主要为小肠梗阻，因可逆性而呈反复发作。突然发生肠梗阻而取某一体位时又突然缓解为其特点。主要症状为餐后疼痛和不适，有腹部胀气和恶心、呕吐，有时有便秘或发作性腹泻。仰卧位时可有腰痛。

（2）体征：发作时腹部可见一肿块，扪及囊性肿块，叩诊呈鼓音，听诊肠鸣音亢进。

2.X 线检查　取决于检查时疝囊内有无肠袢。最重要的表现是在站立侧位时见一段扩张的小肠向后方伸展，超过脊柱的前缘和骶骨上半部。可见有多个小肠粘膜环限制在一个小空间内，无蠕动或者有逆蠕动，其近端肠袢有扩张和淤积，有时也见气液平面。

**【治疗】**

如症状严重，发作频繁，可行手术治疗。

## 二、腹膜后脓肿

腹膜后脓肿指由于细菌感染而引起的腹膜后腔的化脓性疾病。

**【病因】**

腹膜后腔对细菌侵袭的阻力较腹膜为低。脓肿的发生常有以下五个方面的来源。

1.继发于腹腔内的疾病　最常见的是腹膜后的阑尾穿孔,其次为后壁消化性溃疡穿孔、结肠癌、胃癌、结肠阿米巴溃疡穿孔、肠道异物或外伤穿孔等,均可继发感染引起脓肿。主要在腹膜后腔积脓。常为多种细菌的混合感染,包括大肠杆菌、金黄色葡萄球菌、粪链球菌、变形杆菌和各种厌氧杆菌。

2.继发于腹膜后器官的疾病　常见的有急性出血坏死性胰腺炎、肾周脓肿、腹膜后化脓性淋巴结炎等。

3.继发于脊柱和第十二肋的感染　在结核性脊柱炎、细菌性或放线菌性脊髓炎时,炎症可在后腹壁肌的筋膜下扩散而达大腿部。

4.盆腔腹膜后腔脓肿　常与直肠、膀胱、前列腺和女性盆腔器官的感染有关。

5.血行感染　有时无上述病因而腹膜后腔感染只是继发于菌血症。

**【诊断】**

1.临床表现　①腹部及腰背痛是最突出的症状,直接与脓肿的部位有关,疼痛可放射至相应的髋关节、大腿及膝关节,且以这种放射痛为主要表现,有时弯曲大腿或向健侧侧卧可减轻疼痛。②寒战、高热、出汗、软弱、体重减轻。③可有尿频、尿急、尿痛等症状。④腹部体检、肛门指检及阴道指检可扪到触痛性肿块。如有肾周脓肿,则肋脊角膨隆、有压痛,膈肌痉挛,腰部皮肤有凹陷性水肿。如果累及髂腰肌,则有脊柱弯曲和病变侧大腿屈曲,伸直时有痛感。偶见引流窦道、皮下气肿或感染波及到相邻结构(髂静脉炎和血栓、硬脑膜腔感染)而提示存在腹膜后腔脓肿。腰大肌的筋膜腔可将脓液从纵隔引向大腿,腰方肌筋膜腔引向 Petit 三角,而髂肌筋膜腔引向腹股沟环或大腿。脓肿也可自发地穿破进入腹腔、小肠、结肠、阴道、胸膜、纵隔、支气管、心包或血管。

腹膜后感染弥漫且严重时,腹胀明显,常发生神志错乱、嗜睡、黄疸或休克。

2.实验室检查　白细胞计数和中性粒细胞分类常明显增高,但也可以正常甚至减少。如有肾周脓肿,可有脓尿、蛋白尿和菌尿,也可阴性。

3.X 线检查　腹部平片可在受累一侧显示软组织肿块,肾影模糊不清和腰大肌边缘模糊,有时见脓肿部有液气平面,脊柱弯曲,肠麻痹。也可见腰椎及肋骨破坏,横膈抬高,胸腔积液。静脉肾盂造影可显示肾脏改变。造影剂流入肾周,输尿管外移或阻塞。胃肠道钡剂检查可示肠道前移,有时可见钡剂流入腹腔。

**【治疗】**

1.原发疾病的治疗　治疗原发疾病极其重要。腹部创伤所致的腹膜后脓肿,大多是由于首次手术时漏诊了肠管的损伤,或对其处理不当而致引流不畅。因此,阻断感染来源极为重要。

急性胰腺炎所致的腹膜后脓肿由于胰腺腺泡破裂,胰液不断注入腹膜后间隙并在其中蔓延。首先累及肾旁前间隙,继而进入其他间隙,并因胰酶的破坏产生超间隙扩散,从而向纵深蔓延至肾周和肾旁后间隙,对胰周彻底有效的引流能有效地防止腹膜后脓肿的发生和控制其发展,对改善全身情况亦有重要作用。

2.腹膜后脓肿的治疗　充分有效的引流在腹膜后脓肿的治疗中极其重要。引流必须疏通各间隙,打开分隔,消除隧道。一种为手术引流,包括经腹前壁和经后上腰腹膜后引流,后者更符合低位、捷径的原则,效果较好;另一种为 B 超引导下经皮穿刺置粗管引流,具有创伤小,引流效果好的优点,但不宜应用于合并有腹腔内感染,尤其是有肠瘘的病例。

应根据脓液细菌培养的结果选用有效的抗菌药物,但抗菌药物虽有助于控制腹膜后感染,仍难以达到治愈的目的。

3.营养支持治疗　营养支持治疗对腹膜后脓肿的治疗意义重大。由于腹膜后脓肿常可影响腹膜后神经丛,引起肠麻痹,造成肠道功能障碍,再加其原发疾病大多有瘘存在,应给予肠外营养支持,以改善营养状况,提高组织愈合能力,增强机体免疫力,促进感染的局限与控制。在病情得到控制后,根据情况可改用肠内要素饮食灌注,更好地改善营养状况,为彻底治愈创造良好条件。

## 三、腹膜后淋巴结结核

结核杆菌可通过血行播散,侵犯腹膜后淋巴结而发病,其结局是大多数自行愈合形成钙化;少数立即呈干酪化,有些也可暂时愈合,经相当一段时期以后出现干酪化,形成一个大的冷脓肿。

【诊断】

起病隐袭是所有结核病的共同特点,如食欲减退、消瘦、午后低热及夜间盗汗等。还可有餐后腹胀、恶心、呕吐、腹部不适和疼痛。可在腹中线上隐约扪到一肿块。这种情况有时易误诊为肿瘤。

结核性淋巴结炎伴冷脓肿可压迫邻近组织引起症状:①压迫肾及输尿管,引起肾移位和输尿管移位阻塞,可在静脉肾盂造影中显示。②压迫幽门引起幽门梗阻。③压迫和侵犯十二指肠,可使十二指肠框扩大,十二指肠有切迹和狭窄,引起十二指肠壅滞症。④压迫胆总管引起阻塞性黄疸。⑤压迫门静脉引起门脉高压。

几个淋巴结脓肿的融合及其与周围粘连,有时在肠系膜淋巴结根部附近,可形成一个巨大假性肿瘤,如果在其他部位没有活动性结核病灶,诊断很困难。影响淋巴引流时,下肢可发生淋巴水肿。如淋巴结炎在乳糜池附近,则可发生乳糜腹水。

确定诊断主要靠剖腹活检或周围肿大的淋巴结活检。采用抗结核药物试探性治疗也是一种诊断手段。

【治疗】

抗结核治疗,可用异烟肼 0.3g,每日 1 次,口服;链霉素 0.75g,每日 1 次,肌注;对氨水杨酸或乙胺丁醇等进行治疗。用药时间不能少于 18～24 个月,以减少复发。

## 四、腹膜后原发性肿瘤

腹膜后原发性肿瘤可起源于脂肪、疏松结缔组织、筋膜、血管、神经、淋巴结和泌尿生殖系统的胚胎残余。可分为原发性和继发性肿瘤,腹膜后肿瘤是比较少见的,占所有肿瘤的不到 0.2%,恶性肿瘤占 60%～85%。一般认为原发性腹膜后肿瘤,良性的瘤体多较小,形态较规则,边缘较清楚。而恶性的瘤体多较大,浸润性生长,密度明显不均匀。继发性肿瘤多来源于邻近器官肿瘤延伸和转移以及远隔肿瘤的转移。

【诊断】

1.临床表现　起病缓慢,症状出现得晚,开始时常比较含糊。症状与肿瘤的起源、部位和对周围脏器的推移、压迫或浸润有关。随着疾病的进展,这种含糊的症状为疼痛所代替。如果是恶性肿瘤,腹痛可以很严重,疼痛也可出现在背部和下肢。可在大腿前外侧、腹股沟和大腿内侧及阴囊部感觉麻木或疼痛。有些可有坐骨神经痛。如果肿瘤位于腹膜后腔的上方,可发生肩痛。

由于肿瘤的压迫和累及胃肠道,患者可有胃肠道的症状,包括食欲不振、恶心、呕吐、腹泻、便秘、胀气和肠痉挛,有时可引起肠梗阻。

如果肿瘤已达后期,则有食欲不振、乏力、体重减轻、衰弱及发热等症状。腹膜后恶性淋巴瘤可只表现为周期性发热而无其他症状。发热伴肿瘤内出血或坏死,更常见于儿童淋巴瘤,常见轻中度贫血。

肿块是最常见的体征,少数可伴有触痛。腹膜后肿瘤可在肛检及阴道检查中扪到,其包块可有下列体征:①比较固定,很少移动。②双手扪诊(一手在阴道,一手在下腹)示肿块深而固定。③在肿块上叩诊呈鼓音。④腰部可饱满或隆起,叩诊浊音。一部分质地坚硬、不易移动而边缘不很清楚的肿块常表示为恶性肿瘤。

良性肿瘤可以长期无症状,只是达到巨大程度后因对周围组织的压迫才产生症状。腹膜后囊肿可使腹部全面或局部膨隆,使患者稍感不适,但极少发生疼痛。也可以压迫肾、输尿管或结肠而引起移位。如压迫膀胱,可引起尿急和排尿不净感,如压迫下腔静脉可引起下肢水肿。如压迫腰骶神经,则可引起疼痛向大腿后侧放散,但较少见。

2.X线检查　后前位及侧位腹部平片可显示肿瘤阴影及其在腹膜后腔的部位(腰大肌影不显及肿块阴影在侧位时贴近脊柱)。静脉和逆行肾盂造影可鉴别肾脏肿瘤与腹膜后肿块,并对肿块是否在腹膜后予以定位。如输尿管有向内侧、外侧或向前移位时,则肯定肿块在腹膜后。胃肠道钡餐检查或钡剂灌肠也能根据胃肠道的移位情况帮助肿瘤的定位及与胃肠道肿瘤的鉴别。腹膜后充气造影对探测肾上腺肿瘤意义很大。

3.CT扫描　原发性腹膜后良性肿瘤的影像学诊断依据是:病灶在4cm以下,边缘比较规则,边界清楚。肿瘤内部密度比较均匀,增强扫描时肿块强化大多不明显。后腹膜恶性纤维组织细胞瘤属于原发性间质性肿瘤,由于肿瘤基质内可以积聚骨软骨化生性组织结构,因此病灶性钙化的出现比较明显。CT扫描时这种钙化的主要征象为:肿瘤内的多团块状或环状偏一侧性钙化,当后腹膜肿瘤出现这种钙化时应当首先考虑本病。神经源性肿瘤除位置比较恒定外,肿块内部密度在CT扫描中也有一些特征:肿瘤在增强扫描中全部或者大部分组织密度低于周围肌肉组织。肿瘤可以完全或者部分包绕局部血管,血管可以变窄。这种密度特点是与后腹膜其他组织类型肿瘤有所区别的重要方面。

4.超声检查　有助于腹膜后肿瘤良、恶性的鉴别,囊性肿块多属良性,而实性肿块即使回声均匀者也应考虑为恶性。超声引导下穿刺活检可较好地辅助诊断。

**【治疗】**

腹膜后肿瘤较少见,一经发现瘤体多已巨大,且对周围脏器及重要血管有侵犯,手术会给患者带来一定风险。但大多数腹膜后肿瘤为低度恶性,对放、化疗不敏感,完整切除是治疗肿瘤的重要手段。

原发性腹膜后肿瘤由于瘤体巨大,易侵犯周围脏器。完整切除肿瘤常须联合脏器切除。腹膜后肿瘤与腹腔大血管关系密切,有些肿瘤来源于大血管或侵犯血管,若强行剥离易损伤大血管而引起大出血,若不剥离,血管表面残留的肿瘤细胞可导致复发,术前应充分估计,作好血管移植的准备。动脉壁较厚且易分离,一般不必行血管切除或重建。静脉壁薄,易被肿瘤浸润,常须行静脉切除与重建。淋巴瘤可行放疗及化疗。

## 五、原发性腹膜后纤维化

腹膜后纤维化是一种罕见病,特点是腹膜后的筋膜和脂肪发生非特异性炎症转变成致密的纤维组织,病因不明。最近有研究认为,原发性腹膜后纤维化是对从粥样硬化血管壁漏出来的不溶性脂质的变态反应结果,其他病因还有肿瘤、淋巴管炎、感染和放疗,这些病均能刺激纤维化的形成。原发性腹膜后纤维化可能是一种系统性纤维化的表现。可同时伴有胸纵隔纤维化,硬化性胆管炎以及肠系膜脂膜炎等。疾病的基础是系统性血管炎。导致腹膜后疏松结缔组织和脂肪缺血坏死,发生非特异性炎症,最后形成纤维组织增生。

早期病理学改变为不成熟纤维化过程,疏松的胶原网内含有纤维母细胞,炎症细胞,毛细血管增生,液体增多,内含蛋白和红细胞。晚期为成熟期,细胞成分减少,纤维化组织包裹血管和输尿管等。

**【诊断】**

1.临床表现

(1)早期:主要是炎症表现,患者感腰部、腰骶部和下腹部钝痛,偶尔很剧烈,一侧或两侧,晚间比较明显。腰痛可放散至腹股沟、外生殖器、会阴及大腿前内侧,前弯或俯卧可减轻疼痛,患者也可感腰椎屈曲不灵活,同时伴有比较模糊的胃肠道症状,如食欲不振、下腹胀痛等,还常有乏力和体重减轻,偶尔有下肢水肿,有些患者有低热。实验室检查还可以有白细胞增多和血沉加快。

(2)后期:主要是并发症的表现,以尿路梗阻为主,发生肾盂积水,夜尿、多尿或少尿和尿毒症。腰痛位置常较早期为高,常为持续性,有时呈绞痛,扩散至下腹部,肾盂积水也可继发感染。纤维组织可压迫和牵拉肠道血管引起血供不足而发生缺血性肠绞痛;或胃及肠道的自主神经紊乱而引起胃肠道功能失常。表现为食欲不振、恶心、呕吐、腹胀、腹泻或便秘;也可压迫和牵拉十二指肠、横结肠或乙状结肠引起移位和部分性肠梗阻。纤维斑块也可累及腹膜后淋巴管和血管(特别是下腔静脉)引起梗阻,产生下肢、阴囊和阴茎水肿。

2.X线检查　静脉肾盂造影是最重要的诊断手段。可显示肾盂扩大、输尿管一侧或双侧有阻塞,在第3至第5腰椎水平输尿管向内侧偏移,管腔狭窄,而逐渐变细。病变常为不对称性,因累及输尿管的部位和长短不一。有时可有多发性狭窄而表现为多发性偏移,狭窄段以上输尿管囊状扩张和积水。如静脉肾盂造影不显影,则逆行肾盂造影可显示这些典型现象。腹膜后肿瘤的表现与此不同。

同位素肾图、腹部X线平片对诊断有不同程度的帮助。

3.血管造影　下腔静脉造影显示下腔静脉呈光滑的逐渐狭窄,有些病例血管可能完全梗阻。主动脉造影显示为远端主动脉和髂总动脉光滑或不规则狭窄;腹膜后纤维化淋巴管造影可见淋巴管扩张、扭曲,造影剂通过主动脉旁淋巴管排空延迟,有时淋巴管造影可能正常。

4.超声检查　能提示存在腹膜后纤维化,典型的表现为下腰椎或骶岬前缘边界清晰的无回声肿块。对良、恶性腹膜后纤维化或大多数恶性淋巴结肿大的病例超声表现都一样。动脉瘤周围纤维化也是无回声改变。腹膜后纤维化轻微的早期改变可能由于肠气或肠腔内液体重叠而漏诊。

5.CT和MRI检查　是目前诊断并确定该病程度的最有决定性的方法。腹膜后纤维化的CT表现多种多样,通常表现为单个或多个匀质密度的软组织块影,前缘境界多较锐利,后缘边界不甚清楚,病变可局限或广泛,肿块的大小不等,最大者宽径可达10cm,病变CT值与肌肉或实质性脏器密度相近似,因此在CT上与新生物或肿大的淋巴结包块不易区别。薄扫有利于观察组织结构,静脉增强程度取决于纤维化的分期、炎症的程度以及血管数目的多少。

本症的诊断要点:①持续腰背痛伴低热和各种胃肠道症状。②血沉增快。③典型的肾盂造影改变。④尿毒症。

**【治疗】**

原发性者若无肾功能异常,可用激素、免疫抑制剂和抗风湿治疗,如泼尼松和硫唑嘌呤等。激素可减轻炎性水肿及输尿管梗阻,至少要用6个月,临床症状好转和消失,通常以血沉及MRI为观察指标,正常后停药或再用 1 周。原发性伴有肾功能异常者应早期手术治疗,可采用输尿管松解术、输尿管松解术加大网膜包裹术、输尿管腹腔化或腹膜袋形成术、输尿管内支架输尿管部分切除吻合术、回肠代输尿管术。其中以输尿管松解加大网膜包裹术最为常用。近年已采用腹腔镜下手术治疗。术后加用激素及免疫抑制剂辅助治疗。

## 六、腹膜后腔内液体渗漏

腹膜后腔可以发生十二指肠液、胆汁、胰液、淋巴或尿液的渗漏,十二指肠是腹膜间位器官,其前半部包有腹膜,后半部直接与腹膜后腔相连,故后壁溃疡穿孔或外伤,十二指肠液可流入腹膜后腔。胰腺本身是腹膜外器官,胰腺手术创伤或外伤及急性胰腺炎均可有胰液的外漏。胆管的外伤或手术创伤或胆总管结石磨损穿孔也可使胆汁漏入腹膜后腔。腹膜后的淋巴管也可因创伤而发生淋巴漏出。肾盂或输尿管的外伤或手术创伤可使尿液外漏,偶尔逆行肾盂造影术时插管或注射造影剂时肾盂内压力过高或尿路结石引起肾盂内压力突然升高时,均可造成肾盂破裂的意外,而有病的肾盂是肾盂破裂的病理基础。

【诊断】

腹膜炎时腹痛很剧烈,但腹膜后腔内积液刺激则相反,一般腹痛较轻而模糊,虽然有时也可很剧烈,腹部触痛和肌卫不如腹膜炎时那样恒定,而且程度上要轻得多。胃肠道功能紊乱,可表现为恶心、呕吐、肠胀气和麻痹,有时在出现肠麻痹前先有腹泻,这是由于神经反射引起的症状。

症状出现的强度和出现的速度与漏入液体的量和速度、漏液的部位以及漏入液体的性质相关。尿液和胰液刺激性较强,症状也较重,可发生局部的后背痛甚至可扪到肿块。漏液快而多时可发生休克,同时可出现寒战、高热,而且也常发生继发性肠道细菌感染。

【治疗】

漏液少者一般予保守治疗,包括补液及预防感染等;腹痛及反射性胃肠功能紊乱可静注普鲁卡因;如果病情重,保守治疗无效则应行手术引流及缝合渗漏道。

## 七、腹膜后腔出血

腹膜后腔出血可由很多原因引起,最常见的病因是腹部创伤、骨盆和脊柱骨折、出血性疾病(如血友病)、出血性胰腺炎、抗凝治疗、急性坏死性胰腺炎、肾上腺或腹膜后肿瘤自发性出血、腹主动脉瘤破裂和病理性肾破裂,也有时找不到病因。

一般突然发作,血肿发展很快,特别是动脉瘤破裂。血肿可压迫腹膜后腔内的结构引起各种症状。可在肠系膜各叶间蔓延,也可沿后腹壁弥散,甚或穿入腹腔,出血可缓慢而持续,或自行终止,或形成包裹性血肿,最后发生机化、纤维化或中央发生液化。

【诊断】

1.临床表现

(1)疼痛:大多数起病急而发展快,引起疼痛,疼痛可轻可重,可局限也可弥漫,位于腹部、腰部和背部,偶尔放射至髋关节或大腿,俯卧时疼痛可减轻或缓解。

(2)胃肠道症状:恶心、呕吐、腹泻,随之发生便秘、肠麻痹胀气、肠鸣音消失。

(3)休克:失血可致虚弱、出汗、心悸、面色苍白,严重时发生低血压、昏厥,甚至休克。

(4)体格检查:腹部和腰部有触痛,腹壁可有肌紧张,有时腹部和腰部可扪到肿块,如系动脉出血,则肿块可以快速增大,在腰和腹壁可见皮下出血,偶在腹股沟和阴囊处、大腿或肛周也有皮下出血。也可有腰大肌刺激性痉挛,引起病侧大腿屈曲。

腹膜后血肿破裂入腹腔,可引起腹膜刺激和休克。有时血肿包绕股神经,使股神经的功能失调,表现为股四头肌软弱和膝反射消失。血肿压迫十二指肠,引起十二指肠扩张和壅滞;血肿压迫肾静脉,引起肾病综合征压迫下腔静脉而引起下肢水肿和血栓性静脉炎。肾周血肿也可导致肾功能衰竭和血尿。

2.辅助检查　血常规示贫血、网织红细胞增多和白细胞增多。有出血性胰腺炎时血淀粉酶升高。

腹部 X 线平片可发现骨折、动脉瘤、异常阴影或一侧肾或腰大肌不显影,以及局限性弥漫性肠麻痹。静脉肾盂造影可探查肾脏和输尿管的情况,超声波检查则能发现血肿。

**【治疗】**

抗凝剂和出血性疾病引起者,停抗凝剂并行支持疗法。出血量小而自动局限者也以支持疗法为宜。由妊娠或分娩引起者和由病肾破裂或创伤、骨折引起者应及时手术。

(陈洪庆)

# 第九章  中医治疗儿科消化系统疾病

## 第一节  消化性溃疡

消化性溃疡主要是指发生在胃和十二指肠的溃疡,亦可发生于与酸性胃液接触的消化道其他部位。目前认为溃疡形成由于对胃和十二指肠黏膜损害的侵袭因子(如胃酸及胃蛋白酶)与黏膜自身的防御因素(如黏膜屏障等)之间失去平衡的结果。各年龄儿童均可发病,以学龄儿多见。婴幼儿以继发性溃疡多见,学龄儿则以原发性溃疡多见。

中医称本病为"胃疡",并发消化道出血者则属"呕血""便血"范畴。主要因饮食失节,情志失调,胃气素虚而致病。

### 一、病因病机

中医学认为本病发病主要与饮食失节、情志失调,以及脾胃亏虚有关。

1.饮食不节  进食不规律,时而暴饮暴食,时而饥饿过度,致消化功能紊乱,食滞不化,或滋食膏粱厚眛,湿热内生郁于脾胃,消化失常,胃失和降致病。

2.情志失调  患儿所欲不随,学习负担过重,忧思过度,均可致情志不畅,肝气郁结,肝失疏泄,脾胃升降失调致病。

3.脾胃亏虚  小儿脾常不足,或久病不愈,延及脾胃,或劳倦内伤,损及脾胃,或用药不当伤及脾胃。脾阳受损,寒从中生,可致虚寒胃痛;胃阴受伤,胃腑失养,可致阴虚火郁之胃痛。

### 二、辨证论治

本病的病理基础为脾胃运纳失常,气血瘀滞不畅,所谓不通则痛。治疗多用理气止痛之通法,对通法的运用要根据寒热虚实的不同分别施治,寒凝当散寒行气,食积者当消积导滞,气滞者当疏肝理气,血瘀者当活血化瘀,阳虚者当温阳益气,阴亏者当养阴益胃。但理气药多为辛香燥热之品,临床运用中当中病即止,以免耗气伤阴。

1.肝胃不和证

主症:胃脘胀痛,痛引胸胁,胸闷嗳气,善太息,嗳气矢气后疼痛稍缓,舌淡苔薄,脉弦。

治法:疏肝理气,调和肝胃。

处方:越鞠丸加减。7剂,每日1剂,分2次煎服。

组成:栀子 6g,苍术 6g,川芎 3g,香附 3g,山栀子 6g,神曲 5g,柴胡 5g,白芍 6g,枳壳 5g,甘草 3g,煅瓦楞子 10g。

加减:嗳气反酸者,加陈皮 5g,旋覆花 5g;呕吐者,加法半夏 3g,生姜 6g。

2.肝胃郁热证

主症:胃脘灼热,痛势急促,泛酸嘈杂,口干口苦,心烦易怒,大便秘结,舌红苔黄,脉弦数。

治法:清肝和胃。

处方:左金丸合金铃子散加减。7 剂,每日 1 剂,分 2 次煎服。

组成:黄连 2g,吴茱萸 2g,延胡索 5g,川楝子(炒)5g,栀子 5g,青皮 5g,浙贝母 5g,蒲公英 5g。

加减:呕吐者,加生姜汁、竹茹各 10g;便秘者,加大黄 5g;呕血者,加白及 6g。

3.血瘀络伤证

主症:胃脘疼痛,痛有定处,痛如锥刺,食后痛甚,反复黑粪,甚至呕血,舌质紫暗,脉弦涩或细涩。

治法:化瘀止痛,宁络止血。

处方:失笑散合大黄黄芩黄连泻心汤。7 剂,每日 1 剂,分 2 次煎服。

组成:五灵脂 10g,炒蒲黄 10g,参三七 5g,延胡索 5g,大黄炭 5g,黄芩 5g,黄连 5g。

加减:便血者,加地榆炭 5g;气虚者,加党参 10g,白术 5g;气滞者,加陈皮 5g,青皮 5g。

4.脾胃虚寒证

主症:胃痛隐隐,泛吐清水,喜暖喜按,得食则舒,遇冷加重,神疲乏力,面色萎黄,舌淡苔白,脉沉细。

治法:温中健脾。

处方:黄芪建中汤合良附丸。7 剂,每日 1 剂,分 2 次煎服。

组成:黄芪 15g,白芍 5g,桂枝 3g,生姜 2 片,大枣 3 枚,甘草 3g,高良姜 5g,香附 5g,饴糖 10g。

加减:遇寒痛甚,四肢不温者,加干姜 5g,人参 10g;泛酸者,去饴糖加乌贼骨 10g。

5.胃阴不足证

主症:胃脘隐痛或灼痛,口燥咽干,烦热似饥,食欲减退,大便干结,舌红少津,脉细数或虚弱。

治法:养阴益胃。

处方:益胃汤。7 剂,每日 1 剂,分 2 次煎服。

组成:沙参 10g,麦冬 10g,玉竹 10g,生地黄 10g,竹叶 6g,石膏 10g,半夏 6g,天花粉 10g,扁豆 10g,川楝子 6g,大枣 2 枚。

加减:有瘀滞者,加丹参 10g,桃仁 6g;纳差者,加陈皮 6g,麦芽 10g。

# 三、中成药处方

1.云南白药胶囊　每服 0.5～1 粒,2～3 次/d。

组成:蒲黄、白及等。

功效:化瘀止血,活血止痛。

主治:消化道出血。

2.健胃愈疡片　每服 2～4 粒,4 次/d。

组成:白及、白芍、柴胡、党参、甘草、青黛、延胡索、珍珠层粉。

功效:疏肝健脾,解痉止痛,止血生肌。

主治:肝郁脾虚、肝胃不和型消化性溃疡活动期。

3.香砂养胃丸　每服 4～8 丸,3 次/d。

组成:木香、砂仁、白术、陈皮、茯苓、半夏(制)、香附(醋制)、枳实(炒)、豆蔻(去壳)、厚朴(姜炙)、广藿香、甘草。

功效:温中和胃。

主治:脾胃虚寒兼有气滞的胃痛呕吐。

（张华静）

# 第二节　婴幼儿腹泻

## 一、概述

婴幼儿腹泻,或称腹泻病,是一组由多病原、多因素引起的以大便次数增多和大便性状改变为特点的消化道综合征,是我国婴幼儿最常见的疾病之一。本病四季均可发病,但以夏秋季发病为多。6 个月～2 岁婴幼儿发病率高,1 岁以内约占半数,是造成小儿营养不良、生长发育障碍的主要原因之一。根据病因的不同,本病分为感染性和非感染性两类。感染性腹泻多由病毒(如轮状病毒、柯萨奇病毒、埃可病毒等)、细菌(如致腹泻大肠埃希菌、空肠弯曲菌、耶尔森菌等)引起;非感染性腹泻常由饮食不当,肠道功能紊乱引起。产生腹泻的机制有:肠腔内存在大量不能吸收的具有渗透活性的物质,肠腔内电解质分泌过多,炎症造成的液体大量渗出,肠道运动功能异常等。诊断依据:①有乳食不节、饮食不洁,或冒风受寒、感受时邪等病史。②大便次数较该儿平时明显增多。粪呈淡黄色或清水样;或夹奶块、不消化物,如同蛋花汤;或黄绿稀溏,或色褐而臭,夹少量黏液。可伴有恶心、呕吐、腹痛、发热、纳减、口渴等症。③本病按病情分为轻型、重型。轻型:起病可急可缓,以胃肠症状为主。食欲不振,偶有溢乳或呕吐,大便次数增多,一般在 10 次以下,大便性状变稀,无脱水及全身中毒症状,多在数日内痊愈。重型:常急性起病,也可由轻型加重转化而成。大便每日达 10 次以上,除有较重的胃肠道症状外,还有较明显的脱水、电解质紊乱及全身中毒症状,如发热、烦躁、精神萎靡、嗜睡甚至昏迷、休克。④本病按病程分为:急性腹泻,病程<2 周;迁延性腹泻,病程 2 周～2 个月;慢性腹泻,病程>2 个月。⑤大便镜检:可有脂肪球或少量白细胞、红细胞。⑥大便病原学检查:可有轮状病毒等病毒检测阳性,或致病性大肠埃希菌等细菌培养阳性。

婴幼儿腹泻属中医"泄泻"范畴。早在《内经》已有"飧泄""濡泄"等记载,宋以后著作多称为泄泻。小儿泄泻发生的原因,以感受外邪、伤于饮食、脾胃虚弱为多见。其主要病位在脾胃。脾胃受病,水谷不化,精微不布,清浊不分,合污而下,致成泄泻。由于小儿稚阳未充、稚阴未长,患泄泻后较成人更易于损阴伤阳发生变证。重症泄泻患儿,泻下过度,易于伤阴耗气,始则气阴两伤,甚则阴伤及阳,导致阴竭阳脱的危重变证。若久泻不止,脾气虚弱,肝旺而生内风,可成慢惊风;脾虚失运,生化乏源,气血不足以荣养脏腑肌肤,久则形成疳证。中医对本病的治疗,以调理脾胃为原则,根据临床不同的证候,分辨寒热,审查虚实,采用不同的治法。总的来说急性腹泻以标实为主,治疗上主以祛邪。慢性腹泻以本虚为主,治疗上多施以补正。对本虚标实,虚实夹杂之证,要标本兼顾。

## 二、辨证论治

1.常证

（1）湿热泻

主症：大便水样，或如蛋花汤样，泻势急迫，量多次频，气味秽臭，或夹少许黏液，腹痛阵哭，发热烦闹，口渴喜饮，食欲不振，或伴呕恶，小便短黄，舌质红，苔黄腻，脉滑数，指纹紫。

治法：清肠解热，化湿止泻。

例方：葛根黄芩黄连汤加减。

用药：葛根、黄芩、黄连、地锦草、辣蓼草、车前子、甘草。

方解：葛根解表退热，生津升阳；黄芩、黄连清解胃肠湿热；地锦草、辣蓼草、车前子清肠化湿；甘草调和诸药。

加减：热重泻频加鸡苏散、马鞭草清热化湿；发热口渴加滑石、芦根清热生津；湿重水泻加苍术、大豆黄卷燥湿利湿；泛恶苔腻加藿香、佩兰芳化湿浊；呕吐加竹茹、半夏降逆止呕；腹痛加木香理气止痛；纳差加焦山楂、焦神曲运脾消食；大便夹乳片，不思吮乳加麦芽、谷芽消乳和胃。

（2）风寒泻

主症：大便清稀，夹有泡沫，臭气不甚，肠鸣腹痛，或伴恶寒发热、鼻流清涕、咳嗽，舌质淡，苔薄白，脉浮紧，指纹淡红。

治法：疏风散寒，化湿和中。

例方：藿香正气散加减。

用药：藿香、紫苏叶、白芷、生姜、半夏、陈皮、苍术、茯苓、甘草、大枣。

方解：藿香、紫苏叶、白芷、生姜疏风散寒，理气化湿；半夏、陈皮、苍术温燥寒湿，和胃理气；茯苓、甘草、大枣健脾和胃。

加减：大便质稀色淡，泡沫多，加防风炭祛风止泻；腹痛甚，里寒重，加干姜、砂仁、木香温中散寒理气；腹胀苔腻，加大腹皮、厚朴顺气消胀；夹有食滞者，去甘草、大枣，加焦山楂、鸡内金消食导滞；小便短少加车前子、泽泻渗湿利尿；恶寒鼻塞声重加荆芥、防风以加强解表散寒之力。

（3）伤食泻

主症：大便稀溏，夹有乳凝块或食物残渣，气味酸臭，或如败卵，脘腹胀满，便前腹痛，泻后痛减，腹部胀痛拒按，嗳气酸馊，或有呕吐，不思乳食，夜卧不安，舌苔厚腻，或微黄，脉滑实，指纹滞。

治法：运脾和胃，消食化滞。

例方：保和丸加减。

用药：焦山楂、焦神曲、鸡内金、陈皮、半夏、茯苓、连翘。

方解：焦山楂、焦神曲、鸡内金消食化积导滞；陈皮、半夏理气降逆；茯苓健脾渗湿；连翘清解郁热。

加减：哺乳婴儿泄泻夹乳片者加炒麦芽、炒谷芽消乳化积，或用消乳丸加减；腹痛加木香、槟榔理气止痛；腹胀加厚朴、莱菔子消积除胀；呕吐加藿香、生姜和胃止呕。

（4）脾虚泻

主症：大便稀溏，色淡不臭，多于食后作泻，时轻时重，面色萎黄，形体消瘦，神疲倦怠，舌淡苔白，脉缓弱，指纹淡。

治法：健脾益气，助运止泻。

例方:参苓白术散加减。

用药:党参、白术、茯苓、甘草、山药、莲子、白扁豆、薏苡仁、砂仁、桔梗。

方解:党参、白术、茯苓、甘草补脾益气;山药、莲子、白扁豆、薏苡仁健脾化湿;砂仁、桔梗理气和胃。

加减:胃纳呆滞,舌苔腻,加藿香、苍术、陈皮、焦山楂以芳香化湿,消食助运;腹胀不适加木香、乌药理气消胀;腹冷舌淡,大便夹不消化物,加炮姜以温中散寒,暖脾助运;久泻不止,内无积滞者,加煨益智、肉豆蔻、石榴皮以固涩止泻。

(5)脾肾阳虚泻

主症:久泻不止,大便清稀,澄澈清冷,完谷不化,或见脱肛,形寒肢冷,面色㿠白,精神萎靡,寐时露睛,小便色清,舌淡苔白,脉细弱,指纹色淡。

治法:温补脾肾,固涩止泻。

例方:附子理中汤合四神丸加减。

用药:党参、白术、甘草、干姜、吴茱萸、附子、补骨脂、肉豆蔻。

方解:党参、白术、甘草健脾益气;干姜、吴茱萸温中散寒;附子、补骨脂、肉豆蔻温肾暖脾,固涩止泻。

加减:脱肛加炙黄芪、升麻升举中阳;久泻滑脱不禁加诃子、石榴皮、赤石脂收敛固涩止泻。

2.变证

(1)气阴两伤

主症:泻下过度,质稀如水,精神萎软或心烦不安,目眶及囟门凹陷,皮肤干燥或枯瘪,啼哭无泪,口渴引饮,小便短少,甚至无尿,唇红而干,舌红少津,苔少或无苔,脉细数。

治法:健脾益气,酸甘敛阴。

例方:人参乌梅汤加减。

用药:人参、炙甘草、乌梅、木瓜、莲子、山药。

方解:人参、炙甘草补气健脾;乌梅涩肠止泻;木瓜祛湿和胃,以上四药合用且能酸甘化阴;莲子、山药健脾止泻。

加减:泻下不止加山楂炭、诃子、赤石脂涩肠止泻;口渴引饮加石斛、玉竹、天花粉、芦根养阴生津止渴;大便热臭加黄连、辣蓼草清解内蕴之湿热。

(2)阴竭阳脱

主症:泻下不止,次频量多,精神萎靡,表情淡漠,面色青灰或苍白,哭声微弱,啼哭无泪,尿少或无,四肢厥冷,舌淡无津,脉沉细欲绝。

治法:挽阴回阳,救逆固脱。

例方:生脉散合参附龙牡救逆汤加减。

用药:人参、麦冬、五味子、白芍、炙甘草、附子、龙骨、牡蛎。

方解:人参大补元气;麦冬、五味子、白芍、炙甘草益气养阴,酸甘化阴;附子回阳固脱;龙骨、牡蛎潜阳救逆。

加减:久泻不止加干姜、白术。

# 三、单验方

1.玉露散　寒水石 15~20g,石膏 15~20g,甘草 2g,茯苓 5g,猪苓 5g,泽泻 5g,滑石 10g,通草 5g,栀子 5g。

加减:呕哕甚加姜连 4g,竹茹 4g。烦渴甚加羚羊角 1～2g。每日 1 剂,水煎,分 2 次温服。

功效:清热泻火,淡渗利水。

2.加减六神汤　山药 6g,茯苓 6g,白扁豆 6g,薏苡仁 6g,橘红 3g,甘草 3g。

加减:若腹泻经久不愈者加诃子、罂粟壳;若阳气虚者加党参;若发凉、抽搐、指纹青者加钩藤、白芍;若暑月外感,发热脉数,泻下黏腻者加香薷、厚朴。每日 1 剂,水煎,分 6 次温服。

功效:健脾和胃,渗湿利水,分清降浊。

3.粟桂理中汤　党参 10g,白术 10g,茯苓 10g,罂粟壳 10g,粳米 10g,干姜 1.5g,肉桂 0.3g,乌梅 9g,炙甘草 5g。每日 1 剂,水煎,分 3 次温服。

功效:温肾健脾,酸收止泻。

4.胃苓散加减　苍术 10g,厚朴 6g,陈皮 6g,甘草 6g,白术 10g,泽泻 10g,茯苓 10g,猪苓 10g。共研细末,每周岁 0.5g。每日 3 次,温开水冲服。

加减:若乳食积滞者加神曲、麦芽、山楂;寒邪客胃者加附子、干姜;湿热蕴脾者加黄连、葛根;肝气犯脾者加柴胡、半夏。均研末后单包,配伍使用。

功效:健脾燥湿止泻。

5.止泻灵　泽泻(炒炭存性)60g,木瓜 30g,胡黄连 30,白术 30g,白扁豆 30g,山药 30g,薏苡仁 30g,党参 20g,葛根 20g,木香各 20g,桔梗 10g,陈皮 10g。共研成细末备用,开水调服,每日 3 次,每次:3～6 个月者服 1～1.5g,7 个月～1 岁服 1.5～2g,1～2 岁服 2～3g,2～3 岁服 3～6g。

加减:若发热 38℃以上者,另以金银花、天花粉水煎,上下午各服 1 次;呕吐甚者予吴茱萸、丁香水煎,少量多次灌服,久泄不止者加服煨诃子、禹余粮、石榴皮。

功效:健脾和胃,清利湿热。

## 四、中成药

1.小儿腹泻外敷散

组成:吴茱萸、丁香、白胡椒、肉桂。

主治:温里散寒,健脾燥湿,止痛止泻。用于胃肠虚寒性及消化不良性腹痛腹泻。

用法:外用,用食醋调成糊状,敷于脐部,2 周岁以下 1 次 1/4 瓶,2 周岁以上 1 次 1/3 瓶。大便每日超过 20 次者,加敷涌泉穴,用量为 1/4 瓶,每 24h 换药 1 次。

规格:每瓶 5g。

2.小儿止泻贴

组成:胡椒、大黄、黄芩、地黄、肉桂、马钱子、羌活、玄参、麻黄、牡丹皮、黄柏、赤芍、当归、乌药、荆芥、独活、白芷、防风、骨碎补、丁香。

主治:温中散寒,止痛止泻。能够于感寒腹痛泄泻轻症。

用法:外用。贴于患儿神阙穴(肚脐),每次 1 贴,每贴可以贴敷 12h,每日 1 次,连用 3d(每次须间隔 8～12h)。

规格:外用贴剂。

3.参苓白术丸

组成:党参、白术、茯苓、山药、白扁豆、莲子、薏苡仁、砂仁、甘草、桔梗、陈皮。

主治:补脾胃,益肺气。用于脾肺气虚之食少便溏、气短咳嗽、肢倦乏力。

用法:空腹口服。每次 3～6g,每日 2 次。

规格:水丸,每袋 6g。

4.小儿至宝丸

组成:紫苏叶、羌活、山楂(炒)、六神曲(炒)、槟榔、川贝母、胆南星、陈皮、芥子(炒)、僵蚕(炒)、牛黄、雄黄等 25 味。

主治:疏风镇惊,化痰导滞。用于小儿风寒感冒,停食停乳,发热鼻塞,咳嗽痰多,呕吐泄泻,惊惕抽搐。

用法:口服,每次 1 丸,每日 2 或 3 次。

规格:每丸 1.5g。1.5g×10 丸。

5.小儿止泻安冲剂

组成:赤石脂、肉豆蔻、伏龙肝、茯苓、陈皮、木香、砂仁。

主治:健脾和胃,利湿止泻。适用于小儿消化不良腹泻,脾虚腹泻。

用法:口服。1 岁以内小儿每次 3g,1～2 岁小儿每次 6g,每日 3 次;2～3 岁小儿每次 12g,每日 2 次,开水冲服。

规格:冲剂。每袋 3g。

(张华静)

# 第三节　肠梗阻

## 一、概述

肠梗阻指任何原因引起的肠道通过障碍,在小儿时期比较多见。肠管发生梗阻后可引起局部和全身的病理生理改变,肠管形状和血液循环的改变,体液丢失和电解质紊乱以及休克等。根据梗阻发生的原因,梗阻分为机械性、动力性和血运性;按肠壁血运障碍,可分为单纯性和绞窄性;还可按梗阻部位分为高位和低位;根据梗阻程度,又可分为完全性和不完全性梗阻。在小儿,机械性肠梗阻以先天性畸形、肠套叠、外疝、肠扭转、蛔虫性和粘连性为多见;动力性肠梗阻有先天性巨结肠以及全身性严重感染、败血症和腹腔感染所致;血运性肠梗阻是由肠系膜血管栓塞或血栓形成,甚为少见。各种类型的肠梗阻,各有其特殊的临床表现,但是肠腔内容物不能顺利通过肠腔的临床表现则是一致的,表现为腹痛、腹胀、呕吐、肛门停止排便排气。

根据本病的临床表现,肠梗阻属中医的"关格""肠结"范畴,中医认为大小肠为传化之腑,可饮食清化,吸取精华,排除糟粕,肠管的生理功能是泻而不藏,实而不满,以通降下行为顺,滞塞不通为逆。凡饮食不节、劳累过度、寒凝、热郁、湿阻、血瘀、气滞、食积、虫聚、石堵、燥屎等均可使肠腑气血阻滞通降失常,清浊不分,积于肠内则发生肠梗阻。肠道梗阻,不通则痛;肠腑闭阻,气逆则呕;通降失常,肠内积聚气体和液体则胀;气机既闭,传导失司则大便矢气闭结不通,重则可伤及气血阴阳,甚则亡阴、亡阳。

## 二、辨证论治

1.气滞型

主症：腹痛时痛时止，痛无定处，腹稍膨胀，时见肠型，腹软，无腹膜刺激征，伴胸闷恶心呕吐，大便秘结，或间有排气，舌淡红，苔薄白，脉弦。

治法：通里攻下，行气止痛。

例方：大承气汤加减。

用药：大黄、玄明粉、枳实、厚朴、莱菔子、白芍。

方解：大黄，玄明粉通里攻下；枳实、厚朴、莱菔子行气；白芍缓急止痛。

加减：津亏者加麦冬、生地黄；虫积者加槟榔；食积者加山楂、神曲。

2.瘀结型

主症：腹痛较剧烈，痛有定处，腹部中度膨隆，可见肠型，伴胸闷呃逆，无排便排气，舌暗红，有瘀斑，脉涩。

治法：通里攻下，行气活血。

例方：大承气汤合桃红四物汤加减。

用药：大黄、玄明粉、厚朴、枳实、桃仁、红花、赤芍、当归、生地黄。

方解：大黄、玄明粉通里攻下；厚朴、枳实行气；桃仁、红花、赤芍、当归活血化瘀；生地黄清热生津。

加减：痛剧加田七末；伴发热加金银花、白花蛇舌草。

3.疽结型

主症：腹痛剧烈，持续，胀满，全腹压痛拒按，腹肌紧张，呕吐，无大便矢气或肛门排出血性液体，发热，舌苔黄腻，脉沉细而数。

治法：手术治疗

## 三、单验方

1.加减化虫汤　鹤虱9g，榧子9g，芜荑9g，使君子12枚，槟榔12g，乌梅5枚，花椒3g，细辛0.5g，大黄6g，苦楝皮6g。清水炖上药，服时加米醋1汤匙送下，每日1剂，分2次空腹服。

功效：杀虫消积，止痛。

2.升清降浊汤　西洋参（另煎兑入）3～6g，陈皮3～6g，薏苡仁6～10g，白术6～10g，金银花6～10g，黄芪6～10g，炒麦芽15～200g，石决明10～15g，防风10～15g，柴胡1.5～3g，半夏1.5～3g。

加减：腹胀甚，无排气排便，加槟榔3～6g；呕吐不止加竹茹3～6g。每日1剂，取2次水煎液120～150ml，分4～6次鼻饲或口服，服1～3剂。

功效：升清降浊。

3.参黄汤　丹参5～30g，大黄5～30g，蒲公英15～60g，乳香3～10g，桃仁6～10g，枳实3～10g，甘草6～19g。以上诸药加净水1000ml浸泡30～60min后文火煎，煮沸后加入大黄，浓煎取汁150～250ml。用消毒纱布过滤，待温度在37～39℃后倒入灌肠器内，用导尿管涂液状石蜡后，缓慢插入肛门内6～12cm，接管肠管滴速为20～50/min，分2次用，日1剂。视病情需要，可日用2剂，直至腹部梗阻解除。

功效：清热解毒，通下散结。

## 四、中成药

1.桂枝茯苓丸

组成:桂枝、茯苓、牡丹皮、赤芍、桃仁。

主治:活血、化瘀、消癥。用于瘀血内蕴的肠梗阻。

用法:口服,每次 1 丸,每日 1 或 2 次。

规格:每丸 6g。

2.四消丸

组成:大黄(酒炒)、猪芽皂(炒)、牵牛子(炒)、香附(醋炙)、槟榔、五灵脂(醋炙)。

主治:消水、消痰、消食、滞气,导滞通便。用于气滞积停的肠梗阻。

用法:口服,每次 10～30 丸,每日 2 次。

规格:水丸,每 20 丸重 1g。

3.阿魏化痞膏

组成:阿魏、三棱、莪术、生川乌、木鳖子、蜣螂、大黄、乳香、香附、芦荟、血竭、樟脑等。

主治:化痞消积。用于气滞血凝,癥瘕痞块,脘腹疼痛,胸胁胀满。用于肠梗阻腹内有积块者。

用法:外用,加温软化,贴于脐上或患处。

规格:膏剂。

(张华静)

# 第二篇　内镜篇

# 第十章　消化内镜基础

## 第一节　内镜的发展过程

### 一、早期硬式内镜

1868 年，德国 Kussmaul 在观看吞剑表演时得到启发研制出了世界上第一台直管式食管镜，由一根尖端装有软塞，长 47cm 粗 1.3cm 的金属管组成，利用 Desormeaux 灯照明，使内镜初步具有了观察价值。虽然一些学者随后对其做了一些改进（如 1880 年爱迪生发明电灯后，开始使用电灯或小电珠作为内镜的光源等），然而由于受到技术落后和设计缺陷的限制，这些内镜的实用性欠佳。

### 二、半可曲式内镜

1932 年 Wolf 和 Schindler 合作研制出了第一台半可曲式内镜，其镜身由近端硬性部和远端软管部组成，软管部装有 26 块棱镜，在镜身弯曲达 30°时仍可进行观察，较之硬式内镜有了很大进步。随后一些科学家对 Wolf-Schindler 内镜进行了许多改进，如加大弯曲角度、加装活检管道等，大大减少了观察盲区提高了内镜性能，使其达到较为实用的阶段。但与硬式胃镜一样，操作较为困难、插入时患者痛苦重为其缺陷。

### 三、纤维内镜

1957 年后，工业光导纤维产生，由美国 Hirschowitz 制成了第一台纤维胃及十二指肠镜，从而使内镜开始进入纤维光学内镜发展阶段。20 世纪 60 年代后，日本和美国的科学家对初期的纤维胃镜进行了多方面改进，例如增加活检孔道、采用外接冷光源增强视野光亮度、扩大视野角度等。1963 年 Overhoet 首先研制出纤维结肠镜并用于临床。1968 年 Mc-cune 首先使用纤维内镜成功地进行了经十二指肠乳头插管逆行胰胆道造影（ERCP）。纤维内镜以其插入痛苦小、视野范围大、照明亮度高、易于操作等优势迅速被临床医师认可，从而使内镜真正进入实用阶段。

## 四、电子内镜

电子内镜由美国 Welch Allyn 公司于 1983 年首先发明并应用于临床,与纤维内镜相比,其具有图像存储更高效快捷、色调再现更逼真、细微病变诊断率更高等优势,临床正逐步取代纤维内镜成为医师诊治消化道疾病的有力工具。国外学者将电子内镜看作是消化内镜发展史的第三个里程碑(硬式胃镜-光导纤维内镜-电子内镜)。

## 五、胶囊内镜

1999 年胶囊内镜的诞生,为消化道疾病诊断带来了革命性突破,可以对全消化道进行摄像,其无创性、无交叉感染易为患者所接受,尤其为小肠疾病诊断提供了一个全新的检查手段,被称为消化内镜史上的第四个里程碑,为内镜检查开辟了崭新思路。

随着内镜技术的飞速发展,纤维及电子内镜和其他技术相结合衍生出许多具有很高临床价值的新技术和新方法,如将微型超声探头安装在内镜的先端部制成超声内镜,使内镜既可以直接观察黏膜表面的病变形态,又可通过超声扫描获得消化管壁及邻近重要脏器的超声影像,扩大了内镜的诊断能力和范畴。近年来开发的激光共聚焦显微内镜是一种将微型共聚焦显微镜整合于传统内镜前端的新技术。通过点扫描激光分析,可在内镜检查中同时获得超高分辨率的黏膜表面和黏膜细胞形态学的图像,为体内组织学研究提供了快速、可靠的诊断工具。

## 六、超声内镜

超声内镜在腔内超声中应用最为广泛,故其发展史必然追溯至腔内超声的起源,而腔内超声最初源于直肠、妇科及泌尿科疾患。以下按超声内镜发展的时间顺序进行叙述:

1956 年 Wild 和 Reid 首次报道经直肠腔内超声诊断前列腺疾患,从而开创了泌尿科腔内超声的临床应用。

1957 年 Wild 和 Reid 采用 15MHz 的腔内超声探头经直肠对结肠癌进行超声诊断。

1964 年 Watanabe 等首次应用旋转式直肠探头扫查前列腺获得成功。

1968 年渡边等全面开展了经直肠的前列腺超声检查的临床应用。

1976 年 Lutz 等将 A 型超声探头经胃镜活检钳道插入食管和胃内。

1976 年 Frazin 首先使用经食管 M 型超声心动图,由于探头单声束探测本身的局限性而未被推广应用。

1978 年和 1980 年 Hisanaga 等用可曲式装置进行经食管二维超声心动图检查,可对心脏各切面做二维超声成像,由于探头较大使临床应用受限。

1979 年久永报道了经食管插入超声探头对胃壁、胰腺、左肾和脾脏的超声检查。以上均为非直视下将多种类型的超声探头插入食管和胃内进行超声检查,所以非真正意义上的超声内镜,直到 20 世纪 80 年代初才出现了可视性的腔内超声装置,即超声内镜。

1980 年美国的 Di Magno 首次采用"ultrasonic endoscope"一词,并在柏林欧洲胃肠学会上报道了应用内镜与超声组合在一起的电子线阵式超声内镜所做的动物实验获得成功。同年在汉堡欧洲第四次消化内镜学会上报告了两种超声内镜,一种是日本 Olympus 与 Aloka 公司合作研制的机械扇扫超声内镜 (5MHz),原联邦德国的 Classen 等作了临床上对胰腺和胆总管显示的报告;另一种是美国 SRI 的 Green 研制的线阵扫描超声内镜,Di

Magno 等对此作了临床应用报告。

1980 年日本 Olympus 公司研究出了 EUS 1 号试验机,扫查角 90°,频率 5MHz。

1981 年日本町田与东芝公司合作制造出了 3.5MHz 的线阵扫描超声内镜。

1981 年 Olympus 公司研制出了 EUS 2 号试验机,扫查角 180°,探头频率 7.5MHz 和 10MHz。

1982 年 Olympus 公司研制出了 EUS 3 号试验机(EU-M1),从而使 EUS 仪由试验转为临床应用,机型基本固定。

1982 年美国的 SRI 研制出了 SRI-2 型 EUS,探头频率 10MHz。

1984 年 Olympus 研制出了 EU-M2 环扫超声内镜,扫查角 360°,探头频率 7.5MHz 和 12MHz,其超声仪功能有了很大改进。

1984~1987 年东芝-町田公司研制出了 EPB-503FL(频率 5MHz)和 EPB-70FL(频率 7.5MHz)。

1985 年 Olympus 公司研制出了线阵式超声内镜,探头频率 7.5MHz。

1988 年 Olympus 公司研制出了目前广泛用于临床的 EU-M3 型环扫超声内镜,探头频率 7.5MHz 和 12MHz,该机的活检钳道内径 2.0mm。

1989 年 Olympus 公司研制出了 CF-UM3 型超声结肠镜。

1990 年 Olympus 公司研制出了 JF-UM3 型专用超声十二指肠镜。

1991 年 Olympus 公司研制出了 GF-UM20 型环扫超声内镜,探头频率 7.5MHz 和 12MHz,该机的主机系统性能得到了极大的提高。

1993 年 Olympus 公司研制出了 GF-UMQ200 型环扫超声内镜,探头频率 7.5M~20MHz,该机的主机是 EU-M30。

1999 年 Olympus 公司研制出了 GF-UM240 型环扫超声内镜,探头频率 7.5MHz 和 12MHz,该机的主机是 EU-M30。

1999 年 Olympus 公司研制出了 GF-UMQ240 型环扫超声内镜,探头频率 7.5M~20MHz,该机的主机是 EU-M30。

此后,日本又在超声内镜上增加了二维多普勒功能,研制出了多普勒超声内镜。目前,又将二维多普勒改为彩色多普勒,即 ECDUS。更新的超声内镜产品层出不穷,多家公司推出了性能优越、图像清晰、分辨率高的电子超声内镜。20 世纪 90 年代末以来穿刺超声内镜及三维超声内镜相继应用于临床,由此出现了超声内镜治疗学。

(罗　华)

# 第二节　纤维内镜的结构与原理

## 一、纤维内镜的工作原理

纤维内镜较之硬式和半可曲式内镜最大的进步在于采用具有全反射特性的光导纤维制成导光束和导

像束,将外部光源的光线导入,提高视野光亮度,将图像清晰准确地传输到目镜。

1.全反射原理　根据"折射定律",光线从光密介质射入光疏介质,折射角恒大于入射角,因此当入射角度大于临界角时,折射角大于90°,入射光线全部返回光密介质中,产生"全反射现象"。

2.图像传输原理　纤维导光束和导像束由数万根极细的玻璃纤维组成,每根玻璃纤维均由隧石玻璃做核心纤维,被覆层用冕玻璃,隧石玻璃的折射率高于冕玻璃,以保证所有沿核心纤维传导的光线都能发生全内反射。每根光导纤维传导一个光点,所有数万个光点从物镜端传至目镜端形成图像,所以要保证图像从物镜完整传递到目镜而不失真,要求必须将大量的"首尾一致"纤维集成束。成像纤维越细,纤维数目越多,成像分辨率越高(即图像越清晰)。当光导纤维断裂时,此处将在目镜观察到的图像中出现一个黑点,黑点越多,图像质量下降。导光束因无需传递图像,其导光纤维随机排列即可,因不用考虑分辨率,所以每根纤维直径可以稍粗。

## 二、纤维内镜的结构

一套完整的纤维内镜系统由纤维内镜和附属设备组成。纤维内镜包括操作部、镜身(包括软管部和弯曲部)、先端部、导光缆。附属设备包括冷光源、吸引器、教学镜、照相系统、相关配件(活检钳、细胞刷、冲洗吸引管、穿刺针、异物取出器械等)。

1.操作部　包括目镜、调焦环、吸引阀门、注气/水阀门、角度控制旋钮、活检孔等结构,按人体工程学原理在操作部合理分布。

(1)目镜位于操作部顶端:经导像束传导的图像聚焦放大后投射到术者的眼底部。由于术者视力不同,目镜下方安有屈光调节圈,可通过转动此圈调节焦距,使术者清晰观察视野。目镜还带有照相机接口可拍摄腔内图像,还可以和示教镜连接以供带教和会诊之用。

(2)角度控制旋钮和锁钮:两个角度控制旋钮形似齿轮位于操作部右侧,当其顺时针或逆时针转动时,可分别控制先端部上下、左右改变方向。锁钮位于角度控制旋钮内侧,可将角度控制旋钮固定或松开。

(3)吸引按钮和送气送水按钮:吸引按钮和送气送水按钮按上下顺序位于操作部正前方。当术者按下吸引按钮后,同时踩下吸引器脚踏板开关,形成负压可将腔内气体及液体吸出到吸引瓶中;反之则吸引停止。

送气送水按钮顶端有一小圆孔,如用食指堵住小圆孔,可通过注气注水孔道向腔内注气;如重压该按钮,则内镜先端部的注水喷嘴将水高速喷向镜面,起到清洁镜面污物的作用。

(4)活检孔道:多位于操作部的下部,但也有内镜公司生产的内镜其位于吸引按钮上方。活检孔道口盖有橡胶阀,表面有"十"字或"一"字狭缝,可使内镜配件顺利通过从先端部伸出,同时保证腔内液体不反流。

2.镜身　包括软管部和弯曲部。软管部连接操作部和弯曲部,根据用途不同其长度各异,从外至内有三层结构,外层为聚氨酯材料,中层有织网管及螺旋弹簧管,内层有导像束、导光束、活检及吸引管道、注气/注水管道及控制角度的钢丝等。弯曲部位于软管部和先端部之间,是由若干环状零件组成的"蛇管",当调节角度控制旋钮时可牵引钢丝带动弯曲部做上、下或左、右的弯角运动。

不同型号的内镜长度各异,胃镜一般工作长度为100cm左右,大肠镜分长型、中长型、短型(多指乙状结肠镜),一般工作长度为150～170cm、130cm、60～70cm。

3.先端部　包括吸引及活检出口孔、导光镜面、物镜面、气/水喷出孔。侧视镜前端另有抬钳器。根据物镜位置的不同将纤维内镜分为前视式(物镜位于前面)、侧视式(物镜位于侧方)和斜视式(物镜位于前面和侧方的夹角,呈 30~45°斜面)。导光镜面根据镜型或生产公司的不同,可设有一到两个,将冷光源的光线导入管腔,提供照明。

4.导光束连接部　导光束连接部将纤维内镜与光源和吸引器连接起来,内有导光束、送气送水管、吸引管及控制自动曝光的电缆等。

5.纤维内镜的附属设备

(1)光源:纤维内镜的冷光源类型很多,主要分为卤素灯光源和氙短弧灯光源两种。

(2)教学镜:可连接到操作部的目镜上使另一人观看,以供教学和会诊用。

(3)照相机:连接到目镜上,通过纤维内镜的光源可自动曝光照相。

(4)录像机:将动态内镜检查过程录制下来,可制成短片以供教学、会诊、存档。

(5)其他:包括吸引器、相关各种配件(包括各型活检钳、细胞刷、喷洒管、穿刺针、异物网蓝、高频电圈套等)。

(罗　华)

# 第三节　电子内镜的结构与原理

电子内镜的发明被誉为内镜发展史上第三个里程碑,对于内镜学的发展进步具有重要意义。电子内镜的基本结构外形与纤维内镜相似,最大区别是将电荷耦合器件(CCD)代替纤维内镜之导像束,将图像的光信号转变为电信号传输到视频处理器,经处理后显示在监视器上进行观察,因此操作部去除了目镜,取而代之的是可自定义功能的按钮。与纤维内镜相比,电子内镜的优点是图像清晰不失真,资料储存、交流、处理更加方便快捷。

## 一、电子内镜的工作原理

1.像素的基本概念　CCD 于 20 世纪 70 年代开发,主要制作材料是光敏感硅片,其位于电子内镜的先端部,基本结构由受光部与水平传递通路组成。受光部是由大量能把光信号转变成电信号且相互间绝缘的摄像二极管组成,每个独立的摄像二极管叫做“像素”,像素越大则成像愈清晰。光线通过物镜聚焦在 CCD 片上成像,进入摄像二极管转变为电信号,最终经输入增益器内的电荷—电压转换电路转变为图像。

2.电子内镜的彩色摄像方式　CCD 能感受光信号的强度变化,但只能获得黑白图像,因此为了得到彩色图像,必须在光学通路上放置彩色滤光片。根据滤光片放置原理的不同将彩色摄像的方式分为顺次方式和同时方式两种。

(1)顺次方式:将三原色滤片的圆板放置在光源和导光纤维之间,当圆板以 20~30V/s 的速度旋转时,红绿蓝三种色光顺次照射对象物体。CCD 摄像产生的红绿蓝三种信号亦顺次传送并贮存于视频处理器。Olympus 公司的 CV-200 系列电子内镜采用该种方式。

(2)同时方式:在 CCD 受光面装嵌有彩色管状滤光片,通常彩色滤光片用黄、青蓝色及品红色进行补色。受白色光源照射的对象物体发出的信号作用到 CCD 时,通过滤片作用立即转换为色信号,红绿蓝三种信号同时传送,传递并贮存于视频处理器。Olympus 公司的 CV-100 系列电子内镜采用此种彩色化方式。

(3)两种摄像方式比较:顺次方式由于为黑白 CCD 较小,故制成的胃镜端部亦较细小,易于插入,图像分辨率亦高,缺点是被照物体移动度较大时,可引起套色不准;同时方式则相反,无套色问题,但颜色再现能力差,分辨率低,但可应用纤维内镜之光源。

3.电子内镜图像的优势　对比纤维内镜只能从目镜观察,电子内镜图像显示在监视器上可供多人观察,便于临床会诊、教学和交流;电子内镜将光信号转变成电信号,图像分辨率显著提高,可观察到黏膜表面微细结构,可提高消化疾病的诊断率;图像可进一步处理,例如轮廓强调、血色素指示(IHB)、形态分析(测量、标注)等;资料携带、存储方便快捷,可通过电子媒体(光盘、硬盘)存储,无需用胶片贮存,并可经互联网传递及远程会诊。

4.用于不同部位的电子内镜　根据不同部位的需要,消化内镜包括食管镜、胃镜、十二指肠镜、小肠镜和大肠镜等,现将其主要特点介绍如下。

(1)食管镜:插入长度为70cm左右,目前因前视式胃镜检查均包括食管检查,无需单独购置食管镜,故除超声食管镜外,临床已无该型内镜。

(2)胃镜:普通型插入部外径10mm左右,活检钳道孔径为2.8mm,有效工作长度为1000mm左右,弯曲部弯曲角度向上180°~210°,向下90°,左右各90°~100°,视野角140°,景深3~100mm。

(3)十二指肠镜:均为侧视式镜,以利观察乳头及作插管治疗之用,该类内镜均配有抬钳器。

(4)大肠镜:均为前视式,活检钳道较大(3.7mm),直径13mm左右,长度L型为200cm左右,Ⅰ型为160cm左右。

5.专用内镜　随着相关学科技术的进步,出现了众多的专用内镜,包括治疗型内镜、超声内镜、放大内镜、胶囊内镜等等。治疗型电子内镜特点是活检孔道直径较大,可达3~5mm,利于通过各种内镜治疗附件,并有单孔道、双孔道两类。但由于镜身较粗,操作时患者有不适感。

## 二、电子内镜信息管理系统

随着电子内镜技术的飞速发展,对大量内镜资料进行存储、统计分析处理、多媒体教学和远程交流会诊等需求日益突显,临床迫切需要成熟的计算机软件技术参与电子内镜资料的管理,电子内镜信息管理技术应运而生。

1.电子内镜信息管理系统的构成与要求　尽管名称各异,但成熟的内镜资料或信息管理系统应满足以下要求。

(1)完善的服务器和集中存储系统,实现内镜数据的长时间备份保存,支持局域网内各工作站间的数据调阅和工作分配。

(2)影像诊断报告工作站技术,能实现病例资料的登记管理、内镜图像动态和静态采集、诊断报告完成和输出、资料与工作量的统计分析等功能。

(3)遵循DICOM 3.0国际标准,确保内镜数据的存储、传输标准化。

(4)完备的技术支持和售后服务。

2.电子内镜信息管理系统的功能

(1)系统登记:系统登记包括临床病例资料的录入,可通过预约台工作人员扫码登记;如果医院全部采用计算机网络化管理,可通过网络技术将病例资料直接调阅登记。

(2)内镜图像的采集:使用影像诊断报告工作站上安装的图像采集卡,利用工作站软件技术将内镜图像以动态、静态的方式采集下来。动态图像的采集同时还可以进行语音录制,同时记录下述者的描述和诊断。

(3)图像的处理分析:运用工作站提供的分析工具,可对图像进行明暗及对比度调整,还可进行定位、测量、标注、转动、局部缩放等处理,以供诊断分析用。

(4)内镜图文报告的编辑:按照检查内镜的不同,提供不同类型的诊断报告模版,以图文混排的方式通过打印机输出。

(5)内镜资料的检索与查询:电子内镜信息管理系统支持对患者姓名、检查号、病名等条目的精确查询,也支持对报告中字段等的模糊查询,还可以对内镜中心的工作量进行分析与统计。

(6)安全审计功能:现在国内许多公司生产的电子内镜信息管理系统都能对内镜室提供多级别管理权限,可保证医生权责明确和内镜资料的安全。

(7)多媒体教学和远程会诊:由于目前的电子内镜信息管理系统多采用国际通用 DICOM 3.0 标准管理内镜图像数据,因此可方便的进行内镜资料的互联网传输,以供教学、远程会诊等。

(罗　华)

# 第四节　特殊类型内镜的结构与原理

## 一、放大内镜

放大内镜的出现为临床内镜医师观察消化道黏膜微细结构改变、指导活检,使癌前病变的早期发现成为可能,随着内镜技术的进步,放大内镜自问世至今的 40 多年中,不断发展完善,无论是放大倍数、图像清晰度还是可操作性等方面均取得了长足进步,临床上已越来越受到重视。放大内镜的发展经历了三个阶段,即实体显微镜阶段、纤维放大内镜阶段和电子放大内镜阶段。目前电子放大内镜的可操作性、放大倍数、图像清晰度等均得到显著提高,其在临床的应用越来越受到重视。临床现有放大胃镜、放大结肠镜及放大小肠镜等镜型。

1.放大内镜的结构和原理　放大内镜的结构与原理和普通内镜并无本质区别,只是在物镜与导光束或物镜与 CCD(电荷耦合器件)间装有不同倍数的放大镜头,同时像素更密集。电子放大内镜的放大技术主要分为电子放大和光学放大两类。电子放大技术只是单纯放大图像,但同时降低了图像质量。光学放大包括固定焦点放大和可变焦点放大两种,分别按其原理制造的内镜,称为固定焦点式放大内镜和焦点调节式放大内镜。

(1)固定焦点式放大内镜:固定焦点式放大内镜与普通内镜相比,其先端部透镜所设定的最小观察距离比普通内镜短,从而达到放大图像的目的,是一种受限制的图像放大。

(2)焦点调节式放大内镜:焦点调节式放大内镜的原理是其远端安装了一个微小的调节器,通过它移动透镜位置来改变透镜焦点达到从普通观察到放大观察的切换。与固定焦点放大内镜相比,既能保持普通内镜观察,又能保证放大观察而图像不失真。在光学放大的基础上联合电子放大技术,可进一步提高放大倍数,最高可达 200 倍的放大率。

2.放大内镜的临床价值　研究发现放大内镜可通过对黏膜微细结构(微血管、黏膜腺管开口等)的观察,提高内镜医师对病变组织病理类型的判断能力,指导活检,提高早期癌的检出率。例:有资料显示,放大内镜结合特殊染色对息肉病的诊断率相当高,对于判断炎性增生性息肉和腺瘤及其癌变,其敏感性和特异性分别达 93% 和 95%。此外放大内镜对良恶性肿瘤、Barrett 食管、萎缩性胃及贲门炎的观察具有重要的临床意义,其操作简单、安全性高,受到临床内镜医师的广泛关注。

## 二、小肠镜

小肠镜的研制及临床应用始于 20 世纪 70 年代,传统的小肠镜只能观察近侧段空肠及末端回肠,医学专家们曾尝试各种方法,但远端空肠及回肠的观察仍不能令人满意。2002 年,日本学者山本博德与富士写真光机株式会社共同研制出双气囊电子小肠镜。双气囊电子小肠镜在内镜构造和进镜方式上都进行了改良,它不仅能够观察全部小肠,还能在检查过程中进行活检、止血、息肉切除、注射等治疗。它的问世与应用,将小肠疾病的诊断和治疗提升到一个全新高度。

1.推进式小肠镜的工作原理 推进式小肠镜又称经口空肠镜,采用钩拉法循腔进镜,可抵达空肠中上段。此型小肠镜操作简单易行、易于掌握、可通过活检孔道进行活检、息肉切除、止血、放置鼻饲管以及帮助有症状的胆道空肠吻合术患者行胰胆道造影等治疗。其缺点为患者痛苦较大,插入深度只能抵达空肠中上段,一般达屈氏韧带下 50～60cm。

2.探条式小肠镜的工作原理 探条式小肠镜细而软,一般长度 3m 左右,与十二指肠减压管相似,有两个管道,一个用于注气,另一个用于充盈内镜头端的小囊。此型小肠镜需让患者吞下镜头,送入内镜至十二指肠,用水充盈头端水囊,借助肠蠕动,推动水囊带动内镜前进,可达到空肠甚至回肠。探条式小肠镜优点是患者痛苦相对较小,适用于儿童及一般情况较差的患者,也适用于肠腔狭窄,其他小肠镜不能通过的患者,可以检查全部小肠。但此型小肠镜操作较复杂,检查时间长,多不能活检及缺乏转角装置,一旦退镜就不能使镜身再前进,对黏膜观察有盲区,较少应用。

3.肠带诱导式小肠镜的工作原理 肠带诱导式小肠镜一般长约 3m,有活检钳道及注气孔。该型小肠镜需将细聚乙烯塑料管(长 7m,外径 1.9mm,末端连水囊)经口送入胃内,待其排出后将其前端固定于肛门外。小肠镜可经口或肛门在塑料管的引导下送入。牵引塑料管另一端使小肠镜滑行进入肠腔。此型小肠镜的优点为可观察全部小肠,可取活检。缺点本法操作难度大,患者有明显不适及腹痛,耗时较长。此型小肠镜临床鲜为采用。

4.双气囊电子小肠镜的工作原理 日本富士写真光机株式会社生产的 EN-450P5/20 型双气囊电子小肠镜,整个内镜操作系统由主机部分、内镜、外套管和气泵四部分组成。内镜和外套管前端各安装一个可充气、放气的气囊,两个气囊分别连接于根据气囊壁压力不同而自动调整充气量的专用气泵。检查前将外套管套入小肠镜,两个球囊均抽气至负压,助手扶镜并固定外套管,依次将两个气囊充气,内镜、外套管与肠壁相对固定,然后缓慢拉直内镜和外套管,通过双气囊轮流的充放气、镜身和外套管的推进和钩拉将肠管缩短套叠在镜身上,这样交叉进镜可对整个小肠进行完全、彻底的检查。双气囊小肠镜能在检查过程中进行活检、止血、息肉切除、注射等治疗,实现了集检查、治疗于同一过程中完成,检查中患者耐受性和安全性均良好,是多数小肠疾病检查最理想的手段。但从目前累积经验分析,双气囊小肠镜检查亦有一定的盲区,需要进一步改进。

5.其他类型小肠镜的工作原理

(1)术中小肠镜:术中小肠镜是在术中经口、肛门或肠切口插入小肠镜。操作时由外科医师逐步将肠管套在内镜上配合内镜医师进行检查,有助于确定手术病变,对判定原因不明的消化道出血,尤其是血管病变出血更有价值。

(2)母子式小肠镜检查法:小肠镜在 X 线透视下由两位术者操作。第一术者操作母镜角度,按照推进式小肠镜插入方法,把母镜插至十二指肠空肠曲,将母镜拉成直线。由第二术者把子镜通过母镜活检钳道向小肠内插入。第二术者操作子镜角度钮,观察小肠肠腔,第一术者随之把子镜逐渐向小肠深部插入。观察完毕后,先取出子镜,再拔出母镜。此型小肠镜的优点为操作简便易行,子镜可通过狭窄部,可取活检。缺点为子镜太细,析像能力较差,不耐用,超出母镜的距离短,不能观察深部小肠。

## 三、胶囊内镜

从硬式内镜到电子内镜三代内镜操作方式均为"插入式"或称"推进式",其优点是可操作性强,但其"有创性"的缺陷难以克服,因此研发无创性内镜技术,一直是内镜医师的研究重点。胶囊内镜在这样的背景下应运而生。胶囊内镜最初也被称为无线胶囊内镜。其主要特点是可对全胃肠道进行简便快捷的、无创的、连续的可视性检查。

20 世纪 90 年代初 Iddan 和 Swamn 分别在不同场合提出了制作消化道"腔内机器人"的共同想法,随后几年中微波图像传输技术的成功和互补金属氧化物硅片的诞生为无线内镜的研制提供了必备技术条件。1997 年专门从事无线内镜研制的 GIVEN 公司成立。1998 年 Iddan 和 Scapa 联手进行无线内镜的研制。1999 年 1 月世界上首台实用型无线内镜诞生,并随即进入临床实验。2000 年在圣迭哥消化疾病周和《自然》杂志进行了公开报道。2001 年美国的 FDA 批准进入临床应用,并正式命名为胶囊内镜。目前国产胶囊内镜也已研发成功,并在临床应用。

下面以 GIVEN 公司生产的胶囊内镜为例介绍胶囊内镜的结构和原理。

1.胶囊内镜的结构和原理　Given 诊断系统由三个主要部分组成:Given 摄像胶囊(包括 Given SB 和 Given Eso 两种)、Given 数据记录仪、RAPID 应用软件和工作站。

(1)摄像胶囊:目前使用的 M2A 型胶囊大小为 26mm×11mm,其最外层为塑料外壳,两端为光学半球体,靠前半球体内侧周边装有 4 个白光发射二极管,用于照明。中央为成像光学凸透镜,透镜后衔接互补式金属氧化硅半导体显像(CMOS)芯片,胶囊正中央为 2 节氧化银电池,能维持内镜工作状态达 8h。闭合式环形信号发射器和环圈状天线紧贴后侧半球体。单个胶囊内镜重量为 4g,图像特征包括 140°视野,1:8 的放大比例,1~30mm 的可视深度,最小观察直径约为 0.1mm,是一种无线的一次性使用的胶囊。

(2)数据记录装置

1)阵列式传感器:阵列式传感器的功能是接收摄像胶囊的数据并将其发送到数据记录仪,它由 8 个相同的传感器构成。传感器由柔软的印刷电路板(PCB)构成,每个传感器通过一条电缆与其相应的记录模块相连,同时通过一次性的不溶性医疗用粘贴袋与受检者腹部皮肤相贴。

2)数据记录仪:数据记录仪是接收和存储由摄像胶囊发送的图像数据的外部接收/记录装置,如"随身听"一样大小,便于携带;由电池提供动力,在检查过程中佩带于记录仪腰带上。数据记录仪由接收器、处理器模块和存储器三部分构成,所有这些元件都封装在一个塑料(ABS)盒中,能接收、记录并存储来自于摄像胶囊发送的数据信号。

(3)工作站和应用程序软件:工作站是一种设计用于处理、播放、存储已获取的图像并生成 RAPID 录像的专用计算机。RAPID 是 Reporting and Processing of Images and Data 的缩写,含义为图像和数据的报告与处理。RAPID 应用程序软件,目前使用的最新版本为 RAPID3.0 版,用于支持胶囊内镜检查的各个阶段,包括患者登录、记录仪初始化、从记录仪下载数据(包括多路下载)、查看 RAPID 录像和生成胶囊内镜检查报告等。

2.胶囊内镜的安全性分析　胶囊内镜的诞生为消化道疾病的诊断带来了革命性的突破,与推进性的内镜相比,胶囊内镜的最大优点是无创、安全、便捷,尤其是对小肠的检查具有独到之处。值得注意的是,胶囊内镜有排出延迟或障碍的可能,前者是指胶囊内镜在体内滞留超出 3 天以上;后者是指胶囊内镜滞留于消化道无法排出。因此对疑有消化道狭窄或梗阻者、严重动力障碍者(未经治疗的贲门失弛缓症和胃轻瘫患者)、患者体内如有心脏起搏器或已植入其他电子医学仪器者、有吞咽困难者慎用。国内学者统计资料显示,胶囊内镜的不良反应发生率不足5%,而需要手术解决的并发症不足1%,因此胶囊内镜是一种安全有效的内镜检查手段。国外已研制成功即将应用于我国临床的胶囊内镜探路系统,系先服用与M2A胶囊内镜同样大小的胶囊,如能排出体外可行正式胶囊内镜检查,否则不能做胶囊内镜检查,滞留在体内的探路胶囊其后会自行溶解排出。这一技术的应用为胶囊内镜的安全应用提供了有效的预试方法。目前胶囊内镜尚存在价格比较昂贵、不可控制、图像分辨率不如电子内镜、不能活检或治疗和对清洁效果要求较高等缺陷,尚有待进一步改进。

## 四、胆道镜

胆道镜技术是内镜技术的重要分支,能将内镜送入胆道内进行检查、治疗,其使用的内镜有经口子母胆道镜和经各种人工造口进入胆道的专用胆道镜。在诊断方面胆道镜具有直视胆道内部的功能,并可对局部可疑部分进行组织病理学检查。在治疗方面胆道镜非手术治疗胆道术后残余结石广泛应用于临床,成为内镜外科主要技术之一。

1.胆道镜的分类

(1)胆道镜的技术方面分类:可将胆道镜分为经皮经肝胆道镜(术前胆道镜)、术中胆道镜和术后胆道镜。

(2)按仪器进行分类:可分为硬式胆道镜和软式胆道镜两种。硬式胆道镜只能用于术中胆道检查和治疗,目前多已经被软式胆道镜代替。软式胆道镜于1965年由美国医生Shore发明,故称为"Shore胆道镜",在术中及术后均可以应用,扩大了胆道镜的适应证,具有重要临床价值。

2.胆道镜的工作原理

(1)经口子母胆道镜

1)经口子母胆道镜检查的操作技术:首先需行内镜下乳头肌切开术(EST),通常做正中切开,切口长度以能顺利插入子镜为标准。经口子母胆道镜检查需要两名熟练的内镜医师配合,一人操作母镜,另一人操作子镜,共同完成检查任务。先经口将较粗的十二指肠镜(母镜)插入患者的十二指肠降部上段,拉直镜身呈"倒7字"形,将乳头调整在视野的左上方。然后通过母镜的活检孔道上装有的附属装置插入细径前视式胆道镜(子镜),直至子镜弯曲部弯曲伸出钳道。调节子镜角度钮和抬钳器,对准乳头方向将子镜插入胆总管进行诊断或治疗。将子镜插入胆道时需要翘起镜身前部,并借助母镜轻微上翘,上翘的角度尽可能小,以免损伤子镜光导纤维束。插入胆道后,将子镜拉直,并结合其在母镜中的插入、后退动作,同时转动母镜以利于子镜的放置。处于乳头和胆道小分枝时,子镜在母镜内成锐角,活动受限。因此,胆道镜检查只能限于近端胆总管、胆囊管开口处、胆总管及其1、2级分支等部位的观察。偶尔由于以前有胆石通过造成螺旋形瓣的扩张,可以窥视到胆囊。

2)常用镜型及参数:目前所用的子母镜系统包括外径14.5mm、活检孔径5.5mm的十二指肠镜(TJF-M20,日本Olympus光学株式会社)和外径4.5mm、活检孔径1.7mm的胆道镜(CHF-B20,日本Olympus),这种子镜前端可以双向转角,向上弯曲可达160°,向下可达100°。

3)利用经口胆道镜行胆道内碎石:对于绝大多数直径小于1cm的胆总管结石,可以用网篮轻易地取出,但如果结石大于2cm,取石前需要采取某种方法碎石,近20%的此类患者由于结石嵌塞或无法套住结石。常规的机械碎石法不能奏效,此时可选用液电或激光碎石。

（2）经皮经肝胆道镜（PTCS）：又称术前胆道镜，系指非手术方法先行经皮肝胆道引流术（PTCD），然后再行 PTCD 窦道扩张术，待窦道被扩张至能容纳胆道镜进入胆道时，再行胆道镜检查和治疗。

与术中、术后胆道镜相比，经皮经肝胆道镜是真正的非手术方法，可对胆道肿瘤、胆道结石、胆道狭窄伴肝内胆道扩张、胆道畸形、肝内胆道蛔虫及不明原因梗阻性黄疸等疾病做出明确诊断。

（3）术中胆道镜（IOC）：系指在胆道手术过程中，胆道镜可经胆囊、肝胆道造口处直接进入胆道进行检查和治疗。术中胆道镜可用软式胆道镜或硬式胆道镜来完成。应用术中胆道镜可显著降低胆道术后残余结石的发生率。

有资料显示以往手术治疗胆道结石症，受到器械的限制术中难以取净胆道结石或胆囊结石，导致胆道残石的发生率达 30%～93%。而术中应用胆道镜，发挥其可弯曲、直视的优势，能取净肝外胆道胆石，降低胆道残石发生率。国外有学者报告应用术中胆道镜可使术后残石的发生率降至 2% 以下。可见术中胆道镜对于避免胆道残石意义重大。另外术中胆道镜还可以对胆道疾病作出诊断，并可取活体组织送组织病理学检查。

（4）术后胆道镜（POC）：系指胆道外科手术后再经胆道瘘道口，插入胆道镜进入胆道进行检查和治疗。其中最常见的为经"T"管瘘道插入胆道镜。术后胆道镜检查和治疗具有痛苦小、安全易行、无需麻醉等优点。

术后胆道镜较术前、术中胆道镜应用更为普遍，其形式包括 T 形管瘘道胆道镜、胆囊造瘘术后胆道镜、肝内胆道造瘘术后胆道镜、胆肠吻合口胆道镜、空肠盲袢皮下造瘘术后胆道插入镜等。国内一般规定单纯术后胆道镜检查应于术后 4 周开始；胆道镜取石在术后 6 周方可开始。过早开始胆道镜检查和治疗，容易发生瘘道损伤。若欲行多次胆道镜取石的病例，一般每周 1 次，间隔时间最短不少于 3 天。

3.胆道镜的临床意义　胆道镜凭借能弯曲的优势可以自由进入肝内外胆道，甚而可以窥见Ⅴ级胆道，克服了外科手术的盲区。利用镜身的活检孔道可以对胆道病变取活检做病理诊断。胆道镜可直视胆道内部情况，对经过 B 超、CT、ERCP、MRI 等方法检查仍不能确诊的多种胆道疾病可作出明确诊断，其作用不可替代。应用术中胆道镜可显著降低胆道术后残余结石的发生率。随着科技的发展，胆道镜技术的进步，各种类型的胆道镜技术必将在临床发挥更大的作用。

（王文平）

# 第五节　消化内镜发展与展望

从硬式内镜到纤维内镜、电子内镜、胶囊内镜，消化内镜技术经过一个多世纪的发展，伴随内镜器械的不断改进和创新，内镜诊治技术日臻完善，已由单纯内镜诊断进入到诊断与治疗相结合的阶段。许多学者预测，电子内镜在 21 世纪仍将发挥主要作用，并扩大适应证，同时希望胶囊内镜有所突破。本文对消化内镜的最新进展和应用简述如下。

## 一、内镜诊断方面的进展

### 1.电子内镜

（1）血色素指数技术的应用：血色素指数（IHb）色彩增强的最新技术已应用于临床（日本 Olympus 公司生产的 EVIS LUCERA 系列内镜具备该项功能），其主要原理是：内镜观察到的色调变化主要取决于血液中所含有的色素即血色素量,用黏膜血色素浓度的相关指数 $IHb=32log\ 2(Vr/Vg)$ 表示。通过将高于观察图像 IHb 平均值的像素进一步向红色强调,将低于平均值的像素进一步向白色强调,使得正常黏膜内容易忽略的细微色调变化得以强调,清晰地显示出发红或褪色的色调变化,可使病变和背景黏膜的色调差变大,此方法可确定微小病变、早期肿瘤与正常黏膜边界,是常规内镜做不到的。利用 IHb 技术获得颜色差异,对判断病灶的性质、起源以及对某些病变的程度、类型有一定帮助,并能将难以识别的黏膜表面显示出来,有助于对平坦病变的检出和不规则病灶边缘的确定,以利于下一步治疗方案的选择。此项功能有一定的临床意义,有望拓展内镜的诊断性能。

(2)窄带图像技术的应用:窄带图像(NBI)技术于 1999 年被研发,2001 年被首次报道将该技术应用于临床有效。其主要原理是:光的穿透深度取决于波长,而短波长光线位于血色素吸收带中,可清晰显示血管图像。Yasushi 等研究多种短波长光发现,波长 415～30nm 的光适合于表面黏膜中毛细血管图像的清晰显示;波长 500～30nm 的光适合于深层较厚血管图像的显示。常规 RGB 制式内镜滤光片的波长分别为400nm(蓝)、500nm(绿)、600nm(红)。NBI 技术基于上述原理,通过使用波长分别为 415～30nm、445～30nm 和 500～30nm 的三种滤光片缩窄光谱透射率来改变光谱特征,可清晰观察黏膜表面毛细血管和深层微血管形态来辨别肿瘤。Yasushi 等研究发现,在结肠镜检查中无需染色,通过 NBI 技术实时处理图像可以有效区分增生性和腺瘤性息肉。Muto 等报道常规内镜检查中使用 NBI 技术对诊断咽部早期癌有诊断价值。Sumiyama 等也报道使用带有 NBI 技术和多弯曲先端部的放大内镜进行黏膜内胃癌的 EMR 治疗安全有效。因此将该 NBI 誉为"光学/数字色素内镜技术"。该项技术有望成为 21 世纪的标准内镜检查技术,但其应用于临床时间尚短,其可行性和有效性有待临床进一步验证。

2.放大色素内镜　近年来随着技术的成熟与进步,放大内镜在电子化、数字化、可变焦、清晰度及可操作性等方面已经得到显著提高和增强。放大内镜进入临床伊始主要集中于大肠病变的研究(如以 Kudo 分型为依据,通过观察大肠黏膜腺管开口分型变化区分大肠肿瘤性与非肿瘤性病变等),目前研究热点已转向食管胃部病变。研究表明,放大 80 倍左右的放大内镜,可清晰显示胃肠黏膜的腺管开口和微细血管等微细结构的变化,结合黏膜色素染色,可比较准确地反映病变组织的病理学背景,能区分增生性、腺瘤性和癌性病变,提高平坦和凹陷性早期癌的检出率。放大内镜通过观察胃肠黏膜的细微结构改变,在消化道疾病尤其肿瘤的诊断方面有其独特的优势。

3.荧光内镜　生物组织内的化合物能发出其特定的荧光信号,良性组织和恶性组织(包括癌前期病变)生化特性不同,对应的自体荧光光谱也存在特异性,这种差别反映了病变组织的特异性。荧光内镜利用组织的激光诱导自体荧光光谱的差异性,来判别组织性质是近年研究十分活跃并极有前途的一种光学诊断技术。该系统由光学内镜和附加的单色激光源、光纤、ICCD、图像采集卡和计算机组成。激光由光纤经内镜的活检通道进入胃肠道并激发组织发出荧光,荧光图像经内镜的传像束传回内镜,并由接在内镜母镜上的 ICCD 探测后,送计算机内采集与处理后以伪彩色显示出来。荧光内镜用于诊断消化道疾病的研究刚刚起步。目前结果表明,荧光内镜对食管、胃及胆道等恶性疾病(特别是癌前期病变)的诊断具有重要诊断价值,具有实时、准确、无创等优点。随着研究的不断深入,临床应用前景将十分广阔。

4.共聚焦激光显微内镜　内镜检查过程中能够对消化道黏膜病变进行实时组织学预测是目前内镜发展的方向。近年来开发的共聚焦显微内镜(CEM)是一种将微型共聚焦显微镜整合于传统内镜前端的新技术。通过点扫描激光分析,可在内镜检查中同时获得高分辨率的黏膜表面和黏膜细胞形态学的图像,为体内组织学研究提供了快速、可靠的诊断工具。CEM 能够在体内观察细胞和血管的结构,进行实时组织学预测,且准确性高;还能指导活检,尤其是范围较广的病变(如溃疡性结肠炎、Barrett 食管等),避免盲目活检和可疑病灶的漏检。但 CEM 技术尚处于初级阶段,很多方面有待于完善。例如 CEM 仅能观察到活体消化道黏膜横切面的组织学图像,不能显示黏膜下层的病变,也不能对肿瘤性病变进行分级。相信随着科技的发展这些不足一定能得到克服,可以预见 CEM 在消化道疾病检查中将发挥重要作用。

5.硬度可变式结肠镜　在 20 世纪 90 年代末由日本 Olympus 公司研制成功,并已用于临床,其插入部的柔韧性是可变的,可有效防止结肠襻曲的形成,有助于插镜操作成功率的提高,并能减轻患者疼痛。该公司还研制成功一种"示踪式"结肠镜,可在显示器上显示出内镜的位置和形状的图像。目前正在研制"爬行式"微型结肠镜,力图减少患者痛苦,缩短检查时间。

6.双气囊推进式小肠镜　由日本富士写真光机株式会社生产。2001 年日本学者 Yamamoto 在世界上率先报道了使用双气囊推进式小肠镜进行全小肠检查。双气囊推进式小肠镜是在原先的推进式小肠镜外加装一个顶端带气囊的外套管,同时也在小肠镜顶端加装一个气囊。由两名医师操作,通过两个气囊的交替充放气、镜身与外套管的推进和钩拉将肠管缩短套叠在镜身上,这样交叉进镜可对整个小肠进行完全、彻底的检查。双气囊推进式小肠镜有经口腔进镜和经肛门进镜两种进镜方式。与普通推进式电子小肠镜相比,双气囊电子小肠镜由于进镜原理的创新性,在通常情况下能进行全小肠检查,并可在检查过程中进行活检、止血、息肉切除、注射等治疗,检查中患者耐受性和安全性好,是多数小肠疾病检查最理想的手段。但是从目前的累积经验分析,双气囊小肠镜检查亦有一定的盲区,有待于进一步改进。

7.胶囊内镜　1999 年胶囊内镜又名无线胶囊内镜的问世,填补了小肠可视性检查的空白,也为消化道无创性可视性检查带来了新的革命,其被誉为消化内镜技术发展史上又一新的里程碑。目前所应用的胶囊内镜有以色列 Given 公司生产的 M2A 型及国产 OMOM 型两种,基本结构相同,包括 3 个主要部分:内镜胶囊、信号记录器和图像处理工作站。胶囊内镜具有应用简便、一次性使用可防止交叉感染、图像清晰、检查无需局部或全身麻醉及无严重并发症等优点,对小肠病变的诊断具有重要的应用价值,目前主要用于消化道不明原因出血、克罗恩病、小肠肿瘤等疾病的诊断。胶囊内镜的出现延长了人们对消化道的视线,解决了多年以来人们对小肠疾病和胃肠道隐血诊断方面的难题,可以预料它对消化领域尤其是对小肠生理功能和疾病发病机制的研究,将产生革命性的、不可估量的影响。目前胶囊内镜技术存在的主要问题在于不能对病灶准确定位、全消化道检查尚存在盲区、检查中不能进行活检和治疗,科研人员正努力设法解决这些问题。预计在不远的将来,胶囊内镜检查技术必将进一步成熟和完善。

8.超声内镜　超声内镜是头端具有微型超声探头的一种内镜,在内镜观察消化道各种异常改变的同时,可于距病灶最近的位置对病灶进行超声扫描,这种检查我们称为内镜超声检查(EUS)。按探头的构造分类,有机械环扫式超声内镜和电子线阵式超声内镜,此外还有微探头。按探头的扫描平面分类,有横轴超声内镜和纵轴超声内镜。横轴超声内镜的扫描平面与内镜的长轴垂直,一般用于诊断。纵轴超声内镜的扫描平面与内镜长轴平行,适用于 EUS 引导下的穿刺和介入治疗。超声内镜既可以在内镜下观察消化道黏膜的病变形态,又可通过超声扫描了解病变的深度与邻近脏器的关系,具有内镜与超声的双重功能。对于胰腺、胆总管末端和胆囊病变,其扫描图像比体外 B 超更为清晰,同时,还能在超声引导下通过内镜直视下进行深层组织脏器的穿刺,达到组织细胞学的诊断目的,目前已成为消化系统疾病的重要诊断方法。

## 二、内镜治疗方面的进展

近 30 年来消化内镜不仅在消化系疾病的诊断中发挥了重要作用,而且开辟了介入治疗的新领域,形成新兴的治疗内镜学,使许多疾病在内镜下得到了真正的微创治疗。

1.微创治疗　食管上皮内癌和侵及黏膜固有膜中层以内的食管癌和胃癌的 Ⅰ、Ⅱa、Ⅱc 型淋巴转移极为少见但临床容易漏诊,现通过高清晰放大色素内镜的观察诊断,结合高频超声探头准确的判断肿瘤浸润程度,内镜下黏膜切除术(EMR)治疗可以完整、安全的切除病变并回收标本进一步验证,已经成为上述病症的治疗首选。内镜下止血技术(如黏膜下注射、APC、高频电、激光、热极、微波及射频等)已经成为消化道溃疡出血的首选治疗方法。硬化剂、组织粘合剂注射、内镜套扎等止血技术能有效治疗食管-胃底静脉曲张破裂出血。内镜下狭窄探条或气囊扩张技术和支架置入技术可用于解除消化道等良恶性病变所引起的梗阻。经皮内镜胃造瘘术主要用于需长期肠内营养的患者,对于颅脑及颈部肿瘤患者也可短期应用。随着内镜技术的进步,IHb、NBI、多弯曲内镜等新技术的应用必将进一步为内镜医师成功进行各种内镜下微创治疗提供帮助。

ESD、STER、POEM:目前内镜下切除广泛应用于治疗黏膜下肿瘤(SMTs),其治疗方法有内镜下内镜黏膜下剥离术(ESD)及内镜黏膜下隧道肿瘤切除术(STER)。POEM 是一种通过隧道内镜技术进行肌切开的内镜微创新技术,2010 年由 Inoue 等首次报道用于治疗贲门失弛缓症患者,有效的缓解了贲门失弛缓症的临床症状,短期疗效肯定。此后,我国也相继开展经口内镜下肌切开术,治疗效果显著,无严重并发症。

早期食管癌、胃癌及癌前病变采用内镜下治疗是当前最为直接、有效,创伤小的治疗方法,但在一定时间内需进行多次内镜复查和治疗,使一些患者对此产生恐惧心理,多数处于被动和无奈的境地,甚至一些患者因无法坚持而中断,造成前功尽弃。有学者 48 例早期食管癌、胃癌及癌前病变行内镜黏膜切除术和氩离子凝固术中,采用异丙酚复合小剂量咪达唑仑静脉麻醉,使所有患者整个治疗过程平稳,镇静程度评分均达 4～5 分,患者术中无知晓,术后无记忆,减少甚至消除了患者的痛苦和焦虑,提高了患者对内镜操作的耐受性,给内镜治疗提供了极佳的操作环境,保证了内镜治疗的安全、顺利,无出血穿孔等并发症的发生。镇静麻醉方法应用于早期食管癌、胃癌及癌前病变的内镜治疗具有安全、确切的镇静效果,提高了患者的耐受力,保证了内镜治疗的顺利完成和今后的定期随访。这一方法的应用,必将推动内镜治疗技术的进一步广泛开展,具有广阔的应用前景。

2.胆胰疾病的内镜治疗技术 1968 年 MeCune 发展了内镜下逆行胰胆道造影技术(ERCP)。1974 年 Classen 和 Kawai 分别在德国和日本发展了内镜下十二指肠乳头切开技术。目前临床 ERCP 及 EST 取石术、内支架引流术已比较普及,乳头括约肌气囊扩张作为不破坏乳头括约肌的技术,也已经广泛开展。胰管支架置入术已经成为治疗胰腺肿瘤和与主胰管相通胰腺囊肿的主要方法,许多胰腺的假性囊肿可以行内镜下置管引流术。对一些经 ERCP 等检查仍无法明确诊断的特殊疑难病历,子母镜可以直视下观察胆、胰管黏膜的早期病变,并可以做活检、刷检、胆胰液细胞学检查和癌标记物的测定。

ERPCSPYGLASS:SpyGlass 系统是在胆道子母镜的基础上开发出来的一种胆胰管诊疗系统,相比传统的胆道子母镜,其具有单人操作、可 4 个方向调节、冲洗、活检等优点。操作时先将十二指肠镜送至十二指肠乳头部,取直镜身并插管成功后,在导丝引导下将 SpyGlass 送入到胆胰管内,可对病变行直视下活检,同时还可利用 SpyGlass 系统进行其他的检查和治疗。

3.光动力学疗法 光动力学疗法(PDT)又称光敏疗法,于 1976 年由 Kelly 和 Snell 首创。由于 PDT 仅杀伤肿瘤细胞的特异性和适用于各种肿瘤的广谱性,毒性低仅需避光,对骨髓及免疫无影响的安全性,使其成为消化道癌瘤治疗的有效方法之一。近年来随着毒性更低、应答率更高的新一代光敏剂的问世和高功率半导体激光仪的开发,PDT 已经越来越受到临床的重视。

4.介入超声内镜技术 介入超声内镜技术(EUS)已广泛应用于胃肠道黏膜下肿瘤、胰腺癌及内分泌肿瘤的诊断及鉴别诊断以及胃肠道和胰胆系恶性肿瘤的术前分期等。随着内镜超声诊断技术的提高,近年介入超声内镜技术取得一定突破,EUS 能准确判断早期癌,同时可以通过穿刺确定是否有淋巴结转移,指导早期癌的内镜治疗,使早期癌的治疗更为安全。目前 EUS 指导下的细胞移植治疗晚期胰腺癌、肿瘤的免疫和基因治疗、胃起搏器置入术、胰腺假性囊肿穿刺引流术、胰腺肿块穿刺、腹腔神经丛阻滞及贲门失弛缓症的治疗等,均收到良好的效果,标志着 EUS 进入微创治疗疾病的介入技术时代。但我们也应认识到 EUS 技术开展时间相对较短,经验不足,且有一些并发症(如出血、穿孔、感染及胰腺炎等)的报道,今后需要不断总结经验、提高操作技术,渐趋完善。

## 三、消化内镜展望

回眸内镜技术的历史,任何新技术都不是突然出现的,而是必定有其关联技术的基础,如纤维内镜是在光导纤维出现后被发明;电子内镜也是在 CCD 发明一段时间后才走向实用。由此可见内镜技术的革命性发展进步要有相关领域技术发展进步的支持。对于将来发展趋向的预测可以从现在萌芽技术中窥其走势,我们认为 21 世纪的内镜仍将以电子内镜为中心,其图像处理和图像分析技术会得到不断加强和完善(如多弯曲部内镜、IHb 技术、NBI 等技术的临床推广应用等);关于仪器装置方面,可能将向微型机器方向发展(如胶囊内镜的改进、诊治一体的微型内镜的研发等);内镜治疗技术将围绕"微创化"的中心,进一步开发与引进效果确实、科学合理的新技术,对于现有的项目亦应反复深入研讨,总结经验,修正改良,力求完善。本节纵览概述了消化系内镜的发展沿革和内镜诊疗技术的进展轮廓。综上所述,内镜下诊断和治疗消化道疾病已取得显著成果和迅速的发展,但国内有些领域尚未开发,基础理论研究有待深入,内镜学的触角还应延伸到相关边缘学科,拓展内镜治疗范围,进而形成一个崭新的诊治领域,达到内镜技术发展的全新境界。

(张　晶)

# 第十一章 内镜消毒与保养

## 第一节 内镜消毒的重要性及基本原理

内镜是精密、昂贵的仪器,而且仪器本身形状特殊、结构复杂,必须由具备专业知识的专业人员按照技术规范来操作。为保障医疗质量和医疗安全,内镜的清洗消毒工作还应纳入医疗机构的医疗质量管理体系,以便加强监测和监督。

### 一、内镜消毒工作的历史演变

早在20世纪60年代,内镜清洗消毒就已经起步,洗涤剂以肥皂水、酒精为主,很少使用消毒剂。1977~1983年期间日本成立了第一届"内视镜消毒研究委员会",对内镜消毒工作开展专业化研究,该机构针对HBV,通过临床数据采集与分析,证明2%戊二醛对内镜消毒有效。这标志着内镜消毒进入使用杀灭微生物的药物制剂时代,自那时起戊二醛一直用于内镜器械消毒,目前已被许多国家消毒指导规范推荐为高标准消毒剂。1983年,内镜非全浸泡式消毒方法被提出,但内镜结构复杂,管道较多,用此消毒方法管道内残留物难以完全彻底清除。1988年,美国胃肠内镜检查学会(ASGE)、英国胃肠病学会(BSG)公布《内镜消毒规范》中提出了内镜全浸泡消毒这一观点,并一直沿用至今。许多国家亦结合实际应用制定了一系列技术规范。1979年,英国消化病学会颁布《内镜消毒规范》。1994年,美国食品与药品管理局(FDA)制定内镜消毒规范。日本1996年3月制定出内镜洗净消毒指导方案,并进行推广和逐步改进。

从国内情况看,1997年在南京召开的第一次全国消化内镜消毒规范研讨会初步制定了相关业务规范,2002年7月卫生部正式出台《内镜清洗、消毒技术规范(试行)》。近年来,随着各级医疗管理机构对内镜清洗消毒工作重要性认识的不断加强,卫生部组织了有关部门专家,在调查研究的基础上,制定了《内镜清洗消毒技术操作规范(2004版)》,并于2004年6月1日起施行,成为目前我国内镜清洗消毒工作的具有普遍指导意义的权威性技术规范。

### 二、内镜医源性感染现状

1.感染途径 内镜感染主要分为以内镜为媒介感染被检者,以及被检者感染操作者(医生、护士、内镜技师)两大途径。被检者的感染主要由于内镜器械清洗消毒不彻底,内镜表面及钳道孔、送气送水孔残存有唾液、胃液、血液等体液及微生物等。操作者的感染主要是操作者有破损皮肤或黏膜在操作时沾染了被检者的血液、唾液及呕吐物等。

2.通过内镜及附件造成交叉感染的致病菌

（1）病毒：如乙肝病毒（HBV）、丙肝病毒（HCV）、人类免疫缺陷病毒（HIV）等。乙肝病毒感染在1983年 Bienie 等就有报道，根据当时日本消化器内视镜学会消毒委员会报道，在内镜检查后189例中有16例（8.5%）确认为 HBs 抗原或抗体阳性。我国某些医院胃镜 HBsAg 污染率为6%左右。HIV 感染力较低，目前尚无经内镜感染的报道，但此病毒已在胃镜和支气管镜上分离到，一旦感染可致命，应予重视。

（2）细菌如绿脓杆菌、沙门菌属、假单胞菌属、葡萄球菌属、幽门螺杆菌（Hp）等。有报道，经内镜行逆行胰胆管造影（ERCP）感染率为0.6%～1.1%，主要为并发化脓性梗阻性胆管炎、胆系阻塞和免疫低下者术后感染。1990年 Langenberg 等报道 Hp 能够经内镜感染，杉山等报道行内镜检查后发生的急性胃黏膜病变者约半数 Hp 抗体阳性。另有数据表明行上消化道内镜检查 Hp 感染率为1.1%。另外内镜检查穿孔造成的细菌移位也可造成感染。

3.病原体在检查中由患者传播给医务人员  内镜从业人员不可避免的要接触到患者体液、血液、呕吐物等污染物，手工清洗内镜附件以及注射针刺等造成的皮肤黏膜破损都有可能被沾染。在全日本的内镜从业人员感染调查中，感染发生率为0.001%，其中多为 HCV、HBV 的感染以及结膜炎、视力障碍。我国医院通常处于内镜少，患者多的状况，使用频繁，污染较严重，重视感染的危险性，加强自我保护减少感染尤为重要。

## 三、内镜及附件的清洗、消毒或灭菌应遵循的原则

1.凡进入人体无菌组织、器官或经外科切口进入人体无菌腔室的内镜及附件，如腹腔镜、关节镜、脑室镜、膀胱镜、宫腔镜等，必须灭菌。

2.穿破黏膜的内镜附件（如活检钳、注射针、高频电刀等）必须灭菌。

3.胃镜、肠镜、十二指肠镜、气管镜、喉镜、子母镜等，进入人体消化道、呼吸道与黏膜接触的，应当按照《消毒技术规范》的要求进行高水平消毒。

4.内镜及附件用后应当立即清洗、消毒或灭菌。这样既可避免有机物附着、凝结，造成日后清洗困难，又可避免污染环境。

5.应尽量使用中性或含酶洗涤剂。酶化洗涤剂中含蛋白降解酶和中性清洗剂，可清洗内镜难以触及部位上的有机物，分解血液、黏液中的蛋白质，将病原体附着的载体予以清除，对保证消毒灭菌效果至关重要。

6.清洗、消毒或者灭菌时间应当使用计时器控制。

7.禁止使用非流动水对内镜进行清洗。

8.医疗机构使用的消毒剂、消毒器械或者消毒设备，必须符合《消毒管理办法》的规定。常规检测消毒剂浓度以保证消毒效果。

## 四、内镜的消毒和灭菌方法

应首选物理方法，对不耐热的内镜及附件可选用化学消毒法。常用的消毒灭菌方法有以下几种：

1.煮沸消毒  主要用于不怕湿、不怕热，非细菌芽孢污染物品的消毒处理。可有效杀灭细菌繁殖体、真菌和部分病毒，但对细菌芽孢的杀灭效果较差。消毒时间通常是沸腾后维持15～30min。可用于金属内镜部分的消毒及某些内镜附件的消毒。

2.压力蒸汽灭菌　压力蒸汽灭菌可杀灭各种微生物,灭菌效果可靠,适合于耐湿、耐热物品的灭菌,是目前最常用、有效的灭菌方法之一。当蒸汽压力为102.9kPa,温度达121℃,通常维持20～30min可达到灭菌要求。用于金属内镜及耐热附件的灭菌。

3.环氧乙烷灭菌　在环氧乙烷灭菌器内,严格控制温度55℃～60℃,相对湿度60%～80%,环氧乙烷浓度800～1200mg/L,灭菌时间6h。且在物品灭菌后、使用前空气中放置8h以上,进行必要的解吸,使其在物品上的残留量$<1×10^{-5}$(10ppm),环氧乙烷气体对人体有害,作业现场浓度应低于$2mg/m^3$。

4.2%戊二醛浸泡消毒与灭菌　杀灭细菌芽孢需用浓度大于2%戊二醛,且碱性戊二醛溶液的杀菌速度较酸性及中性戊二醛快,故用碳酸氢钠将2%戊二醛溶液的pH值调至7.5～8.5,此时杀菌作用最强。pH>9时,戊二醛迅速聚合,杀菌作用迅速消失。使用2%戊二醛对内镜器械等进行灭菌处理,需浸泡10h,消毒需浸泡10～20min。配制后的碱性戊二醛仅可存放2周,可连续使用1～2周。消毒后的内镜及附件,必须用灭菌水冲洗。

5.强氧化离子水　是将普通自来水经物理方法处理生成的一种pH<2.7、氧化还原电位(ORP)>1100mV的"酸化水",它使微生物细胞膜电位发生变化,导致细胞膜通透性增强和细胞代谢酶受到破坏进而杀灭微生物。其具有广谱杀菌作用,可杀灭细菌繁殖体、病毒、真菌、细菌芽孢,可破坏乙型肝炎表面抗原(HB-sAg),对大肠埃希菌等细菌繁殖体作用20s,杀灭率可达99.99%。对细菌芽孢作用10min,杀灭率可达97%;作用15min,杀灭率可达99.4%;作用30min,杀灭率可达100.0%。由于酸化水中活性氯与氢呈微结合状态,遇光及有机物会被破坏,故对环境无残留污染,对皮肤和黏膜无刺激。应尽可能做到现制现用,用于消化道内镜消毒时,氧化还原电位高于1050mV,pH<2.7,流动水浸泡,浸泡时间根据实际情况,选择10～30min。

6.紫外线消毒　紫外线杀菌波长范围为200～270nm,在强度及照射时间足够的情况下,可杀灭所有微生物,但是,紫外线的穿透力极弱,仅在照射到的表面上才能发挥杀菌作用。可用于室内空气消毒和物体表面消毒。

## 五、内镜室消毒的基本设置及要求

1.内镜的清洗消毒应当与内镜的诊疗工作分开进行,分设单独的清洗消毒室和内镜诊疗室,清洗消毒室应当保证通风良好。一般在消毒剂操作区安放换气装置。根据美国国家标准(ANS1996),应1h换气≥12次,并保持相对低压,使空气中戊二醛不超过最高允许浓度$0.82m/m^3$(我国要求在$0.2mg/m^3$之下)。

2.内镜诊疗室应当设有诊疗床、吸引器、治疗车等基本设施,床单、枕套应每日更换,如有污染应立即调换。

3.不同部位内镜的诊疗工作应当分室进行;上消化道、下消化道内镜诊疗工作不能分室进行的,应当分时间段进行;不同部位内镜的清洗消毒工作的设备应当分开。

4.清洗消毒室内的基本清洗消毒设备,一般消毒区应采用五槽消毒法进行:流水洗涤槽、酶液洗涤槽、清水冲洗槽、消毒液洗涤槽、清水冲洗槽。使用多酶洗液洗涤、流动水洗涤是内镜消毒的重要措施之一,水洗流量应达到24L/min以上,并保持排水通畅。另外,还包括负压吸引器、超声清洗器、高压水枪、干燥设备、计时器、通风设施,和与所采用的消毒方法相适应的器械、50ml注射器、各种刷子、纱布等消耗品。有条件者可使用全自动内镜消毒机进行消毒。

5.存放内镜及其附件的镜房或储存柜应放置于清洁区,每周清洁消毒1次。内镜及附件的数量应当与医院规模和接诊患者数相适应,以保证所用器械在使用前能达到相应的消毒、灭菌要求,保障患者安全。

6.每日工作结束后,开窗通风并对台面、地面、空气等进行消毒处理,达到《医院消毒卫生标准》中环境Ⅲ类标准。

7.内镜室应当做好内镜清洗消毒的登记工作,登记内容包括就诊患者姓名、使用内镜编号、清洗时间、消毒时间以及操作人员姓名等事项。

(张　晶)

# 第二节　内镜及附件清洗消毒的方法和步骤

消化内镜通过自然腔道与消化道黏膜相接触,活检钳、穿刺针、切开刀等更是造成黏膜破损的器械,内镜及其附件的清洗及消毒是否彻底,在预防交叉感染中起着不可忽视的作用。2004年6月,我国卫生部颁布了《内镜清洗消毒技术操作规范》,内镜的清洗和消毒已经成为社会关注的焦点问题。

## 一、内镜的清洗消毒方法和步骤

每日诊疗工作开始前,必须对当日拟使用的内镜进行测漏,保证无漏气现象方可进行消毒使用。下面以最常用的消毒剂——2%戊二醛为例,介绍具体消毒步骤。

第一步:清洁:内镜使用后先用湿纱布或一次性纸巾擦去表面污物,反复吸引及送气送水10s,取下胃镜装好防水帽送消毒室。

第二步:水洗:①在流水下彻底清洗,用纱布反复擦洗镜身,将操作部清洗干净;②取下活检入口阀门、吸引器按钮、送气/送水按钮,用清洁毛刷彻底刷洗活检孔道和导光软管的吸引管道2～3次,刷洗时必须两端见刷头,并清洁刷头上的污物;③安装全管道灌流器、管道插塞,放入全浸泡式消洗槽内,启动自动灌洗器持续灌洗2min后,持续注气1min以去除活检孔道及注气注水孔道水分;擦干镜身及活检阀、吸引按钮、送气/送水按钮。

第三步:酶洗:将擦干后的内镜及各按钮置于多酶洗液中,启动灌流器持续注液2min后,持续注气1min;多酶洗液擦拭操作部;活检阀、吸引钮酶洗液浸泡后,需在超声清洗器中清洗5～10min。

第四步:清洗:将多酶洗液浸泡后的内镜置入清洗槽内,启动自动灌流器持续注液2min后,持续注气1min,以去除管道内酶洗液残留及松动的污物及排除水分。

第五步:消毒:清洗后的内镜及各按钮擦干后全浸泡置入2%戊二醛槽内,启动自动灌流器持续注液10min后,持续注气2min。

第六步:洁净水洗①内镜从消毒槽取出前,消毒人员应更换手套;②将内镜浸泡在无菌蒸馏水槽内,启动自动灌流器持续注液1min、持续注气1min后取出;③将各个钮冲洗干净;④对十二指肠镜的抬钳器孔道进行清洗消毒后,用装有95%酒精的高压水枪反复冲洗2～3次。

第七步:干燥:消毒后用消毒的小毛巾擦干内镜表面,放于铺有消毒单的干燥台上,将清洗后的各种管道和按钮的水分用高压气枪吹干,悬挂于专用洁净柜内备用。

每天检查结束后都应用500mg/L含氯消毒液浸泡消毒槽60min,每次更换消毒液前彻底清洗消毒槽。此外,要每日记录检查医师、消毒人员、胃镜型号、消毒时间等信息。

## 二、内镜附件及其他物品的消毒

1.内镜附件如活检钳、细胞刷、切开刀、注射针、圈套器等必须做到一用一灭菌。步骤如下：①使用后放入清水中，用小细胞刷刷洗钳瓣内表面和关节处，清洗后擦干；②放入超声震荡器中，清洁震荡20min；③置入蒸汽灭菌器中，设定消毒程序，进行高温高压蒸汽灭菌，冷却后待用。也可在经过清洗后使用环氧乙烷气体杀菌。使用及灭菌后的附件放入无菌物品储存柜中储存。

2.口垫和弯盘放入含氯消毒剂中浸泡30min，用水彻底冲净残留消毒液。

3.吸引瓶和吸引管每日诊疗工作结束后用含氯消毒液浸泡30min，刷洗干净备用。

## 三、消毒液的选择

消化内镜应进行高水平消毒，相关附件应采用灭菌处理。由于内镜价格昂贵，结构复杂以及材料的限制，对消毒剂的选择有较高的要求，内镜的清洗消毒应快速、有效，消毒剂应对工作人员、患者无损害，对内镜、环境无损害、无污染。

国内外所选用的消毒剂种类很多，如戊二醛、新洁尔灭、洗必泰、酸性氧化电位水等。目前最常用的主要是2%戊二醛和酸性氧化电位水两种消毒液。

戊二醛液含有消毒强化剂，它除能杀灭常见的多种细菌外，还能对大肠杆菌、结核菌、细菌芽孢、甲肝和乙肝病毒均有灭活作用。该消毒液具有对镜身伤害轻、配制简单、疗效高、毒性低、作用持久、性质稳定等优点，是世界胃肠病组织推荐的标准内镜消毒剂。

酸性氧化电位水的生成是将加入微量氯化钠的自来水通过隔膜电解，在阳极侧生成含有氧、氢、氯离子且pH<2.7的溶液，可使微生物细胞膜电位发生改变，导致细胞通透性增强和细胞代谢酶受到破坏，从而达到消毒和灭菌的作用。在无有机物存在条件下，对细菌、病毒有很强的杀灭能力，在几十秒内，可迅速杀灭细菌繁殖体，破坏HBsAg抗原性，10min可杀灭-芽孢，是一种高效、快速、安全、方便的消毒剂。具体操作步骤如下：

1.水洗，酶洗，同戊二醛消毒方法。

2.每日清洗消毒前必须监测酸性氧化电位水的有效率浓度.pH值，氧化还原电位（ORP）指标并做记录。

3.将酶洗清洗后的内镜置于酸性氧化电位水池中，并全部浸泡。启动自动灌流器持续注液3min后，再持续注气1min以去除酸性氧化电位水。

4.将消毒好的内镜置于碱性氧化电位水中，启动自动灌流器持续注液1min、持续注气1min，将碱性氧化电位水排出。

（张　晶）

# 第十二章 消化内镜检查的适应证、禁忌证和并发症

## 一、消化内镜检查的适应证、禁忌证和并发症

### (一)胃镜检查的适应证、禁忌证和并发症

1.适应证

(1)有上消化道症状,疑有食管、胃及十二指肠病变(炎症、溃疡、肿瘤等)临床又不能确诊者。

(2)病因不明的上消化道出血患者,需进行急诊内镜检查。

(3)有上消化道症状而上消化道X线钡剂检查未能发现病变或不能确定病变性质者。

(4)已确诊的上消化道病变如溃疡、萎缩性胃炎、肠化和上皮内瘤变等胃癌前病变,须行内镜随访复查者。

(5)判断药物对某些病变(如溃疡、幽门螺杆菌感染)的疗效。

(6)需要内镜进行治疗者(如镜下止血、取异物、胃造口、镜下放置空肠营养管或肠梗阻导管、息肉摘除、EMR或ESD、狭窄扩张、支架放置等)。

(7)上消化道手术后有无法解释的症状者。

2.禁忌证  患者有以下情况则禁止做胃镜检查,称为绝对禁忌证。

(1)严重的心肺疾患无法耐受胃镜检查者。

(2)处于休克等危重状态者。

(3)疑有胃穿孔者。

(4)不合作的精神病患者或严重智力障碍患者。

(5)口腔、咽喉、食管及胃部的急性炎症,特别是腐蚀性炎症。

(6)其他:明显的胸主动脉瘤、脑出血等。

有些情况下患者既有做胃镜的指征,也有一定的禁忌证,称为相对禁忌证。应根据胃镜术者的经验、设备条件及诊断的必要性等综合考虑决定:

(1)巨大食管憩室、重度食管静脉曲张或高位食管癌、高度脊柱弯曲畸形者。

(2)心肺等重要脏器功能不全者。

(3)出血倾向或血色素低于50g/L者。

(4)高血压病未获控制者。

3.并发症

(1)严重并发症:如心肺意外、严重出血、穿孔及感染等。

(2)一般并发症:如颞下颌关节脱位、喉痉挛、腮腺炎、癔症、过度屏气导致的低氧血症等。

### （二）结肠镜检查的适应证、禁忌证和并发症

1.适应证

(1)便血原因待查。

(2)排便异常，如慢性腹泻或长期进行性便秘。

(3)X 线钡剂灌肠检查结果阴性，但有明显的肠道症状，尤其疑有恶变者，或 X 线钡剂检查异常，但不能定性者。

(4)乙状结肠镜检查未发现病变或病变性质未明者。

(5)腹部包块，尤其下腹部包块待明确诊断者。

(6)不明原因的消瘦、贫血。

(7)结肠切除术后，需要检查吻合口情况者。

(8)需要行结肠镜下治疗者，如镜下止血、息肉切除术、EMR 或 ESD.支架放置等。

2.禁忌证

(1)肛门、直肠有严重的化脓性炎症，或疼痛性病灶，如肛周脓肿、肛裂。

(2)各种急性肠炎、严重的缺血性疾病及放射性结肠炎，如细菌性痢疾活动期、溃疡性结肠炎急性期，尤其暴发型者。

(3)妇女妊娠期，曾做过盆腔手术及患盆腔炎者，应严格掌握适应证，慎重进行，妇女月经期一般不宜做检查。

(4)腹膜炎、肠穿孔、腹腔内广泛粘连以及各种原因导致的肠腔狭窄者。

(5)肝硬化腹水、肠系膜炎症、腹部大动脉瘤、肠管高度异常屈曲及癌肿晚期伴有腹腔内广泛转移者。

(6)体弱、高龄以及有严重的心脑血管疾病，对检查不能耐受者，检查时必须慎重。小儿及精神病患者不宜施行检查，必要时可在全麻下施行。

3.并发症　常见并发症为肠穿孔、肠道出血、脾破裂、浆膜撕裂、肠扭转、肠套叠等。

### （三）双气囊或单气囊小肠镜检查的适应证、禁忌证和并发症

1.适应证

(1)原因不明的消化道出血。

(2)怀疑小肠克罗恩病。

(3)小肠造影有异常。

(4)慢性腹痛、腹泻、怀疑有小肠疾病。

(5)家族性结肠息肉病。

(6)怀疑有小肠癌，黏膜下肿物。

(7)术前诊断。

2.禁忌证　同胃镜和结肠镜检查，严重的肠道狭窄、腹膜炎和肠粘连的病人不适合小肠镜检查。

3.并发症　食管贲门黏膜撕裂、麻痹性肠梗阻、穿孔、急性胰腺炎、与外套管有关的黏膜剥脱性大出血等并发症。

### （四）超声内镜检查的适应证、禁忌证和并发症

1.适应证

(1)判断消化系肿瘤的侵犯深度及外科手术的术前评估（TNM 分期）。

(2)判断有无淋巴结转移。

(3)确定消化道黏膜下肿瘤的起源与性质。

（4）判断食管静脉曲张程度与栓塞治疗的效果。

（5）显示纵隔病变。

（6）判断消化性溃疡的愈合与复发。

（7）诊断十二指肠壶腹部肿瘤。

（8）胆囊及胆总管良、恶性病变的诊断（如胆总管微小结石）。

（9）胰腺良、恶性病变的诊断。

（10）大肠及直肠良、恶性病变的诊断。

（11）需要行超声内镜治疗者，如超声内镜引导下穿刺（FNA），胰腺假性囊肿的穿刺引流，腹腔神经丛阻滞等。

2.禁忌证　消化道 EUS 的禁忌证基本上与一般内镜检查相同。

3.并发症　消化道 EUS 检查较安全，一般无严重并发症。其可能发生的并发症如下。

（1）窒息：发生率极低，主要由于胃内注水过多时变动患者体位所致。避免方法是控制注水量在 500ml 以内，术中变动体位前吸尽胃内注入的水。

（2）吸入性肺炎：较少发生，因患者术中误吸胃内液体或注入水量过多所致。

（3）麻醉意外。

（4）器械损伤：咽喉部损伤、食管穿孔、胃穿孔、肠穿孔、消化道管壁擦伤。

（5）出血。

（6）心血管意外。

### （五）胶囊内镜检查的适应证、禁忌证和并发症

1.适应证

（1）不明原因消化道出血或不明原因的缺铁性贫血。

（2）无法解释的怀疑为肠源性的腹痛、腹泻。

（3）炎性肠病，如克罗恩病。

（4）小肠肿瘤、息肉。

（5）血管畸形（动静脉畸形、毛细血管扩张、血管瘤）。

（6）肠吸收不良综合征。

（7）非甾体消炎药所致肠道疾病。

（8）了解克罗恩病及乳糜泻的累及范围。

（9）观察小肠手术吻合口情况。

（10）监控小肠息肉病综合征的发展等。

2.禁忌证

（1）绝对禁忌证：无手术条件者及拒绝接受任何外科手术者，这样一旦胶囊内镜滞留将无法通过手术取出。

（2）相对禁忌证：①疑有消化道狭窄或梗阻者；②严重消化道动力障碍者，包括未经治疗的贲门失弛缓症和胃轻瘫患者（除非用胃镜将胶囊送入十二指肠）；③患者体内如有心脏起搏器或已置入其他电子医学仪器者；④有吞咽困难者。

3.并发症　胶囊滞留：是较少见但较严重的并发症。一些患者需要外科手术解除胶囊嵌顿造成的梗阻。目前认为，当胶囊在肠道内停留时间超过 2 周，或必须采取干预措施（如内镜、手术等）才能取出胶囊，则判断为胶囊滞留。目前市场所用胶囊大小相差不大，如 OMOM 胶囊大小为 13mm×27.9mm，而

PillCam SB 胶囊为 11mm×2mm,正常情况下均能顺利通过消化道,当肿瘤、炎症或粘连导致消化道有严重狭窄时,使胶囊通过障碍,导致胶囊滞留。一般认为,胶囊滞留发生率为 1.5% 左右,但也有报道高达 13%。其发生率与被检查者的病种有关,在明确有克罗恩病的患者和服用非甾体消炎药患者,其胶囊滞留发生率较高,而不明原因消化道出血则相对较低。胶囊滞留时间最长者达 2.5 年。

另外,由于各种原因使胶囊内镜通过幽门延迟,如食管狭窄、胃轻瘫或幽门缩窄等使胶囊内镜滞留于胃或食管内较长时间,此时因电池时间的限制在胶囊内镜尚未进入盲肠前记录已被终止。

## 二、消化内镜检查中的镇静与麻醉

近年来,在医疗服务中患者对减轻疼痛的要求愈来愈高,不但包括外科手术,还包括各种检查和治疗,如胃镜、肠镜等。因此,开展无痛内镜检查,减少患者的痛苦和不良反应,已势在必行。无痛内镜检查中,患者处于麻醉状态,对消化道的刺激反应较弱,有利于术者对消化道管腔病变的观察,尤其在进行内镜下治疗时,患者状态利于术者精确操作,减少并发症的发生。

内镜检查应用镇静药可追溯到 20 世纪 50 年代,当时内镜镜身粗而硬,对患者的刺激大。随着内镜设备的发展,对患者的不良刺激大大减小,很多患者可在无镇静或镇痛情况下完成检查操作,但有相当部分患者难以承受内镜对咽喉、胃肠的刺激,严重者不得不终止操作。为此,临床上开始重新考虑内镜镇静镇痛的必要性,国外已有不少报道。该工作应由消化科和麻醉科合作完成,双方应有统一认识。

在消化内镜诊疗中,镇静和麻醉的目的是减轻患者的焦虑和不适、提高检查效果以及减少患者对检查的记忆。在美国,98% 的上消化道和下消化道内镜检查选择在镇静状态下操作。在世界范围内,无痛苦消化内镜检查和治疗越来越普及。2008 年,美国胃肠内镜学会(ASGE)发布《镇静与麻醉在消化内镜检查中的应用指南》,该指南从术前准备、对患者操作风险的评估、镇静药物种类和使用、镇静过程中监测等多方面规定了无痛苦内镜的要求。近年来,我国无痛苦消化内镜也得到快速发展。参照这一指南和美国消化学会、ASGE 近年来出台的内镜检查中镇静的相关规范以及我国国情,我国也起草了《无痛苦消化内镜操作共识》,该共识于 2008 年 6 月 14 日由中国医师协会消化医师分会讨论通过。

### (一)消化内镜检查前准备和评估

在行内镜检查前,应先了解患者的机体状况,包括病史、体格检查,尤其是与镇静相关的体格检查,评价镇静的风险及疾病是否需要治疗等,并告知患者镇静或无痛或麻醉内镜检查的利弊、风险及可选的方案。

可根据美国麻醉学会手术前分级标准原则(ASA)对患者体格和重要脏器功能作正确评估,ASA Ⅰ、Ⅱ级患者可较好耐受镇静、麻醉,Ⅲ、Ⅳ级应引起重视,包括镇静药的选择、用量和注射速度,以尽量减少并发症和意外发生。加强心肺功能的监测,应常规做血氧饱和度和无创血压的监测,防止低氧血症和低血压的发生,对老年人或已有心肺功能减退的患者应行心电图监测,同时要不断对镇静状态进行评分,避免镇静、麻醉过深。

目前,镇静前的禁食时间尚无绝对规定。美国麻醉学会(ASA)的指南推荐在进食清亮液体后禁食 2h,在一般进餐后应禁食 6h。在患者胃排空减弱及急症情况下,应考虑到其误吸的可能,慎重决定镇静的目标水平,判断是否推迟检查及气管插管,以保护气道等。在我国,对于消化道出血风险较高的操作,比如进行食管和胃底静脉曲张内镜下治疗,以及对于需要上消化道注水(部分上消化道超声内镜检查和治疗)或者怀疑上消化道梗阻的患者,不建议进行无痛苦消化内镜检查或治疗,或在气道保护的同时,再行无痛苦消化内镜。

一般来说,镇静分为轻度、中度、重度和全身麻醉 4 期,大多数接受内镜检查的患者处于中度镇静即可,既往也被称之为意识镇静。在中度镇静水平,患者保持通气和循环功能,对于语言或触觉刺激能作出反应。为了能安全、舒适、成功地完成内镜检查,镇静水平须根据患者情况进行调整。不同个体对镇静的反应不同,不同的患者可能需要不同的镇静水平,所以麻醉师应掌握当镇静水平超过预期水平时使患者复苏的技术。

### (二)消化内镜检查镇静中的辅助供氧问题

美国学者库马尔(Kumar P)对消化道内镜检查的镇静过程中有关辅助供氧需要注意的临床问题进行了总结。文章发表于《胃肠病学护理》(31:441),要点如下。

1.在中度(非气管插管)镇静期间,缺氧(脉搏血氧测定法检测出血氧饱和度下降)的发生是由于通气受损,其原因在于患者气道部分阻塞或者镇静后换气动力下降,而不是吸入氧气不足。所以辅助供氧并不能从本质上改善通气。

2.在室内空气条件下,脉搏血氧测定法对于检测低通气非常敏感,可以在数秒内发现通气不足。当发生这种情况时,监测护士应该采取措施纠正低通气状态(例如可抬起患者下颌或者鼓励患者呼吸)。低通气的发生提示,应当谨慎继续应用对通气可产生抑制作用的镇静药物。

3.除引起低氧血症外,长期的低通气状态其本身就存在危害,最迅速和直接的改变就是患者血中二氧化碳分压升高(高碳酸血症),而高碳酸血症又能够产生多种危害,首先,它可引起严重的急性呼吸性酸中毒,后者可进一步发展为代谢性酸中毒;其次,它可导致二氧化碳麻醉。辅助供氧不但不能改善这种情况,反而会使高碳酸血症更加严重,只有恢复通气才能够逆转这种改变。

4.室内空气条件下血氧饱和度下降到90%与在辅助供氧情况下血氧饱和度下降到90%是有很大差异的。如果患者正在接受辅助供氧,血氧饱和度下降到90%,则表明低通气发生的时间更长、程度更严重。作者本人就注意到,当患者接受辅助供氧时,其血氧饱和度下降到90%以下的情况在临床中是存在的,而这部分患者正是辅助供氧的高危人群。

5.在密切监控的情况下,未发现一过性的血氧饱和度下降引起临床上可监测到的不良转归。

库马尔认为,在检测通气状态时,室内空气条件下行脉搏血氧测定非常精确,非辅助供氧时则不然。一过性血氧饱和度下降不超过高限80s与临床上严重不良转归无关。临床上需要关注的是通气状态的变化,而非一过性血氧饱和度下降。室内空气下的血氧饱和度下降可作为一个警示,提示此时应避免给予患者更多的镇静药物,并同时采取相应的处理措施,以增加安全范围,加快患者从小剂量麻醉状态下恢复。

### (三)麻醉医师的作用

无痛消化内镜的镇静操作一般由麻醉医师完成,国外也有由经过专门培训的非麻醉医师进行操作的,但鉴于我国医疗实际情况和医疗环境,无痛苦内镜还应由麻醉专科医师进行镇静操作。

镇静相关的危险因素、镇静的深度、内镜检查的类型和强度决定了是否需要麻醉医师。ASA 的《指南》建议,如有一个或多个镇静相关的危险因素,在进行深度镇静时就会增加镇静相关不良事件的发生率。如果这时没有把握处理可能出现的情况,则应请麻醉医师配合,包括:①耗时较长的内镜检查或内镜治疗而需要深度镇静;②预期患者对常规镇静药不能耐受;③由于严重焦虑和抑郁而使并发症的发生风险增加;④由于解剖变异而使气道梗阻的发生风险增大。

在决定是否需要麻醉医师时,镇静相关的危险因素、镇静深度、内镜操作的紧急程度均是主要参考依据。镇静相关危险因素包括重要的临床状况,如年龄偏大或偏小;肺、心、肾、肝疾病的严重程度;妊娠;吸毒或饮酒;不能合作的患者;可能插管困难。ASA指南指出,气道管理在如下条件下困难:①先前发生过麻醉或镇静困难;②有喘鸣、打鼾或睡眠呼吸暂停史;③有畸形的面部特征,如 Pierre-Robin 综合征或唐氏综合征;④有口部畸形,如:张口过小(成人<3cm)、缺牙、切牙突出、牙齿松动、高的拱形的上腭、巨舌、扁桃体

肥大、悬雍垂不可见；⑤有颈部畸形，如：颈部过于肥胖、短颈、颈部伸展受限、舌骨下颌距离过短（成人<3cm）、颈部肿块、颈椎疾病或外伤、气管偏移或晚期类风湿关节炎；⑥有下颌畸形，如：小颌、缩颌、牙关紧闭或明显的咬合不正。

ASA 指导小组建议，若患者存在一项或多项镇静相关危险因素，在进行深度镇静时，镇静相关事件及不良反应发生的可能性增加。在这种情况下，如果施行者未曾接受抢救完全麻醉患者训练，一则需要咨询麻醉医师（表 12-1）。对于存在一般危险因素的消化道内镜操作的患者，不主张常规请求麻醉师的协助。

**表 12-1　消化内镜操作中麻醉辅助指南**

以下情况下需要麻醉医师协助：
1.长时间或治疗性内镜操作需要深度麻醉
2.可能对标准镇静药物耐受
3.因为严重的并存疾病增加了发生并发症的危险性（ASA Ⅱ级或更高）
4.因为解剖变异增加了气道阻塞的危险性

内镜术镇静、麻醉是麻醉医师的一项工作，应有麻醉医师实施，并有一名熟练的护士配合。

### （四）镇静和麻醉药物

对于诊断性内镜和不复杂的治疗性内镜操作，应用中度镇静即可，对于内镜逆行胰胆管造影（ERCP）、超声内镜（EUS）等耗时较长或较复杂的内镜操作，镇静深度要更深一些。对于中度麻醉难以达到效果的，或对镇静药反应较差的患者，可以应用深度麻醉或全身麻醉。可选择的镇静方法包括单用苯二氮䓬类，或与一种阿片类制剂联合应用及静脉麻醉药丙泊酚、依托咪酯等。

常用的苯二氮䓬类主要是地西泮和咪达唑仑，其效果类似，但因为咪达唑仑起效快、作用时间短、容易引起记忆忘却，所以大多数内镜医师喜欢选择咪达唑仑。阿片类制剂如静脉应用哌替啶、芬太尼，有无痛和镇静的双重作用。苯二氮䓬类和阿片类联合应用可以起协同作用。阿片类的拮抗药纳洛酮和苯二氮䓬类的拮抗药氟马西尼应该在内镜室常备。

哌替啶：为全合成的麻醉性镇痛药，镇痛强度为吗啡的 1/10，常规肌内注射 50～100mg，可提高痛阈 50%～70%，检查前 15～30min 应用。这是目前内镜检查中最常用的方法，但不能消除恶心呕吐和不适感，药物本身还可引起恶心呕吐。主要不良反应有呼吸抑制和心肌抑制，外周血管扩张引起血压下降甚至虚脱。总体效果并不理想。

芬太尼：是临床麻醉中最常用的麻醉性镇痛药，作用强度是哌替啶的 200 倍，脂溶性强，起效快，作用时间短。肌内注射 0.1mg，3～5min 起效，持续 15min，静脉注射 1min 起效。常用剂量不会引起呼吸抑制。反复应用可因积蓄作用而发生呼吸抑制，为增强镇痛和镇静效果，可和氟哌利多合用。舒芬太尼作用强度是芬太尼的 5～10 倍，持续时间是其 2 倍，心血管状态稳定，更适用于老年及心血管疾病患者应用。芬太尼镇痛作用强，无抑制心血管副作用，抑制呼吸副作用较弱。

苯二氮䓬类：为弱安定药，具有抗焦虑、顺行性遗忘和中枢性肌肉松弛作用，早期在内镜检查中常用的地西泮是高脂溶性，能迅速分布到脑，静脉注射后 1min 起效，维持 9min。由于注射剂含有刺激性的丙二醇，易产生局部静脉炎。①地西泮为高脂溶性，起效慢，作用时间长，早期常联合哌替啶用于内镜检查，用量为首次剂量 5～10mg 静脉注射，追加量 5mg，因恢复慢，反应强，故现今已很少使用。②咪达唑仑，也称咪唑安定，是现今常用药物。是唯一的苯二氮䓬类的水溶剂，静脉注射对血管无刺激，脂溶性高，起效快，药效为地西泮的 1.5～2 倍，一般成人首剂量静脉注射 2.5～3.0mg，以每分钟 2mg 的速度推注，必要时可追加，但总量不得超过 5mg，注射后 1min 左右起效，维持 5～6min。咪达唑仑相对比较安全，呼吸抑制和心血管影响轻微。该药另一特点为具有特异性的拮抗药氟马西尼，当内镜检查结束后，静脉注射氟马西尼

1～2mg后1～2min患者即可清醒,必要时15min后再静脉注射1mg,一般总量不超过5mg。

依托咪酯:是一种快速作用的镇静、催眠药,有水溶剂和白色乳剂2种剂型。其心血管副作用小,适用于心血管系统不稳定的患者。常用量为静脉注射0.3mg/kg,1min后患者开始入睡,维持5～10min,由于制剂中含有丙二醇,注射局部有疼痛感,部分患者注射后肌肉僵直。依托咪酯对心血管的毒性很低,影响很小,麻醉过程中心血管系统无明显变化,心血管稳定是依托咪酯的突出优点之一。对冠状血管有轻度扩张作用,使其阻力减少,血流增加心肌耗氧量降低,心肌收缩力一般无明显改变,这对心肌氧供或血供受损的病人有利,静脉注射依托咪酯诱导后,大多数病人先呈现过度换气,持续时间短,然后转为平稳,故一般认为对呼吸系统无明显抑制作用。

丙泊酚(异丙酚):丙泊酚是目前临床上最常用的一种起效快、时间短、无镇痛作用的静脉麻醉药,为大豆油的乳化剂,静脉注射1～2mg/kg后0.5～1min意识消失,必要时可分次追加0.3～0.5mg/kg,停药后5～10min即清醒并能应答。丙泊酚具有心肌抑制和外周血管的扩张作用,注射应缓慢,否则可能引起心率减慢和血压下降。丙泊酚是一种起效迅速(10～30s)、短效的静脉麻醉药,可控性能极佳,几乎是在静脉推注即刻就产生麻醉作用,停止用药后就可唤醒,且清醒迅速、完全,意识及定向力恢复正常,不妨碍受检者早期离开医院,尤其是以前曾经接受过内镜诊治的受检者,对在麻醉状态下再次进行诊治的"舒适"效果评价极高。实施静脉麻醉后的诊治操作时间明显缩短,使受检者的痛苦程度明显减轻,而诊治的成功率大大提高,这对提高消化道疾病的诊断率具有重要意义。

丙泊酚在肾衰竭或中度严重慢性肝病患者中其药动学特征无明显改变;但对于心功能不全的患者和老年人,由于其清除率降低,需要减量。丙泊酚静脉注射的疼痛发生率约为30%。在应用丙泊酚时,经过气道管理培训的医师必须要在场,要对患者的生理学参数持续监测。

美国食品与药品管理局(FDA)规定,只有经过全麻培训的医师才有资格应用丙泊酚镇静。丙泊酚的治疗窗较窄,如果给药不当,容易导致心肺并发症的发生。但也有大量的证据表明,护士若经过充分训练,可以在医师的指导下给患者予丙泊酚。

国内单用丙泊酚作镇静药物比较普遍,麻醉深度通常较国外更深,但是由于强调镇静麻醉必须由麻醉专科医师完成,并没有出现药物相关的心脏、呼吸并发症明显增加。

丙泊酚是经过FDA批准的用于诱导和维持全身麻醉及机械通气患者镇静的药物。丙泊酚提高了深度麻醉的满意程度,同时也增加了意识状态和心肺功能迅速下降的危险性,特别是完全麻醉时。丙泊酚快速通过血脑屏障,引起意识水平的下降。其作用机制被认为是增加了脑内氨酪酸活性。从注射开始至镇静起效为30～60s,其血浆半衰期为1.3～4.13min。心脏功能不良和老年患者应减量,因为其药物清除能力下降。异丙酚增加了麻醉性镇痛药的止痛作用和苯二氮䓬类药物、巴比妥类药物、达哌啶醇的镇静作用,因此,这些药物的剂量可以减少。最常见的局部并发症是穿刺点的疼痛,发生于5%的患者。最严重的危险性是呼吸抑制。严重的呼吸抑制需要暂时通气支持的见于大量应用丙泊酚的临床试验。专业训练的控制丙泊酚给药人员及气道管理专家在操作时必须在场,同时需持续监测患者的生理参数(表12-2)。

**表12-2　内镜操作室中丙泊酚应用的人员及设备要求**

1.至少有1人有初级及高级抢救技术(如气管插管、除颤、使用复苏药物)

2.生理检测应包括脉冲血氧计、心电图和自动血压监测设备。监测脉冲血氧计不可替代通气功能检测

3.气道管理和复苏的设备

4.持续监测患者生理参数及行丙泊酚给药的专业人员

5.进一步的二氧化碳检测可以考虑,因其可降低深度镇静的危险性

特定的丙泊酚应用禁忌证包括:丙泊酚和任何乳剂成分的过敏、妊娠、泌乳女性及美国麻醉者协会生

理状态评分为Ⅳ、Ⅴ级者。

　丙泊酚在消化内镜操作中应用的效果

　丙泊酚在短时间的内镜操作，如上消化道和下消化道内镜操作中的应用在不同的研究中有不同的结论。在一个包括 90 例患者的随机研究中，患者在上消化道内镜操作前和操作中接受丙泊酚或咪达唑仑，丙泊酚组在患者耐受性、最大程度镇静的获得、苏醒时间上占优，尽管失忆和患者的不适程度没有区别。一个包括 40 例患者的研究中，在内镜操作前，随机给予患者咪达唑仑或丙泊酚滴注至同样镇静程度，发现尽管丙泊酚有较短的苏醒期，并缩短了遗忘期，但有穿刺点的疼痛，从而减少了患者的接受性。Koshy 在非随机设计的 274 例行上消化道内镜和肠镜检查的患者中，对比了联合应用丙泊酚和芬太尼与联合应用咪达唑仑和哌替啶的效果。接受丙泊酚和芬太尼组的患者感觉更舒适、达到更深的麻醉而没有随之增加的副作用。然而，两组没有明显的苏醒时间的差异。Sipe 在 80 例患者中随机比较联合应用咪达唑仑/哌替啶与应用丙泊酚。丙泊酚组有更深程度的镇静、满意评分适度升高、更快的苏醒时间，所有指标均有统计学差异。然而，在另一个包括 57 例患者的随机试验中，比较在肠镜检查时的镇静效果，丙泊酚/芬太尼在镇静、抗焦虑、苏醒时间或副作用的发生上并不优于地西泮/哌替啶或咪达唑仑/芬太尼。总的来说，这些结果没有令人信服的丙泊酚用于上下消化道内镜的优越性的结论。已发表的文献在丙泊酚剂量、麻醉性镇痛药的应用、给药方法上有所不同，有必要行进一步的随机临床试验。

　丙泊酚应用于操作时间较长需要治疗性操作的过程中有明显的优势。两个随机临床试验中，分别在 80 例和 196 例患者中比较了 ERCP 时丙泊酚与咪达唑仑的效果。两研究均发现丙泊酚有更好程度的镇静和更快的苏醒时间。一项研究中丙泊酚由麻醉师给药，另一项中由一协助操作的内科医师给药，他未参与内镜操作过程。另一个包括 EUS 和 ERCP 的临床试验发现丙泊酚组患者比哌替啶/咪达唑仑组有更好的镇静效果和更短的苏醒时间。在这项研究中低血压和低氧血症等副作用发生率在两组中均相同。然而，在两个 ERCP 组，均有一接受丙泊酚的患者发生较长时间的呼吸停止，需要暂时停止操作，接受通气支持。239 例在丙泊酚基础上增加咪达唑仑的患者行治疗性上消化道内镜或 ERCP 术，平均苏醒时间明显延长，而没有其他优于单用丙泊酚的优点。

　丙泊酚已经由非麻醉医师进行给药，包括消化医师、注册护士、患者控制系统。Vargo 进行了消化医师 ERCP 和 EUS 操作中应用丙泊酚与应用哌替啶和咪达唑仑的临床随机试验。在这项研究中由一名接受过训练的消化医师进行丙泊酚给药。此外，应用二氧化碳浓度监测仪检测呼吸停止或高二氧化碳血症，以便调整丙泊酚剂量。应用丙泊酚的患者表现更短的苏醒时间（平均 18.6 vs 70.5min），操作结束后可以自行返回，能够更快的恢复基础食物摄入和活动水平（71% vs 16%）。

　由注册护士施行丙泊酚麻醉的安全性和经验在一篇摘要中有报道，该试验包括 1000 例患者，随机行上消化道内镜（EGD）和（或）结肠镜检查。所有患者为 ASA 分级Ⅰ或Ⅱ级，进行自动血压检测、心电图、血氧定量法测定，所有患者接受 3～4L/min 的鼻导管给氧。丙泊酚剂量为最初 20～40mg，然后 10～20mg 维持。在这项随机试验中，丙泊酚比咪达唑仑/哌替啶达到镇静更快、更深、苏醒更快。并发症发生率相似。两组患者的满意度都很高，在丙泊酚组更高。在一个单独的报告中，效益分析及敏感性分析结论为由护士进行丙泊酚给药优于标准的镇静和止痛。

　患者控制的丙泊酚镇静和抗焦虑（PCS）已有报道。Kulling 将 150 例患者随机分为 3 组：PCS 联合丙泊酚/阿芬太尼（组Ⅰ）、连续丙泊酚/阿芬太尼（组Ⅱ）、护士控制咪达唑仑/哌替啶（组Ⅲ）。组Ⅰ与传统镇静和抗焦虑比较有更好的患者满意度和 45min 内更完全的苏醒时间。Ngetal 将 88 例行结肠镜检查的患者随机分为 PCS 联合丙泊酚或咪达唑仑，丙泊酚联合 PCS 患者表现为更短的苏醒时间（43.3min vs 61min）、更好的满意度及总体的舒适感。ERCP 时 PCS 并没有如此成功。在一项前瞻性研究中，应用设计好的软件系统力求达到血浆丙泊酚"巅峰"浓度,只有80%的患者达到安全有效的镇静效果。

脑电图可应用于获取患者状态指数(一种随催眠状态而不同的多变量运算法则),指导非内镜操作中应用丙泊酚完全麻醉,这将在未来的内镜操作中得到应用。

尽管训练过的内科医师可以进行丙泊酚给药,但护理人员的给药工作在不同的国家有所不同。ASA任务组建议接受丙泊酚的患者应在镇静时进行监护,医护人员应有抢救处于完全麻醉状态患者的能力。

### (五)麻醉中对患者的监测

一般来说,需监测的内容包括患者的脉搏、血压、心率、呼吸次数、氧饱和度、心电和意识水平。应特别注意缺氧的危险因素有血氧饱和度低于95%、急诊内镜、内镜诊治持续时间过长、食管插入困难、抑郁症等,二氧化碳计($CO_2$测量仪)在普通内镜检查的镇静中意义不大,而在行ERCP和EUS过程中意义较大,尤其适用于深度镇静及中度镇静中通气状态不便于直接观察的病例。脑电双频指数评估可以评价患者的意识水平,但存在争议。

在我国,所有开展无痛苦内镜的单位,应该设置麻醉后监护室(PACU),以处理并监测患者在术后出现的不良反应。配备必要的麻醉监测器械:包括有麻醉机、呼吸机、气管插管用具和必要的急救药品。处理苏醒期可能发生的并发症,如恶心呕吐、呼吸抑制、缺氧、低血压等。

经皮二氧化碳测定和末梢二氧化碳检测是测定呼吸功能的非侵入性方法。二氧化碳浓度检测法基于二氧化碳可以吸收光谱中红外部分的原理,吸收的量显示为一直线,反映患者的实时呼吸能力。二氧化碳浓度测定易于发现患者呼吸暂停期,在较少二氧化碳潴留情况下指导镇静。二氧化碳浓度测定法同样由消化医师应用于ERCP和EUS。二氧化碳浓度测定是否提高了镇静效果尚未证实,需要大型的试验。

1.意识状态　镇静程度根据Ramsay's分级评价:1级:患者焦虑,躁动不安;2级:合作,清醒镇静;3级:仅对指令有反应;4级:入睡,轻叩眉弓间或对声觉刺激反应敏感;5级:入睡,轻叩眉间或对声觉刺激反应迟钝;6级:深睡或麻醉状态。本方法保持患者应在3级,绝不能超过4级。

2.通气状态　在实施过程中应该观察呼吸情况,保持呼吸道通畅。一旦有呼吸减慢、抑制应立即给予加氧、加压辅助呼吸,不断吸取呼吸道分泌物,保持通畅。

3.血氧状态　观察血氧饱和度应该成为常规,一般应保持在90%以上,一旦低于90%应立即停止检查,给予吸氧,托起患者下颌,辅助呼吸等措施,等待血氧饱和度恢复后,再行检查。

4.血流动力学　包括心率、血压,部分病人会出现心率减慢。

5.并发症和意外的防治

并发症:①气道梗阻;②血氧饱和度下降;③呼吸抑制或呼吸暂停;④心率减慢;⑤血压下降;⑥呕吐反流及误吸。

防治要点:①实施前了解病人情况;②严密观察与监测;③实施时给予吸氧;④准备好必要的复苏药物及抢救设备;⑤出现并发症及时处理。

### (六)术后注意事项

诊疗结束后,扶病人躺在观察床上休息,观察病人反应,询问有无咽部不适等,以积极热情的态度,争取病人接受复查。护士做好内镜消毒。医师反复翻阅图片,作出诊断及相应的处理措施。病人观察后,按使用镇静或麻醉药物要求,病人由家属护送回家,6h以内有人陪护,避免从事精细操作如开车等。如病人需要咨询,可随时与科室或专人联系。

### 附:美国胃肠病学会(AGA)发布了内镜检查中的镇静操作指南

指南强调,遵守内镜镇静检查的操作流程十分重要。它可提高胃镜检查质量,减少与镇静相关的不良反应。该指南建立在对文献的循证医学分析基础上,主要包括内镜检查中应用镇静技术的16项推荐声明：

1.对患者进行预评价，明确是否存在影响镇静后果的病史和体检结果。

2.对患严重系统性疾病或存在潜在死亡危险以及既往镇静困难的患者应考虑请专业麻醉医师完成镇静。

3.内镜检查医师应熟知所有镇静药物的独特药理学特点和逆转方法，包括起效时间、峰量反应、持续时间、药物反应的差异性以及药物的相互作用。

4.对绝大多数患者可联合采用类罂粟碱和地西泮进行镇静。对于镇静困难患者，可再辅以常规镇静药。

5.丙泊酚镇静安全有效，但在操作前应对医师和护理人员进行专业性培训。

6.给药的医务人员应具备识别和复苏深度镇静的能力。

7.使用无创监测设备，例如脉搏血氧测定仪、自动化无创血压监测和其他临床观察患者的补充设施。

8.目前不推荐将正在临床评估中的新监测方法常规用于中度镇静患者的监测，包括二氧化碳图和脑电双频指数（BIS）监测。

9.医护人员应有能力对深度镇静患者及时实施复苏。

10.内镜检查医师的镇静技术培训应当着重掌握所用药物、诊断和治疗心肺并发症的必要技能，以及具备加强心脏生命支持（ACLS）的能力。

11.胃肠病学会鼓励其成员取得镇静继续再教育证书和定期资格认证。

12.在检查前，内镜检查医师应向患者提供风险、获益、镇静的其他方案等信息，回答患者疑问，最终签署知情同意书。

13.内镜检查医师应具备 ACLS 资格，遵循专家实践、研究所和国家指南。

14.胃肠病医师指导下的丙泊酚镇静应符合医疗法规规定，具备内镜专业训练、患者选择和给药的相关纪录。

15.绝大多数患者通过标准的药物联合即可实现满意镇静。丙泊酚使用的增加意味目前的镇静方法仍待改进。

16.新药和给药系统正在研制中，其有效性、安全性、对功能恢复的影响（患者恢复正常时所需的时间）、患者和医师满意度、人员配置以及费用应与传统镇静方法进行比较。

# 三、消化道支架及其附件

自 20 世纪 80 年代金属支架问世后，由于其放置操作简单、创伤小、效果满意、临床应用越来越广泛，相继应用于食管、胃、十二指肠、结直肠及胆管狭窄的治疗，为传统手术不治或难治的疾病开拓了新的治疗途径。1983 年，Frimberger 首先提出用金属支架治疗吞咽困难的病人，直到 1990 年，德国学者 Domschke 等才成功地使用食管自扩金属支架（SEMS）于首例食管癌吞咽梗阻病人。韩国学者 Song 等于 1993 年首次报道了在从未做过胃外科手术的病例中置入胃十二指肠支架。20 世纪 90 年代初期我国开展了食管内金属支架的研究和临床工作。随着内支架新材料的不断更新应用和覆膜及载药技术的不断发展，消化道内支架已经成为姑息治疗消化道狭窄，尤其是恶性狭窄的最主要的技术手段。由于制作材料的不同，支架的形态、结构、扩张动力亦不同。临床常用的有自膨式内支架、热形状记忆式内支架、球囊扩张式内支架。

## （一）内支架的临床应用

1.食管恶性狭窄　采用内支架可恢复病人的吞咽与进食功能，提高病人的生存质量和延长其生存期。

目前食管内支架可用于中晚期食管癌和贲门癌狭窄,癌性食管瘘,食管贲门癌术后吻合口肿瘤复发所致狭窄,肺癌、纵隔肿瘤或转移性肿瘤压迫或侵犯食管。如果恶性病变累及贲门,则可选择防反流支架,末端具有的防反流瓣膜可以较好地减轻因安放支架后造成的胃食管反流。

2.胃、十二指肠狭窄　多数是由于胃十二指肠晚期恶性肿瘤、肿瘤切除后吻合口肿瘤复发、胰腺及周围脏器恶性肿瘤的浸润或压迫造成胃、十二指肠狭窄。此时的病人多为肿瘤进展期,不能行姑息性胃肠改道引流术,病情恶化,经口放置内支架后,可迅速缓解狭窄梗阻症状,减少病人的创伤和痛苦,提高生活质量。临床多采用金属或合金自膨式支架。

3.良恶性胆道狭窄及胆瘘　胆道梗阻是胰头癌、胆管癌、壶腹癌等恶性疾病所致,主要症状为梗阻性黄疸进行性加深伴肝功能严重受损,治疗比较困难,过去主要采用外科手术解除梗阻,并发症多、疗效差、病死率高。近年来随着治疗性 ERCP 的不断发展,内镜下胆管支架引流术作为梗阻性黄疸内镜治疗的基本技术已被确认,良性胆道狭窄及胆瘘的病人,多采用塑料内支架进行引流。恶性胆道狭窄的治疗可采用塑料支架或金属支架。

4.胰腺疾病　胰腺支架多采用塑料支架,主要用于慢性胰腺炎、胰腺假性囊肿、胰腺分裂症等良性胰腺疾病的治疗,少数也用于胰腺恶性疾病的姑息治疗。

5.结直肠良恶性狭窄　良性结直肠狭窄可采用内镜下水囊扩张治疗,放置支架一般视为禁忌。对于无法切除肿瘤或不能耐受手术的结、直肠恶性狭窄,放置支架可以避免永久性人工肛门手术,是一种较好的姑息性治疗措施;而恶性狭窄导致急性梗阻时,放置内支架可缓解梗阻症状,其中能够切除的肿瘤可以避免急诊外科手术,为肿瘤的分期诊断、改善择期手术的条件赢得时间。

总之,消化道支架早期多使用塑料支架(聚乙烯支架),近年金属支架的使用逐渐增多,尤其是自膨式金属支架(覆膜或无覆膜)的应用日渐广泛,其临床有效性已获公认。自膨式金属支架在理论上具有明显的优点,选择内径大、扩张和回缩能力强、不易移位且带膜支架可能防止肿瘤过生长,此外金属支架的良好屈曲性有利于支架置入屈曲和成角的部位。

### (二)内支架的并发症及处理

内支架技术在临床应用过程中,给传统方法难治或不治的疾病开拓了新的治疗途径,显示了很多优越性,但也存在一些并发症和问题,尽管内支架制作材料和工艺不断更新改进,仍在一定程度上限制了内支架的临床应用。常见并发症有:

1.支架阻塞　原因为食物、胆泥、粪块阻塞或者是肿瘤组织、肉芽组织通过支架网眼向支架内或支架两端生长引起再狭窄。一般可采用覆膜支架,不仅有机械性阻隔作用,还可有主动抑制作用,因为在支架覆膜上附着或耦合抗肿瘤药物或放射性物质,抑制肿瘤的生长。食物引起的上消化道支架阻塞可通过胃镜取出;肿瘤组织或肉芽组织生长引起的狭窄可采用高频电烧灼、激光或再置入支架治疗。

2.支架移位与滑脱　各种支架均可发生移位与滑脱,但自膨式金属合金支架发生率明显低于塑胶支架,有覆膜较无覆膜的内支架易发生移位。新开发的带有"倒刺""哑铃状"支架可减少支架的移位和滑脱。如支架移位不大可再次重叠放置内支架;支架移位脱落可通过内镜取出支架,再重新选择合适的内支架。

3.消化道穿孔与出血　避免粗暴操作可预防和减少穿孔的发生。穿孔后应密切观察,进行非手术治疗或急诊手术治疗。消化道出血量一般较少,多为黏膜糜烂引起的渗出性出血,对症治疗可好转,未见有大出血的报道。

### (三)内支架的常见类型及特性

内支架按制作材料分为塑料支架、金属支架或其他特殊生物材料支架,其中塑料支架口径较固定,不具有扩张性。按置入时间可分为暂时性或永久性支架。按作用方式又分为扩张式、记忆式支架。按表面是否有被覆膜,又分为覆膜支架,无覆膜支架。目前,内支架分为以下几种类型(表 12-3)。

表 12-3　内支架主要类型

| 类型 | 特点 | 缺点 |
|---|---|---|
| 螺旋状支架:由单根温度记忆金属卷绕而成 | 支撑力强,柔韧性好,便于回收,适用于无分支的管腔支撑 | 易倒伏 |
| 网状金属内支架:一般由不锈钢丝、镍钛合金丝编织而成 | 支架柔顺性好,且有效方便 | 易倒伏 |
| Z 型支架:由不锈钢丝制成,分节连接 | 支撑力强,X 线下可视性好,间隙大,表面积小 | 柔顺性差 |
| 塑料内支架:由塑料制成 | 支撑力强 | 易滑脱 管径小 易阻塞 |

1.食管支架　支架分类及应用选择。

支架根据其材料的不同有金属支架和塑料支架两类,金属支架有镍钛合金支架(Ultraflex 支架、Niti-S 支架、Choo-支架、Do-支架和 Song-支架)和不锈钢支架(Flamingo 支架和 Gianturco-RoschZ-支架),支架腔内外表面被覆覆膜的称为覆膜支架(coveredstent),有全覆膜和部分覆膜两种,如覆膜型 SEMS(Ultraflex 支架)的中间部分有聚氨基甲酸酯薄层覆膜,近端和远端则裸露,而 SEPS(Polyflex 支架)是一种聚酯网状支架,其内表面全部内垫有硅胶膜而两端也无裸露部分,硅胶膜可以预防黏膜增生或肿瘤长入,虽然 Ultraflex 支架和 Polyflex 支架都能有效地解决吞咽困难,但 Polyflex 支架由于材料的特性不同,其并发症的发生率很高,目前临床上已很少使用。对于肿瘤引起的食管狭窄,为了防止支架置入后因新生物长入而形成再狭窄,应优先选择覆膜支架。特殊设计的 Ultraflex 支架和 Niti-S 支架可明显减少支架移位,特别是 Niti-S 支架,其近端和远端口径宽而中间窄,成哑铃状,双层设计使网丝嵌入食管壁而更好地防止支架移位。最近有学者将将 1251 粒子固定在支架的外面做成放射性支架用于临床取得了较好的效果。在食管远端或食管贲门交界处的病变,通过食管支架产生有症状的胃食管反流是很常见的,许多学者发明了许多带有抗反流机制的新支架,如 Dua 等设计出一种改进的带有"风向袋"样防反流瓣膜的自膨式 Z-支架(Dua-支架);Shim 等设计的新型支架(S-型长叶片瓣膜)比普通支架及 Do-支架明显更有效地预防食管反流。

国产(如南京微创科技有限公司)镍钛合金温度记忆网状支架并配有支架置入器。该支架体部均呈圆柱形,上端和下端稍膨大呈半球状,由镍钛合丝单根编织而成,支架直径 20mm,长度 60~120mm,支架体部内覆盖高分子聚酯膜,上、下两端无聚酯膜覆盖,支架在常温下柔软,易被压缩至置入器内,释放后在体温环境下则迅速恢复原态。125I 放射粒子食管金属覆膜支架。

2.胃出口恶性梗阻支架　自 1992 年 Kozarek 报道了第 1 例胃出口梗阻的金属支架治疗以来;Janusdhowski、Pinto、Nevitt 等也报道了胃十二指肠内支架置入。国内 1998 年李天晓等做了临床应用的报道。

附件:带弹簧头的金属导丝,直径 0.38mm,长度 400cm;超滑导丝,TERUMO,长度 260cm;球囊扩张器,长度 110~130cm,球囊直径 18~20cm,内管径>0.96cm。

一次性使用(非内镜钳道)腔道支架置入推送器,外径相对大,不能通过活检钳道,常需在内镜及 X 线联合监视下放置,成功率低于 TTS 方式。如南京微创 MTN-CR-(4-6)/(1000~1400)L,直径 6mm,长度为 140mm。

(1)支架:十二指肠支架:国产,如 MTN 型镍钛记忆合金肠道支架,形状为两端为杯口形或蘑菇形的圆柱,直径 18~30mm,长度 40~150mm。

(2)幽门支架:测量幽门及胃窦恶性狭窄的长度、宽度,支架口侧设计为大漏斗型或碟盘型;支架肛侧设计为球状，支架直径 20～22mm；支架长度为测量幽门及胃窦恶性狭窄的长度加 30～40mm。

3.结肠支架　国产，如 MTN 型镍钛记忆合金肠道支架，形状为两端为喇叭口形、杯口形或蘑菇形的圆柱形，直径 18～30mm，长度 40～120mm。支架长度选择：支架长度要超过狭窄段 20～30mm，置入肠道后下端超出狭窄段 10～20mm，上端超出 10mm 左右。

4.胆道支架　胆道塑料支架：如圣诞树支架，采用聚四氟乙烯材料制成，外涂特氟隆膜，光滑、放置时间可达 10 个月之久。圣诞树内引流支架是经典原创的内引流产品，国内外认知度极高，各种长度的都有使用，但直径选择上较多为 8.5Fr 和 10Fr，这个产品需要配合相应直径的输送器使用（OA-8.5 或者 OA-10）。

附件：用气囊扩张器（4～6mm）和 Soehendra 扩张导管（6-10Fr）和黄斑马亲水导丝。

胆道金属支架：Wallstent 支架、Zilver 支架、菱形支架、Endo-Flex 支架；Niti-S 型胆道金属支架（直径：6.8、10mm，长度：40～100mm）；国产 MTN-DA-L-S 系列胆道金属支架（直径 10mm）。

5.胰管支架　目前应用胰管支架主要有两种类型，一种是双猪尾型，支架两端成猪尾型弯曲以便固定；另一种是直线型，即支架呈直线状，为防止移位，支架两端均带有倒钩，支架两侧常有数个侧孔以有利引流，直径有 5～10Fr 多种规格，长度 3～9cm 不等，制作支架最常用的材料为聚乙烯和特氟隆。由美国 Wilso-Cook（长 4～6cm，直径 5Fr.7Fr.8.5Fr）、Winston-salem.Nc、Endo-flex 提供。

# 四、上消化道内镜对咽喉部疾病诊断

目前咽喉部的检查方法有间接喉镜、纤维喉镜、电子喉镜，电子鼻咽喉镜等，均具有高清晰度，高分辨率，高逼真度的图像；咽喉疾病的诊断主要由咽喉专科医师完成。上消化道内镜检查食管、胃和十二指肠时同步检查咽喉部早有临床报道。咽喉部病变异常发生率占 0.9%～3.5%，包括喉癌、咽下部憩室、慢性咽喉炎、潴留囊肿、淋巴滤泡增生、息肉、声带白斑等。上消化道内镜检查食管、胃和十二指肠时同步检查咽喉部，对于及早发现该部位的病变具有重要的价值。

**【病因及发病机制】**

病因尚未完全明了，咽喉部病变与遗传、机体易感性、环境因素等相关。憩室的发生机制中解剖因素很重要。上食管括约肌（UES）和食管上段的动力失调也可能促进 Zenker 憩室的形成。有些喉部疾病如喉黏膜白斑病、喉乳头状瘤、喉厚皮病、中重度喉黏膜上皮内瘤变等可能恶变成癌。

**【诊断】**

咽喉部的解剖。

1.临床表现

（1）喉癌：声嘶，喉癌最常发生于真声带，会影响发音，下咽癌末期侵犯喉部时也有声嘶现象；咽喉异物感，吞咽疼痛久治不愈；咽喉癌表面溃疡出血时痰中带血，下咽肿瘤阻碍食物通过时出现吞咽困难；喉部肿瘤阻塞呼吸道时出现呼吸困难；颈部淋巴结肿大。

（2）咽下部憩室：为下咽部黏膜膨出，位于咽与食管交界处。憩室于环咽肌的环状束与斜束之间向背侧膨出，吞咽时食物易进入憩室内，导致吞咽困难，并出现未消化食物从咽下部憩室延迟性反流入口腔，颈部出现肿块（餐后多见）等症状。

2.辅助检查

（1）食管钡剂造影：咽下部憩室表现为钡剂充盈或进入憩室，可见含钡剂的咽食管憩室位于受累食管的下缘。憩室上方受累的食管有时变细或管腔收缩，容易误认为充满钡剂的憩室压迫所致。

（2）CT：喉癌的图像表现是喉部结构和形态异常，即软组织肿块、结节及深部组织旁间隙 CT 值增高、颈部淋巴结转移、软骨侵犯并向喉部外生长。

## 【内镜检查】

1.适应证和禁忌证　尤其对有声嘶,咽喉异常感,吞咽困难,吞咽疼痛的患者,喉癌全喉切除咽部成形术的患者是其适应证。禁忌证同常规胃镜检查。

2.方法

内镜检查:内镜检查食管、胃和十二指肠时同步检查咽喉部,应重视食管入口病变的检查。采用进镜和退镜检查相结合的方式,尤其注重退镜检查。内镜表现如下:

(1)咽下部憩室。咽下部憩室的临床诊断通常不需要做内镜检查。但若怀疑憩室合并肿瘤,病人有其他器质性病变引起症状,或憩室内有异物时,则应进行胃镜检查。检查过程中要格外谨慎,以免将内镜的镜头插入憩室囊内而造成憩室的器械性穿孔,个别咽食管憩室病人通过胃镜检查,可以发现食管炎、食管狭窄、食管蹼或食管癌。

(2)咽喉癌。内镜检查可见肿瘤呈菜花样、溃疡状、结节状或包块状等。早期声带可运动,晚期声带受限或固定。

术中:上消化道内镜对咽喉部及食管入口疾病诊断,采用进镜和退镜检查相结合的方式,尤其注重退镜检查,因退镜检查时对咽喉部刺激相对小,左手持内镜操作柄,右手把持镜身,适当注气,边退镜边检查,观察的范围包括会厌、杓间襞、梨状隐窝、披裂、声带及食管入口。

术后观察同常规内镜检查。

## 【检查结果】

内镜检查食管、胃和十二指肠时同步检查咽喉部及食管入口具有重要价值。Cammarota 等接受每天至少 7 例喉镜检查的培训,为期 2 个月,采用进镜检查的方式,在有食管反流症状的患者中用胃镜检查喉部病变的敏感性和特异性均达 90%;我院用上消化道内镜对 1100 例患者进行了咽喉部及食管入口疾病检查,诊断食管入口及咽喉部疾病 35 例(占 3.18%)。另外,对咽喉部病变的检查的一致性因内镜医师对咽喉部病变的认识及经验,所用设备不同可能存在差异,需要与咽喉科医师加强沟通,不断增强对咽喉部病变和其重要性的认识。

（罗　华）

# 第十三章　上消化道内镜检查

## 第一节　食管疾病

上消化道包括口腔、咽、食管、胃以及十二指肠的一部分,上消化道内镜检查主要用于食管、胃、十二指肠球部疾病的检查,口腔、咽则是内镜检查的必要通道。术前准备工作对内镜检查能否顺利进行非常重要。若准备欠佳,可影响检查效果。

### 一、上消化道内镜检查的适应证、禁忌证及并发症

#### (一)适应证

1.凡有上消化道症状,疑及食管、胃及十二指肠病变(炎症、溃疡、肿瘤等),而临床又不能确诊者。

2.有上消化道症状而上消化道 X 线钡餐检查未能发现病变,或不能确定病变性质者。

3.原因不明的上消化道出血,需进行急诊内镜检查者。

4.已确诊的上消化道病变如胃溃疡、萎缩性胃炎、胃息肉等癌前病变,或残胃等,需内镜随访复查者。

5.判断药物对消化性溃疡、幽门螺杆菌感染的疗效,需内镜随访者。

6.上消化道手术后仍有无法解释的症状者。

#### (二)禁忌证

上消化道内镜检查的禁忌证分为如下两类。

1.相对禁忌证

(1)心、肺功能不全的患者。

(2)上消化道出血,血压未平稳的患者。

(3)有出血倾向,血红蛋白低于 50g/L 的患者。

(4)高度脊柱畸形,巨大食管或十二指肠憩室的患者。

2.绝对禁忌证

(1)有严重心、肺疾病(如严重心律失常、心肌梗死急性期、重度心力衰竭、哮喘发作期、呼吸衰竭)无法耐受内镜检查的患者。

(2)处于休克状态的危重患者。

(3)疑及有消化道穿孔的患者。

(4)有严重精神失常不合作的精神病患者。

(5)有严重智力障碍不能合作的患者。

（6）口腔咽喉急性、重症炎症内镜不能插入的患者。

（7）腐蚀性食管炎、胃炎患者。

（8）主动脉瘤患者。

（9）脑卒中患者。

（10）烈性传染病患者。

### （三）并发症

上消化道内镜检查技术在临床已应用多年，有很高的安全性，但若内镜检查指征掌握不严、操作不慎或个别受检者体质异常，亦会发生各类并发症，甚至死亡。

大多数并发症发生在内镜检查的操作过程中。死亡原因多是出现严重并发症后未及时治疗造成的，也有报道常规内镜检查致心脏骤停死亡的病例。常规上消化道内镜检查并发症发生率极低，并且随着内镜检查技术的发展，操作常规的日趋完善以及经验的积累，近年来内镜检查并发症更加日趋减低。1987年我国多中心研究表明，严重并发症发生率为0.012%；美国胃肠内镜协会统计，并发症发生率为0.13%，死亡率为0.004%。

上消化道内镜检查并发症按其严重程度分为严重并发症（如心肺意外、严重出血、穿孔及感染等）和一般并发症（如下颌关节脱臼、喉头痉挛、癔症等）。

1.出血　常见的原因有：①活检损伤黏膜内血管；②检查过程中患者剧烈恶心、呕吐、导致食管贲门黏膜撕裂而致出血；③存在食管胃底静脉曲张等病变，内镜检查时损伤或误做活检而引起的出血；④内镜擦伤消化管黏膜，尤其有出血性疾病（如血小板减少或凝血功能障碍）的患者。故做诊断性内镜检查时，血小板应＞$20×10^9$/L。必要时应输注血小板。

内镜检查时要辨清病变，活检时要避开血管；溃疡性病变要钳取边缘，不要过分强调取大、取深的组织；切忌误将静脉曲张进行活检；操作时动作要轻柔；进镜时勿将头端弯曲角度过大；退镜时宜将弯角钮放松；有剧烈呕吐时酌情应用止吐药物；活检后要常规观察片刻，如遇出血可喷洒止血药物或电凝止血，出血明显的患者应留院观察，必要时应住院止血治疗。

2.消化道穿孔　内镜检查时胃肠穿孔很少见，但一旦出现后果严重。穿孔的部位可发生在食管、胃、十二指肠。最易发生穿孔的部位是下段食管和咽喉梨状窝，约占全部穿孔的50%。原因可为：①患者不合作，检查者操作粗暴，盲目插镜引起；②颈椎前部骨赘、憩室及恶性肿瘤致管腔狭窄引起食管穿孔；③瀑布胃患者，内镜检查时内镜在胃底打圈，不能找到胃腔，粗暴用力所致；④有溃疡、憩室、肿瘤等疾病的基础，操作时注气过多引起；⑤活检引起，此类穿孔较少见。

一旦穿孔发生，应该尽早手术治疗，并根据穿孔部位、大小、形态和患者全身情况来决定手术方式如修补、局部切除或造瘘等。

3.感染　诊断性内镜检查时感染并发症主要来源于内镜操作过程或器械的污染，主要致病菌为位于口腔、咽喉部的菌群。另外应用了超剂量的镇静剂后可发生吸入性肺炎。

内镜检查能否引起病毒感染一直为医生和患者所关注。曾有1例内镜传播乙型肝炎病毒（HBV）的报道，认为与内镜的送气、送水管道清洗不够充分有关。也有报道，内镜（特别是治疗性内镜）操作可引起丙型肝炎病毒（HCV）的传播，传播途径为内镜的活检管道。还有研究发现，内镜工作人员感染Hp的危险性较其他医护人员增加，且内镜医师和护士血清Hp IgG抗体的阳性率（ELISA法）高于正常献血员的抗体阳性率。

4.心脏意外　在上消化道内镜检查过程中，患者可发生轻微的心律失常如室性期前收缩、房性异位节律、ST段或T波改变等，这些通常不会引起严重后果。操作时最常发生的心脏意外是诱发心绞痛、心肌梗死、心律失常和心脏骤停。引起心脏意外的原因是：①插镜时胃部扩张刺激了迷走神经；②检查时合并低氧血症，特别见于原有缺血性心脏病的患者、慢性肺病患者及老年患者；③术前应用了抗胆碱能药物而发生心动过速或其他心律失常的患者。

对一般人来说，在进行上消化道内镜检查时不需要常规心电监护，也不需要用利多卡因类药物来预防心律失常。但对某些特殊患者如有心律失常、冠心病、心绞痛、高血压病和肺部疾病的患者，以及年老体弱和精神特别紧张焦虑的患者，应术前给予适量的镇静剂、抗心律失常药物、扩冠状动脉药物，以预防心律失常和心绞痛的发生。在检查过程中应进行心电监护，必要时应同时监护皮肤血氧饱和度。内镜检查室内还应常规备有心脏除颤器和抢救药品及设备，一旦发生心脏意外，应立即终止检查，如心跳停止应立即行心脏体外按压等复苏措施，并行气管插管。

5.肺部并发症　术前应用麻醉剂、插管时刺激口咽部、检查过程中胃部膨胀膈肌上升等因素均可引起呼吸暂停、高碳酸血症及误吸等并发症的发生。下列情况的患者：年龄＞65岁；血红蛋白＜100g/L；体重指数＞28/m$^2$行内镜检查时发生肺部并发症的危险性更高。

6.咽喉部损伤　插镜时患者体位不正如头部向后造成颈部过度后仰、颈椎前突压迫咽部食管上段；或患者精神过度紧张，环咽肌痉挛阻碍内镜顺利滑入食管，如术者插镜角度控制不好，位置偏斜而又用力过大，势必造成擦伤及出血和糜烂，或引起局部血肿，唾液中可有血丝等出现；如插镜时损伤了咽部组织或梨状窝，导致该部位感染、脓肿，可出现音哑、咽部疼痛，甚至发热。

7.下颌关节脱臼　是一种不多见的并发症。是由于检查时安放口垫时张口较大，或插镜时恶心，特别是有习惯性下颌关节脱臼的患者更易出现。一般无危险性，手法复位即可。

8.喉头或支气管痉挛　大多由于内镜插入气管所致，患者可发生鸡鸣、窒息、发绀等阻塞性通气障碍表现，可有躁动不安。故在进行内镜操作时应让患者尽量咽喉部放松，内镜插至咽部时让患者做吞咽动作，一旦镜下发现患者的气管环状软骨要立即退镜。退镜后要让患者稍休息片刻再试插进镜，以免喉头痉挛。

9.拔镜困难　多发生于使用过分柔软的内镜，在胃内高位反转观察贲门口时，多是由于过度牵拉使内镜呈90°弯曲并滑入食管下段引起。

10.唾液腺肿胀　插镜时的机械性刺激而引起恶心、呕吐造成的唾液腺分泌增加，加之导管痉挛引起排泄不畅所致。多为一时性，无需处理会自行消退。检查前酌量使用阿托品类药物可预防其发生。

## 二、上消化道内镜检查前准备

### （一）器械准备

内镜检查前应：①备齐各类器械设备；②将内镜与光源、吸引器、注水瓶连接好，注水瓶内应装有1/2～2/3的灭菌蒸馏水；③检查内镜角度控制旋钮和弯曲角度（向上180°～210°，向下90°，左右90°～100°），并将内镜角度旋钮调于自由位置；④检查注气、注水、吸引器等功能及光源是否工作正常；⑤观察镜面是否清晰，可用拭镜纸沾少许石蜡或用3∶1乙醚乙醇溶液将物镜、目镜擦拭干净；⑥用乙醇溶液纱布将镜身、弯曲部及前端部擦拭一遍，弯曲部涂上润滑剂（也可用麻醉剂代替）以利插镜顺利；⑦检查活检钳、细胞刷、清洗刷、照相系统等附件性能是否正常；⑧进行治疗时应备有20ml注射器，抽好生理盐水备用，注射器应配好针头，以备检查中注水冲洗，清洁视野；⑨备好一次性口圈、弯盘、纱布和治疗巾等必需用品；⑩做电子内镜白色平衡调节，保证照片的真实感和色彩正常。

### （二）患者准备

内镜检查前患者至少空腹6h以上，以减少胃液分泌便于内镜下观察。上午检查者，前一日晚餐后禁食,禁食早餐;下午检查者,清晨可吃清淡半流质,中午禁食。重症及体质虚弱者,检查前应给予补液治疗,胃潴留和严重幽门梗阻的患者检查前应充分洗胃后再进行内镜检查。内镜检查前应禁烟酒。

对内镜检查有恐惧感或精神紧张不能自控的患者,术前应充分做好解释工作,告知其检查的必要性;让患者在有思想准备的情况下完成内镜检查。

对有心律失常及其他心、脑、肺部疾病患者,当有较强的内镜检查适应证时,应在正确判断心律失常、心肺疾病程度和内镜检查危险性的基础上,术前应对受检者应用适当药物治疗,术中进行心电、血压、血氧饱和度监测,以便安全完成操作。对精神病患者,确有内镜检查适应证者,应在专科医生或麻醉科医生的协助下完成内镜检查。

**（三）术前介绍**

1.医生应首先核对患者姓名、性别、年龄、送检科室和个人史、既往史以及初步诊断,病人信息核对无误进入开医嘱。

2.登记室工作人员或科室医生应对来进行内镜检查的患者,直接或通过录像形式向患者介绍相关内镜检查的知识,消除患者对内镜检查的恐惧感,争取患者的配合,告知要点包括如下内容。

(1)对有高血压、冠心病以及心律失常的患者,检查前应测量血压,做心电图检查,若发现存在有禁忌证,则应暂缓检查;做过上消化道钡剂检查的患者,应在2~3日后再进行内镜检查。

(2)内镜检查能对可疑的病变黏膜取黏膜活检标本,做病理学诊断,以确定临床诊断。黏膜活检对健康是无害的。活检术后要禁食2h和停用阿司匹林等药物,以防止再出血。

(3)讲清检查前患者应取的体位,应去除活动性假牙、解开领扣及放松裤带等。

(4)告知患者在插镜时应配合做好吞咽动作,如有强烈恶心、呕吐时,可做深呼吸动作。一般有充分心理准备的患者,只要检查时配合较好,反应亦较少;反之,则影响插镜及镜下观察。

**（四）患者体位**

在插镜前必须摆好患者的体位,这一步是插镜成功的关键。

1.标准体位　患者取左侧卧位,轻度屈膝,头稍向后仰,使咽部与食管几乎成直线,此种体位在进行插镜时通过贲门和幽门均较方便。患者还需解开领带、衬衣上钮扣及腰带;检查前患者要轻轻咬住口圈,全身放松。

2.平卧位　适用于昏迷、气管切开、脊柱畸形等无法侧卧位的患者,但在取平卧位时,应特别注意严防将内镜插入气管内。

3.右侧卧位　在内脏反位时,于观察胃部标记,可取右侧卧位进行插镜观察。

# 三、上消化道内镜检查的操作过程

内镜分为前视内镜和侧视内镜两类,后者主要为十二指肠镜,主要用于检查十二指肠降段及水平段等病变或做逆行胰胆道造影时用。

**（一）前视内镜插镜方法**

1.单手插镜法　操作者左手持内镜操作部,右手握住内镜硬性部(执笔式或握手式),调节上下弯角钮,使软管部略弯曲,将内镜纵轴与食管方向一致。内镜通过舌根后,即可见会厌软骨,偶尔可见声带,食管入口部通常呈闭合状态,一般从左侧的梨状窝插入。这时如遇阻力可嘱患者做吞咽动作以保证插镜成功。整个插镜过程应在电视屏幕的监视下进行。

2.双手插镜法　少数患者在插镜时,由于过于紧张或吞咽动作不协调,造成食管上括约肌不能打开,导致内镜插入困难.此时可用左手中、食指压住舌根,右手持镜,沿左手中、食指两指间进行插镜。

注意事项:①插镜成功是进行内镜检查的第一步,亦是判断内镜检查技术是否优良的重要标准之一。所以术者必须细心钻研掌握内镜插入要领,做到顺利插镜,并使患者在插镜过程中无不适的感觉;②插镜时医师常有一个误区,即在插镜的同时嘱患者进行吞咽。从生理角度来分析,吞咽时,软腭上抬,封闭鼻咽部;舌根后倾,使会厌覆盖喉头口,咽肌自上而下地依次收缩,如中咽缩肌收缩时,下咽缩肌松弛,呈瓦叠状收缩运动,终使食物通过。若过早地嘱患者做吞咽动作,则松弛的咽缩肌又开始收缩,则无法插入内镜;所以插镜时应在遇有阻力时再嘱患者做吞咽动作,而无需在插镜的同时即嘱患者做吞咽动作。

### (二)前视内镜操作过程

1.食管、贲门的通过　内镜插入食管距门齿15cm后,即可边注气,边进内镜,在距门齿40cm左右时,即可见贲门及齿状线;注意应在贲门开启的状态下将内镜插入胃体,如感阻力应想到贲门可能存在病变。

2.胃体的通过　内镜进入胃体腔后继续注气,使胃体膨胀,这时可见胃体上部的一弧迹;其右上方为胃底穹隆部,左下方即为胃体部;此时调节弯角钮向左(或向左转动镜身)、向下即可见到胃小弯、胃大弯、胃体前后壁和胃角;再向右旋转镜身,使内镜恢复到自由状态,在胃体的下部后调弯角钮向上,在内镜距门齿60cm左右处,使内镜进入胃窦部见到幽门的远望像。

插镜进入胃体是初学者的第二个难点。若镜身未向左、向下,并未及时注入气体使胃体扩张,则可使内镜进入胃底腔,并在该处反转。若在进镜过程中,看到黑色的镜身,表示内镜已在胃底反转,此时可退镜至贲门的下方,调整方向后再重新插入。注意不要在胃底部过多地反转,以致造成患者的不适感。

3.胃窦部的通过　胃窦部的位置因胃的形态而异。①钩状胃:胃窦与胃体几乎平行,此时必须调整弯角钮向上,推送内镜才能进入胃窦。②牛角胃:胃窦与胃体几乎是一条直线,进镜十分容易。内镜进入胃窦后使幽门口始终保持在视野中央,推进内镜进入十二指肠球部。

4.幽门与十二指肠的通过　在幽门口处于开启的状态下和胃窦部蠕动正常的情况下,只要对准幽门口,前视式内镜通过幽门应无困难。若幽门紧闭,胃窦蠕动又较剧烈,则进入十二指肠球部较为困难,此时嘱患者平静呼吸,使内镜前端部正面(可适当调整角钮)对准幽门口,并尽量向幽门靠近;只要幽门无病变,在紧贴幽门口的同时注入气体,幽门自然会开启;幽门开放通过幽门时,术者会有落空的感觉。进入幽门后若无视野、看不到内腔时,提示内镜已贴紧十二指肠球部前壁,这时可稍稍退镜并注气或注水,即可看到十二指肠球腔四壁;在通过十二指肠上角时,可向右旋转镜身(即顺时针转镜),调解角度钮向右向上,即可越过十二指肠上角,进入十二指肠降部。

### (三)前视内镜解剖定位观察法

在插镜过程中,术者为了不分散注意力,可做一般观察,并记住在食管、胃、十二指肠已发现的可疑病变;再在退镜过程中,按照十二指肠、幽门、胃窦、胃角切迹、胃体、胃底、贲门、食管的逆行顺序进行仔细观察。但对于食管、贲门的黏膜病变,应在进镜时仔细观察,退镜时做染色,活检等处理。进行内镜检查时为了能仔细观察到各个部位的病变,必须充分利用内镜的机械性能和运用各种操作手法,以便消除观察盲区,取得良好的观察效果。在观察时,应注意腔内黏膜色泽和黏膜平坦与否等情况;还应观察食管、胃、十二指肠的运动情况,如有胃壁浸润性肿瘤,胃的蠕动运动极差,若观察到这一点,则可作为临床的参考指征。

1.十二指肠的观察

(1)十二指肠降段:十二指肠降段呈典型的小肠管腔结构,为环形皱襞。进入十二指肠降部应充分利用弯角钮;并应运用注气等方法,避免镜面紧贴肠壁使视野不清。若疑有乳头病变,应尽量应用前视镜观察乳头的侧面像,若观察不满意,可更换十二指肠镜再做进一步检查。常规情况下,上消化道内镜检查的终点为十二指肠降段。

(2)十二指肠球部:内镜退至幽门缘,稍稍注气,球部前壁即在视野中;调节角度钮向上向右,即可分别观察到十二指肠球部小弯和后壁;十二指肠球部下方即为大弯,可在幽门口处进行观察。球部四壁的命名与胃部相同,即前壁(视野左侧)、后壁(视野右侧)、小弯(视野上方)及大弯(视野下方)。

2.胃部的观察

(1)胃窦:以幽门为中心,调节弯角钮分别观察胃窦四壁(视野的上、下、左、右分别为胃窦的小弯、大弯、前壁及后壁)。若小弯无法全部窥视,可将内镜沿大弯侧做反转观察,方法是将弯角钮向上,推进内镜即可。在观察胃窦时,应注意观察幽门启闭运动及有无十二指肠液的反流等。

(2)胃角:胃角是由小弯折叠而成,可在胃窦部运用低位反转法进行观察,即尽量使弯角钮向上,并同时推进内镜,这时即可见到两个腔,上方为胃体腔(可见镜身),下方为胃窦腔(可见幽门口),交界的桥拱状弧迹即为胃角切迹,此时可将内镜退至胃体中下部对胃角做正面的详细观察。

(3)胃体:胃体腔类似隧道,可分为三部分,分别称为胃体上部、中部和下部,中部又称垂直部。视野左侧为前壁,右侧为后壁,上方为小弯,下方为大弯;下方大弯侧黏膜皱襞较粗,纵向走行呈脑回状,上方小弯为胃角的延续部,左右分别为胃体前后壁,前后壁间距成人为 5cm 左右。由于后壁与镜轴面呈切线关系,因而容易遗漏病变,所以在可疑该区有病变存在时,应调节弯角钮做详细观察。

(4)胃底、贲门部观察:左侧卧位时,胃底与胃体上部交界处位于胃内最低部位,此时有胃液潴留,称为黏液湖。要观察胃底(穹隆部)需做反转观察,方法是:①低位反转法:即在胃窦反转观察胃角后,继续推进内镜,镜面即转向胃体腔,远远可见贲门,提拉内镜,使镜面接近贲门处即可观察胃底和贲门。②高位反转法:将内镜退至胃体上部时,转动镜身向右同时调节弯角钮向上,继续推送内镜,此时内镜紧贴在贲门口处反转,调整弯角钮,可仔细观察胃底和贲门。在进行反转观察时,内镜下方为大弯,上方为小弯,左侧为后壁,右侧为前壁,与正常顺序观察的标志不完全相同,应予注意。

(5)食管、贲门观察:结束胃部观察后,应尽量吸净胃内气体(以减少术后腹胀),将内镜退至食管下段正面观察贲门口,并注意贲门开启闭合情况和运动情况。食管全长约 20cm,等分为上、中、下三段,食管下段又是食管炎和食管癌的好发部位,应仔细观察:①白色齿状线呈犬牙交错状,是胃部的腺上皮与食管鳞状上皮交界部;②食管中段有左心房压迹,可见搏动性运动,还可见到支气管压迹,中部是食管憩室的好发部位,应予注意。由于食管为一直行的管道,其定位与胃和十二指肠稍有不同,视野上方为右侧壁,下方为左侧壁,左右侧分别为前壁和后壁。

# 四、食管疾病

内镜下食管分为上、中、下三段。上段指从食管入口处(距门齿 15cm)至气管交叉处(距门齿 24cm);中段指距门齿 24～32cm 范围;下段指距门齿 32～40cm 范围,食管穿过横膈到达胃贲门,其腹腔内部分长约 2.5cm。此分段有助于记录食管病变部位。但这个长度与个体身高有关。食管左右径约 3cm,前后径约 2cm,其管壁肌层由 1/3 的横纹肌和下 2/3 的平滑肌共同组成。黏膜由复层鳞状上皮排列而成,这种排列一直延伸到膈肌裂孔的水平或以下,并与胃黏膜融合,形成波浪状的齿状线,内镜检查时可见此线,充气扩张后此线可变直。

正常食管黏膜光滑湿润,呈淡红色,皱襞纵行、柔软,色泽一致。内镜下可观察到黏膜下血管非常细小,上段血管呈放射状,中段血管呈树枝状,下段血管呈栅栏状。正常食管黏膜的鳞状上皮含有丰富的糖原颗粒,1.0%～3.0%碘溶液染色时为褐色;当食管黏膜上皮发生癌前病变及早期癌,黏膜上皮内糖原含量低,碘染色时不着色,因此可应用碘染色法作为食管病变范围的定位方法。老年患者食管黏膜也可含有丰富的糖原颗粒,内镜下表现为结节或颗粒样结构,此称为糖原棘皮病,这种表现无临床意义。

### (一)急性腐蚀性食管炎

1.急性腐蚀性食管炎　指吞服各种化学腐蚀剂所引起的食管损伤和急性炎症。常见的腐蚀剂有强碱、强酸、氨水、氯化高汞、硝酸银、碘等,其中由强碱所致者最常见。

2.内镜表现

(1)Ⅰ度:黏膜充血水肿,可见小面积糜烂;无出血、渗出和溃疡,黏膜脆性正常或轻度增加。

(2)Ⅱ度:黏膜糜烂、渗出,脆性增加易出血,可有小面积溃疡、坏死或黏膜剥脱。

(3)Ⅲ度:大面积黏膜组织坏死、剥脱、出血,可见大块灰黑色焦痂样物。

急性腐蚀性食管炎应尽早行内镜检查,以判断病变范围,防止因狭窄形成梗阻。近年来主张在吞服腐蚀剂12～24h内应谨慎行诊断性内镜检查,也有人建议应用纤维支气管镜进行检查,这样损伤较小。对疑有食管穿孔或有食管穿孔、呼吸困难、休克、咽部有Ⅲ度灼伤的患者禁忌行内镜检查。对已吞服腐蚀剂5天后的患者,不应再行内镜检查,以免发生穿孔。

### (二)真菌性食管炎

1.真菌性食管炎　多为念珠菌属的类酵母真菌所致的急性念珠菌性食管炎。食管的真菌感染属一种少见的疾病,主要见于广泛应用抗生素和免疫抑制剂治疗之后,艾滋病的流行也使本病的发病率有所增加。

2.内镜表现　食管黏膜表面有许多大小不等斑点样或斑片状乳白色或白色假膜,有时融合成条样或呈弥漫性假膜状;其间的食管黏膜发红、脆弱、有糜烂或溃疡形成。在食管病变部位取材涂片和病理活检可找到真菌。

### (三)食管憩室

1.食管憩室　是指食管壁一层或全层从食管腔内局限性、离心性突出于食管壁外,呈囊状。分为假性(缺少食管壁的肌层)憩室和真性(食管壁全层)憩室两种,可位于咽食管、食管中段和膈上食管,其中以咽食管憩室较多见。按其机制又可分为牵引性、内压性及牵引内压性三种。另外,亦可分为后天性和先天性憩室。

2.内镜表现　在大多数病例,内镜检查时可发现尖锐的憩室口,呈现分界清楚的孔。在浅憩室时,只能观察到食管黏膜上有一凹陷,憩室口和周围黏膜分界不清,憩室口的大小和形状不定。如憩室口大时,内镜可观察到憩室内黏膜和食物残渣;黏膜可有充血、水肿、糜烂,甚至溃疡的表现。憩室口小时,把内镜非常小心地通过憩室口进入腔内,观察憩室内黏膜,其外观与食管黏膜相似。

由于憩室囊壁较薄,内镜检查时切忌勿将憩室作为食管腔而发生穿孔。

### (四)食管白斑

1.食管白斑　是出现于食管黏膜的白色斑块样变化,是由于黏膜发生角化而形成的病变,可以是黏膜白斑病的局部表现或是仅限于食管的疾病。它常常因食用刺激性食物所致,如过热食物、烈性酒等。男性多于女性,好发于中老年患者。

2.内镜表现　显示食管黏膜有单个或散在的白色斑块,略为高出正常食管黏膜,并且黏膜全部发白。

3.病理　食管白斑的病理改变为上皮角化过度并有不同程度的角化不良,棘细胞层增厚,棘细胞内外广泛性水肿导致细胞间连接断裂,真皮有轻度炎细胞浸润。

### (五)食管静脉曲张

1.食管静脉曲张(EV)　可发生于引起门静脉高压的任何一种疾病。在我国,最常见的原因是肝硬化,约有 50％的肝硬化患者伴有食管、胃底静脉曲张,终致破裂出血。肝内门静脉高压时,约 2/3 患者的主要表现为静脉曲张破裂出血。Budd-Chiari 综合征,伴有下腔静脉阻塞时,可伴发生食管和胃底静脉曲张。任何原因造成的肝外梗阻,均可引起急性静脉曲张,甚至破裂出血。门腔静脉分流术后,静脉曲张破裂出血常常是吻合口血栓形成的标志。

食管胃底静脉曲张的诊断有 3 种方法,即食管钡餐造影、经皮经肝门静脉造影和内镜检查。其中内镜检查是首要的诊断方法,尤其当患者伴有急性静脉曲张出血时,内镜检查不仅能够正确诊断,还可及时进行治疗。研究表明,内镜诊断食管胃底静脉曲张的准确率明显高于钡餐造影。

2.内镜表现　向食管内注气消除正常黏膜皱襞后,可见向腔内突出的数条曲张静脉,可呈白色、蓝色或红色征。

依据中华消化内镜学会 2000 年通过的食管胃底静脉曲张诊断标准,食管静脉曲张内镜下诊断规范如下。

(1)内镜下描述及记录

1)颜色(clolor,C)

静脉曲张呈白色:white color varices,CW。

静脉曲张呈蓝色:blue color varices,CB。

2)部位(location,L)

静脉曲张从食管上段开始出现,即气管分叉处以上部位:locus superior,Ls。

食管中段开始出现静脉曲张:locus mediates,Lm。

食管下段有静脉曲张:locus inferior,Li。

胃底静脉曲张:gastri cvarices,GV。

胃贲门部的静脉曲张:gastric cardia,Lg~c。

远离贲门部的孤立(或瘤样)的静脉曲张:gastric fundus,Lg~f。

3)形态(form,F)

F1:EV 呈直线形或略迂曲。

F2:EV 呈蛇形迂曲隆起或呈串珠状。

F3:EV 呈串珠状、结节状或瘤状。

4)红色征(RC):红色征系指曲张静脉表面呈圆形或蚯蚓状发红,重者为樱桃红,血疱样改变。此处曲张静脉壁最薄,极易破裂出血。无红色征 RC(-);有红色征 RC(+)。

附:伴发食管炎(esophagitis,E),有(+),无(-)。

(2)内镜分级(grade,C)

1)轻度:EV 呈直线形或略有迂曲,无红色征。

2)中度:EV 呈蛇形迂曲隆起或呈串珠状,无红色征。

3)重度:EV 呈串珠状,结节状或瘤状,有红色征。

(3)曲张静脉的描述方法

1)轻度静脉曲张:Li,Fl,CW,RC(-),E(-)。以上符号表示曲张静脉位于食管下段,迂曲形,白色,无红色征,未合并食管炎。

2)中度静脉曲张:Lm,F2,CB,RC(+),E(-)。以上符号表示曲张静脉位于食管中下段,蛇形或串珠状,蓝色,有红色征,未合并食管炎。

3)重度静脉曲张:Ls,F3,CB,RC(+),E(-)/(+)。以上符号表示曲张静脉从上段延续至下段,瘤状,蓝色,有红色征,无或有食管炎。

注意:在观察食管静脉曲张时,应从食管入口处开始观察,并使食管腔始终保持在扩张状态。出血后内镜下见到血栓时,操作要格外小心谨慎,不要注气过多,以免嗳气时栓子脱落再出血。

### (六)食管裂孔疝

1.食管裂孔疝(HH)　是指腹腔内脏器(主要是胃)通过膈肌食管裂孔进入胸腔所致的疾病。本病发病率随着年龄的增长而增加,40岁以下发病率约为9%,60岁以上发病率约为69%,男女之比为(1～2)∶3,西方国家食管裂孔疝的发病率明显高于亚洲国家。

食管裂孔疝是在食管裂孔松弛增宽的基础上形成的。不同类型的食管裂孔疝发生的原因也各有不同:滑动型裂孔疝的主要原因是膈食管松弛和食管周围韧带松弛、膈食管裂孔弹簧夹作用的减弱和各种病因所致的食管缩短。食管旁疝的主要病因为食管裂孔扩大和腹腔内压力增大。

2.内镜表现　食管腔内常有潴留液;齿状线上移,距门齿常<38cm;贲门口松弛或扩大;His角变钝;胃底变浅;膈肌食管裂孔压迹被覆充血、潮红或糜烂、溃疡的黏膜;伴反流性食管炎所见。

### (七)胃食管反流病

胃食管反流病(GERD)是指过多的胃、十二指肠内容物反流入食管引起烧灼感、疼痛等症状而导致的疾病,反流物还可致食管、咽喉和气管等食管以外的组织损害。胃食管反流病分为无糜烂性GERD和糜烂性GERD。前者是指存在由胃食管反流引起的典型症状如烧心、反酸以及胸痛和食管外表现(声嘶、咳嗽、哮喘等),但内镜检查无食管黏膜破损性炎症病变,其还称为内镜阴性的胃食管反流病。后者是指存在由胃食管反流引起的任何长度的食管黏膜破损性炎症病变,又称为反流性食管炎。

胃食管反流病在西方国家十分常见,其人群中大约7%～15%有胃食管反流症状,并且随着年龄的增长而增加,在40～60岁为发病高峰年龄,且无男女性别差异;而有胃食管反流症状的患者,男性多于女性,约为(2～3)∶1。与西方国家相比,亚洲地区胃食管反流病的发病率较低,但近年有上升的趋势,且多为无糜烂性GERD,或90%为洛杉矶分类的A级和B级食管炎,Barrett食管和食管狭窄少见。

胃食管反流病是由多种因素促成的上消化道动力障碍性疾病,是由酸和其他有害物质如胆酸、胆盐、胰酶等所致。胃食管反流病的发病主要是食管抗反流防御机制下降和反流物对食管黏膜攻击的结果。胃食管反流可造成:①反流性食管炎;②食管狭窄、假性憩室和Barrett食管;③出血、穿孔,偶尔也可有食管瘘形成;④食管以外的损害如刺激咽喉部黏膜,引起呼吸道痉挛,导致呼吸道感染、哮喘、肺炎和肺间致纤维化。

1.内镜表现　食管中下段黏膜发红,表面有炎性渗出物;黏膜脆性增加,触之易出血;齿状线模糊;黏膜血管紊乱。较严重的病例可见黏膜上皮脱落、坏死,形成出血点、糜烂,乃至溃疡形成。重度者可出现食管狭窄及Barrett食管。

必须指出:诊断食管炎必须有黏膜破损,如有出血点、出血斑、糜烂、溃疡等改变,而不能仅凭黏膜色泽改变。炎症必然有黏膜红肿。

当然内镜阴性反流性食管炎(非糜烂性反流性食管炎)患者在内镜检查时,食管黏膜没有肉眼上的变化,但用放大内镜或电镜病理观察,可发现一些血管纹理、基底细胞间隙增宽等微小改变。

2.反流性食管炎内镜下分类

(1)Savary-Miller分类法:此分类法将反流性食管炎分为0～Ⅳ级。

1)0级:正常黏膜。

2)Ⅰ级:是指胃食管交界以上的食管下段有一个或几个非融合性病变,表现为红斑或浅表糜烂。

3)Ⅱ级:是指有融合性病变,但尚未弥漫或环周,表现为红斑、糜烂和渗出。

4）Ⅲ级：是指病变弥漫、环周，表现为糜烂和渗出，但无狭窄。

5）Ⅳ级：呈慢性病变，可表现为溃疡、狭窄、Barrett 食管和食管缩短，还常有局部组织增生，呈息肉状。此分类法将食管黏膜红斑列入轻度食管炎，扩大了诊断范围，故现已少用。

（2）洛杉矶分类法：洛杉矶分类法是 1994 年第 10 届世界胃肠病会议推荐的分类法，至 1998 年在第 11 届会议上再次强调了此种分类法。它亦为四级分类法，它是根据黏膜病损程度将 GERD 更精细的分为四级，将食管狭窄等病变归属于反流性食管炎的并发症，而不作为分类标准，更有力于对轻重病变程度的判断。

1）A 级：病灶局限于食管黏膜皱襞，直径<0.5cm。

2）B 级：病灶仍局限于食管黏膜皱襞，相互不融合，但直径>0.5cm。

3）C 级：病灶在黏膜顶部相融合，但不环绕整个食管壁。

4）D 级：病灶相融合，且范围>75％的食管壁。

（3）中国烟台会议分类法：1999 年 8 月中华医学会消化内镜学分会召开全国反流性食管炎研讨会，提出了适合我国国情的改良分类法，并规定诊断反流性食管炎必须指明食管炎症的部位和长度，若有并发症需加以说明（表 13-1）。

表 13-1　反流性食管炎的内镜诊断及分级

| 分级 | 内镜下表现 | 积分 |
|---|---|---|
| 0 | 正常（可有组织学改变） | 0 |
| Ⅰ | 点状、条状发红，糜烂，无融合现象 | 1 |
| Ⅱ | 有条状发红，糜烂，并有融合，但非全周性 | 2 |
| Ⅲ | 病变广泛，发红，糜烂融合呈全周性，或溃疡 | 3 |

3.病理　内镜检查结合活检病理检查还可以明确病变的良恶性质。反流性食管炎常表现为以下病理改变：食管鳞状上皮增生，基底细胞增生超过 3 层和上皮延伸；黏膜固有层乳头向表面延伸，达上皮层厚度的 2/3，浅层毛细血管扩张，充血（和）或出血；上皮内中性粒细胞和淋巴细胞浸润；黏膜糜烂或溃疡形成，炎细胞浸润，肉芽组织形成和（或）纤维化；齿状线上>3cm 出现 Barrett 食管改变。其分级标准见表 13-2。

表 13-2　反流性食管炎病理分级

| 病变 | 分级 | | |
|---|---|---|---|
| | 轻度 | 中度 | 重度 |
| 鳞状上皮增生 | + | + | + |
| 黏膜固有层乳头延伸 | + | + | + |
| 上皮细胞层内炎细胞浸润 | + | + | + |
| 黏膜糜烂 | － | － | + |
| 溃疡形成 | － | － | + |
| Barrett 食管改变 | － | － | +/－ |

## （八）Barrett 食管

Barrett 食管（BE）是指食管下段复层鳞状上皮被化生的单层柱状上皮所替代的一种病理现象，可伴肠化或无肠化，其中伴有特殊肠上皮化生者属于食管腺癌的癌前病变。因 BE 与食管腺癌的发生密切相关，为食管癌前病变之一，近年来在临床上受到广泛重视。BE 多见于中老年人，平均发病年龄为 55 岁，也可发生于青少年和儿童,男性患者明显多于女性,男女之比为 2∶1～4∶1。BE 主要见于白种人,但近年随着生活方式的改变,黑种人和亚洲人的发病率亦在上升。

BE 的病因尚不清楚,目前存在两种学说,即先天性与获得性学说,较多学者赞成后者,或两种情况共同参与其发展。先天性学说认为 BE 是胚胎期食管上皮发育障碍所致。食管在形成初期表面为单层柱状上皮,从胚胎第 16 周起逐渐为复层鳞状上皮取代,至出生前完成。若在这一过程中出现障碍即可导致 BE 形成。获得性学说认为 BE 的形成是胃肠内容物反流持续刺激食管黏膜而发生的适应性变化。可能是反流物的作用导致了食管鳞状上皮表面细胞的损伤和脱落,修复时食管腔内的损伤因素持续存在,残留的基底细胞中多能干细胞接受一种混合信息,而发生多向分化,化生为耐酸的柱状上皮。

1.内镜表现　食管下段粉红或红色的光滑鳞状上皮中出现柱状上皮区,呈天鹅绒样红色斑块,较正常胃黏膜更红,可呈结节状,与鳞状上皮分界明显,即鳞状柱状上皮接合处(SCJ)与胃食管连接部(GEJ)分离。色素与放大内镜检查有助于灶状肠上皮化生的定位,以指导活检。另外 BE 溃疡时可见底部覆有炎性坏死物构成的假膜,甚至形成"打洞样"溃疡,周围黏膜充血、水肿,伴有糜烂,与胃溃疡特点相似。食管狭窄多见于鳞柱状上皮交界处,沿食管纵轴走行,病变程度轻重不一;复发后可出现齿状线上移,狭窄的位置也可向近端移动;病变后期食管呈高度狭窄,内镜不易通过。

BE 的诊断主要根据内镜检查和食管黏膜活检。当内镜检查发现有明显柱状上皮化生或病理学活检证实有杯状细胞存在时可诊断为 BE。内镜诊断时应注意以下几个标志。

(1)SCJ 内镜检查标志:食管鳞状上皮表现为淡粉色光滑上皮,胃柱状上皮表现为橘红色上皮,鳞-柱状上皮交界处构成的齿状 Z 线,即为 SCJ。

(2)GEJ 内镜检查标志:GEJ 为管状食管与囊状胃的交界,其内镜下定位标志为食管下端纵行栅栏样血管末梢或最小充气状态下胃黏膜皱襞的近侧缘。

(3)明确区分 SCJ 及 GEJ:这对于识别 BE 十分重要,因为在解剖学上 GEJ 与内镜观察到的 SCJ 并不一致,且反流性食管炎黏膜在外观上可与 BE 混淆,所以确诊 BE 需病理活检证实。

2.病理学诊断

(1)活检取材推荐使用四象限活检法:即常规从胃食管结合部开始向上以 2cm 的间隔分别在 4 个象限取活检,对疑有 BE 癌变者应每隔 1cm 进行 4 个象限取活检,对有溃疡、糜烂、斑块、小结节狭窄及其他腔内异常者,均要取活检进行病理学检查。若 BE 病灶无法确定时,应进行染色检查:1.2%。2.0%复方碘液可将鳞状上皮染色呈棕黑色,柱状上皮不着色;1%～2%亚甲蓝(美蓝)则只在肠化上皮区染色。在这些特定部位取活检可提高肠化生上皮的检出率。

(2)BE 的组织分型

1)胃底型:与胃底上皮相似,可见主细胞和壁细胞,但 BE 上皮萎缩较明显,腺体较少且短小。此型多分布在 BE 的远端近贲门处。

2)贲门型:与贲门上皮相似,有胃小凹和体外黏液腺,但无主细胞和壁细胞。

3)特殊肠化生型:又称Ⅲ型肠化生或不完全小肠化生型,分布于鳞状细胞和柱状细胞交界处。具有不完全小肠或结肠表型,表面有微绒毛和隐窝,杯状细胞是其特征性细胞。

(3)BE 的异型增生

1)低度异型增生(LGD):组织结构正常,细胞核增大浓染,但胞核不超过细胞大小的 1/2,可见有丝分裂相。杯状细胞和柱细胞的黏蛋白减少,并可见萎缩的杯状细胞。

2)高度异型增生(HGD):腺体结构发生改变,可有分支出芽,呈绒毛状伸向黏膜表面。细胞核浓染并超过细胞大小的 1/2。可不规则分层,有丝分裂多见,杯状细胞和柱细胞通常缺失,黏液产生缺失或减少,这种异常可延伸至黏膜表面。

对不伴有异型增生的 BE 患者,应每 2 年接受 1 次内镜复查,如果 2 次复查后均未检出异型增生和早期癌,则可以酌情将随访间隔放宽;对伴有低度异型增生的 BE 患者,第 1 年应每 3～6 个月接受 1 次内镜复查,如果异型增生没有进展,可以减为每年复查内镜 1 次;对伴有高度异型增生的 BE 患者应建议内镜下黏膜切除或手术治疗,或密切监测随访,复查间隔为 1～2 个月,直到检出黏膜内癌(表 13-3)。

表 13-3　异型增生程度的建议复查时间

| 异型增生 | 证据 | 复查内镜间隔时间 |
| --- | --- | --- |
| 无异型增生 | 2 次内镜＋活检 | 2 年 1 次 |
| 低度异型增生 | 重复活检 | 第 1 年每 3～6 个月 1 次,无进展则 1 年 1 次 |
| 高度异型增生 | 多次内镜＋活检排除早期癌/重度异型增生 | 1～2 个月 1 次 |

3.分型

(1)按化生的柱状上皮长度分类

1)长段 BE(LSBE):是指化生的柱状上皮累及食管全周且长度≥3cm。

2)短段 BE(SSBE):是指化生的柱状上皮未累及食管全周或虽累及全周但长度＜3cm。

(2)按内镜下形态分类

1)全周型:红色黏膜由胃向食管延伸,累及全周,与胃黏膜无明显界限。不伴食管炎或狭窄时可表现为齿状线上移,齿状线不规则,呈波浪状、指状,或不对称,或有中断现象。有时在 BE 黏膜内还司见鳞状上皮岛。

2)舌型:齿状线呈局限性舌形向上突出。舌形 BE 若长度很短内镜下常不易被发现。

3)岛状型:齿状线以上出现一处或多处斑片状红色黏膜,与齿状线不相连。此时应与胃黏膜异位相鉴别:胃黏膜异位常表现为食管鳞状上皮中存在直径＜1cm 的红色孤立胃黏膜岛,与周围的黏膜分界清楚,并且位置较 BE 为高,常位于环咽肌附近,活检为胃底型或胃鬟型黏膜。

(3)布拉格 C-M 分类法:C 代表全周型的化生黏膜长度,M 代表化生黏膜最大长度。如:C3～M5 表示食管圆周段柱状上皮为 3cm,非圆周段或舌状延伸段在结合部上方 5cm;C0～M3 表示无全周段上皮化生,舌状伸展为结合部上方 3cm。此种分级对＞1cm 化生黏膜有较高敏感性;而对＜1cm 者则敏感性较差。

### (九)贲门失弛缓症

贲门失弛缓症主要是指吞咽时下食管括约肌(LES)松弛障碍,而导致的食管功能性梗阻。临床上表现为吞咽困难、反食、胸部不适或胸痛,体重减轻,等症状。任何年龄均可发病,但多数在 30～40 岁发病;5％的患者在成人之前发病,男女发病比例接近。

内镜表现:

1.食管腔内有大量食物或液体残留。

2.食管黏膜弥漫性充血、水肿、糜烂;部分患者可有再生结节形成,呈息肉样改变;严重者可出现溃疡。

3.食管腔口径增大。轻度扩张者,视野内仍可观察到食管四周,严重扩张者,一个视野内不能观察到整个食管腔轮廓。

4.食管的正常蠕动消失。内镜下食管蠕动停止,但管壁有细小的收缩运动,有时可见到多个轮廓的收缩环。

5.食管扭曲变长。由于食管蛇状扭曲,内镜下出现"胃角样"形态。

6.贲门口处狭窄环形成。在内镜检查过程中,常在紧闭的食管下括约肌处见到黏膜皱褶环,内镜充气或稍加压力可使内镜顺利通过贲门进入胃内。

### (十)贲门黏膜撕裂综合征

贲门黏膜撕裂综合征(M-W)是指由于剧烈频繁恶心、呕吐引起食管内压力突然增高,导致贲门部黏膜和(或)伴有下端食管黏膜的纵行撕裂、出现上消化道出血的一组病征。严重时可引起上消化道大出血及食管穿孔。发病年龄多在30~50岁,男性多于女性。内镜检查是确诊的最有效手段。检查最好在起病24h内进行,因为病变72h即可愈合。

内镜表现:在食管胃连接部可见有单个或多个裂痕,多为线状纵形裂痕,或三角形裂痕,一般长3~20mm,宽2~3mm,基底部为血凝块褐黄色坏死组织,边缘清楚。急性期可见新鲜渗血,或见喷射样出血,裂痕周围黏膜充血、水肿,或呈出血性息肉样改变。轻者可仅见一条出血性裂痕,伴轻度周围黏膜炎症反应。愈合期撕裂处表现为具有红色边缘的灰白色线状瘢痕,或白苔覆盖。

### (十一)食管良性肿瘤

食管良性肿瘤约占食管肿瘤的10%,好发于食管下段,其次为中段。分为壁内肿瘤和腔内肿瘤,壁内肿瘤多见,其中平滑肌瘤最为常见,占食管良性肿瘤的60%~80%,其余为纤维瘤、脂肪瘤、神经纤维瘤、血管瘤和囊肿等;腔内肿瘤分为有蒂和无蒂两大类,有蒂的肿瘤称为息肉,无蒂的肿瘤主要来自食管黏膜,有食管乳头状瘤和食管腺瘤。

1.食管平滑肌瘤　食管平滑肌瘤多为单发,少数为多发,50%发生于食管下段。肿瘤为黏膜下肿物常突入腔内,在黏膜下可滑动,质硬。肿瘤呈圆形或椭圆形,多数直径小于4cm;黏膜光滑,色泽正常可伴糜烂和(或)溃疡。病理活检可确定肿瘤组织的来源,但一般不主张对平滑肌瘤进行深处活检,以免夹破肿瘤包膜,造成手术中不易切除干净。

内镜表现:①肿块呈半球形或球形隆起,较固定;②肿块表面光滑,色泽与周围黏膜相似,个别于顶部可见缺血性坏死、溃疡;③桥形皱襞由肿块向正常黏膜延伸;④肿块基底宽大,界限不清楚。

2.食管息肉　食管息肉的发病率仅次于间质瘤列居食管良性肿瘤的第二位,其起源于食管上皮细胞。男性多于女性;男性发病年龄较晚,多发生于50岁以后,女性发病较早,多发生于30岁以下。食管息肉以位于颈段者多见,根据组织学不同而命名为真性黏膜息肉、纤维息肉、黏液纤维瘤、脂肪瘤和纤维肌瘤等。食管息肉主要靠内镜检查和内镜下活检病理诊断,临床诊断时常将食管间质瘤、食管乳头状瘤等误诊为息肉,故当鉴别诊断有困难时,应借助超声内镜检查即可鉴别——息肉和乳头状瘤为黏膜病变,间质瘤为黏膜下肿物。

内镜表现:食管息肉是边界比较清楚的肿瘤,呈圆形或半球形隆起,或呈分叶状、乳头状或蕈伞状;其表面黏膜光滑,有时呈细而均匀的颗粒,可为广基或有蒂。与胃部息肉相似,根据山田分型分为4型:1型为广基;2型为无蒂;3型为有亚蒂;4型为有蒂。

3.食管乳头瘤　为良性鳞状上皮的息肉样肿瘤。其可能的发生原因与以下因素有关:黏膜损伤后再生;人类乳头瘤病毒的感染;致瘤物质的作用;遗传因素等。本病发病率0.01%~0.04%,男女发病率相近,好发年龄40~70岁。

内镜表现:食管乳头状瘤呈球形或半球形隆起,多无蒂,呈浅桃红色,质软,弹性尚可,大小一般为0.4~0.6cm,多为单个,常位于食管中段。少数为扁平状隆起,呈白色。通常被误诊为食管息肉。其生长方式有以下三种。①外生型:本型最多见。呈一个光滑的指样或树状的外形,其中纤维血管延伸并接近乳头的表面。②内生型:外形光滑,呈圆形,表皮向内翻,呈乳头瘤样增生。③峰形:为峰形的鳞状上皮增生,有显著的角化过程和突出的上皮颗粒。细胞学检查表层为增生的鳞状上皮,中间为血管结缔组织。鳞状上皮保持了正常的细胞极向和分化,无分化不良。

### (十二)食管癌

中国是世界上食管癌的高发地区,且其死亡率位居世界第一。中国食管癌世界标化死亡率为 23.40/10 万,占各种癌症死亡率的 23.53%,仅次于胃癌位居第二位。按性别统计,男性死亡率为 19.68/10 万,保持第二位,女性死亡率为 9.85/10 万,位于胃癌和宫颈癌之后位居第三位。食管癌中鳞状上皮癌占 90%~95%,腺癌占 1%~7%,还有少见的鳞腺癌合并发生的腺棘癌、癌肉瘤、未分化癌等。部位以中段最多见,约占 50%,下段占 33.2%~43.3%,上段最少占 5.8%~15.3%。

我国食管癌高发区主要位于河南、河北、山西三省交界的太行山区,以河南省林州市、河北省磁县、涉县及山西省阳城县为代表的发病率最高;四川盆地的西北部及苏北地区、鄂皖交界的大别山、闽粤交界地区、新疆哈萨克族聚居地区等处均有相对集中的食管癌高发区。河北省涉县、磁县地处太行山南麓,是国内主要食管癌高发区,经多年的流行病学调查,有学者发现磁县、涉县高发区食管癌高发的同时,贲门癌和胃癌也有较高的发病率和死亡率,三者发病率或死亡率的合计占到全身恶性肿瘤的 70%~80%,提出了食管癌高发区可能是上消化道癌高发区的结论。

**【适应证】**

食管癌的早期发现、早期诊断很重要。凡年龄在 50 岁以上(高发区在 40 岁以上)进食时有滞留感或咽下不顺感时,均应及时详细询问病史,进行症状分析并做有关检查,以明确诊断。

1.凡具有进行性吞咽不适者。

2.食管吞钡 X 线检查发现异常,需进一步明确性质者。

3.食管拉网等脱落细胞检查阳性,需明确病变部位者。

4.食管癌手术后、放射治疗后、化疗后观察疗效、追踪随访的患者或治疗后复发出现症状,需排除复发者。

5.食管癌高危地区普查。

**【内镜表现和分型】**

1.早期食管癌　一般指癌组织侵及黏膜层或黏膜下层,无淋巴结转移者。病理组织学研究表明:上皮内癌无脉管浸润及淋巴结转移。黏膜内癌和黏膜下癌脉管浸润率分别为 12.5%~20% 和 72.9%~84%,淋巴结转移率分别为 0%~4% 和 33.3%~50%.可见黏膜下癌具有高度淋巴结转移潜能。我们对 104 例原发不明的颈部转移癌患者行胃镜检查,明确原发灶为食管鳞癌患者 30 例,其中 5 例内镜表现为局部黏膜充血、糜烂、细颗粒感,经病理组织学诊断为黏膜内癌和黏膜下癌。

早期食管癌主要特征为局限性充血、浅表糜烂、粗糙不平等黏膜浅表病变,内镜下不易与良性病变鉴别。按内镜表现,早期食管癌共分 4 型。

(1)充血型:病变区黏膜平坦,表现为小片状不规则充血,色泽潮红,与正常黏膜界限不清,质脆,触之易出血,管腔壁蠕动正常。

(2)糜烂型:病变黏膜在充血基础上出现中央轻度凹陷,呈大小不一,边界呈不规则的点、片状糜烂或浅溃疡。表面附白色或灰白色苔,质脆,触之易出血,管腔尚柔软,舒张度正常。该型在食管癌中最常见,约占 45%。

(3)斑块型:病变黏膜变白,表面轻度隆起,粗糙不平,呈橘皮样、颗粒样改变,质脆,触之易出血,较大病灶可伴有浅表糜烂。浸润深度较充血型、糜烂型深,但管壁扩张度正常。

(4)乳头型:病变黏膜不规则增厚,呈乳头样,小结节息肉样隆起,直径小于 1cm,基底宽,表面充血,浅表糜烂,偶有出血。该型少见,约占早期食管癌的 3%。

2.中、晚期食管癌　中、晚期食管癌具有肿块突出和(或)有深溃疡、管腔狭窄的特点,容易辨认诊断。

此期食管癌的内镜活检率一般在90%以上。活检时注意病变四周及中央的不同部位钳取,共4～6块。要求第1块取准,避免活检部位出血后影响准确钳取病变组织。若配合细胞刷刷取细胞涂片等辅助措施,可提高阳性率。当食管癌导致管腔明显狭窄或肿块型表面黏膜完整时,不易准确钳取到癌组织,活检多为阴性。中、晚期食管癌共分为5型。

(1)肿块型:亦称蕈伞型或息肉型,瘤体向腔内生长,呈息肉样、结节样、菜花状突起。直径大于3cm,表面糜烂,边界清晰,肿瘤周围黏膜正常。可引起管腔不同程度的狭窄。

(2)溃疡型:癌瘤沿管壁生长,占食管周径的一半,溃疡基底高低不平,覆着污秽苔或有出血。边缘呈结节状、围堤状隆起,充血、糜烂,于溃疡边缘取活检阳性率高。

(3)肿块浸润型:除具有肿块型特征外,肿瘤边缘黏膜已受侵犯,表现为边界不清、表面粗糙不平、僵硬浅表糜烂或浅表溃疡。

(4)溃疡浸润型:溃疡范围较广,超过食管周径一半以上,除具有溃疡型的特征外,因周围黏膜已受侵犯,表现为管腔僵硬,蠕动差。

(5)周围狭窄型:癌肿侵犯食管全周,形成环形狭窄,境界不清,表面呈溃疡或结节颗粒样改变。镜身难以通过。由于癌肿向黏膜下层生长,故活检可为阴性。

**【碘染色技术在早期食管癌及癌前病变诊断中的应用】**

内镜结合碘染色方法的应用使早期癌及癌前病变的发现成为可能,在黏膜碘染色的指示下咬取组织行病理组织学检查,癌前病变的确诊率得以明显提高,从而为病灶的处理、治疗方案的选择提供依据。

1.碘染色法的原理 食管上皮层是食管癌发生的土壤、"癌源地",是食管原位癌和癌前病变灶发生和所累及的组织层次,由20～25层鳞状上皮细胞构成。近年来通过透射电子显微镜和组织的过碘酸-Schiff染色(PAS)发现正常的鳞状上皮细胞中富含与细胞代谢密切相关的糖原颗粒,遇碘后呈棕黑色或棕绿色显色变化;当食管发生癌变时,黏膜已受到不同程度的损伤,同时细胞内糖原的代谢主要以无氧酵解方式供能,且糖原合成酶活性降低,糖原分解酶活性升高,加之癌瘤组织代谢异常旺盛,糖原消耗很大,使癌变组织内糖原含量大大减少,甚至消失,黏膜碘染色后不着色,呈淡黄色、白色或淡粉色等表现;不典型增生灶的糖原含量减少,呈现不同程度的淡染或不染区,其中重度不典型增生灶常与癌灶呈相似的不染表现。

2.碘染色法的适应证

(1)内镜疑诊早期食管癌灶或癌前病变灶:黏膜出现色泽、表面微细形态及血管纹理改变等征象。

(2)慢性食管炎:慢性食管炎是发生食管癌及癌前病变的基础病变,应放宽染色指征。

(3)高发区普查:特别是40岁以上的高危人群。

(4)食管早期癌及癌前病变行内镜治疗术前、术中定位,术后随访。

(5)食管癌手术或放射治疗前、后。

(6)贲门癌术前、术后:查找食管的副癌灶及癌前病变灶。

3.碘染色方法及步骤 正确的染色方法是食管癌前病变及早期癌发现和检出的前提之一。首先内镜下纵观食管黏膜全貌,进镜观察与退镜相结合,以进镜观察为主;远观与近观相结合,远观病灶全景,近观病灶局部微细形态变化。染色前必须用生理盐水充分清洗食管黏膜表面附着的黏液及食物残渣,防止假阳性出现。用1.5%碘液自上而下进行喷雾染色,喷洒后稍加吸引使黏膜充分接触碘液,如必要可于0.5～1min后进行重点复染,染色标准参照Masaki(即Ⅰ级:深染;Ⅱ级:正常棕褐色或棕绿色;Ⅲ级:淡染;Ⅳ级:不染),将不染区或淡染区作为判断阳性标准,记录不染及淡染区部位、大小、形态等,并根据染色结果指导准确活检,10%福尔马林固定组织送病理进行组织学诊断,留取同部位组织70%酒精固定用于流式细胞分析。染色结束及时吸净胃腔内残存碘液,退镜前喷洒10%硫代硫酸钠10ml中和残余碘液。

4.结果判定标准

(1)正常食管上皮:碘染色盾呈棕黑色或棕绿色,个体间由于鳞状上皮细胞中糖原的基础含量有所不同,故显色的深浅并不完全相同。

(2)鳞状上皮细胞癌变:多呈淡黄色或淡粉色微显增厚的境界清晰的不着色区。

(3)不典型增生灶:着色程度与其病理改变密切相关,常呈不同程度的淡染或不染表现,其中重度不典型增生灶的不着色情况与癌灶常难以分辨。

(4)食管上皮增生性灶:如食管白斑呈深棕黑色深染。

(5)食管上皮其他病变:糜烂、溃疡、瘢痕、上皮角化、上皮缺损、异位胃黏膜和肠上皮化生灶等均呈不着色表现。另外,黏膜充血、水肿以及慢性炎症等也可表现为程度不等的深染或着色不均,应结合染色前所见进行全面分析,排除干扰造成的假阳性结果。

(6)癌灶被非癌上皮覆盖:如癌组织浸润或延伸至正常鳞状上皮的深面,则会出现假阴性结果,应结合其他检查全面分析。

### (十三)贲门癌

贲门癌是指鳞柱状上皮交界及其下 2cm 范围内的癌,主要类型是腺癌,较晚期可侵至食管下段和胃体上部。关于贲门癌的概念及归属学术界一直存在着不同看法,有的学者将其划入胃癌范畴,有的则列入食管癌内。目前较为一致的看法是,鉴于贲门的解剖与病理等方面均不同于食管及胃,故将贲门癌单独叙述。

**【贲门的解剖与病理】**

正常情况下,胃食管连接部(GEJ)与鳞柱状上皮交界部(SCJ)位于同一部位。贲门即为正常 GEJ 及其下 2cm 的部分。在组织学上,GEJ 以下 2cm 范围内环形区内有分布不规则的管状或分支状贲门腺,该种腺体为 PAS 染色强阳性的小叶状结构,腺体短呈螺旋状,以黏液隐窝形式排列,可有少量壁细胞,但无主细胞,明显有别于胃其他部分的腺体。贲门部的血液供应主要是来自胃左动脉的食管贲门支和左膈下动脉的贲门胃底支;其静脉回流经过胃左静脉的食管支汇入胃左静脉。贲门部的神经支配来自迷走神经胃前支发出的贲门支。贲门壁各层尤其在黏膜下层和浆膜下层,均有淋巴引流网汇集成壁外淋巴管,向下引流至腹腔丛,向上引流至纵膈,最后进入胸导管。贲门具有一定的括约功能,从而达到抗反流的作用。

在贲门开放时,内镜下可看到贲门下方胃底与胃体交界后壁有一条隆起的黏膜脊,称为贲门黏膜脊,也有学者称为胃上角,可分为脊根、脊体和脊尾部。该脊在贲门癌的发病上是频发部位。

**【贲门癌的内镜表现】**

进展期贲门癌内镜下可呈肿块状、溃疡状或浸润状新生物表现,容易识别并通过组织病理学确诊。其外科治疗的 5 年生存率在 15%～18%,较之进展期食管癌还低,预后较差。因此贲门癌的防治关键是早期发现、早期诊断和早期治疗贲门癌及癌前病变。

1.早期贲门癌

(1)发病部位:贲门黏膜脊即胃上角不仅有解剖学意义,在贲门癌的发病部位上也有不容置疑的重要意义。王国清报道,贲门黏膜脊根部相当于 10～1 点钟方位,此区在贲门癌中的发病率最高,占 70% 以上。贲门黏膜脊体部的病灶较少,且多在胃体侧。内镜反转法观察贲门时,黏膜脊根部和体部的病灶均属于贲门区内病变。而黏膜脊尾部逐渐移行于胃体,该处发病率很低,属于胃体病变。

(2)内镜表现:早期贲门癌内镜下黏膜表现以局部黏膜颜色和形态改变为主。颜色改变以红色为主,形态改变以糜烂居多,可伴或不伴有斑块样、结节样改变。几种改变可同时存在。①黏膜糜烂是早期贲门癌具有代表性的常见形态,通常内镜直视下不难发现,特别是在胃底腔利用胃镜"反转法"可清晰观察贲门情况。少数糜烂病灶,活检组织学为阴性的患者应定期随诊和内镜监测。王国清等曾对一组内镜检查为贲门糜烂状态、活检报告慢性炎症的病例,进行为期 5～10 年的前瞻性研究,50％病例最终证实为贲门癌。②早期癌灶组织很脆,极易出现接触性出血。对黏膜出血灶内有皱缩、凹陷和僵硬感者,应特别警惕,应在该处咬取活检,确定出血原因。值得注意的是,充血并不是早期癌的特有现象,炎症、损伤均可造成充血,内镜下应注意鉴别。③黏膜粗糙、呈颗粒状态、病灶内有皱缩和凹陷感且极易接触性出血是早期贲门癌的另一种表现。④贲门早期癌也可表现为孤立的贲门部结节病灶。⑤值得提出的是,早期贲门癌黏膜经普通内镜观察可无任何改变或仅有轻微颜色变化。究其原因可能与普通型内镜放大倍数与分辨率较低有关,我们用 80 倍变焦放大内镜结合染色技术观察贲门部黏膜微细黏膜结构(腺管开口分型)和微细血管形态(内乳头毛细血管和集合静脉分型与形态)发现,普通内镜阴性表现的早期贲门癌黏膜腺管分型多呈不规则型或混合型,其微细血管增粗、紊乱,与贲门部其他病变存在显著差别。

目前,国内尚无统一的早期贲门癌内镜分型标准。王国清将早期贲门癌内镜分四型:充血型、糜烂型、粗糙型、结节型。

有学者认为,不同类型早期贲门癌之间的关系,可能是贲门癌进展中的不同阶段,也可能是一些具有独立发展的不同生长方式。因为中晚期贲门癌也有浸润型、溃疡型和肿块型的最后状态。

(3)提高早期贲门癌的检出率

1)进镜时应仔细观察食管下段与贲门部,旋转镜身观察贲门各个侧壁黏膜色泽、有无糜烂、结节、出血等。

2)对贲门高发位点的认识:内镜通过贲门后,将镜身顺时针旋转仔细观察贲门黏膜脊。

3)退镜时应用反转法观察贲门各侧壁与胃底黏膜有无异常。

4)对可疑病灶活检,应在同一部位大块、深取,可结合染色技术指示活检,也可同时刷片细胞学检查,提高检出率。

5)对内镜可疑但组织病理学阴性的患者,应定期复查内镜再次活检,密切随诊与监测。

2.进展期贲门癌

(1)内镜分型:①隆起型。肿瘤为腔内生长的隆起性肿块,可呈菜花、结节巨块或息肉状,表面可有破溃,边缘多较清晰。②溃疡型。肿瘤为深溃疡,边缘如围堤状隆起,切面与周围组织境界清晰。③溃疡浸润型。肿瘤为不规则状溃疡,边缘不清晰,切面与周围组织境界不清。④浸润型。肿瘤在贲门壁内浸润生长,受累处呈均匀增厚,与周围组织无界限,周围黏膜呈放射状收缩。

(2)组织病理学类型:贲门癌以腺癌和黏液腺癌最多见,尚可见一些少见的组织学类型,如腺鳞癌、未分化癌、类癌等。隆起型和溃疡型贲门癌以高分化腺癌和黏液腺癌较多;溃疡浸润型中低分化腺癌及黏液腺癌的比例增多;浸润型则多数是低分化腺癌或黏液腺癌。

**【贲门癌的治疗】**

1.早期贲门癌的治疗  对于符合条件的早期贲门癌,如无淋巴和远隔部位转移、浸润深度局限于黏膜层的病例,可进行内镜黏膜切除术(EMR)或氩离子凝固疗法(APC)等内镜介入治疗手段。EMR 常用的方法有双钳道镜切除法、套帽吸引切除法(EMRC)和黏膜剥离法(ESD)等。该方法改变了以往治疗方法中破坏病灶且无法回收标本的致命弱点,是最符合早期癌和癌前病变生物学特征的治疗方法,目前已成为消化道早期癌和癌前病变首选的治疗方法。APC 治疗的优点是简便安全,治疗面积大、并发症少。

2.进展期贲门癌的治疗  进展期贲门癌应手术治疗,但应正确掌握其适应证。自 20 世纪 70 年代中期以来,世界许多国家和地区胃远端部位腺癌的发病率明显下降,而贲门部腺癌的发病率却逐年上升。我国近年的资料也显示了相同的趋势,贲门癌越来越受到国内外学者的广泛性关注。因此降低贲门癌的发病率,重视贲门癌前病变及早期癌的检出与治疗是当前广大内镜医师的重要任务。

（罗　华）

# 第二节　胃疾病

　　为了正确辨别胃的病理现象,应首先熟悉和掌握胃各部位的内镜像。解剖学上,把胃分为幽门、胃窦、胃角、胃体、胃底、贲门。

　　1.胃窦部与幽门　胃窦部象一狭长的隧道,其划分的方法为:在胃角切迹沿胃的横轴,划一线至胃大弯,此线与幽门管间部分即为胃窦(幽门管长约 2.5cm)。胃窦远端可看到幽门,幽门开放时为圆形,可随着胃窦部的蠕动而开放闭合,当幽门闭合时,其周围黏膜皱襞环形收缩,幽门呈星形放射状。胃窦部黏膜较光滑,皱襞不多,在大弯侧偶见皱襞呈丘陵状,充气后可使其平展。

　　2.胃角　胃角是由于胃腔的方向改变而形成的。前端起自前壁,后端融合于胃后壁,本身横过小弯部。胃角黏膜光滑,注气量不多时,可观察到皱褶,当注气适量时,皱褶可消失。

　　3.胃体部　胃体部是胃角近端的胃腔,位于胃底部与胃窦部之间。胃体部小弯侧皱襞较少,胃体大弯侧位置较低,有时为黏液所占据,形成"黏液湖"。胃体部前壁与腹壁、肝右叶、部分结肠接触,皱襞较少,充气多时易平展。胃体部后壁皱襞较前壁明显,不平坦,呈丘陵状。

　　4.贲门及胃底部　从食管和胃小弯交界处划一水平线,此线之上至食管为胃底部。胃底部在贲门下面,将内镜前端进行反转,可满意观察。胃底部皱襞较多,常为黏液湖占据。正常时黏液湖下层含有半透明的无色液体,上面飘有白色反光、含有泡沫的黏液块,在病态时黏液变混浊,或呈胆汁染或咖啡色血染。

　　5.贲门部　食管与胃交界处即为贲门部。其表面光滑,呈橘红色或红色。其随着食管的蠕动而关闭。当患者恶心呕吐肘,可见胃黏膜翻入食管。

## 一、胃炎概述

　　1.胃炎　指任何病因引起的胃黏膜炎症,按临床发病的缓急分为急性胃炎和慢性胃炎及特殊性胃炎。

　　2.胃炎内镜报告书写　内镜报告应包括以下内容。

　　(1)形态描述:如浅表性胃炎应记录有否红斑(点、片状、条状),黏膜粗糙不平,出血点或斑;萎缩性胃炎则重点描写黏膜是否呈颗粒状,黏膜血管是否显露,色泽是否灰暗,黏膜皱襞细小、变平等。

　　(2)记录病变的分布和范围,如胃窦、胃体和全胃。

　　(3)记录分类。如同时存在平坦糜烂、隆起糜烂或胆汁反流,则诊断为浅表性或萎缩性胃炎伴糜烂或伴胆汁反流。

　　(4)活检取材情况及 Hp 检查结果。

## 二、急性胃炎

　　急性胃炎是指胃黏膜的急性炎症,有充血、水肿、糜烂、出血等改变,甚至一过性浅表溃疡形成。若主要病损是糜烂和出血,则称之为急性糜烂出血性胃炎。它是由不同病因引起的胃黏膜,甚至胃壁(黏膜下层、肌层、浆膜层)的急性炎症。因这类炎症多由细菌和病毒的感染,理化因素的刺激,肌体应激反应及全身疾病的影响所造成,故亦称急性胃黏膜损害。糜烂是指黏膜破损不穿过黏膜肌层,出血是指黏膜下或黏膜内血液外渗而无黏膜上皮破坏。组织学特点是黏膜固有层有中性粒细胞和单核细胞浸润,而以中性粒细胞为主;有不同程度的上皮细胞丧失,并见血液渗入;腺体歪曲,渗出物含蛋白质样物质和中性粒细胞。

1.急性胃炎  患者常突感上腹疼痛、恶心、呕吐。大部分人发作与暴食或酗酒有关,但有些病例可无任何原因。不容置疑有些病例是早期幽门螺杆菌感染所致。其症状是一过性的。

内镜所见:急性胃炎有三型。Ⅰ型(轻型):它以广泛性黏膜水肿,胃窦变窄,黏膜表面柔软光滑而无糜烂或其他变化为特点。Ⅱ型(出血型):它以隆起的皱襞和皱襞扩张性减少,伴有弥漫性出血点和糜烂性缺损为特点。Ⅲ型(溃疡型):它以广泛糜烂或溃疡,伴有出血为特点。出血停止后,无规则形溃疡变得更明显,尤其在胃窦部的后壁。

2.急性胃黏膜病变  主要以胃黏膜糜烂为主要表现,又称为出血糜烂性胃炎、急性出血性胃炎。常常是由于乙醇溶液、阿司匹林、反流的胆汁、应激等因素破坏了胃黏膜屏障而引起,是急性上消化道大出血的重要病因之一。X线检查常不能显示病变,可疑为本病时应在24~48h内进行内镜检查。

内镜所见:内镜下主要表现为充血、水肿、糜烂和出血等改变。为无数个针尖大小的出血点、渗血,病变呈弥漫性或局限于胃窦部或胃底部;也可表现为单个或多个平坦的糜烂面,呈圆形、不规则形、点状或线形,上面常覆盖有血凝块或白色渗出物,周围伴有红晕。有时还可见到黏膜下出血斑。广泛的出血性糜烂病变,黏膜常呈弥漫性出血,并伴有胃黏膜明显水肿;若此病变发生在胃窦部,则表现为胃窦部狭窄,需与胃癌相鉴别。本病亦需与遗传性出血性毛细血管扩张症相鉴别,后者常伴有口腔等其他部位黏膜的毛细血管变化。

# 三、慢性胃炎

慢性胃炎是消化系统中最常见的一类疾病,国内内镜检查的资料中本病占内镜检查受检人数的37.0%~75.2%。慢性胃炎是指胃黏膜的慢性炎症,它可引起多种消化道症状,发病原因与 Hp 感染等有关,慢性胃炎中肠上皮化生及不典型增生均与胃癌发生有关,糜烂性胃炎是上消化道三大出血原因之一。

## (一)分类
内镜学上包括 Schindler 分类法、悉尼分类法(1990)和新悉尼分类法(1994)、2000 井冈山分类。

1.Schindler 分类法  将慢性胃炎分为原发性与伴随性(如与溃疡、胃癌等共存),原发性胃炎又可分为以下三大类。

(1)慢性浅表性胃炎:内镜下可见充血性斑点状红斑,或散在出血点及小糜烂、黏膜水肿,并有黏液附着。

(2)慢性萎缩性胃炎:其特点为黏膜变薄,黏膜下血管透见,可伴增生或肠上皮化生等改变。若伴有红色小颗粒状增生,称为萎缩增生性胃炎,在重度肠上皮化生的萎缩性胃炎时,可见白色扁平隆起(卵圆石型),但大多数"肠化"需活检证实。

(3)肥厚性胃炎:胃黏膜皱襞粗大且有炎症改变。

目前对此类胃炎大多持有怀疑态度,因而极少单独做出肥厚性胃炎的诊断。

2.悉尼分类法(Sydney 分类)  1990 年 8 月第九届世界胃肠病学术大会上提出了悉尼系统——一种新的胃炎分类法。此分类法是由组织学和内镜两部分组成。

(1)组织学以病变部位为核心,确定 3 种基本诊断:①急性胃炎;②慢性胃炎;③特殊类型的胃炎。以病因学和相关因素为前缀,组织形态学描述为后缀,并对肠上皮化生、炎症的活动性、炎症、腺体萎缩及 Hp 感染分别给予程度分级。

(2)内镜部分以肉眼所见的描述为主,并区别病变程度,确定 7 种内镜下胃炎的诊断,即:①红斑(充血)渗出性胃炎;②平坦糜烂性胃炎;③隆起糜烂性胃炎;④萎缩性胃炎;⑤出血性胃炎;⑥反流性胃炎;⑦皱襞肥大性胃炎七种。

本分类在国内应用多年,由于不实用,现已很少使用。

3.井冈山会议分类

(1)非萎缩性胃炎:同义语有浅表性胃炎、慢性胃窦炎、间质性或滤泡性胃炎、糜烂性胃炎等。目前建议:逐步将浅表性胃炎诊断过渡为非萎缩性胃炎诊断。

(2)萎缩性胃炎。

4.中国大连会议慢性胃炎的内镜分型分级标准(表 13-4)。

表 13-4　慢性胃炎内镜分型分级标准

| 内镜分型 | 内镜特征 | 分级标准 |
|---|---|---|
| 浅表性胃炎 | 红斑:与周围黏膜比较,有明显的发红 | Ⅰ级:分散或间断线状<br>Ⅱ级:密集斑点或连续线状<br>Ⅲ级:广泛融合 |
| 糜烂性胃炎 | 糜烂(平坦/隆起疣状):黏膜破损浅,周围黏膜平坦或隆起 | Ⅰ级:单发<br>Ⅱ级:多发局部≤5<br>Ⅲ级:多发广泛≥6 |
| 出血性胃炎 | 黏膜内出血:黏膜内点状、片状出血,不隆起的红色、暗红色出血斑点(伴/不伴渗血,新鲜/陈旧) | Ⅰ级:局部<br>Ⅱ级:多部位<br>Ⅲ级:弥漫 |
| 萎缩性胃炎 | 黏膜萎缩:黏膜呈颗粒状、皱襞变平、血管透见由灰色肠上皮化生结节 | Ⅰ级:细颗粒,血管部分透见。单发灰色肠上皮化生结节<br>Ⅱ级:中等颗粒,血管连续均匀透见。多发灰色肠上皮化生结节<br>Ⅲ级:粗大颗粒,皱襞消失,血管达表层。弥漫灰色肠上皮化生结节 |

注:特殊类型不列在本表中,若见到两种以上表现,可将主要诊断写在第一位,次要诊断列在其后,并注明病变部位。

## (二)活检取材

慢性胃炎的诊断主要依靠病理检查。

1.为了判定或证实肉眼所见病变的性质和程度,一般采用选择性活检法,即选择肉眼所见病变最可疑或最显著的部位进行活检。

2.为了进一步研究胃炎的性质、分布、范围及程度等,一般采用定位活检法。

(1)三处活检法:即在胃窦小弯、胃体中部小弯及胃体大弯各取一块胃黏膜组织。

(2)四处活检法:即在胃窦小弯、胃角小弯、胃体中部小弯及胃体大弯各取一块胃黏膜组织。

(3)八处活检法:即在胃窦小弯、胃角小弯、胃体下部小弯及该三处同一平面小弯以外病变最明显处和胃体上部小弯、胃体大弯各取一块胃黏膜组织。

(4)九处活检法:即在胃窦小弯、胃角小弯、胃体中部小弯及该三处同一平面的胃前壁和胃后壁各取一块胃黏膜组织。

3.慢性胃炎活检要求

(1)用于研究时,根据悉尼系统的要求取 5 块标本,即胃窦 2 块取自距幽门 2～3cm 处的大弯和小弯;胃体 2 块取自距贲门 8cm 处的大弯和小弯(约距胃角近侧 4cm);胃角 1 块。对可能或肯定存在的病灶要另取标本,标本要足够大,达到黏膜肌层。

（2）用于临床时,建议取 2~3 块标本,胃窦小弯 1 块(和大弯 1 块)及胃体小弯 1 块。

（3）不同部位的标本需分开装瓶。

（4）需向病理科提供取材部位、内镜所见和简要病史。

4.特殊染色　对炎症明显而 HE 染色片上未见 Hp 的标本,要做特殊染色仔细寻找。可用较简便的 Giemsa 染色或 Warthin-Starry 染色。

### （三）以 2003 年(大连)慢性胃炎内镜分型分级标准为例。

1.慢性浅表性胃炎　慢性浅表性胃炎在内镜检查中占慢性胃炎的 51.7%~85.45%。慢性浅表性胃炎的胃黏膜较脆弱,当炎症较重时内镜检查过程中镜身对黏膜的轻微摩擦即可造成黏膜的损伤而引起出血,这种出血应与炎症本身引起的黏膜糜烂和出血区别。

内镜表现:慢性浅表性胃炎的炎症限于胃小凹和黏膜固有层的表层。胃镜下可见点状、片状或条状红斑,黏膜粗糙不平,黏膜出血点或出血斑。病变主要见于胃窦,也可见于胃体。

（1）充血性红斑:轻度浅表性胃炎常仅见充血性红斑。充血性红斑多呈斑片状,亦可呈斑点状或条状;色暗红;边界模糊,与周围正常黏膜的橘红色胃黏膜相间,呈局限性或广泛性分布。重度浅表性胃炎时胃黏膜可呈弥漫性充血,或呈麻疹样外观。

（2）黏膜水肿:内镜下表现为胃黏膜肿胀、湿润,反光度增强,颜色较淡;黏膜皱襞增厚而柔软。

（3）附着性黏液:慢性浅表性胃炎时胃内常出现附着性黏液,呈黄白或灰黄色,不含泡;此黏液常常紧密附着于胃黏膜表面,当用水冲洗黏液后可见到糜烂面。附着性黏液是浅表性胃炎的主要表现之一,在炎症较明显时可见,应与吞下的唾液相鉴别,唾液色白,泡沫状,明显高出于黏膜面。

（4）出血、糜烂:黏膜出血、糜烂是炎症较重的表现。黏膜内出血可表现为斑点、斑片或条索状;新鲜出血表现为红色,陈旧出血表现为暗红或棕黑色。黏膜外出血,无论肉眼可否看到糜烂面,一般均有糜烂形成,糜烂面表现为圆形、线形或不规则形,表面常覆着有黏液,周围可见红晕。

慢性浅表性胃炎的炎性表现局限于黏膜的浅表 1/3,亦可累及黏膜的全层,可伴有淋巴细胞和浆细胞浸润,或少数中性粒细胞浸润。按病变程度的不同分为三度。轻度:炎细胞浸润限于黏膜的浅表 1/3;中度:病变程度介于轻度与重度两者之间;重度:炎细胞浸润可达黏膜全层,伴有黏膜上皮变性、坏死或胃小凹扩张、变长;伴有黏膜浅层的肠上皮化生。

2.慢性萎缩性胃炎　慢性萎缩性胃炎多由慢性浅表性胃炎发展而来,它的诊断需依靠胃黏膜活检标本的组织学检查。近年的研究表明,部分萎缩性胃炎的发病多与自身免疫因素有关。在国内萎缩性胃炎占慢性胃炎的 12.5%~50.5%,发病率随年龄的增大而明显增多。并有发生胃癌的倾向,目前被认为是一种癌前期病变。北京肿瘤防治研究所等单位报道慢性萎缩性胃炎的胃癌发生率为 6.1%(33 例,10~13 年的随访资料)。

内镜表现:①黏膜颜色改变;②黏膜下血管显露;③黏膜皱襞细少或消失;④可能伴有增生或肠上皮化生等改变。

（1）单纯性萎缩性胃炎

1）黏膜颜色改变:病变黏膜失去正常胃黏膜的橘红色;黏膜表现为苍白、灰白或灰黄色,成斑片状或弥漫性分布;边界多不清楚。黏膜颜色的改变是黏膜萎缩在内镜下最早出现的征象,随后才出现黏膜下血管显露,单凭黏膜颜色的改变诊断萎缩性胃炎是不可靠的。

2）黏膜下血管显露:黏膜下透见的血管可有两种形态,一种为暗红色网状细小血管,另一种是蓝色树枝状较大血管。黏膜下血管显露是诊断萎缩性胃炎的可靠指标。需注意:胃底充气扩张后常可透见血管;过度充气后正常的胃黏膜也可透见血管。

3）黏膜皱襞细少或消失：胃黏膜萎缩后常使黏膜皱襞变得细少甚至消失。

4）萎缩性胃炎时常伴有不同程度的慢性浅表性胃炎改变，如充血性红斑、反光度增强及附着性黏液等。

（2）伴有增生的萎缩性胃炎：在内镜下表现为病变黏膜粗糙或呈颗粒状、结节状，这时黏膜下血管显露的特征常不明显。过度增生时，需与肥厚性胃炎相鉴别，后者胃黏膜较光滑，且柔软，呈天鹅绒样；也需与BorrmannⅣ型胃癌相鉴别，后者胃黏膜常有糜烂、溃疡及僵硬等改变。萎缩性胃炎的增生性改变如有颜色发灰时，需与Ⅱa型早期胃癌鉴别。

（3）伴有肠上皮化生的萎缩性胃炎：慢性萎缩性胃炎伴有肠上皮化生时轻者镜下不易观察，需活检组织病理学诊断。重者内镜表现分为四型：①特异型：表现为大小不等、表面光滑、灰白色的扁平隆起，又称为卵圆石型。病变主要限于胃窦部，也可散在分布。②石板瓦型：表现为在相对平坦的胃黏膜表面有许多乳白色黏膜改变。③米粒撒布型：表现为胃窦部的黏膜面上有散在的灰白色隆起，如米粒状。④雪点型：表现为接近胃角的胃体部有许多白色小颗粒，呈雪点状。

3.慢性糜烂性胃炎　"糜烂"是指黏膜层的缺损，其深度不超过黏膜肌层。表浅者可表现为覆盖胃黏膜的剥脱，深者可达黏膜肌层表现为溃疡。糜烂性胃炎分为急性糜烂性胃炎和亚急性或慢性糜烂性胃炎两大类，慢性糜烂性胃炎又称天花疹样糜烂，常与十二指肠溃疡并存。本病可能是一种变态反应性疾病。临床上可表现为慢性上腹痛、恶心、呕吐、食欲不振等，也可能引起上消化道出血。

（1）内镜所见：镜下可见胃窦部及胃体下部肥大的黏膜皱襞上存在中央呈脐样凹陷的隆起性病变，中央凹陷处即糜烂所在，形如天花疹；排列呈串或呈簇状，亦可为单发性。以上病变随着年龄的增长而上移，故在胃体中、上部或胃底部有时也可见以上病变存在。

（2）分型：①未成熟型：胃窦部肥大的皱襞上可见基底部逐渐高起的隆起性中央脐样凹陷，很易误诊为胃窦癌，大量充气后胃窦部扩张、反射性地引起胃蠕动，可以排除恶性病变。本型的隆起性病变主要是组织水肿所致，可在数日内消失，一般不超过3个月，故又称消失型；②成熟型：本型的隆起性病变由于纤维化所致，隆起持续存在，不易消失，故又称持续型或疣状胃炎。此型中央凹陷较小且较深，一般呈圆形，天花疹样；若无凹陷则呈息肉样；少数呈香肠形或纡曲形。

## 四、特殊类型胃炎

其在形态上和病理上均不同于慢性浅表性胃炎和萎缩性胃炎，而称为特殊类型胃炎。

### 1.巨大肥厚性胃炎

（1）巨大肥厚性胃炎：又称为Menetrier病，是胃黏膜上皮良性过度增生所致。胃腺常被增生的表层上皮所代替。

（2）内镜所见：黏膜皱襞常异常巨大，呈结节状或脑回状，皱襞间有大量胶冻状黏液；可伴有多发性糜烂；少有深度溃疡。病变常为弥漫性，少数可呈局限性。内镜下需与恶性肿瘤浸润所引起的恶性巨型皱襞相鉴别，后者表现为恶性溃疡、胃壁僵硬，并可经组织病理学检查证实。

### 2.残胃炎

（1）残胃炎：胃大部分切除术后，特别是做BillrothⅡ式手术者，易发生残胃和吻合口的炎症。这可能与胆汁反流、缺乏促胃液素的细胞营养作用等因素有关。

（2）内镜所见：内镜下可见残胃黏膜充血、水肿，或有渗出、糜烂等表现，少数可见息肉样隆起表现。胃大部切除术后残胃的内镜下表现有以下几种：①吻合口处呈现微小的非特异性红斑，红斑由无数个红点组成,且脆性增加;②吻合口处呈现结节样外观或息肉样改变,伴明显红斑和浅表糜烂;③吻合口不对称,有时类似于肿物,在吻合处呈现凸出的缝线,并可见黏膜下层缝线肉芽肿,伴有渗出和炎性表现,甚至溃疡形成。

3.腐蚀性胃炎

(1)腐蚀性胃炎:自服或误服强酸如盐酸、硫酸、硝酸、石炭酸、甲酚皂溶液(来苏),强碱如苛性碱、氨等,可造成胃黏膜及黏膜以下组织的损害,特别是在幽门前区,称急性腐蚀性胃炎。这类患者都有腐蚀性食管炎。强碱所致损伤,食管比胃严重,而强酸则相反。胃壁损伤程度与吞服的腐蚀剂剂量、浓度,以及胃内所含食物量有关。强碱引起组织的液化性坏死;强酸凝固蛋白质,故引起凝固性坏死,有灼痂。

(2)内镜所见:胃部病变轻者仅有充血、水肿和糜烂,常有黏膜内出血;重者可有急性溃疡,胃壁坏死甚至穿孔引起腹膜炎。如患者幸存,则常遗留食管或幽门前区瘢痕性狭窄。

4.嗜酸性胃炎

(1)嗜酸性胃炎:病变常在胃窦,同时侵犯小肠时称嗜酸细胞性胃肠炎,需与胃肿瘤和肉芽肿性疾病鉴别。

(2)内镜表现:胃镜下见胃黏膜不规则隆起、结节、溃疡和胃窦腔狭窄。组织学见大量嗜酸粒细胞浸润。

5.药物性胃炎

(1)药物性胃炎:常见于长期服非甾体类消炎药的患者。

(2)内镜表现:内镜下见胃黏膜局限性或弥漫性充血、水肿,黏液分泌较多。黏膜常有点状或片状出血、血痂和上皮下出血,重者可见散在多发圆形和椭圆形糜烂,直径1～2mm大小。黏液池有新鲜或陈旧血液。

6.淋巴细胞性胃炎  为一病理学名词,胃黏膜上皮细胞内有较多淋巴细胞浸润。根据文献报道,内镜下有类似痘疮样胃炎的表现。

# 五、胆汁反流性胃炎

对具有典型的病史(如胃大部分切除术后或胆系疾病)和症状(如剑突下持续性烧灼样疼痛,进餐后不缓解,夜间加重,呕吐胆汁、体重减轻等)的患者,如内镜检查发现以下(见内镜所见)特征,可确诊有胆汁反流性胃炎。内镜检查可了解反流的程度、胃炎的部位、性质与严重度;但内镜检查不能确定反流的数量。所以有学者认为内镜表现仅能作为胆汁反流性胃炎初筛的方法,胆汁斑附着处有炎症改变对诊断有帮助;确诊患者是否存在十二指肠胆反流需进行胃内24h胆红素监测、$^{99m}$Tc-EHIDA 核素显像等检查。

患者接受内镜检查时,当进镜距幽门4～5cm处时应停留1～2min,待受检者安静后,观察是否有黄色胆汁呈泡沫样反流入胃、黏液湖是否清亮或呈淡绿色胆汁潴留、胃壁有无胆汁浸渍现象或黄色胆汁斑块附着。

1.胆汁反流的轻重可根据黏液湖黄染的程度进行分级  0级:黏液湖清亮、透明,无黄染;Ⅰ级:黏液湖清亮,淡黄色;Ⅱ级:黏液湖呈黄色清亮;Ⅲ级:黏液湖呈淡黄色或深绿色。应用内镜诊断胆汁反流的病例中,Ⅰ级反流仅占20%,Ⅱ级反流为60%,Ⅲ级反流为80%,由此可见在内镜检查的同时进行胆汁反流分级有助于胆汁反流的诊断。

2.内镜所见  内镜下可直接观察到胆汁反流,胃黏液被染成黄色,并可见胃黏膜有充血、水肿、颗粒状改变,组织脆弱或有糜烂、坏死、肠化生、不典型增生等变化。胃黏膜可有充血、渗出、红斑、黏膜变脆易出血等黏膜炎症改变,并可见散在的黏膜萎缩,黏膜血管透见,甚至可见到糜烂或浅溃疡。

内镜下可见吻合口附近胃皱襞充血明显,甚至呈息肉样改变,少数患者还可出现吻合口溃疡。

镜下常规取胃黏膜进行活检病理学检查,可见炎细胞浸润,腺体细胞破坏,腺管萎缩及肠上皮化生甚至不典型增生等特异性变化。

## 六、门脉高压性胃病

文献报道 50%～75%的肝硬化患者上消化道出血原因中,消化性溃疡占 24.7%,急性胃黏膜病变占 23.5%,内镜下消化性溃疡的检出率为 38.1%。门脉高压患者可伴发与门脉高压有关的各种胃十二指肠病变,如胃十二指肠静脉曲张、胃黏膜病变、肝源性溃疡、胃窦毛细血管扩张症等,其中门脉高压性胃病(PHG)是指门脉高压患者伴发的胃黏膜病变,内镜下表现为各种形态的充血性红斑(尤其是蛇皮征、马赛克征、樱桃红斑)和糜烂,伴有或不伴有出血。

内镜表现及分类如下。

1.McCormack 分类　McCormack 等将 PHG 分为轻重 2 型。

(1)轻型:①细小的粉红色斑点或"猩红热"疹;②在条纹状外观的皱折表面出现的浅表红斑;③"蛇皮"征或马赛克图案。

(2)重型:①散在樱桃红斑点;②弥漫性出血性胃炎。

2.NIEC 分类　1992 年,新意大利内镜俱乐部(NIEC)提出了一种 PHG 的新分类,将马赛克图案(中央稍微凸起,由黄白色凹缘包绕的小型多边形区域)分为 3 型。

(1)轻型:小区的中央呈粉红色。

(2)中型:粉红色小区的中央可见平坦红点,但不到达白色边缘。

(3)重型:小区中央弥漫性发红。

3.Tanoue 分类

(1)Ⅰ级:轻度发红,黏膜充血但无马赛克图案。

(2)Ⅱ级:重度发红和将凸起的水肿黏膜区域分开的细网状图案,有马赛克图案或小红点存在。

(3)Ⅲ级:在Ⅱ级状态下看到的点状出血。

其中Ⅰ级属非特异性发红,Ⅱ级是特异性表现,Ⅲ级是在Ⅱ级的基础上伴随的点状出血。

## 七、胃溃疡

胃溃疡(GC)的形成与胃酸-胃蛋白酶的消化作用有关。溃疡形成过程中黏膜的缺损超过了黏膜肌层,它不同于糜烂。内镜下对胃黏膜直接观察,可以发现 X 线检查难以发现的表浅溃疡和愈合期溃疡,并可以对溃疡进行分期(活动期、愈合期及瘢痕期),可以直视下进行黏膜活检及刷检和进行 Hp 检测,可以判断溃疡的良、恶性,还可以发现胃溃疡的伴随病变,如慢性胃炎等。

### (一)内镜表现

胃溃疡常呈圆形或椭圆形,表面有炎性渗出物和坏死组织。溃疡底部可见白苔;溃疡边缘清楚,光滑;溃疡趋于愈合时,周围可见红晕,并有黏膜集中现象。

内镜检查时应注意溃疡的部位,溃疡的形态、大小、深度,溃疡的基底、边缘及周围黏膜的情况;并应分期和常规做活检及组织细胞学检查。浅小的溃疡常被附着在溃疡表面的黏液所遮盖,故对附着在黏膜面上的黏液,特别是溃疡好发部位如胃角或胃角附近黏膜面上的黏液,必须用水冲,仔细观察,以免漏诊。

1.形态

(1)胃壁组织缺损形成凹陷,表面覆盖白色或黄白色苔。

(2)溃疡周围炎症性变化:充血、水肿、边缘隆起和皱襞肥厚。

(3)黏膜皱襞集中。

(4)胃腔变形如胃壁弧的变形、胃小弯缩短与"沙钟胃"等。

2.部位　胃溃疡绝大多数位于胃小弯,特别是胃角及胃角附近。位于胃大弯的溃疡常为恶性溃疡(溃疡型癌),注意只有极少数的良性溃疡发生在胃大弯;采用刚果红染色可以确认,若溃疡在胃底腺分布区,则癌性溃疡的可能性较大。胃溃疡绝大多数都发生在靠近幽门腺与胃底腺交界线的胃窦侧,随着年龄的增长,幽门腺与胃底腺的交界逐渐上移,胃溃疡的发生部位亦随之上移,胃体高位溃疡的发病率也随之增多;胃体高位溃疡常位于胃体后壁近小弯处,内镜检查时如不仔细,常容易漏诊。

3.数目　胃溃疡多为单个,有两个或两个以上的溃疡称为多发性胃溃疡;合并十二指肠溃疡称为复合性溃疡。据统计,多发性胃溃疡占胃溃疡的$2\%\sim3\%$。

4.大小及深度　溃疡面的直径一般在$5\sim25mm$之间,直径达$25mm$或以上者,称为巨大溃疡。内镜下准确地估计溃疡面大小的方法有3种。①凭检查者的经验直接估计:胃角(自前壁至后壁)长约5cm,可作为衡量溃疡大小的参考值。如溃疡占据胃角的$1/5$,则溃疡的直径约为1cm左右。②以活检钳在接近溃疡面时,全部张开钳瓣开口部的大小(约为5mm)作为参考值。用此法估计溃疡面的大小一般比较准确。③用特制的测量尺(从内镜活检孔插入此尺)直接测量溃疡面的大小。

判断溃疡的深度可用超声内镜(EUS)。如果溃疡面有黏液等覆盖时,应注水冲去溃疡表面的覆盖物后,再去测量。溃疡深度分为四级:Ⅰ级,组织缺损限于黏膜层内(即糜烂);Ⅱ级,组织缺损超过黏膜肌层达黏膜下层;Ⅲ级,黏膜缺损达固有肌层;Ⅳ级,组织缺损穿透固有肌层。如镜下观察到溃疡深凹或有明显的黏膜集中及胃角变形,则常提示溃疡已深达固有肌层或穿透固有肌层。

5.形态　胃溃疡多呈圆形或卵圆形,少数呈不规则形或线形。溃疡基底平整,覆盖清洁白色或黄白色苔;急性期时可见新鲜出血或陈旧性出血,苔为污秽苔;胃后壁穿透性溃疡暴露出胰腺组织时,基底呈结节状。溃疡边缘清晰而整齐,较深的溃疡内缘整齐如凿。溃疡周围黏膜在急性期呈水肿状,一般与周围正常黏膜相平,少数可周围略隆起和皱襞肥厚。溃疡愈合时,周围可见红晕,有黏膜皱襞向溃疡集中现象。

线形溃疡是一类形态较特殊的溃疡。它可以是溃疡形成初期之表现;也可以是圆形溃疡愈合期之表现。线形溃疡常位于胃小弯,自前壁向后壁走行,与胃的长轴垂直。线形溃疡的瘢痕可使溃疡四周黏膜的颜色改变,使黏膜高低不平、皱襞中断及小弯变窄;并伴有瘀斑,容易误诊为胃癌,故应注意鉴别。

6.分期　胃溃疡自急性期至完全痊愈,一般分为三期。各期又分为两个阶段,即$A_1$、$A_2$,$H_1$、$H_2$,$S_1$、$S_2$。各期溃疡的形态特征如下:

(1)活动期(activestage,A期):又称为厚苔期。

$A_1$期:溃疡苔厚而污秽,周围黏膜肿胀,无黏膜皱襞集中。

$A_2$期:溃疡苔厚而清洁,溃疡四周出现上皮再生所形成的红晕,周围黏膜肿胀逐渐消失,开始出现向溃疡集中的黏膜皱襞。

(2)愈合期(H期):又称为薄苔期。

愈合期的特征为溃疡苔变薄,溃疡缩小,四周有上皮再生形成的红晕,并有黏膜皱襞向溃疡集中。$H_1$期与$H_2$期的区别在于后者溃疡已接近完全愈合,但仍有少许薄白苔残留。

（3）瘢痕期（S 期）：又称为无苔期。

S$_1$ 期：溃疡苔消失，中央充血，瘢痕呈红色，又称红色瘢痕期。

S$_2$ 期：红色完全消失，瘢痕呈白色，又称白色瘢痕期。

综上所述，活动期以厚苔为主要特征，伴周边黏膜水肿；愈合期以薄苔为主要特征，溃疡四周有较明显的红晕和黏膜皱襞集中现象；瘢痕期白苔消失。

7.愈合及再发　内镜下判断溃疡是否愈合，一般以溃疡苔的消失与否为准。大多数溃疡在愈合过程中呈现逐渐变小、变浅的趋势，最后仅留有一颜色较淡的平坦凹陷，或不留有任何肉眼可见的痕迹。溃疡在愈合过程中形成的线形溃疡一般与胃的长轴垂直，但大溃疡在愈合过程中可形成与胃的长轴相平行的线形溃疡。

已愈合的溃疡可以再发。据统计约有 1/3 的患者在 2 年内溃疡再发。一般认为内镜下的白色瘢痕期代表溃疡痊愈并稳定，而红色瘢痕期则表明病变不稳定，可以再发。

8.间接征象

（1）胃壁弧变形：位于胃角、胃角附近或胃窦部的溃疡，常引起胃角或胃窦的弧样变形，此变形与胃长轴相垂直。应与以下疾病鉴别：①恶性肿瘤、胃内充气量过少、胃外肿块压迫等可引起的胃壁弧变形；②对口溃疡、线形溃疡及胃癌引起的胃角梯形样变形；③胃癌引起的胃角弧突向胃腔内的变形，并伴有胃壁僵硬和表面凹凸不平。

（2）胃小弯缩短其主要见于线形溃疡、对口溃疡或穿透性溃疡。胃小弯缩短时，内镜下可见胃角变钝、变宽；胃角与大弯间的距离增大；胃角向幽门靠近。

9.伴随病变　胃溃疡常与慢性胃炎同时存在，特别是胃窦部的炎症。一般认为胃炎是原发，胃溃疡是继发；溃疡愈合后，胃炎仍然存在。如前所述，胃溃疡一般发生于靠近胃底腺区域的幽门腺区域内，随着年龄的增长，胃底腺逐渐萎缩，幽门腺与胃底腺交界线逐渐上移，胃溃疡的发生部位亦随之上移；故溃疡部位越高，慢性胃炎的范围也越大，所以除幽门前区溃疡外，胃溃疡的位置常是反映胃炎范围大小的一种标志。

### （二）难治性溃疡

经正规内科治疗 3 个月而未愈合的溃疡，称难治性溃疡。深而瘢痕多的溃疡，再生上皮不易覆盖，难以愈合。沿胃横轴排列的多发性溃疡和单发性溃疡中的线形溃疡较难愈合。胃角和胃窦部的溃疡较胃体部的溃疡较难愈合。前壁溃疡较后壁溃疡易于愈合。老年人溃疡较难愈合。

难治性溃疡的内镜下特征：①溃疡深而大，溃疡壁如凿；②溃疡周围隆起，且呈结节状；③胃壁弧变形；④溃疡周围黏膜皱襞集中显著，特别是胃角部溃疡；⑤线形溃疡。

### （三）良、恶性溃疡的鉴别

内镜下观察溃疡的良、恶性主要看周边黏膜的形态，但良、恶性溃疡之间没有绝对的界限，因此往往需经直视下活检、组织细胞学检查和密切随访来协助诊断。

一般而言，胃大弯的溃疡、巨大的溃疡常为恶性。恶性溃疡常呈不规则形，基底凹凸不平，或呈阶梯状凹陷，或有"岛"形成，苔多污秽，常有出血，边缘不清晰常呈虫咬状，周围黏膜常有糜烂、出血、高低不平、结节、僵硬及颜色变灰，向溃疡集中的黏膜皱襞或呈杵状，或突然中断，或突然变尖，或互相融合，或边缘呈虫咬状，局部蠕动消失。恶性溃疡的形态有时也与良性溃疡酷似，如Ⅲ型早期胃癌。因此，凡遇可疑病例，应做多块活检和组织细胞学检查，并应坚持严密随访；如溃疡已愈合，亦应做活检检查，并严密随访半年。

活检应多取几块组织，一般主张对每个病变取材 5～6 块。钳取部位应包括溃疡的四缘（幽门缘、贲门缘、前壁缘及后壁缘）及基底部。浅凹陷性病变主要取基底部（Ⅱc 型早期胃癌的癌组织常分布在溃疡的基底部）；较深的溃疡主要取内缘和溃疡壁（Ⅲ型早期胃癌和慢性胃溃疡癌变的癌组织常分布在溃疡壁及边缘部位)。活检完毕应再做刷检,刷检部位亦应包括溃疡基底部和溃疡边缘。若有中度不典型增生,需严密随访;若有重度以上的不典型增生,需结合形态和临床特点,应考虑是否为早期癌变,短期随访仍无减轻者,应考虑手术治疗。

## 八、应激性溃疡

应激性溃疡(SU)是指各类严重创伤、危重疾病、严重心理障碍等应激状态引起的食管、胃和十二指肠等部位黏膜的急性糜烂和(或)溃疡,其中以胃黏膜的病变最为多见。主要表现为上消化道出血。烧伤引起者称为 Curling 溃疡,颅脑损伤引起者称为 Cushing 溃疡。

临床上 SU 常见的病因包括:①严重感染、败血症或脓毒血症;②各种类型休克或持续低血压状态;③严重创伤和复杂的大型手术后;④多系统器官功能不全综合征或衰竭(MODS/MSOF);⑤心脑血管意外;⑥急性呼吸窘迫综合征(ARDS);⑦心肺脑复苏后;⑧其他如晚期肿瘤、各种中毒等;⑨严重心理应激;⑩损伤胃黏膜药物:如阿司匹林等非甾体抗炎药和皮质类固醇等。

### (一)内镜表现

应激性溃疡一般宜在出血后 24～48h 内行急诊内镜检查。镜下可见多发、表浅性溃疡或糜烂;可见点状或片状出血灶。病变以胃体部常见,少数可见合并十二指肠与食管部溃疡。烧伤和颅脑外伤等严重创伤所致者溃疡较深,甚至穿孔。内镜下分型如下。

1.缺血苍白型　　见于 SU 发生前期。食管、胃及十二指肠黏膜缺血,色泽淡而苍白。

2.充血水肿型　　见于 SU 早期。食管、胃及十二指肠黏膜广泛、散在片状充血斑;黏膜潮红、水肿、反光增强;以胃体大弯、后壁和胃底较重;如有反流,则在胃窦部或食管下端也有较明显的改变。

3.出血糜烂型　　在充血水肿的粗大食管、胃及十二指肠黏膜皱襞顶端可见隆起型糜烂,且略呈凹陷状。多表现为线条状,也可为串点状或片状。平坦型糜烂不易识别,在冲洗创面后则可发现粗糙不平的糜烂病灶;表浅凹陷型糜烂范围较广且散在,黏膜充血水肿较明显。

4.表浅溃疡型　　好发于胃体大弯侧、后壁及贲门下方,食管下端及十二指肠也常发生。溃疡常局限而表浅且直径小,呈圆形、椭圆形、线形或不规则形,常呈散在分布。

5.坏死剥脱型　　胃黏膜呈大片状坏死脱落和食管中下端黏膜坏死,呈条状或管状剥脱,黏膜剥脱后有不规则溃疡及出血性创面。

### (二)Cuslung 溃疡的内镜表现

可见胃和食管黏膜的局灶性糜烂性表现。糜烂可呈点状、片状或条状,或呈现大小不等的瘀点和瘀斑。病变深度通常不超过黏膜层,病变恢复后不留瘢痕。多为单发,形态不规则,直径 0.5～2.0cm;边界清楚;周围水肿不明显。

### (三)Curling 溃疡的内镜表现

其内镜下表现基本与前述应激性溃疡相似。特点为病变发生早;因胃黏膜血流减少,而表现为胃黏膜缺血、颜色苍白;病变分布较广,在全胃肠道均可有显著性病变;病变形态多样,伴有广泛充血、水肿、溃疡和黏膜下出血;病程后期胃黏膜病变处可见有大量细菌增殖而致化脓性感染,呈现胃液污秽。

### (四)药物性溃疡的内镜表现

内镜下主要表现为黏膜和黏膜下出血、充血和水肿,数小时后形成黏膜糜烂,24h 左右可形成急性溃疡。同时十二指肠黏膜亦可见到同样的病变。

## 九、胃良性肿瘤

胃良性肿瘤约占所有胃部肿瘤的 1％～5％,内镜检出率约为 2％左右。其按其组织学来源分为两类:①来源于胃黏膜的上皮组织,如息肉等;②来源于胃壁的间叶组织,如间质瘤、神经源性肿瘤、脂肪瘤、纤维瘤、血管瘤等;临床中以胃息肉最多见,其次为间质瘤。此外,临床中还可见有异位组织、畸胎瘤、黄色瘤、嗜酸性肉芽肿等。

### (一)胃息肉

胃息肉的发病率较结肠息肉为低,占所有胃部良性病变的 5％以上。国内外文献报道内镜下胃息肉的检出率约为 2.0％;我国第二军医大学附属长海医院统计 6000 例内镜检查,发现胃息肉 52 例,发病率约为0.77％。

80％左右的胃息肉位于胃体和胃窦部;单发者占 80％左右,多发者占 20％左右;直径自几毫米至几厘米不等,但大多在 0.5～2.0cm 之间,直径<2cm 者占 96.4％左右,少数息肉直径大于 2cm。

1.分类　胃息肉的分类一般根据息肉的大体形态和(或)组织病理学进行分类。

(1)组织病理学分类:胃息肉的组织病理学主要分为两个类型:①肿瘤性,即胃腺瘤性息肉;②非肿瘤性,包括增生性息肉、错构瘤性息肉和炎性息肉等。

1)腺瘤性息肉:腺瘤性息肉的发病率占胃息肉的 3％～13％,约占残胃息肉的 27.3％。其多见于 40 岁以上的男性,尤其是 70 岁以上老年患者易发;其常见于胃窦部。腺瘤性息肉又分为管状腺瘤、绒毛状腺瘤及管状腺瘤和绒毛状腺瘤的混合型。平坦型腺瘤性息肉(内镜下管状腺瘤多较平坦)多生长缓慢,随访多年可无显著的大体变化,但仍为癌前状态。绒毛状腺瘤也称为乳头状腺瘤,直径大于 4cm 者多有恶变。①管状腺瘤。呈平坦广基隆起;常为单发,也可为 2 个或 3 个成簇状排列;直径在 1cm 左右,约 80％直径小于 2cm;当息肉表面呈不规则状或结节状时,应与早期胃癌相鉴别。②绒毛状腺瘤。广基而无蒂,直径 3～4cm,单发(60％左右)。周围黏膜常呈萎缩状;息肉表面颜色比周围黏膜较深,有时可见息肉表面呈乳头状或裂隙状表现,或有分叶;息肉可有糜烂或小溃疡。息肉可被内镜或活检钳推动,如出现息肉固定、息肉各部分不对称和形态不规则等现象,应高度怀疑恶变,注意鉴别。

2)增生性息肉:增生性息肉约占胃部良性息肉的 90％,是腺瘤性息肉发生率的 7～8 倍。多发于胃窦部和残胃,也有好发于萎缩性胃炎基础之上者。

3)炎性息肉:分为炎性假息肉(病理组织学为肉芽组织而无腺体成分)和炎性纤维息肉(病理组织学有明显的炎性纤维组织浸润)。

(2)形态学分类

1)胃息肉的大体形态分类按其形态的不同分为 4 型(山田分型)

Ⅰ型:隆起性病变的基底部平滑,与周围黏膜无明确分界,即广基而无蒂。

Ⅱ型:隆起与基底部呈直角,分界明显。

Ⅲ型:隆起性病变的基底部较顶部略小,与周围黏膜分界明显,形成亚蒂。

Ⅳ型:隆起的基底部明显小于顶部,形成明显蒂部。

2)按照息肉的形态学分型和按其组织病理学改变不同也分为 4 型(中村分型)

Ⅰ型:最多见,直径一般小于 2cm,多有蒂,也可无蒂。表面比较光滑或呈细颗粒状、乳头状或绒毛状。色泽与周围黏膜相同,也可呈暗红色。多见于胃窦部。组织病理学改变多为腺瘤性息肉。

Ⅱ型:多见于胃窦胃体交界处。息肉顶部常有发红、凹陷,此型息肉是由于反复的黏膜缺损、再生修复而形成。合并早期胃癌最多。组织学改变与Ⅰ型不同。

Ⅲ型：呈平盘状隆起，形态与Ⅱa型早期胃癌相似。

Ⅳ型：有由肠上皮化生的乳头状腺瘤。

2.内镜表现　息肉可呈丘形、半球形、球形、卵圆形或手指状，向腔内局限性隆起，注气后不消失。小息肉常无蒂，大息肉多有蒂。表面一般光滑，有时呈桑椹状、颗粒状，少数可呈分叶状；与周围黏膜颜色相近，也有表现为充血发红或颜色略淡者；息肉周围的黏膜有萎缩性改变时黏膜颜色呈灰白色，息肉表面显得相对较红，有时表面还可呈颗粒状，外观类似草莓。有时息肉表面黏膜可见细小血管时，可伴有糜烂和出血。息肉较大、蒂较短、血供丰富时，还可见到息肉随血管搏动而抖动。如见息肉表面粗糙，伴有黏液、渗血或溃疡，则提示有继发性炎症或恶性改变。

腺瘤性息肉一般蒂较明显。腺瘤性息肉的镜下表现为：息肉周围无黏膜皱襞的集中现象，需与早期胃癌鉴别。

增生性息肉多为单发且较小、多无蒂；表面平滑类似橄榄状，较大者息肉表面可有糜烂、表面可见覆盖的黏液条纹，这一点可与腺瘤性息肉区别。部分增生性息肉和混合性息肉也可有蒂，与腺瘤性息肉相比较，除小而无蒂、表面光滑外，其黏膜还具有明显的排列规则的红斑。偶可见类似腺瘤性息肉的分叶状外观。

炎性息肉呈炎症、结节样改变。

3.内镜下良性息肉与息肉样癌的鉴别

（1）大小：直径<2cm的多属良性，>2cm的多属恶性。

（2）形态：良性息肉形态多规则，恶性息肉则呈桑椹状、结节状或不规则形。为了正确判断其形态，应从不同方向观察，同时应注意体位和注气量多少的影响。

（3）表面性状：良性息肉表面光滑，若表面不平、覆有白苔则常提示为恶性。有蒂息肉表面有小的出血、糜烂并不提示为恶性，但结节状或圆盘状息肉表面有出血、糜烂常需考虑为恶性。

（4）色泽：良性息肉表面色泽与周围黏膜相同或略淡，也可轻度发红。平盘状息肉略苍白。若呈灰白色、显著发红、出血、糜烂或污秽，则提示为恶性。

（5）蒂部：有蒂的息肉常是良性，无蒂而广基者可能属恶性。

（6）伴随病变伴明显的萎缩性胃炎及恶性贫血者，恶性可能性较高。

### （二）胃黏膜下肿瘤

位于黏膜下的各种肿瘤，表面有正常黏膜覆盖，在内镜下形态相似，临床上称为黏膜下肿瘤。其较少见，多起源于黏膜下或黏膜深层。根据其生长方向的不同可分为胃内型、壁内型、胃外型和混合型4种。大多数胃黏膜下肿瘤是非上皮源性的，除异位胰腺外，均来自胃壁的间叶组织，主要有间质瘤、神经组织肿瘤、纤维瘤、脂肪瘤、血管瘤等，其中间质瘤最为常见。

在内镜下以胃内型最具有黏膜下肿瘤的内镜特征，易在内镜检查时发现。胃外型在内镜下表现为胃外压迫性肿物，而不易在内镜检查时发现。

1.内镜表现　内镜下肿块常呈丘状、半球形或球形隆起，相对固定；肿块基底多宽大，境界不太明显；肿块表面黏膜紧张光滑，色泽与周围黏膜相同，顶部有时可出现缺血坏死性溃疡；桥形皱襞，是内镜诊断黏膜下肿瘤的重要依据之一，小的黏膜下肿块很易见到桥形皱襞，直径2cm以上者约半数可见到此现象。它是正常黏膜皱襞被肿瘤顶起而形成的自肿块向周围正常黏膜延伸的形态似桥的黏膜皱襞；在肿瘤顶部，由于张力较大，皱襞可能消失。

由于黏膜下肿瘤表面有正常黏膜覆盖，采用普通活检钳常不能取得肿瘤组织，为提高阳性率可采取

"挖掘式"深部反复取材。如其顶部有缺血坏死性溃疡,在溃疡部位深取,可能得到瘤组织。

2.分类

(1)间质瘤:间质瘤为胃内最常见的非上皮性肿瘤,占全部胃肿瘤的1％～3％,占全部胃良性肿瘤的23.6％,占胃外科手术良性肿瘤的62.9％,内镜检出率在0.3％以下。多见于中老年人,在我国男女发病率之比为2.3:1。

间质瘤可发生于胃的任何部位,但多见于胃体部和胃窦部,并且以发生在胃体后壁者最多见。肿瘤往往起自于胃壁肌层,少数起自黏膜肌层和血管肌层,肿瘤体积较大时恶性程度相对较高。

间质瘤一般呈圆形或椭圆形,边界清楚,直径0.5～5.0cm;无包膜;大多数为单发,呈分叶状或漩涡状结构,质硬。

间质瘤按起始部位和发展方向,可分为壁间型、腔内型、腔外型及哑铃型。根据其不同的生长方向分为:①肿块突出于胃腔的黏膜下型;②肿块突出于腹膜腔的浆膜下型;③肿块向胃腔和腹膜腔同时突出的哑铃型。其中黏膜下型最为多见。

内镜下根据病变的部位、大小和形态特点,并结合内镜下黏膜活检,可对间质瘤从形态学、组织学上明确诊断。但由于常规内镜取材常表浅,不能直接提供黏膜下肿瘤的组织学诊断,故内镜对胃黏膜下肿瘤的确诊率不足50％。对怀疑存在位于黏膜下的间质瘤,在内镜下从溃疡或糜烂处进行大块组织活检或"挖掘式"深部活检有助于获得正确的组织学诊断。超声内镜检查有助于胃间质瘤的确诊。

内镜表现:①突入胃腔的半球形或球形隆起,单发;直径多<2cm,偶可大至10～20cm;瘤体过大时,可见胃腔变形,引起胃壁呈帐幕样牵拉;肿瘤表面黏膜光滑,色泽与胃黏膜一致,边界清楚,质地韧,用活检钳触之可见在黏膜下的滚动;肿瘤有时呈苍白或灰白色;②桥形皱襞;③中心溃疡,溃疡位于肿瘤顶部中央,大小不等,一般为0.2～3.0cm,呈脐样;中心溃疡处常覆有白苔或血痂,溃疡中心处多为坏死组织,常有少量渗血;此处黏膜组织较脆,失去常有的弹性触之易出血;在同一局部可有2～3个溃疡或溃疡周边散在多个糜烂灶;溃疡边缘不规整。

(2)神经源性肿瘤:胃神经源性肿瘤发病率较低,占所有胃良性肿瘤的0.4％。临床上较为常见的为神经鞘瘤和神经纤维瘤,较为少见的为嗜铬细胞瘤、颗粒细胞瘤、神经节瘤以及成交感神经细胞瘤。

神经鞘瘤多见于中老年患者,多为良性,生长缓慢,病程可长达20年。其可能来源于神经膜细胞和神经内膜细胞,恶变率高达26.7％,但一般预后良好,即使恶变,也很少转移。肿瘤位于黏膜下层,好发于胃体、胃底部,小弯侧较大弯侧多见,前壁比后壁多,直径多为3～5cm,也有更大者。多单发,包膜完整,切面呈灰白色或灰红色。约半数胃神经源性肿瘤呈顶部有深凹陷的半球状隆起,也可呈结节状或有蒂。

(3)纤维瘤:胃纤维瘤由纤维结缔组织构成,多发生于胃窦部,较为少见,约占胃良性肿瘤的4％。无恶变倾向。

内镜表现:呈无蒂息肉或黏膜下圆形肿物,质硬,可有钙化,表面黏膜可糜烂、溃疡及出血。

(4)脂肪瘤:胃脂肪瘤起源于黏膜下或浆膜下,较少见,以中老年居多,多发生于胃窦及胃体部。

内镜表现:肿瘤位于黏膜下层,呈球形肿块,可呈分叶状,直径可达1～5cm。发生于胃底部者可较大。肿瘤表面黏膜正常,大者有时可形成溃疡引起出血。肿瘤质地软,被内镜或活检钳压陷,形成所谓"枕头征"或"坐垫征"。

(5)血管源性肿瘤:胃血管源性肿瘤是胃内罕见的良性肿瘤,占胃良性肿瘤的2.7％,平均发病年龄为53岁。常发生于胃窦。

其组织学主要是血管发育畸形,包括血管球瘤(动脉血管肌神经瘤)、淋巴管瘤、血管脂肪瘤、血管内皮瘤、血管外皮瘤及海绵状血管瘤。其中血管球瘤在胃内的发病率较高,其常被由平滑肌形成的坚硬的假包膜包裹。

内镜表现：

1) 胃血管球瘤：多位于黏膜深层或黏膜下层，直径 2~4cm，质硬，表面可有溃疡形成，无恶性变。因其有坚硬的假包摸，临床上常被误诊为黏膜下恶性肿瘤。

2) 海绵状血管瘤：常较大，内镜下形态无特异性，如发现胃窦部因肿瘤压迫而有变形时，需考虑有其可能性。

3) 胃血管瘤：多为单个无蒂隆起，高出周围黏膜 1~2mm，直径 2.5~10cm，表面光滑而柔软似天鹅绒状，呈暗红色、暗青色或红色，有时表面可附有血痂或血凝块。禁做活检。

(6) 异位胰腺：胃内异位胰腺多数位于黏膜下层，好发部位多位于胃窦部及幽门前区。胃内异位胰腺较少见，以 40~60 岁居多，男女之比为 3:1，占所有胃良性肿瘤的 5%~155。

内镜表现：肿块呈圆形隆起，肿块多在 1~3cm，一般小于 4cm，较大者可在 3~5cm。其特征是：肿块中央有脐样凹陷 (相当于胰管开口处)，凹陷处可有溃疡形成。在注射促胰液素后可在凹陷处见有胰液流出，(若胰管开口于胃小凹深处，则肉眼无法看见胰液流出)。活检如取得胰腺组织，即可肯定诊断，但活检可能引起大出血，应慎行。需与胃癌、胃息肉和其他黏膜下肿瘤相鉴别。

(7) 胃囊肿：胃囊肿有以下几种：①与慢性胃炎或胃溃疡合并存在，是黏膜腺凹上皮增生，腺凹延长，在黏膜下层形成的小囊泡，肉眼不可见，仅在组织学检查时才能发现，无特殊临床意义；②胃弥漫性先天性囊性增生，为胃壁先天性多发性小囊肿，致使胃壁增厚，黏膜表面高低不平，在内镜下需与胃癌相鉴别；③先天性胃囊肿，即所谓复胃，见于胃大弯侧，约占胃良性隆起性病变的 3.2%，在内镜下形态与一般黏膜下肿瘤相似，其特征是柔软而透光，表面光滑而反光度强，随体位改变和胃蠕动而有形态改变，用活检钳压迫可被压陷，夹破后有内容物流出，内容物常呈乳白色，内容物流出后肿块消失。

(8) 假性淋巴瘤：假性淋巴瘤是由慢性胃溃疡刺激引起周围淋巴组织增生所致。

内镜表现：长期未愈的慢性胃溃疡，溃疡边缘隆起，皱襞粗大肥厚，有时呈鹅卵石样。

(9) 黄色瘤：黄色瘤内镜检出率 0.38%~0.8%，多见于胃部手术后患者，可能与胆汁反流有关。

内镜表现：稍隆起的黄色圆形病变，常多发，遍布全胃，直径多<0.5cm。

活检 50% 患者伴有慢性胃炎或肠化。

# 十、胃癌

在我国胃癌是最常见的恶性肿瘤之一。男女发病率之比为 2.3:1~3.6:1。任何年龄均可发生，但一般大多发生于中年以后，以 50~60 岁最多见，而 30 岁以前较少见。其死亡率占所有恶性肿瘤死亡率的 23.02%，居各类癌症死亡率的首位。在消化系统恶性肿瘤的死亡病例中，约有半数死于胃癌。近年来，在世界范围内胃癌的发病率和病死率有持续下降的趋势；我国近 30 年来胃癌的发病率在总体上没有明显升降。经内镜检查诊断为胃癌的例数占受检总数的 3.2%~16.7%，北京地区在 12356 例次纤维胃镜检查中，发现胃癌 600 例 (4.85%)，经手术切除病理检查证实为早期胃癌者 54 例，占胃癌总数的 9%。

胃癌的发病有地区差别。世界上不同国家与地区胃癌的发病率与病死率有明显区别，高低之比可相差 10 倍或更多。我国胃癌高发区在甘肃河西走廊、胶东半岛、江浙沿海一带。

胃癌的发生是环境因素和机体内在因素相互作用的结果，并与多种因素有关，如环境、饮食、遗传免疫因素的影响。胃癌的发生是一个多病因、多阶段的连续过程。从慢性胃炎，经过萎缩性胃炎、肠上皮化生和不典型增生，最后发展为胃癌一般需十几年，甚至几十年时间。在这漫长的演变过程中，各种致病因子可能单独或协同作用于不同的阶段,而最终引起细胞癌变。

## (一)早期胃癌

**1.早期胃癌定义**　指癌组织仅限于黏膜下层以上,不管其面积的大小和有无淋巴结转移;仅限于黏膜内的癌称为黏膜内癌,已侵至黏膜下层者称为黏膜下层癌。

诊断早期胃癌应注意三点。①根据内镜下的形态特征及活组织检查,做定性诊断;②根据病灶形态及周围黏膜皱襞的特征,做侵及深度和分型诊断;③将手术切除标本做全面的病理检查,确定是否为早期胃癌。

**2.早期胃癌内镜下分型**

(1)Ⅰ型:轻度隆起,周边隆起境界不清楚,隆起坡度较缓,又称为丘状隆起。

(2)Ⅱa型:扁平状隆起,隆起形态不一,其高度不足黏膜厚度的2倍,故又称表浅隆起型早期胃癌。呈圆形、椭圆形、葫芦形、蚕豆形、马蹄形、桑椹形及菊花形等。色泽与周围黏膜相似或稍带苍白,表面可有出血、糜烂及白苔附着。Ⅱa型早期胃癌应与下列疾病鉴别。①异形上皮灶:扁平状隆起,较小约2cm或更小。②肠腺上皮化生:米粒状苍白小隆起,多发。③萎缩增生性胃炎:多发红色小隆起,边界不清楚,小隆起随观察方向和胃的蠕动时相的不同而有明显的形态变化。④天花疹样胃炎:多发性,隆起顶部有糜烂浅凹陷,较小。⑤胃异位胰腺组织、胃嗜酸粒细胞肉芽肿等黏膜下肿瘤:边界不清楚,隆起部与局部黏膜色泽相同,顶部可有凹陷。

(3)Ⅱa+Ⅱc型:浅隆起,顶部有浅凹陷。本型可因Ⅱa型早期胃癌顶部坏死或Ⅱa型隆起呈马蹄状连接而形成,也可是Ⅱc型早期胃癌周围黏膜因癌肿浸润隆起所致。

(4)Ⅱb型:癌灶隆起及凹陷均不明显,故称为表面平坦型早期胃癌。内镜检查时凡遇黏膜有色泽或轻微隆起及凹陷变化者,均应做活组织检查,以确定病变性质。典型Ⅱb型早期胃癌的特点是病灶完全平坦,黏膜退色,失去黏膜原有的光泽。也可呈斑片状发红,触之易出血,表面常有黏液附着。病灶大多在1cm以下,微小型早期胃癌大多属此型。Ⅱb型早期胃癌根据黏膜隆起或凹陷的变化,又分为Ⅱa样Ⅱb或Ⅱc样Ⅱb。易误诊为Ⅱb型早期胃癌的3种情况。①缩斑:边界不清楚,无光泽改变,伴有溃疡瘢痕存在;②腺交界区域:在胃底腺与幽门腺交界部,胃角前壁及胃角小弯处黏膜较粗糙,注意勿将其误认为Ⅱb型早期胃癌。

(5)Ⅱc型及Ⅱc+Ⅲ型:Ⅱc型早期胃癌又称表层扩散型早期胃癌;Ⅱc+Ⅲ型早期胃癌,在浅凹陷癌灶中央有深凹陷,深凹陷处有厚白苔被覆,其他改变与Ⅱc型相同。本型为最常见的早期胃癌,占早期胃癌的1/2～1/3。胃癌癌灶大小不一,小者不足1cm,大者可达10cm以上。Ⅱc型及Ⅱc+Ⅲ型内镜特征为:①边界清楚、呈阶梯状凹陷,此点可与良性糜烂相鉴别。②凹陷周围黏膜皱襞中断现象。Ⅱc型早期胃癌中,虫咬状中断、末端呈鼓锤样增粗最为常见。③凹陷部表面凹凸不平,有不均匀白苔,可有岛状黏膜隆起及出血,常使凹陷表面呈多彩性改变。④从侧面观察Ⅱc型病变,可呈现出僵硬、凹凸不平的胃壁弧变形,多呈阶梯型弧变形。

(6)Ⅲ型及Ⅲ+Ⅱc型:凹陷较深的早期胃癌称为Ⅲ型早期胃癌。单纯的Ⅲ型早期胃癌较难发现,临床上以Ⅲ+Ⅱc型为多见。溃疡型早期胃癌(包括Ⅱc型)边缘可见到充血的岛状黏膜,周围有一薄层白苔,特别在黏膜皱襞断端延长部位或黏膜皱襞集中处最明显,此种红斑与周围环苔现象称为RC征,这种充血的岛状黏膜包含再生上皮及癌细胞,在白苔部分亦有癌细胞存在。Ⅲ型早期胃癌的形态介于良性溃疡与Bomnann Ⅱ型中、晚期胃癌之间,因而诊断较难。正确的诊断需靠手术切除标本的病理检查。

## (二)癌前病变

**1.胃黏膜肠上皮化生**　胃黏膜肠上皮化生与胃癌的发生发展密切相关。据统计在胃黏膜肠上皮化生人群中胃癌发生的危险性比普通人群高出大约 25 倍。

在我国胃癌的高发地区,大约每年有 1% 左右的胃黏膜肠上皮化生的患者发展到胃癌阶段。流行病学资料研究还表明,胃黏膜肠上皮化生患者人群随访到 10 年以上,发展到胃癌的危险性大约是 1/150;随访到 15 年以后,胃癌发生的危险性大约是 10%。

在慢性萎缩性胃炎的发生发展过程中,正常的胃腺体呈逐渐减退和(或)消失,同时伴有不同程度的炎症细胞浸润;从而导致胃黏膜上皮不断发生肠上皮化生和异型性增生,并逐渐增加。肠上皮化生分为两型。Ⅰ型即小肠型,主要由具有小肠上皮分泌的细胞组成这些细胞中的特征颗粒分泌中性黏蛋白和唾液黏蛋白。Ⅱ型即大肠型,具有结肠上皮的特征,多由产硫酸的杯状细胞组成,并分泌硫酸黏蛋白。

国内外许多研究发现胃癌高发地区胃黏膜组织中肠上皮化生的检出率明显高于胃癌低发地区,检出率是低发地区的 2.3 倍;同时研究还发现结肠型肠上皮化生与胃癌的发生发展更加密切,所以提示我们不是所有的肠上皮化生都是癌前病变,只有这种类似结肠型的组织类型才与胃癌有着密切的关联,并可能成为胃的癌前病变。

2.胃黏膜腺上皮不典型增生 不典型增生又称为异型增生,在胃癌高发地区检出率远远高于胃癌低发地区,为 10%~20%。不典型增生是胃的癌前病变。随着年龄的增长不典型增生的发生率逐渐增加;且男性高于女性;在胃黏膜表现为局限灶状,并多见于胃窦和胃角部位。

不典型增生分为轻、中、重三级,是指胃黏膜上皮细胞出现异型性,细胞分化出现异常和出现黏膜紊乱;也就是说胃黏膜上皮细胞异型性、细胞分化异常和黏膜紊乱是不典型增生的主要病理特征。

绝大多数患者胃黏膜的不典型增生程度可逐渐退缩或保持稳定,但有大约 10% 的不典型增生患者的不典型增生在 5~15 年期间不断进展,最终发展为重度不典型增生,重度不典型增生是胃癌发生发展过程中的一个短暂时期;也有人认为重度不典型增生与分化比较高的早期胃癌在某些方面具有一致性,应按早期癌对待。

一般正常的胃黏膜不会出现不典型增生现象,只有当胃黏膜上皮出现萎缩性胃炎或肠上皮化生时,不典型增生才有可能发生;不典型增生进一步发展到重度不典型增生时,通常和胃癌并存。

## (三)癌前状态

1.胃息肉 较常见,可以单发或多发,有蒂或广基。根据组织学类型可分为:增生性息肉和腺瘤性息肉。增生性息肉多见,是在慢性炎症的基础上以胃黏膜上皮为主的炎性病变,细胞分化好,在胃内分布无规律性,呈多发性,其直径多在 2.5cm 以内,很少恶变。腺瘤性息肉少见,有人认为占胃息肉的 10% 左右,多继发于胃黏膜的肠上皮化生,主要分布于胃窦部,多为单发,息肉形态呈腺瘤样或乳头状瘤样,其直径多在 2cm 以上,组织结构可有管状、绒毛状及混合腺瘤之分,具有癌变的潜在危险,总的癌变率为 15%~40%,直径>2cm 时恶变率为 20%~60%,尤以绒毛状腺瘤恶变率最高。腺瘤性息肉恶变后多为肠型胃癌。

2.胃溃疡 胃溃疡的发生发展与胃癌的关系一直是目前人们争论的焦点。一般认为:①所谓的溃疡癌变,实际上可能就是在早期黏膜癌的基础上发生了溃疡,因其发展过程比较缓慢,以致误以为是溃疡癌变。②目前国外学者认为慢性良性胃溃疡很少甚至永远不会发生癌变。③有报道对胃溃疡伴有慢性萎缩性胃炎和慢性萎缩性胃炎不伴有胃溃疡的两组病例随访 10 年,胃癌发生率分别为 5.2%、4.2%,无明显差别,说明恶变的危险性不在于胃溃疡的本身,而在于溃疡周围的慢性萎缩性胃炎、肠上皮化生和异型性增生的程度。

3.残胃 幽门成形术后、Billroth Ⅰ式或 Billroth Ⅱ式的远端胃切除术后,大多数的患者常有十二指肠胃反流、胆汁反流,而导致胃黏膜的损伤如炎细胞浸润,腺体细胞破坏,腺管萎缩及肠上皮化生甚至不典型增生等特异性变化。

4.萎缩性胃炎　萎缩性胃炎多由非萎缩性胃炎发展而来,比较常见。在国内纤维胃镜检查的资料中,萎缩性胃炎占慢性胃炎的 11.5%~50.5%,发病率随年龄的增大而明显增多。目前临床上将慢性萎缩性胃炎分为两种类型。A 型患者血清中含有壁细胞抗体,病变大都为弥漫性胃体部黏膜萎缩,胃窦部的病变较轻,血清胃泌素常明显增高,此型可发展为恶性贫血。B 型患者血清中多无壁细胞抗体,胃窦萎缩较显著,胃体部一般仅有局限性病变,血清胃泌素多正常,临床症状如上腹痛、饱胀、嗳气和上消化道出血等表现较A 型明显。临床上常见的为 B 型萎缩性胃炎。胃镜下的特点:慢性萎缩性胃炎胃镜下可见:①黏膜颜色改变;②黏膜下血管显露;③黏膜皱襞细少或消失;④可能伴有增生或肠上皮化生等改变。轻度萎缩性胃炎常无肉眼可见的改变,诊断需依靠胃黏膜活检标本的组织学检查。

### (四)进展期胃癌

胃癌按其侵犯胃壁深度的不同可分为早期胃癌及中、晚期胃癌。侵犯深度不超过黏膜下层者,称早期胃癌;已超过黏膜下层者,称中晚期胃癌,又称进展期胃癌,其中已侵犯固有肌层但未超过固有肌层者又称固有肌层内癌(pm 癌)。由于胃癌侵犯胃壁的深度很难在内镜下确切的加以判断,故最后的确定取决于手术切除标本的病理检查。

内镜下将胃小弯与胃大弯分成 3 等份,对应点相连接后,则将全胃分成上、中、下 3 部分(CMA 分类)。胃上部包括胃底部、贲门部及胃体上部;胃中部相当于胃角和胃体中下部;胃下部包括胃窦部及幽门,乃为胃癌的好发部位。胃上部癌占全部胃癌的 10%~25%。胃下部癌占全部胃癌的 40%~70%。

内镜检查时应仔细观察胃的全貌。胃上部在内镜检查时需应用翻转法进行观察。在内镜进入胃腔后应尽量采用胃窦低位翻转法正面观察胃角切迹,使胃角窦侧缘的病变不致遗漏。内镜到达幽门前区后,由于幽门的收缩、变形,常影响对病变的观察,有时假幽门的形成常将其远侧病变误认为十二指肠球部的病变,而幽门近旁小的癌灶有时易被附近收缩变形的黏膜遮挡,故对此处的病变仔细观察,不致遗漏。

### (五)分型及相应内镜特征

1.胃癌的分类　方法很多,国内常用的是 Borrmann 大体分类,它仅用于中晚期胃癌,不包含胃癌的侵犯深度。Borrmann 分类通常分为 4 型。

(1)Borrmann Ⅰ 型(又称息肉样癌):癌肿呈息肉样明显突

出黏膜面,表面可有糜烂或溃疡,与周围正常黏膜分界清楚。

(2)Borrmann Ⅱ 型(又称溃疡型癌):癌肿呈溃疡型,溃疡周围有明显高起的周堤,与四周正常黏膜分界清楚。周围黏膜无肉眼可见的癌浸润表现。

(3)Borrmann Ⅲ 型(又称溃疡浸润型癌):癌肿呈溃疡型,在癌性溃疡的四周或某一处有肉眼可见的癌浸润,向外伸延,并与正常黏膜分界不清。

(4)Borrmann Ⅳ 型(又称弥漫浸润型癌):癌肿在胃壁内广泛浸润,可有浅溃疡,但就病变整体而言,溃疡性病变不是主要的。浸润区与正常黏膜间界限不清。

以上 4 型中以Ⅲ型最常见,Ⅰ型及Ⅳ型少见,手术治疗的效果以Ⅰ型及Ⅱ型为好,Ⅳ型最差。

2.内镜特征

(1)Borrmann Ⅰ 型:又称息肉样癌。多见于胃的远侧,多为单发。特征如下:①癌肿块呈息肉样突入胃腔,广基,直径>2cm,与周围正常黏膜分界清楚;②表面高低不平,呈菜花状或结节状:表面可有明显的颜色改变如发红或发灰;表面还可见瘀斑、出血、糜烂或浅表溃疡等表现。③组织较脆,触之出血。④周围黏膜伴有萎缩性改变。

(2)Borrmann Ⅱ 型(溃疡型癌):①溃疡较大,直径>2cm,颜色发灰、僵硬、较脆,常有出血、糜烂。②溃疡基底污秽、出血、高低不平。③溃疡边缘不整,常有出血。溃疡周堤隆起且高低不平呈结节状。周围境界清楚,周围黏膜无肉眼可见的癌浸润。

（3）Borrmann Ⅲ型（溃疡浸润型癌）:Ⅲ型癌周围黏膜有癌浸润的表现,除具有Ⅱ型癌的特征外,还具有癌浸润的特征。①溃疡四周的环堤全部或一部分逐渐向外倾斜,而无突然高起的特征;致使癌灶与周围的正常黏膜分界不清楚;②溃疡周围黏膜呈结节状,有出血和颜色改变。向溃疡集中的黏膜皱襞呈突然中断、突然变细或相互融合。

（4）Borrmann Ⅳ型（弥漫浸润型癌）:此型又称皮革胃。特征如下:①癌肿在胃壁内浸润,黏膜表面高低不平呈大小不等的结节状,可同时伴深浅不一的溃疡;亦可形成恶性巨皱襞;②癌肿与邻近的正常黏膜境界不清;③病变处胃壁增厚僵硬,局部蠕动消失,胃腔狭小,且充气后胃不扩张。本型病变早期缺乏黏膜改变,内镜诊断比较困难。

## 十一、青年人胃癌

30岁以下青年人胃癌的发病率占胃癌发病率在欧美为0.49%～9.2%,在日本为1.2%～3.7%,在我国为3.11%。青年人胃癌的特点是:通常所见的上腹部疼痛、食欲减退及体重减轻等症状一旦出现,进展比较迅速;少数患者可以发热、倦怠等全身表现就诊,易被误诊为其他疾病;女性发病率较高,男女之比为1:2.1～1:2.5;好发部位各家报道不一,有报道多见于胃角及胃体下部小弯侧;亦有报道多见于胃的上中部或多见于胃窦部;病灶较大,一般胃上、中、下部均有侵犯;大体形态几乎均为凹陷型,按Borrmann分类以Ⅲ型与Ⅳ型最为多见,几乎无Ⅰ型可见;而青年人早期胃癌亦几乎均为凹陷型（Ⅱc、Ⅱc＋Ⅲ型）,目前尚未发现有隆起型者;组织学分类以黏液腺癌及未分化癌为最多见。

## 十二、胃其他恶性肿瘤

胃其他恶性肿瘤是指源发于胃部而起源于黏膜下层淋巴组织的恶性肿瘤,是除胃癌以外发病率最高的恶性肿瘤,占胃部恶性肿瘤的3%～11%。以40～59岁最为常见,儿童罕见;发病率男性多于女性,男女之比为2.2:1。3.0:1。胃淋巴瘤在全胃的各部位均可发病,以胃窦、小弯、幽门前区多见。病理组织学多为B细胞源性,即MALT淋巴瘤（MALT）。胃恶性淋巴瘤的病变常位于黏膜下层,活检阳性率不高。因此,在临床上对可疑恶性淋巴瘤者,应在溃疡边缘的内侧,以适当的深度进行多部位活检,以便提高诊断的阳性率。

1.原发性胃肠恶性淋巴瘤

（1）诊断标准:①无表浅淋巴结肿大;②白细胞总数及分类均正常;③X线胸片中未见纵隔肿大淋巴结;④手术时除胃肠道受累部位及其区域淋巴结外,无其他肉眼所见的侵犯;⑤肝及脾正常。

（2）内镜表现及分型:胃恶性淋巴瘤起源于胃黏膜下淋巴组织,向内可侵及黏膜层,向外可达肌层。黏膜下淋巴瘤组织浸润,可以形成息肉状肿块,表面黏膜外观可完整,也可在淋巴瘤表面形成溃疡,周边一般无环堤状隆起,形状也可不规则,病变的范围面积一般较大。常为多病灶性损害。肿瘤瘤体较坚实,但并不坚硬,切面呈灰色或淡黄色,瘤内可伴有出血及坏死灶。若肿瘤病变广泛浸润时,也可形成皮革胃样改变。胃恶性淋巴瘤是来源于黏膜相关淋巴组织的淋巴瘤。内镜直接对病变进行肉眼观察,并行活组织病理检查和分型。

1)肿块型:表现为胃黏膜肥大及水肿,出现多发、大小不等的扁平型肿块或结节状隆起向腔内形成假息肉状,表面黏膜光滑、完整,肿块较大时表面有糜烂及浅表性溃疡形成。

2)溃疡型:在浸润性肿瘤的表面,形成多发性浅表型溃疡,溃疡多呈不连续性,地图状分布,深浅不一,底部较平坦,溃疡边缘明显增厚,但周边无环堤状隆起。也可形成单一的巨大溃疡,此时难以与癌性溃疡相鉴别。

3)浸润型:在胃内广泛浸润时,可使胃壁增厚变硬,一般管腔不狭窄,表面黏膜皱襞粗大似皮革胃,需与肥厚性胃炎和胃癌皮革胃相鉴别。局限性浸润时,出现局部黏膜皱襞隆起、增厚,与正常胃组织间界限不清。

4)结节型:主要表现为黏膜表面多发性或弥漫性的结节样隆起,伴有表面表浅糜烂。

(3)超声内镜表现:超声内镜可提高本病的诊断率。其可准确的区分肿块的起源,是位于黏膜下层,还是外压性病变。超声内镜典型的声像图表现为胃黏膜下层和肌层,即第2、3层,被低回声病变所取代,且明显增厚。超声内镜提出可疑诊断时,应在溃疡边缘内侧,以适当的深度进行多部位、大块组织活检。对可疑恶性淋巴瘤者,还应在超声内镜下对胃周围淋巴结进行检测,淋巴结肿大超过0.5cm者更有临床意义。

2.胃恶性间质瘤　在胃部肿瘤中约占2.47%,在胃恶性肿瘤中占0.5%～5.7%,在胃肉瘤中占10%～20%。发病年龄较轻,男女发病率相仿。

其主要为黏膜下层肿瘤,因此活检阴性也不能完全排除本病。所以活检时应尽可能选择病变部位边缘坏死组织处取材,且尽可能要深。确诊主要依赖于组织病理学。内镜下常将病灶分为4型,即腔内型、壁内型、腔外型和混合型四种。

(1)内镜表现病变多位于胃体上部,瘤体直径较大,一般直径>5cm。瘤体可向胃腔内突出、隆起,形成胃内肿块;也可向胃腔和胃外同时突出形成哑铃形、球形或结节状;基底宽大,可见桥形黏膜形成;肿瘤质地柔软;边缘清楚;病变隆起处的黏膜色泽与周围黏膜的色泽基本一致;瘤体的中央可见脐样凹陷,伴有血苔、血痂或白苔;瘤体表面还可形成糜烂、溃疡;浆膜下、胃壁内肿瘤还可出现坏死、溃疡、穿孔甚至瘘管形成。

(2)超声内镜表现:瘤体一般较大,常呈梭形或椭圆形,起源于第4层,与肌层低回声带延续;病灶包膜完整性较差,且常向周围浸润,而使其内部呈现不均匀低回声,其包膜所在处呈现"断壁征";较大的病灶还可出现中心性坏死,可出现液性暗区;胃周围淋巴结肿大。

3.胃类癌　较少见,占胃息肉的1%～2%,肿块一般是无蒂或顶部出现小溃疡。少数患者伴有类癌综合征。如低糖血症、高钙血症等。病变常位于贲门和胃窦部,常见多个小息肉样,少数表现为平坦,偶尔有溃疡样病变。

4.胃转移性癌　据报道食管癌、肺癌、乳腺癌和恶性黑色素瘤是胃转移癌的常见原发肿瘤。Oda等报道54例胃转移性癌中,恶性黑色素瘤占29.6%(21/71),乳腺癌占12.6%(61/526),食管癌占12.5%(49/427),肺癌占6.8%(84/1235),甲状腺癌(6.4%)、胰腺癌(5.3%)、肾癌(5.3%)、胆管癌(5.8%)、睾丸癌和女性生殖道的肿瘤都可转移到胃。其他如胃外邻近器官或组织的癌肿也可从胃壁浆膜外向腔内侵入,突出胃腔部分肿瘤的顶部常有坏死,形成糜烂或溃疡灶。

本病单发性病灶多见,约占2/3,但也有人认为多发性转移灶被认为是胃转移癌肿病变较特征性的表现。胃转移癌的发病部位多在胃体上部和胃上部1/3的位置。

内镜表现:内镜下常表现为小的黏膜下病变,胃黏膜色泽苍白,胃腔内可见咖啡色或暗红色血迹。转移性癌肿的表面一般较为光滑,色泽也基本正常,可出现桥状黏膜和出现黏膜下肿瘤(SMT)。突出于胃腔的肿瘤,其中心部可有溃疡形成,上面覆着污浊厚苔,在溃疡面还可见大量出血。

恶性黑色素瘤所致的胃转移癌表现为胃黏膜呈现黑色素沉着。转移性乳腺癌所致者表现为弥漫性癌肿生长呈宽基底无蒂的息肉隆起样肿块。胃外邻近器官或组织癌肿转移所致者则表现为病灶明显突出于胃腔内,肿瘤隆起的顶部出现明显的结节样增生、坏死,形成糜烂或溃疡。

## 十三、胃憩室

胃憩室是指胃壁的局限性袋状扩张或囊样突出,其的发生与胃壁先天性解剖薄弱(环肌缺如、斜行肌薄弱、纵肌分离等)、胃内压力增高及邻近病变的牵拉等因素有关。好发于贲门下相当于食管胃连接处下方 2cm 的胃后壁者,常为真性憩室,其憩室壁包含有正常胃壁所有的全层;发生于幽门前区者,多继发于肿瘤、溃疡和炎症等,为假性憩室,其憩室壁内缺乏固有肌层。

胃憩室的发生率为 0.03％～0.3％,好发年龄为 40～60 岁,男女性发病率相近。

内镜表现:内镜检查可见贲门下方胃后壁、幽门前区处圆形的憩室颈入口,黏膜皱襞向憩室内伸展,憩室口可呈节律性收缩,有时可见憩室口充血、水肿及溃疡形成。　　　　　　　　　　　　　　(谭　松)

# 第三节　十二指肠疾病

过去,由于旧式胃镜不能进入十二指肠,因而对十二指肠疾病的认识,颇为匮乏。近年来随着新式胃镜的应用,对十二指肠疾病已有了初步的认识。

正常十二指肠的内镜像:当内镜前端到达胃幽门时,通过幽门可观察到十二指肠球部。十二指肠球部黏膜往往比胃窦部黏膜的黏液较多。注入空气使十二指肠球部展开,黏膜皱襞消失。黏膜色泽比胃黏膜为淡,呈淡红色,远看表面光滑,近看表面呈微细颗粒状,即为十二指肠绒毛。有时,在球部可见到散在的颗粒状隆起,或透见成簇的毛细血管。球后部与球部紧连,界限不易区分。近降部处黏膜有皱褶。

## 一、十二指肠炎

十二指肠炎是指各种原因所致的十二指肠黏膜的急性或慢性炎症。临床上分为原发性和继发性两种。原发性十二指肠炎较为常见,也称非特异性十二指肠炎、消化性十二指肠炎,随着消化内镜及黏膜活体组织检查的广泛开展,其检出率逐渐增高。继发性十二指肠炎则指因胆管、胰腺和肝脏等器官病变,或应激、药物等原因所致的十二指肠炎症。发病年龄以青壮年为多,男女之比约为 4∶1。

1.内镜表现　内镜下常以球部局限性炎症为主要病变,可有黏膜充血、水肿、糜烂、点状或片状出血,绒毛模糊不清,皱襞粗大增厚,黏膜下血管暴露,黏膜表面粗糙、颗粒样或有增生的小结节等。合并布氏腺增生时,十二指肠黏膜呈结节状或息肉样隆起,与其他息肉样病变不易鉴别,取材较深的活组织。日本田中将其分为红斑型、糜烂型和黏膜粗糙型 3 型。

(1)红斑型:指十二指肠黏膜呈斑片状、带状或不规则发红,黏膜平坦。

(2)糜烂型:指黏膜呈点状或斑片状缺损,上覆白苔或血凝块大小 1～5cm,周围黏膜发红。

(3)黏膜粗糙型:可分为疣状胃炎样型,即黏膜粗大,发红,呈疣状隆起,或呈颗粒隆起,大多与胃上皮化生有关,也可呈平皿状凹陷。

Joffe 等根据十二指肠炎的严重程度,提出 0～4 级的分级方法。

0 级：正常十二指肠黏膜。

1 级：黏膜水肿，皱襞增厚。

2 级：黏膜发红（包括接触性出血）。

3 级：黏膜出现点状出血。

4 级：出现糜烂，常伴发点状出血，有描述为"椒盐征"或"霜斑样"糜烂。

2.组织病理学　按照病理形态学改变，十二指肠炎可分为 3 型。

（1）浅表型：最为常见。表现为上皮绒毛变性、缩短、间隙减少。上皮细胞核致密，胞质有空泡。间质内可见较多慢性炎症细胞浸润及毛细血管扩张，腺体正常。

（2）间质型：主要表现为肠腺周围黏膜肌处有炎症细胞浸润，伴有淋巴滤泡增生及相应的瘢痕纤维的增生。

（3）萎缩型：主要表现为黏膜层变薄，绒毛萎缩、变平、间隙消失。浅表上皮变性，常大片脱落形成不同程度的糜烂。间质内有炎症细胞广泛浸润。肠腺减少，而杯状细胞及黏液细胞增加。黏膜肌增生、断裂，上皮部分或全部胃化生。

# 二、十二指肠溃疡

十二指肠溃疡（DU）是消化系统的多发病和常见病。典型的十二指肠溃疡呈圆形或椭圆形，溃疡浅者限于黏膜层，多深至黏膜肌层。部分溃疡贯穿黏膜全层，穿孔到腹膜腔或穿透到邻近器官。一些溃疡能侵蚀十二指肠动脉或其分支引起大出血。多项资料显示 10%～12% 的人一生中有十二指肠溃疡病史，其中男性较高，约为 16%，女性约 4%。

1.内镜表现　根据病程不同，可将十二指肠溃疡在内镜下表现分为 3 期，即活动期、愈合期和瘢痕期，各期再分为 2 个分期及 2 个阶段。

（1）活动期（A 期）：为急性期，即发病的最初阶段，溃疡底部苔较厚，周边炎症显著，与正常组织界限模糊。活动期可分为 $A_1$ 和 $A_2$ 期。

$A_1$ 期：溃疡一般呈圆形或椭圆形，溃疡底部中心覆盖厚苔，呈白色、灰黄色或灰白色。有时中心可见到裸露的血管、新鲜血凝块或暗红色出血点，也可伴有渗血或血痂；有时可看见动脉及大血管的喷血、静脉和小血管的涌血或毛细血管的渗血等。有时血凝块下埋藏有裸露的血管，经 4 天左右血凝块溶解，显露红色血管，血管经过由红色变成黑色，再变成白色的过程。$A_1$ 期溃疡周围黏膜潮红，为充血、水肿、糜烂的急性炎症表现。

$A_2$ 期：溃疡底部仍覆盖厚苔，呈黄色或白色苔，但厚苔较为清洁、边缘渐清楚。急性炎症表现的周围充血水肿减轻，无出血征象，可见红色再生上皮及轻度黏膜皱襞集中现象。可见少许黏膜组织修复。

（2）愈合期（healingstage，H 期）：此期溃疡面积缩小、深度变浅、急性炎症表现的充血、水肿消失，上皮再生显著，皱襞向溃疡明显集中。本期可分为 $H_1$ 和 $H_2$ 期。

$H_1$ 期：溃疡处于愈合中，溃疡缩小，溃疡苔变薄、消退，其周围充血、水肿消失；新生毛细血管形成红晕明显，呈红色栅栏样，皱襞集中可达溃疡边缘。

$H_2$ 期：溃疡继续变浅、变小，已接近愈合，但未完全消失，苔微薄或消失，再生上皮进一步加宽，周围黏膜皱襞向溃疡集中。

（3）瘢痕期（S 期）：此期溃疡已愈合，被再生上皮覆盖。本期可分为 $S_1$ 和 $S_2$ 期。

$S_1$ 期：溃疡愈合，白苔完全消失，缺损黏膜为修复的再生上皮覆盖呈现红色新生瘢痕样黏膜，称红色瘢痕期。

　　S$_2$ 期:修复的再生上皮进一步增加、增厚,愈合溃疡的新生黏膜从红色转为白色,有时不易与周围黏膜区别,称白色瘢痕期。

　　一些十二指肠溃疡表现为多个散在、浅表溃疡,呈斑点状或小片状,内镜下酷似白霜覆盖在充血、水肿黏膜上,称为"霜斑样溃疡",可能是溃疡处于活动期进展过程或愈合期中的一种表现。

　　2.其他表现

　　(1)十二指肠球部变形:反复发作的十二指肠球部溃疡,愈合后常使球部正常形态发生改变或球腔变小。较深的溃疡愈合后,凹陷仍存在类似憩室,内镜称为假憩室。

　　(2)十二指肠假憩室形成:正常球部呈球状,但溃疡愈合后,由于瘢痕牵拉,将球部分割成多个房室样结构,称为十二指肠假憩室。十二指肠假憩室可与溃疡病变同时发生,也可单独存在。

　　(3)幽门变形:近幽门处的溃疡愈合后,牵拉幽门导致幽门关闭不全和开放受限,内镜通过受阻。

　　(4)幽门梗阻:幽门变形进一步加剧,或球部溃疡愈合出现瘢痕挛缩牵拉幽门,形成幽门口狭窄,严重者导致幽门梗阻,内镜通过困难,伴胃内大量内容物潴留。

　　3.特殊类型溃疡

　　(1)球后溃疡:十二指肠球后溃疡指发生在球部以远部位的溃疡。常易发生在十二指肠乳头近端的后壁,易在内镜操作中误诊。

　　(2)接吻溃疡(对称性溃疡):常见于十二指肠球部。是十二指肠多发性溃疡的特殊类型,指同时发生于大、小弯两侧或前、后壁等相对应位置,称为接吻溃疡。

　　(3)线形溃疡:十二指肠线形溃疡常发生于十二指肠球部,呈线状,其长短不一,一般超过球腔周径的 1/4,可呈横形或纵形,溃疡边缘清晰,与周围界限分明,周围黏膜组织充血、水肿相对较轻。

# 三、十二指肠肿瘤

　　十二指肠肿瘤的发生率为 9.9%～29.8%,是小肠肿瘤的多发部位。国内外文献报道十二指肠占小肠恶性肿瘤的 30%～50%,位居首位。临床上十二指肠肿瘤没有特异性表现,因此早期诊断较困难,约有 50% 的患者在内镜检查和手术活检中被证实。

　　内镜检查是诊断十二指肠肿瘤最直接、最可靠及最有价值的检查手段。它可在直视下观察病变的部位、性状、形态、色泽以及与周围黏膜的关系,并可在病灶处钳取标本送病理活检。考虑为黏膜下肿瘤时,可采取定点"挖洞式"取材 2～3 块送检。

　　1.良性肿瘤

　　(1)十二指肠息肉:十二指肠息肉同胃肠道其他部位的息肉一样,来源很广,多数来源于腺上皮细胞或黏膜下腺体,即腺瘤性息肉。在十二指肠良性肿瘤中,腺瘤约占 50%。国内统计 368 例十二指肠良性肿瘤,腺瘤 190 例,占 52.44%;国外统计 816 例中腺瘤 480 例,占 58.82%。

　　1)内镜表现:十二指肠息肉多位于十二指肠球部,可单发、多发,一般常见单发、可带蒂或亚蒂(此种息肉恶变程度较低);也可存在于两个或两个以上不同的部位。

　　2)分型:依据山田分型,分为 4 型:Ⅰ型:隆起的起始部平滑,界限不清楚;Ⅱ型:隆起的起始部界限较明显,无蒂;Ⅲ型:隆起的起始部略小,有亚蒂;Ⅳ型:隆起的起始部明显狭小,形成蒂。

　　3)分类

　　炎症性息肉:隆起组织有大量炎细胞浸润,常见十二指肠炎症性病变,如炎症性肠病。

增生性息肉:隆起组织含大量增生的纤维组织。

腺瘤性息肉:隆起组织为富含大量增生的腺体。依据腺体增生的表现,可分为管状腺瘤、绒毛状腺瘤以及混合性息肉。

(2)十二指肠黏膜下肿瘤:十二指肠黏膜下肿瘤是小肠最常见的良性肿瘤。国内资料报道在十二指肠占 22％,国外报道占 19.6％。

本病瘤体大多起源于固有肌层,少数可由黏膜肌层或血管平滑肌发生而来。发生在黏膜肌层的向肠腔内生长,发生在浆膜下层的可向肠腔外生长,发生在肌层的则可向两个方向生长。其好发于十二指肠球部或降部,多为单发,偶见多发。

内镜表现:瘤体一般较大,表面一般光滑,黏膜层完好,无充血水肿,呈现黏膜下肿物特点。瘤体质地坚韧,一般呈半球形、哑铃形或分叶状,有一定的活动度,常形成桥形皱襞。当肿瘤生长过快或瘤体过大时,肿瘤顶部中央出现黏膜上皮溃破形成溃疡。溃疡周围黏膜充血、水肿和糜烂,严重者可见溃疡面渗血和出血。瘤体过大或溃疡病灶也可引起十二指肠肠腔梗阻,导致内镜不能通过或通过困难。

对内镜下考虑诊断为十二指肠黏膜下肿瘤时,应行超声内镜检查,以观察病变的起源。十二指肠黏膜下肿瘤分为腔内型、壁内型、腔外型和混和型。超声内镜下的声像图特征为起源于第 4 层的呈低回声病灶,呈梭形或椭圆形,边缘清楚,内部回声均匀。

2.恶性肿瘤

(1)原发性十二指肠癌:临床上比较少见,其发病率约占全部胃肠道的恶性肿瘤的 0.3％。可能由良性息肉恶变或溃疡、憩室恶变发展而来。原发性十二指肠癌的好发部位为十二指肠降部,其中乳头区最多,其次为乳头上区和乳头下区,而球部、水平部及升部很少见。

1)内镜表现:十二指肠癌内镜下表现为病变局部出现不规则隆起,也可呈菜花状、结节状等,黏膜组织明显增粗、糜烂,组织较脆,极易出血,与周围组织界限不清,或向周围组织浸润,黏膜皱襞变粗、变平、紊乱或消失,肠壁痉挛或蠕动减弱、消失。病灶也可为溃疡,一般较大,底部较深,上覆污浊厚苔;多数患者可伴有溃疡出血,当病灶浸润至肠腔全层或肠管四周时,可形成肠腔狭窄或梗阻,导致内镜不能通过或通过困难。内镜下可分为 3 型,即息肉型、溃疡型及溃疡浸润型。

2)超声内镜:超声内镜可清楚地显示肠壁各层结构及肿瘤侵犯深度,还能观察病变肠段外周有无淋巴结肿大情况。十二指肠腺癌表现为低回声,呈浸润性生长,可以取代正常的肠壁四层结构;也可以形成黏膜层缺损、不规则或中断等现象,使黏膜结构部分或全部消失;周围可见淋巴结肿大,也可侵犯周围脏器,特别是胰腺。

(2)十二指肠平滑肌肉瘤:十二指肠平滑肌肉瘤的发病率居十二指肠恶性肿瘤的第二位.国外统计约占 17.7％,国内统计约占 27.3％。十二指肠降部是主要好发部位,常见于 40 岁以上,男女发病率几乎相等。

1)内镜表现:内镜下可见凹脐状或息肉样的肿瘤,活检时质脆,易大出血,或见到黏膜下巨大肿块,中央有溃疡形成。肿瘤也可呈蕈状、乳头状、菜花状或块状弥漫性向周围浸润。瘤体大小不一,多为广基,瘤体较大者,表面常有坏死、溃疡、继发出血或中心坏死而形成瘘管、窦道,甚至并发脓肿、穿孔。

内镜下根据生长方式将其分为 3 型:腔内型(黏膜下型)、腔外型(浆膜下型)和壁内型。

2)超声内镜:十二指肠平滑肌肉瘤瘤体起源于肠壁固有肌层、肠黏膜肌层或肠壁血管肌层。其超声内镜声像图特征为起源于第 4 层的低回声病灶,常呈圆形或不规则形,边界欠清楚,有时可出现"断壁征",其内部回声不均匀。由于病变的位置较深,因此取材时应尽可能深取,组织块尽可能的大。

(3)十二指肠恶性淋巴瘤:十二指肠恶性淋巴瘤来源于肠壁淋巴组织,可为原发性也可为全身性恶性淋巴瘤的一部分。十二指肠恶性淋巴瘤很少见,约占十二指肠恶性肿瘤的 6.20％,占小肠恶性淋巴瘤的

14.75％。

1)内镜表现:十二指肠黏膜增厚,并有不同大小结节状、无蒂息肉状肿物,也可见多发散在的溃疡,可出现肠段扩张,肠管僵硬表现。

2)分型:内镜下可分为以下几种。

扩张型:最多见,常为单发,由于肠壁被淋巴肿瘤弥漫浸润而损害神经肌肉,出现内镜下肠段扩张,肠管僵硬。

溃疡型:也多见,常为多发,淋巴瘤弥漫性癌溃疡。

息肉型:肿瘤体积较大,常为多发、质似海绵状。

缩窄型:较少见,外观似环状癌。

组织病理学根据淋巴瘤特征将分为高分化淋巴细胞型、低分化细胞型、组织细胞型、混合细胞型和未分化型。

(4)十二指肠类癌:肿瘤来自肠壁的嗜银细胞故称类癌、嗜银细胞瘤,约占胃肠道肿瘤的0.4％。肿瘤位于十二指肠黏膜层或黏膜下层,多为单发,易发生黏膜浅表性溃疡。

内镜下典型的类癌表现为:黏膜下有一硬结,可以推动,肿瘤直径为1～2cm,多＜2cm。病理学检查提示在十二指肠黏膜层或黏膜下层可见类癌细胞浸润。

# 四、十二指肠乳头病变

1.十二指肠乳头炎　　十二指肠乳头炎是十二指肠炎的一种类型,一般与胆管、胰腺和肝脏等器官病变有关,发病年龄以中老年为多,男女之比约为4:1。

(1)内镜表现:内镜下常见以乳头局限性炎症为主的病变,乳头肿大,表面红肿、糜烂或有溃疡形成,也可表现为乳头部黏膜充血、水肿、糜烂、点状或片状出血,可见黏膜下血管暴露,黏膜表面粗糙、颗粒样或有增生的小结节等。多数患者是行内镜逆行胰胆管造影(ERCP)检查时发现,行ERCP检查中也可出现插管有阻力,造影时可见乳头区或合并有胆管下段变细,无充盈缺损征象。

(2)组织病理学:主要为十二指肠乳头部上皮细胞变性、增生以及基质内的炎细胞浸润。黏膜活体组织学检查可见充血、水肿、糜烂、出血、黏膜层及黏膜下层炎细胞(包括淋巴细胞、浆细胞、单核细胞及中性多形核白细胞)浸润等,伴有多形核白细胞浸润提示活动性炎症存在。

2.十二指肠乳头癌

(1)内镜表现:十二指肠乳头癌位于十二指肠降部,可见乳头病变局部出现不规则隆起,或呈菜花状、结节状等,黏膜组织明显增粗、糜烂,组织较脆,极易出血,与周围组织界限不清,或向周围组织浸润,黏膜皱襞变粗、变平、紊乱或消失;病灶也可表现为溃疡,一般较大,底部较深,上覆污浊厚苔,多数患者可伴有溃疡出血,当病变浸润至肠腔全层或瘤体过大时,可形成十二指肠降段肠腔狭窄或梗阻,导致内镜不能通过或通过困难。内镜可分为3型,即息肉型、溃疡型及溃疡浸润型。

超声内镜下表现为低回声,呈浸润性生长,也可以形成黏膜层缺损、不规则或中断等现象。

(2)组织病理学:乳头癌起源于覆盖乳头表面的十二指肠黏膜上皮以及Brunner腺,大体形态上皆可分为肿块型、溃疡型和混合型。病理组织类型以管状腺癌最多见,其次是乳头状腺癌和黏液腺癌。

3.十二指肠壶腹部癌　　壶腹癌起源于十二指肠乳头,大多数是腺癌。

(1)内镜表现:内镜下可见乳头壶腹部及附近黏膜肿大,可见表面黏膜糜烂或不规则溃疡形成,可呈颗粒状、结节状、分叶状等,乳头上下可出现倒3字形压迹现象。周围黏膜皱襞变粗、变平、紊乱或消失,肠壁痉挛或蠕动减弱、消失。

（2）分型

1）内镜下根据其形态分为：①肿瘤型。根据肿瘤是否破坏乳头表面，可分为非露出型和露出型。②溃疡型。整个乳头被癌性溃疡占据。③混合型。既有溃疡型又有肿瘤型。④特殊型。乳头基本正常或乳头部本身虽未见明显的肿瘤或溃疡，但可见乳头向肠腔内突出表现者，为胆总管下段或十二指肠壶腹部肿瘤病变外压所致。

2）超声内镜分型：$T_1$：肿瘤局限于肝胰壶腹内。$T_2$：肿瘤侵犯十二指肠肠壁，特别是十二指肠固有层。$T_3$：肿瘤侵犯至胰腺，但未超过 2cm。$T_4$：肿瘤侵犯至胰腺超过 2cm，或侵犯其他邻近脏器，尤其是一些大血管。

## 五、十二指肠憩室

十二指肠憩室是起源于管状器官的一种袋状和囊状结构，在临床并不少见，但引起症状者较少。憩室大多位于十二指肠第二段，与胆管和胰腺关系密切。发病年龄以 45～60 岁为多见，男女之比为 1.9：1。

1.内镜表现　十二指肠镜检查直视下可以发现憩室。内镜下表现为肠壁局部凹陷或膨出，憩室口可见一孔，呈环形圈，憩室大小不一，多在 0.5～0.25cm 之间。颈部宽大的憩室，可直接观察憩室内貌，其黏膜颜色与周围黏膜相同，憩室内黏膜可透见血管像。多数憩室因其入口较狭小，可见肠内容物。憩室炎时可见憩室腔黏膜充血、水肿、糜烂，偶有食物残渣潴留。

根据憩室与乳头的关系，可分为以下几型：①乳头旁型：该型往往与胆囊结石、胆总管结石并存。②乳头周围型：该型患者当憩室较小时，往往无明显临床症状；当憩室较大时，出现乳头压迫的一系列临床症状。③乳头在憩室内型：该型可能与肝胰壶腹括约肌功能不良、胆管压力增高、胆总管扩张以及憩室内食物淤积有关。

2.组织病理学　按病理形态学特点，可将十二指肠憩室分为真性憩室和假性憩室两类：①真性憩室是指十二指肠肠壁全层膨出，多为先天性；②假性憩室是指膨出部分仅有黏膜和黏膜下层，无肌层，多为后天获得性，常与十二指肠溃疡愈合瘢痕收缩或十二指肠外炎性粘连牵拉肠壁同时存在，并伴有球部变形。

（付晓霞）

# 第十四章  小肠镜检查

## 一、小肠镜型和检查方法

### (一)双气囊电子小肠镜

1.镜型  日本富士写真光机株式会社生产 EN-450P5/20 型双气囊电子小肠镜。整个内镜操作系统由主机部分、内镜、外套管和气泵四部分组成。内镜和外套管前端各安装一个可充气、放气的气囊,两个气囊分别连接于根据气囊壁压力不同而自动调整充气量的专用气泵。内镜长度 2300mm,外径 8.5mm,视角 120°,工作钳道 2.2mm,外套管长度 1450mm,外径 12.2mm。

2.检查方法  检查前将外套管套入小肠镜,两个球囊均抽气至负压,助手扶镜并固定外套管,由检查医师进镜。当内镜头部进入至十二指肠水平段后,先将小肠镜头部气囊充气,使内镜头部不易滑动,然后将外套管沿镜身滑插至内镜前部,随后将外套管气囊充气,此时两个气囊均已充气,内镜、外套管与肠壁已相对固定,然后缓慢拉直内镜和外套管,接着将内镜头端气囊放气,操作者将内镜缓慢向深部插入直至无法继续进镜,再依次将镜头部气囊充气,使其与肠壁相对固定,并同时释放外套管气囊,外套管沿镜身前滑,如此重复上述充气、放气、推进外套管和向后牵拉操作,直至到达病灶。亦可选择经肛门进镜,操作方法与经口途径相同,通过双气囊轮流的充放气、镜身和外套管的推进和钩拉将肠管缩短,可达空肠中上段。可根据小肠病变部位的不同,选择从口或肛门进镜(上、下镜分开)。通常情况,经口进镜可抵达回肠中下段或回盲瓣,经肛门进镜可达空肠中上段,这样交叉进镜可对整个小肠进行完全、彻底的检查。

双气囊小肠镜检查通常需由二名医师,一名主操作者负责插镜和控制旋钮方向,另一名负责托镜和插送外套管;一名护士协同操作,负责给药、观察患者和气泵操作。患者在术前需禁食12h,并做碘过敏试验,以便需要时做造影检查;术前肌注山莨菪碱 10mg、地西泮 5mg、口服消泡剂,咽部行局部麻醉,亦可行其他镇静或麻 3 后做内镜检查。在操作过程中可根据需要从活检孔道内注入 30%泛影葡胺,在 X 线透视下了解内镜的位置、肠腔狭窄和扩张的情况、内镜离末端回肠的距离等。操作时如遇内镜盘曲、进镜困难时,除了采用拉直内镜和套管套拉的方法外,尚可使用变换患者体位、向肠腔内注入温水放松肠段和手掌腹壁按压等辅助手段。小肠镜还能在检查过程中进行活检、止血一息肉切除、注射等治疗,实现了集检查、治疗于同一过程中完成。小肠镜是多数小肠疾病检查最理想的手段。小肠镜检查的时间相对较长,平均 90min,在清醒镇静或全麻下检查,患者的耐受性和安全性均良好。从目前的累积经验分析,双气囊小肠镜检查亦有一定的盲区,如肠黏膜折叠后方,肠瓣后方观察较为困难甚至可能遗漏病灶。

### (二)推进式小肠镜

1.镜型  推进式小肠镜又称经口空肠镜,常见的类型有 Olympus SIF10 型纤维小肠镜和 SIF-100、SIF-240、XSIF-240 型电子小肠镜;Fujinon EN-410CM 型电子小肠镜;Pentax SB-34LA 型纤维小肠镜和 VSB-2900 型电子小肠镜;町田 FIS-B3 型电子小肠镜等。

2.检查方法 推进式小肠镜实际上是上消化道内镜的延长,操作方法与十二指肠镜相似。检查时取左侧卧位,咽部麻醉后经口进镜。通过胃时尽量少注气,小肠镜插入十二指肠后,通过反复钩拉、调整角度配合旋转镜身及适量注气等手法继续进镜,可达 Treitz 韧带以下 50～80cm,即空肠的近侧段。患者可变换不同体位以助内镜插入,同时亦可借助助手在腹部施加压力以减小或防止镜身在胃内成襻。为了增加该型内镜的插入深度,可使用滑管。操作时,先将滑管套入小肠镜,当小肠镜插入到 Treitz 韧带后,将镜头角度向上弯曲至最大,以固定在韧带部位,轻轻把小肠镜拉出,当小肠镜在贲门部至十二指肠降部几乎成直线时,将预先润滑的滑管沿镜身推进至十二指肠降部,将滑管固定在口垫处,然后解除前端的弯曲,向空肠的深部推进。当小肠镜的最大工作长度插入后,再将镜头弯曲固定并将镜身拉直,然后将滑管再次轻柔地送至 Treitz 韧带下以防止镜身在十二指肠水平部结襻。通过借助滑管,插镜深度达 Treitz 韧带以下120cm。推进式小肠镜最好有 X 线监视,不仅可以定位,还可以指导进镜的方向。

此型小肠镜操作简单易行,易于掌握,准备工作简单,时间一般 30～40min。可通过活检孔道进行活检以及息肉切除、止血、放置鼻饲管以及帮助有症状的胆道空肠吻合术患者行胰胆道造影等治疗。缺点为插入深度只能抵达空肠中上段,顺利进镜需有一定经验,患者痛苦较大。部分患者可有贲门黏膜撕裂以及滑管引起 Vater 壶腹损伤而引起胰腺炎。

### (三)探条式小肠镜

1.镜型 探条式小肠镜有 Olympus A-250、SIF-SW、SIF-6B、SIF 系列(1～10)型纤维小肠镜和 XSSIF-200 型 CCD 小肠镜;町田 FIS-T$_1$、FIS-TB、FIS-T$_2$ 型纤维小肠镜。探条式小肠镜细而柔软,一般长度 3m左右,与十二指肠减压管相似,有两个管道,一个用于注气,另一个用于充盈内镜头端的小囊。一般无活检钳道及角度控制装置少数较新型设有活检钳道和(或)转角装置。

2.检查方法 此型小肠镜可像 Miller-Abott 管那样插入,让患者吞下镜身,逐步送入内镜至十二指肠,然后小肠镜头端的水囊用水或水银充盈,此时注射甲氧氯普胺以刺激肠蠕动,当小肠镜随肠蠕动向深部迁移并到达回肠末端后,即可注射胰高糖素以抑制肠蠕动,在撤镜过程中进行肠黏膜的观察,操作时间需14～15h。如同时将一较长的内镜插入胃内,利用活检钳抓住小肠镜头端,一起通过幽门并送入屈氏韧带下,操作过程可缩短为 3～8h。操作可在透视下检测小肠镜插入深度。

因无角度控制装置,需依靠压腹调整视野方向,因此难以观察到全部小肠黏膜。本法可使 75%～90%达回肠,约有 5%的患者不能通过近端空肠。探条式小肠镜是镜身细而柔软,患者痛苦相对较小,适用于儿童及一般情况较差的患者,也适用于肠腔狭窄,其他小肠镜不能通过的患者,可以检查全部小肠。缺点是操作较复杂,检查时间长,多不能活检及缺乏转角装置,一旦退镜就不能使镜身再前进,对黏膜观察有盲区,一般仅能观察到 50%～70%的黏膜。只有很少医院使用。

### (四)肠带诱导式小肠镜

1.镜型 肠带诱导式小肠镜有:町田 FIS-Ⅰ、FIS-Ⅱ、FIS-Ⅲ、FIS-Ⅳb、FIS-Ⅴb 型纤维小肠镜;Olympus SIF-ⅡC 型双钳道纤维小肠镜。此型小肠镜一般长约 3m,有活检钳道及注气孔。

2.检查方法 将细聚乙烯塑料管(长 7m,外径 1.9mm,末端连水囊)经口送入胃内,进入十二指肠后,向囊内注入水或水银,将外面的塑料管盘绕,末端固定于耳部,塑料管随肠蠕动在肠腔内向下前进。多数患者于 24～48h 后可从肛门排出塑料管,注射甲氧氯普胺可使排出加速。如 3 天仍不排出,有腹痛症状出现,可能为塑料管过度弯曲,可拉出一段,再重新前进。塑料管排出后将其前端固定于肛门外。小肠镜可经口或肛门在塑料管的引导下送入。将塑料管体外段末端从小肠镜头端活检通道口送入,从操作部活检通道口伸出并缚于操作部,牵引塑料管另一端使小肠镜滑行进入肠腔。内镜到达目标后取出塑料管,退镜观察全部小肠并活检。

本法操作难度大,一般成功率仅 30％左右。患者有明显不适及腹痛。检查中牵拉绷紧塑料管时应注意避免小肠挫伤及穿孔。为避免检查中疼痛,需用麻醉药。此型小肠镜的优点为可观察全部小肠,可取活检。缺点是麻烦,费时间,有肠管狭窄或粘连时易失败,患者痛苦大,不易为患者及医生所接受。目前,此型小肠镜临床鲜为采用。

### (五)胶囊内镜

1.镜型　1999 年以色列 Given 公司研制成功了世界上第一个可吞咽的胶囊内镜。整个检查系统由三个主要部分组成:内镜胶囊、信号记录器和图像处理工作站。目前使用的 M2A 型胶囊大小为 26mm×11mm,其最外层为塑料外壳,两端为光学半球体,靠前半球体内侧周边装有 4 个白光发射二极管,用于照明。中央为成像光学凸透镜,透镜后衔接互补式金属氧化硅半导体显像(CMOS)芯片,胶囊正中央为 2 节氧化银电池,能维持内镜工作状态达 8h。闭合式环形信号发射器和环圈状天线紧贴后侧半球体。单个胶囊内镜重量为 4g,图像特征包括 140°视野,1∶8 的放大比例,1～30mm 的可视深度,最小观察直径约为 0.1mm,是一种无线的一次性使用的胶囊。2004 年国产胶囊内镜由重庆金山科技公司研制成功,国产胶囊内镜大小为 28mm×13mm。

2.检查方法　检查前 12h 禁食并进行肠道准备,在患者腹部按传感器定位示意图做好标记,将阵列传感器及其外套的粘性垫片粘贴在患者腹部,将数据记录仪及电池包穿戴在患者腰部,将阵列传感器与数据记录仪连接,吞咽胶囊,2h 内禁水,4h 内禁食,检查过程中避免强磁场环境(如 MRI),避免身体大幅度运动。胶囊被吞下后,借助消化道的蠕动在全消化道内推进。在移动中以每秒拍摄和传输 2 幅图像的速度向外连续发射,由接受器将信号接受并储存记录,胶囊电池能量耗尽后拍摄和传输过程自然终止。通常在吞服后 24～48h 排出体外。记录仪中的图像信号下载到工作站后可供专职医师分析、解读。CE 在近 8h 中可传输图像约 5 万幅,每例完整检查者平均下载时间为 2h 以上,平均解读时间为 60～90min。

胶囊内镜有许多优点,体积小,易吞咽,检查期间不需要住院,不影响行走和日常活动;患者无明显不适,无操作导致的并发症;胶囊为一次性,无交叉感染危险;可实现全消化道检查,图像资料可反复复习分析,操作简单。胶囊内镜的主要并发症是胶囊滞留体内,不能自行排出,自我国引入胶囊内镜以来,胶囊滞留体内的情况已发生多例。所以在选择应用胶囊内镜过程中应注意:无手术条件者及拒绝接受任何外科手术者、疑有消化道狭窄或梗阻者、有吞咽困难或严重动力障碍者(未经治疗的贲门失弛缓症和胃轻瘫患者)禁忌行胶囊内镜检查。国外已研制成功即将应用于我国临床的胶囊内镜探路系统,系先服用与 M2A 胶囊内镜同样大小的胶囊,如能排出体外可行正式胶囊内镜检查,否则不能做胶囊内镜检查,潴留体内的探路胶囊其后会自行溶解排出。这一技术的应用为胶囊内镜的普遍应用提供了有效的预试方法。目前胶囊内镜价格比较昂贵,图像分辨率不如电子内镜,图像都是随机摄取,视野有限,存在一定的漏诊率,医生不能控制整个检查过程,不能实现有目的的重点检查,不能进行肠道精确定位,不能活检进行组织学检查,对术前的清肠效果要求较高,对图像的解释受图像所限,有时模棱两可,影响了诊断的可靠性。胶囊内镜是一种全新的检查方法,其自身的某些局限性,还应予以改进和解决。

### (六)其他小肠镜检查方法

1.术中小肠镜　术中小肠镜是在开腹手术时进行的小肠镜检查。怀疑肠道疾病,剖腹探查不易确定病变性质及部位,可在术中经口、肛门或肠切口插入小肠镜。操作时由外科医师逐步将肠管套在内镜上配合内镜医师进行检查,不仅能够观察全部小肠黏膜,同时由于光线在肠腔内照射,可透过肠壁发现肠壁内的病变,有助于确定手术病变,并可避免剖开大段肠管寻找病变。该方法可靠性大,对判定原因不明的消化道出血,尤其是血管病变出血更有价值。缺点是需剖腹探查,而且有手术带来的危险,对新近有出血的患者及检查时正在出血的患者观察不满意,人为肠套叠可引起肠黏膜损伤。

2.母子式小肠镜检查法　SIM-Ms 型小肠镜含有母镜及子镜,母镜长 1995cm,插入部外径 13mm,镜头 4 个转角方向,子镜长 3710mm.插入部直径 5.8mm,头端 4 个转角方向。插入方法:小肠镜在 X 线透视下由两位术者操作。第一术者操作母镜角度,按照推进式小肠镜插入方法,把母镜插至十二指肠空肠曲,将母镜拉成直线。由第二术者把子镜通过母镜活检钳道向小肠内插入。第二术者操作子镜角度钮,观察小肠肠腔,第一术者随之把子镜逐渐向小肠深部插入。观察完毕后,先取出子镜,再拔出母镜。此型小肠镜的优点为操作简便易行,子镜可通过狭窄部,可取活检。缺点为子镜太细,析像能力较差,不耐用,超出母镜的距离短,不能观察深部小肠。

3.放大型小肠镜检查　放大型小肠镜有 Olympus SIF-M、町田 FIS-ML 等,可将病变放大 10～30 倍,主要观察小肠黏膜,对早期发现微小癌以及黏膜病理生理改变的诊断十分有用。SIF-M 通过肠带诱导法插入小肠,常规观察小肠后,用 0.1%～0.2%亚甲蓝 10ml 喷洒到小肠黏膜上,亚甲蓝迅速由绒毛突起部吸收,绒毛染为蓝色。仔细观察绒毛形态和排列,正常绒毛呈指状、杵状或叶状,接近回盲瓣正常黏膜的绒毛呈尾根状,高度一致,密集排列,形态规则。有淋巴滤泡部位的绒毛稍微压扁,高度低。小肠病变时,绒毛形态有改变,不规则,数目稀疏,甚至萎缩,亚甲蓝吸收差。有研究表明,绒毛出现异常是含绒毛的上皮细胞明显减少的指征,因此,可根据绒毛形态来判定吸收不良情况。肠淋巴管扩张症可见白色绒毛及散在白点,放大像全部绒毛白染,深部也有白染的绒毛,并有散在的白点,有孤立型、成簇型,活检见黏膜固有层水肿,有许多扩张的淋巴管。

4.结肠镜观察末端回肠　结肠镜可逆行通过回盲瓣进入回肠末端 10～20cm。许多病变如结核病、克罗恩病、贝赫切特综合征等均好发于此部位,对发现这类病变很有价值。

## 二、小肠镜检查的适应证、禁忌证及并发症

### (一)适应证

1.消化道出血患者,经胃镜和结肠镜检查未能发现病变,临床怀疑有小肠疾病者。

2.原因不明腹痛、呕吐或腹泻患者,经 X 线、胃镜和结肠镜检查未发现病变,或可疑小肠病变者。

3.不明原因贫血、消瘦和发热等,疑有小肠良、恶性肿瘤者。

4.不完全小肠梗阻。

5.诊断和鉴别诊断克罗恩病或肠结核者。

6.小肠吸收不良疾病者。

7.协助外科手术中对小肠病变的定位。

8.小肠钡餐检查病变和部位不能确定或症状与 X 线诊断不符者。

### (二)禁忌证

1.有内镜检查禁忌证者。

2.急性胰腺炎或急性胆道感染者。

3.腹腔广泛粘连者。

### (三)并发症

1.穿孔和出血。

2.粗暴插镜引起食管、胃或小肠黏膜损伤。

3.注入大量气体,引起术后腹痛和腹胀。

4.损伤瓦特壶腹引起术后胰腺炎。

5.鼻小肠镜插入引起医源性鼻出血。

# 三、小肠疾病

正常十二指肠黏膜色泽比胃黏膜淡,呈淡红色,远看表面光滑,近看表面呈细颗粒样,为十二指肠绒毛。正常空肠黏膜呈橘红色,湿润有光泽,血管清晰,黏膜上有密布的绒毛,小肠镜下如天鹅绒状,用放大小肠镜观察,可见绒毛呈叶状,排列整齐,致密。用亚甲蓝染色,绒毛吸收亚甲蓝后变为蓝色,可见其微细结构。回肠管径较小,黏膜皱襞细而稀疏,黏膜色泽比空肠黏膜稍浅,呈粉红色,黏膜表面绒毛呈杵状。常规小肠镜观察,有时难以观察绒毛改变,如在内镜活检钳道注水,可以清晰观察绒毛水中漂浮。小肠黏膜表面有大小均匀的细颗粒状隆起,直径1~10mm,大的似半球状息肉,为淋巴滤泡,以回肠末端分布最为密集,其数目和密集程度随年龄大小而不同。常见的小肠疾病有如下几种。

## (一)非特异性炎症

1.小肠炎　凡不能用小肠先天性发育不良、感染(细菌、病毒、寄生虫等)、血管发育异常和良、恶性肿瘤等疾病解释的小肠炎称为非特异性小肠炎。临床上主要表现为腹痛、腹胀、恶心、呕吐和腹泻等症状。

内镜下表现为黏膜水肿,环行皱襞增粗,注气后不能使环行皱襞变细和肠腔扩张,表面黏膜呈形态各异的散在点状、斑状、斑片状或花斑状发红,继而在发红的黏膜表面呈点状、小圆形、类圆形、椭圆形或不规则糜烂,浅凹陷表面覆浅黄白苔,血管纹理模糊,黏膜分泌亢进,光泽存在,绒毛变粗变模糊;萎缩性小肠炎表现为黏膜变薄,环行皱襞变窄变矮,局部褪色,血管显露,绒毛变短变稀。

2.克罗恩病　克罗恩病(CD)又称节段型肠炎、肉芽肿性回肠炎、局限性肠炎等,是一种原因不明的慢性炎症性疾病。临床上以腹痛、腹泻、肠梗阻为主要表现,并伴有肠外表现,如发热、贫血、关节炎、营养不良和眼部疾病等。本病在消化道常呈节段型分布,以回肠和右半结肠多见,以小肠和结肠同时受累最常见(60%~80%),小肠末端单独发病者占30%~50%,十二指肠受累很少见。组织学以肉芽肿性炎症改变为主要诊断依据,活检组织学可明确诊断,但常规活检常不能获得满意结果。许多学者认为大活检取到非干酪样肉芽肿的概率会高些。

CD主要形态特征是纵行溃疡、铺路石样改变、不规则溃疡、口疮样溃疡、肠腔变小或狭窄、瘢痕和炎性息肉等。早期呈口疮样小溃疡,大小不等,针尖大小或小圆形,伴有出血;较大者,边界清楚,表浅,边缘充血,溃疡间黏膜正常。随着病情的发展,溃疡变大变深,圆形或卵圆形,周围黏膜可呈铺路石样改变,并可见深达黏膜下层或更深的纵行裂隙溃疡,穿透肠壁形成内瘘管和皮肤瘘管。晚期有肠腔变形、肠腔狭窄及窦道形成。

3.非特异性小肠溃疡　非特异性小肠溃疡分为非特异性多发小肠溃疡和非特异性单纯性小肠溃疡,前者多见于青年女性,好发于空肠和回肠末端,肠腔内呈全周散在性浅溃疡,组织病理检查为轻度炎症;后者高龄多见,无性别差异,好发于回肠末端和回盲瓣,可见较深溃疡,组织病理检查为中、重度炎症。临床表现为小肠慢性出血、大便隐血阳性、重度贫血、低蛋白血症、水肿、腹痛、腹泻等。溃疡多发于回肠,回肠与空肠比例为2:1。

内镜下表现:病变呈单发、多发或集簇样溃疡,椭圆、环行凹陷,表面覆黄白苔,边缘清楚,周围黏膜无炎症反应。较浅溃疡易出血,而较深溃疡易引起肠壁穿孔。反复纤维组织增生易引起肠腔狭窄致肠梗阻。

4.嗜酸粒细胞性胃肠炎　病因不明,主要特征为胃肠壁内有明显的嗜酸粒细胞浸润。嗜酸粒细胞在胃肠道浸润甚广,主要累及胃及小肠,活检发现嗜酸粒细胞聚集可确诊。诊断前还应排除寄生虫感染、放射性肠炎、淋巴瘤、结节性多动脉炎等非特异性炎症。

按浸润范围分为局限性和弥漫型。局限型内镜下表现为坚实或橡皮样平滑无蒂或有蒂的息肉样肿块；弥漫型为黏膜及黏膜下广泛嗜酸粒细胞浸润，表现为黏膜水肿、充血、增厚，偶见浅表溃疡和糜烂。肠道病变多为弥漫型，受累肠壁水肿增厚，皱襞增厚、粗糙、结节感，皱襞可扭曲及不规则成角。

### （二）特异性炎症

**1.肠结核**　由结核杆菌侵犯肠腔而引起慢性特异性炎症，多见于回肠及回盲部，偶见于空肠、十二指肠及大肠。常伴有消化道其他部位或脏器结核，最常见的为肺结核。根据病变特征可分为溃疡型、增生型及混合型。溃疡型以溃疡为主要表现；增生型表现为假息肉和增生结节；混合型最多见，溃疡周围有许多假息肉和增生结节。常规活检不能取到黏膜下组织，溃疡周围组织活检阳性率较高，发现干酪型肉芽肿可确诊。

典型肠结核的溃疡呈环行，环绕肠腔伸展，大小不一，深浅不等，边缘陡峭、不规则，表面附有黄色或白色苔，周围炎症反应轻或无。部分肠结核以增生改变为主，尤其在病变早期，主要累及黏膜下层的淋巴组织，引起肠壁增厚、浅表糜烂和大小不等的假息肉。随着病变发展，纤维组织增生，假息肉融合成较大的团块样增生结节。这些病变也可出现在溃疡周围。在结核愈合过程中可有瘢痕形成，引起肠管变形、假憩室形成，严重时可引起肠腔环行狭窄，回盲瓣可变形。

**2.空肠弯曲菌肠炎**　近年来发病率逐年增高。病变由空肠弯曲菌感染所致。临床表现为发热、腹痛、腹泻及脓血便等。病变主要侵袭空肠和回肠。急性期回肠黏膜充血、出血、水肿，有多发不规则溃疡或糜烂，周围黏膜呈小颗粒状或卵石状，回盲瓣可受累。组织学检查固有层水肿，中性粒细胞或嗜酸粒细胞浸润及部分淋巴滤泡形成，有糜烂及肉芽肿。内镜检查时可抽吸肠液做细菌培养。

**3.耶尔森菌属感染**　耶尔森菌属主要有 3 种菌株对人致病，致病菌侵犯回肠末端淋巴滤泡集结区内，使局部组织增殖，引起回肠炎和溃疡。镜下表现为回肠末端散在口疮样糜烂，圆形、椭圆形或不规则纵行溃疡、浅溃疡，覆白苔或黄白苔，边界清楚，周围黏膜粗糙，环状皱褶粗大和肥厚，溃疡愈合表面形成玉石状炎性息肉，局部无僵硬。

**4.寄生虫感染**　肠贾第虫病可见十二指肠、空肠黏膜水肿、充血，可有糜烂，皱襞增厚、扭曲，蠕动可增强。怀疑肠贾第虫感染时应吸取肠液做检查，活检诊断率高。钩虫病时可在空肠上部、十二指肠及回肠中上部见到成虫咬附小肠黏膜所致的黏膜出血点，并可形成浅小溃疡。粪类圆线虫病可见十二指肠及空肠上部黏膜充血，可有小出血点和小溃疡。黏膜炎症重时可引起黏膜水肿肥厚，甚至阻塞管腔。吸取肠液及黏液可发现小杆状幼虫，黏膜活检可发现埋在黏膜中的虫体。血吸虫病可见虫卵沉积的结节。

### （三）小肠良性肿瘤

小肠肿瘤并不常见，占全消化道肿瘤的 3%～6%，其中 60%～70% 是良性肿瘤。小肠良性肿瘤分为上皮性和非上皮性两大类。上皮性良性肿瘤为腺瘤。非上皮性肿瘤包括肌源性肿瘤、神经源性肿瘤、脉管源性肿瘤、脂肪瘤和其他肿瘤，以平滑肌瘤、脂肪瘤最多见，错构瘤、纤维瘤、血管瘤、神经源性肿瘤则较少见。在大多数患者中是无症状的。

**1.腺瘤**　又称腺瘤性息肉，占小肠良性肿瘤的 23%。好发部位依次为空肠、回肠和十二指肠。小肠腺瘤的组织分类与结肠腺瘤相同，分为管状腺瘤、绒毛状腺瘤及混合型腺瘤。小肠绒毛状腺瘤少见，多见于十二指肠。

外观与结肠腺瘤相似，山田 Ⅰ～Ⅳ 型隆起，表面光滑、粗糙、颗粒状、结节状或分叶状改变，无色泽改变、发红或褪色改变，有时隆起表面出现糜烂或浅溃疡。可单发或多发。腺瘤可仅累及一段小肠或整个小肠，有时也可能与全胃肠道腺瘤同时存在。腺瘤大小不等，小者仅数毫米，多无蒂，大者可达 3～4cm，常带蒂。

2.平滑肌瘤　小肠平滑肌瘤为最常见的小肠良性肿瘤,多发生于固有肌层,主要发生于空肠,十二指肠最少。根据肿瘤在肠壁间的部位及生长方式可分为三型,即腔内型、壁间型及腔外型,以腔内型较多见。

肿瘤多单发,大小不一,从几毫米至几厘米。平滑肌瘤为一种黏膜下肿瘤,突出腔内的病变呈圆形或卵圆形的无蒂息肉,常有明显光滑的边界,可伴有桥形皱襞,偶有蒂,表面黏膜正常或有炎性充血,可有脐样凹陷。当肿瘤发展到一定程度可压迫肠腔,导致血供不足而引起隆起表面糜烂、溃疡及穿孔。

3.脂肪瘤　小肠脂肪瘤占小肠良性肿瘤的14％,是脂肪组织异常沉着引起。组织学分为四型:①单发局限性脂肪瘤;②多发局限性脂肪瘤;③弥漫结节性脂肪过多症;④弥漫脂肪浸润。临床表现为腹痛、嗳气和黑便等症状,部分患者无症状,好发于60～70岁年龄组。

多位于回肠。该肿瘤为一界限明显的脂肪组织肿块,呈膨胀性成长,多单发,大小不等,血管少,常呈分叶状。当肿块生长时可形成一蒂。内镜表现与其他黏膜下肿瘤相似,但脂肪瘤质软,用活检钳触压肿瘤时可出现受压部位光滑的下陷——"枕头"征。对于无蒂病变,可反复多次在同一部位取活检以便取到位于下面的脂肪组织而明确诊断。

4.血管瘤　较少见,一般源自肠黏膜下血管丛,也可来自浆膜下血管。可分为血管瘤和毛细血管扩张。血管瘤是真性肿瘤,而毛细血管扩张则是现存血管结构的扩张。血管瘤多发于空肠,其次为回肠,十二指肠非常少见。组织学上可分为毛细血管瘤、海绵状血管瘤及混合型血管瘤。海绵状血管瘤少见,可包绕小肠引起肠梗阻。血管瘤单发或多发,常为一孤立、无包膜的肿块,主要是毛细血管及薄壁的静脉,也可见动脉。血管瘤一般小、无蒂、偶可表现为息肉样病变,与周围黏膜分界清楚,表面暗红色,顶部可有糜烂,形似薄形火山口,周围毛细血管扩张。活检钳压上时组织有柔软感。毛细血管扩张可为遗传性或非遗传性,可单发或为 Osler-Weber-Rendu 病的一部分。典型毛细血管扩张表现为中心有隆起小动脉,细小的卷须样血管从中央向外放散。很少能看见毛细血管自发出血。这些病变在患者贫血时呈苍白色,不易看见。如果最初的检查结果不能解释消化道出血,在纠正贫血后应重复检查。

5.Brunner 腺瘤　少见,起源于十二指肠布氏腺,最多发生于十二指肠球部。Brunner 腺瘤是 Brunner 腺增生的最常见形式。内镜下于近端十二指肠可见 2～3mm 多发结节或数毫米至数厘米的孤立息肉。虽然 Brunner 腺位于黏膜下,主要位于黏膜肌层下,但由于腺体可伸入黏膜层,所以内镜活检常可确诊。

6.神经源性肿瘤　很少见,起源于神经组织,包括神经鞘瘤、神经节瘤和神经纤维瘤。神经纤维瘤相对多见,可见于黏膜下、肌层或浆膜下,多发生于回肠。神经纤维瘤为黏膜下肿瘤,单发或多发,有多发倾向,常无明显包膜,边界不清,中心可有脐样凹陷。

7.纤维瘤　很少见,由致密的胶原囊及多少不等的成纤维细胞组成,可见于黏膜下、肌层或浆膜层,纤维瘤常界限清楚。

8.息肉病　家族性结肠息肉病及 Gardner 综合征的息肉主要发生于结肠,但也可累及胃及小肠,表现与结肠相似,组织学为腺瘤。Crohkhite-Canada 综合征少见,以脱发、皮肤色素沉着、指甲萎缩及弥漫性胃肠道息肉为特征。息肉多发生于胃和结肠,但也可以发生于小肠特别是十二指肠。表现为小的无蒂息肉,组织学为错构瘤息肉。本病可自然缓解,胃肠道息肉可随之完全消失。Peutz-Jeghers 综合征的息肉分布于整个胃肠道,以小肠最多。息肉多发,可有蒂或广基,大小不一,组织学结构为错构瘤。

### (四)恶性肿瘤

小肠恶性肿瘤发病率低,主要原因与小肠蠕动、肠道内容物吸收、黏膜与致癌物质接触时间、肠内细菌数量及肠内 IgA 免疫系统的免疫防御功能有直接关系。以腺癌、恶性淋巴瘤、类癌、平滑肌肉瘤最多见。小肠转移癌最多见于黑色素瘤、乳腺癌、肺癌,其表现可类似于小肠原发肿瘤。

1.小肠癌

(1)早期小肠癌:原发性小肠癌发病率低,仅占消化道肿瘤的 0.1%。1.0%,男性发病略多于女性,好发年龄 50～60 岁。病变好发于空肠,空回肠比例为 2:1。小肠癌常起源于小肠上皮组织,分泌的柱状上皮细胞呈腺泡结构,病变范围小,分化程度较好。临床表现为腹痛、恶心、呕吐、腹部胀满感、下消化道出血及贫血等,但无腹部体征。早期小肠黏膜表面形成糜烂或溃疡,继而发展为环堤样隆起、中央凹陷和环状狭窄性溃疡性病变,早期可出现梗阻现象。近年来,随着内镜技术的进步,原发性小肠癌报道不断增加,但早期诊断还是有一定的困难,术前确诊率仅为 12.5%～305。

小肠癌的形态诊断参照大肠癌的分类方法。镜下表现为:①区别于上皮性和非上皮性肿瘤,半月形、半球形、椭圆形、扁平形隆起;②圆形、类圆形、不整齐、线形凹陷;③肿瘤性或炎性狭窄;④环状皱襞和黏膜皱襞集中、肥厚、不规则或消失等;⑤表面黏膜粗糙、不规则细颗粒或颗粒、不规则小结节或结节;⑥不均匀发红或褪色,或发红与褪色相互混杂,光泽减退或消失;⑦质地较硬或硬,触之易出血。

(2)进展期小肠癌:在小肠癌中,以分化型腺癌为主,高分化型 62.8%,中分化型 27.9%,低分化型 9.3%。原发性小肠癌主要三大症状,包括肠梗阻、消化道出血和肿瘤触及。小肠癌根治术五年生存率为 20%,其中有淋巴结转移五年生存率为 13%,无淋巴结转移为 70%。

镜下表现包括结节或息肉样肿块、溃疡、浸润狭窄、脆性增加等改变。临床上常将其分为肿块型及浸润狭窄型,有时两者可并存。肿块型表现为自黏膜突向肠腔的结节状或息肉状肿块,血液供应丰富,易出血;浸润狭窄型沿肠壁浸润,易狭窄而引起梗阻。十二指肠腺癌的内镜表现无特异性,有时不能与平滑肌肉瘤或淋巴瘤鉴别,但十二指肠腺癌通常限于十二指肠降或水平部,而淋巴瘤则弥漫分布,活检可确诊。

2.淋巴瘤　原发淋巴瘤很少见,而累及胃肠道的淋巴瘤较多。多见于回肠,特别是回肠末端,十二指肠最少见。多数只累及一段小肠,10%～25%患者可有多处病灶。肿瘤起源于黏膜下的淋巴滤泡,分为霍奇金病、淋巴肉瘤和网状细胞肉瘤。有作者结合细胞类型将淋巴瘤分为弥漫型和局灶型。内镜活检较困难,如果病变向腔内生长,诊断阳性率相对高一些;如为浸润性病变,诊断阳性率则较低。

肿瘤常沿黏膜下生长,肠壁增厚变硬、失去弹性呈皮革状,表面暗红色或灰白色,管腔呈扩张状态,黏膜常有多个结节样隆起,有时肠壁高度增厚可形成较大肿块;也可因肠壁浸润增厚、僵硬而引起肠腔狭窄;有时肿瘤仅表现为局部黏膜皱襞隆起、增厚、扭曲或表现为不同大小的浸润性包块,可较扁平,也可向腔内隆起呈息肉状或较大的突向腔内的肿块;肿瘤常伴溃疡,可为单一溃疡,溃疡底较硬,周围浸润,边缘隆起,但巨大肿瘤表面多发的浅表小溃疡更多见。

3.平滑肌肉瘤　是肠道最常见的恶性软组织肿瘤,常见于回肠,空肠次之,十二指肠最少见。肿瘤源自小肠壁肌层,常单发,偶多发。组织学检查由分化不良的平滑肌细胞组成,核分裂相为诊断恶性平滑肌肉瘤的主要标志。由于病变位于肌层,内镜活检取材较困难,如肿瘤中心有溃疡,从该处活检则会提高活检的阳性率。

内镜表现随肿瘤大小及生长方式(腔内、壁间或腔外)而有所不同。一般呈圆形或椭圆形,表面暗红色,带有结节状突起,瘤体较硬韧,常较巨大,可压迫肠腔或引起黏膜溃疡。由于血液供应不足而导致中央坏死、出血形成空腔,可与黏膜溃疡沟通形成窦道,甚至可继发感染而穿孔。

4.类癌　类癌起源于消化道 APUD 细胞系统中的肠嗜铬细胞。以直肠、回肠最多见,其他依次为空肠、十二指肠。由于肠嗜铬细胞多位于肠隐窝基底部的腺柱状细胞之间,肿瘤主要位于黏膜下层,当病变较小时,在小肠黏膜表面难以发现异常改变;大的病变则突出小肠黏膜表面,形似息肉样或黏膜下肿瘤。临床表现为腹痛和便血,易与痔疮混淆。转移途径主要通过淋巴转移和腹膜种植,小肠转移率高于直肠,主要原因是小肠肠壁比直肠薄。

单发或多发,多表现为黏膜下灰黄色小硬结,山田Ⅰ～Ⅱ型隆起或平滑孤立性隆起,多数直径在2cm以内,黏膜完整,较大者表面可形成溃疡,有时可伴局部肠管粘连。

### (五)其他小肠疾病

1.Meckel憩室　Meckel憩室为胚胎期卵黄管未闭合部分遗留下的先天性畸形,多位于回肠末端距回盲瓣100cm以内,多开口于对系膜侧,其直径比回肠肠腔小,半数患者可有异位组织黏膜,以含壁细胞的胃黏膜组织最常见,可并发出血、憩室炎、肠套叠等。憩室内翻可见小肠蘑菇状隆起,顶端表面颗粒样或溃疡形成,隆起表面发红,覆正常上皮组织,染色后,隆起表面呈卵黄管改变。

2.淀粉样变性　淀粉样变性为胶化纤维蛋白在细胞外沉着,引起原因不明的功能障碍。镜下表现为黏膜苍白或红色,黏膜颗粒样或肥厚不整,也可表现为多发息肉样肿物,活检可确诊。

3.乳糜泻　临床表现为脂肪泻、蛋白吸收减少、贫血等,可见小肠黏膜扁平,上皮缺乏绒毛结构,以十二指肠和近端空肠为主,严重者全小肠受累。小肠镜检查结合病理组织学检查是确诊本病的主要手段。

4.贝赫切特病　贝赫切特病以反复发作的口腔、生殖器溃疡、眼炎、皮肤结节性红斑和毛囊炎样皮疹为特征性改变。肠道贝赫切特病多见于回盲部为中心,距回盲部50cm范围内。病变以溃疡为主,呈单发或多发,溃疡多呈圆形或椭圆形,溃疡之间为正常黏膜,底深苔厚,周边形成环堤状或结节样隆起。溃疡多较深,有穿孔倾向,可形成回肠-回肠瘘或双腔回肠结构。

5.异位胰腺　类似于胃内异位胰腺表现,可见1cm左右平坦隆起,颜色与周围黏膜相同,可伴有桥行皱襞,有时隆起中央有一凹陷,为导管开口部,活检可证实。

综上所述,小肠疾病比较少见,其诊断也比较困难。近几年随着胶囊内镜和双气囊电子小肠镜的出现,使得小肠镜技术有了突破性的进展。双气囊小肠镜结合上行进镜和下行进镜,能使整个小肠得到全面、彻底的检查,是多数小肠疾病检查最理想的手段,但是肠黏膜折叠后方、肠瓣后方亦有一定的盲区,因此,配合应用胶囊内镜和双气囊小肠镜,是提高小肠疾病诊断水平的有效方法。胶囊内镜为小肠的检查提供了崭新的途径,虽然目前还有许多方面有待改进和完善,比如制订出一整套规范化的专用术语、进行大样本的诊断试验研究、评价对各种疾病的诊断价值、改进软件及硬件工艺、寻求病变活检和治疗的可能性等等,但胶囊内镜在诊断敏感性、无创性、安全性等方面的优势将注定其具有非常广阔的发展前景。随着科技的不断进步,相信胶囊内镜将会有更大的发展空间,将会给消化内镜带来新的革命。

(谭　松)

# 第十五章　结肠镜检查

既往结、直肠疾病的诊断主要依靠钡剂灌肠检查,然而准确性不高,较小的病灶容易漏诊,大的病灶又难以确诊。20 世纪 60 年代初期,纤维结肠镜开始应用于临床,80 年代初期出现了电子结肠镜,随着内镜及其配件的发展,结肠镜在结肠疾病的诊断和治疗上有了重大进展。它不仅能对各种大肠疾病做出正确的判断,而且在治疗方面也占有重要地位。对于已确诊的结肠癌和息肉患者行结肠镜检查是防止漏诊多发性结、直肠癌和多发性肠息肉的有效方法。结肠癌和息肉术后的结肠镜定期随访是及时发现肿瘤复发和再发的重要手段。目前结肠镜已成为结直肠疾病诊断和治疗中最常用、有效、可靠的方法。

## 一、结肠镜检查的适应证、禁忌证及并发症

### (一)适应证

一般而言,临床上有消化道症状,怀疑大肠或末端回肠病变,诊断不能明确而无检查禁忌者,均可施行结肠镜检查。应用结肠镜的适应证如下。

1.结肠病变的诊断

(1)钡剂灌肠阴性,但有下消化道症状者。

(2)钡剂灌肠造影有可疑病变,不能确定诊断者。

(3)钡剂灌肠造影阳性者,为了进一步证实病变及性质。

(4)原因不明的下消化道出血,包括明显出血和持续隐血阳性者。

(5)大肠某些炎症性病变,诊断明确,需明确病变分布范围及程度。

(6)大肠良性病变诊断明确,如非特异性溃疡性结肠炎,大肠单纯性溃疡等,但怀疑有恶变者,通过活组织和细胞学检查,帮助明确和排除。

(7)大肠癌已明确诊断,需探查其他部位有无息肉或癌肿存在。

2.大肠息肉的诊疗

(1)做结肠镜下圈套电烙摘除。

(2)大肠息肉已明确诊断,需探查其他部位有无息肉。

(3)大肠息肉已明确诊断,需证实有无恶变或探查其他部位癌肿。

(4)大肠多发性息肉已明确诊断,需探查息肉分布范围及息肉病的性质。

3.随访

(1)大肠癌手术后随访。

(2)大肠息肉摘除后随访。

(3)对某些癌前期病变做定期随访。

(4)大肠多发性息肉已明确诊断,需探查息肉分布范围及息肉病的性质。

## （二）禁忌证

1.大肠急性炎症性病变,如暴发性溃疡性结肠炎、急性憩室炎。

2.腹腔、盆腔手术后早期,怀疑有穿孔、肠瘘或有广泛腹腔粘连者。

3.腹腔、盆腔放射治疗后,有腹腔广泛粘连者。

4.严重心肺功能不全,极度衰弱,不能支持术前肠道准备者。

5.肠道准备不好,不够清洁,影响观察和插入者。

6.不合作的患者。

上述禁忌证主要是影响结肠镜插入和观察,检查时容易引起出血、穿孔等并发症。近年来随着器械的性能改进,操作技术提高,在小心谨慎操作情况下,原来认为的某些禁忌证仍可施行结肠镜检查。相反,有些是适应证,如操作粗暴,仍可引起各种并发症。因此,在临床实践工作时,可根据具体情况参考应用。

## （三）并发症

结肠镜是诊断大肠疾病简单、安全、有效的方法,如果使用不当,也有一定的并发症,并可造成死亡。发生并发症的原因主要在于适应证选择不当,勉强施行检查,术前准备不充分,术者对器械使用原理了解不够、经验不足、操作粗暴。

1.肠壁穿孔　并发症中肠壁穿孔比较常见,在结肠镜诊断和治疗时均可发生。发生原因如下。

(1)术者未遵照"寻腔进镜"的操作要领,使用暴力而盲目滑行,镜端顶破肠壁。如检查前肠道准备不充分,肠腔内粪便残留影响观察而勉强进行检查时,易致穿孔发生。

(2)乙状结肠冗长,腹部手术后粘连的患者,肠曲较固定。插入时困难,用"α"翻转或"右旋缩短"等手法时易造成穿孔。

(3)手法解除乙状结肠肠襻时,未及时退出镜身,伸展的乙状结肠瞬间缩短,镜身有效长度增加,镜端会顶破前方降结肠或脾曲肠壁。

(4)活检操作不当,咬取组织过深。

2.出血　肠道出血是结肠镜诊治的常见并发症之一,发生率平均为 0.5％～2％,较肠壁穿孔更为常见。发生部位多见于直肠及乙状结肠。肠道出血的危险性较穿孔小,大部分患者保守治愈。发生原因如下。

(1)进镜粗暴,损伤黏膜引起撕裂出血。

(2)原有的结肠病变使黏膜变脆,插镜时擦伤出血。

(3)活检时咬取组织过大,过深和在血管暴露部位咬取引起出血。

(4)患者有凝血机制障碍者。

3.肠系膜、浆膜撕裂及脾破裂　发生原因如下。

(1)肠系膜、浆膜撕裂:插镜过程中肠襻不断扩大,肠管过度伸展,使浆膜和系膜紧张,如注入过多气体,肠腔内压力升高,当压力超过浆膜所能承受限度时发生撕裂。

(2)脾破裂:均发生在结肠镜插过脾曲或手法解除乙状结肠襻时。因脾脏上方有脾膈韧带固定于横膈,下方有脾结肠韧带与结肠相连。做手法牵拉力量过强,超过脾结肠韧带所能承受负荷时,致脾破裂。

4.肠绞痛　发生原因如下。

(1)插镜过程中注入过多空气,术前用过多肠道解痉剂。

(2)在息肉摘除术中电灼范围过大、过深引起肠浆膜炎,尤以无蒂息肉多见。

5.心脑血管意外　原有心脏呼吸疾病者术前要详细了解病史,检查时过度牵拉可刺激内脏神经引起反射性心律失常,甚至心跳骤停。高血压患者检查时紧张可加重高血压,引起脑血管意外。

6.感染　患者有心脏瓣膜病,免疫力低下者,大肠镜可以引起革兰阴性败血症。对于这部分患者预防性应用抗生素非常重要。

# 二、结肠镜检查方法

## （一）术前准备

1.肠道准备　结肠镜检查之前应排尽大便,以便观察,如果肠道准备不理想,会影响检查效果。肠道准备的方法是术前一天进流食,晚口服泻药。服药后 2h 左右会腹泻,为了防止脱水,应多饮水。一般经过 6~8h 的准备即可进行结肠镜检查。

2.术前用药　结肠痉挛明显时可肌内注射解痉剂,患者明显烦躁时可予镇静剂肌内注射。

3.术中监护　心功能不全、呼吸功能不全的患者检查时应予心电监护,建立静脉通路,同时准备心肺复苏药物及除颤器,肺功能不全者术中吸氧。

## （二）操作方法

由于大肠镜检查方法较多,有单、双人操作,现以后者讲述大肠镜的操作方法及要点。

1.肛管、直肠和直乙状结肠移行部　病员取左侧卧位,先检查肛口及肛门周围有无病变,然后常规做肛指检查,确定有无梗阻性病变。镜端插入时与肛口呈斜行方向插入。前进 5cm 左右,注入少量空气,可见直肠三条横襞,循腔进镜达 12cm 左右,见肠腔向右急转的直乙状结肠移行部,循腔插镜,右旋镜身,滑进乙状结肠。如需观察肛管,可在直肠注入空气适量,在壶腹部做“U”字形翻转,此手法进行时要谨慎,防止直肠破裂。

2.乙状结肠及乙降结肠移行部　乙状结肠移行部肠管呈急弯,折叠呈明显锐角,并且是从游离肠袢进入固定肠袢,通过比较困难,结肠镜到达该部不见肠腔,但可见肠管向左走向急弯,沿该走向滑进 10~20cm 即可通过而达降结肠。此时,乙状结肠形成一定形态的肠袢,大致分为 3 种类型:①“N”型:最常见,比较符合结肠生理形态,插入比较容易;②“α”型;③“P”型。后两种插入时患者感到腹痛。一旦通过有困难者需用手法帮助,手法有三种。①N 形钩拉法。结肠镜镜端一定要通过乙状结肠移行部 10~20cm,钩拉肠管向外退镜,镜端不随之向外退出,相反,有时前进,直至结肠变直,再插镜时即能循腔进镜成功。②P 形旋转法。结肠镜呈 P 形插入,一定要在通过移行部 10~20cm 后,见到降结肠肠腔,然后向右旋转镜身 180°,镜端向前直至结肠镜变直。③α 翻转法。结肠镜呈 P 形不能通过,将镜端退至乙状结肠中段,然后向左旋转镜身 180°,循腔进镜。

3.降结肠及脾曲　在解直肠乙状结肠肠袢后,一般通过降结肠较顺利。到达脾曲后,脾曲弯角较钝者,循腔进镜结合滑镜能顺利通过。多数插至脾曲后,插入力不能传导至镜端,出现退镜时镜端不能前进,甚至反而退出的现象。这时需做手法解除结圈的肠袢,然后再做防袢手法来通过脾曲。

(1)根据乙状结肠结圈的不同形态,需用不同方法。“N”形者,镜端通过脾曲的弯角钩持肠管拉退镜身同时做逆时针方向 180°旋转。α 形者在拉退镜身同时做顺时针方向 180°旋转。解袢后取直镜身再插入结肠镜,为了防止乙状结肠圈袢重新形成,需做防袢手法。

(2)防袢法

1)腹壁加压法:插至脾曲,助手在患者腹壁脐下左侧向左下方加压,插镜时助手手指触及镜身,用力顶住,使插入力能传导到镜端,防止乙状结肠重新结圈。

2)改变体位法:镜端到达脾曲后,改变成右侧卧位,使脾曲向下向右下坠下可使脾曲弯角变钝再循腔就容易通过。该法成功关键是镜端要退至降结肠近端,然后尽可能吸引肠腔内气体,使肠腔呈微开状态,容易通过。

4.横结肠及肝曲　大多数人的横结肠冗长,且下垂,肝曲的位置较高,是结肠镜最难通过的部位,需要用一定手法。

(1)钩拉法:是最常运用的通过方法。结肠镜通过脾曲后循腔进镜通过横结肠,远端抵达中段下垂的弯角时见不到肠腔,利用滑进方法,通过下垂角右见横结肠近端的肠腔,此时如继续插镜会出现"进则反退"现象,这时镜端钩持肠管向外拉退镜身,视野中会出现"退则反进"的现象,镜端向右上腹抬起,直至视野中见到有浅蓝色的肝曲特征,而且镜端刚要后退时瞬间停止退镜,吸引肠腔内气体,缩短肠管,肝曲急弯角变钝,再仔细寻找肝曲进入升结肠的肠腔,循腔进镜。

(2)腹壁加压法:由助手在患者腹壁脐上向右上腹加压,防止横结肠向下伸展。该法成功的关键是一定要通过横结肠的下垂角,拉退镜身,使镜身能完全拉直后再加压插镜。部分患者横结肠向下伸展,加压时乙状结肠结圈,此时需两者同时加压才能成功。

(3)结圈法:横结肠及肝曲的结圈,常见有 r 形及反 r 形。它们的形状可无需做手法,循腔进镜结合滑进即自然形成;也可通过顺时针或逆时针旋转镜身再循腔进镜形成,原理是肝曲的锐角变钝角,有利于通过。此法较为少用。

5.升结肠及盲肠　结肠镜一旦通过肝曲见到升结肠肠腔,则很容易通过而达盲肠。

6.末端回肠　结肠镜抵达回盲瓣时,见回盲瓣开口活动,等其开口在张开时直接循腔进镜插入,另一种方法是,先插至盲肠,镜端向上翻转见回盲瓣开口,逐渐后退镜身到达开口时,镜端再弯向开口,抬起回盲瓣的上唇,同时做逆时针方向旋转,即可通过回盲瓣。镜端一旦通过回盲瓣,即可见到回肠的肠腔,循腔进镜一般可插入 20cm 左右。

结肠镜检查时患者有腹痛腹胀,主要是由于拉长了游离肠管或肠袢形成以至过度牵拉肠系膜根部,其次是由于注气过多,肠腔过度膨胀。以下方法可减轻患者腹痛腹胀。

(1)进镜过程中始终拉直镜身,并控制进镜速度,进镜过快容易拉长游离肠管或形成肠袢。

(2)少注气,常吸气退镜可以套叠游离肠管并拉直镜身。

(3)循肠管自然走向旋转镜身使弯曲角处角度变小,避免进镜时力传导支点和阻力的产生。

结肠镜完成了大肠内插入后,要对整个大肠进行观察检查。结肠镜的观察检查原则上应该把结肠镜插到回盲部或回肠末端,然后在逐渐退出镜身时对全大肠黏膜进行观察。退出镜身时要缓慢,把肠腔尽可能调在视野中心,肠腔周壁的黏膜都应显露在视野内,如果找到病变,再调节镜前端位置重点观察。结肠镜插至回盲部时,一般均取直了圈袢,肠段都套叠在结肠镜镜身上,有时,即使在结肠镜退出时很缓慢,而肠腔在瞬间却退出很长,也要求术者在这种情况下,注意力高度集中在视野内,并不断进退镜身,使套叠的肠腔黏膜逐渐展开,进行观察。在结肠镜插入时,也要进行观察,因为这样会弥补退镜观察的不足,在结肠镜插入时,观察到的病变应该确定所在结肠部位并记录下来,以便退镜时对该部做重点观察,而当时一般不应做活组织检查,以免局部出血而干扰视野的观察,影响继续插入及对其他部位的观察。

### (三)插镜的基本原则

1.少注气　注气过多,肠管膨胀并延长,移动度减少,并引起患者腹胀、腹痛、增加肠穿孔的危险性。

2.循腔进镜结合滑镜　循腔进镜最安全,弯曲折叠处需滑镜时,必须准确判断肠管走向。

3.去弯取直解肠圈　进镜与吸气退镜反复进行以便取直镜身,推力可达前端,同时又增大乙状结肠移行部、脾曲、肝曲的角度,有利于进镜。

4.急弯变慢弯、锐角变钝角　这是插镜的最基本原则,如 α 翻转法、拉镜法,都属于该原则,易于循腔进镜通过弯曲成角处。

### 三、正常大肠的内镜表现

结肠镜下熟悉大肠各部位的正常黏膜和肠腔的形态是极为重要的。大肠的正常黏膜和肠腔形态与大肠解剖组织学特点有很大关系，并在一定程度上受大肠的功能状态、伸展程度、检查时注入空气量的多少和检查前的肠道准备等因素影响。但是各段大肠的结肠镜表现一般还是具有一定的特征。

大肠外观具有许多囊状膨隆，因此又称结肠，它位于腹腔，全长约 1.5m。在解剖学上升结肠、降结肠属腹膜间位脏器，固定于后腹壁，长度较恒定。横结肠、乙状结肠属腹膜内位脏器，有很长系膜，伸展度很大，长度很不恒定。

结肠表面有三条沿纵轴平行几乎是等距离走向的结肠带，系因结肠壁纵行肌特别发达形成。根据三条结肠带联系物不同分别称游离带、系膜带和网膜带。三条带之间每隔一定距离，有与结肠横轴相平行的许多横沟，系由结肠壁环形肌特别发达形成，向肠腔内深陷，致使肠黏膜向腔内隆起，形成半月状的黏膜皱襞，称结肠半月襞。一般半月襞被三条结肠带分隔成三等份，因此每条半月襞的长短约占肠腔周径长的 1/3。在陷沟与陷沟、带与带之间形成囊状膨大，称结肠袋，在结肠镜下是囊袋状黏膜凹陷。根据结肠带在结肠各部位的分布位置不同，致使半月襞长短不一，而结肠各部位半月襞发达程度不同，结肠袋深浅不一，遂形成各部位不同的结肠肠腔形态结构。盲肠则因阑尾及回盲瓣而具有特殊形态结构。据此，内镜医师粗略估计结肠镜头端所在肠段位置。

**（一）正常结肠黏膜**

正常结肠黏膜呈橘红色，光滑湿润，有明显光泽。在结肠肝曲和脾曲因有肝脏和脾脏反光，可呈浅蓝色，以肝曲更较明显。黏膜面上可见广泛分布的血管网，常常是动静脉并行，主干较粗，呈树枝状分布，逐渐变细，到终末变得很细，与另一条血管分支相吻合，相互交错，形成鲜红色条束的网状结构。一般在肝曲、脾曲血管纹理较其他部位更细，而在直肠，其静脉充盈非常明显。

应用放大内镜结合染色法观察黏膜的微细结构，显示正常大肠黏膜肠小区结构。小区中有许多圆形或椭圆形腺管开口，开口之间有黏膜上皮覆盖，边缘有无名沟分界构成肠小区单位。每个小区腺管开口排列呈规则的蜂窝巢状结构。

**（二）大肠各部位肠段结构特点**

1.直肠　直肠全长 12～15cm。直肠肠腔黏膜面有三条半月状的横皱襞，称为直肠横襞，向腔内突出，高 1～2cm，呈新月形，约占直肠周径的半周。最上一条约距肛缘 10.5cm，位于左侧壁，中间一条位于右侧壁，约距肛缘 7.5cm，此条横襞突出明显；最下一条约距肛缘 5cm，位于左侧壁。直肠远端与肛管相连，在连接处肠腔狭小，结肠镜插入时即能见到，在直肠壶腹部反转镜身（"U"形反转），可观察到镜身周围黏膜较苍白，肠腔呈圆形，围绕肠腔一周有纵形黏膜皱褶即直肠柱。整个直肠肠腔较大，扩张形成直肠壶腹，近端与乙状结肠相连，肠腔周径较小，呈弯曲走向。直肠的腔内壁分为前、后、左、右壁。平卧位时，在监视器画面上，上方就是上，下方就是下，左右如此。在患者左侧卧位时，内镜操作部垂直时，画面的上方为右侧壁；操作部呈水平方向倾斜，则画面以 90°顺时针方向旋转，此时画面的下方为前壁，上方为后壁，左侧为左侧壁，右侧为右侧壁。

2.乙状结肠　乙状结肠肠腔管径在整个结肠中最细，黏膜面有半月襞，较扁薄，突起较低，相应结肠袋也浅。结肠带在乙状结肠远端、网膜带和游离带逐渐向前壁集中，系膜带在后壁通过，致使三条带之间距离不等，肠腔内半月襞分成三条长短不一的皱褶，围成肠腔一般呈新月形，伸展时肠管拉直，半月襞和结肠袋消失，肠腔呈圆筒形。

当结肠镜插至乙状结肠与降结肠移行部时,肠腔消失,肠管一般向左侧急弯走向,视野中见明显隆起半月襞,几乎占据肠腔 1/2。

3.降结肠、脾曲　降结肠形态恒定,有明显半月襞和结肠袋。结肠带在该处呈平行等距离走行,游离带位于前侧,系膜带位于内侧,网膜带位于外侧,将肠腔内半月襞三等分。由于该部位肠壁环形肌相对不发达,故半月襞隆起低,结肠袋浅。故肠腔呈短直隧道样圆筒形或三角形,顶角在视野上方。肠管周径较横结肠、升结肠细。

当结肠镜到脾曲时,肠管呈明显向左急弯走向。其对侧为较大囊袋。向左稍滑行在半月襞下方时即可见不完整的肠腔。有时在该部可见黏膜浅青蓝色的反光。

4.横结肠　横结肠肠壁环形肌发达,半月襞较厚,突起明显,结肠袋的囊状凹陷深。横结肠的三条结肠带也呈等距离走向,使肠腔内半月襞分成等长的三条,每条占肠腔周径的 1/3,致使肠腔形成等边三角形。

5.肝曲、升结肠　结肠镜通过横结肠抵达肝曲时,三角形肠腔特点消失,视野右上方见黏膜呈青蓝色的囊袋,肠管向左下方急弯。通过肝曲后又见短而直的三角形肠腔,即升结肠。因为其结肠带与横结肠分布不同,游离带在前缘,系膜带位于内下方,网膜带位于后外侧;故其三角形的顶角在视野内位于上方。并且管腔均较其他部位粗。

6.盲肠　盲肠是大肠的起始部,经回盲瓣与回肠末端相连,并在其下方附有阑尾。全长 6～8cm,肠腔较大,呈圆筒形,前侧呈袋形盲端。结肠带到此部位相互集中于阑尾根部,系膜带位于内侧很短,网膜带和游离带长,位于外侧和前侧,跨越盲肠的顶端弯向阑尾根部。

7.回盲瓣　回盲瓣亦称回盲部括约肌,位于盲肠与升结肠交界处内侧壁,以其上下唇延伸系带皱襞作为盲肠和升结肠分界标志。它是由回肠末端部分陷入结肠肠壁,形成隆起扁圆形的黏膜皱褶组成。分为上唇及下唇,两唇之间围成扁圆形口称回盲瓣口。回盲瓣可分为三种类型。

(1)乳头型:回盲瓣上下两唇隆起明显,围成半球形乳头状,中央有圆形凹陷即为回盲瓣口,开口周围有放射状浅皱襞集中。本型类似于半球状息肉。

(2)唇样型:上下唇低而扁平,呈口唇样隆起,中央有扁圆形的回盲瓣口。

(3)中间型:上下唇隆起不明显,介于乳头型与唇样形之间。

上述三型系回盲瓣活动的各个阶段。乳头型是回肠末端呈痉挛状态,括约肌收缩,防止食糜进入大肠。唇样型是括约肌松弛,开口张开,小肠液体流入大肠,中间型是乳头型向唇样型转化的中间状态。

8.阑尾口　阑尾口是阑尾附着于盲肠的开口,位于盲肠下后方,相当于回盲瓣下方 2cm 左右。根据阑尾口形态可分两种类型:①弧形,开口呈弧形,周围稍隆起;②圆形,开口呈圆形孔,周围平坦。

阑尾切除术后的阑尾口形态,则根据根部处理手术方法不同而呈不同类型:①单纯结扎。阑尾口形态基本与原来相似,有的在开口周围有短的放射状集中皱襞。②单纯结扎加荷包缝合。阑尾口消失,呈一个团块状球形黏膜团,表面光滑,类似于亚蒂息肉,需做鉴别诊断。

9.回肠末端　回肠末端肠腔呈圆形,直径较结肠小,无半月襞,黏膜皱褶同结肠袋结构,黏膜面呈绒毛状,可见大小均匀的细颗粒隆起,即淋巴滤泡。

# 四、大肠疾病

## (一)大肠炎症性疾病

大肠炎症性疾病根据病因大体上可分为特异性和非特异性两类。特异性均为感染引起;非特异性一类中,大部分原因尚未完全清楚,缺乏特异诊断方法,尤其是临床比较常见的炎症性肠病,即溃疡性结肠炎和 Crohn 病。

大肠非特异性疾病包括：①有特征性：溃疡性结肠炎、Crohn 病、缺血性肠炎、放射性肠炎、肠型白塞病。②无特征性：慢性结肠炎。

大肠特异性疾病包括：①寄生虫性：肠血吸虫病。②原虫性：肠阿米巴病。③细菌性：肠结核、细菌性痢疾、伪膜性肠炎。

**【大肠非特异性疾病】**

1.溃疡性结肠炎（UC）    UC 是一种原因不明的弥漫性的大肠非特异性炎症，目前一般认为本病的发病主要由于免疫机制异常，涉及体液及细胞免疫反应，并和遗传因素有关。病变以黏膜为主，常有糜烂和浅溃疡形成。起病多缓慢，病情轻重不一，腹泻是主要的症状，排出脓血便、黏液血便或血便，常伴里急后重，有腹痛→便意→排便→缓解的特点。本病可发生在任何年龄，多见于 20～40 岁，男女发病率无明显差别。本病欧美国家发病率高，国内尚未见精确统计报道。

内镜检查对溃疡性结肠炎初发者甚为重要，目的是在于确诊、确定病变范围和估计预后，以制订治疗方案。由于大多数病变在直肠和乙状结肠，采用乙状结肠镜的价值甚大，对于慢性或疑为全结肠炎患者，宜行电子结肠镜检查。一般不做清洁灌肠，急性期重型者应列为禁忌，以防穿孔。内窥镜检查有确诊价值，通过直视下反复观察结肠的肉眼变化及组织学改变，能够了解炎症的性质和动态变化，亦可早期发现癌前病变，可在直视下准确地采集病变组织和分泌物以利排除特异性肠道感染性疾病。

（1）病理：基本病理改变为：腺体排列紊乱，基底膜断裂或消失；各种炎症性细胞浸润；隐窝脓肿形成；黏膜下水肿及纤维化；再生和修复。由于病期不同，组织病理所见也不尽相同。

1）活动期：①重度中性细胞浸润、淋巴细胞、浆细胞也较多。②腺上皮间中性炎细胞浸润。③杯状细胞减少。④隐窝炎症或脓肿形成。⑤其他固有膜血管炎症。

2）静止期：①肠腺细胞排列不规则，隐窝数减少，既有瘢痕组织又有基底膜增厚。②杯状细胞增多。③黏膜下层纤维化加重，可见淋巴管扩张。④固有膜层圆细胞浸润明显或大淋巴滤泡出现。此外，有人认为腺体萎缩或变形，对静止期患者更具有诊断价值。

病变早期黏膜面呈弥漫性细颗粒状，组织变脆，触之易出血。肠腺隐窝底部聚集大量中性粒细胞，形成小的隐窝脓肿，当脓肿融合、溃破，黏膜随即出现广泛的浅小不规则溃疡。溃疡沿结肠纵轴发展，逐渐融合成不规则的大片溃疡，由于结肠病变一般局限于黏膜与黏膜下层，很少深达肌层，所以并发结肠穿孔、瘘管形成或结肠周围脓肿者少见。暴发型或重症患者的病变涉及全结肠，可发生中毒性结肠扩张、肠壁充血、变薄，溃疡累及肌层甚至浆膜层，常并发急性穿孔。病程长，病变广泛的 UC 患者有高度异型增生，发生癌的百分比高，且可与癌并存；低度异型增生可发展为癌，偶尔也可与癌同时存在；无异型增生者不伴随癌。光镜下高度异型增生示细胞核深染成层，核仁增多，黏液减少；低度异型增生则上皮细胞核呈紧挤成层，核染色深，杯状细胞产黏液较少。UC 并发癌变与原发性结肠癌的不同点为。①前者均匀分布于整个结肠，25% 发生于直乙交界，原发性结肠癌发生于直乙交界者占 65%。②前者常同时有几个部位有癌灶，属于多中心性，其多灶癌发生率 5%～42%。③UC 并发的结肠癌常呈皮革样浸润，组织学常为低分化黏液癌。

（2）内镜表现：本病依镜下改变分为急性期、慢性期两种改变。

1）急性期

轻度：黏膜充血、水肿、分泌物增多，密集分布的小出血点，散在渗血及出血。

中度：黏膜充血、水肿明显。黏膜表面呈颗粒状，肠壁后脆而易接触出血，有多数细小浅表溃疡，黏膜分泌物增多。

重度:黏膜充血、水肿更显著,病变部位几无正常黏膜,黏膜呈粗细不等的颗粒状及假性息肉。或溃疡明显增多并融合成片,有黏膜桥形成。极易接触出血或黏膜糜烂结肠自发出血,有假膜或黏液脓血性渗出物覆盖,有时见岛状或类假息肉样黏膜再生。

2)慢性期

活动期:正常黏膜结构消失,肠壁僵硬,肠腔狭窄呈管状,有炎性息肉或溃疡。黏膜分泌增多,有充血、水肿或渗血。

静止期:肠壁僵硬,肠腔狭窄呈管状,多数有假息肉形成。黏膜炎症轻、苍白、出血少,正常结构消失显得干燥粗糙。

根据累及范围大小可分:①直肠炎型,可以是 UC 早期,随病变发展渐向近端蔓延,也可仅累及直肠,称溃疡性直肠炎;②左侧结肠炎型,累及横结肠中段远侧肠段;③次全结肠炎型;④全结肠炎型;⑤右侧结肠或区域分布型。该型大部分病变是从直肠开始逐渐蔓延形成,少部分病变开始即以全结肠累及为表现,称暴发性 UC,往往伴有中毒性巨结肠。该型中尚有 10% 可累及回肠末端,称倒灌性回结肠炎。

结肠镜下癌变的特点:①轻度扁平隆起黏膜损害一;②绒毛状或乳头状腺瘤突起的黏膜损害;③假息肉样隆起的黏膜损害。

(3)治疗:原则上活动期用皮质激素和(或)5-ASA,缓解期维持治疗用 5-ASA 或 SASP。外科治疗适用于以下情况。

1)急性结肠炎:有以下情况时:①暴发性结肠炎,经充分正规内科治疗 3~7 天,临床情况仍不断恶化者;②重症发作,经两周内科治疗,病情仍不能稳定者;③中毒性结肠扩张症,经观察 24~72h,病情不能缓解,能耐受急诊肠切除术者;④结肠穿孔或大出血不止者。

2)慢性结肠炎十年以上:长期全结肠炎,尤其是频繁发作者;结肠癌的发病率显著提高,可疑癌变或癌变者。

2.克罗恩病(CD)　CD 过去又称局限性肠炎、节段性肠炎,是病因未明的胃肠道慢性炎性肉芽肿性疾病,本病和 UC 统称为炎症性肠病(IBD)。最常累及回肠远端和邻近结肠,可发生于胃肠道任何部分,常呈节段分布。临床上以腹痛、腹泻、腹块瘘管形成和肠梗阻为特点。发病年龄多在 15~30 岁,男女罹病几乎相等。临床表现主要为腹泻,多数每日大便 2~6 次,一般无脓血或黏液;如直肠受累可有脓血及里急后重感。同时可伴有腹痛、发热、腹块、便血等。

(1)病理:根据世界卫生组织专家小组提出的临床病理概念,本病有以下特征:①病变非连续性而呈"跳跃性"或阶段性分布;②全壁性炎性病变,以致病变肠段增厚变硬,甚至狭窄;③深入肠壁的纵形溃疡,相互交错,愈合后瘢痕收缩,使其间黏膜呈铺路石子状;④60% 的病例查到非干酪性肉芽肿;⑤肛门及肛周病变常见。与 UC 相比,易发生肠梗阻、瘘管等并发症。

克罗恩病是贯穿肠壁各层的增殖性病变,并侵犯肠系膜和局部淋巴结。病变局限于小肠(主要为末端回肠)和结肠者各占 30%,二者同时累及的占 40%,常为回肠和右半结肠病变。克罗恩病按病理变化分为急性炎症期、溃疡形成期、狭窄期和瘘管形成期(穿孔期)。

(2)内镜表现:内镜检查和黏膜活检可见黏膜充血、水肿、溃疡、肠腔狭窄、假息肉形成以及卵石征等不同表现。病变呈跳跃式分布。超声内镜检查有助于确定病变范围和深度,发现腹腔内肿块或脓肿。

黏膜面典型病变有:

1)溃疡:早期为浅小溃疡,后成纵行或横行的溃疡,深入肠壁的纵行溃疡即形成较为典型的裂沟,沿肠系膜侧分布。肠壁可有脓肿。

2)卵石状结节:由于黏膜下层水肿和细胞浸润形成的小岛突起,加上溃疡愈合后纤维化和瘢痕的收缩,使黏膜表面似卵石状。

3)肉芽肿:无干酪样变,有别于结核病。肠内肉芽肿是炎症刺激的反应,并非克罗恩病独有;且20%～30%病例并无肉芽肿形成,故不宜称为肉芽肿性肠炎。

4)瘘管和脓肿:肠壁的裂沟实质上是贯穿性溃疡,使肠管与肠管、肠管与脏器或组织(如膀胱、阴道、肠系膜或腹膜后组织等)之间发生粘连和脓肿,并形成内瘘管。如病变穿透肠壁,经腹壁或肛门组织而通向体外,即形成外瘘管。

(3)诊断标准:可采用世界卫生组织(WHO)制定的标准进行诊断:①非连续性或区域性肠道病变。②肠腔黏膜呈铺路卵石样表现或有纵行溃疡。③全层性炎症性肠道病变,伴有肿块或狭窄。④结节病样非干酪性肉芽肿。⑤裂沟或瘘管。⑥肛门病变,有难治性溃疡、肛瘘或肛裂。

在排除肠结核、阿米巴痢疾、耶尔森菌感染等慢性肠道感染、肠道淋巴瘤、憩室炎、缺血性肠炎及白塞病等疾病的基础上,可按下列标准诊断CD:

1)具有WHO诊断要点①②③者为疑诊,再加上④⑤⑥三项中之任何一项可确诊。有第④项者,只要加上①②③三项中之任何两项亦可确诊。

2)根据临床表现,若影像学、内镜及病理表现符合,可以诊断为本病。

3)根据临床表现,若影像学或内镜表现符合,可以拟诊为本病。

4)临床表现符合为可疑,应安排进一步检查。

5)初发病例,根据临床、影像学或内镜表现及活检改变难以确诊时,应随访观察3～6个月。与肠结核混淆不清者应按肠结核做诊断性治疗,以观后效。

(4)疾病的活动度、严重度、病变范围及并发症:诊断成立后,应列出疾病的活动度、严重度、病变范围、全身表现及并发症。

1)活动度:CD活动指数(CDAI)可正确估计病情及评价疗效。临床上采用较为简便实用的Harvey和Bradshow标准(简化CDAI)(表15-1)。

表15-1　简化CDAI计算法

| 临床表现 | 计分 |
| --- | --- |
| 一般情况 | 0:良好;1:稍差;2:差;3:不良;4:极差 |
| 腹痛 | 0:无;1:轻;2:中;3:熏 |
| 腹泻 | 稀便每日1次记1分 |
| 腹块(医师认定) | 0:无;1:可疑;2:确定;3:伴触痛 |
| 并发症(关节痛、虹膜炎、结节性红斑、坏疽性脓皮病、阿弗他溃疡、裂沟、新瘘管及脓肿等) | 每个1分 |

注:<4分为缓解期;5～8分为中度活动期;>9分为重度活动期。

2)严重度:CD的严重度可参考CDAI做出判断。可将无全身症状、腹部压痛、包块及梗阻者定为轻度;明显腹痛、腹泻、全身症状及并发症者定为重度;介于其间者定为中度。

3)病变范围,参考影像学及内镜检查结果确定,如肠道病变可分为小肠型、结肠型和回结肠型。

4)全身表现及并发症:肠外可有口、眼、关节、皮肤、泌尿及肝胆等系统受累;并发症可有肠梗阻、瘘管、炎性包块或脓肿、出血、肠穿孔等。

(5)治疗:Crohn病和UC不同,药物和手术均难以治愈,目前尚无根治疗法,治疗原则:①控制发作,维持缓解,同时应防止长期用药的不良反应;②通过药物等治疗,尽可能推迟手术时间并缩小肠切除的范围;

③注意营养,提高生活质量。药物治疗用水杨酸偶氮磺胺吡啶和 5-氨基水杨酸(5-ASA),肾上腺皮质激素常用于中、重症或暴发型患者。磺胺药或肾上腺皮质激素治疗无效者,可改用或加用其他免疫抑制剂(如硫唑嘌呤、6-巯嘌呤、环孢素、FK506 等)。也可合用免疫增强剂(如左旋咪唑、干扰素、转移因子、卡介苗及免疫球蛋白等)。甲硝唑、广谱抗生素、分离的 T 细胞和单克隆抗体等也可应用。硫唑嘌呤和 6-巯嘌呤能竞争抑制嘌呤核酸核苷酸的生物合成,对难治性克罗恩病有诱导缓解,促进瘘管闭合并减少激素用量的作用;对溃疡也有诱导和维持缓解作用。手术仅限于穿孔、梗阻性肠段狭窄、消化道出血以及药物治疗无效的难治性患者。

3.肠型白塞病　白塞病(BD)是一种多因素综合作用下导致的自身免疫性疾病,又称白塞综合征(S-S),因土耳其眼科医生 Hulusi Behcet 1937 年首先报道而命名之。白塞病是一种病因不明,以细小血管炎为病理基础的慢性进行性复发性多系统炎症性疾病,具有以下四个主要临床表现:口腔鹅口疮样溃疡、眼部病损、外生殖器溃疡、皮肤结节样红斑和皮下血栓性静脉炎等为主要表现。

所谓肠型白塞病是白塞病累及肠道,主要表现为肠道溃疡的病变。临床根据伴随主要症状的多少,将其分为 4 型。

(1)完全型:4 个主要症状同时或相继出现。

(2)不完全型:3 个主要症状同时和相继出现;眼部病损伴一个主征同时或相继出现。

(3)疑诊型:病程中同时或相继出现两个主要症状。

(4)可能型:仅有一个主要症状出现。

内镜表现:本病好发于回盲部,以回盲瓣为中心,上、下 50cm 肠段范围内。黏膜面所见为溃疡,一般呈多发性,多数多于 4 个以上,呈跳跃分布,中间相隔正常黏膜。根据溃疡形态、深浅、大小和发生部位不同,可分为主溃疡和副溃疡。主溃疡呈圆形或卵圆形,体积大,一般直径大于 2cm,呈穿透性,边缘隆起,表面附着白苔,好发于回肠。副溃疡呈星形,体积小,直径小于 2cm,比较表浅,边缘平坦,好发于回肠。福田将溃疡分成三型:①坏死型。呈急性或亚急性溃疡,边缘整齐、平坦,无周堤隆起,周围黏膜皱襞有放射状集中;②肉芽型。呈慢性溃疡,边缘不规则,周堤隆起,下掘明显,皱襞集中更明显,外观呈火山口;③混合型。介于上述两型之间,边缘不规则,周堤隆起轻度,皱襞轻度集中,基底凹凸不平,部分附着白苔,呈多型性。

一般来说,肠型白塞病结合临床白塞病的主征表现,尤其呈完全型或不全型者,诊断不困难。肠白塞病与克罗恩病的鉴别有一定难度,有关文献也阐述了其影像学及病理上的区别,我们的体会是要结合病史进行综合判断。肠白塞病多在白塞病确诊后发生,其复发性口腔溃疡为诊断的主要依据,反复生殖器溃疡和针刺反应常阳性。同时还常伴发眼部病变、皮疹、发作性蛋白尿。而克隆病反复的口腔溃疡并不常见,生殖器溃疡及针刺反应常阴性,眼病变、皮损及蛋白尿更少见。

4.缺血性结肠炎　缺血性结肠炎是由于某段结肠的血液供应减少或停止,导致供血不足而引起的一系列病理变化的结肠疾病。一般认为是由于血管性和肠管性两种因素复杂地交织在一起而发病。前者见于血栓栓塞、动脉硬化、血管的单纯收缩、循环衰竭等情况;后者见于慢性便秘、灌肠或大肠检查前的处置等肠腔内压升高情况下。缺血性结肠炎好发于 60～80 岁。症状有腹痛、便血、腹泻三主征,发病急剧。具有起始于髂窝的急性左侧腹痛,患者以前可能有类似的腹痛发作,或可能是心血管疾病或胶原性血管疾病的伴随症状。直肠内可排出不成形特别是伴有深色凝块的大便。全身常表现为低热和心动过速,体格检查可有局限性的结肠压痛。

(1)内镜表现:缺血性结肠炎最好发部位是以脾曲为中心的左侧结肠,因为肠系膜上、下动脉在该处吻合,发育较差,供血较弱,一旦有原因引起血供减少,该处最易受损。其次为升结肠、乙状结肠。病变一般呈局限性,区域性分布。早期病变镜下表现为黏膜水肿,同时可有黏膜下瘀斑,融合成黏膜下血肿,吸收后呈黑色斑块。进一步发展成黏膜糜烂、浅溃疡，形态不规则，类似于 UC。病变与正常黏膜有明显分界。活检组织切片中有大量纤维素血栓和含缺血黄素沉着，此为本病特征，也是与其他肠病鉴别的关键。患者的黏膜和黏膜下层的损害程度与缺血的严重程度和缺血时间成正比，这个过程会产生炎症和黏膜糜烂，其可能会完全愈合。另一方面，病变的修复可能导致纤维化和狭窄形成。

本症可分为一过性型、狭窄型、坏疽型三类。①一过性肠炎型。突然发病，中、下腹或左下腹痛，继而腹泻、便血。腹部压痛和肌紧张，数日内症状消失，不复发。②狭窄型。缺血程度较重，肠壁多次破坏、修复，纤维组织增生，引起肠管不可逆性狭窄。表现为反复发作的腹痛，便秘、腹泻、便血等，常可自行缓解，肠管狭窄严重时可发生梗阻。③坏疽型。缺血程度严重，完全，发生速度快，造成肠壁扩张，全层坏死、穿孔。此型少见，多为老年，突然发病，腹痛迅速扩展至全腹，有腹膜炎体征，早期即出现休克，预后差。

（2）治疗：急性缺血型以内科治疗为主，包括改善全身情况，如抗休克、输血、应用血管扩张剂，改善微循环。对于栓塞或血栓形成的患者，先用溶血栓药物链激酶或尿激酶，然后肝素治疗。坏疽型应立即手术，引起肠梗阻者亦应手术治疗。

5.放射性肠炎　放射性肠炎是因为腹腔、后腹膜或盆腔脏器的恶性肿瘤，接受放射治疗而引起肠道非特异性炎症。发生时间可在放射治疗过程中的后期，一般在疗程结束后 4～8 周，平均为 5 个月。放射性肠炎中以直肠炎常见，按发病缓急分为急性和慢性：急性放射性直肠炎指直肠（主要是黏膜）受到电离辐射（X、γ 及电子辐射等）超过该器官耐受剂量在半年内所引起的急性直肠炎症；慢性放射性直肠炎由急性放射性直肠炎迁延而来或直接照射半年后引起间质纤维化，闭塞性血管内膜炎而引起局部组织缺血所致直肠慢性炎症、肠道狭窄、溃疡和瘘管形成。结肠镜检查放射性肠炎者，应注意晚期腹腔有广泛粘连形成，影响插入，并疑有穿孔和肠瘘形成者，应属相对禁忌范围。

（1）内镜表现：发生部位取决于照射部位。黏膜改变主要是血管扩张、充血、溃疡及纤维化引起的狭窄。Sherman 按病变严重程度分为 4 级。

Ⅰ级：黏膜呈局限或弥漫性充血，血管扩张，组织变脆，容易出血或接触出血，可伴糜烂但无溃疡形成。

Ⅱ级：里急后重、便急、排便频繁、稀便、大便时坠痛、经常有便血；黏膜糜烂脱屑、溃疡形成。

Ⅲ级：除了有溃疡和各种程度直肠炎外，同时伴肠腔狭窄。

Ⅳ级：除有直肠炎、溃疡外，伴瘘管形成，最多见是阴道直肠瘘，少数可发生穿孔。

（2）治疗：凡在放疗过程中或局部大剂量意外受照后，直肠出现早期直肠反应伴有便血时，应立即暂停放疗或脱离射线，首先给予对症处理，并应进行综合治疗。直肠反应严重时，伴有溃疡、血便，均应卧床休息，镇静，给予全身治疗。

1）全身治疗：加强营养，给予高蛋白和富含维生素和微量元素的饮食，注意水、电解质和酸碱平衡，纠正贫血。加强抗感染措施，应用有效的抗生素。根据病情需要，可使用高压氧治疗，各种蛋白水解酶抑制剂，自由基清除剂和增加机体免疫功能的药物。必要时，可使用活血化瘀、改善微循环结合辨证方法的中医、中药治疗。

2）局部治疗：药物保留灌肠：早、晚各 1 次。灌肠液：①氢氧化铝乳剂 40～50ml；②复方普鲁卡因灌肠液（0.25％普鲁卡因 200ml 加庆大霉素 8 万 U，强的松 10mg 加 1‰肾上腺素 1～2ml）；③维生素 $B_{12}$ 1mg 加庆大霉素 8 万 U 加冰块少许；④3％磺胺脒混悬液；⑤维克斯溶液；⑥复方云南白药等。便血不止时，可用低浓度（5％～10％）福尔马林溶液保留灌肠或在直肠镜观察下，出血点明显，用 10％低浓度福尔马林溶液腔内局部敷贴治疗。直肠溃疡出血严重，必要时应手术治疗。

6.大肠非特异性单纯性溃疡　大肠非特异性单纯性溃疡是原因不明、非特异性良性溃疡。发生部位不同，临床表现不同。右侧结肠常并发穿孔，左侧结肠常为慢性炎症过程。此病一般男性好发，男女之比为

2：1，年龄平均 45 岁左右。该病临床症状极不典型。

内镜表现：好发于直肠，多见于盲肠，其次为升结肠、横结肠。一般均为单发。发生在直肠者，常见于距肛缘 7～10cm，相当于上、中横襞水平的前壁和前侧壁。发生于其他部位者，常见于系膜附着对侧。黏膜面所见是境界清楚的溃疡，多数呈圆形或卵圆形，基地平坦，边缘整齐，表面附有白苔，周围有发红的充血带。慢性期溃疡可变的深凹，周围有放射状皱襞集中。愈合期白苔消失，表面由红色细颗粒的肉芽组织覆盖。一般位于右侧结肠，溃疡面积小于 2cm，较深，具有穿透性，易穿孔。位于左侧结肠溃疡大而浅，可引起肠管非全周性狭窄。

大肠单纯性溃疡单发，境界清楚，与炎症性肠病容易区别，与结核和肠型白塞病区别较困难。与溃疡型结肠癌区别，主要还是活检组织学检查。

7.慢性结肠炎　慢性结肠炎系指原因不明，非特异的大肠炎症，临床症状以腹泻为主要表现，病理上均无一定明显特征的肠道炎症性疾病。本病临床起病缓慢，病程可持续数年或十余年，主要表现为腹泻、大便稀薄、次数增多，可伴阵发性腹痛腹胀等。大便有时可呈水样或黏液便，便常规检查无白细胞、脓细胞，细菌培养阴性，经过良好。

内镜表现：病变常见于直肠、乙状结肠，严重累及次全结肠或全结肠。呈连续性分布或区域性分布。黏膜光滑，呈斑片状发红、斑点状发红、光润度增加，血管纹理增粗、紊乱，网状结构消失，偶见个别小的炎性息肉。肠腔较易痉挛，部分出现小的白点。活体组织学检查可见黏膜上皮细胞及腺管结构基本正常，间质明显水肿，伴大量淋巴细胞、浆细胞和少量嗜酸粒细胞浸润。

慢性结肠炎的诊断，必须排除其他特异性、非特异性的基础上才能建立。但与这些病变病变早期改变不能区别，有时需要随访观察病变发展。

**【大肠特异性疾病】**

1.肠结核　肠结核是结核杆菌侵犯肠道引起的慢性特异性感染，多数继发于肠外结核（主要是肺结核），称继发性肠结核，少数无肠外结核病灶者称原发性肠结核，本病多发于青少年及壮年，女性略多于男性。胃肠道感染是结核杆菌侵犯肠道的主要途径。

(1)病理分型：由于结核杆菌毒力、数量和人体对其免疫反应程度的不同，肠结核在病理形态上可表现为溃疡型和增生型两类，也可以两种病变并存。

溃疡型肠结核多发生于末端回肠。溃疡沿着肠管的横轴发展，在修复过程中容易造成肠管的环形瘢痕狭窄。

增生型肠结核的病变多局限在回盲部，它的特点是黏膜下层大量结核性肉芽肿和纤维组织增生，黏膜折叠隆起呈假性息肉样变化。由于肠壁增厚和变硬，以及与周围腹膜粘连，容易导致肠腔狭窄和梗阻。

(2)内镜表现：病变分布以回盲部最常见，占 82.5%。因该部肠壁有丰富淋巴组织，并有生理性的潴留功能，使带结核杆菌的肠内容物停留时间长，容易感染侵入。其次为升结肠。病变分布特点为跳跃式累及盲肠、升结肠，严重时可累及全结肠。结肠镜下黏膜表现不一。

1)黏膜充血水肿、血管纹理模糊：黏膜质脆，黏液渗出物多，亦可见到状或片状糜烂灶，表而附黄白色黏稠渗出物或霜样白苔。

2)溃疡：多不规则，数量、大小、深浅不一，小者似阿弗他样溃疡密集散在，大者 1～3cm 不等，呈椭圆形或类圆形，横形走向，边缘不规整，潜行性，呈堤状隆起或放射状，底部覆黄白色苔，部分可见肉芽组织生长。溃疡可单发或多发，在回肠末端、回盲瓣、盲肠及大肠各段均可见到。

3)假息肉和增生结节：部分肠结核可出现以增生为主改变，尤其是病变早期，主要累及肠壁黏膜下层的淋巴组织，引起肠壁增厚，浅表糜烂和大小不等的假息肉。

4) 狭窄:多见于结核愈合过程有瘢痕形成,引起肠管变形、假憩室形成,严重时引起肠腔环状狭窄。

5) 回盲瓣变形:失去正常回盲瓣形态。表面可有溃疡和假息肉,也可由于愈合过程中瘢痕形成,导致收缩。

过去许多学者认为结肠镜诊断肠结核有一定限制,主要原因是肠道结核始发于黏膜下层和淋巴管,肠镜下活检不能达到足够的深度,肠结核的特征性病理改变即干酪坏死性肉芽肿组织不易获取。但也有许多学者肯定了内镜对肠结核的诊断价值,其报道内镜下活检阳性率可达 50%。活检部位在溃疡旁堤样隆起内侧缘,增殖型活检在结节顶端同一部位多次钳取(深凿)可以明显提高阳性率。对于取活检的时机有的学者提出了新的观点:肠结核多数是由于咽下感染的痰液或细菌所致,感染由黏膜至黏膜下淋巴管,故早期病变的黏膜结核,表现为肠黏膜的炎症病变,此时活检成功率高。随着病情进展和反复而产生溃疡及增生性病变,由于黏膜炎症过程的时间较短,大肠镜检查不易抓住这种机会,即使发现了肠黏膜的这种炎症病变忽视了取活组织检查也是无法诊断的。

(3) 治疗:应重视早期诊断、早期治疗。其治疗原则应强调抗结核药物治疗和全身支持疗法相结合的综合性治疗措施。

1) 营养与休息:给予充分的休息和合理的营养以增强机体的抵抗力。

2) 抗结核治疗:合理选用抗结核药物,且保证充足的剂量、维持足够的疗程是决定预后的关键。抗结核药物应根据药物敏感试验选择,一般同时采用 23 种抗结核药物联合应用,以减少耐药菌株的产生。若出现耐药,应及时改换药物,疗程 6 个月至 1 年,常用药物有链霉素、异烟肼、对氨基水杨酸、利福平等。

3) 对症治疗:腹痛者可给予阿托品等药物缓解疼痛,亦可选择胃肠平滑肌钙离子阻滞剂治疗。因腹泻或摄入不足而引起脱水者,给予补充液体,维持水与电解质平衡和酸碱平衡。

4) 手术治疗:只限于伴有并发症者,如肠梗阻、肠穿孔、形成肠瘘者。

2.肠伤寒、副伤寒　肠伤寒、副伤寒多见于夏秋季节,是一种全身性感染性疾病。伤寒菌、副伤寒菌主要侵犯小肠,有时还累及盲肠、回盲瓣和阑尾,并引起阑尾溃疡和穿孔,使回肠末端淋巴集结区或盲肠孤立淋巴结受累并致病。临床上分为四期:①急性期;②极期;③退热期;④恢复期。

内镜表现:

(1) 急性期:病变常分布在回盲瓣、盲肠和右半结肠,以黏膜水肿、充血为主,可见散在小隆起,表面糜烂,基底部呈环形发红,界限清楚,周围组织正常,光泽存在。

(2) 极期:在原有病变的基础上,向左半结肠延伸,主要表现为圆形或椭圆形多发性溃疡形成,溃疡较浅,表面白苔,边缘规则,溃疡抵达黏膜下层。

(3) 退热期:多发溃疡呈圆形深掘样改变,纵形排列,溃疡之间为正常黏膜;溃疡面积并不大,表面覆厚白苔,边缘锐利清楚,并伴有环状发红,部分在溃疡基部可见血管显露,容易引起肠穿孔和出血等并发症。肠伤寒出现的溃疡应与克罗恩病鉴别;深掘样圆形溃疡必须与白塞病鉴别;淋巴集结区类圆形溃疡应与活动期肠结核鉴别。

(4) 恢复期:溃疡基底部和边缘由再生上皮和肉芽组织向溃疡中央覆盖,使溃疡变小变浅。

3.肠血吸虫病　肠血吸虫病是指血吸虫寄生于人体,产生虫卵沉积于大肠黏膜、黏膜下所引起的疾病。肠壁局部可见嗜酸性脓肿和溃疡形成、脓肿形成以及脓肿消退后形成的假结节和纤维化瘢痕。该病好发于直肠、乙状结肠,分布一般呈区域性,严重者可累及全结肠,常见于 30 岁左右青年人。男女之比约为2∶1。主要表现为血吸虫性结肠炎、虫卵性息肉、肉芽肿和大肠癌等改变。

内镜表现：

(1)血吸虫性结肠炎

1)急性期：黏膜充血、水肿，有许多黄色和棕色的细颗粒，肿胀黏膜呈扁圆形，轻度隆起，直径在 1cm 以下，与周围分界清楚。此为虫卵沉积引起的炎性反应，进一步发展，黏膜面坏死脱落，形成许多浅表溃疡。

2)慢性期：大量虫卵重复感染，黏膜反复破坏修复，纤维组织增生，肠壁增厚，使黏膜面变得粗糙，血管纹理消失，黏膜变白，见密集分布的黄色结节，微隆起于黏膜，结肠袋变浅。

(2)肠血吸虫性息肉：虫卵沉积和毒素刺激，使结缔组织和上皮大量增生而形成，形态常见为息肉样隆起，多数为多发性，与大肠息肉形态基本相似，一般无蒂，半球形，表面光滑。

(3)肠血吸虫病诱发大肠癌：国内有许多报告，在流行区血吸虫病与大肠癌合并发生率为 48.3％～73.8％。其形态与大肠癌相同，只是以息肉型最多见，占 60％。血吸虫性肉芽肿与结肠癌鉴别困难，有时依赖活组织检查，取材应钳取黄色结节部分，可取得血吸虫卵标本，可确定诊断。

4.肠阿米巴病　阿米巴性结肠炎是溶组织阿米巴侵袭大肠所致，以痢疾症状为主要表现的原虫性结肠炎。临床诊断主要依靠：①粪便或活组织检出阿米巴原虫；②特异性 DNA 检出；③血清抗体检出；④大肠镜；⑤腹部超声、腹部 CT 和 MRI 等对大肠壁或壁外诊断。阿米巴性结肠炎最常累及盲肠、升结肠，累及范围较短，一般局限于数厘米肠段。

内镜表现：

(1)急性期：黏膜面所见主要是溃疡，早期阿米巴滋养体侵入肠壁，分泌溶组织酶在疏松的黏膜下层扩展，产生坏死、黏膜下脓肿，而黏膜面出现针尖样溃疡，病理上即为烧瓶样底大口小溃疡。溃疡面附有棕黄色或绿色的坏死物，溃疡之间黏膜正常。进一步发展溃疡融合形成大而深、边缘陡峭的火山口样改变。反复发作者，有溃疡愈合再形成，使肉芽组织增生，呈葡萄样隆起肿块，称阿米巴瘤。肠阿米巴的毒素可使肠平滑肌出现不完全性麻痹。结肠镜下可见半月襞和结肠袋变浅消失，肠腔变形。

(2)慢性活动期：1cm 大小多发溃疡，表面白苔、新旧血液或脓液污苔，边缘不规则，周围隆起伴红晕，易出血。

(3)消退期：散在浅小的溃疡，黏膜皱襞肿大或低平隆起。

(4)治愈期：黏膜表面未见溃疡或糜烂，原来炎症区域被覆盖接近正常黏膜，可见多发炎症性息肉、黏膜残片，呈网眼状改变。

本病早期要与 UC、Crohn 病和细菌性痢疾鉴别。主要除有典型溃疡外，溃疡之间黏膜正常为特征。晚期需与大肠癌鉴别。本病的确诊是依靠活检标本中查找到阿米巴滋养体，而其在以溃疡面坏死组织中最易找到。不仅取溃疡边缘，同时要取溃疡中心坏死组织，以提高诊断阳性率。

5.伪膜性肠炎　伪膜性肠炎(PMC)是一种主要发生于结肠和小肠的急性纤维素渗出性炎症，因受累黏膜表面常有伪膜形成而得名。多系在应用抗生素后导致正常肠道菌群失调，艰难梭状芽孢杆菌(CD)大量繁殖，产生毒素而致病，该病多发生于老年人、重病患者、免疫功能低下及外科大手术后等患者。主要表现为腹泻、腹痛、腹胀、发热，可并发低蛋白血症、中毒性休克，甚至死亡。伪膜性肠炎的发病率近年有增高趋势，若未能及时诊断、治疗，可产生严重并发症，如中毒性巨结肠、肠梗阻、肠穿孔等，死亡率达 16％～25％，因而引起学者普遍重视。但因其病因仍未完全明确，因此对本病的治疗和预防尚需进一步探索。

抗生素可诱发伪膜性肠炎，以青霉素类(主要是氨苄青霉素)最为常见，约占 50％。其次为头孢菌素类及氨基苷类、两性霉素 B，其他诱发因素有：肠外科手术、肠梗阻、先天性巨结肠、炎症性肠病、尿毒症、肠缺血、菌痢和儿童坏死性肠炎等。

CD 最早于 1935 年由 Hall 等从婴儿粪便中分离出来，因分离培养困难而得名。体外培养及动物实验证明,正常肠道菌群对艰难梭菌有抑制和清除作用,肠道体液免疫和细胞免疫在抵御艰难梭菌感染中也起重要作用。当由于应用抗生素或腹部手术时造成肠道菌群失调,或由于肿瘤放化疗等因素造成免疫功能低下时,宿主的肠道微生物屏障功能减弱,定植抗力下降,肠黏膜表面的一些生物位点暴露出来,使得内源性或外源性艰难梭菌得以在肠道定植并大量繁殖产毒而引起肠炎。

内镜表现:伪膜性肠炎主要部位为直肠、乙状结肠,呈连续性分布,严重者累及全结肠。早期黏膜充血、水肿、糜烂,继而表现阿弗他溃疡,周围红晕,溃疡纵行,呈纵形排列,与小动脉血运障碍有关。不久即形成典型的假膜。开始,假膜呈黄白色或黄绿色,圆形或卵圆形,1~10mm大小,微微隆起,周围有充血的红晕围绕,类似口腔鹅口疮样改变,病变间黏膜正常或充血,假膜附着较紧,强行剥脱可见其下黏膜凹陷、充血、出血;病变进展时,假膜可由点状融合成不规则片状,严重时可出现剥脱性改变及渗血;重症PMC,表现为病变黏膜充血、水肿,可见密集分布地图样斑片状覆盖较厚伪膜样病灶,伪膜甚至可融合成片形成管型覆盖整个黏膜面,剔除覆盖伪膜后,可见其下方肠黏膜糜烂、渗血及浅凹陷性溃疡;暴发型患者则以肠黏膜广泛剥脱性改变伴有渗血为主要表现。重症及暴发型PMC者往往并发中毒性巨结肠,镜检时需谨慎,过度注气及操作不当易引起肠穿孔,应由有经验的医师操作,发现病变即可终止检查,无需冒险行全结肠检查。

结肠镜下黏膜活检有助于PMC的诊断。显微镜下可见伪膜是由脱落坏死的上皮细胞、炎性细胞、渗出的纤维素及坏死物和细菌菌落组成。其下方黏膜细胞可见变性坏死、腺体结构破坏、炎症细胞浸润、出血等典型病变。同时,还可对活检组织进行CD菌的培养。

6.细菌性痢疾　细菌性痢疾是由志贺菌引起的一种常见肠道传染病。本病致病菌可分为志贺痢疾杆菌、福氏痢疾杆菌、鲍氏痢疾杆菌和宋内痢疾杆菌四种。菌痢是由痢疾杆菌引起的急性肠道传染病,以低位大肠炎为主要病变,是国内外最常见传染病之一。临床表现为发热、腹痛、腹泻、里急后重和黏液脓血便。诊断主要依靠大便常规和细菌培养,大肠镜检查仅适用于治疗后恢复期疗效观察、慢性菌痢与非特异性的炎症性肠病鉴别较困难的患者。

内镜表现:病变以降结肠、乙状结肠和直肠最明显,严重者可波及全结肠。一般呈连续性分布。菌痢主要是引起大肠黏膜和黏膜下层的化脓性炎症。所以,急性期黏膜弥漫性充血、水肿,多发性纵形排列糜烂、不规则糜烂和不规则浅溃疡,部分病变呈口疮样改变,表面充血、覆黄白苔或脓性分泌物,部分可见假膜形成。慢性期仍可有浅表溃疡存在,但数量少、分布散在,尚可见黏膜粗糙、假息肉和条束状瘢痕。当病变波及盲肠时,可见阑尾开口处和回盲瓣黏膜充血、水肿,表面糜烂或隆起小白苔。

7.耶尔森菌肠炎　耶尔森菌广泛分布于世界各地,其中假结核耶尔森菌和小肠结肠炎耶尔森菌是微需氧或兼性厌氧菌。在胃酸缺乏的情况下,摄入被污染的水或食物,并侵入消化道后感染。假结核耶尔森菌侵入回盲部形成肉芽肿性病变或化脓性淋巴结炎;小肠结肠炎耶尔森菌侵入末端回肠和大肠黏膜后引起炎症性腹泻。

内镜表现:回肠末端和右半结肠可见一致的淋巴滤泡,约3mm大小整齐的口疮样溃疡或浅表溃疡,较深溃疡,表面无苔,边缘隆起。耶尔森菌肠炎在组织学上表现为炎症细胞浸润肠管壁深处,检出非干酪样肉芽肿时,与克罗恩病鉴别是非常困难的。

8.消化道梅毒　梅毒可侵犯消化道,如胃、结肠和直肠等。近年来,同性恋因肛门性交而引起直肠梅毒的报道日益增加。临床上主要表现为全身乏力、发热、头痛和肛门痛、咽痛等。部分患者出现轻度黄染,碱性磷酸酶增高。

内镜表现:梅毒好发于距肛门齿状线数厘米内的直肠前壁,可见单发或多发糜烂、溃疡,周围或一侧呈环堤状隆起,伴黏膜充血水肿,覆白苔,边缘不规则,边界清楚,易出血,类似于梅毒皮疹,椭圆形斑片状改变,边缘清楚,特殊染色后可以确诊。隆起表面凹凸不平,直肠糜烂或溃疡出现应与炎症性肠病、肠结核等鉴别。活组织检出梅毒螺旋体确诊。

### (二)大肠良性肿瘤

大肠良性肿瘤,根据起源组织不同分为上皮性和非上皮性。上皮性的起源于大肠黏膜腺上皮组织,形成黏膜上的突起赘生物,称为息肉。非上皮性的起源于肠壁各层的间叶组织,有脂肪瘤、平滑肌瘤、血管瘤等。因其形态上类似于息肉,故也有非上皮性息肉之称。

### 【大肠息肉】

1.大肠息肉的分类法目前意见比较一致,基本按 Morson 分类法。该分类优点是把大肠息肉中与大肠癌关系密切的肿瘤称为腺瘤,非肿瘤性称为息肉。腺瘤根据形态及恶变倾向不同,分为管状腺瘤、绒毛状腺瘤和混合型腺瘤。息肉根据病理性质不同分错构性、化生性及炎症性。

(1)腺瘤

1)管状腺瘤:最常见,约占腺瘤总数 80%。一般有蒂、球形或梨形,表面光滑或有很浅的裂沟,明显充血发红,部分可见充血斑,使表面形成虎斑样。一般直径在 1cm 左右,大者可达 3cm 以上。在息肉的蒂临近黏膜处可见白斑,成簇分布。瘤体主要由管状腺体组织组成,蒂由血管和结缔组织组成,表面覆盖一层黏膜。

2)绒毛状腺瘤:绒毛状腺瘤远较管状腺瘤少见,约占腺瘤的 10%,本病好发于老年人,50 岁以下罕见。绒毛状腺瘤大部分无蒂,菜花样,少数呈亚蒂绒球样。表面不光滑,可见细绒毛状突起、充血、水肿、糜烂,质软而脆,易出血,常伴糜烂,表面常附大量黏液。一般直径大于 2cm。好发于直肠、乙状结肠。好单发,本型恶变率极高,为 40%~50%。

3)混合型腺瘤:由腺管和绒毛两种成分组成,故也称绒毛管状腺瘤。大部分系管状腺瘤不断长大,腺上皮出现绒毛状生长形成混合型。在组织学上 Shinya 标准是以管状腺瘤为基础,绒毛成分超过 25% 以上;或以绒毛状腺瘤为基础,腺管成分超过 25%,均属本类型。

4)腺瘤性息肉病

①家族性腺瘤性息肉病:一种家族性、遗传性疾病,以大肠多发腺瘤为特征,数目超过 100 个为标准。本病在人群中发病率不高,但在患病家族中发病率达 20%~50%。本病与癌关系密切。病变发现年龄多数在 20~30 岁,癌变发现在 40 岁左右。结肠镜下可见腺瘤大量密集分布于全结肠,形态以管状腺瘤为主,体积较小,数目较多,多者达数千,形态多为无蒂半球形,很少有蒂,表面光滑,颜色多同正常黏膜,亦可发红。一般来说,无肠外病变表现。本病有明显恶变倾向,如不予治疗,常于 40 岁左右死于肠癌。且并发的肠癌为多发性,较一般肠癌患者中多发癌的发生率高 12 倍。且恶变后发展快,扩散早,预后差。

Gardner、Turcot、Zanca 综合征与家族性腺瘤病属同一性质疾病。但上述三种综合征均有肠外病变的表现。

②Gardner 综合征:本病亦属家族性、遗传性大肠腺瘤病的范畴,与家族性腺瘤病所不同的是伴有软骨和软组织肿瘤。骨瘤好发于腭骨、长骨和头盖骨。头、背、颜面、四肢可发生硬纤维瘤、皮脂囊肿。本综合征大肠内腺瘤形成较迟,数目较少,癌变较晚。一旦癌变,可以引起全周性肠腔狭窄。镜下表现为全结肠多发性小隆起,表面发红;染色后,染料沉积在息肉周围,与息肉形成鲜明对照,界限清楚。

③Turcot 综合征:本综合征是大肠腺瘤病合并中枢神经肿瘤。女性多见,也与遗传有关。大肠内腺瘤较少,散在。

腺瘤发生早,癌变早,一般在 20 岁以下。内镜下可见病变主要分布于直肠和乙状结肠,量较少,其次散在分布在升结肠和横结肠,量较少。主要表现为无蒂、亚蒂、有蒂和表面平坦型息肉,表面光滑、粗糙、颗粒状、结节状、分叶状或菜花样。较大的息肉易癌变,需做活检。

5)多发性腺瘤:大肠内多发性腺瘤,数目不超过100个,腺瘤以管状腺瘤多见,分布以散在或局限均可发生,本病不一定有家族史,但以有家族性腺瘤病和有遗传性孤立性腺瘤的家系中发生率较高。

(2)错构性息肉

1)幼年性息肉和幼年性息肉病:好发于儿童,亦见于青年人,70%为单发,多见于直肠、乙状结肠,息肉均有较长而细的蒂,表面光滑,明显充血,出血为该类型特点,幼年性息肉与管状腺瘤除发病年龄上的差异外,从形态上看较难区别,依赖于息肉摘除后的组织学检查。幼年性息肉癌变概率极低。

幼年性息肉病为常染色体显性遗传性癌综合征,存在着转化生长因子B(2B)信号传导通路分子的生发系突变,发病率仅为家族性结肠腺瘤性息肉病的1/10。其特点是多发性胃肠道幼年性息肉,主要累及结直肠。幼年性息肉病中的息肉与散发性幼年性息肉的区别在于,腺体出芽和分支更为明显,而囊性扩张不明显,相对间质而言腺体成分明显增加。幼年性息肉病的诊断标准是结直肠5个以上的幼年性息肉,整个胃肠道存在着幼年性息肉,任何数目的幼年性息肉伴有幼年性息肉病家族史。存在于幼年性息肉中的腺瘤,更大可能性是通过幼年性息肉腺体的异型增生恶变成结直肠癌,所形成的结直肠癌倾向于低分化或黏液性。幼年性息肉病患者患结直肠癌的概率为30%~40%。密切的结肠镜随访有利于结直肠癌的预防。除了易患结直肠癌外,患其他消化道癌瘤的机会也增加,其中患上消化道癌瘤的机会为10%~15%。

2)Peutz-Jepher综合征:也称黑斑息肉综合征,是一种少见的染色体显性遗传性疾病。临床特点:全胃肠道多发性息肉;皮肤及黏膜色素沉着。色素呈黑色或黑棕色,常见于口唇周围和颊黏膜,手脚的掌面,本病有一定遗传性,约40%患者有家族史,好发于20岁左右青年人。

Peutz-Jepher综合征呈全胃肠分布息肉,数目较少,分布散在,镜下明显特点是一个视野中很少见多于2枚以上息肉,息肉大小差异明显,多有蒂或亚蒂,蒂较粗,息肉表面不光滑,质地偏软。本病极少癌变。本病伴色素沉着,与家族性腺瘤病容易区别。

3)Cowden病:本病又称多发错构瘤综合征,由大肠多发增生性息肉和颜面、四肢末端多发丘疹组成。与遗传有关。镜下可见息肉散在分布于全消化道,数个至数百个,息肉较小,广基。组织学特点为腺管增殖,黏膜肌层增生,间质炎细胞浸润。

(3)炎症性息肉

1)炎症性息肉和炎症性息肉病:继发于大肠各种炎性疾病,并非真性肿瘤,故亦称假息肉。一般为多发性,分布于肠道炎症受累肠段。多发息肉直径均小于0.5cm,大小较一致,无蒂,绿豆大小,质脆,周围黏膜有炎症改变。

2)淋巴性息肉和良性淋巴性息肉病:病因不明,主要是大肠黏膜下大量淋巴细胞及淋巴滤泡增生。好发于直肠或回肠末端,呈多发性,大小一致,直径小于0.5cm,无蒂,半球形突起,表面光滑,色泽与周围黏膜相同。

3)增生性息肉:发生率高,几乎占大肠小息肉的90%,此病可发生在任何年龄,大肠任何部位,以单发性多见。息肉无蒂,直径小于0.5cm,表面光滑,半球形,色泽与周围黏膜相同。

4)Cronkhite-Canada综合征:临床表现特点:①全胃肠道多发性息肉;②皮肤有异常色素沉着,指甲萎缩,秃发;③严重腹泻导致蛋白和体液大量丧失,引起血浆低蛋白症和电解质紊乱。镜下可见息肉呈全胃肠道分布,大肠中呈弥漫性分布,无蒂,半球形,直径小于0.5cm,表面黏膜光滑,有大量黏液附着。组织学上,腺上皮无异型,腺管呈囊状扩张,间质丰富,类似于幼年性息肉。

2.治疗　大肠息肉从病理组织学上分为肿瘤性即腺瘤和非肿瘤性,前者与大肠腺癌密切相关,已被公认为大肠癌的癌前病变;非肿瘤性息肉癌变率很低,尤其是炎症性、增生性,即使癌变亦要经过腺瘤期而发生。内镜对消化道息肉的诊治起了很大作用,绝大多数大肠腺瘤可在内镜下切除,即使发生了癌变,只要癌变范围未超过黏膜肌层、蒂柄部无浸润,均可在内镜摘除癌变息肉,不必行经腹部手术,亦可取得预防或根治大肠癌的疗效。大肠息肉尤其是多发性大肠腺瘤经内镜摘除后,应定期追踪随访,随时摘切除发现的息肉。

**【大肠非上皮性良性肿瘤】**

1.**大肠脂肪瘤**　大肠脂肪瘤为起源于黏膜下脂肪组织的非上皮性良性肿瘤,可发生于整个胃肠道,但以大肠中最为多见。尤其以盲肠和升结肠好发。多数患者无症状,大多数单发。结肠镜表现有黏膜下肿块特点;隆起的息肉样肿块无蒂,基底的起始部与周围黏膜分界清楚;表面黏膜正常;可见桥形黏膜皱襞。桥形黏膜皱襞是黏膜下肿物特点,系由于黏膜下隆起肿块顶起表面黏膜皱襞,使在肿块顶部皱襞变得平坦,而在两侧基底部呈斜坡状桥形皱襞,该特点在胃镜检查中常见。脂肪瘤除其上述特点外尚可见隆起肿块呈黄色,表面血管纹理清晰丰富,用活检钳压迫肿块具有弹性,即所谓"软垫征",即活检钳压之凹陷,松开后即恢复原状。一般直径在1cm左右,少数可达数厘米。与息肉鉴别较容易。

2.**间质瘤**

(1)胃肠道间质瘤(GIST):多发于胃和小肠,其中发生于胃60%～70%,小肠30%,直肠4%,另有2%～3%发生于结肠、食管、十二指肠甚至腹腔内的网膜、肠系膜。

(2)内镜表现:GIST在消化道壁可向腔内、腔外、壁内生长或混合型生长。腔外生长型常为无蒂、较大的黏膜下隆起,表现为腔外压迫,故除了腔外生长的小肿瘤外,内镜检查多数能发现GIST,呈黏膜下肿瘤型或腔外压迫。发生在黏膜下层以下者,瘤体多数不能推动,可随肿瘤的增大而呈多结节状。良性GIST境界清楚、边缘光滑、呈向周围排压性生长,内部性状一致;恶性GIST境界不清、边缘不规则、呈多结节状、浸润性生长。GIST直径>4cm时可发生囊性变、局部出血和坏死。

根据肿瘤表面的色调、形态和活检钳感到的质地,GIST很容易与脂肪瘤、淋巴管瘤、血管瘤等区分,而实质瘤中仅极少数为神经源性肿瘤,故需要与CIST鉴别的常只是平滑肌肿瘤。

内镜活检很难取到CIST组织,伴有溃疡时有可能取到,但诊断率很低。采用内镜超声引导细针抽吸活检(EUS-FNA)组织取得率为77%～86%,术后诊断符合率为80%以上。取活检可达到两个目的:①可行免疫组化检查,提供鉴别诊断依据,排除平滑肌和神经源性肿瘤、异位胰腺、类癌、淋巴瘤和转移癌等。②活检组织量如足够,则能鉴别肿瘤的良恶性,决定是否应用选择性酪氨酸激酶抑制剂伊马替尼(商品名:格列卫)治疗。

(3)治疗:外科手术切除仍然是治疗GIST的首选方法。

3.**淋巴管瘤**　大肠黏膜下淋巴管瘤好发于直肠和右半结肠,多发生于中老年人。淋巴管瘤可分为单房性或多房性,肿瘤表面为淋巴管内皮,内充满淋巴液。镜下可见半球状广基性隆起,表面黏膜光滑完整,色调透明或苍白或淡黄,质软,有囊性感,一般无症状,大部分仅需临床观察。

## (三)大肠癌

大肠癌包括结肠癌与直肠癌,是常见的恶性肿瘤之一。结直肠癌在世界各地区的发生率总体来说仍在上升,但差别较大。欧洲、美洲和大洋洲的发生率为(20～34)/10万,显著高于其他地区。美国结直肠癌的发生率和病死率在不断下降,病死率降低更为显著,发生率与病死率两条曲线之间的距离逐渐增大。在亚洲,结直肠癌的发生率和病死率均在上升,但两者之间的距离也在拉大,我国结直肠癌的发生率上升趋势非常明显。城市人口的发生率显著高于乡村人口,在大城市,结直肠癌已经跃升到恶性肿瘤发病原因的第3位。大肠癌的病因尚不完全清楚,一般认为高脂肪食谱与食物纤维不足是主要发病原因。此外,腺瘤癌变的观点已为绝大多数人所接受。据报道,绒毛状腺瘤的癌变发生率可高达40%,家族性多发性息肉病癌变发生率更高。

**1.病理** 早期大肠癌是指仅限于黏膜及黏膜下层的浅层部分,且无淋巴结转移。黏膜下层分为 3 层:sm1、sm2、sm3,黏膜肌层下 $300\mu m$ 为 sm1,浸润近肌层为 sm3。浸润至 sm1 的大肠癌无淋巴结转移,可进行内镜下治疗;而浸润超过 sm1 时,会伴有淋巴结转移,需手术治疗。所以,内镜下分清该病变为早期癌还是超过 sm1 的癌非常重要。

大肠癌多见于大肠下段。国内所见半数以上位于直肠,比欧美的直肠癌发病为高,且我国所见直肠癌约 90％位于距肛门 7cm 以下,多可经直肠指检发现,这是本病在我国的特点之一。

大肠癌大多数为腺癌,约占 90％以上。组织学分类以管状腺癌最多,黏液腺癌、乳头状腺癌其次,其余为未分化癌等。大肠癌的分化程度可按 Border 分级法分为四级。管状腺癌多为分化较好的Ⅰ～Ⅱ级,病程长,转移晚,预后较好,黏液腺癌分化程度较低,多为Ⅲ～Ⅳ级,常有早期转移,预后较差。

**2.临床表现** 早期大肠癌常无明显的临床表现,可无症状、体征或仅隐约不适、消化不良及大便隐血等。随着病变的进展,疾病干扰了机体正常生理功能,遂出现一系列症状和体征。大肠癌常见的临床表现为大便习惯的改变、便血、黏液脓血便、腹痛、腹部包块、肠梗阻及贫血等,一般与病变所在部位、患者年龄及病理类型等有关。

**3.内镜表现及分型**

(1)早期大肠癌:按照日本大肠癌研究会早期大肠癌大体形态分类标准,将早期大肠癌分为四型。

1)Ⅰ型,隆起型:其中包括有蒂型(Ⅰp型),亚有蒂型(Ⅰsp型),广基无蒂型(Ⅰs型)。

2)Ⅱ型,平坦型:包括平坦隆起型(Ⅱa型),平坦型(Ⅱb型),平坦凹陷型(Ⅱc型)。

3)Ⅲ型,凹陷型:Ⅱa+Ⅱc型即凹陷伴有周边隆起;Ⅱc型即不伴有周边隆起的凹陷;Ⅱc+Ⅱa型即凹陷伴有周边隆起。

4)Ⅳ型,侧向发育型肿瘤(LST)此型的特点是肿瘤体积可以较大,但以向侧方生长为主,浸润深度较浅。颗粒型又分为颗粒均一型和结节混合型;非颗粒型分为扁平隆起型和假性凹陷型。

此种分型的目的就是为了决定是否进行内镜下治疗。因为,只有黏膜层(m)及黏膜下(sm)轻微浸润的病变才有可能进行 EMR(内镜下黏膜切除)或 EMPR(内镜下分次黏膜切除)。目前,随着放大内镜和色素内镜的应用,根据腺管开口结构的不同,准确的定位活检,早期大肠癌已被大量发现。因此说结肠镜检查是诊断早期癌和微小癌的最佳方法,但其操作需要一定的熟练程度与观察技术,检查中,要重点观察黏膜色泽有无改变,血管网是否消失,有无糜烂,表面是否凹凸不平。临床实际工作中,内镜下病灶切除后复查常有部位不符的情况发生,为了避免出现上述问题,发现病变后可在内镜下进行局部点墨,也可保证病变部位的再现性,该方法安全可靠。

(2)进展期大肠癌:按大体形态可区分为:①肿块型:肿瘤向腔内生长,宽基底息肉样,瘤体较大,易发生出血溃烂。此型肿块向周围浸润性小,生长缓慢,转移较晚,好发于右侧结肠,特别是盲肠。②浸润型:癌肿内显著纤维组织反应,质地硬,沿肠壁浸润生长,容易引起肠腔狭窄和肠梗阻,出现转移较早,好发于左侧结肠。③溃疡型:早期可有溃疡,边缘隆起,底部凹陷,易发生出血、感染和穿透。可见于左右侧结肠。

(3)多原发大肠癌:随着内镜的普及和诊断技术的提高,多原发大肠癌的检出也在不断增多。诊断标准如下:①癌灶分散,间隔 5cm 以上正常肠壁;②每个癌灶均需病理证实为恶性;③排除转移灶和复发灶;④不包括家族性多发息肉病和溃疡性结肠炎患者中的多原发癌;⑤几个原发灶同时诊断或间隔时间相隔半年以内者谓之同时性大肠癌,诊断时间相隔半年以上时称为异时大肠癌。

国外文献报道多原发大肠癌占同期大肠癌的 2％～9％,我国为 5.8％,因此,结肠镜对本病的诊断已成为目前最重要的手段,应注意以下几点:①大肠是一长约 1.5m 迂曲、褶皱的空腔脏器,其全肠黏膜均可同时受到体内产生的或外界进入的致癌物刺激,故可能一处或多处,同时或先后发生癌灶,即肿瘤的多中心发生,内镜医师在检查中要提高警惕,切忌满足于已发现的一个癌灶而将其他癌灶漏诊,以致严重影响预后;②晚期癌肿常引起肠腔狭窄,一方面肠镜通过困难,另外常规药物导泻常常难以做到肠腔清洁而影响观察,因此对于肠腔狭窄检查前除常规服用导泻剂外,还应配合清洁灌肠,检查中宜调整体位尽量通过狭窄区到达回盲部行全程检查,确实无法通过者可于手术中争取肠镜检查或术后近期复查大肠镜;③文献报道腺瘤性息肉癌变率为 10%～20%,患大肠癌的概率较无腺瘤息肉高五倍,而多发腺瘤又比单发腺瘤高一倍,提示腺瘤癌变为多原发癌的重要来源;④色素内镜对多发性小的腺瘤息肉有特殊的诊断价值,可以喷洒 0.2%的靛胭脂于肠黏膜,经对比染色使肉眼难以观察到的小息肉清晰地显示出来,以便对腺瘤性息肉早诊早治;⑤同时性多原发癌的癌灶可能较小,即使术中仔细检查、触摸仍难以发现,因此对于同时性多发癌的较小病灶,术前肠镜下局部注射墨汁进行标记,以利术中确认病灶位置,明确切除范围。

4.治疗　大肠癌治疗方法仍以外科手术为首选,影响预后的关键因素是病变的分期,I 期患者的 5 年生存率可达 90%,而有转移的晚期患者仅占 6%,提高大肠癌治愈率的关键是早期发现、早期治疗。有报道 95%以上的早期大肠癌是从腺瘤演变而来,大肠腺瘤—腺癌顺序是大家公认的大肠癌癌变机制,多数大肠癌往往伴有息肉,因此,大肠癌术后应定期行内镜随访,发现并及时切除息肉。

目前对早期大肠癌倾向应先进行内镜下摘除,病理证实有下列之一者:①切缘有癌组织;②癌组织浸润黏膜下层深层;③癌细胞的分化程度差,需行肠段切除或根治性手术。

# 五、其他病变

1.结肠憩室　结肠壁上发生突出肠腔的袋形物,称为结肠憩室。是老年人常患的一种疾病,最常好发于盲肠、升结肠,其次为乙状结肠。憩室一般多见于肠腔的系膜附着对侧肠壁,并沿着肠管纵轴排列分布。

大肠憩室分为先天性与后天性两类。先天性即真性憩室,有浆膜、肌肉和黏膜 3 层组织;后天性即假性憩室,仅有浆膜层和黏膜层而无肌层。临床上常见假性憩室,且为多发性。

憩室除并发炎症、出血及穿孔外无症状,或仅有轻微压痛、腹泻和便秘交替等一般临床表现。急性憩室炎的主要症状为下腹痛、恶心、呕吐、白细胞增高等,症状酷似阑尾炎,重症者伴有出血,甚至穿孔引起腹膜炎。

结肠镜下可见黏膜面袋状凹陷,与正常黏膜交界处称憩室颈,即为憩室开口,圆形,大小不一,深浅不一。无炎症时憩室颈和室壁黏膜色彩与周围正常黏膜相同。炎性表现为充血,水肿,糜烂,有时有脓性分泌物流出。对有憩室患者做结肠镜时容易诊断,要注意憩室壁薄,容易穿孔。

2.结肠黑变病　结肠黑变病系指结肠黏膜大量色素沉着引起的非炎症性良性病变。好发于 50～70 岁的老年人,大部分患者有习惯性便秘,与长期服用缓泻剂有关。这类药物含树脂性物质,在大肠内合成色素颗粒,沉着于黏膜固有层,被单核巨噬细胞吞噬形成。镜下主要表现为黏膜光滑,呈棕色,黑褐色的色素沉着,色素可呈颗粒状,呈现虎斑样或条纹状,类似于槟榔切面或呈弥漫性均匀分布。由于反光减弱,视野暗淡。黑变病一般无特殊症状。色素沉着不影响功能,但应注意的是,其与大肠癌常合并存在,高达 55%。故结肠镜检查发现大肠黑变病者,应该做全结肠检查,以排除癌或腺瘤合并存在。

3.胶原性肠炎　1976 年 lindstrom 首次报道了胶原性肠炎。该病好发于中年女性,男女之比为 1:9,常并发于自身免疫性甲状腺疾病等自身免疫性疾病。临床上主要表现为慢性水样便和腹痛等症状。

结肠镜下可见黏膜轻度水肿,表面发红斑、充血、粗糙、易出血,黏膜下血管行走异常,血管透见性较差,血管网不清楚。有时可见口疮样溃疡改变,周围黏膜斑状发红,黏膜肥厚,表面见细微凹陷。

(王文平)

# 第十六章 食管病变内镜治疗

## 第一节 食管良性病变

### 一、咽食管憩室

咽食管憩室又称 Zenker 憩室(ZD),位于环咽肌后方的近侧,或好发于环咽肌上方的咽食管结合部的后壁。1769 年,英国外科医师 Ludlow 首次报道了咽食管憩室,但由于 1874 年德国病理学家 Zenker 对咽食管憩室做了正确的分析与观察,因而被命名为 Zenker 憩室。咽下部憩室约占食管憩室的 60%,以 50~80 岁的病人为多见,30 岁以下者非常罕见,常规上消化道钡餐造影时咽食管憩室的发生率为 0.1%。

**【病因及发病机制】**

本病病因目前尚不完全清楚,一般认为解剖上的薄弱点与本病有关,在咽与食管连接处的前部有咽下缩肌斜行肌纤维与环咽肌横行肌纤维,但连接处的后部缺少肌纤维,是解剖学上的薄弱间隙或缺损。当吞咽时上食管括约肌未能充分弛缓,致使该区内压明显增加,导致局部黏膜向外凸出,形成憩室。

**【诊断】**

1.临床表现 Zenker 憩室症状常呈进行性加重,早期主要是吞咽时异物感,吞咽时可发生"咯咯"的气过水声。随着憩室增大,出现吞咽困难和食物反流,常引起吸入性肺炎;憩室可压迫喉返神经及颈交感神经,引起声嘶和 Horner 综合征,此时颈部常可触及一个柔软的包块,憩室可引起完全梗阻,并发憩室炎、溃疡、出血、穿孔、纵隔炎和鳞癌。

2.辅助检查

(1)X 线钡剂检查:显示憩室的形态、位置和大小,位于咽部,憩室表现为下垂的囊袋状,向食管左侧突出者较常见,边缘光滑,直径较大。

(2)内镜检查:食管入口处见憩室开口,食管入口在憩室旁呈裂隙状,憩室口周围肌张力增强,蠕动减少。内镜检查时容易穿破憩室,引起穿孔,应谨慎操作。

**【内镜治疗】**

1.适应证和禁忌证

适应证:Zenker 憩室症状明显或憩室巨大,反复并发憩室炎、溃疡出血。

禁忌证:扩张术可引起食管穿孔,属禁忌。

2.方法

(1)内镜下激光辅助食管憩室切开术(ELAED):在排除全麻禁忌证、颈椎活动受限、颞颌关节功能不良

（相对禁忌证为上切牙过长、ZD 过小或过大）后，在住院全麻下用 Storz 食管镜暴露食管与 ZD 的共同壁或称"嵴"，用 10W 功率 $CO_2$ 激光切开共同壁、开放 ZD 使之与食管腔间无间隔。

（2）弹性软镜和软质憩室镜：近年来国外学者认为用弹性软镜和软质憩室镜进行憩室切除是治疗咽下部憩室行之有效的方法。

（3）内镜下电烧灼或 $CO_2$ 激光治疗：耳鼻咽喉科常选用经内镜下用电烧灼或 $CO_2$ 激光切开 ZD 与食管的共同壁或称"嵴"、开放囊袋法。

**【并发症】**

1.穿孔　多因食管壁损伤所致。如穿孔较轻，可在有效抗感染的同时，密切观察病情；如穿孔较重或已出现纵隔炎症状应立即转外科手术治疗。

2.出血　出血多因操作时反复触碰食管壁或切开共同壁或称"嵴"部时损伤食管壁所致，若出血量大，应及时给予止血。如内科止血无效，可内镜下治疗或外科手术治疗。

**【术前、术中、术后观察及处理】**

术前：详细向患者说明咽下部憩室内镜下及激光辅助治疗的优缺点及可能出现的各种并发症，消除紧张情绪并使患者能最大限度配合手术。

术中：要严格按操作规范操作，采用内镜下激光辅助食管憩室切开术（ELAED）；弹性软镜和软质憩室镜治疗；内镜下电烧灼或 $CO_2$ 激光治疗。

术后：如无发热、胸痛、背痛等纵隔炎表现者，术后次日开始进流质饮食，观察 3d 即可出院，进半流食 1 周。

**【治疗结果】**

与外径路手术相比，ELAED 的优点是适用于全身情况较差患者、操作简单、省时、住院时间短、花费少、恢复快、并发症少。缺点是暴露较差、再次手术率高、处理过小或过大 ZD 有一定困难。总之，ELAED 处理 ZD 比其他术式更为安全而有效。

# 二、食管外压性疾病

食管大部分位于后纵隔内，其上端和下端比较固定，而中间可以移动。食管在其行程中经过和跨越许多结构和器官。附近结构和器官的病变可以机械地影响食管，造成外压和牵拉，从而出现异位和变形，即食管外压性疾病。

**【病因及发病机制】**

颈椎肥大性骨关节病严重时，骨赘可压迫颈段食管引起吞咽困难。颈椎肥大性骨关节病的好发部位在第 5、6、7 颈椎。下咽部、颈段食管和颈椎距离很近，后方仅有椎前筋膜及结缔组织与颈椎相隔，并且食管在颈部的移动范围较小，所以颈椎病变最容易压迫食管。中老年人颈椎病很常见，颈椎病时下段颈椎可出现明显的骨质增生，增生的骨质形成的骨赘可压迫食管；而胸椎骨质增生形成骨桥压迫食管引起吞咽困难则少见。

甲状腺肿大引起的食管病变，甲状腺位于颈前部，气管上端的前面及两侧。分为左、右两叶及连接两叶的峡部，左、右两叶的内侧面与喉、气管、食管相接触。因此，甲状腺肿大使食管受压移位的同时必然有气管的移位和受压。一侧甲状腺明显肿大，可使食管、气管向对侧移位。

肺及胸膜病变引起的食管改变，胸段食管为纵隔内脏器，凡能造成纵隔移位的肺及胸膜病变也可以引起食管移位。例如一侧胸腔的占位性病变，如大量胸腔积液、高压气胸、巨大膈疝和肿瘤，可使纵隔和食管向健侧移位；一侧肺不张、肺纤维化、重度胸膜肥厚时可使纵隔和食管向患侧偏移。肺部的慢性炎症，如肺结核和慢性肺化脓症，可累及纵隔胸膜并引起肺组织的纤维化，使食管向纤维收缩的部分牵拉移位。

主动脉瘤可发生于主动脉的各个部位，根据动脉瘤的部位及大小不同，对食管产生不同方向的压迹。主动脉瘤多发生于升主动脉及主动脉弓。升主动脉往往向前，向右膨出，多不影响食管；主动脉弓的动脉瘤则可压迫食管，使之向右、向后移位。

食管外压征可有纵隔肿瘤，食管周围淋巴结肿大，左心房明显增大等。

【诊断】

1.临床表现　多数病人无显著症状，部分患者有吞咽困难，进展缓慢或间歇出现，可伴有胸骨后或上腹部疼痛或胀满感，少数巨大肿瘤压迫气道出现呼吸道症状。其病因不同，临床表现及症状不同。

2.辅助检查

（1）食管吞钡检查：常有一定的征象和规律，对迷走右锁骨下动脉、风湿性心脏病、脊椎病变、纵隔肿瘤、淋巴结病变及胸部疾患等有诊断意义。

（2）CT 及磁共振（MRI）：行 CT 及 MRI 检查有助于肿瘤、主动脉瘤、血管压迫或畸形相鉴别，还可以了解肿物向食管外扩展的情况及准确部位，有助于手术方案及切口的设计。

1）纵隔肿瘤：纵隔肿瘤对食管的影响，尤以中纵隔和后纵隔神经源性肿瘤及原发或继发淋巴结病变等多见。食管外压性疾病中纵隔肿瘤使食管向后外移位、变窄，后纵隔肿瘤使食管向前外移位、变窄。

2）心血管病变：食管中下段与大血管根部及心脏后方紧密相邻，故有心脏及主动脉病变时，可造成吞咽困难等症状。左心房扩大致食管的改变主要是使左心房区食管向后呈局限性弧状受压移位，管腔变窄，钡剂通过顺利。心脏普大或心包积液致食管中下段均匀后移、变窄，此移位较左房增大压迹范围广泛。主动脉瘤致食管改变为升主动脉弓扩大使食管向后移位，降主动脉弓扩大使食管向右后移位，降主动脉扩大使食管向右前移位。主动脉纡曲使食管呈"S"形弯曲，上段向右后，下段向左前移位。降主动脉弓可造成食管下段右后壁半圆形压迹，造成食管狭窄。

主动脉弓畸形致食管改变：a.右位主动脉弓吞钡正位像。主动脉弓处食管右缘出现弧形压迹，右前斜位于后方可见小半圆状压迹，勿误为纵隔肿瘤。b.双主动脉弓两侧均可见主动脉结，正位食管左右缘均有压迹，斜位或侧位食管后壁主动脉弓部有弧形压迹。异位右锁骨下动脉致食管改变，又名迷走右锁骨下动脉。正位及右前斜位可见食管压迹从左下至右上，呈典型螺旋状。左前斜及右侧位于主动脉弓稍后上方有弧形压迹，透视可见血管搏动，而食管黏膜正常。

3）肺部病变：①肺肿瘤致食管改变。中心型肺癌伴肺不张可使食管中等度向患侧移位，移位距离与肺不张区域相当，而食管外形及黏膜多光滑整齐。纵隔淋巴结增大可使食管受压移位，或包绕食管使其狭窄。②结核或慢性炎症致食管改变。食管呈不均衡向患侧牵拉移位，移位距离较病变范围大，食管扭曲。若有胸膜增厚、肺纤维化，则食管向患侧移位更显著，可伴有脊椎侧弯。

4）脊柱畸形：胸椎后突、侧弯畸形使胸段食管不同程度后移、左右移位。食管可扭曲，但食管柔韧、黏膜正常。

5）颈部病变：颈部肿物（肿瘤、脓肿等）使食管颈段向一侧移位、变窄。

6）颈椎骨质退变及椎间盘退变：骨赘向前压迫食管后壁及向前移位。

（3）内镜检查：用于食管良性肿瘤相鉴别，对食管外压性和黏膜下病变也有较高的价值。

（4）超声内镜：EUS 对各种食管疾病的诊断价值越来越受到人们的重视，对于食管黏膜下病变的鉴别诊断；EUS 可以清晰显示胸主动脉、气管、心包、下腔静脉等，EUS-FNA 可以对食管黏膜下病变及食管外的病变抽取组织进行病理组织活检，明确相关疾病的术前诊断，制定正确合理的治疗方案。

## 【治疗】

食管吞咽困难的治疗应根据病因而定。对器质性疾病所致的吞咽困难,应解除病因;对食管运动功能障碍所致的吞咽困难以促进食管运动为治疗原则。胸内血管畸形引起的吞咽困难是否需要手术,应视患者有无症状及其轻重程度而定。症状轻微或无临床症状者可随诊观察,症状较重者应行手术治疗。

## 【治疗结果】

主要是将食管肿瘤与其他容易混淆的疾病相区分,使治疗目的更明确,对症治疗,让患者得到最佳的治疗方案。单纯性由胸内血管畸形压迫所引起的呼吸困难和吞咽困难,其手术后临床症状会立即缓解或消失,预后良好。部分伴有心脏复杂畸形者,其手术效果会受到影响。

# 三、贲门失弛缓症

贲门失弛缓症(CA)是原发性食管运动功能障碍性疾病,本病的发病年龄以 20～40 岁为较多,儿童很少发病,男女发病大致相等,较多见于欧洲和北美。发病率为 0.5～1.0/10 万。

## 【病因及发病机制】

本病病因尚未完全明了。一般认为,其基本损害包括肠肌神经丛内神经节细胞减少或缺如,迷走神经有变性,以及迷走神经背核有量和质的变化。这三者中神经节细胞的缺如证据最确实,病变可见食管壁内迷走神经及其背核和食管壁肌间神经丛中神经节细胞减少,甚至完全缺如。动物实验显示,冷冻刺激或切断胸水平以上段迷走神经(双侧),可引起下端食管缺乏蠕动和食管下括约肌(LES)松弛不良。而在切断单侧或下段胸水平以下迷走神经并不能影响 LES 的功能。由此可见,迷走神经的支配仅止于食管的上段,而食管下端的功能则由食管壁肌间神经丛支配,其神经递质为嘌呤核苷酸和血管活性肠肽(VIP)。有人测得在本病患者 LES 内的 VIP 为[(8.5±3.6)mol/g],明显低于正常人[(95.6±28.6)mol/g]。VIP 具有抑制静息状态下 LES 张力的作用。LES 内 VIP 的明显减少,因 LES 失去抑制作用而张力增高,引起贲门失弛缓症。曾有文献报道,在同一家庭中有多人同患本病,也偶见孪生子同患本病者,但本病的发生是否有遗传背景,尚不能肯定。

## 【诊断】

1.临床表现

(1)咽下困难:无痛性咽下困难是本病最常见和最早出现的症状,占 80%～95%。起病多较缓慢,但亦可较急,初起可轻微,仅在餐后有饱胀感。咽下困难多呈间歇性发作,常因情绪波动、发怒、忧虑、惊骇或进食过冷和辛辣等刺激性食物而诱发。

(2)疼痛:占 40%～90%,性质不一,多在胸骨后及中上腹;疼痛发作有时酷似心绞痛,甚至舌下含硝酸甘油后可获缓解。疼痛发生的机制可由于食管平滑肌强烈收缩,或食物滞留性食管炎所致。

(3)食物反流:发生率可达 90%,随着咽下困难的加重,食管的进一步扩张,相当量的内容物可潴留在食管内至数小时或数日,在体位改变时出现反流。从食管反流的内容物因未进入过胃腔,故无胃内呕吐物的特点,但可混有大量黏液和唾液。并发食管炎、食管溃疡时,反流物可含有血液。

(4)体重减轻:体重减轻与咽下困难影响食物的摄取有关。

(5)其他症状:在后期病例,极度扩张的食管可压迫胸腔内器官而出现干咳、气急、发绀和声音嘶哑等。

2.辅助检查

(1)胸部正位片:长期贲门痉挛患者胸片可见右纵隔影自上而下显著增宽,轮廓光滑整齐,有时在增宽的纵隔影中可见液平。

（2）食管造影检查早期，食管轻度扩张，管径<4cm，食管下端变窄，光滑，呈鸟嘴状，下端少量造影剂通过贲门，黏膜皱襞正常，管壁柔软。中期，管径中度扩张，宽4～6cm，食管下端呈漏斗状狭窄，管壁光滑，柔软。晚期，管径高度扩张，管径>6cm，食管下端呈圆锥状狭窄，如"大萝卜根状"，长3～5cm。黏膜皱襞正常。

（3）内镜检查：可见食管扩张，腔内有液体和食物残渣存留，胃镜通过贲门有阻力，稍加压可进入胃腔。可用于本病与食管贲门癌等病之间的鉴别诊断。

（4）食管压力测定：可观察食管各部位的运动功能，食管压力测定是诊断贲门失弛缓症的"金标准"，但受到操作者技术水平的影响。目前认为约1/2贲门失弛缓症患者的LES静息压是升高的，此外，LES静息压是判断贲门失弛缓症预后的重要指标。正常吞咽开始时，LES松弛，LES静息压降低，使得食物进入胃中，而贲门失弛缓症患者LES松弛差，食物无法顺利通过，只有待大量食物堆积时，才能靠其重力作用得以进入胃中，大量食物潴留也使食管扩张，是导致胃食管反流的原因之一。

## 【内镜治疗】

1.适应证和禁忌证　经X线钡剂检查和胃镜检查确诊为贲门失弛缓症，有吞咽困难者。吞咽困难按Stooler分级法分为：Ⅰ级，能进软食；Ⅱ级，能进半流质饮食；Ⅲ级，仅能进流质饮食；Ⅳ级，不能进食。禁忌证同胃镜。

2.方法

1）内镜下气囊扩张术：气囊扩张治疗AC的原理是利用气囊膨胀的压力使下食管括约肌环状纤维部分断裂，解除梗阻和缓解症状。认为30mm直径的气囊既能有效的扩张，又可减少并发症。根据患者疼痛忍耐程度充气加压，加压时选择患者疼痛剧烈，但可以忍受为度，以手势约定，压力在45～75mmHg（1mmHg=0.133kPa）。从缩短治疗时间及减轻患者痛苦的角度出发，使用球囊加压扩张持续约3min，间歇2～3min，重复扩张3次。使用的气囊扩张有Rigiflex球囊扩张器（USA），直径30mm。

2）内镜下肉毒毒素注射：具体操作方法。常规用胃镜检查于齿状线上方0.5cm处，将A型肉毒毒素100U用生理盐水稀释至5ml，于3、6、9、12点处分别注射，每点注射20～25U，注射时调节出针长度5mm，保证注射针达到固有肌层LES内，以防过浅而达不到效果或造成穿孔危险。术中严密观察患者面色、呼吸、脉搏、血压及内镜所见，如出现出血或休克，立即停止扩张或毒素注射。

3）暂时性内镜下支架扩张治疗：临时支架扩张治疗机制是应用机械扩张原理（支架的超弹力和持续作用）使贲门肌松弛或撕裂，达到与手术切开肌层类似的效果；支架的持续扩张可松解贲门肌慢性炎症所致的肌纤维化和瘢痕组织形成的对贲门的限制，使其弹性增加。支架置入方法同常规食管贲门支架置入方法，如采用CZES型覆膜食管支架（西格玛CZES-Ⅲ型），2～3周回收支架。

## 【并发症】

气囊扩张治疗和内镜下肉毒毒素注射治疗AC的严重并发症有食管穿孔、出血、心脑血管意外或休克；暂时性内镜下支架扩张治疗并发症有支架脱落等。

## 【术前、术中、术后观察及处理】

术前：重症患者需流食3d，术前禁食8h，必要时插胃管将食管内残渣冲洗吸出。器械：包括美国Boston公司Rigiflex-ABD贲门气囊扩张器（直径30mm）及配套的硬导丝、压力表。可调套管注射针，肉毒毒素100U，常规咽部麻醉，术前肌内注射654-2 10mg、地西泮10mg、哌替啶50mg。

术中：以内镜直视下气囊扩张治疗为例，常规胃镜检查了解病变。经活检孔插入导丝，退出内镜将涂有润滑剂的气囊扩张器在导丝引导下插入贲门部，再次插入胃镜，确定气囊置入部位正确，即可缓缓注气扩张，以患者有胸骨后疼痛且能忍受为限，操作过程始终在内镜监视下，以防气囊移位。每次持续3min，间歇 2～3min,连续扩张 3 次。术中若患者疼痛剧烈难以忍受时,则应放气休息数分钟再行下一次扩张。扩张完成后,放气退出气囊和导丝,内镜观察贲门扩张程度和黏膜损伤状况,退镜前尽量吸出胃内气体。

术后.检测生命体征,术后减少活动,禁食水 24h,给予抑酸药等对症治疗,静脉补充营养,如患者无出血症状,可按温凉流食→半流食→软食→普食顺序逐渐恢复。

**【治疗结果】**

目前,贲门失弛缓症内镜下治疗方法主要有内镜下 LES 肉毒毒素注射治疗、内镜下微波治疗、内镜下球囊扩张术及暂时性内镜下支架扩张治疗。内镜下球囊扩张术由于其疗效确切,无严重并发症,创伤性少,且该技术相对其他内镜治疗方法较成熟,是目前公认贲门失弛缓症患者的首选方法,其他三种治疗方法各有其优缺点,对贲门失弛缓症治疗也有很好的疗效,可据患者不同特点及要求选择不同治疗措施。但目前上述四种方法治疗贲门失弛缓症的远期疗效仍不确切,有待进一步观察研究。

## 四、食管吻合口狭窄

食管吻合口狭窄主要发生于胃-食管吻合术后,属于瘢痕性狭窄,常伴有反流性食管炎,反过来又加重了狭窄。

**【病因及发病机制】**

食管癌是常见的消化道恶性肿瘤,手术治疗是首选方案,随着手术的增多,术后吻合口狭窄的发生率亦较高。近期内发生良性狭窄的原因多为手术吻合口留置过小,金属吻合器使用不当,放射损伤等因素有关。远期发生吻合口狭窄常与反复发生的慢性炎症及肿瘤复发有关。

**【诊断】**

1.临床表现　咽下困难为食管吻合口狭窄最常见症状、部分患者伴有胸骨后疼痛,呕吐、营养不良,严重时完全不能进食,患者生活质量明显下降。

2.辅助检查

(1)X 线钡剂检查:可见狭窄处食管突然变窄。

(2)内镜检查:可见食管吻合口管腔变小,内镜通过困难,甚至不能通过,可见黏膜糜烂或溃疡形成。

**【内镜治疗】**

1.适应证和禁忌证

适应证:经内镜检查或食管钡剂造影证实的食管术后吻合口狭窄,有吞咽困难者。

禁忌证:上消化道内镜检查禁忌者,癌症复发者扩张效果差。

2.方法

(1)内镜直视下气囊扩张术:极大限度地避免了盲目扩张带来的不必要损伤,无须 X 线辅助。根据良性食管狭窄程度不同,采用内镜下气囊扩张或微波+气囊扩张治疗,方法简单、廉价、安全、有效,适用于各种原因引起的食管狭窄,值得在临床上推广应用。

(2)胃镜下置入可回收金属支架治疗:可回收金属支架既可起到金属支架支撑吻合口,改善进食梗阻症状,又可以经过一段时间后将其取出,避免长时间支架的刺激造成支架端口肉芽组织增生引起再狭窄,可取出性支架治疗吻合口良性狭窄能有效延长症状改善的时间,减少频繁扩张等治疗带给患者的痛苦等优点,多认为支架置入后 4～8 周取出为好。

**【并发症】**

内镜下气囊扩张治疗的并发症为食管出血、穿孔、感染;置入可回收金属支架治疗的并发症为支架移位,回收金属支架引起的损伤。

## 【术前、术中、术后观察及处理】

术前:了解食管狭窄的病因、部位、特点及手术方式,常规内镜检查,术前 15min 给予地西泮 5～10mg、丁溴东莨菪碱 20mg,盐酸哌替啶 50mg 肌内注射。器械准备:包括气囊扩张器,导丝,可回收金属支架。

术中:以内镜下气囊扩张术为例,首先经内镜确认并除外癌症复发,在内镜直视下找到狭窄的吻合口,测量狭窄处距门齿的距离,选择直径 10～22mm 的球囊扩张管,沿导丝插入气囊扩张器,使气囊中央位于狭窄部,然后充气,一般使用压力为 300～350kPa,每次扩张时间为 3～5min,间隔 2min,重复 2～3 次,最初 2 次扩张间隔时间可根据患者情况,一般为 2～3 周,以后逐渐延长,扩张时注意患者的表情、胸痛程度及血压、心跳、呼吸等各种反应。

术后:观察患者狭窄通畅情况,即吞咽困难改善情况,有无胸痛,呕吐、反酸等症状。治疗后当天进半流食,第 2 天可进软食,并逐渐恢复普食。

## 【治疗结果】

食管吻合口狭窄的治疗,虽有手术、探条扩张术、球囊导管扩张术、永久性金属支架扩张术和暂时性金属支架扩张术,但各有优缺点。目前探条扩张术在胃肠狭窄患者的治疗中,因效果差、并发症多已废弃不用。手术在胃肠良性狭窄的治疗中,由于损伤大、风险大、易复发等因素,已渐渐少用。永久性部分覆膜金属支架置入术中远期效果差,主要是反流、支架移位和肉芽组织增生所致再狭窄。球囊扩张术:球囊产生放射状伸展力,力量稳定,采用适宜直径球囊扩张,安全性好,并发症发生率低,球囊定位准确,能及时调整球囊位置,可准确观察球囊扩张的程度,既能保证疗效,又能减少扩张的盲目性及危险。综上所述,建议吻合口狭窄应首选球囊扩张治疗。

# 五、理化因素损伤后食管狭窄

本病主要为一些化学物品或物理因素导致食管损伤,损伤愈合后可产生瘢痕,随之因瘢痕增生、收缩而导致食管狭窄。

## 【病因及发病机制】

本病化学物品损伤多为吞服腐蚀剂所致,腐蚀剂常见的有强酸,如硝酸、盐酸、硫酸及苯酚等;强碱,如工业用烧碱,此外尚包括消毒用来苏儿溶液(甲酚皂溶液),农村用作化肥的氨水,石灰、制作豆腐用的卤水等溶液,物理因素主要有放射线损伤。

## 【诊断】

1.临床表现　化学物品损伤多表现为:经 1 周左右的急性期后,吞咽疼痛及梗阻逐渐减轻,但在 2～3 周又出现吞咽困难,且逐渐加重。而放射损伤多在射线照射后 4～8 个月出现吞咽困难,且逐渐加重。

2.辅助检查

(1)X 线钡剂检查:可见食管边缘不规则,管腔大小不均匀的长段狭窄。

(2)内镜检查:可见食管瘢痕形成,内镜通过阻力较大,甚或不能通过,化学物品急性损伤期禁忌内镜检查,以免引起穿孔。

## 【内镜治疗】

1.适应证和禁忌证　损伤性食管狭窄及溃疡的治疗方法,维持进食通道通畅。对于狭窄程度较轻,狭窄段较短的患者可行球囊扩张,对不能扩张患者应进行食管重建。在食管灼伤 3 周内,组织损伤严重。因此在针对治疗 3 周后,组织水肿逐渐消退,受损组织已在恢复,之后才可以进行食管钡剂或胃镜检查。否则早期进行检查,易造成病变处再损伤而发生穿孔。解除食管瘢痕狭窄手术,一般在灼伤后 6 个月进行,若过早处理会因受伤部位未完全固定,而造成吻合口上方有狭窄的发生。

2.方法　内镜下水囊扩张术:在做水囊扩张术前,先行体外水囊加压冲水测试,排除水囊漏水。BALLON-CRE 型水囊导管(Microvasive 公司)有两种规格,根据压力大小水囊扩张的直径不同,直径分别为 12、13.5、15mm,和 15、16.5、18mm。水囊长度为 8cm。插镜后在胃镜直视下见食管狭窄口,先自活检孔道注入 2～3ml 液状石蜡,后插入水囊扩张导管,将水囊段插入狭窄口处 5～6cm,用压力泵注入造影剂或无菌生理盐水;根据不同需要使压力保持在 3～8 个大气压,水囊扩张直径分别在 12～18mm,保持扩张 2～5min。放水囊,将水囊导管退回胃镜活检孔内;沿食管腔再进镜,见狭窄口再用上述方法进行扩张治疗,一般全食管狭窄扩张四段后胃镜才能顺利插入胃腔。胃镜插入胃腔后,适当检查了解胃内有无病变,自贲门口逐步向外退镜,边退镜边扩张,术后 2h 可饮冷开水,逐渐开始进半流质饮食。必要时可进行第 2 次扩张治疗。

**【并发症】**

内镜下扩张治疗损伤后食管狭窄的并发症为食管出血、穿孔、纵隔皮下气肿、感染等。

**【术前、术中、术后观察及处理】**

术前:做好解释工作,向患者讲明胃镜下行食管扩张及金属支架置入术治疗食管狭窄的目的、作用、优点及可能出现的并发症等。常规上消化道内镜检查的术前准备。

术中:以 Savary 扩张器及金属支架置入术为例,将胃镜插至狭窄段上端,找到狭窄口,在胃镜直视下送入导引钢丝通过狭窄部,留置导引钢丝,退出胃镜。然后用 Savary 扩张器进行扩张,按照由细到粗的原则,使该扩张条的锥型部分缓慢、稍加力送至狭窄部,停留 5～10min,如此反复,便可达到理想的扩张效果。扩张成功后再次进镜观察,并测量狭窄段长度和病灶上下缘距切牙的距离后退出胃镜。选择合适的支架,一般支架长度应超出病变上下缘至少 2cm,然后将支架置入器沿导引钢丝送至狭窄部,固定支架置入器内管将外套管缓慢退出。支架自下而上会逐渐张开支撑在狭窄段腔面上,然后退出支架置入器及导引钢丝,进镜观察支架支撑情况及部位是否合适。

术后:24h 进流食,不宜进食冷饮食物,以免支架移位或脱落。观察患者狭窄通畅情况:即吞咽困难改善情况,有无胸痛,呕吐,反酸等症状。

**【治疗结果】**

食管化学烧伤后瘢痕狭窄是一种严重的并发症,方法有食管扩张术、食管腔内置管术和食管重建术。前 2 种方法仅适用于较轻的早期 2 周以内的食管烧伤患者。而食管化学烧伤后瘢痕性狭窄多在伤后 3 周左右开始形成,经数周至数月达到最严重的阶段,多数患者狭窄范围较长,食管周围有炎症反应,粘连广泛紧密,甚至合并食管气管瘘,应用扩张术或腔内置管术疗效往往不甚理想。

# 六、良性食管瘘

由于食管损伤、溃疡、外伤和相邻部位手术等导致食管-皮肤瘘、食管-气管瘘和食管-纵隔瘘等。其瘘口下端多伴有食管狭窄性病变。

**【病因及发病机制】**

1.非特异性成人食管支气管瘘,多发生于中老年男性,很少发现先天畸形,亦无肿瘤、结核或真菌感染等病变。患者主要以呼吸道症状就诊,但肺部感染并不严重,可有轻度支气管扩张,这类患者除肺化脓症,如肺脓肿、支气管扩张等为其原因外,纵隔淋巴结炎症、肉芽肿破溃腐蚀支气管壁和食管壁也可能为其原因。

2.医源性食管气管瘘,长期气管插管呼吸支持的合并症为食管气管瘘。原因为气囊压力过大,气管黏膜、软骨长期受压发生压迫性坏死,开始为溃疡,以后软骨断裂、感染、穿过器官膜部和食管壁形成瘘。此外,气管插管在气道内摩擦、使用激素、未定期放松气囊等也可促使瘘的形成。

3.损伤性或食管异物引起食管支气管瘘,食管锐器伤,如刀、子弹、贯通伤可致食管气管瘘,胸部钝器伤,如车祸、挤压伤或打击伤容易发生食管支气管瘘。

4.食管憩室食管异物引起的食管支气管瘘,食管憩室由于其壁薄弱,如发生食物、异物潴留、感染易于形成食管穿孔甚至形成食管支气管瘘。

**【诊断】**

1.临床表现　食管-纵隔瘘可表现为胸痛和(或)持续发热,食管-支气管瘘多表现为进食、进水呛咳。对反复发生的相同部位的肺部感染、不明原因的胸腔积液、不明原因的呛咳应考虑食管-支气管瘘的可能。

2.辅助检查

(1)X线检查:食管或支气管造影,可见食管纵隔或食管支气管瘘。碘水造影,碘水可加剧呛咳症状,增加患者肺部感染机会,甚至出现窒息;口服钡剂造影更会使钡剂进入肺内,沉积于肺泡而加剧肺部感染,乃至出现致死性肺炎。

(2)内镜检查:内镜检查可见食管气管瘘口的位置、大小及瘘口周围情况。

(3)螺旋CT:具有直接显示瘘口和瘘管的大小、位置;显示瘘口与气管相交通的具体位置,测量气管、支气管的内径大小,以便进行下一步内支架介入治疗;更加清楚地显示肺部感染部位、严重程度;判断有无肺部转移以及其他病变等。

**【内镜治疗】**

1.适应证和禁忌证

(1)适应证:良性食管瘘诊断明确,心肺功能欠佳,不宜手术者,根据病灶的大小,位置选用相应的内镜治疗方法。

(2)禁忌证:张口受限者,疑似食管穿孔者,颈椎病、脊椎严重畸形者,食管静脉曲张严重者,严重活动性呕血期、较重的呼吸困难者。

2.方法

(1)内镜下注射生物蛋白凝胶填塞治疗:生物蛋白凝胶(如安可胶)是从哺乳动物血液中提取的相关成分,含有适当比例的纤维蛋白原、Ⅷ因子、凝血酶及钙离子等,模仿凝血机制的最后共同通路制成。分两种溶液:溶液A主要含高浓度的纤维蛋白原、Ⅷ因子,溶液B主要含凝血酶及钙离子。当两种溶液混合后,纤维蛋白原被凝血酶激活,在Ⅷ因子及钙离子的共同作用下形成纤维蛋白单体,最终形成乳白色半透明凝胶。后者黏附于创面,起到止血封闭作用。插入内镜,见到瘘口,插入硅胶导管至瘘口中,由助手缓慢均匀注入生物蛋白胶,缓慢退出导管同时继续注射,至导管退出并见外瘘口形成生物胶填充物。胃镜下观察数分钟见生物胶变为胶冻状,退出胃镜。术后禁食7d。

(2)内镜下覆膜金属支架置入术:应用覆膜金属支架治疗食管瘘的疗效确切。如江苏淮阴西格玛医用实业公司研制的CZES型覆膜食管支架,该支架为内、外覆0.2mm硅橡胶薄膜的Z型金属弹性网络支架,内径20mm,两端呈喇叭状,长度6.0～12cm,上端两节外侧有抗滑脱倒刺,倒刺向下,单向性,支架上端设计有回收装置可以回收。瘘口愈合后支架可取出,但应掌握时间,有学者认为4～5个月取出为宜,考虑此时瘘口已愈,瘢痕已稳定,支架取出后瘘口不会再次破裂。

(3)内镜下金属钛夹治疗:钛夹连续闭合术适于良性病变导致的食管-气管瘘,瘘口直径小或者狭长,四周黏膜水肿较轻者,施行胃镜下金属钛夹连续缝合,辅以禁食等治疗,部分患者瘘口可以闭合。

(4)经皮胃镜下胃造瘘术(PEG)或者空肠造瘘术(PEJ):是在内镜引导及参与下,经皮穿刺放置胃造瘘管以及(或者)空肠营养管,达到胃肠内营养或胃肠减压,促进瘘口愈合的目的。相对于传统的外科手术胃造瘘及空肠造口术,PEG及PEJ具备操作简便、快捷、创伤小的优点。

(5)内镜下高频电烧灼或APC治疗:该方法简便,几乎无并发症发生,同时有止血作用,对瘘口微小的病变成功率高,可应用于食管各段病变。

【并发症】

置入金属支架的并发症有疼痛、发热、吸入性肺炎、再狭窄、反流性食管炎、支架移位、出血、穿孔、食物嵌顿等;内镜下注射生物蛋白凝胶填塞治疗的并发症有:生物蛋白胶进入肺内,沉积于肺泡而加剧肺部感染,甚至出现致死性肺炎。

【术前、术中、术后观察及处理】

术前:常规实验室检查,补充营养、调整水、电解质平衡、改善心肺功能。明确诊断,口服稀钡剂或碘化油造影摄片,了解瘘口大小、方向、与门齿的距离。对于瘘口较大,估计术后禁食时间较长者,应行胃或空肠造瘘术。

术中:以内镜下覆膜金属支架置入术为例,内镜下插入导引钢丝,伴狭窄的患者可先用扩张器进行扩张,沿导引钢丝插入支架输送器,支架的准确定位是放置支架成功的关键。内镜结合X线在狭窄起始端、最狭窄部和末端分别在胸壁做标记,以最狭窄处为中点,内部稳定器两侧两个不透光的标记分别超过胸壁两端标记3cm以上;不少学者采用公式:$X = S + S_1 + S_2 + 2cm$ 定位支架,X为置入器插入深度,S为门齿至狭窄或瘘口上缘的距离,$S_1$ 为狭窄或瘘口的长度,$S_2$ 为支架下端超过狭窄或瘘口的长度,2cm为内镜焦距。

术后:禁食、禁饮5~7d可进食半流质,10d后逐渐恢复为正常饮食。进食要缓慢,食物要嚼碎,以防支架移位或堵塞支架。对胃、肠造瘘者可早期从造瘘管少量多次注入高蛋白、高热量、高维生素饮食,尽量延迟从口进食。酌情应用抗生素、地塞米松盐水混合液冲洗食管。

【治疗结果】

对于食管-气管瘘不能手术治疗者,根据病灶的大小、位置选用相应的内镜治疗方法。近年来有报道应用覆膜支架治疗食管瘘的疗效确切。另外,食管覆膜支架置入后,可实现肠内营养,在一定程度上避免了完全肠外营养所带来的全身免疫力下降、肝功能损害和肠源性感染等一系列并发症,又有恢复治疗信心、解除心理障碍的作用。有报道内镜下注射生物蛋白凝胶填塞食管-气管瘘,治疗安全有效,但若处理不当,会引起食管大量出血、感染等并发症。

# 七、巴雷特食管

胃食管反流常见和潜在的严重后果是食管原有鳞状上皮被化生的柱状上皮增殖所替代,这一状况被称为巴雷特食管(BE)。文献报道对有反流性食管炎症状的病人进行内镜检查,发现有12%~18%的病人有巴雷特食管。

【病因及发病机制】

巴雷特食管的病因至今尚不完全清楚。胃食管反流是最重要和最基本的病理基础,此外,十二指肠-胃-食管反流以及食管运动功能障碍也与巴雷特食管的发病有关。长期以来一直存在着两种学说,即先天性学说和获得性学说。关于巴雷特食管柱状上皮的来源尚未定论。目前有几种看法:①来源于鳞状上皮的基底细胞;②来源于食管贲门腺体细胞;③来源于胃黏膜或原始干细胞。

## 【诊断】

1.临床表现　BE 本身并无症状,该病的主要表现为:胃-食管反流所引起的胸骨后烧灼感、胸痛及反酸,部分病例出现贫血或上消化道出血。食管可发生严重的并发症,良性并发症包括反流性食管炎、食管狭窄、食管溃疡、食管穿孔、食管出血和吸入性肺炎等,恶性并发症为食管癌。

2.辅助检查

(1)X 线钡剂检查:钡剂透视检查可见到食管裂孔疝、食管溃疡、狭窄及钡剂反流。溃疡通常位于食管后壁,呈深的纵长形火山口状,直径可>1cm,边缘规则。气钡双重造影可见黏膜结节样及网状改变,后者可能是 BE 上皮的绒毛结构所致,但并非 BE 所独有,且敏感性不强。

(2)食管测压:检查食管下括约肌(LES)压力及食管蠕动。研究表明并发 BE 的食管炎患者 LES 压力明显低于无 BE 的食管炎患者,且 BE 面积大者 LES 压低于面积小者。本病多存在食管运动功能障碍和食管廓清能力低下,但亦非特异性。目前食管测压的目的已转变为确定 LES 的位置以指导 pH 检测探头的放置,还可用于指导抗反流手术的选择。

(3)食管 pH 监测:BE 患者酸反流增加,pH 监测结果与反流性食管炎相似,酸暴露时间延长,但不能据此检查鉴别这两种疾病。

(4)胃镜检查:正常食管黏膜为粉白色,胃黏膜为橘红色,两者交界处形成不规则的波浪线即为齿状线("Z"线),也被称为鳞柱上皮交界处(SCJ)。生理情况下,SCJ 与胃-食管连接处(GEJ)在同一部位。当发生 BE 食管时,Z 线向口端移位,内镜下诊断 BE 食管的关键是明确 GEJ 和 SCJ 的位置,即鳞-柱状上皮交界(SCJ)与 GEJ 分离。日本学者以食管下端栅栏状血管网作为食管末端的标志。认为发生 BE 时,尽管柱状上皮代替了鳞状上皮,但其下方的血管网仍为栅栏状,以此判定 SCJ 下的组织为胃贲门黏膜还是 BE。内镜下染色有助于诊断:亚甲蓝可使肠化的上皮呈现蓝色,正常的食管和胃黏膜不染色;卢戈碘液可使鳞状上皮呈褐色,BE 上皮不着色;乙酸可使食管色泽变苍白,BE 上皮呈微红色。

BE 的分型:①按化生的柱状上皮长度分类:化生的柱状上皮累及食管全周且长度≥3cm 的为长段BE;化生的柱状上皮未累及食管全周或虽累及全周但长度<3cm 的为短段 BE。②按内镜下形态分类:分为全周型、舌型和岛状。③布拉格 C&M 分类法:C 代表全周型的化生黏膜的长度,M 代表化生黏膜最大长度。如:C3-M5 表示为食管圆周段柱状上皮为 3cm。

(5)窄光谱成像(NBI):是一种全新的内镜成像技术,不仅能清晰地显示 BE 的病变轮廓,而且可更清晰地观察到黏膜的腺管开口形态和浅表毛细血管结构形态;并能指导内镜下对病变的靶向活检,提高特殊肠上皮化生的检出率。按 Miwako 等的标准将微血管 IPCL 的变化分为四型:Ⅰ型:上皮下乳头内毛细血管为规则排列的细圆环状;Ⅱ型:乳头内毛细血管形态保持、排列尚规则,但可见管径扩大和(或)延长;Ⅲ型:乳头内毛细血管破坏、管径大小不一,排列不规则,可出现蛇状弯曲;Ⅳ型:乳头内毛细血管均被破坏、微血管呈复层及交织分布,出现新生血管且有不规则分支或呈 DNA 螺旋状。

(6)共聚焦显微内镜:对 BE 具有重要的诊断价值。可在体内进行实时的黏膜层组织学诊断,为指导活检部位提供了新的有利工具。

## 【内镜治疗】

1.适应证和禁忌证

(1)适应证:内镜治疗已被广泛用于处理 BE 伴有肠上皮化生、上皮内瘤变或局限于黏膜层的癌变。理想的治疗方法是彻底破坏化生上皮、内瘤变上皮,但不损伤深层组织,同时不产生狭窄和穿孔等严重并发症。

(2)禁忌证:食管及(或)胃底静脉出血、合并急性或慢性心肌缺血、严重心律失常、严重肺部疾病、出血性疾病、其他严重的全身性疾病及不合作者。

2.方法

（1）光动力疗法（PDT）：是一种非热效应技术，是通过注射某种光敏物质利用特定的光敏物质在肿瘤或某些组织中高浓度集中而其他正常组织和器官中代谢迅速而浓度甚低，然后以一定敏感波长的光照射物质集中的部位（肿瘤或某些组织）可出现荧光（作诊断用）和使该部位组织及细胞变性坏死而正常组织不受到损伤达到治疗目的。

（2）内镜下黏膜切除术（EMR）：对于黏膜有高级别上皮内瘤变的 BE 行 EMR。黏膜切除术采用三种方法：①标准曲张静脉套扎器实施圈套切除；②内镜下黏膜切除术（EMR）帽实施新月圈套；③使用改良套扎帽，使套扎后可以立即切除。

（3）氩气凝固术（APC）：APC 是一种非接触性电凝固技术，主要原理是氩气在 APC 探头远端电极与组织之间的电场中产生离子化，氩气离子束可以自动导向未治疗的组织表面，一旦由于局部组织干燥导致该区域的电阻增加，氩离子束便转向电阻较低的非干燥区域发挥作用。APC 具有不产生粘连可连续止血，电凝深度限于 2～3mm，形成一定深度的黏膜损伤，且无炭化，利于组织修复等优点。

（4）射频消融（RFA）：射频消融利用电磁波生物物理中的热效应发挥治疗作用，使组织脱水、干燥和凝固坏死，从而达到治疗目的。这项技术在治疗多发、病变较长或累及食管全周的早期食管癌及其癌前病有明显的优势，且其治疗的深度控制在 1000μm 左右，避免了治疗后狭窄、穿孔的发生。

**【并发症】**

1.疼痛　　患者术后有不同程度的胸骨后疼痛，观察疼痛的性质及持续的时间，卧床 48h，避免过早活动。

2.出血　　注意观察患者大便的性状、颜色，有无呕血、黑粪等情况。

3.穿孔　　注意患者有无发热、皮下气肿等症状，穿孔较小采取非手术治疗，穿孔较大、皮下气肿发展严重、持续高热不退应尽快手术治疗。

4.狭窄　　较为少见。

5.局部炎性肉芽肿形成　　较为少见。

**【术前、术中、术后观察及处理】**

术前：禁食、禁水 8～12h。术前 20min 肌内注射盐酸山莨菪碱 10mg，地西泮 10mg，口服 2% 利多卡因胶浆。准备好所用内镜附件和止血药物。

术中：以 APC 治疗为例，术前首先打开氩离子凝固器的氩气钢瓶阀门，注满氩气。一般氩气流量在 1～4L/min，电场强度近 5000V/mm 峰值，表面热凝深度在 2～3mm。氩气流量设置为 2.4L/min。功率设定为 40～80W，导管直径 2.3mm，长度分别为 2.2m 和 3.2m，适合胃肠内镜使用。导管连接德国产 ERBE ICC 200 型高频电凝器，常用电凝指数为 A60（专为氩离子凝固术设置）。体外预试验可将洒水肥皂放置在垫板上，脚踏开关踩蓝色标记的电凝板，每次 1～3s，内镜直视下导管前端产生短暂的可见性蓝红色火光，同时出现少量无味烟雾。操作时在电子内镜直视下，先进镜观察病灶，然后经内镜钳道插入氩离子凝固器导管，导管伸出内镜头端，直至病灶上方 0.3～0.5cm 处，以每次 1～3s 的时间施以氩离子凝固治疗。APC 治疗后，病灶表面发白、发黄甚至出现黝黑样变。氩离子凝固治疗次数视病灶大小、质地情况自行决定，一般以内镜下整个病灶完全凝固为止。操作过程中应抽吸腔内烟雾，以免影响视野和治疗的进行。对全周型 BE，以 2 周的间隔分 2～3 次进行治疗，每次治疗范围不超过食管壁周长的 1/2，对舌型和岛型 BE 则尽量一次达到化生黏膜的完全凝固。

术后：禁食 24h，逐渐恢复正常饮食。如 APC 治疗为例，治疗后 8 周复查内镜并活检，病理提示仍有柱状上皮存在,1周后进行第二次 APC 治疗,直至 BE 上皮完全消失。术后口服奥美拉唑 20mg,每日 2 次。8周后奥美拉唑 20mg,每日 1 次,维持治疗 1 年。

**【治疗结果】**

内镜下治疗已经被广泛用于治疗 BE 伴有的肠上皮化生、上皮内瘤变或局限于黏膜层癌变。方法包括激光、多极电凝、热探头、氩气凝固(APC)、光动力(PDT)、冷冻、射频消融、内镜下黏膜切除(EMR),内镜下黏膜下层剥离(ESD)等。理想的治疗是彻底破坏化生上皮、上皮内瘤变上皮,但不损伤深层组织,不发生狭窄和穿孔等严重的并发症。关于鳞状上皮下残留柱状上皮不少文献报道,BE 在完全转覆为鳞状上皮后仍可在鳞状上皮下发现柱状上皮,范围占活检组织的 0.4%～8%,这种现象存在的意义目前还不明确,有待进一步研究。

## 八、食管平滑肌瘤

食管良性肿瘤少见。因症状较轻或无症状,患者常不求医,或为临床医师所忽视。近年由于 X 线及内镜检查技术进步,发现的病例逐渐增多,其中 90% 为食管平滑肌瘤。

**【病因及发病机制】**

病因尚不清楚,食管平滑肌瘤起源于食管固有肌层,以纵行肌为主,也可来自食管壁内的血管肌层和迷走的胚胎肌组织。绝大部分在食管壁内,个别凸入管腔内呈息肉状,有蒂与食管壁相连。国外文献报道以食管下段多见,中段次之,上段少见。国内报道以食管中段多见,下段次之,上段少见。肿瘤多数为单发,少数为多发。由于病程长短不同,大小差别很大,有人报道最大直径 28cm,最小直径 1cm,但 85% 肿瘤直径＜4cm。

**【诊断】**

1.临床表现　约半数平滑肌瘤患者完全没有症状,因其他疾病行胸部 X 线检查、胃肠道造影或内镜检查时发现。有症状的也多为轻微,最常见的是轻度下咽困难,很少影响正常饮食。

2.辅助检查

(1)X 线钡剂检查:所见取决于肿瘤的大小形态和生长方式。食管腔内充盈缺损是主要表现,缺损呈圆形或椭圆形,边缘光滑锐利,与正常食管分界清楚。充盈缺损上下端与正常食管交界角随肿瘤突入管腔多少而呈锐角或轻度钝角。

(2)内镜检查:见到凸出在食管腔中的肿物,表面黏膜完整光滑,皱襞消失,呈淡红色半透明,肌瘤边缘隐约可见,吞咽活动或用活检钳触之时,可见肿物上下轻度活动,管腔狭窄的不多。

(3)CT 及磁共振(MRI):少数病例,特别是中段平滑肌瘤,有时与主动脉瘤、血管压迫或畸形相混淆,行 CT 及 MRI 检查有助于鉴别诊断。CT 还可以了解肿物向管外生长的情况及准确部位,有助于手术方案及切口的设计。

(4)超声内镜:能清晰显示食管壁的层次结构,平滑肌瘤特征有边界明确的均质低回声或弱回声,偶呈无回声病变,少数患者有不均质回声和不规则的边缘。表面为超声扫描正常表现的黏膜。其通常发生在中层,偶也可在第 2 层见到。少数患者有固有肌层增厚。

**【内镜治疗】**

1.适应证和禁忌证

(1)适应证:随着超声内镜的临床应用以及内镜下进行不同深层病变切除穿孔的危险性不同,人们开始关注病变性质的诊断和病变来源的部位以及源于不同深度的病变选择何种切除方法等。通常源于黏膜肌层的直径≤2cm 的食管平滑肌瘤可选择内镜下切除。

（2）禁忌证：肿瘤起源于固有肌层者，由于食管壁较薄且缺乏完整的浆膜层，易造成穿孔，另外位置较深，肿瘤不易切除干净，因此是内镜下切除的相对禁忌证。

2.方法

（1）内镜下黏膜切除术（EMR）：经典的 EMR 技术包括黏膜下注射法 EMR 术、黏膜下注射法 EPMR 术、透明帽辅助法 EMR 术、附加外套管透明帽辅助法 EMR 术。对于内镜下活检钳触之肿瘤活动度好的肿瘤，估计其源于黏膜肌层，则用高频电刀行瘤体的电切术。方法有两种：其一，用圈套器对 1.0～1.5cm 的病变直接进行圈套电切术；其二，对于＞1.5cm 的病变，先在肿瘤基底部位的黏膜下注射适量 1∶10000 肾上腺素盐水，使病灶隆起并于黏膜下层分离后，再行圈套切除术。

（2）内镜下黏膜下层剥离术（ESD）：对于超声内镜确定位于黏膜肌层或固有肌层的肿瘤（源于固有肌层且向腔内生长的），先在肿瘤基底部位的黏膜下注入注射剂：如 1∶10000 肾上腺素盐水、高渗盐水、甘油果糖、透明质酸溶液等。使病灶隆起并于黏膜下层分离，先剥去黏膜层及黏膜下层，充分暴露瘤体，然后用 IT 刀或 Hook 刀进行瘤体的钝性剥离术。所有切除的肿瘤均送常规病理检查，并做免疫组织化学分析确定肿瘤的性质，项目为 CD117、CD34、Vimentin 和 Desmin。

**【并发症】**

1.出血　是 EMR 和 ESD 治疗最常见的并发症。大多数出血发生于术中或术后 24h，延迟出血发生率为 13.9%。采用氩离子凝固（APC），既可以有效止血，又可以破坏残存的瘤样组织。

2.穿孔　在 ESD 中的发生率（4%～10%）远比 EMR（0.3%～0.5%）高。术中发现小的穿孔可以通过内镜下金属钛夹有效闭合，较大的穿孔则需要行急诊手术修补以防止发生腹膜炎。此外，ESD 术中出血点的及时处理、剥离过程中反复黏膜下的注射、ESD 手术器械的改进均有助于预防穿孔的发生。

3.狭窄　食管病变术后狭窄发生率为 6%～26%，多发生于食管病变＞75% 周径的病人，内镜下扩张术可有效治疗。

**【术前、术中、术后观察及处理】**

术前：同常规内镜诊治术前准备。向患者或家属告知术中可能发生意外情况时需手术处理。服用抗凝药者需停用 1 周以上才能行内镜下治疗。ESD 术因操作时间长，主张麻醉状态下进行，严密监测生命体征。

术中：以 ESD 治疗为例，关键在于黏膜下注射，使病变充分隆起，甘油果糖和高渗盐水做黏膜下注射，病变隆起保持时间较长，提供治疗充裕时间，但此类液体吸收慢，病变隆起张力高，圈套时易滑脱。先剥去黏膜层及黏膜下层，充分暴露瘤体，然后用电刀进行黏膜下层剥离术。当暴露出瘤体时，再用 IT 刀或 Hook 刀对瘤体与固有肌层进行分离术，注意电刀从靠近瘤体一侧缓慢钝性剥离，使用混合电流，黏膜出血用 APC 止血，血管性出血用热活检钳止血，最后完全剥离出瘤体。

术后：常规应用抑酸药和黏膜保护药，术后 2～3 个月复查电子胃镜，1～2 年随访一次。如有复发再行内镜下切除术。

**【治疗结果】**

当前，EMR 和 ESD 已成功用于治疗消化道早期癌和黏膜下肿瘤，内镜技术联合为消化道早期癌的治疗开辟了广阔空间。EMR 和 ESD 的技术难度大，因为掌握电刀切开组织的深浅是微细操作，稍有不慎，出血及穿孔的发生率较高，故虽然可用止血夹闭合小的穿孔，但此类手术应由具有丰富电切、止血技术经验的医师来完成。而目前国内高水平的消化内镜医师比较缺乏。

## 九、食管贲门黏膜撕裂症

食管贲门黏膜撕裂综合征(MWS)系 Mallory 和 Weiss 于 1929 年首先描述,近年来对上消化道出血病人进行急诊内镜检查,国内外才越来越多地注意到本病是上消化道出血的重要原因之一。

**【病因及发病机制】**

腹内压力或胃内压力骤然升高是产生本病的最基本原因。胃内压力增高的最主要原因是剧烈干呕和呕吐。医源性干呕和呕吐、妊娠呕吐、食管炎、活动性消化性溃疡、急性胆囊炎、急性胰腺炎、放置胃管、内镜检查、糖尿病酸中毒、尿毒症等都是引起剧烈呕吐的原因。包括:饮酒、剧烈咳嗽、用力排便、举重、分娩、麻醉期间的严重呃逆等。某些腹内疾病,如食管裂孔疝等,这些疾病可能在其发病上起着促进作用。在腹内压骤然增加的情况下,造成胃的贲门、食管远端的黏膜和黏膜下层撕裂、并发上消化道出血。

**【诊断】**

1.临床表现　典型病史为干呕或呕吐之后发生呕血,多为无痛性,严重者可导致休克或死亡。对呕血史的病人问诊时应注意询问在呕血前有无饱餐,饮酒、服药、乘车等原因所致剧烈干呕或非血性呕吐史及呕血的特征,有无其他消化病史。

2.辅助检查

(1)胃镜检查:应在出血 24h 内或在出血时进行。胃镜下可见食管与胃交界处或食管远端、贲门黏膜的纵行撕裂,多为单发,少数为多发,一般长 3～20mm,宽 2～3mm。胃镜下可将裂伤出血分为 5 类:①活动性动脉性喷血;②活动性血管渗血;③可见血管显露;④裂伤处黏附有新鲜血痂;⑤单纯性裂伤。

(2)X 线钡剂检查:诊断价值较小,仅少数表现在食管壁和胃内钡剂填充,检出率较低。

(3)选择性腹腔动脉造影:可经股动脉选择性插管至胃左动脉,观察胃左动脉及其食管支动脉,活动性出血者可见造影剂外溢现象,且出血速度须达到 0.5ml/min 以上。

**【内镜治疗】**

1.适应证和禁忌证　适应证为食管贲门黏膜撕裂综合征患者,内镜见①活动性动脉性喷血;②活动性血管渗血;③可见血管显露;④裂伤处黏附有新鲜血痂。禁忌证同常规内镜治疗。

2.方法

(1)局部喷洒止血术:其机制是利用局部喷洒药物收缩血管或在创面形成收敛膜以达到止血的目的。主要用于活动性渗出性出血,尤其适用于撕裂较表浅者。常用药物如下。

1)0.8%去甲肾上腺素生理盐水溶液,每次可喷洒 20～40ml,其止血原理是通过肾上腺素收缩血管,高渗盐水使局部形成一个高渗环境,从而延长肾上腺素的作用时间。有高血压者慎用。

2)凝血酶,浓度为 5000U/40ml,在内镜直视下喷洒在出血病灶上,以助于血栓形成。

3)孟氏液,即碱式硫酸亚铁溶液,系一种强烈收缩剂,具有促进血小板血栓和纤维蛋白血栓形成及红细胞聚集作用,遇血即发生凝固并在出血灶面上形成棕黑色附着牢固的膜而止血。一般采用 5%～10%孟氏液 10～30ml 在内镜直视下喷洒在出血灶面上。

(2)局部注射止血术:其机制是通过向撕裂的黏膜边缘或出血点注射药物,以压迫、收缩血管或通过局部凝血作用达到止血目的。常用药物:1:10000 肾上腺素,即 1ml 肾上腺素加生理盐水至 10ml,每点注射 0.5～1ml,总量不超过 10ml。

(3)金属钛夹止血术:是在内镜直视下,利用金属止血夹,直接将出血血管或撕裂的黏膜夹持住,起到机械压迫止血及缝合作用,达到立即止血及预防再出血的目的。适用于有活动性及再出血迹象的撕裂患者。钛夹通常在1～3周自行脱落,随粪便排出体外。按照金属钛夹的前端折弯和用途可分为三型:①MD-59,用于组织标记;②MH-858,859,用于大组织固定;③MD-850,用于止血。使用型号 Olympus 钛夹、HX-5QR-1 型推送器及 HX-600-135 型止血夹。钛夹(HX-600-090)及推送器(HX-5LR-1 型)的金属钛夹可用于:内镜标记,止血;止血夹型号:HX-600-135,用于胃肠道穿孔夹闭的治疗,其钳夹夹角为135。以利于方便封闭穿孔部位。释放金属夹的可旋式旋转器按照用途可分为.HX-5L-1(经胃镜)和 HX-5QR-1(经肠镜),前者操作长度 1650mm,后者 1950mm,用于钳道直径 2.8mm 以上的内镜;HX-6UR-1 的操作长度 2300mm,适用于钳道直径 3.2mm 以上的内镜。

(4)微波止血术:可使组织中的极性离子在瞬间发生局部高速震荡,从而产生高温,使蛋白凝固,达到止血的目的。选择功率为 30～50W,通电时间 5～8s。

(5)电凝止血术:是利用高频电流通过人体产生热效应,使组织凝固,从而止血,方法与微波止血术相似,电凝止血术疗效可达80%～90%,其他还有热探头止血术、激光光凝治疗等,其基本原理均为使局部产生高温,达到组织凝固止血目的。

(6)选择性动脉栓塞治疗:对于内镜治疗失败的患者,可考虑行动脉栓塞治疗。采用 Seldinger 技术经股动脉穿刺插管,选择性将导管插至胃左动脉,先进行常规血管造影,观察胃左动脉及其食管支的情况,如发现造影剂外溢,则确诊血管破裂出血,使用 1mm×1mm×1mm 大小的吸收性明胶海绵颗粒进行栓塞止血,然后再行造影观察栓塞效果。吸收性明胶海绵约 2 周内吸收。该方法止血迅速可靠,但需要有经验的介入医师操作。

**【并发症】**

孟氏液,即碱式硫酸亚铁,浓度为 5%～10%,用量大时,可出现腹痛和呕吐等不良反应。

15%～20%高渗盐水、1:10000 肾上腺素-生理盐水、无水乙醇、1%乙氧硬化醇,注射时可能发生食管穿孔、食管贲门狭窄、高血压、心律失常等。金属钛夹止血术仅个别报道有穿孔发生。

**【术前、术中、术后观察及处理】**

术前:评估出血量,行胃镜检查,明确出血的具体部位;排除食管静脉曲张破裂出血。术前准备同常规胃镜诊治。

术中:生命体征监测,胃腔有积血时用冰盐水洗胃,根据食管与胃交界处或食管远端、贲门黏膜裂伤出血分类情况,采用相应的胃镜下止血方法。如金属钛夹止血术:从内镜工作通道插入安装好的止血夹系统,使止血夹伸出显示于视野中,将钛夹张开至最大,调整前端止血夹方向,当止血夹的张开度和方向恰好与钳夹目标相适应时,推进止血夹,使张开的止血夹尽量垂直地对准出血部位一端旁开 0.1～0.2cm 处,靠近并轻轻按压该处组织,此时用力收紧操作杆,套锁止血夹,当听到"咔嗒"声说明夹子已完全合拢,退出止血夹持放器,必要时放置多枚钛夹,用盐水局部喷洒冲洗,确认出血是否完全停止。

术后:禁食 24h,监测生命体征;静注奥美拉唑、止血,必要时输血;如有出血,再行胃镜下止血。

**【治疗结果】**

胃镜检查的时间影响所观察到的裂伤表面状态,随着时间的延长,裂伤逐渐趋于愈合。因此,胃镜宜在食管贲门黏膜撕裂症发病48h内进行,24h内检出率更高。胃镜不仅是确诊食管贲门黏膜撕裂症的重要手段,同时胃镜下止血术,包括局部喷洒止血药物、注射肾上腺素和乙氧硬化醇、应用止血夹和内镜下套扎、微波和电凝等是治疗食管贲门黏膜撕裂症安全、有效的治疗方法。

## 十、食管曲张静脉破裂出血

食管曲张静脉破裂出血(EVB)是肝硬化门静脉高压症最严重的并发症。肝硬化病人中有 40%出现食管胃底静脉曲张,而有食管胃底静脉曲张的病人中有50%~60%并发大出血,其病死率高达40%以上。有药物治疗、外科手术、内镜治疗、介入治疗等。

**【病因及发病机制】**

门静脉高压症主要是由肝硬化引起。门静脉压力升高后,形成很多侧支循环,特别是食管和胃底部多见,也可发生在胃的其他部位和肠道。曲张静脉中的压力直接受门静脉压力的影响,当门静脉压力突然升高时,曲张的静脉就可能发生破裂出血。

曲张静脉壁的张力受若干因素相互作用的调节,按照 Laplace 定律可用下式表示:曲张静脉壁张力= $(P_1-P_2)\times r/w$;式中 $P_1$ 为曲张静脉内压力,$P_2$ 为食管腔中的压力,r 为曲张静脉的半径,w 为曲张静脉壁的厚度。可见,大的曲张静脉与曲张静脉内升高的压力,促使曲张静脉壁的张力增加。

**【诊断】**

1.临床表现 为呕血和(或)便血,出血量大,可伴有程度不同的失血性休克,病情凶险,是肝硬化常见的临床表现。

2.辅助检查

(1)低张力双重造影:低张力双重造影静脉曲张检出率较单纯钡剂检查明显提高。典型表现为食管中、下端的黏膜皱襞明显增宽、纡曲、呈蚯蚓状或串珠状充盈缺损。重度静脉曲张扩展至中、上端,甚至食管的全长。此外,管壁蠕动明显减弱,钡剂排空延迟。

(2)门静脉造影:门静脉造影方法有多种,都可显示门静脉系统及其侧支的情况。

(3)血管造影与选择性血管造影:因病情不能做内镜检查时,应考虑行血管造影。本法几乎完全取代了脾-门静脉造影,可检查到的最小出血速度为 0.5ml/min,超过这个出血速度,则可在一系列 X 线片上见到对比剂溢出血管的现象,并据此决定出血的部位。还可见到异常的肝动脉纡曲,可获得关于门静脉、肠系膜上静脉和脾静脉开放的基本情况。

(4)胃镜检查:黏膜下血管增粗,呈串珠状或蚯蚓状隆起,食管下端近贲门部曲张的静脉呈环状隆起,隆起的曲张静脉中心如见到约 0.2cm 大小的血疱样隆起,预示即将出血。类型有:①曲张静脉的急性出血,喷射性出血或渗血;②曲张静脉表面有白色血栓头;③曲张静脉表面覆有血凝块。

**【内镜治疗】**

1.适应证和禁忌证

(1)适应证:各种原因所致肝硬化门静脉高压症引起的食管静脉曲张出血和可能发生出血的病例。

(2)禁忌证:①食管狭窄、食管扭曲、食管憩室者;②胃底静脉曲张出血患者或门静脉高压胃病出血患者;③凝血功能障碍疾病;④已知或可疑食管穿孔者;⑤肝性脑病≥2级者;⑥有严重的肝肾功能障碍、大量腹水、重度黄疸者;⑦需行 EVL、对乳胶过敏者。

2.方法

(1)内镜下食管曲张静脉硬化术(EVS):目前制备泡沫硬化剂的液体中,应用最多的是十四羟基硫酸钠和聚乙二醇单十二醚等,国内尚没有有效的替代品,目前国产聚桂醇化学成分与聚乙二醇单十二醚相同。硬化剂首选 1%乙氧硬化醇(国产为聚桂醇),其次为 5%鱼肝油酸钠;曲张静脉内注射为主;每次 1~4点;初次注射每支血管以 10ml 左右为宜,一次总量一般不超过 40ml,之后依照血管的具体情况减少剂量;单次终止治疗指征为内镜观察无活动性出血。黏膜注射针有 OlympusNM-1K、NM-3K 注射针;Wilson-Cook 注射针(VIN-23,VIN-25);Top-20G、23G 注射针等供选择。

(2)内镜下食管曲张静脉套扎术(EVL):急性出血时使用会出现视野不清晰,影响操作;在食管胃没有血性物时套扎较为安全;从食管胃结合部开始套扎,自下而上呈螺旋式进行套扎;每根静脉根据需要结扎多个套扎圈,两个环之间间隔 1.5cm 左右。套扎器有单发 Stiegman-Goff. 有多发 WILSON-COOK 公司的 6 环、10 环套扎器及 Microrasive 5 环、8 环套扎器;OlympusHK-21L-1 套扎器;美国的 Speedband 5 环套扎器。

(3)内镜金属夹止血:内镜金属夹推送器 HX-5LR-1(长 1650mm),适用于钳道直径 2.8mm 以上的胃镜。器械安装有旋转装置,用于钳夹病灶前调整金属夹方向。金属夹有 6 种,其主要区别在于外颚角度和臂长不一。各类出血的止血治疗用 MD-850 或 MAJ-459 金属夹。金属夹止血主要适用于血管直径<2~3mm 的病灶出血,包括喷血、渗血和可见性血管裸露,止血疗效确切可靠。目前国内外均报道应用金属夹控制食管和胃底静脉曲张破裂出血。

**【并发症】**

食管狭窄、穿孔、大出血、发热、纵隔炎、溶血反应(5%鱼肝油酸钠)、异位栓塞等。硬化剂注射,注射后局部易形成溃疡,近期再大出血发生率在 30%以上。静脉套扎:套扎器直径小很难完全套扎血管,套扎环对血管易形成切割等副作用,导致致死性出血。

**【术前、术中、术后观察及处理】**

术前:出血患者急诊内镜术前,必须获得患者的知情同意;检查前预防性使用抗生素,以降低细菌感染的风险;建立静脉通道,进行咽部麻醉,可以根据情况使用少量安定镇静或麻醉科协助下气管插管下进行内镜检查与治疗;常规备血。

术中:①观察 EV 范围、程度及活动出血情况。根据内镜显示,选择需要套扎的部位。自齿状线开始行套扎治疗,每根曲张静脉相邻套扎距离约 1.5cm,自下而上呈螺旋式套扎,避开糜烂、溃疡面。发现血栓者在其下方套扎。②确定硬化剂治疗部位。先注射出血病灶血管,再处理其余曲张静脉。对小的曲张静脉直接血管内注射。对大的曲张静脉采用联合注射法,即先注射曲张静脉旁,以压迫曲张静脉使其管腔狭小,血流速度减慢,随后再行静脉腔内直接注射。对于血管旁注射,采用一边进针一边缓慢推注硬化剂,注射量以使局部出现灰白黏膜隆起,一般每点 1~2ml。对于血管内注射,每点注射剂量 4~6ml,在注射过程中可行小幅度出入动作,使硬化剂能迅速渗入静脉周围。此外,局部注射后停留 1~2min 拔针,用镜身局部压迫,防止针眼渗血。注射点的选择自下而上,一般从贲门上方 1~2cm 处开始,避免同一水平反复多点注射;总剂量不超过 40ml。

术后:严密观察血压和脉搏变化,卧床休息,行 EVS 者禁食 6h 后可进流食。常规应用抗生素 3d。行 EVL 者禁食 24h 之后,根据情况进流质和半流质直至普食。使用抑酸药和生长抑素等药物,记录治疗后 24h、48h、1 周并发症情况及近期再出血率,术后 7~14d 复查胃镜,再重复治疗。

**【治疗结果】**

硬化剂注射(EVS)后造成局部血管内皮无菌性损伤,血栓形成、机化、纤维瘢痕形成,阻塞血流,反复治疗可使静脉曲张逐渐减轻或血管闭塞消失,乙氧硬化醇是最常用的硬化剂。EVL 治疗 EGVB 的目的是使结扎的曲张静脉纤维化,闭塞曲张静脉腔,预防和减少再出血,在紧急止血治疗方面因内镜安装了皮圈结扎器后视野较小,寻找合适结扎处较为困难,因此目前主要用于出血后择期治疗。内镜下套扎疗法和硬化疗法是目前安全有效的治疗方法,但各有缺点:单纯使用 EVL 治疗,食管静脉曲张复发率高;单纯多次 EVS,并发症发生率高。近年来,国内外学者对联用 EVL+EVS 治疗食管静脉曲张进行了大量的研究,联合治疗可以发挥 EVL 和 EVS 各自的优势:EVL 能使严重曲张、管腔粗大的血管迅速闭塞,同时为硬化剂发挥作用创造有利条件,但 EVL 的作用仅限于套扎点的局部。而 EVS 可使硬化剂在曲张静脉内和食管壁静脉交通支内流动,在较大范围内发挥作用,从而提高疗效。食管静脉曲张破裂出血先采用 EVL(2 周后)再采用 EVS 不同步联合治疗总的止血成功率为 92.1%,食管静脉曲张消失率为 93.7%,均优于单纯

EVL 组与 EVS 组。

疗效判定:急诊止血成功,治疗后 72h 没有活动性出血证据。完全根除与基本消失的标准完全根除是内镜治疗结束,消化管道溃疡糜烂完全消失后,内镜下完全看不到曲张静脉,消化道黏膜呈现其基本色泽;基本消失是内镜治疗结束,消化管道溃疡糜烂完全消失后,内镜下仍可见残留的细小血管。

# 十一、食管异物

食管异物为食管常见疾病,是指误吞入或吞服植物性、动物性、金属及其他类异物后引起的食管损害,通常症状的严重程度与异物的特性部位及食管壁的损伤程度有关。若处理不当,会引起食管穿孔等并发症。

**【病因及发病机制】**

多因以下因素引起:①进食匆忙或注意力不集中,食物未经仔细咀嚼而咽下。②老年人牙齿脱落、义齿松脱,咀嚼功能差,口腔内感觉减退,吞咽功能失调。③小儿磨牙发育不全,食物未经充分咀嚼或有口含小玩物、钉、针等异物,是小儿发生食管异物的常见病因。④食管本身的疾病如食管狭窄或食管癌引起管腔变窄,也是发生食管异物的原因。⑤吞咽异物企图自杀。食管异物常见于食管入口处,其次为食管中段,发生于下段者较为少见。异物种类以鱼刺、骨类、枣核、义齿、金属等最多见。

**【诊断】**

1.临床表现 吞咽困难:异物停留于环后隙及食管入口处,最常引起吞咽困难,且伴有流涎、恶心、呕吐等。

吞咽疼痛:尖锐异物位于食管入口时,疼痛局限于颈正中或颈侧,伴有压痛。异物位于胸段时,常伴有胸骨后疼痛,可放射至背部。食管穿孔并发纵隔感染与脓肿时,疼痛加剧,且伴有高热。

呼吸道症状:异物较大,向前压迫气管,异物位置较高,未完全进入食管内,外露部分压迫喉部,均可出现呼吸困难。异物穿破气管或支气管,形成食管气管瘘;小儿唾液潴留流入喉内,常引起呛咳。

食管异物致食管穿破而引起感染者发生食管周围脓肿或脓胸,则可见胸痛,损伤血管则可有出血、黑粪。

病情危重指征:患者初期时,仅表现为轻微胸痛及吞咽困难,若突然出现胸部疼痛加剧,并伴有高热,甚至出现大量呕血、便血,应考虑已有食管穿孔,病变可能累及主动脉弓或锁骨下动脉等大血管,引起致命性大出血。

2.辅助检查

(1)X 线造影检查:采取吞服泛影葡胺造影,最大限度地减少因钡剂覆盖异物导致取异物时视野不清晰。确定异物的位置、大小、形状及其与周围器官的关系。钡剂可导致视野不清,需反复注水冲洗,增加患者的痛苦和胃镜操作难度,因此,不主张进行钡剂等造影检查。

(2)内镜检查:可直视下观察异物的位置、大小、形状及其与周围器官的关系,确定异物的性质。

(3)CT:薄层 CT 有较高的密度分辨率,对于细微的组织密度差别,能够利用调节窗宽、窗位的方式加以识别。鱼刺、肉类骨头或义齿等与周围的食管壁、纵隔软组织间存在着一定程度的密度差别,且相对为高密度,这是应用 CT 的理论依据。与普通 CT 相比,多层螺旋 CT 时间分辨力和空间分辨力都大为提高,并可采用更薄的层厚,真正意义上达到了各项同性采集,从而提高了长轴方向的空间分辨力,改善了重建图像质量,增加了复杂食管异物的检出率。

## 【内镜治疗】

1.适应证和禁忌证

(1)适应证:食管异物诊断明确者;缺少影像学依据,但临床高度怀疑异物存留者。

(2)禁忌证:张口受限者,疑似食管穿孔者,颈椎病脊椎严重畸形者,食管静脉曲张严重者,严重活动性呕血期、较重的呼吸困难者。

2.方法　内镜异物取出术:食管异物确诊后,应及时经内镜取出异物。根据异物所在部位及其形状、大小,选用合适的手术器械;合并感染或全身情况较差者,可先用抗生素治疗并给予补液,待病情改善后再行检查;儿童、异物较大如义齿等,或因其他原因估计局麻有困难者,可选用全麻,使食管松弛,以利于异物的取出;内镜下见到异物时,需查清异物与食管壁的关系。如异物刺入食管壁时应先使其退出管壁,再将异物转位后顺势取出,不可强行外拽,以免使管壁损伤加重。

## 【并发症】

并发症包括大量出血、食管损伤或穿孔、邻近器官损伤、窒息、发生气管异物、感染、食管主动脉瘘等。

## 【术前、术中、术后观察及处理】

术前:解除其焦虑、恐惧心理。详细了解吞入异物的时间、性质、形态及数量,吞入异物后是否继续进食,并且排除消化道穿孔;常规口服盐酸利多卡因胶浆。据情可使用静脉麻醉;常规准备通畅气道抢救设备,以防较小异物取出过程中滑入呼吸道。备好活检钳、异物钳、鼠齿钳、鳄鱼钳、三爪钳、圈套器等。

术中:监测心电及血氧饱和度,取长而尖刺的异物时,必须查看异物尖端与管壁的关系;扁圆形直径较宽的异物,在食管内多呈冠状位,钳取时应使内镜靠近异物,用鳄鱼钳夹住其扁平面后,顺势与食管镜一起取出;外形不规则之异物,其两端多卡于食管壁,于异物之近侧端,选择适当部位钳住,轻轻转动,使异物的长轴与食管平行;圆形异物,可用抱钳夹取,实在难于取尽时,可酌情考虑推入胃内;取形状不规则而有弹性的异物如开口向上的别针时,可夹住别针的尖端,并拉入食管镜内后取出。若异物较大而且尖锐,如有腹痛,应外科诊治。

术后:异物较小,取出时无明显黏膜损伤者,禁食6h后进软质饮食。异物存留时间较长,黏膜肿胀较明显时,禁食12h,食管钡剂透视复查未见并发症时,可进流质或半流质饮食。酌情应用抗生素。对于手术时食管损伤严重,异物合并食管周围感染或纵隔炎症,或疑似食管穿孔的病人,术后除用抗生素外,并应鼻饲饮食。必要时行局部脓肿切开引流术。钳取异物时,若异物下滑进入胃内,多能经大便排出。

## 【治疗结果】

合理选择适应证,选择适当辅助器械,加上娴熟的操作技巧,内镜下异物取出术是安全有效的。如果处理不当,会引起食管穿孔等并发症。

# 十二、食管其他病变

## (一)食管蹼

食管蹼是一层覆盖鳞状上皮细胞的膜样结构,可发生在食管的任何一段,但以食管上1/3为多见。食管蹼有先天性和后天性两种。后天性食管蹼常见于缺铁性吞咽困难,也可见于类天疱疮、大疱性表皮松解症和溃疡性结肠炎,其表层黏膜常伴慢性炎症。

主要临床表现为间歇发作性上段食管吞咽困难,并伴食物于胸骨后与剑突下停滞感和胸骨后疼痛,进食固体食物时更易发生,也可有食物反流。先天性者可在婴儿期就发病,也可到青少年期,甚至到中年后始发病。伴有缺铁性贫血者称为 Plummer-Vinson 综合征(或称 Paterson-Kally 综合征),除有贫血症状和体征外,尚可有口腔黏膜白斑和匙状指甲。

本病诊断有赖于食管 X 线钡剂检查和内镜检查。食管蹼需与食管肌肉收缩、食管炎症狭窄和食管癌等鉴别。本病无症状者不需治疗,有症状者可在内镜下破碎,多发或症状持续者可采用气囊或探条扩张或内镜直视下切除。

### (二)食管环

食管环是一种常见于食管鳞状上皮与胃贲门柱状上皮连接处的环状隔膜,又称 Schatzki 环。本病可能因食管先天性发育不良所致,形态上可分为黏膜环和肌肉环,前者由结缔组织、黏膜和血管组成,表面覆盖一层鳞状上皮,较为多见,后者由增厚的环肌束组成。

本病临床表现主要为间歇性吞咽困难,进食过快或过大,患者常感食物团堵塞于食管而不能下咽,需饮水缓解。如食物团卡在狭小环口,可引起急性梗阻,临床多表现为下胸部剧烈疼痛。

本病内镜下食管黏膜正常,可见食管远端鳞状上皮与柱状上皮连接处一薄而均匀的环形膜。病理组织学检查近侧为鳞状上皮,远侧为柱状上皮,本病治疗主要采取改变生活习惯,进食细嚼慢咽,发作时适当饮用水,如急性梗阻时可急诊胃镜下取出异物,如症状反复发作,可采用气囊或探条扩张治疗。

### (三)食管血肿

由于外伤、剧烈干呕、食管插管、食管异物和异物取出、食管扩张或自身凝血因素引起的食管黏膜下出血,局部形成血肿,即食管血肿。

本病临床主要表现为吞咽困难、吞咽疼痛及出血。吞钡 X 线可见充盈缺损及钡剂通过困难;内镜下可见一黏膜紫红色血肿,部分填塞管腔,有时可见多个散在黏膜下瘀斑,通常表面光滑。本病治疗主要为非手术治疗,禁食 2～5d,尽早使用止血药、抑酸药及抗生素。内镜治疗可采用电凝、微波,尼龙绳结扎等。

(谭　松)

# 第二节　食管恶性病变

## 一、食管癌

食管癌是原发于食管的恶性肿瘤,以鳞状上皮癌多见,临床上以进行性吞咽困难为其最主要的症状。我国是世界上食管癌的高发国家,也是世界上食管癌高死亡率的国家之一,年平均死亡率为 1.3～90.9/10 万。

**【病因及发病机制】**

食管癌的确切病因目前尚不清楚。一般认为,本病的发生与该地区的生活条件、饮食习惯、存在强的致癌物、缺乏一些抗癌因素及有遗传易感性等有关。目前,本病的致病因素主要认为有以下几点:①亚硝胺类化合物和真菌毒素;②饮食刺激与食管慢性刺激;③营养因素;④遗传因素;⑤癌基因;⑥人乳头状病毒。

**【诊断】**

1.临床表现　早期症状时轻时重,症状持续时间长短不一,甚至可无症状。中晚期主要表现为进行性吞咽困难、食物反流、咽下疼痛、消瘦、恶病质及肿瘤扩散引起的其他表现,当癌肿压迫喉返神经可致声音嘶哑;侵犯膈神经可引起呃逆或膈神经麻痹;压迫气管或支气管可出现气急和干咳;侵蚀主动脉则可产生致命性出血。并发食管-气管或食管-支气管瘘或癌肿位于食管上段时,吞咽液体时常可产生颈交感神经麻痹症候群。

2.辅助检查

(1)上消化道钡剂检查:①早期。局限性管壁僵硬,局部黏膜增粗,紊乱,甚至中断破坏,黏膜浅表小溃疡。②进展期分为三型。浸润型:管腔局限性向心性环状或偏心性狭窄,管壁僵硬,黏膜破坏;溃疡型:管腔内不规则龛影,黏膜皱襞破坏中断;增生型:管腔内不规则充盈缺损,管壁不规则增厚。食管中段管腔内不规则半圆形充盈缺损,食管偏心性狭窄,黏膜破坏中断,管壁僵硬,病灶边缘毛糙。

(2)CT:可清晰显示食管与邻近纵隔器官的关系,如食管壁厚度超过5mm,与周围器官分界模糊,则表示食管病变存在。CT检查对外科手术方式制定、放疗的靶区及放疗计划具有重要意义,但CT不能发现早期食管癌。

(3)胃镜检查:是诊断食管癌的首选方法,可直接观察病灶的形态,并可在直视下取黏膜组织做病理学检查,以确定诊断。为提高检出率目前多结合食管黏膜染色法。

(4)染色内镜及电子染色内镜:用2%甲苯胺蓝水溶液染色,甲苯胺蓝是细胞核染色,由于癌细胞内DNA的含量明显高于正常细胞的含量,甲苯胺蓝能使食管癌着蓝色;3%卢戈碘液染色,卢戈碘液是一种以碘为成分的可吸收染剂,对非角化的鳞状上皮细胞内糖原有亲和力,而癌变和上皮内瘤变的鳞状上皮细胞内糖原含量少甚至消失,故对碘溶液反应不着色或淡染色,两者相比,反差很大,可以指导活检的准确性,提高早期食管癌的检出率,还可明确癌变的浸润范围,指导ESD或手术切除的范围。电子染色内镜主要有两种,一种是内镜窄带成像技术(NBI),另一种是智能电子分光技术(FICE)。电子染色内镜技术的应用主要包括两个方面:一是代替色素内镜用于发现扁平病变并观察其黏膜细微结构,二是通过观察黏膜及黏膜下血管纹理,推测病变的良、恶性及浸润深度。

(5)超声内镜:能准确判断食管癌的壁内浸润、异常肿大的淋巴结以及明确肿瘤对周围器官的浸润情况。对肿瘤分期、治疗方案的选择以及预后判断具有重要意义。

## 【内镜治疗】

1.适应证和禁忌证　病变局限于黏膜层和没有淋巴转移的黏膜下层早期食管癌可行内镜黏膜下剥离术(ESD);进展期食管癌失去手术机会或患者拒绝手术治疗者可行支架置入、激光、光化学疗法等。文献报道,食管狭窄距门齿的距离<20cm是置入支架的禁区,但近年有成功治疗食管狭窄上缘距离切牙18~20cm的患者,认为内镜测量食管入口距狭窄上缘的距离较为准确,其距离应在4cm以上。

伴有食管支气管瘘或位于环咽肌2cm内的肿瘤是内镜下激光治疗禁忌证。

2.方法

(1)内镜下激光治疗:适用于食管癌及癌性狭窄患者。激光治疗是利用照射后肿瘤组织坏死、汽化蒸发的原理,在短时间内尽可能快地破坏更多的肿瘤组织,以达到减小肿瘤体积、扩大食管腔、减轻或消除吞咽困难或为其他治疗创造条件的目的。方法:插入内镜,将镜端至病灶上方,从活检孔中插入石英光导纤维、顶端距病灶0.5~1.0cm,先用氦氖(He-Ne)激光瞄准,启动激光发生器,调节功率至70W左右,脉冲时间0.5~1s,间歇照射、烧灼,使表面组织汽化,深层组织凝固。也可将光导纤维直接接触肿瘤表面,功率至10~25W,适当延长脉冲时间,使照射部位更精确,平均能量密度更大。

(2)光化学疗法(PCT):仅用于中、晚期食管癌。用血卟啉光敏剂时,激光照射以激发摄取血卟啉的肿瘤组织产生单态氧而破坏肿瘤组织。方法:静脉滴注血卟啉2.5~5mg/kg(溶于250ml生理盐水中),48~72h进行激光照射。常规插入内镜,从活检孔中伸出石英光导纤维至病灶上方1~2cm处(光斑1~1.2cm),功率200~400mV,照射时间15~20min,病灶较大可分片照射。照射后肿瘤表面凝固。

(3)内镜下微波组织凝固治疗(EMCT):它是在内镜直视下,经活检孔道插入天线探头,针对靶器官病变进行辐射治疗。方法:常规插入内镜,从活检管道中插入辐射器,轻压于病灶上,启动微波发生器,调节功率50W,辐射时间15s,若病灶大,可分片辐射,如为癌性狭窄,可从狭窄的远端开始,每次移动1cm,狭窄部位全部辐射。凝固后,可重复一次。对于无梗阻的隆起型食管癌,可用针型电极插入肿瘤,功率30W,辐射5～10s,瘤体较大时从边缘向中央逐步插入辐射,凝固肿瘤组织。

(4)电凝治疗:可分为单极和双极电凝,常用的为双极电凝(BICAP),其探头外形似Eder-Puestow扩张管,头端有弹性可以弯曲。在橄榄形的增大部分上有并排环绕的电极条,直径可为6～15mm,治疗面积大,效率高。环360℃电凝,使电能转变为热能作用于被接触的组织上,造成凝固性坏死,损伤程度为1～2mm,对于手术不能切除的食管癌(除外瘘管形成)均可选用该法治疗。

(5)亚离子凝固(APC)术:在消化道恶性肿瘤后期,病人的临床情况较差或不能进行外科手术切除,或肿瘤范围较大及广泛转移时,APC术可望缩小肿瘤,缓解梗阻,恢复正常的消化道通道。

(6)金属支架置入术:支架置入有三个重要步骤:导丝顺利通过狭窄处、有效的扩张狭窄部位、支架的准确放置,其中导丝通过狭窄处是支架能否置入成功的关键。近年来高位食管癌(颈段)支架置入,低位食管癌覆膜防反流食管支架置入及应用放射性125碘粒子支架治疗进展期食管癌得到临床应用。

**【并发症】**

并发症包括大量出血、食管损伤或穿孔、邻近器官损伤、窒息、感染、食管主动脉瘘;支架置入的患者可能发生支架移位、支架堵塞等。

**【术前、术中、术后观察及处理】**

术前:准备同常规内镜检查,器械:Olympus GIF-H260型胃镜,斑马导丝,Savary扩张管及橄榄头导丝,金属覆膜食管支架和支架推送器。

术中:以金属支架置入术为例,将内镜插入食管,进到狭窄口上方,记录上缘距切牙的距离,经内镜活检孔插入导引钢丝,退出内镜,根据食管狭窄的程度选用扩张探条,Ⅲ～Ⅳ级食管狭窄首选5mm直径的探条;Ⅱ级食管狭窄开始用9mm直径的探条,扩张到11mm,因为常规内镜可以通过。观察病变范围及狭窄段下缘距门齿的距离。取出扩张探条并确定导丝位置予以固定。支架安放:选择一次性支架推送器,以支架定位尺固定支架推送器,取下外套锁定销,退出外套管,释放出支架,支架即被释放在狭窄部位,取出支架输送器和导引钢丝。复查胃镜确定支架上缘位置是否合适,若有偏差,用异物钳调整。口服稀钡造影拍片存档。

术后:卧床24h,取半坐位或坐位防止胃内容物反流,24h进食半流质,食物温度在30℃左右。密切观察疼痛反应、呕吐及大便颜色、量、性质和吞咽困难等情况。

**【治疗结果】**

合理选择适应证,选择适当辅助器械,加上娴熟的操作技巧,内镜下激光、电凝、亚离子凝固术、光化学疗法、支架置入治疗食管癌及癌性狭窄是安全有效的。金属覆膜支架或放射性碘-125粒子支架置入疗效满意,可作为首选方法。

# 二、食管腺样囊性癌

腺样囊性癌是多发于涎腺的低度恶性肿瘤,食管的腺样囊性癌在组织学上与发生在涎腺的相似,本病较为少见,据日本资料统计,约占食管恶性肿瘤的0.07%。

**【病因及发病机制】**

病因尚不明确。多数人认为肿瘤来自涎腺导管,也可能来自口腔黏膜的基底细胞。肿瘤的发生源于机体正常细胞的恶性转化,生物学行为发生改变,形成自主生长的新生物。与致瘤因素导致的细胞内遗传物质的改变。腺样囊性癌主要由腺管细胞和肌上皮细胞所组成,瘤细胞呈多型性,排列成筛状、腺管状或者实性巢状,囊腔或腺腔内可见Alcian蓝或者PAS阳性黏液性物质。由于食管基底细胞样鳞状细胞癌亦可呈假腺样(筛网状)、条索状生长,因此,两者极易混淆。

**【诊断】**

1.临床表现　食管腺样囊性癌起始症状常与食管鳞状细胞癌相似,表现为进行性吞咽困难,亦有以上腹痛为首发症状者。早期表浅型癌可无任何症状,因体检行胃镜检查发现。其最常发生于食管中段(63%),其次为食管下段(30%),发生于食管上段者很少(7%)。

2.辅助检查

(1)上消化道造影:见食管腔偏心性充盈缺损,狭窄、食管扩张。

(2)内镜检查:可见食管黏膜隆起,可见黏膜溃疡形成及出血坏死等表现。但术前内镜活检诊断准确率很低,其原因主要是经内镜活检的小块肿瘤组织样本难以反映肿瘤组织的特征性结构。

(3)超声内镜:早期可见黏膜低回声灶,边界清楚,内部回声呈筛孔样,易诊断为食管平滑肌瘤。

**【内镜治疗】**

1.适应证和禁忌证　对食管腺样囊性癌的治疗报道甚少,手术切除仍属首选,手术原则与食管癌基本一致。对于早期食管腺样囊性癌患者,未发生淋巴结及远处转移,胃镜下黏膜剥离术可作为一种简便有效的治疗方法。

2.方法　内镜下黏膜剥离术(ESD):内镜下食管黏膜剥离术是内科治疗早期食管癌的新技术,可有效地控制上皮内瘤变及早期食管癌进一步发展,减轻痛苦,提高患者生活质量,同时可节约患者医疗费用。肿瘤组织必须做到完全切除。

**【并发症】**

ESD并发症有:①术后上腹痛:腹痛主要因治疗切除大块食管黏膜形成溃疡创面引起,部分因治疗时过度注气扩张刺激胃壁所致。给予质子泵抑制药和胃黏膜保护药治疗。②迟发性出血:食管黏膜剥离术切除食管黏膜,显露甚至损伤食管壁血管,易继发出血。嘱其绝对卧床,禁食禁饮,给予口服止血药(生理盐水50ml+肾上腺素4mg+云南白药0.5g+凝血酶200U),1次/4h,静脉给予补液、止血、抑酸治疗,仍出血者,再次内镜下行氩气凝固止血。③穿孔食管黏膜剥离术后,穿孔是最严重的并发症,可发生在术中或术后数天,发生率0.06%~5.00%,小的穿孔可保守治疗,内镜下见明确穿孔者可用金属钛夹闭合穿孔处。

**【术前、术中、术后观察及处理】**

术前:同常规内镜诊治术前准备。与患者或家属交代术中可能发生穿孔时需手术处理。服用抗凝药者需停用1周以上才能行内镜下治疗。ESD术因操作时间长,主张麻醉状态下进行,严密监测生命体征。

术中:以ESD为例,甘油果糖或高渗盐水作黏膜下注射,病变隆起保持时间较长,提供治疗充裕时间。先剥去黏膜层及黏膜下层,当暴露出瘤体时,再用IT刀或Hook刀对瘤体与固有肌层进行分离,注意电刀从靠近肿瘤一侧缓慢钝性剥离,使用混合电流,黏膜出血用APC止血,血管性出血用热活检钳止血,最后完全剥离出肿瘤。

术后:加强腹痛、呕血、黑粪及生命体征的观察,减少并及时发现、处理ESD的并发症,重视饮食及康复指导是保证手术成功的重要环节;术后患者绝对卧床24h,禁食24~48h,给予抑酸药和黏膜保护药、止血和营养支持治疗。进食先从温凉流质开始,慢慢过渡到半流质饮食、软食,避免过饱及进粗糙食物,防止便秘。

**【治疗结果】**

对食管腺样囊性癌的治疗,手术切除仍属首选,手术原则与食管癌基本一致。放疗及化疗对于食管腺样囊性癌的治疗作用仍存在争议。对拒绝手术治疗的患者,早期诊断早期进行ESD治疗,患者生存期及生活质量有明显提高。

(谭　松)

# 第十七章　胃部病变内镜治疗

## 第一节　胃部良性病变

### 一、胃内隔膜

胃内隔膜是一种罕见的消化道畸形。黏膜隔膜发生在胃窦或幽门,并且环绕胃壁走行,可使胃窦末端狭窄,但不闭锁胃腔。该隔膜为鳞状上皮或柱状上皮。其发病率约为1/10万,约占消化道闭锁的1%。

**【病因及发病机制】**

本病多因胚胎期前肠分化成胃和十二指肠时发育不良所致,隔膜多位于幽门前1.5～3cm,或接近幽门处,也有同发生2个隔膜,另一个距幽门数厘米处,在十二指肠,将胃和十二指肠分隔开。隔膜可有孔(狭窄)或无孔(闭锁)。厚2～3mm,由黏膜、黏膜下组织和肌层组成。两侧均被覆有黏膜,间隙中充满疏松结缔组织。

**【诊断】**

1.临床表现　本病多见于早产儿,大多数患儿有羊水过多史,隔膜孔大。足以通过食物,可无症状。隔膜孔小或继发炎症引起黏膜水肿使隔膜孔狭窄,则可引起梗阻症状。生后不久即出现呕吐,吃奶后即吐,呈喷射性,含乳汁和乳凝块,无胆汁和血液。呕吐常呈间歇性,伴有食欲减退、体重减轻,一般低于标准体重10%～15%,有的甚至低25%～40%。进食后哭闹、烦躁,呕吐后缓解。呕吐顽固则可出现脱水、碱中毒、营养不良。体检上腹部膨隆,可有胃形,有胃蠕动波,中下腹平坦。隔膜无孔(完全闭锁)时则较早出现高位梗阻症状。如为两个隔膜,则被隔离的胃下部和十二指肠上部膨胀,充满分泌物,形成一个囊性肿物,在上腹部可触及。

2.辅助检查

(1)X线检查:腹部立位平片,仅显示左上腹有一宽大气液平,腹部其他部位无气体,多支持幽门闭锁的诊断,但要与十二指肠闭锁相鉴别。钡剂胃肠透视可见胃有不同程度扩张,钡剂潴留,钡剂排出迟缓。仔细观察,可发现隔膜的典型特征:少量钡剂入幽门或十二指肠壶腹,幽门管漏斗状狭窄呈细线状,但不延长无弯曲,或有一薄隔膜在距幽门近端1～2cm处与幽门纵轴垂直突入胃窦部,年长儿隔膜厚在2～4mm,活动度小,使狭窄部远端与幽门近端分离,呈"双球征"。

(2)B超:有特征性改变,肿物常呈条索状物悬浮于胃腔内,可随体位改变而移动,且与胃壁连接处呈"V"字形或有小孔穿通。借此可与胃癌相鉴别。

（3）内镜检查:可见胃窦部远端有新月状黏膜皱褶,有时中央有小孔,呈持续开放,无真正的幽门开放、关闭动作,孔较小时不能通过内镜,有时可以通过该孔看到幽门。

### 【治疗】

1.适应证和禁忌证　　适应证为胃内隔膜诊断明确,有梗阻症状者。合并溃疡时抗溃疡治疗。

2.方法

（1）内镜治疗:可经内镜切开黏膜隔膜,以解除梗阻。

（2）手术治疗:切除隔膜,如出现梗阻症状,可先做胃肠吻合术,待炎症消退后再切除隔膜。

### 【并发症】

隔膜孔较大时,食物可顺利通过而无症状,如隔膜孔小或继发炎症引起黏膜水肿导致隔膜孔狭窄,引起梗阻,如隔膜无孔,则较早出现高位梗阻症状,无胎粪排出。内镜治疗并发症有出血、穿孔等。

### 【治疗结果】

外科手术,切除黏膜隔膜,同时做或者不做幽门成形术;现在有的作者提出,可经内镜切开黏膜隔膜,以解除梗阻,一般预后好。

## 二、胃黏膜脱垂症

胃黏膜脱垂症（GMP）是指异常松弛的胃窦黏膜皱襞经幽门管向前脱垂入十二指肠壶腹,1911 年由 Von Schmieolen 首先报道。本病发病率为 3.5％。

### 【病因及发病机制】

胃黏膜脱垂症在临床胃镜检查中比较常见,但其发病原因及机制迄今尚未完全明了。由于胃窦部黏膜下组织较松以至黏膜易在肌层上滑动。松弛的胃窦部黏膜皱襞在胃强烈蠕动的推动下经幽门脱入十二指肠。其他引起的因素有:①慢性胃窦炎,有人报道伴发病以浅表性胃炎最多 81.7％,十二指肠壶腹溃疡 17.8％,胃溃疡 6.6％;②各种原因引起的黏膜下层水肿;③黏膜的恶性肿瘤浸润;④先天性黏膜隔存在,阻止黏膜的逆行蠕动;⑤先天性黏膜肌层功能不良。GMP 也可能是导致肠胃反流的重要原因之一。

### 【诊断】

1.诊断标准　　胃镜下若看到以下表现可考虑胃黏膜脱垂症:幽门前胃黏膜皱襞条索状隆起在之前或蠕动消失仍不消失;上述条索状隆起黏膜皱襞在蠕动波接近幽门口即先脱垂入十二指肠壶腹（球部）;蠕动波推进到幽门口时幽门关闭不全或呈松弛开放状态,条索状黏膜皱襞随蠕动波脱入壶腹部;幽门变形,关闭不全或闭合迟钝,幽门口一侧或多方位有胃黏膜皱襞脱入与球部黏膜连续;脱入十二指肠壶腹的黏膜可造成球腔狭窄或梗阻;部分脱入十二指肠壶腹黏膜皱襞当蠕动消失时可由壶腹返回胃窦。

2.临床表现　　轻症患者可无症状;经常脱入或部分黏膜不可复性脱垂可出现非特异性上消化道症状,如中上腹隐痛、烧灼痛甚至绞痛,并可向后背部放射,常伴恶心、呕吐。症状的出现常与患者体位有关。如右侧卧位时容易发生,左侧卧位时则较少,甚至不发生。因进食可促进胃的蠕动,有利于胃黏膜脱垂的发生,故症状常与进食有明显的关系,但缺乏明显的周期性与节律性。当脱垂的黏膜阻塞幽门管而发生嵌顿或绞窄时,上腹部可打到柔软而有压痛的肿块,并出现幽门梗阻症状,伴或不伴消化道出血。

3.辅助检查

（1）X 线钡剂检查:十二指肠壶腹外形保持不变,仅在球部基底呈凹陷切迹,或呈蕈伞状充盈缺损;脱垂的胃黏膜皱襞呈聚拢状、分叶状,经扩张的幽门移入十二指肠基底部;移入的胃黏膜皱襞退回胃内时,十二指肠壶腹基底部恢复正常形态,呈等腰三角形。

(2)胃镜检查:诊断标准为①幽门口关闭时可见一至数条异常粗大胃黏膜皱襞走行,通过幽门口进入十二指肠壶腹部,导致幽门口关闭不全;②幽门口开全时仍见异常粗大胃黏膜皱襞走行,通过幽门口进入十二指肠;③幽门口变形(图 17-1)。

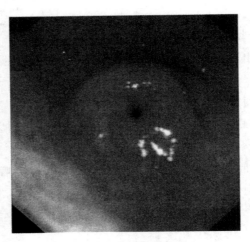

**图 17-1　胃黏膜脱垂症**

### 【内镜治疗】

1.适应证和禁忌证　适应证为胃黏膜脱垂诊断明确,有上消化道症状者;脱垂的黏膜阻塞幽门管而发生嵌顿或绞窄时,并发上消化道大出血及不能区别其他严重疾病时(如肿瘤)是相对禁忌证。

2.方法

(1)微波治疗:在内镜直视下,经活检孔导入微波同轴导线,根据脱垂黏膜体积和长短,导线对准幽门管内及附近脱垂黏膜头端和体部,工作电流 150mA,每次治疗时间以使脱垂黏膜凝固发白为止,一般 2～4s,烧灼部位 1～8 点不等,微波的热效应可使蛋白凝固变性,水分汽化蒸发,组织收敛缩小,局部组织重新修复变平,故能治疗脱垂黏膜引起的幽门等部分阻塞,总有效率为 85.7%。

(2)高频电刀切除法治疗:内镜直视下,经活检孔把电凝套环对准幽门管内或附近脱垂黏膜远侧端,张开套环套住脱垂皱襞,使被套黏膜高出套环 0.5～0.7cm,防止被套组织与其他部位接触,收紧套环使被套组织呈暗红色,切忌用力过猛,以免被机械性切断,用 PSD-20 混合电流"3"～"4"切除被套组织,通电时间<4s,反复多次通电,同时均匀缓慢收缩套环,直到组织切除。

(3)内镜下射频治疗:LDRF-50 射频治疗仪(四川绵阳立德电子公司生产)。射频为 150～1000Hz 的电磁波,其生物物理作用包括热效应和非热效应,治疗上主要通过热效应作用,射频电流的极性变换频率很高,通过高频振荡,离子震动传导电流,并将欧姆耗损转变为热能,使组织脱水、干燥后凝固坏死,从而达到治疗目的。经胃镜活检孔插入射频导线,将功率调整为 20～30W,时间 2～5s,每条 1～3 次点烧灼,距离幽门 1.0cm 处脱垂黏膜皱襞顶部为治疗点,以点烧灼法进行治疗,使皱襞发白或褐色。

### 【并发症】

胃镜下治疗 GMP 的并发症有消化道出血、穿孔、黏膜再次脱垂等。

### 【术前、术中、术后观察及处理】

术前:常规进行血常规、凝血常规等检查,按胃镜检查常规准备,术前 30min 肌注地西泮及 654-2 各 10mg。采用电子胃镜、高频电发生器、圈套器。

术中:以高频电刀切除法治疗为例,高频电发生器可输出混合电流,具有电切和电凝双重功效,可一次性切除脱垂黏膜,操作时间短。只要掌握圈套组织高出套环 0.5～0.7cm,通电切除时与助手密切配合,即可顺利完成手术。注意收紧套环过程切忌用力过猛,以免机械性切割,引起出血。

术后:应严密观察,以防止上消化道出血,穿孔等并发症,术后使用抑酸药,黏膜保护药以促进创面愈合,术后 7d 内以半流质饮食为宜。

## 【治疗结果】

效果判断:症状消失,胃镜复查无脱垂的黏膜,幽门开闭正常为治愈;症状缓解,仍有部分黏膜脱入幽门,但脱入的黏膜体积较治疗前减少 1/2 以上为有效;症状无改善,胃镜复查脱垂黏膜较治疗前减少 1/2 以下为无效。

GMP 的治疗以内科保守治疗为主,仅在出现幽门嵌顿或并发上消化道大出血及不能区别其他严重疾病,如肿瘤、多发息肉等情况时可考虑手术治疗。近来,采用胃镜下微波、高频电刀治疗 GMP 的报道较多,并取得了较好疗效,有效率达 90% 以上。

# 三、消化性溃疡并发幽门梗阻及出血

消化性溃疡主要指发生在胃和十二指肠的慢性溃疡,即胃溃疡(GU)和十二指肠溃疡(UC),因溃疡形成与胃酸/胃蛋白酶的消化作用有关而得名。幽门梗阻和出血均为消化溃疡常见并发症。

## 【病因及发病机制】

出血多因溃疡侵蚀周围血管所致;幽门梗阻多因幽门溃疡或 DU 引起,溃疡急性发作时可因炎症水肿和幽门痉挛而引起暂时性梗阻,慢性梗阻主要因瘢痕收缩所致。

## 【诊断】

1.临床表现

溃疡伴出血:多见呕血及黑粪,呕血多为棕褐色或咖啡样,如出血量大,未经胃酸充分混合即呕出,则为鲜红或有血块。如血液在肠内停留时间较长,粪便呈柏油样,黏稠而发亮,当出血量大,血液在肠内停留时间短,粪便可呈暗红甚至鲜红。发生大出血时常因血容量迅速减少而导致周围循环衰竭,常表现为头昏、心慌、乏力,突然起立发生晕厥、肢体发凉、心率加快、血压偏低等。严重者呈休克状态。

幽门梗阻多表现为:餐后上腹饱胀、上腹痛加重,伴恶心呕吐,大量呕吐后症状可改善,呕吐物含发酵酸性宿食。严重呕吐还可导致低氯低钾性碱中毒,可伴营养不良及体重减轻。

2.辅助检查

(1)X 线钡剂检查:分直接征象及间接征象。直接征象为龛影,间接征象如十二指肠壶腹部激惹和十二指肠壶腹腔变形、胃大弯痉挛性切迹等。幽门梗阻,如完全梗阻可见钡剂不能通过幽门,如不完全梗阻则钡剂通过幽门缓慢(图 17-2)。

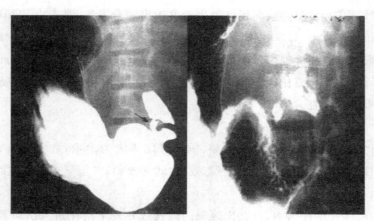

**图 17-2　上消化道造影显示：胃溃疡**

溃疡位于幽门部，造成幽门狭窄、梗阻

　　（2）胃镜检查：内镜下溃疡多呈圆形或椭圆形，也可呈线形，边缘光整，底部覆有灰黄色或灰白色渗出物，周围黏膜可见充血、水肿，可见皱襞向溃疡集中。溃疡出血根据 Forrest 分级，Ⅰa 级为动脉喷射样出血；Ⅰb 级为活动性渗血；Ⅱa 级为溃疡面见血管显露；Ⅱb 级为溃疡附着血凝块；Ⅱc 为溃疡基底黑色；Ⅲ级为有溃疡基底洁净。幽门梗阻，可见胃腔大量潴留物，幽门狭窄，内镜通过困难或不能通过（图 17-3）。

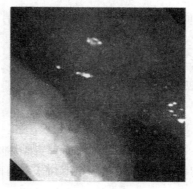

**图 17-3　幽门梗阻**

**【内镜治疗】**

　　1.适应证和禁忌证　消化溃疡并发出血者，根据 Forrest 分级为 Ia 级—Ⅱb 级，均需内镜下止血治疗。幽门梗阻是指幽门通道不能通过直径 9.5mm 内镜头端，瘢痕性幽门梗阻可行内镜下球囊扩张。

　　2.方法

　　（1）内镜下止血术：溃疡出血：根据 Forrest 分级，选择不同的止血方法，如喷洒止血药，注射止血药；钛夹止血等。

　　（2）内镜下球囊扩张术（EBD）：先做常规内镜检查，进入胃腔后，抽吸潴留液，见狭窄的幽门和（或）十二指肠，经活检孔插入球囊扩张管，直视下将球囊的前段插入狭窄的远侧，然后充气或充水扩张，从小直径到大直径，每使用一种直径的球囊需扩张 2～3 次，持续 30～60s 放气或放水，间隔 2～3min，压力达 405～810kPa（相应直径的球囊有相应的压力标志），球囊直径 6～20mm，数周内数次扩张，达到扩张狭窄部以缓解或治愈良性幽门梗阻。球囊扩张器有 Boston 公司 Rigiflex TTS 水囊扩张器，球囊直径分别为：8、10、12、15mm，球囊长 8cm，导管长度 180cm，均可通过 2.8mm 的活检孔道。

**【并发症】**

内镜下球囊扩张可能出现的并发症有穿孔、出血、狭窄再形成等。

**【术前、术中、术后观察及处理】**

术前：禁食 1～2d，潴留症状、体征明显者给予洗胃，气囊扩张管（直径 6、8、10、12、14、16mm），长度 5.5cm；球囊扩张时，均有不同程度狭窄部位撕裂痛及出血症状，故术前使用镇痛药、镇静药。

术中：以内镜下球囊扩张为例，直视下将气囊的前段插入狭窄的远侧，然后充气使囊内压力达到 405～810kPa，持续 30～60s 放气或放水，间隔 2～3min 1 次，共 2～3 次。球囊过度扩张易导致穿孔，故应以患者最大疼痛耐受为度。球囊扩张切忌粗暴，应间歇扩张，多次扩张，延迟扩张，并应遵守循序渐进的原则；如有穿孔应外科诊治。

术后：可下床活动，进流汁，口服庆大霉素、地塞米松混合液，以减轻局部充血与水肿，抑酸治疗，1 周后行第 2 次气囊扩张术，依次使用直径为 12、14、16mm 气囊扩张，半个月后复查，必要时做第 3 次气囊扩张术。

**【治疗结果】**

止血夹对于血管性喷血有止血迅速、再出血率低的优点；药物局部喷洒法操作简单，但作用表浅，作用时间短；内镜下注射肾上腺素或硬化剂（鱼肝油酸钠）能使血管收缩或发生炎症反应而致血栓形成，起到永久性止血作用。

幽门梗阻的治疗应根据病因及病变程度决定。对于消化性溃疡所致幽门水肿性梗阻，多以保守治疗为主，通过内科治疗，大多数患者均能恢复，而对于幽门瘢痕形成所致梗阻，应进行内镜下气囊扩张术，具有创伤小，术后恢复快，操作简单费用低等优点。

扩张后疗效判断：明显好转：可进普食，无幽门梗阻，幽门管直径＞12mm；好转：进流质食物，无梗阻症状，幽门管直径＜10～11mm；无效：仍有梗阻症状，幽门管直径≤9mm。

# 四、胃结石

胃结石是一种常见的消化系统疾病，北方地区明显多于南方地区。常引起胃黏膜糜烂、胃溃疡、肠梗阻，甚至出血、穿孔等严重并发症，在我国以胃柿石多见。

**【病因及发病机制】**

胃结石是在胃内逐渐形成的异物团块，最常见的有两种：一种是植物纤维性团块，多为一次过多吃生柿、黑枣后饮水，上述物入胃后可与蛋白质结合形成不溶于水的鞣酸蛋白质而沉淀于胃内，与胃酸沉淀黏合成块，愈积愈大，形成巨大团块，即"胃结石"。另一种是头发团块，多为儿童及精神失常的成人服用大量头发后经各类化学反应后黏合成块，形成胃结石。另外胃酸分泌少、消化功能差、行胃大部切除术后等因素均有利于胃结石的形成。

**【诊断】**

1.临床表现　胃结石形成后，大多数病人有上腹不适，胀满、恶心，或疼痛感，有些病人有类似慢性胃炎的症状，如食欲缺乏、上腹部胀、钝痛、反酸、胃灼热，部分病人可合并胃溃疡，约 30% 病例可触及上腹部滑行肿块。患者有生活在产柿地区，并有空腹吃大量柿子，特别是涩柿子的历史。

2.辅助检查

（1）X 线钡剂造影：可表现为胃腔内有明确的圆形、椭圆形、菱形等充盈缺损，且随体位改变或触压有移动；胃内之肿物表现为涂布薄层蜂窝状或网格状酷似绣球；胃腔内发现的肿物常可出现钡剂分流或绕流而过现象。

（2）CT 检查：增强扫描示胃腔内可见圆形、椭圆形的低密度影，边界清楚，其位置随之改变，胃壁厚薄均匀、密度均匀，与胃内致密影不相连（图 17-4）。

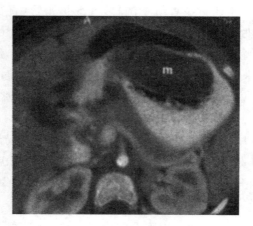

**图 17-4　胃石症**
CT 增强扫描示胃腔内可见椭圆的低密度影

（3）内镜检查：胃镜下结石多位于胃底或胃体近段，可移动、呈椭圆形或不规则形、紫褐色、黄褐色或草绿色，表面多光滑，可单发、也可多发。可合并胃溃疡、胃炎（图 17-5）。

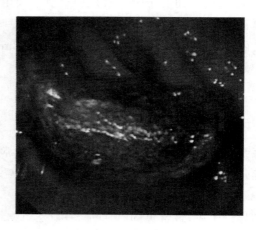

**图 17-5　胃结石**

**【内镜治疗】**

1.适应证和禁忌证

（1）适应证：对质地较软的胃石，应用圈套器或碎石器套于胃石中部或边角突出的部分并收紧，即可将胃石反复切割成碎块后取出。对质地较硬，巨大的胃结石取石困难。

（2）禁忌证：胃出血、肠梗阻等。

2.方法

（1）胃镜下碎石取石：先检查胃及十二指肠情况，尽量吸干胃底液体，以限制胃石的活动。从活检孔插入鳄口异物钳，试钳夹胃石的软硬度，对质地较软的胃石，应用圈套器套于胃石中部或边角突出的部分并收紧，即可将胃石反复切割成碎块。对质地较硬的胃石，可通过活检孔经注射针从胃石的不同角度注射碳酸氢钠溶液 100ml，然后用异物钳从胃石的一端或中间部反复钳夹凿成隧道，再钳夹碎隧道两侧的胃石或再用圈套器切割成碎块。体积较大的胃石估计一次性碎石难于成功,可再继续用异物钳将胃石表面的硬壳全部或部分剥除,以利于术后药物的渗透溶解。

(2)胃石切割碎石器:专用器械 WILSON WF-2417DTH(切割器),并将5％碳酸氢钠放入湿化瓶内约200ml准备好。胃镜检查证实胃内存在胃石,进镜至胃内后,尽量将胃底的胃液吸净,碎石时应减少充气,充气多时患者易恶心、胃蠕动快,不易套住胃石。将切割器从活检孔道送入胃腔,碎石器打开操作时,调整内镜与圈套器方向,使切割器紧贴胃石,套牢结石并卡紧,钢丝勒紧,拉紧活动杆,将手柄上滑轮旋转,将破碎结石呈小碎块,压住进水钮,将5％碳酸氢钠溶液注入破碎结石中,起到化石和防止碎块再凝结作用。

## 【并发症】

胃结石病史长,碎石难度增加,胃结石多并发胃黏膜损伤、溃疡等,可产生各种并发症,如出血、肠梗阻、甚至穿孔;因胃结石往往体积较大,不宜自食管整体取出,以免造成食管撕裂伤、结石嵌顿甚至窒息等。

## 【术前、术中、术后观察及处理】

术前:评估患者对碎石术的承受能力,须向患者介绍其病情以及内外科治疗的方法和优缺点,取得签字同意后再行碎石术。准备圈套器、异物钳,机械碎石器,术前30min 肌内注射山莨菪碱10mg、地西泮5～10mg。

术中:胃镜下钳夹碎胃结石,即将胃镜插入胃腔后,鳄口异物钳或圈套器反复钳夹、磨损结石以破坏其表面硬层,较软结石或以圈套器断离,边注入5％碳酸氢钠溶液,如有异常情况及时停止碎石。结石较硬较大者还需行第2次碎石。

术后:督促患者继续按时按量口服5％碳酸氢钠溶液,多饮水。观察患者的腹胀痛有无好转,有无肠梗阻征象,观察有无黑粪。术后2d 内仍需禁食,予以半流质饮食,奥美拉唑20mg,2/d,口服。每周复查胃镜。

## 【治疗结果】

胃结石的治疗主要包括外科治疗、内镜治疗和内科治疗。当结石体积过大或者出现了严重的并发症如梗阻或胃穿孔者,可采用外科手术治疗。也有人提出内镜下激光引爆碎石和微波碎石,但收费颇高。小的结石可以直接钳夹取出,但较大的结石采用三爪钳、五爪钳、胃石切割碎石器专用器械碎石,取石网篮取石。在抑酸、对症支持处理的基础上,用5％碳酸氢钠从胃管注入以软化结石,并让患者口服液状石蜡促进结石排出。

# 五、胃扭转

胃扭转为胃正常位置的固定机制障碍或其邻近器官病变导致胃移位,使胃本身沿不同轴向发生全胃或部分异常扭转。本病临床分急性及慢性两种,急性胃扭转多发病迅速,诊断不易,常延误治疗,慢性胃扭转症状多不典型,也难于及时发现。

## 【病因及发病机制】

胃扭转多与周围韧带先天发育异常有关,如胃结肠韧带、肝胃韧带过长或松弛,较大的食管裂孔疝、膈疝、膈膨出以及十二指肠降段外侧腹膜过度松弛,使食管裂孔处的食管下端和幽门部不易固定。此外,胃下垂和胃大、小弯侧的韧带松弛或过长等,均是胃扭转发病的解剖学因素。根据扭转方式的不同,可分为三型:①器官轴型或纵轴型扭转,即以贲门与幽门连线为轴心,向上翻转,致小弯向下,大弯向上;②网膜轴型或横轴型扭转,即以长轴相垂直的方向,向左或向右翻转;③混合型扭转,兼有上述两型不同程度的扭转。三种类型中以器官轴型扭转常见,网膜轴型次之,混合型少见。

## 【诊断】

1.临床表现　胃扭转度数超过180°者,常引起梗阻,甚至绞窄,出现急腹症症状,为急性胃扭转;扭转度数不超过180°者,一般为慢性胃扭转,可以不出现症状,或有发作性餐后紧压感、左上腹烧灼感、疼痛、嗳气、恶心、呕吐等症状,有时可有上消化道出血。

2.辅助检查

(1)X线检查:腹部平片胃腔积气较多。立位时常见两个较大的液平面。造影检查依据类型不同表现不同。

器官轴型扭转:贲门端下降,食管腹段延长,胃远端位置升高,两者甚至在同一水平。胃大弯向右上方翻转呈凸起的弧形,并向右下方延伸与十二指肠壶腹和降段相连。小弯向下,因此凹面向上。黏膜像和双对比像可见黏膜皱襞呈螺旋状或倒"V"形扭曲(图17-6)。

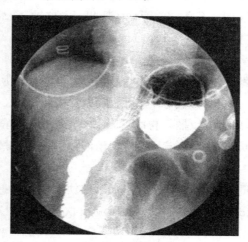

**图 17-6　胃扭转**

上消化道造影显示:贲门端下降,胃远端位置升高,胃大弯呈凸起的弧形,小弯向下

网膜轴型扭转:胃底移向右下,胃窦移向左上,胃窦和十二指肠近端与胃体部交叉,甚至越过胃体居于左侧。若顺时针扭转,胃窦位于胃体之后;若逆时针扭转,则胃窦位于胃体之前。

(2)内镜检查:器官轴型胃镜下可见胃形态改变:胃大弯侧脑回样纵形皱襞在上方,胃小弯在下方,前后位置颠倒,胃角形态改变或消失,有时胃体腔有大量液体潴留。肠系膜轴型胃镜通过贲门后注气,使胃腔扩张,见胃大弯纵形黏膜皱襞在扭转处突然中断,远端看不见幽门(图17-7)。

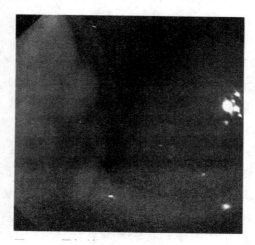

**图 17-7　胃扭转**

## 【内镜治疗】

1.适应证和禁忌证　适应证为慢性胃扭转诊断明确者;禁忌证为急性胃扭转,出现急腹症症状者。

2.方法

(1)体位转复法:在常规低张气钡双重造影检查中,当发现胃扭转征象时立即点前后位片,同时鉴别出是前式或后式扭转,之后,再服 300～500ml 钡剂。如是前式胃扭转,嘱患者侧位站立,放松腹部或行腹式深呼吸,身体前倾 90°,见钡剂完全流入胃窦后,迅速直立,在透视下观察是否已整复。一般 1～3 次可复位成功。如是后式胃扭转,则将 X 线床面放平,患者处于仰卧位,嘱患者向左缓慢翻身 1 周,同时将床面立起,应当注意,当床面起到半立位时患者应翻身至俯卧位,当床面直立时患者应呈立位后前位,如未复位,可重复做 1～2 次,一般可复位成功。

(2)胃镜复位:注气复位,胃镜进入胃体腔后,边注气,边观察,若见到突然胃腔扩大或患者感到一过性腹痛,有时镜身震动感,内镜可顺利进入幽门,说明复位成功。注气加手法复位,若胃扭转较重,注气不能复位,可加用手法复位,寻胃黏膜皱襞间隙注气缓慢进境到胃窦部后再抽气,使胃壁贴于镜身,再弯曲镜头可曲部分,钩拉胃壁并注气,然后向胃扭转逆向转动镜身即可复位。

## 【并发症】

胃扭转胃镜复位的并发症为出血、穿孔;对反复多次不能内镜下复位或复位后几小时或 2～3d 又出现腹胀、腹痛、呕吐者,应注意肿瘤等疾病存在的可能。

## 【术前、术中、术后观察及处理】

术前:常规内镜术前准备,消除患者紧张情绪并使患者能最大限度配合治疗。

术中:复位前要清楚胃扭转的类型,技术要熟练,手法要轻柔,避免增加患者不必要的痛苦,复位时一定要做到循腔进镜,边注气边观察,避免大量注气或盲目进镜而造成出血、穿孔等意外。

术后:复位后卧床 5～7d,进流食 3～5d,为防止复发,不宜近期内进行 X 线钡剂检查。

## 【治疗结果】

慢性胃扭转可引起一系列临床症状,故应进行治疗,其中部分可自行复位,少数需手术,但大多数可在透视及胃镜下复位。胃镜对慢性胃扭转的诊断可靠,并可明确原发病和并发症,优于其他诊断措施,复位安全、明确,方法简便易行,成功率高,病人痛苦少,且诊断和复位同步进行。

# 六、胃静脉曲张破裂大出血

胃静脉曲张破裂出血(GVB)是门静脉高压症最严重的并发症之一。临床上以 EGV 并存为最多见,但亦可以食管静脉曲张(EV)或胃静脉曲张(GV)单独存在的形式出现。目前对 EGV 破裂出血的防治研究较多。

## 【病因及发病机制】

胃静脉曲张(GV)的病因和食管静脉曲张(EV)的病因大致相同。其最常见的导致门静脉高压的疾病是肝硬化。但原发性肝癌、Budd-Chiari 综合征、肝小静脉闭塞症(HVOD),门静脉炎,以及慢性胰腺炎、胰腺癌时的门静脉血栓形成均可导致门静脉高压。门静脉高压症的直接后果是门静脉与体循环之间的侧支循环的建立与开放。门静脉压力升高后,形成很多侧支循环,特别是食管和胃底部多见,也可发生在胃的其他部位和肠道。曲张静脉中的压力直接受门静脉压的影响,当门静脉压力突然升高时,曲张的静脉可破裂,因而在用力或呕吐之后往往破裂出血。门静脉压力持续升高,曲张静脉中的压力不断增加,管壁变薄,血管半径增大,成为破裂的基本条件。一般认为,门静脉压力梯度(门静脉压减去下腔静脉压)低于 11～

12mmHg(1.466～1.6kPa)者不会破裂出血。曲张静脉周围的组织支持具有重要意义,血管曲张到一定程度,如其周围有坚强的组织支持,则不至于破裂。但支持组织黏膜面可因炎症、糜烂等局部因素所损伤,使组织支持力量减弱而易于破裂。

**【诊断】**

1.临床表现　主要临床表现为突发上消化道大出血:呕血和便血,以及周围循环衰竭及失血性休克等表现。

2.辅助检查　胃曲张静脉根据在胃内的位置以及与食管曲张静脉的关系,分为两类:①胃-食管静脉曲张(GOV),伴有食管曲张静脉;②孤立性胃曲张静脉(IGV),与食管曲张静脉无关。GOV-1 型是食管曲张静脉沿胃小弯延续至胃-食管交界处下 2～5cm,GOV-2 型是延续超过胃-食管交界处而至胃底。IGV-1 型主要在胃底。IGV-2 型可在胃的任何部分,包括胃体、胃窦、幽门和十二指肠。

(1)胃镜检查:静脉曲张出血的内镜下表现:①曲张静脉的急性出血(喷射性出血或渗血);②曲张静脉表面有"白色血栓";③曲张静脉表面覆有血凝块;④出血的食管胃静脉曲张患者未发现其他潜在的出血部位。目前主张在出血 24～48h 进行胃镜检查以判断出血病灶的部位和性质(图 17-8,图 17-9)。

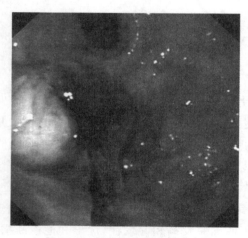

图 17-8　胃静脉曲张破裂出血

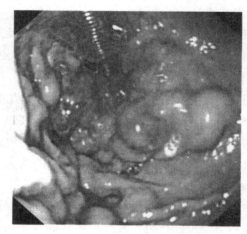

图 17-9　胃静脉曲张表面血疱

(2)血管造影与选择性血管造影:如果内镜检查失败,或因病情不能做内镜检查时,应考虑进行血管造影。本法几乎完全取代了脾-门静脉造影,可检查到的最小出血速度为 0.5ml/min,超过这个出血速度,则可在一系列 X 线片上见到对比剂溢出血管的现象,并据此决定出血的部位。

(3)X 线造影检查胃底静脉曲张,像蠕虫样越过贲门达胃底部。特别是气钡双重造影,对胃静脉曲张发现率可达 80% 以上。对曲张静脉所显示的充盈缺损应与黏膜皱襞区别,气钡双重造影后前位摄片显示特别清楚。胃底静脉曲张有时呈分叶状,类似癌肿。

(4)门静脉系统磁共振造影:能清晰提供门脉系统解剖图像,准确显示了门静脉系统及曲张的侧支血管,如胃冠状静脉,脐静脉起点、走行和形态,食管胃底及周围静脉曲张情况。能直观显示门脉血管三维空间结构,对静脉曲张、侧支静脉的显示率、准确率均较高。

**【内镜治疗】**

1.适应证和禁忌证　组织胶注射治疗。适应证:①择期治疗食管以外的消化道曲张静脉;②急诊治疗所有消化道曲张静脉出血,在食管静脉曲张出血小剂量使用。

禁忌证:①肝性脑病≥2 级;②有严重的肝肾功能障碍、大量腹水、重度黄疸。

2.方法

(1)组织胶注射治疗:①使用注射针,注射针为 Olympus NM-200L-0521,21G,一次性注射针;②组织黏合剂为 Histoacryl,α-氰基丙烯酸正丁酯或异丁酯;③要根据所用组织胶的性质,在配制时加或不加碘化油;④内镜的工作钳道要预充碘化油,以防钳道堵塞;⑤组织胶注射:采用静脉内注射,三明治夹心法;注射步骤:Lipidol 充填注射针-快速注入组织胶-Lipidol,1～2ml 快速注射-拔针、完成注射。⑥注射量:根据曲张静脉的容积,选择组织胶注射量;一般每点注射组织胶 1～2ml,每次注射 1～3 点。

(2)内镜金属夹止血治疗:内镜金属夹推送器 HX-5LR-1(长 1650mm),适用于钳道 2.8mm 以上的胃镜。器械安装有旋转装置,使用于钳夹病灶前调整金属夹方向。金属夹有 6 种,其主要区别在于外颚角度和臂长不一。各类出血的止血治疗用 MD-850 或 MAJ-459 金属夹。经内镜金属夹止血治疗主要适用于血管直径<2～3mm 的病灶出血,金属夹治疗的出血包括喷血、渗血和可见性血管裸露,止血疗效确切可靠。目前国内外均报道应用金属夹控制食管和胃底静脉曲张破裂出血。

## 【并发症】

组织胶注射治疗的并发症:异位栓塞、偶有脑、门静脉、肠系膜静脉、肺静脉栓塞;近期排胶出血;局部黏膜坏死。

## 【术前、术中、术后观察及处理】

术前:急诊出血患者内镜检查前,必须获得患者的知情同意;肝硬化胃静脉曲张破裂出血患者,在上消化道内镜检查前应预防性使用抗生素,以降低细菌感染的风险;应常规建立静脉通道;术前进行咽部麻醉;可以根据情况使用少量安定镇静或麻醉科协助下气管插管下进行内镜检查与治疗;常规备血。

术中:以内镜下组织胶注射治疗为例,①注射针、内镜要严格消毒;②检查注射针头是否锐利,出针尖长度是否合适,操纵是否灵活;③要有固定医师操作,动作轻柔,配合默契。先进行常规内镜检查,并于内镜下选择好曲张静脉注射点,注射针预充碘化油,穿刺针刺入曲张静脉内快速注入医用组织胶 1～2ml,再迅速注入 Lipidol 1～2ml,将注射针管内的混合液推入,然后退出针头。并可依上述步骤进行第 2 点的注射,每次注射 1～3 点。

术后:严密观察血压和脉搏变化,卧床休息,禁食 6h 后可进流食。术后常规应用抗生素 3d,观察体温及粪便颜色。

## 【治疗结果】

自 1984 年首次报道应用组织胶以来,临床应用逐年增多。目前应用的组织胶均属 a-氰丙烯酸酯类胶,在微量阴离子存在的情况下,能产生瞬间聚合反应而固化,且在生物组织上固化的速度最快。实验证明,碱、低碳醇类可加速其固化,各种酸类、糖类可产生阻聚作用。我国研制的黏合剂 D-TH 液以 α-氰基丙烯酸正辛酯为主体胶,加入适量增韧剂,无色透明,固化时间约 5s,聚合热低,组织刺激性小,具有快速有效地形成血液固化封堵住血管溃破口、即时止血的特点。近来国内外文献报道组织胶在胃底静脉曲张出血中的运用,急诊止血率 93%～100%。

疗效判定急诊止血成功,治疗后 72h 没有活动性出血证据。完全根除与基本消失的标准完全根除是内镜治疗结束,消化管道溃疡糜烂完全消失后,内镜下完全看不到曲张静脉,消化道黏膜呈现其基本色泽;基本消失是内镜治疗结束,消化管道溃疡糜烂完全消失后,内镜下仍可见残留的细小血管;出血复发:包括近期出血,治疗后 72h 到静脉曲张完全消失前再次出血。

## 七、胃黏膜下恒径动脉出血

胃黏膜下恒径动脉出血(Dieulafoy 病)是引起急性上消化道大出血的少见原因之一,约占 2%。

Dieulafoy病一般认为胃内供血动脉在进入胃黏膜后不是逐渐变细形成毛细血管,而是一直保持黏膜下动脉径不变,故又称恒径动脉,属先天发育异常的一种形式。

**【病因及发病机制】**

组织学上,Dieulafoy病表现为从一个小的黏膜缺损处突出的异常增大的黏膜下扭曲动脉。其病因尚有争论,有学者认为这是先天或解剖学变异,另有学者认为是获得性的或与年龄相关的。本病引起出血的发病机制尚不清楚。有资料表明,其发病是阿司匹林,非甾体类消炎药和乙醇的联合作用。Dieulafoy溃疡多位于胃左动脉支配区域,即距贲门口6cm以内的胃近端,与血管先天性发育畸形有关,胃左动脉分支自浆膜层进入肌层、黏膜下层后,缺乏逐渐变细的过程,而是保持恒定不变,称为恒径动脉(直径>1.8mm,是正常血管的10倍),该动脉在胃左动脉高压血流的冲击下,局部呈瘤样扩张,覆盖于其上的黏膜受压萎缩易形成溃疡,引起黏膜脱落、血管裸露,受机械或消化液损伤易导致血管破裂出血。

**【诊断】**

1.临床表现　以突然呕血、黑粪为首发症状,半数有出血性休克表现,病情凶险。少数可有不典型消化性溃疡的表现。饮酒、非甾体类抗炎药、刺激性食物、高血压、应激等可能为其诱因。90%以上病人同时存在的缺血型心脏病、高血压病、糖尿病、肝病和肾衰竭等疾病。

2.辅助检查

(1)胃镜检查:在小的黏膜缺损或正常胃黏膜上见:①活动性动脉喷血或微小动脉搏动性血流,出血灶周围可有小范围(<3mm)的浅表性缺损;②小而浅的黏膜缺损或正常黏膜中出现的血管突起,可伴有或不伴有活动性出血;③新鲜性凝块牢固地附着缺损黏膜或正常黏膜。

(2)超声内镜:超声内镜检查时,可先用7.5MHz频率观察定位,再用12MHz频率仔细观察胃肠壁。病变处黏膜下动脉血流信号可用10MHz经内镜脉冲多普勒探头记录。超声内镜下通常可见一异常大的血管(直径2~3mm)穿过肌层,走行于黏膜下层2~4cm,然后变细消失。

(3)同位素扫描:采用$^{99m}$Tc标记红细胞闪烁扫描法诊断Dieulafoy病已有成功的临床应用例证。对多次胃镜检查阴性且出血(0.5ml/min以上)不止者,可采用选择性血管造影,其确诊率为20%~30%。

(4)选择性血管造影:可作为独立性诊断方法或内镜检查阴性时的补救措施,进行选择性血管造影时其出血灶必须是活动性的,经选择性胃左动脉插管注入造影剂后,可见造影剂经过动脉由黏膜糜烂处迅速弥散至胃腔内,出血量在0.5ml/min以上即可有阳性发现。

**【内镜治疗】**

1.适应证和禁忌证　Dieulafoy病出血内镜止血是首选的治疗方法。电凝止血和局部喷洒止血药只适用于一般性渗血,对喷射性大出血则不宜采用。金属夹不仅能够截断血流,而且能够封闭创面,有利于伤口愈合。休克和严重心肺疾病患者是相对禁忌证。

2.方法

(1)内镜下注射治疗:是最常用的方法,局部注射后,黏膜组织水肿,增高出血灶周围的压力,压迫血管,促使血栓形成,一般于出血血管的1~2mm处,分3~5个点注射,深度一般在2~3mm,然后用冰水冲洗血凝块,目前常采用的注射剂有无水乙醇、5%鱼肝油酸钠、1%乙氧硬化醇和1:10000肾上腺素溶液等。

(2)热凝固治疗:主要通过结合凝固的原理。热探头凝固止血是将特制的热探头,在直视下接触出血灶,使蛋白质凝固而止血,一般热探头能封闭住1.5~2.0mm动脉,多数Dieulafoy病变血管则恰恰在此范围。微波凝固治疗是集中微波能量于一小的区域,使组织蛋白凝固而达到止血目的的一种治疗方法。一般使用输出波长12cm,频率2450MHz,功率100W的微波。激光治疗:利用激光照射组织表面被吸收后可转变为热能的原理,被照射局部组织吸收光能后即产生高温,使蛋白凝固,水分汽化,达到光凝止血目的。

(3)氩离子凝固(APC)术:利用特殊装置将氩离子气化,将能量传递至组织产生凝固作用,是一种非接触性电凝固技术。

(4)止血夹治疗:金属止血夹夹住血管后与操作部解体而留在血管上,经炎症过程形成肉芽组织而达止血目的,1～3周夹子脱落。适用于血管直径2～3mm的病灶出血。方法:经胃镜观察确定出血部位、速度、病因后,助手先安装好金属止血夹,经胃镜活检孔道将止血夹推送器送至内镜的前端,推出止血夹,将夹子打开至最大,调整好止血夹与出血部位的位置,当止血夹的颚角张开度和方向与出血部位相适应时,接近60°～90°,对准出血灶轻压上并稍加压力,让助手将滑动手柄向后移动,止血夹即将病灶连同附近组织紧箍截断血流,然后将持放器脱离止血夹,退出持放器。一般先夹活动性出血点,夹子钳夹的数量依病灶性质而定,可安置1～4只,最后从活检孔道用生理盐水反复喷洒钳夹部位,确认止血夹位置适宜止血后可退镜结束治疗。

(5)套扎治疗:内镜下皮圈套扎操作简便,尤其是对于食管胃结合部和上部胃体后壁的病变。

【并发症】

高频电凝及硬化剂本身会增加黏膜损伤程度和范围,且容易诱发再出血、医源性溃疡甚至消化道穿孔。

【术前、术中、术后观察及处理】

术前:患者禁食,质子泵抑制剂、止血药物、快速补液抗休克治疗,必要时输血、生长抑素等治疗。签署知情同意书,患者24～48h行急症胃镜诊治。

术中:严密监测生命体征,该病出血量大,影响胃镜视野,操作有一定难度,术者需有丰富的内镜诊治经验。检查前应先下胃管吸净胃内积液,以冰盐水或去甲肾上腺素盐水充分冲洗,保证视野清晰;检查时将胃镜U形反转,以察看胃底;适当注气使胃黏膜皱襞充分展开,以发现隐藏的病灶,尤其要仔细观察本病好发部位一距贲门6cm小弯侧;注意变换体位,特别要注意食管、十二指肠及胃其他少见部位;必要时再复查。禁忌取活体组织检查,以免引起难以控制的大出血。根据病变出血情况单独或联合应用内镜下止血方法。

术后:严密监测生命体征,质子泵抑制药及止血治疗,观察患者呕血及便血情况。内镜下注射、电凝及喷洒药物,只是获得暂时止血。本病为动脉出血,当金属钛夹脱落时有部分患者血管尚未完全闭锁,可引起再次大出血,部分再出血患者需重复内镜下治疗。

【治疗结果】

内镜下止血治疗是目前首选的方法,成功止血可达90%以上。治疗方法有肾上腺素注射、电凝止血、局部喷洒止血药、硬化剂注射、圈套器套扎、血管夹止血等。黏膜下注射肾上腺素、电凝(热探头)和局部喷洒止血药是常用的治疗方法,主要用于局部渗血。内镜下注射、电凝及喷洒药物,只是获得暂时止血,部分患者再出血需重复内镜下治疗。内镜下血管夹治疗成功率可达94.1%～95.2%,再出血率很低。对内镜下止血效果不佳者,需早期进行血管栓塞治疗或手术治疗。

# 八、胃内异物

胃内异物包括两类:一类为吞入胃内的物体如食具、玩具、义齿、钱币、戒指等,为误吞入或为故意吞服;另一类为进食的某种食物,既不能被消化,又不能及时通过幽门,在胃内滞留并聚结成团块,也称胃石。

【病因及发病机制】

消化道异物的病因是小儿、老年人、犯罪嫌疑人误吞或吞入各种不易被消化的物体并滞留于胃腔。异物有：①长条形棒状物，如体温表、钢笔、牙刷等；②球形物体，如果核、胃石、玻璃球等；③扁平形异物，如鱼骨、鸡骨片、金属片、硬币等；④胃内巨大结石。异物对人体的影响取决于异物的性质、形态、大小及对胃功能的影响程度。

**【诊断】**

1.临床表现　有吞服异物病史。小而光滑的异物无症状，经胃肠可自行排出。较大的锐利异物可损伤消化道黏膜，引起出血、穿孔，出现腹膜炎。大异物可并发幽门梗阻。有毒性的重金属异物可引起中毒。胃内结石绝大多数患者有上腹痛、饱胀、嗳气、出血、穿孔等症状，甚至可癌变。体征：上腹压痛，大异物可在上腹部触及移动性肿块。

2.辅助检查

（1）X线平片：以确定胸腹部异物的位置、形状、大小及有无穿孔。

（2）上消化道钡剂检查：不推荐常规钡剂检查，因为这有误吸的危险，而且、造影剂包裹覆盖异物和食管黏膜，可能会使内镜检查较为困难。

（3）CT扫描：有诊断价值，但对透X线的异物，CT扫描可能阴性，三维重建技术可提高异物检出的阳性率。

（4）胃镜检查：可确定异物的性质、位置、形状、大小（图17-10，图17-11）。

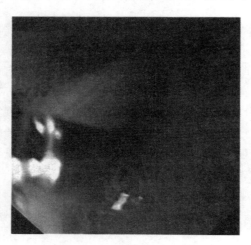

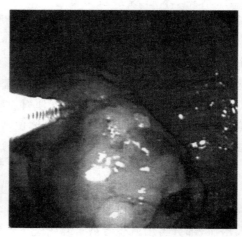

图 17-10　胃腔见折断筷子　　　　　　　　　　图 17-11　胃结石

**【内镜治疗】**

1.适应证和禁忌证　判断胃镜取异物的指征。判断异物的位置，如异物到达十二指肠降段以下时，胃镜无法接近异物，不应再进行内镜取异物的尝试；判明异物嵌顿的状态，如异物纵轴的方向、与消化道管壁的关系等；排除气腹征，当尖锐异物穿透消化道管壁或刺入管壁外组织、器官时，应视为胃镜取异物的禁忌证。只要无上述禁忌证者，绝大多数异物是可以经胃镜取出的。

2.方法　内镜取异物：操作方法为①长条形棒状物，如体温表、钢笔等，对此类异物可用圈套器取出。对外径较细、表现光滑的棒状物，可用三爪钳、鼠齿钳、鳄嘴钳、V字钳、扁平钳钳取。②球形物体，如果核、玻璃球等，此等异物表现光滑，钳取时较困难，套取又易滑脱，因此应选用篮型取石器或网兜型取物器取出。③扁平形异物，如鱼骨、鸡骨片、金属片等，这类异物大多能用活检钳或异物钳取出。对较小的铁质异物，可用磁棒吸住后随内镜退出。④胃内巨大结石，首先须内镜下或口服药物等方法碎石，直到用圈套器或取石网篮能够套住结石随内镜取出，较大结石需碎石器碎石。

## 【并发症】

1.消化道黏膜损伤及出血　锐利、不规则的异物在内镜取出过程中,操作不慎,甚至有时严格遵守操作规程,均可以造成黏膜损伤及出血,甚至大出血、穿孔、损伤周围重要器官等严重并发症。尤其异物在重要器官旁,如大血管等时。

2.吸入性肺炎　在诊疗过程中因呕吐而出现呕吐物误吸入气管,导致窒息及吸入性肺炎。

## 【术前、术中、术后观察及处理】

术前:详细了解吞入异物的时间、性质、形态及数量。确定吞入异物的大小、形状、位置与邻近器官的关系,并排除消化道穿孔。禁食4～6h,对情况紧急者,可随到随取,术前需做好解释工作,让家属陪同,消除其恐惧心理,口服盐酸利卡因胶浆10ml咽喉麻醉。器械准备包括:鼠齿钳、鳄嘴钳、息肉圈套器、息肉抓持器、取物网、异物保护帽。

术中:观察患者临床表现及监测呼吸、血压等。插镜时,嘱病人做深呼吸,胃内异物多在胃黏液湖内,如有食物掩盖,则可注入蒸馏水以稀释食物,然后用吸引器尽量吸出细碎食物。胃镜下取胃内异物因形状不同,方法各异。取出异物的关键:①如何顺利通过食管三个狭窄区。首先要顺应食管平滑肌舒张与收缩,收缩时须耐心等待时机,不可硬性通过,舒张时须抓住时机,在扩张达内径最大时迅速通过。如果遇到持续痉挛状态时,可以适当注气扩张管腔。②通过食管时应尽量使异物长轴与食管长轴平行,否则可能导致划伤食管黏膜甚至肌层组织造成生命危险。③异物通过三个狭窄区后进入咽部。此区更危险,一旦异物脱落,可能滑入气管造成窒息。使患者充分仰头加大咽部腔隙角度,同时注意患者情绪,使其安定,平静呼吸,并尽可能吸去喉部黏液,以防止误吸后呛咳,可能导致异物松动脱落。④取剪刀、铁片、刀片等异物时,如用圈套器用力套取可能会将圈套钢丝割断,用异物钳钳取又容易伤及消化道黏膜。该类异物在取出时可在内镜顶端固定一漏斗形乳胶手套片或橡胶保护套管。

术后:常规留观、禁食、止血、抑酸和抗生素等治疗,特别是疑有并发症者,必须密切观察。

## 【治疗结果】

消化道异物一旦确诊,必须决定是否需要治疗、紧急程度、治疗方法。内镜介入的时机,取决于发生误吸或穿孔危险的可能性。锋利物体或纽扣、电池停留在胃内,需紧急进行内镜治疗。异物或食团嵌塞造成高度梗阻,为防止误吸,也需紧急内镜处理。如果患者症状并不严重,也没有梗阻的证据,则很少需要紧急处理,因为异物可能可自行排出。只要操作得当,术前准备充分选择合适,异物基本上都能经内镜下取出。

(夏元林)

# 第二节　胃部恶性病变

## 一、胃癌

胃癌是最常见的恶性肿瘤之一,其发病率及死亡率仅次于肺癌,多见于胃窦、胃窦癌晚期常致幽门梗阻,即胃出口恶性梗阻。

### 【病因及发病机制】

胃癌好发于胃窦部,约占50%,其次为贲门部,发生于胃体者较少。胃癌的癌前期疾病:胃溃疡、萎缩性胃炎、胃息肉、胃切除术后残胃炎、胃黏膜上皮内瘤变、肠上皮化生;胃幽门螺杆菌感染、环境、饮食因素、遗传因素、癌基因、抑癌基因等与胃癌的发生有关。

自 1983 年 Warren 和 Marshall 报道了幽门螺杆菌（Hp）以来，就受到了医学界和生物学界的普遍关注。1994 年世界卫生组织国际癌症研究机构（IARC）将其列为人类Ⅰ类致癌原。Hp 致病性的差异与其基因型的多态性有关，与胃癌发生相关的特定基因则为 Hp 毒力基因。

将胃癌依据形态学分为两类：仍保留腺结构消化管特征的分化型和细胞零乱散见而不呈腺结构的未分化型。分化型胃癌的发病路程可能是个漫长的过程，即在婴幼儿期感染幽门螺杆菌（Hp），经过由慢性胃炎进展为萎缩性胃炎，出现肠上皮化生，可能为分化型胃癌之癌前病变，复加基因变化遂致分化型胃癌。目前认为，致癌须有多种基因异常分阶段地发生。在胃癌确已分析出有多种基因改变，多数胃癌患者的多种生长因子及其受体显著表达。更有部分胃癌患者出现 APC 基因和 β 联蛋白基因突变，还在一些胃癌患者发现其 hMLH1 基因甲基化及 TGF-βⅡ型受体基因变异。未分化型胃癌的癌变机制，可能同细胞黏着相关的上皮钙黏着蛋白的异常相关，因为可由多半数的本型胃癌查到该基因突变、缺损或甲基化等的异常。同时，尽管频率不高，有一种同一家系中好发的遗传性未分化型胃癌，而作为其原因基因也可以验证为上皮钙黏着蛋白呈现先天性异常。上皮钙黏着蛋白在使细胞相互黏着而形成腺体等的结构上，是必不可缺的。因此可考虑当其出现异常之际细胞必然表现为零乱分散，故而发生未分化型胃癌，其详细机制尚待阐明。另外，又有报道从流行病学分析认为，未分化型胃癌也与幽门螺杆菌感染相关，然而是在幽门螺杆菌感染之后的哪一阶段发生癌变仍未明确。

p53 是著名的抑癌基因，人类癌症的半数以上可以检出其异常。胃癌无论分化型或未分化型，约半数可以发现异常。

**【诊断】**

1.临床表现　早期胃癌，多无症状；进展期胃癌，上腹痛，体重减轻，厌食、呕吐、梗阻；胃癌的伴癌综合征有：①皮肤表现：带状疱疹、皮肌炎、黑棘皮病、红皮病。②内分泌与代谢异常：异位促甲状腺激素（TSH）综合征、异位促皮质素（ACTH）综合征、异位胰岛素综合征、异位抗利尿激素（ADH）综合征、其他综合征——异位绒毛膜促性腺激素（HCG）引起血中 HCG 增高，表现为男性乳房发育，女性有不规则子宫出血；异位生长素 GH 增高引起血糖、尿糖增高。③代谢异常：主要表现为低钙血症、低脂血症和高甲胎蛋白 AFP 血症；神经肌肉综合征；副肾病综合征。④血液系统：可表现为慢性贫血、血小板减少和弥散性血管内出血（DIC）等。有作者报道，胃癌常伴发淋巴细胞性类白血病反应或嗜酸细胞增多的类白血病反应。

2.辅助检查

（1）X 线钡剂检查：是除胃镜检查外的首选方法，胃癌表现为黏膜肿块样隆起、巨大龛影、胃腔变小、胃壁僵硬等。

（2）B 超：正常胃壁结构破坏，癌肿沿胃壁浸润生长，常侵犯胃壁各层，使胃壁增厚，层次模糊不清，黏膜面粗糙、不光整。胃及腹主动脉周围淋巴结肿大和典型的肝转移征象是超声提示胃恶性肿瘤的重要依据，同时有利于对肿瘤分期的判断。

（3）CT：进展期胃癌表现为胃壁增厚，但胃壁增厚并非胃癌特有表现，需与胃淋巴瘤、慢性肥厚性胃炎等作鉴别诊断；胃腔内肿块，其形态不规则，表面不光滑，可伴有深浅不一的溃疡；肿瘤向外浸润时表现为胃周围脂肪层变薄，并累及肝、胰腺等邻近器官；胃大弯、小弯、腹主动脉旁等区域淋巴结肿大。

（4）内镜检查

1）早期胃癌表现：GⅠ型（隆起型），癌肿凸出约 5mm；GⅡ型（表面型），癌肿微隆与低陷在 5mm 以内，有三个亚型：Ⅱa 表面隆起型，Ⅱb 表面平坦型，Ⅱc 表面凹陷型；GⅢ型（凹陷型），凹陷超过 5mm。

2）进展期胃癌表现：Borrmann 分型：Ⅰ型，肿块型，边界清楚；Ⅱ型，溃疡限局型，边界清楚并略隆起的溃疡；Ⅲ型，溃疡浸润型，边缘不清楚的溃疡，癌组织向周围浸润；Ⅳ型，弥漫浸润型，癌组织沿胃壁各层弥漫性浸润生长。

（5）染色内镜：胃小凹的表现分为三型：Ⅰ型胃小凹形态规则，颜色无变化，代表正常胃黏膜，或有轻度炎症；Ⅱ型胃小凹形态规则，但染色后显示为深染，提示伴有肠上皮化生；Ⅲ型则深染同时结构亦不规则，意味着上皮内瘤变的可能。

（6）放大内镜：目前的放大内镜已经可以达到至少 80 倍，可以更加清晰地显示胃小凹和黏膜小血管的细微变化。放大内镜下的表面结构分为三型：Ⅰ型为规则的小凹和黏膜嵴，Ⅱ型为不规则的小凹和黏膜嵴，Ⅲ型结构无法辨认，将微血管的改变分为异常血管的出现和血管直径的变化。结果显示Ⅰ型多见于分化型胃癌，Ⅱ、Ⅲ型多见于未分化型胃癌。

（7）共聚焦激光显微内镜：通过对共聚焦激光显微内镜下胃小凹的观察，将其分成七型：为 A、B、C、D、E、F 和 G，分别代表正常胃体、胃体炎症、正常胃窦、胃窦部炎症、萎缩性胃炎、胃肠上皮化生和胃癌。又将 G 型分为 G1 和 G2 两个亚型，G1 型无腺体结构，仅有弥散分布的不典型细胞，代表未分化型腺癌；G2 型正常结构消失，但仍有上皮内瘤变的腺体结构，代表分化型腺癌。结果显示，G 型对胃癌诊断的敏感性和特异性分别为 90.0% 和 99.4%。在微血管方面，发现分化型和未分化型腺癌的微血管改变各有特点：分化型腺癌表现为血管丰富，血管直径变异度高，形状不规则，未分化型腺癌则为乏血管表现，少见成型微血管，仅见少量短棒状血管。

（8）超声内镜：EUS 判断早期胃癌的标准：低回声病灶使胃壁第 1、2 层发生缺损、增厚、欠规则、中断、而第 3 层强回声未发生改变，据此可分别判断肿瘤侵犯黏膜层或黏膜肌层、黏膜下层。EUS 诊断进展期胃癌的诊断标准：①肌层癌（mp 癌）：第 3 层中断，第 4 层有点状高回声；②浆膜癌（s 癌）：第 5 层增厚、模糊，突出高低不平，可有中断，或与周围组织分界不清。

（9）联合 NBI 的放大内镜：有研究表明在已分化型的早期凹陷性胃癌中，66.1% 表现为相对规则的细网状微血管形态，而在未分化型的早期凹陷性胃癌中，85.7% 表现为相对不规则的扭曲或螺旋状微血管形态，提示血管密度相对减低，此外，萎缩性胃炎的毛细血管形态与上述两种改变均不同，可表现为血管变细、延长及不规则等各种不同形式。

PTNM 分期：分为Ⅰ～Ⅳ期：

P 表示术后病理组织学证实；

T 表示肿瘤浸润深度：T1 表示浸润至黏膜或黏膜下，T2 浸润至肌层或浆膜下，T3 穿破浆膜，T4 浸及邻近结构或腔内扩展至食管、十二指肠。

N 表示淋巴转移情况：N0 淋巴结无转移，N1 距原发灶 3cm 以内的淋巴结转移，为第一站转移；N2 3cm 以外的淋巴结转移，为第二站转移。

M 表示远处转移：M0 无远处转移，M1 有远处转移。

**【内镜治疗】**

1.适应证和禁忌证　目前多数学者认同 Gotoda 等提出的 ESD 治疗早期胃癌的适应证：①分化型黏膜内癌，如果表面未形成溃疡，则病变大小不受限制。②分化型黏膜内癌，如果表面已经形成溃疡，则病变直径大小在 3cm 以下。③未分化型黏膜内癌，如果表面未形成溃疡，则病变直径大小在 2cm 以下。④微小黏膜下浸润癌[500μm 以内（即 5ml）]，如果病理组织学为分化型，没有溃疡形成及血管淋巴管浸润，病变直径大小在 3cm 以下，也可考虑 ESD。第 4 条作为扩大适应证。

根据 2001 年日本胃癌协会制定的胃癌治疗原则：EMR 的绝对适应证为隆起型病变直径<20mm，平坦或凹陷型病变直径<10mm，无溃疡或溃疡瘢痕，局限于黏膜内直径<30mm 的肠型腺癌，无淋巴结转

移。另外,年老体弱、有手术禁忌证或可疑有淋巴结转移的黏膜下癌拒绝手术者可视为相对适应证。如果注射后病灶不隆起,则提示病变已浸入肌层,为 EMR 的禁忌证。

中晚期胃癌不能行根治性手术或患者及家属拒绝开腹手术,或全身情况极差,经短期营养治疗无效,或伴有严重的心肺等内科疾患,不能耐受开腹手术者;可放置金属支架作为姑息性治疗。

2.方法

(1)内镜下黏膜切除术(EMR):EMR 的方法包括非吸引法和吸引法,前者包括内镜双圈套息肉切除术、局部注射高渗肾上腺素盐水切除术、剥离活检术,后者包括透明帽置内镜前端内镜下黏膜切除术、内镜下吸引黏膜切除术、内镜下圈套结扎法、套管吸引法等。

(2)内镜下黏膜剥离术(ESD):首先用针形刀沿病灶周边约 0.5mm 进行标记,每个标记点间隔约 2mm,标记后用 1:10000 肾上腺素靛胭脂生理盐水在标记点外侧进行黏膜下注射,使病灶均匀隆起,然后用 IT 刀行环周预切开,先切开远侧端,切开后用 IT 刀或者 HOOK 刀进行剥离,肿瘤完全完整切除后。对创面上所有可见血管(不管有无出血)进行预防性处理,渗血用氩气刀及止血钳等止血,较大裸露血管用止血夹。

(3)经内镜下放置支架:在内镜下支架释放过程中,关键在于支架长度的选择和定位,可结合内镜和 X 线观察下放置,此种方法最为精确但增加了释放的难度;或者采用钛夹标记的方法,标记肿瘤近端,X 线辅助下结合金属夹定位,能较为准确的放置支架。支架长度的选择则取决于病灶的长度,一般两端超过病灶 2cm 即可;在无覆膜支架还是覆膜支架的选择上,无覆膜支架不易移位;覆膜支架再狭窄率低,但支架移位率较高。

## 【并发症】

EMR/ESD 并发症为胃大出血、穿孔。

支架置入并发症为:

1)穿孔:由支架置入前的狭窄扩张,置入后的支架扩张对胃壁的损伤所致。

2)大出血:出血多因肿瘤组织糜烂,操作时损伤,支架张开时对肿瘤组织及胃黏膜,甚至肌层的损伤致出血,故支架安放动作要轻柔,尽量选用柔软的支架和输送器,若出血量大,应及时给予止血药物应用。

3)支架移位:支架移位,脱落也较常见,轻者可部分移出病变范围,对于脱入肠内引起梗阻者,需手术取出。主要原因:胃出口狭窄程度较轻或放时位置欠佳,无法固定支架,支架直径过小,安放前病变水肿或炎症较严重,安放后炎症、水肿消退,支架直径相对变小,安放记忆合金支架后食用冷饮、冷食等因素。

4)再狭窄:覆膜支架置入术后主要表现为支架两端的再狭窄,其病理类型分为两种,即胃在支架异物的刺激和局部压迫下肉芽组织形成及纤维化和肿瘤组织过生长,术后进行肿瘤的综合治疗使得后者得到有效的控制。覆膜支架与胃壁接触面大,受力均匀,不易造成对管壁的损伤,适用于各种原因引起的狭窄,再狭窄可与激光、电凝、APC 等物理疗法,或再置入支架等。

## 【术前、术中、术后观察及处理】

术前:了解患者心理准备情况,消除精神紧张、恐惧等。术前 15min 分别给予地西泮和丁溴东莨菪碱 10mg,肌内注射。术前钡剂和胃镜了解狭窄的部位、长度、病变性质及程度,选择相应长度的球囊扩张导管和支架。了解支架生产厂家,支架的性能,尽量选对支架的性能熟悉的厂家,或有厂家在场,同时做好术者与助手之间交流和配合,做到有的放矢。

术中:以支架置入为例,在 X 线引导下置入导丝应尽可能置入至消化道的远端,以增加支架置入成功率。若选择非钳道释放支架,留置导丝,以钛夹标记狭窄近端后退出内镜,在 X 线的指引下置入支架,考虑支架完全张开后有一定的回缩比例(15%～20%),支架两端距离狭窄部各应有 2cm 的距离。若选用经钳道释放的支架,则在内镜和 X 线的双重观察下,更有利于定位。释放过程中需要遵循"边放边拉"的原则,即先满足远端,在 X 线透视下观察远端已打开后,边释放边往近端拖拉,对近端进行准确定位后再完全释放支架。若放置后发现近端位置不够,可用异物钳在 X 线透视下向近端牵拉支架;若支架胃内留的太长,则需要取出支架,重新释放。

术后:适当补液 1～2d,逐渐进食水、无渣及少渣饮食,同时观察呕血或便血、腹痛、腹胀情况。术后第 3 天,常规行 X 线复查,可口服水溶性造影剂或直接摄片,了解支架位置及扩张情况。

**【治疗结果】**

早期胃癌的内镜治疗,EMR 和 ESD 相比,ESD 的优点是切除范围更广、可整块切除并进行病理组织学检查,缺点是手术时间长,并发出血率及穿孔率较高;中晚期胃癌不能行根治性手术或患者及家属拒绝开腹手术者,内镜下金属支架置入术是治疗胃出口恶性梗阻的一种微创、安全、有效的方法。

# 二、产甲胎蛋白(AFP)胃癌

产甲胎蛋白(AFP)胃癌,又称肝样腺癌。Bourrielle 等于 1970 年报道首例 AFP 阳性胃癌(AFPGC)。有关 AFPGC 的文献报道主要来自日本。APGC 发病率国外文献统计占胃癌的 5.1％～15％,国内报道发病率比国外低。

**【病因及发病机制】**

肿瘤产生 AFP 的原因:一是胚胎发育过程中胃和肝均由原始的前肠部分衍化而来,而前肠直接与卵黄囊延续,胃癌、肝细胞癌和卵黄囊肿瘤的癌细胞均具有共同的基因表型,原发性胃癌产生 AFP 可能是由于胚胎中被抑制的基因在细胞癌变时被激活,导致一些胃癌细胞的肝样分化,使产生 AFP 的潜 AFP 能得到充分的表达。最终某些低分化胃癌的组织形态可类似肝细胞癌或卵黄囊肿瘤。二是认为 AFP 是由胃癌肝转移灶周围的肝细胞在增殖再生过程中产生的。

AFPGC 的病理和组织学特征:AFPGC 的组织学亚型最新分类为肝样型、胎儿胃肠型和卵黄囊瘤样型 3 种类型。Jalle 和 Wang 等提出胃肝样腺癌(HAS)的概念,其特征为 AFP 产生过度和 2 种组织学形态明显,即腺型和类似肝细胞癌样型。有时两者可共存于单个癌肿中。

AFP 阳性胃癌的组织发生:此类型肿瘤事实上重演了消化系统的胚胎(3～4 个月)发育。在胚胎发育过程中,胃和肝同属原始前肠衍生物;原始多潜能干细胞在恶性肿瘤发生、发展过程中,由于分化的失常,某些胃癌可能向肝样型分化,最终这些胃癌就可以像肝癌一样产生大量的 AFP,产生一些肝细胞可以产生的白蛋白等,这种类型的胃癌被称为 AFPGC。

免疫组化,AFPGC 的 AFP 染色阳性主要见于组织学的髓样区,呈褐色颗粒分布在胞质内。AFP 高是 AFPGC 的主要特征。采用免疫组化检测 AFP 对 AFPGC 的诊断有很大帮助。此外,a1-抗胰蛋白酶、a-抗胰凝乳蛋白酶、铁蛋白染色也可阳性。肝细胞癌样区 AFP 染色阳性率较高,国内资料达 88.7％。

**【诊断】**

采用免疫组化检测出胃癌组织中含有产 AFP 的细胞即可以确诊 AFPGC。可以结合血清 AFP 的测定,血清 AFP 值的显著升高,排除原发性肝癌、良性肝病、胆道疾患、生殖细胞系肿瘤等即可诊断。

1.临床表现　AFPGC 患者无特异临床症状,与普通型胃癌相似,由于肿瘤多发于胃窦部,绝大多数患者具有类似溃疡的无规律上腹痛、食欲缺乏和腹胀等,可有呕血、黑粪和继发贫血。此外,AFPGC 还可有黄疸、肝大和腹水。老年男性多发,既往无肝炎病史,因多为进展期胃癌,以 Borrmann Ⅱ、Borrmann Ⅲ 型占多数;肝脏及腹腔淋巴结转移早。肝脏转移灶多为弥漫性多发转移,肝转移是 AFPGC 的最明显特征。大多数患者首发肝脏症状就诊,血清 AFP 不同程度升高,极易误诊为原发性肝癌。

2.辅助检查

(1)B 超:可较早发现是否有肝转移及腹腔及腹腔淋巴结转移。

(2)CT:推荐在低张下水充盈 CT 扫描技术,胃窦癌的主要 CT 征象是窦壁的不规则增厚、软组织肿块形成和窦腔狭窄,常合并有腔内溃疡,可累及十二指肠、胃周及胰腺。

(3)内镜检查:见胃黏膜呈肿块样隆起,伴溃疡形成,表面覆污秽苔,活检质地硬,或癌组织向周围浸润。

### 【内镜治疗】

1.适应证和禁忌证 中晚期产 AFP 胃癌引起的胃出口恶性梗阻,不能行根治性手术或患者及家属拒绝开腹手术,或全身情况极差,经短期营养治疗无效,或伴有严重的心肺等内科疾患,不能耐受开腹手术者;可放置金属支架作为姑息性治疗。笔者认为胃体、胃窦及幽门广泛浸润癌及有腹腔转移, 腹水形成的患者不是放置支架的适应证。

2.方法

(1)经内镜钳道释放支架(TTS)方式;使用 Olympus GIF-2T-240 型大钳道(≥4.2mm)治疗型前视镜,支架推送系统经内镜钳道插入狭窄部,经内镜钳道释放支架。

(2)经内镜非钳道释放支架(Non-TTS)方式;用非治疗型前视镜,支架推送系统不能经内镜钳道插入狭窄部,经内镜非钳道释放支架。

### 【并发症】

胃出口恶性梗阻放置金属支架并发症为大出血、穿孔、支架移位,再狭窄等。

### 【术前、术中、术后观察及处理】

术前:禁食、胃肠减压,术前地西泮 5mg 肌内注射,丁溴东莨菪碱 10mg 静脉内推注,以镇静、解痉。应用 Olympus-GIF-240 型电子胃镜或 Olympus-2T-240 型大钳道治疗型前视镜,Ballon-CRE 型水囊导管(Microvasive 公司),400cm 长的 0.035inch,Jagwire 导丝或 0.038inch 的 Savary-Gilliard 导丝。

术中:①经内镜钳道释放支架(TTS)方式:使用 Olympus GIF-2T-240 型大钳道(≥4.2mm)治疗型前视镜,在内镜直视下,通过导丝将 Wallstent Enteral 支架推送系统(10Fr)自内镜钳道插入狭窄部,确认狭窄近端的位置,然后在 X 线透视下借助金属标记物或造影确认远端的位置,使支架两端均超出狭窄段 2cm,即可在内镜直视下释放支架。②Non-TTS 方式:内镜退出时,保持导丝深插的位置,在 X 线透视辅助下,通过导丝将支架推送系统插入狭窄部,插入内镜,在内镜监视下释放支架。支架释放过程及方法同 TTS 方式。

术后.适当补液 1~2d,逐渐进食水、无渣及少渣饮食,同时观察呕吐、腹痛、腹胀的情况,注意有无呕血或便血等症状。术后第 3 天,常规进行 X 线复查,可口服水溶性造影剂或直接摄片,了解支架的位置及扩张情况。

### 【治疗结果】

AFPGC 原则以根治术为主,应尽早行肿瘤根治术。因为 AFPGC 肝转移率高,故手术切除后不能根治者达半数以上。无法切除的转移灶,应积极给予介入治疗。临床疗效非常有限的放疗、激光消融和化疗,需多次重复治疗,可引发频繁呕吐等,故病人多不愿接受。经内镜放置自膨式金属支架为胃出口恶性梗阻的病人提供了一种新的治疗手段,能够有效缓解患者的梗阻症状,免除各类手术创伤,提高生存质量。

（罗　华）

# 第十八章　肠道病变内镜治疗

## 第一节　肠道良性病变

### 一、克罗恩病

克罗恩病(CD)是一种病因未明的慢性非特异性炎症性肠病(IBD)。在欧美国家发病率较高,为50～100/10万人,我国为6～10/10万人。发病年龄多在15～30岁,女性稍多于男性。

**【病因及发病机制】**

IBD在北美与北欧高发,且中一重度病例较多;亚洲比西方国家发病率低,但近年日本、韩国有迅速上升趋势,我国的发病也明显增多。病因和发病机制尚不清楚,一些学者认为某一特异性感染可能引起本病,如副结核杆菌、麻疹病毒等,尚有待进一步证实。由于本病发病率在种族间有较大的差异,患者亲属发病率高于普通人群,提示本病可能与遗传因素有关。免疫异常是发病重要因素,一般认为促发因素作用于易感者,激发肠黏膜亢进的免疫炎症反应:①抗肿瘤坏死因子(TNF)-α具有诱导细胞增殖分化与基因表达并上调炎性黏附分子信号传导通路的作用,可促使IBD及其他多种免疫性疾病的炎症反应;②黏附分子与循环性免疫细胞及相应的血管内皮细胞的相互作用可促进IBD时的慢性炎症反应;③IL-12和IL-23也与CD发病密切相关;④IBD发病涉及T细胞激活。

**【诊断】**

1.临床表现

(1)肠道症状:主要为腹痛与腹泻,多为水样或糊状。约1/3患者可有肛瘘病史。10%～20%患者有腹部包块,有肠粘连、肠壁增厚、肠系膜淋巴结肿大、内瘘或局部脓肿,多位于右下腹。固定腹块提示有粘连,多已有内瘘形成。肠瘘形成也是CD的临床特征之一,并可作为与溃疡性结肠炎鉴别的重要依据。内瘘指病变肠段与其他肠段、肠系膜、膀胱、输尿管、阴道与后腹膜等处形成交通。外瘘指与腹壁或肛周皮肤形成交通。

(2)肠外症状:发热最常见,多为低热,少数可高热,营养不良与贫血等慢性消耗症状或生长发育受阻,其他症状包括口腔溃疡、皮肤红斑、杵状指、四肢与脊柱关节酸痛、闭经、脱发、脾大、银屑病、会阴部溃疡及胆囊结石等。关节炎、坏疽性脓皮病、眼虹膜睫状体炎、小胆管周围炎、硬化性胆管炎、慢性活动性肝炎及慢性胰腺炎,淀粉样变性或血栓栓塞性疾病亦偶可见。

(3)并发症:最常见为肠管狭窄引起肠梗阻,瘘管形成与肠穿孔,也可发生腹腔内脓肿,腹膜炎及大量便血,以及直肠或结肠癌等。肠外并发症可有胆囊炎、胆石症、尿路结石、脂肪肝及吸收不良综合征,可伴有全身血栓形成或肠微栓塞等。

2.辅助检查

(1)X线钡剂检查：表现为肠道炎性改变，可见黏膜皱襞粗乱、纵行溃疡或裂沟、鹅卵石症、假息肉、多发性狭窄、瘘管形成等，病变呈节段性分布。由于肠道激惹及痉挛，可表现跳跃症；由于肠腔狭窄可出现细线条状影。

(2)结肠镜检查：早期表现是口疮样溃疡。典型表现为纵行或匍匐型溃疡，溃疡周围黏膜正常或呈鹅卵石样，病变之间黏膜正常。

(3)双气囊/单气囊小肠镜：可以直观获得肠内图像并进行活检，但是整个检查过程耗时长（78min±10min），通常需要麻醉和镇静，患者痛苦较大，并有出血和穿孔的危险性。

(4)胶囊内镜：小肠克罗恩病早期仅有黏膜炎症表现和扁平的或轻度的微隆起病灶，这正是传统检查方法的盲区，而胶囊内镜对经传统方法未能检出的疑似小肠克罗恩病具有较高的检出率，尤其是对疾病早期和对轻型患者的诊断具有明显优越性。

(5)B超。CD患者在超声下的征象有：肠壁增厚，肠腔局限性狭窄、肠蠕动减少，可以深至黏膜下层直到浆膜层甚至肠腔外的溃疡，增厚的肠系膜脂肪结构及肿大的腹膜后淋巴结，有些较为严重的患者还可能出现瘘管及无回声的腹膜内或腹膜后脓肿。

(6)CT：难以显示克罗恩病的早期小肠黏膜改变。但在多病灶严重病例，可见肠壁增厚呈节段性、跳跃式分布，肠腔狭窄变形甚至消失。增强CT扫描时，黏膜内环和浆膜外环明显强化，呈"靶征"或"双晕征"，肠壁或肠周围血管聚集扩张，呈"木梳征"。

(7)MRI：小肠克罗恩病的MRI表现主要包括肠壁增厚、异常强化和肠周围改变。增厚的肠壁表现为"靶征"，增厚的肠壁内多发等信号小结节为"肉芽肿征"。克罗恩病的特征性透壁异常可在 true-FISP 序列上清晰显示。因此，MRI对评估活动性CD具有很大价值。

(8)血清学标志物：人抗中性粒细胞核周抗体（PANCA）、人抗酿酒酵母菌抗体（ASCA）可用于鉴别CD和UC，CD表现为 ASCA（＋）/PANCA（－），相反 UC 血清学检查表现为 PANCA（＋）/ASCA（－）。联合检测对鉴别CD和UC的价值为77%～96%，ASCA阳性常见于小肠受累，且病情重，伴有狭窄、窦道等需要手术治疗的病例，ASCA阳性与疾病预后不良有关。

## 【内镜治疗】

1.适应证和禁忌证　克罗恩病增生严重，致肠道狭窄，患者及家属拒绝开腹手术，或全身情况极差，经短期营养治疗无效，或伴有严重的心肺等内科疾患，不能耐受开腹手术者，采用支架置入治疗由克罗恩病引起的肠道狭窄报道逐渐增多。

2.方法　内镜治疗：有关克罗恩病致肠道狭窄的内镜治疗如支架置入、球囊扩张术等文献报道甚少。

## 【并发症】

1.穿孔　多因支架扩张造成肠壁损伤所致，如穿孔较轻，可在有效抗感染的同时密切观察病情；如穿孔较重或已出现腹膜炎症状应立即转外科手术治疗。

2.出血　出血多因操作时反复触碰病变肠壁或支架张开时损伤肠壁或肌层所致，若出血量大，应及时给予止血药物。如内科止血无效，可内镜下治疗或外科手术治疗。

3.支架移位　支架移位或脱落为最常见的并发症，轻者可部分移出病变范围，对于脱入肠内引起梗阻者，需手术取出。

## 【术前、术中、术后观察及处理】

1.术前　详细向患者说明支架置入的适应证、优缺点及可能出现的各种并发症，消除患者紧张情绪并使患者能最大限度配合手术。术前 15min 分别给予地西泮 5mg 和丁溴东莨菪碱 10mg,肌内注射。

2.术中　要严格按操作规范操作,可根据狭窄部位、程度、选择大小合适、柔软度好,硬度适中的金属内支架。支架安放动作要轻柔,尽量选用柔软的支架和输送器,随时应对可能出现的各种挑战,如支架难以释放、支架位置不合适等,高龄患者需监护。

3.术后　术后 24h 恢复进流食,术后 24～48h 摄片了解支架膨胀情况,有无穿孔及大出血等并发症。

## 【治疗结果】

CD 活动期治疗的原则是依病变的部位(回肠、回结肠、结肠、其他)及疾病行为(炎症、狭窄、瘘)而定。主要是内科治疗,采用 5-ASA 或 SASP、醋酸泼尼松龙片、硫唑嘌呤或甲氨嘌呤,英夫利昔单抗治疗。克罗恩病致肠道狭窄多发于空肠回肠,采用内镜治疗既往报道较少,近年来随着双气囊及单气囊小肠镜临床应用日臻成熟,故采用支架置入治疗由克罗恩病引起的肠道狭窄报道逐渐增多,因克罗恩病患者多营养状况较差,其所致狭窄往往不宜立即行手术,故现行支架置入,待患者基础状况改善后行手术治疗,无疑对患者预后具有重要意义。

# 二、原发性小肠结石

小肠结石来源有两种:①胆源性;②肠源性。其中肠源性多因肠管食糜中的物质发生化学反应所致。本篇主要介绍原发性小肠结石。

## 【病因及发病机制】

①患者多有大量进食鞣酸含量较多的食物如柿子及黑枣或果胶及单宁酸含量较多的食物如山楂等病史。②十二指肠和空肠酸度高,有利于胆盐转化成相对不溶性的胆酸沉积,回肠和结肠的碱性环境能促使钙盐和磷酸盐沉积。③小肠憩室、肠结核、克隆病等形成的局部肠管扩张、蠕动减慢有利于钙、磷酸盐积聚形成结石。④老年人因器官功能呈退行性衰变,消化道管壁变薄,蠕动减慢,肠内分泌及肠壁黏液减少,肠内容物在肠道停留时间延长,为肠结石形成提供了条件。

## 【诊断】

1.临床表现　病史:柿子、黑枣及山楂等食物进食史,临床可见腹痛、腹胀、呕吐及肠鸣音亢进等机械性肠梗阻症状。

2.辅助检查

(1)X 线钡剂检查:可见圆形或椭圆形充盈缺损,肠壁及黏膜不受累。

(2)B 超:多示肠梗阻的声像图,于扩张肠管之梗阻处可见强回声光团,后方有强大声影。

(3)CT:对诊断也可提供良好的帮助,能直接发现结石。

(4)内镜检查:双气囊/单气囊小肠镜或结肠镜可直接观察到结石的大小、形状。

## 【内镜治疗】

1.适应证和禁忌证　结石较大,不能自行排出体外可经内镜治疗,有肠梗阻是禁忌证。

2.方法　内镜下碎石术:较小结石可用网篮或三抓钳取出,较大结石可采用镜下碎石术,即双气囊/单气囊小肠镜或结肠镜插至结石梗阻处,从活检孔插入碎石器,逐步将结石逐块粉碎。

## 【并发症】

1.出血　多因操作时反复触碰肠壁所致,若出血量大,可在镜下给予钛夹止血或 1∶10000 肾上腺素注射止血,并适当给予止血药物治疗。

2.肠穿孔等。

**【术前、术中、术后观察及处理】**

术前：详细向患者说明内镜检查、内镜取肠结石及碎石术的适应证、优缺点及可能出现的各种并发症，消除患者紧张情绪并使患者能最大限度配合手术。术前 15min 分别给予地西泮 5mg 和丁溴东莨菪碱 10mg，肌内注射或静脉麻醉。准备网篮或三抓钳、碎石器，做好手术治疗准备。

术中：要严格按操作规范操作，随时应对可能出现的各种挑战，如结石太大、太滑不容易圈套，碎石术困难等，高龄患者需监护。如取石困难，尽早手术治疗。

术后：仔细观察患者有无腹痛，恶心、呕吐、便血、黑粪等肠梗阻和出血症状。

**【治疗结果】**

小肠结石致梗阻形成既往多采用外科手术治疗，近年来随着双气囊及单气囊小肠镜临床应用日臻成熟，内镜治疗已成为本病的较好选择，对于硬度较小，较易切碎结石，内镜下将结石切小后，结石往往能自行排出，但对于较硬，较难粉碎结石，内镜治疗往往不易成功。

# 三、胶囊内镜滞留小肠

胶囊在小肠滞留是胶囊内镜的主要并发症，总发生率为 1%，在可疑或确诊的克罗恩病患者中发生率较高（1.6%～21%）。

**【病因及发病机制】**

本病多因肿瘤、炎症或粘连导致消化道有严重狭窄，使胶囊发生通过障碍，导致胶囊滞留所致，有报道在明确有 Crohn's 病的患者和 NSAID 患者，其胶囊滞留发生率较高，而不明原因消化道出血则相对较低。

**【诊断】**

1.临床表现　胶囊内镜在已有严重肠腔狭窄的小肠肿瘤或克罗恩病患者，如胶囊小肠滞留、患者可出现完全或不完全肠梗阻的症状；临床也有胶囊长期滞留，而无临床症状者。

2.辅助检查

（1）X 线平片：腹部可见胶囊内镜影（图 18-1）。

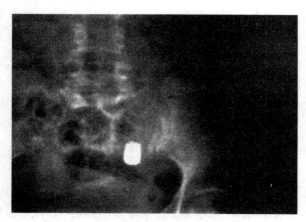

**图 18-1　X 线平片　腹部可见胶囊内镜影**

（2）双气囊/单气囊小肠镜检查：可直接观察到胶囊内镜。

**【内镜治疗】**

1.适应证和禁忌证　若胶囊在肠道内停留时间超过 2 周，或采取干预措施（如内镜、手术取出等）取出胶囊，则判断为胶囊滞留。胶囊滞留小肠，不能自行排出体外，患者出现完全或不完全肠梗阻。患者不能耐受或拒接手术可行内镜取出。禁忌证主要包括：①完全性小肠梗阻；②多次经腹腔手术史；③低龄儿童；④全身麻醉的高风险者。

2.方法　内镜治疗：即双气囊/单气囊小肠镜或结肠镜插至胶囊滞留处，从活检孔插入网篮或三抓钳，将胶囊取出，但往往相当困难。

### 【并发症】

双气囊/单气囊小肠镜的应用比传统检查有明显的优越性，是目前诊断小肠疾病最有效的方法。但检查操作较普通的胃镜、肠镜检查复杂，操作时间较长，患者常有腹痛不宜耐受，且有并发肠穿孔、肠出血、急性胰腺炎的可能。

### 【术前、术中、术后观察及处理】

术前：根据患者的病史选择进镜途径，准备经口进镜的患者，检查前2～3d流质饮食，检查前禁食12h，准备经肛门进镜的患者，按照结肠镜检查时清洁肠道的方法准备。在吸氧、持续心电监护下行DBE检查，调整麻醉药用量以患者检查时无痛苦为原则。富士能EN-450/P5型双气囊电子小肠镜，包括气泵、主机、内镜外套管。工作长度200cm，外径8.5mm，钳道直径2.2mm，外套管长150cm，外径12.2mm，内径10mm，视角120°。镜身前端有可装卸的气囊，气囊充气后直径2.5cm，压力5.6～8.2kPa，外套管长度145cm，外径1.22cm，外套管气囊充气后直径5cm，压力5.6～8.2kPa，专用气泵控制气囊充气及放气。

术中：检查前应先确认气囊无破损后将外套管套在小肠镜镜身上，注入橄榄油起润滑作用，将气泵的两条注气管道分别与两个气囊相连。分别给两个气囊充气和放气，确认气泵工作正常，两个气囊无漏气后即可开始操作。将外套管和小肠镜循肠腔进镜直至进镜有困难时，将内镜气囊充气，使内镜头端不易滑动，然后将外套管沿镜身滑入，至内镜前端将气囊充气以固定肠壁，缓慢拉镜使肠道缩拢在外套管上，可缩短肠道，将内镜气囊放气后，又可继续进镜，重复上述过程，使镜身不断推进至小肠深部。发现可疑病灶时根据需要对病灶取病理活检或直接进行内镜下治疗，若未发现病灶，需要从另一端进镜时先在黏膜下注射亚甲蓝加以染色定位，下次进镜至染色处。

术后：退镜过程中吸去注入的气体，减轻腹胀不适，取舒适卧位休息，注意有无腹痛、腹胀等并发症，观察1～2h，如无异常即可按医嘱进食。

### 【治疗结果】

胶囊内镜滞留小肠，如滞留于回肠末端、回盲瓣口处，只需用结肠镜即可取出，但如滞留空肠，或距回盲瓣较远，则通常需双气囊/单气囊小肠镜方能取出，但往往相当困难。

## 四、结肠气囊肿症

结肠气囊肿症(PCC)是一种相对少见的消化道疾病，以胃肠壁或肠系膜的黏膜、浆膜下多发或单发含气囊肿为特征。

### 【病因及发病机制】

本病发病原因及发病机制尚不清楚，有机械学说、细菌学说、肺原学说、化学学说及新生物学说等，现在最支持的是机械学说。机械学说认为胃肠道内压力增加，黏膜有破损时，导致肠道气体可自破损处进入肠壁。进入肠壁内的气体迅速向肠壁内各方向扩散，或者通过淋巴管向肠管内各处扩散，形成多发的气性囊肿。

### 【诊断】

1.临床表现　结肠气囊肿可无症状。但在疾病的某一时期，大多有胃肠道症状，如发作性腹泻持续数日或数周,大便稀或含很多黏液和气泡;腹痛伴便秘或大便变细,严重者可表现为不完全性或完全性肠梗阻,便血也不少见。如气囊肿破裂可引起气腹而不伴有腹膜炎,患者仅感腹胀痛。

2.辅助检查

(1)腹部 X 线平片:腹部平片可见病变肠管边缘有单个或多个透亮气囊影。

(2)钡剂灌肠 X 线检查:充钡剂肠腔边缘可见大小不等的囊状透亮区,分布于一个或多个肠段;如气囊在浆膜下且向外伸展时,囊状透亮区常位于充钡剂肠腔的轮廓之外缘。如气囊凸入肠腔,则可见透亮的充盈缺损。

(3)结肠镜检查镜下可见单个或串珠葡萄形肿块凸入肠腔,触之柔软,表面黏膜完整、苍白而透亮,夹破囊壁时有声响,可见气泡冒出。

(4)CT:清晰可见胃肠壁内积气,并直观显示囊肿部位、大小及范围,被认为是检查的最佳方法。

(5)超声内镜:可见黏膜或浆膜下不同范围较强的气体声影。

## 【内镜治疗】

1.适应证和禁忌证    如气囊较大,且有梗阻症状,可采用结肠镜下治疗。

2.方法

(1)内镜下氩气治疗:局部以氩离子注射针刺破肿物,见气体和少量液体溢出,囊袋皱缩,残余囊壁以氩离子凝固。

(2)内镜下针刺抽吸联合高压氧治疗:结肠镜下无菌针刺破气囊壁及抽吸,可促进气囊内气体排出,同时联合高压氧治疗,可迅速纠正机体内缺氧状态,促进血液循环,改善肠道的运动、代谢、组织结构完整性,同时可增加肠壁组织内氧含量,提高氧的弥散能力,促进肠黏膜下囊肿内气体排出,可抑制肠道内厌氧菌及其他微生物生长、繁殖、有利于肠黏膜上皮的修复,促进肠功能的恢复。

(3)结肠镜下注射治疗:确诊结肠气囊肿后给予硬化治疗,根据气囊肿的大小,用注射针抽吸囊肿内的气体,致使气囊肿变扁,注射无水乙醇 0.5~1.0ml。

## 【并发症】

PCC 内镜治疗的并发症为肠出血及穿孔等。

## 【术前、术中、术后观察及处理】

术前:准备同常规结肠镜诊治。准备黏膜注射针、硬化剂、氩离子凝固器等。

术中:据气囊肿的大小,选择其中大小在 0.5cm×0.5cm 以上的气囊肿进行治疗,可选择内镜下针刺抽吸,注射无水乙醇,氩气治疗,严格按照操作规程进行,防止并发症发生。

术后:常规留观 1 周,抗生素、止血、对症支持治疗。

## 【治疗结果】

PCC 的治疗无临床特异性,慢性无症状型无需治疗,只需治疗易患因素,囊肿可自行消退。对需要治疗者,提高吸入气的氧分压达 26.7~33.3kPa(200~250mmHg)1~2 周,即可使囊肿内的氮气弥散入血液,从而减小囊肿的体积。内镜下治疗技术的开展,结肠病变的治疗有了新的进展,也使经结肠镜下治疗结肠气囊肿成为可能。结肠镜下无菌针刺抽吸或联合高压氧治疗,硬化治疗取得了良好的效果。

# 五、结肠冗长症

一般成人升结肠长度为 15cm,横结肠 55cm,降结肠 20cm,乙状结肠 40cm,如果超过正常值及活动范围增大者可诊断为结肠冗长症。可发生于结肠各段,可以是单段或多段。

**【病因及发病机制】**

结肠冗长的病因是结肠在发育过程中因基因再复制而生长过长所致。乙状结肠冗长症可与其他结肠冗长同时存在,也可单独发生。临床上以乙状结肠冗长最为常见。本病的发生与乙状结肠系膜过长和其附着点的宽度变窄有关。乙状结肠长度达 $40\sim60cm$ 或者超过正常范围 $40\%$ 均可称为乙状结肠冗长。有学者认为结肠冗长性便秘与先天性巨结肠同样是一种肠神经系统异常性疾病。由于发现患者结肠壁内一氧化氮(NO)合成酶阳性纤维明显增多,SP 阳性纤维则明显减少,从而认为肠 NO 神经的紊乱可能与肠动力性疾病的发生有一定的关系。而 NO 作为神经递质对慢传输型便秘结肠的抑制作用较正常结肠更强,因而使结肠无力或结肠动力不良或障碍造成便秘。

**【诊断】**

根据冗长结肠累及的部位、范围、可将结肠冗长分为三型:Ⅰ型为单节段结肠的冗长;Ⅱ型为两节段结肠的冗长,Ⅲ型为 3 节段以上的结肠的冗长。临床上以Ⅰ型和Ⅱ型多见,而Ⅲ型罕见。

1.临床表现　凡有顽固性便秘、反复腹胀、间歇性腹痛,有时伴乙状结肠扭转,排便周期在 4d 以上且排除内分泌障碍、习惯性便秘患者,可考虑乙状结肠冗长症,但主要诊断依据是钡剂灌肠 X 线检查。

2.辅助检查

(1)钡剂灌肠 X 线检查:可发现结肠蠕动较差,病变肠段扩张、纡曲和黏膜肥厚,甚至形成曲折。

(2)结肠镜检查:对该疾病价值不如钡剂灌肠,因急性期存在炎症水肿,存在收缩性或痉挛性改变,容易发生穿孔,而且结肠镜观察的是肠道内壁的局部病变,又不能明确乙状结肠冗长的长度,故不作为乙状结肠冗长症的诊断方法。

**【治疗结果】**

结肠冗长症的临床特点属于功能性肠道疾病,未并发便秘者或症状轻微者,一般不需手术治疗。如有以下情况应考虑手术治疗:①长期顽固性便秘,反复长时间腹胀、腹痛,大便周期 4d 以上者;②钡剂灌肠显示结肠冗长,甚至出现曲折、反复折叠或长度超过正常长度的 1.5 倍;③经过长期规范的非手术疗法,效果不佳或无效;④出现胃纳减退、中度到重度营养不良,影响工作与生活;⑤结肠,特别是乙状结肠过长,易出现肠套叠、肠扭转、肠穿孔、肠梗阻等并发症,应积极手术治疗。

# 六、肠套叠

肠套叠是指一段肠管套入其相连的肠管腔内。是婴儿急性肠梗阻中最常见的一种。好发部位多由回肠末端套入宽大的盲肠腔内。

**【病因及发病机制】**

本病的发生常与肠管解剖特点,如盲肠活动度过大,病理因素如肠息肉,肿瘤以及肠功能异常,蠕动失调等因素有关。可分原发性和继发性两种,原发性肠套叠发生于无病理变化的肠管,多发生于小儿。小儿肠蠕动活跃,在添加辅食的年龄,可因肠蠕动紊乱而发生肠套叠。小儿的上呼吸道胃肠道感染,常合并肠系膜淋巴结的肿大,可能影响肠管的正常蠕动而致肠套叠。成人的肠套叠多发生在有病变的肠管,如良性或恶性肿瘤、息肉、结核、粘连以及梅克尔憩室,可影响肠管的正常蠕动,成为肠套叠的诱发因素。有时肠蛔虫症、痉挛性肠梗阻也是发病因素。腺病毒感染与发病有关,在感染时回肠远端呈较显著的肥大和肿胀而作为肠套叠的起点。少数小儿的肠套叠有明显的机械因素,如梅克尔憩室、息肉、肿瘤、肠壁血肿,如过敏性紫癜等作为诱因而成为肠套叠起点。

**【诊断】**

1.临床表现　小儿肠套叠典型症状为腹痛、血便和腹部肿块。多为突发的阵发性剧烈腹痛,患儿常阵发性哭闹不安,面色苍白,出汗,伴有呕吐及果酱血便,腹部检查可在脐右上方触及腊肠形、表面光滑、稍活动、有压痛肿块,而右下腹触有空虚感。成人肠套叠多为慢性复发性,多呈不完全型肠梗阻,发病症状相对较轻,为阵发性腹痛,1/3有便血。由于慢性肠套叠常可自行复位,故发作过后检查常为阴性。发作时可触及腊肠形、表面光滑,稍活动、有压痛的肿块。

2.辅助检查

(1)X线检查:普通透视和腹部平片只见到低位小肠梗阻的表现,大多数做钡剂灌肠才能确定诊断。钡剂灌入到达套入部前端时,即受阻停止,阻端呈杯口状凹陷,凹面向近侧,有时在套叠处触到肿块。如钡剂较多时,多可表现一个充盈缺损影,略呈圆形而轮廓不整齐。如有少量钡剂进入套叠入部与鞘部之间的肠廓内,可见"弹簧状"或"螺旋状"阴影(图18-2,图18-3)。

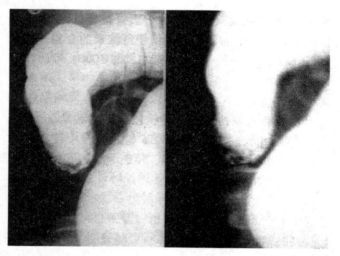

图 18-2　肠套叠、结肠表现一个充盈缺损影,略呈圆形而轮廓不整齐

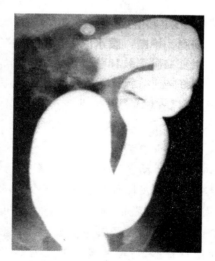

图 18-3　呈"杯口"样改变

(2)空气灌肠后X线检查:征象为空气通过受阻并伴有结肠内的"杯口"状、"球"状软组织块影。

(3)B超:对肠套叠诊断敏感性较强,声像图具有典型的靶环征、同心圆征或假肾形征。

(4)结肠镜检查:可发现结肠套叠及引起套叠的原因,对怀疑恶性病变的肠管还可以进行活检,起到定位定性的作用。

（5）CT：肠套叠 CT 检查多呈"靶征"，靶块多呈圆形或类圆形，也呈肾形、香蕉形、弹簧状肿块及彗星尾征。

**【内镜治疗】**

1.适应证和禁忌证　空气灌肠复位适应证为肠套叠发病时间不超过 48h，全身情况良好，无明显腹水及电解质紊乱，腹胀不明显，无明显腹膜炎等症状。空气灌肠禁忌证：发病超过 48h 以上，全身情况差，如严重脱水，反应差、高热、休克症状者；腹胀、腹肌紧张、疑有腹膜炎者；多次复位疑有器质性病变；疑继发性肠套叠。

2.方法

（1）透视下空气灌肠复位空气灌肠前先行 X 线立、卧位胸腹联合摄片，以排除肠穿孔，同时了解肠梗阻的程度。经肛门插入 Foley 双腔气囊管约 5cm，气囊充气 10～20ml，防止空气灌肠时 Foley 双腔气囊管脱出肛门。连接空气压力灌肠机，在 X 线透视监控下逐渐提高灌肠压力，并稳定在 60～90mmHg。使空气到达肠套叠头部，进行肠套叠复位，并在腹部行适当压力的按摩。对一些难以复位的患儿可重复上述灌肠 2～3 次，最大安全压力不超过 120mmHg。

（2）内镜复位：将内镜循腔进镜，到达套叠部位见套入之肠襻呈环状而非局限性不规则，凸出边缘整齐，表面光滑，黏膜血管未见中断。如为近端套入远端（正常解剖位）先注气使梗阻部远端肠管扩张，再将镜头对准凸出的肠襻缓慢推送至套叠解除；如远端套入近端，操作手法相反，即充分吸引后，缓慢进镜，尽量将镜头进至套叠上端再注气，使近段肠腔扩张，并用镜头反钩住套叠部肠襻，缓慢退镜至套叠解除。

**【并发症】**

并发症为肠出血、穿孔。空气灌肠的并发症是结肠穿孔及膈肌上移，致小儿急性呼吸骤停。

**【术前、术中、术后观察及处理】**

术前：解除其焦虑、恐惧心理。在空气灌肠前先做腹部立卧位透视检查，了解腹部肠管情况及观察膈下是否有游离气体，肌内注射山莨菪碱 10mg，常规备通畅气道抢救设备等。

术中：空气灌肠压力逐渐增加，设定 14kPa 为最高压力，注意套头退缩情况，如压力较高，套头无明显推动，可辅助手法复位，方法先用左手放于套头上方腹壁轻柔地朝外下逆时针方向按摩 3～5min，再以一手深压套头内侧固定套头，另一手沿套头退缩方向缓缓地用力推动。经 2～3 次灌肠不成功，应及时转手术治疗。

术后：复位成功后留观，禁饮食 6～12h，注意有无肠套叠复发症状及并发症出现，口服药用炭（活性炭）1g，待其从肛门排出且情况良好方可出院。复查 B 超或 CT。

**【治疗结果】**

小儿急性肠套叠多以非手术治疗为主，包括透视下盐水压力灌肠复位、钡剂灌肠复位、空气灌肠复位、内镜复位等。其中透视下空气灌肠复位在国内应用十分普及，治疗结果证明是一种有效、经济和比较安全可靠的办法，但并非所有采用此疗法的患儿均能获得成功，部分患儿空气灌肠整复失败后仍需手术治疗。

## 七、急性结肠假性梗阻

急性结肠假性梗阻（ACPO）是指在临床上有急性结肠梗阻的症状和体征，但无结肠病变的一组症候群。根据表现，急性结肠假性梗阻又分为麻痹性结肠梗阻、动力性结肠梗阻、痉挛性结肠梗阻和功能性结肠梗阻。由于 Ogilvie 第一个报道急性结肠假性梗阻，所以急性结肠假性梗阻又称为 Ogilvie 综合征。

**【病因及发病机制】**

发生原因很多，约 50％的病人发生于外科手术和创伤后。在女性，剖宫产术是最常见的原因，有的报道可高达 35%，其次为泌尿系手术。在男性，泌尿系手术占首位原因，其次为非手术创伤和髋关节整形手术，且大多数发生于术后 3～6d。约 45% 发生于伴有严重内科疾病的病人，其中较常见有严重感染、心肌梗死、心力衰竭、急性呼吸功能衰竭、糖尿病、尿毒症等。另有 5% 无明确原因。本病确切的发病机制目前尚不清楚。目前认为可能是支配结肠的交感神经与副交感神经之间不平衡所致。正常交感神经兴奋时胃肠道运动减弱，而副交感神经兴奋时胃肠道收缩增强，且支配结肠脾区以上胃肠道的副交感神经来自迷走神经，而脾区以下的发自脊髓的 2、3、4 骶段。各种原因，如外科手术或肿瘤浸润使脊髓 2、3、4 骶段的副交感神经被阻断，均可导致左侧结肠无张力，而引起结肠的功能性梗阻。

**【诊断】**

1.临床表现　本病好发年龄 50～60 岁，男性多于女性。典型表现为恶心、呕吐、便秘、腹胀。一般腹胀明显，而不伴腹痛。部分病人可以有肛门排气或腹泻。体格检查见腹部高度膨隆，可见结肠肠型，常无腹肌紧张及压痛。肠鸣音活跃，或者减弱、消失，偶也可闻及高调肠鸣音，但气过水音少见。如有结肠坏死穿孔，则出现腹膜炎体征。

2.辅助检查

(1)腹部 X 线平片：可见盲肠、升结肠和横结肠的积气扩张，一般无液气平面，结肠袋清晰可见，降结肠较少有积气扩张，偶尔可见小肠扩张。

(2)结肠镜检查：既具有诊断又有治疗作用，而且对首次减压后复发的病例可重复使用。需要注意的是检查与治疗应在没有腹膜炎时进行，否则易导致肠穿孔。在直视下进镜，尽量少注气，结肠镜减压后立即做腹部立位、卧位 X 线摄片，观察盲肠和腹腔内有无气体以了解治疗效果及有无穿孔。在结肠镜减压的过程中，若发现结肠黏膜呈紫黑色或引流液中有血性液体，提示有结肠壁坏死的可能，应立即剖腹探查。

(3)造影剂灌肠 X 线检查低压水溶性的造影剂灌肠可排除结肠机械性梗阻，可见盲肠、升结肠和横结肠扩张，而远端结肠结构正常，未发现病变，如有盲肠坏死及穿孔的指征，禁用造影剂灌肠检查。

**【内镜治疗】**

1.适应证和禁忌证　ACPO 在明确诊断后，应以保守治疗为主，新斯的明是首选药物，肠镜减压有较高的复发率，应该严格掌握手术指征。如果在治疗过程中发现肠黏膜有缺血、坏死，应立即停止结肠镜治疗，而转手术治疗。盲肠扩张直径超过 12cm，有引起穿孔的危险。经皮内镜盲肠造瘘(PEC)禁忌证包括腹膜炎、皮肤细菌组织炎及凝血机制异常者。

2.方法

(1)结肠镜治疗：建议在行结肠镜减压前，谨慎地给予生理盐水灌肠。结肠内的液体和气体，用结肠镜吸出即达到减压的目的。用结肠镜治疗急性结肠假性梗阻的医师，必须具有丰富结肠镜检查经验。

(2)经皮内镜盲肠造瘘(PEC)：结肠镜进入到盲肠或升结肠后。用手指按压腹部的右下角，能在结肠镜内看到手指压陷或在腹部上观察肠镜的光点以确认肠镜部位。消毒皮肤，利多卡因局部麻醉后，切一直径 1～2cm 小切口。用 Boston Scientific PEG 胃造口管(20Fr)盒子中的长针头直接插入肠腔内，然后置入导线。用肠镜的异物钳钳住导线，退镜。在肛门口用引出的导线，连接上 PEG 胃造口管。重新进镜，助手轻轻拉腹部上的导线，肠镜紧跟观察，如 PEG 胃造口管有嵌住在肠腔内的现象时，用肠镜辅助通过。胃造口管从腹部拉出后，应该减慢速度与拉力，监视胃造口管上的长度，切忌不要拔过头，当胃造口管蘑菇头紧贴肠壁后，退镜。消毒皮肤，固定胃造口管，接上负压引流袋，排气。

## 【并发症】

并发症是盲肠或结肠穿孔、大出血、感染、病死率高等。

## 【术前、术中、术后观察及处理】

术前：关键是必须排除机械性结肠梗阻，因为两者的治疗措施截然不同。此外，ACPO还需与疝、肠粘连所致的肠梗阻及缺血性结肠炎、急性胃扩张、小肠麻痹性梗阻等进行鉴别。详细向患者说明结肠镜减压或PEC的适应证、优缺点及可能出现的各种并发症，消除患者紧张情绪并使患者能最大限度配合手术。术前15min分别给予地西泮5mg肌内注射。

术中：内镜治疗假性结肠梗阻，由有丰富经验的内镜医师进行，检查中进镜要缓慢，循腔进镜，进镜时镜头应位于肠腔中部，镜头应少或不撞击肠壁，以防发生并发症。禁用滑进，因肠梗阻时肠壁多有充血、水肿，肠壁弹性减弱，滑进容易导致肠穿孔。在钩拉取直镜身时动作要轻柔，勿用暴力。每进镜4～5cm抽吸1次，少注气或不注气。遇粪便遮盖看不清楚肠黏膜时，可用温水50ml冲洗，冲后立即吸出，随后观察黏膜颜色等改变，冲洗可频频进行，一旦发现黏膜有出血或缺血性病变，应立即停止操作而中转手术。

术后：严密观察腹胀、腹痛情况，其措施包括禁食、胃肠减压、维持水电酸碱平衡、肠外营养支持、中药治疗。ACPO经适当治疗，于3～6d恢复，但老年患者或有严重基础疾病者预后较差，即使已行满意的结肠减压，病死率仍较高。

## 【治疗结果】

治疗ACPO的目的是恢复胃肠道动力，需要禁食、持续胃肠减压、肛管排气；病人床下或在床上多活动；应用生长抑素，肠外营养支持，保持水、电解质平衡；应用广谱抗生素等；结肠镜减压治疗急性结肠假性梗阻，由于效果确切，创伤小，术后并发症和病死率低，很快被临床接受，有报道约有85%的急性结肠假性梗阻病例可以通过结肠镜治疗获得治愈，结肠镜治疗后，少数病人有复发或失败的可能。近年PEC术用于ACPO的治疗。

# 八、结肠巨大异物

结肠巨大异物多发生于肛门直肠交接处，包括导管、鸡骨或鱼骨等咽下的异物，胆石或粪石，周围器官侵蚀入直肠的异物，如尿路结石、阴道环或手术海绵、器械等，亦有一些与奇特的表演有关的异物被人为地插入肛门。

## 【病因及发病机制】

结肠直肠内异物进入途径有经口吞入、由肠管外侵入及由肛门进入。由肛门有意插入异物目的有多种，但少数为性欲异常而插入肛门异物。胆石或者粪石等在直肠的嵌顿；医源性异物遗留在肠道等。

## 【诊断】

1.临床表现　症状取决于异物的大小和形态，停留时间及有无感染或穿孔等。由肛门有意插入异物目的有多种，但少数为性欲异常而插入肛门异物。异物种类繁多，插入后无法自行取出的临床表现据情况不同而不同，有的可能致肠破裂等严重后果。直肠指诊常可触及异物。

2.辅助检查

(1)影像学检查：可观察到异物影。

(2)结肠镜检查：可直接观察到异物大小和形态、性质(图18-4)。

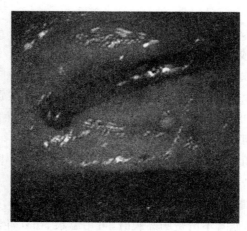

图 18-4　回盲部铁钉

**【内镜治疗】**

1.适应证和禁忌证　适应证:异物嵌顿于结肠,未穿透肠壁;禁忌证:异物已穿透肠壁,异物太大。

2.方法　结肠镜异物取出术:根据异物的大小和形态、性质,采取不同辅助器械进行治疗。据报道,应用向直肠及乙状结肠内注射空气的技术,可轻易地将直肠内异物经肛门取出。

**【并发症】**

结肠出血、黏膜撕裂、穿孔等。

**【术前、术中、术后观察及处理】**

术前:解除其焦虑、恐惧心理。据情况可使用静脉麻醉;常规准备肠道。

术中:根据异物的大小和形态、性质,采取不同辅助器械进行结肠镜治疗,大肠内长条形异物,多为遗留于大肠的各种引流管及吞入的各种长条形异物,可用圈套器,套住异物一端,随内镜一起退出体外;圆球形异物以粪石及胆石最为多见,对于这类异物如体积较小,可选用三爪钳取出,也可用篮型取石篮取出。对于较大的结石可用特别的碎石器,将结石粉碎后,再取出;扁平形异物的取出,对此类异物,应选用鼠齿钳钳取,用其他器械试取时,容易滑脱。如异物取出困难,怀疑有穿孔,应外科诊治。

术后:观察患者腹痛、便血情况、监测生命体征,酌情应用抗生素。

**【治疗结果】**

结肠异物多数由误服引起,部分为故意吞服或由于肠道内瘘排出进入大肠,它无论在异物种类、性质及对人体的危害等方面都有别于上消化道异物,一般均能自行排出体外,所以大多数结肠异物如无特殊的并发症存在,一般均无需内镜处理。内镜下取异物具有方法简单、并发症少、成功率高等优点。目前,多数异物可以通过内镜取出,减少了患者的痛苦和医疗费用。

# 九、金属支架滞留肠道

消化道金属支架置入的常见并发症,一般而言,支架滑脱后,只要能通过幽门进入小肠,多可经肠道排出。但也有部分患者支架常在十二指肠转角处、Treitz 韧带部位和回肠末端等狭窄处出现滞留,引起部分或完全梗阻。

**【病因及发病机制】**

内支架向远端移位,大多能安全排出肠道,由于肠腔内外结构发生异常,如肠腔内肠壁憩室、疝袋形成、肠腔外粘连固定、某些生理性肠道结构和固定处如回言瓣、十二指肠 Treitz 韧带和回肠末端、肝曲、脾曲、直乙结肠交接处等区域亦可使支架的正常排出受阻,出现滞留。支架置入术后发生支架移位、脱落的原因,主要与下列因素有关:①支架的质量不可靠,因支架张力、硬度、直径及长度达不到规定的要求,因此,在使用时会发生支架移位或脱落现象。②支架的类型选择不正确,常用的支架有无覆膜支架及覆膜支架,须根据不同的情况选择不同的支架。③支架的直径及硬度选择不合适,应根据食管狭窄的情况选择直径及硬度合适的支架,较正常段管腔略宽的支架,以便支架膨胀后能与管壁紧密接触。④支架放置的位置不正确,一般支架放置以狭窄为中心,两端超过狭窄端以上,既可防止支架的脱落,又可防止再狭窄的发生。⑤支架放置的时机不合适,食管狭窄严重影响患者进食,支架置入术后能快速解除食管梗阻,解决患者进食问题,恶性肿瘤所致的食管狭窄,在支架置入术后进行放疗或化疗,如支架直径较小,可因治疗后肿瘤的缩小而致支架移位或脱落。⑥支架置入术后的进食情况,支架置入术后需经过一段时间方能完全张开,与食管壁紧密贴合,因此,支架置入术后不能马上进食,行支架置入术的患者,应避免进过硬食物及长纤维食物。

**【诊断】**

1.临床表现　多数无症状,部分患者可出现腹痛、腹胀、便秘甚至呕吐等肠梗阻症状,如支架压迫肠壁损伤肠黏膜还可出现溃疡或出血,甚至穿孔和急性腹膜炎。

2.辅助检查

(1)腹部 X 线平片:X 线下可见金属支架影,如出现梗阻还可出现气液平面。

(2)内镜检查:行双气囊/单气囊小肠镜或结肠镜检查可见金属支架滞留肠道。

**【内镜治疗】**

1.适应证和禁忌证　适应证:金属支架滞留肠道诊断明确者;禁忌证:有穿孔或急性腹膜炎者。

2.方法　内镜治疗:支架滞留于十二指肠可用双气囊/单气囊小肠镜插入至梗阻处,用异物钳取出,如梗阻于回肠末端可用结肠镜插入,通过回盲瓣至梗阻处,用异物钳取出。

**【并发症】**

并发症包括大量出血、肠穿孔、肠梗阻等。

**【术前、术中、术后观察及处理】**

术前:解除其焦虑、恐惧心理,据情况可使用静脉麻醉,常规准备肠道、单气囊小肠镜、OLYMPUS SIF-TYPE-Q260、异物钳、圈套器等。

术中:根据支架滞留肠道的部位,选用单气囊小肠镜或结肠镜插入至梗阻处,用异物钳或圈套器将支架小心取出。如支架取出困难,有出血,怀疑有穿孔,应外科手术取出。

术后:观察患者腹痛、便血情况、监测生命体征,酌情应用抗生素。

**【治疗结果】**

金属内支架置入术已成为消化道恶性狭窄的重要治疗手段,随着该技术的广泛开展,支架脱落这一并发症已成为不容忽视的问题。金属支架脱落后,大多可自行从肛门排出;如支架滞留于十二指肠可用双气囊/单气囊小肠镜插入至梗阻处,用异物钳取出,如梗阻于回肠末端可用结肠镜插入,通过回盲瓣至梗阻处,用异物钳取出。内镜下取异物具有方法简单、并发症少、成功率高等优点。目前,多数异物可以通过内镜取出,减少了患者的痛苦和医疗费用。


# 十、溃疡性结肠炎

溃疡性结肠炎(UC)是一种慢性非特异性结肠炎症,病变主要累及结肠黏膜和黏膜下层,是西方国家的常见病,近年我国发病率明显增加。

**【病因及发病机制】**

病因和发病机制仍不清楚。UC发病机制的各种学说;①遗传学说。UC具有遗传易感性,主要表现在家族聚集性和种族差异;UC为多基因疾病,全基因组扫描、精细的基因绘图等技术发现除2、6号染色体可能与UC相关。②环境学说。临床流行病学资料显示北美和欧洲北部UC发病率最高,且趋向于稳定;南美、东南亚、非洲、澳大利亚等地发病率较低,但发病率有上升的趋势。③微生物学说。虽然直到现在,尚未证实某种微生物与该病有关。许多论点反对该病存在一个感染的病因。④免疫学说。UC的发病机制与机体免疫功能异常关系密切,其临床证据为:除结肠病变外,临床上常伴有结节性红斑、类风湿性脊柱炎、硬化性胆管炎等自身免疫性疾病的其他表现;结肠黏膜有大量炎性细胞浸润,细胞免疫和体液免疫激活;应用糖类皮质激素或免疫抑制药对本病的治疗有效。

**【诊断】**

1.临床表现 多数起病缓慢,少数急性发病,偶见急性暴发起病。病程呈慢性经过,多数表现为发作期与缓解期交替,少数症状持续并逐渐加重。部分患者可在发作间期因饮食失调、劳累、精神刺激、感染等诱因诱发加重或加重症状。临床表现与病变的范围、病型及病期等有关。

消化系统表现:腹泻、黏液脓血便是本病活动期的重要表现。大便的次数和便血的程度可以反映病情的轻重。腹痛,一般有轻度到中度腹痛,疼痛大多在左下腹或下腹部,也可涉及全腹。若并发中毒性巨结肠或炎症波及腹膜,有持续性剧烈腹痛。肠外表现,包括关节炎、结节性红斑、坏疽性脓皮病、巩膜外层炎、前葡萄膜炎、口腔复发型溃疡等。此外,还可以有骶髂关节炎、强直性脊柱炎、原发性硬化性胆管炎以及少见的淀粉样变等。

临床类型:①初发型,指无既往史的首次发作;②慢性复发型,临床上最多见,发作期与缓解期相交替;③慢性持续型,症状持续,间以症状加重的急性发作;④急性暴发型,急性起病,病情严重,全身毒血症症状明显,可伴有中毒性巨结肠、肠穿孔、败血症等并发症。

病情严重程度。轻型:腹泻4/d以下,便血轻或无,无发热,脉速,贫血无或轻,血沉正常;中型:介于轻型和重型之间;重型:腹泻6/d以上,有明显黏液血便,体温>37.5℃至少持续2d以上,脉搏>90/min,血红蛋白<100g/L,血沉>30mm/h。

病变范围:可分为直肠炎、直肠乙状结肠炎、左半结肠炎(病变限于结肠脾曲以下)、广泛性或全结肠炎(病变扩展至结肠脾曲以上或全结肠)。病变呈区域性分布者称区域性结肠炎,罕见。

病情分期:分为活动期和缓解期。

2.辅助检查

(1)结肠镜检查:镜下所见的重要改变有:黏膜粗糙或呈颗粒状,弥漫性充血、水肿,血管纹理模糊、质脆、出血,可附有脓性分泌物;病变明显处见弥漫性糜烂或多发性溃疡;慢性病变见假息肉及桥状黏膜,结肠袋变钝或消失。

(2)X线钡灌肠检查:所见X线征主要有:黏膜粗乱和(或)颗粒样改变;多发性浅溃疡,表现为管壁边缘毛糙呈毛刺状或锯齿状及见小龛影,亦可有炎症息肉而表现为多个小的圆形或卵圆形充盈缺损;结肠袋消失,肠壁变硬,肠管变短、变细,可呈铅管状(图18-5,图18-6)。

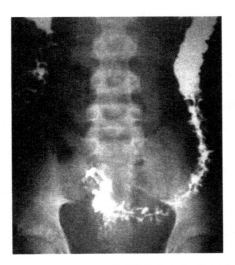

图 18-5　肠壁外缘呈对秒钟的花边状(指压迹)

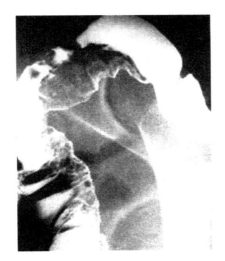

图 18-6　图中可见龛影,结肠袋消失

(3)B超:首次发病或发病较轻的溃疡性结肠炎,仅仅表现为肠壁轻度增厚,厚度<0.6cm,结构清晰,病程较长或病情较重者,肠壁增厚、回声减低均较明显,厚度>0.7cm,黏膜可见高回声,可见溃疡样凹陷,肠壁结构往往不清晰。

**【内镜治疗】**

1.适应证和禁忌证　UC 修复时发生炎症性息肉、增生性息肉或上述两种息肉腺瘤样变是经内镜高频电凝切除或激光、微波切除的绝对适应证;如溃疡性结肠炎合并肠管狭窄<3～5cm,位于左侧结肠,可行经结肠镜扩张治疗;当 UC 并发下消化道出血行急诊结肠镜检查示出血为溃疡累及大血管所致者,可在内镜下止血治疗。

2.方法

(1)内镜下止血:当 UC 并发出血为溃疡累及大血管所致者,可在内镜下行电凝、激光、微波、止血夹、局部注射或局部喷洒药物等治疗。

(2)内镜下气囊扩张治疗:如 UC 合并肠管狭窄<3～5cm,位于左侧结肠,可行经结肠镜下气囊扩张治疗。

（3）息肉/腺瘤的内镜下治疗：溃疡性结肠炎修复时发生炎症性息肉、增生性息肉或上述两种息肉腺瘤样变是经内镜高频电凝切除或激光、微波切除。

**【并发症】**

并发症为大出血、肠穿孔等。

**【术前、术中、术后观察及处理】**

术前：以 UC 合并肠管狭窄气囊扩张为例，常规结肠清洁准备，了解病变长度、狭窄程度、有无内瘘。引导钢丝，气囊扩张器，检查器械及抢救用品准备是否齐全，应用系统是否完好无故障。

术中：内镜直视下将导丝插入狭窄段下方，沿导丝送入气囊扩张器，直视下使气囊近端较狭窄上口高出 1～2cm 为佳，注气，压力 0.3～0.5Mpa，保持 2min 后放气，反复 2～3 次，气囊直径逐步增至 16～18mm。如患处渗血影响视野，给予 80mg/L 去甲肾上腺素盐水冲洗。扩张完成，退出扩张器。

术后：密切观察患者生命体征，有无腹痛、黑粪等，一般术后禁食 24h。

**【治疗结果】**

UC 主要采用内科治疗，治疗目的是控制急性发作，维持缓解，减少复发及防治并发症。治疗 UC 的药物主要包括传统化学制剂、氨基水杨酸类、糖类皮质激素和免疫抑制药，以及新发展的生物学制剂。这些药物虽然在临床上起效快，但副作用较大，且个体差异也不同。中医药在治疗该病方面引起了普遍的关注，因为中医药在抗炎、抗微生物、调节机体免疫力、副作用小、稳定病情、预防复发方面有明显的优势。UC 合并息肉腺瘤，肠管狭窄，下消化道出血可行内镜下治疗。

# 十一、缺血性肠病

缺血性肠病是 20 世纪 60 年代提出的一组具有一定临床病理特点的独立性肠道血管疾病，该病是由于各种原因引起的肠壁血流灌注不良所致相应肠道发生急性或慢性肠壁缺血性损害，此病可累及整个消化道，一旦主要累及结肠，故又称为缺血性结肠炎。

根据缺血损伤程度不同将其分为三型：一过性型、狭窄型、坏疽型。

**【病因及发病机制】**

缺血性肠病发生的主要病理基础是血管本身的病变和血流灌注不足，好发于某些疾病的基础上。首先是在动脉粥样硬化时，血管管腔狭窄，血流不畅，其次为血管本身病变如结节性多动脉炎、系统性红斑狼疮、糖尿病等，房颤、心肌梗死、外伤骨折等所致栓子栓塞，血流量不足如：休克、脱水等均可诱发。该病主要是由于供应肠道血液的腹腔动脉、肠系膜上动脉和肠系膜下动脉及其分支发生血运障碍，导致相应肠道发生缺血性损害，病变好发在各动脉供血相交区域，如结肠脾曲、降结肠、乙状结肠、右半结肠。

**【诊断】**

50 岁以上患者伴有严重弥漫性动脉硬化、心脏瓣膜病、心力衰竭、心律失常和心肌梗死等疾病，或有烧伤、胃肠道大出血、急性胰腺炎等血容量不足等病史，临床有阵发性腹部绞痛、血便、伴有里急后重，而大便检查不支持细菌性感染，应考虑本病。肠壁组织病理学检查以缺血性改变为主要特点，并伴有血管炎、血栓形成及血管栓塞病变者即可确诊。

1.临床表现　典型临床表现为突发的腹痛，多数为持续隐痛或钝痛伴阵发加重，也有表现为发作性绞痛，开始定位不明确，逐渐定位到受累肠管部位，多为左侧腹或左下腹。在数小时后至 24h 内出现腹泻、便血，为鲜红色或暗红色，血与粪便相混。可伴恶心呕吐和发热。慢性缺血性结肠炎临床特点为进食后腹痛，因此，产生畏食，逐渐消瘦。可伴有腹胀、腹泻、黏液便或便秘。在急性肠系膜上动脉栓塞患者有人提出剧烈急腹痛、器质性心脏病和强烈的胃肠道排空症状(恶心、呕吐、腹泻等)三联征。

2.辅助检查

(1)腹部 X 线平片:无特异性,主要用来排除其他肠道疾患。

(2)钡剂结肠造影:典型表现有最具特征性的指压痕,其他还包括病变肠段轮廓呈细锯齿状,肠壁水肿增厚、结肠袋消失,结肠激惹现象等。

(3)B 超:为早期诊断手段,可提示病变肠段的大致部位,肠壁水肿增厚,结构层次清晰。

(4)CT:主要可见受累肠段肠壁局限性或弥漫性增厚、腹水、肠系膜动脉的狭窄及阻塞、肠系膜上静脉的血栓、门静脉积气等。

(5)选择性血管造影:理论上选择性肠系膜动脉造影是提供确诊依据的手段,但大多数缺血性结肠炎患者肠系膜动脉造影很少能显示血管闭塞和(或)肠段血管充盈不良现象,故血管造影对结肠缺血的诊断不如结肠镜等检查作用大。

(6)结肠镜检查。典型的特点为病变黏膜与正常黏膜分界清楚,依据病程,内镜可分为三期:急性期(发病 72h 内)黏膜苍白水肿(假瘤征)、瘀斑、黏膜下出血、糜烂,严重者可有不规则浅溃疡形成;亚急性期(72h～7d)溃疡形成,溃疡呈纵行或匍匐行,一般较浅,溃疡表面多覆污秽灰黄色渗出物;慢性期(发病 2 周以上)表现为慢性炎性改变,血管网消失,黏膜呈颗粒状,少数可见瘢痕及肠腔狭窄,个别病例仍有未愈合的溃疡存在。

**【治疗结果】**

首先要积极去除病因及诱发因素,如纠正心功能不全、改善由于心排血量降低、低血压及低血容量导致的肠道血液低灌注状态。避免诱发肠道缺血的药物。限制饮食,降低肠道氧耗。及时应用扩血管药物,通常静脉使用罂粟碱及丹参等,并可用阿司匹林或抗凝药。常规应用足量广谱抗生素。大多数在 48～72h 症状缓解,1～4 周结肠病变愈合。少数内科保守治疗无效,血管造影证实血管闭塞及痉挛不缓解者应立即通过动脉通道注射血管扩张剂并及时行血管介入或手术治疗,出现肠透壁性坏死的患者应及时行手术治疗。

# 十二、蓝色橡皮疱痣综合征

蓝色橡皮疱痣综合征(BRBNS)又称 Bean 综合征,是一种罕见的主要以皮肤和胃肠道血管畸形(海绵状或毛细血管状血管瘤)并存为特征的全身性疾病,1958 年由 Bean 首次命名。在小儿至成人各年龄阶段均可发病。

**【病因及发病机制】**

该病属常染色体显性遗传,第 9 号染色体短臂的一个基因突变可能与 BRBNS 有关,系胎儿期分化发育过程异常或发育不全所致,一般均为幼年期发病。BRBNS 是否具有遗传性的报道还不一致。目前多数报道认为该病呈散在分布,也有研究认为本病可能会有家族遗传。

**【诊断】**

1.临床表现　BRBNS 胃肠道病变往往引起出血和失血性贫血。肠道除了出血、还会发生肠套叠、肠扭转、肠梗死、引起严重的腹痛。BRBNS 大多与皮肤和胃肠道病变有关,少数病例可以发生在头颅、肌肉、皮肤等其他部位。若累及眼眶血管可致盲,中枢神经系统若受累则可发生癫痫,这可能与邻近血管的损伤有关。广泛性动脉血栓更为少见,可造成肺动脉高压。

2.辅助检查

(1)结肠镜检查:发现结肠以蓝紫色乳头状或丘疹样、扁平状海绵状血管瘤为主,质软,呈囊状,大小不等,病变数目不等。

(2)超声内镜:提示位于结肠壁第 2 层呈不均匀低回声区。

## 【内镜治疗】

1.适应证和禁忌证　适应证:小而散在 BRBNS 病灶适合内镜治疗;禁忌证:病变范围大、肠段血管瘤密集者。

2.方法

(1)内镜套扎及硬化治疗:同食管胃静脉曲张套扎及硬化治疗。

(2)ESD:将病变完整剥离后病检,治疗报道很少。

## 【并发症】

并发症为大出血、穿孔等。

## 【术前、术中、术后观察及处理】

术前:常规肠道准备,黏膜注射针,1％乙氧硬化醇(国产聚桂醇),2％鱼肝油酸钠注射液 2ml/支。

术中:以硬化治疗为例,备好抢救药品及物品防止静脉瘤破裂大出血。充分暴露病变,根据瘤体的大小计算注射 2％鱼肝油酸钠的剂量,为 1.5～5.0ml。

术后:禁食 24～48h,注意观察患者有无黑粪,卧床休息 1 周,1 周后适当活动,避免剧烈活动。

## 【治疗结果】

BRBNS 目前尚无理想的根治方法。使用糖皮质激素或干扰素,抑制血管内皮细胞的增生,但疗效尚难以肯定。小而散在病灶适合内镜下可采用 Nd:YAG 激光烧灼、ESD、高频电烧灼、注射硬化剂等方法治疗后取得满意的效果;有报道内镜下氩离子凝固术及内镜下激光加糖皮质激素治疗的病例无再出血;而对病变范围大、肠段血管瘤密集者则需行外科切除。

# 十三、小肠良性肿瘤

小肠良性肿瘤常见的有腺瘤、平滑肌瘤、脂肪瘤及血管瘤等,少见的有神经纤维瘤、纤维肌瘤、纤维瘤及黏液瘤等。小肠良性肿瘤多发于回肠,其次为空肠,发生于十二指肠者较为少见。

## 【病因及发病机制】

小肠肿瘤的确切病因目前尚不清楚。有些学者认为小肠肿瘤可能与某些致癌物质的影响以及机体免疫功能的减退有关;还认为与遗传因素及某些后天性疾患有一定关系。较为一致的看法有:①小肠腺瘤样息肉、腺癌和某些遗传家族性息肉病关系密切;②厌氧菌可能在一部分小肠肿瘤中起一定作用;③免疫增生性小肠疾病(IPSID)被认为是淋巴瘤的癌前病变,各方面的证据均提示感染可能在 IPSID 淋巴瘤的发生发展中起着重要作用;④炎症性肠病具有发展为小肠恶性肿瘤的倾向性;⑤一些疾病如口炎性腹泻、克罗恩病、神经纤维瘤病、某些回肠手术后与腺癌的发生有关;另一些疾病如结节性淋巴样增生、AIDS 则与非霍奇金淋巴瘤有关;⑥化学性致癌剂如二甲基肼、氧化偶氮甲烷在小肠肿瘤的发生中可能起一定的作用。

## 【诊断】

1.临床表现　小肠良性肿瘤生长缓慢,多无临床症状,不会引起病人重视,由于十二指肠发病率高,所以有时胃肠钡剂检查中可发现。当瘤体较大或者发生坏死、形成溃疡时多出现临床症状。出现时间长短不一。腹部不适、腹痛、大便隐血阳性或者黑粪、腹泻等最常见临床表现,较大的良性肿瘤可致肠梗阻、肠套叠。

2.辅助检查

（1）气钡小肠造影：表现为类圆形或半圆形充盈缺损，边界光整，黏膜无破坏，不侵犯周围肠管，少有肠梗阻出现（图18-7）。

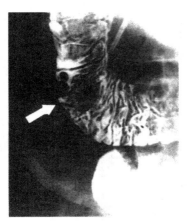

**图18-7　小肠腺瘤**，造影检查显示十二指肠降段外侧见分叶状充盈缺损，其基底部与肠壁形成切迹，肠壁略凹陷

（2）单气囊（SBE）或双气囊小肠镜（DBE）：对有不明原因的消化道出血、腹痛等症状，而常规胃镜、结肠镜、钡灌肠等检查结果阴性时，应进一步单气囊/双气囊小肠镜检查以排除小肠病变。小肠镜在小肠肿瘤诊断率及准确率明显优于小肠稀钡造影和胶囊内镜检查（图18-8）。

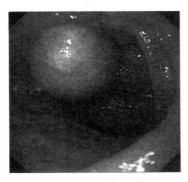

**图18-8　十二指肠肿瘤**

（3）胶囊内镜：胶囊内镜对小肠肿瘤的检出率高于小肠气钡造影（图18-9）。

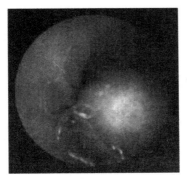

**图18-9　小肠肿瘤**

（4）CT 表现：CT 对腔外型有帮助，表现为由肠壁向腔内或腔外突出的圆形或类圆形肿块，边缘光滑，密度均匀（图 18-10）。

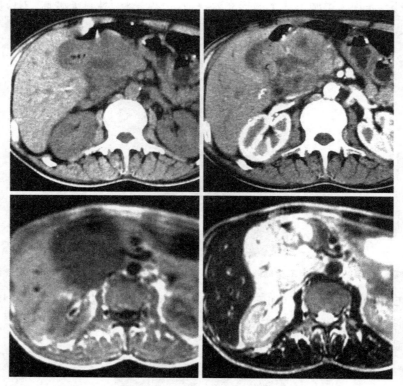

图 18-10　小肠间质瘤，十二指肠乳头区可我团长片状软组织密度影，
CT 增强扫描呈不均匀强化；MRI 扫描病灶呈长 $T_1$ 不均匀长 $T_2$ 信号

**【内镜治疗】**

1.适应证和禁忌证　对于已经发现的小肠深部息肉，如 Peutz-Jeghers 综合征或家族性腺瘤性息肉病等小肠多发息肉，气囊辅助内镜技术的出现，为小肠息肉患者的治疗开辟了一个新的途径和方法。但是目前该项技术临床应用报道的病例数还较少，实际应用经验和技术还不够成熟。

2.方法　SBE/DBE 检查治疗：应用 SBE/DBE 对临床诊断为 PJS 的患者进行检查和治疗，主要观察指标包括 SBE/DBE 检查治疗的完成情况、小肠息肉切除的数量、大小以及与 SBE/DBE 检查治疗相关的并发症等。

**【并发症】**

总体并发症发生率为 1.2%，经口进镜急性胰腺炎发生率为 0.34%，圈套摘除术后出现即时残根出血，急性小肠穿孔，甚至有死亡报道。

**【术前、术中、术后观察及处理】**

术前：检查前 1d 进行充分的清洁肠道准备，静脉麻醉下进行。

术中：经肛和（或）经口 SBE/DBE 检查及治疗，根据息肉不同的情况进行镜下治疗和处理。对于直径在 5～50mm 的息肉视具体情况决定是否治疗，原则上对于＜5mm 的息肉可暂时不予处理，对直径＞5mm，尤其息肉基底部直径超过 30mm 的息肉建议外科手术治疗，如果息肉数目太多，一次不能切除过多，可间隔一段时间后再次进行镜下治疗，对于分布在胃、十二指肠及大肠的息肉，应换用胃镜或结肠镜治疗。

术后:患者禁食并严格卧床休息72h,密切观察有无腹痛、发热、便血等,治疗后的患者至少休息7d以上,再从对侧行对接检查和治疗。

**【治疗结果】**

SBE/DBE对于直径5~50mm的息肉可以镜下摘除,一次小肠镜操作可以摘除多枚息肉,大部分术前有临床症状的患者经镜下治疗后症状消失或明显缓解;创伤小,与开腹手术相比,属于微创治疗;手术较安全,严重并发症的发生率低;可反复进行检查及治疗。

(夏元林)

# 第二节　肠道恶性病变

## 一、小肠恶性肿瘤

原发性小肠恶性肿瘤(PMTSI)是原发于小肠的上皮组织或间叶组织的新生物。根据资料统计,小肠恶性肿瘤占胃肠道恶性肿瘤的1%~5%,占全身恶性肿瘤的0.4%。虽然其发生率低,近年来却有逐年升高的趋势。

**【病因及发病机制】**

病因目前尚不清楚。有些学者认为小肠肿瘤与某些致癌物质的影响以及机体免疫功能的减退有关;还认为与遗传因素及某些后天性疾患有一定关系。如消化器官的癌,由遗传而发生的癌与非遗传的相比,常常在多脏器内发生;小肠恶性肿瘤常常有第二个原发病灶发生。这说明部分小肠恶性肿瘤的多发病灶或同时伴有胃肠道其他恶性肿瘤与多基因可能有关。还有学者认为小肠癌的发病因素是,某些胆酸如脱氧胆酸、原胆酸等及其在细菌作用下的一些降解产物有致癌作用,故在十二指肠慢性炎症的基础上,经过胆汁中某些致癌物质的作用,可导致癌的发生。恶性肿瘤包括癌(腺癌、乳头状癌、黏液腺癌);肉瘤(纤维肉瘤、神经纤维肉瘤、平滑肌肉瘤、网状细胞肉瘤、黏液肉瘤)、类癌或嗜银细胞瘤、霍奇金病、恶性血管瘤、恶性色素瘤、恶性神经鞘膜瘤。

**【诊断】**

1.临床表现　小肠肿瘤的临床表现缺乏特异性,一般与肿瘤的类型、部位、大小、性质及是否有梗阻、出血和转移有关。其表现容易与小肠其他疾病,如炎性肠病、小肠憩室、结核等相混淆。以腹痛及消化道出血较多见,其他常见症状有黄疸、腹部肿块、肠梗阻、贫血和消瘦等。

2.辅助检查

(1)双气囊小肠镜(DBE):2001年由日本学者山本博德(Yamamoto H)发明,2003年日本富士写真光机株式会社在全球首先推向市场。它具有直观、操作可控性和可进行活检、治疗的优点,可作为小肠恶性肿瘤的首选检查方法。但是,也存在检查时间长,部分患者耐受较差的不足,同时DBE检查也存在一定的盲区。

(2)胶囊内镜:2000年以色列Given公司的Iddan等科学家发明了胶囊内镜,可完成全小肠检查,漏诊率显著降低,但无法进行活检和内镜下治疗,如果存在肠梗阻、狭窄或瘘管的可能会引起胶囊滞留。目前胶囊内镜有OMOM胶囊内镜是由我国重庆金山科技(集团)有限公司自主研发,继Given Imagingg公司之后的世界上第二个胶囊内镜,韩国MiroCam胶囊内镜,日本研制出新型消化系统胶囊内镜。

（3）术中内镜：对不明原因的消化道出血，如临床高度怀疑为小肠肿瘤，而经顺序性检查后又未能确定，可考虑剖腹探查结合术中内镜，能显著提高小肠肿瘤的检出率。

（4）小肠气钡双重造影：先经口插入造影导管至十二指肠与空肠交界处，钡剂在通过肠腔时显示肠腔充盈缺损、龛影、狭窄等征象，从而判断小肠疾病的部位和性质。

（5）多层螺旋 CT 小肠造影检查（MSCTE）：用水、甲基纤维素等作为肠腔内对比剂，并可结合静脉造影剂以评估肠壁及肠系膜缺血情况，对小肠腔内和腔外的肿瘤有良好的鉴别力。

（6）CT：局限性肿块伴邻近肠壁增厚，管腔呈环形或偏心性狭窄，增强扫描肿块中度强化，密度不均匀。

### 【内镜治疗】

1.适应证和禁忌证　　手术切除是目前小肠恶性肿瘤的主要治疗方法，所以小肠恶性肿瘤一经确诊，应立即争取根治性手术切除或姑息性手术切除。小肠恶性肿瘤患者不能耐受或拒绝手术的可选择介入治疗，如鼻肠减压管缓解肠梗阻症状，经内镜治疗小肠恶性肿瘤的报道少见。

2.方法

（1）鼻肠减压管：采用 CLINY 鼻肠减压管套件（日本 Create Medic）公司生产，管长 3.5m。为较软的硅胶导管，其前端有前后双气囊，前气囊充盈时在肠蠕动的推动下可将导管向小肠远端推进，直至到达梗阻小肠处后停止移动。在导管向前推进的过程中其前端多个侧孔可对扩张小肠进行全程减压、引流，达到了缓解肠梗阻的目的。并且当导管停止向深部运行后通过导管向小肠内注入对比剂进行小肠造影能起到辅助诊断的作用。

（2）肠内营养治疗：患者在腹胀症状消失 2d，临床明确无肠穿孔及肠坏死等急腹症情况下即试行肠内营养治疗，不必等有肛门排气。开始可经导管向小肠内注入少量 supportan 营养液，关闭引流通道后观察3～4h，如无明显不适则继续关闭引流管道并改口服 supportan 营养液，行肠内营养治疗。按由少到多原则，逐渐增加剂量，总量 500～800ml，分多次口服；口服 supportan 营养液至 2 周后开始减量，逐渐增加进无渣饮食直至完全进无渣饮食。在此期间仍需密切观察患者腹部症状及体征，若进食期反复出现腹胀、腹痛等情况，即打开引流通道进行减压引流。进食热量不足部分由静脉营养补充。

### 【并发症】

鼻肠减压管插管操作相关的并发症有消化道出血、肠瘘、肠穿孔等。

### 【术前、术中、术后观察及处理】

术前：以鼻肠减压管为例，详细向患者说明其适应证、优缺点及可能出现的各种并发症。了解狭窄的部位、长度及程度，准备鼻肠减压管等。

术中：在 DSA 透视下通过变换患者体位及导管、导丝配合将导管前端插入十二指肠屈氏韧带附近，拔出导丝。向导管前囊内注入灭菌蒸馏水或空气 10～15ml，充盈前囊。为使鼻肠减压管随肠蠕动下行。减压管外端不固定，在导管的吸引口接上吸引器或负压吸引球。

术后：鼻肠减压导管插入后密切观察患者腹痛、腹胀、呕吐等临床症状变化。每日记录导管进入体内深度及引流液量，1 周左右拍摄立卧位腹部 X 线平片观察肠腔内气液平面及肠管扩张度。每周测量患者体重及血生化检查。

### 【治疗结果】

小肠恶性肿瘤治疗首选根治性切除术及区域淋巴结清扫，若无法根治性切除，则行姑息性手术，提高患者生活质量。至今尚缺乏小肠腺癌的标准化疗方案，多数文献报道小肠腺癌的化疗并未延长生存期，目前常用方案包括 5-FU 联合铂类（顺铂、卡铂或草酸铂）、5-FU 联合伊立替康（格列卫，Glivec）等。小肠癌对放疗敏感度虽然比较低，但是如果手术后残留癌组织范围比较局限，也可以做放射治疗，一般总量在 40Gy。

有报道使用鼻肠减压管插入小肠对该类患者出现小肠梗阻时进行减压引流,可在短期内缓解肠梗阻症状,并可对患者行肠内营养治疗及经导管远端小肠造影以辅助诊断,取得了综合治疗的良好效果。

## 二、结直肠癌

大肠癌包括结肠癌与直肠癌是常见的恶性肿瘤。发病率世界各地差异很大,北美、大洋洲最高,亚非洲地区最低。由于生活结构的改变,我国近年来发病率呈上升的趋势。

**【病因及发病机制】**

结肠癌的发生是一个多因素、多基因、多步骤的过程,与肿瘤有关的基因突变、缺失导致相关蛋白表达异常或功能丧失,是肿瘤发生和发展的分子基础,是机体的内因与环境的外因相互作用的结果。

结肠癌流行病学:地区分布差异,即在经济发达地区高于经济欠发达地区,以北美、西欧、澳大利亚和北欧的部分地区为大肠癌的高发区,亚洲、非洲及拉丁美洲的大部分地区为大肠癌低发区,近年来,我国的结肠癌的发病率逐年增高。

膳食纤维素的摄入与大肠癌的关系:纤维素有吸收水分、增加粪便量、稀释肠内致癌物浓度的作用,纤维素还可使肠蠕动加快,缩短粪便通过大肠时间,从而减少肠内的致癌物与肠黏膜接触的机会。研究表明以适量、适宜的比例摄入维生素和矿物质能降低大肠癌的发生。

高脂肪、高蛋白饮食与结肠癌的关系:众多的流行病学研究证明结肠癌发病率高的地区与脂肪摄入量呈正相关。脂肪饮食能增加胆汁酸的生物合成,抑制小肠对胆汁酸的重吸收,使胆汁酸在大肠中的浓度增加,肠腔中高浓度的胆汁酸有促进癌发生的作用,其促癌机制为:改变结肠黏膜细胞形态;结肠黏膜细胞 DNA 损伤;直接干扰结肠黏膜细胞 DNA 合成;提高结肠黏膜细胞鸟氨酸脱羧酶活性;抑制肠黏膜固有层淋巴细胞的增生,降低免疫功能。摄入大量蛋白质,在肠道细菌作用下降解产生致癌性的氨基酸降解产物。

大肠癌的癌前病变:指已经证实的与大肠癌发生密切相关的病理变化,包括腺瘤、腺瘤病(家族性腺瘤性息肉病和非家族性腺瘤性息肉病)及炎症性肠病相关的异型增生。有人认为畸变陷窝灶(ACF),尤其伴异型增生者,应视为癌前病变。

遗传因素与结肠癌的关系:结肠癌有家族聚集现象,有资料表明,普通人群中大肠癌的发病率为 5％～6％。遗传性大肠癌有:家族性腺瘤性息肉病和遗传性非息肉病性结肠癌。在散发性结肠癌患者家族成员中,结肠癌发病率亦高于一般人群,其亲属发生结肠癌的危险性比一般人群高 3～4 倍。

胆囊切除:研究认为胆囊切除术后发生结肠癌的危险性增加,在女性尤其明显。其他因素有吸烟、饮酒、环境、心理及精神因素等。

**【诊断】**

早期大肠癌(中国早期大肠癌内镜诊治共识意见,2008 年):早期大肠癌指浸润深度局限于黏膜及黏膜下层的任一大小的结直肠癌,其中局限于黏膜层的为黏膜内癌,浸润至黏膜下层,但未侵犯固有肌层者为黏膜下癌。

1.临床表现　常有排便习惯与粪便性状的改变出现较早,以血便最为突出。腹痛一般为钝痛,常出现在餐后。临床表现常与肿瘤的位置有关,结肠右侧肿瘤症状不明显,可表现为进行性便秘、肠梗阻,左侧结肠及直肠肿瘤表现为便血、腹泻等症状。体格检查时可触及腹部包块,可有进行性贫血、低热等。

2.辅助检查

(1)X 线钡剂灌肠:结直肠癌早期仅限于黏膜及黏膜下层,表现为圆形或椭圆形息肉样软组织影。结直肠中晚期癌可见局限性管壁僵硬,管腔不规则环形狭窄。

(2)CT:可见肠壁不规则增厚,实性占位,主要用于观察大肠癌肠外浸润及转移情况。

(3)结肠镜检查:见结肠黏膜有肿块样隆起、表面溃疡形成、肠腔狭窄等,做活体组织病理检查证实。

(4)NBI:对结直肠肿瘤腺管开口形态的诊断率和放大色素内镜相近。此外,通过观察黏膜微细形态和微血管形态的改变,NBI 内镜可以区分肿瘤和非肿瘤性病变,而且可避免色素内镜对人体的潜在危害。

(5)超声内镜:有助于显示肿瘤侵犯的层次,同时判断有无淋巴结转移,能准确判断早期、进展期大肠癌的浸润深度,是诊断大肠黏膜下病变的最佳检查方法。

(6)共聚焦激光显微内镜:其探头接收被组织反射回的激光信号,通过该系统可清晰地看到细胞核,然而荧光剂的使用提高了成像的纵深和解析度。共聚焦激光显微内镜在结肠镜检查过程中可被用来观察活组织影像以评价上皮质内的新生物和大肠癌。

## 【内镜治疗】

1.适应证和禁忌证　早期大肠癌中黏膜内癌是内镜下治疗的适应证,而黏膜下癌由于癌浸润至黏膜下层,淋巴结转移概率增加,被认为是内镜下治疗的相对适应证;内镜下置入金属支架及置入肠梗阻导管减压主要适用于:①高龄、肿瘤晚期远处转移而无法进行手术治疗的患者,可以在最短时间最有效地缓解患者的梗阻症状;②可以使急性肠梗阻患者由急诊手术治疗变为择期手术治疗,提高外科Ⅰ期根治手术的成功率和安全性。禁忌证为急性腹膜炎、肠穿孔患者。

2.方法

(1)EMR/ESD 方法:对部分有蒂型(Ⅰp 型)或亚蒂型(Ⅰsp 型)息肉样隆起病灶采用内镜黏膜切除术(EMR),对表面隆起型(Ⅱa 型)、表面隆起中心凹陷型(Ⅱa+Ⅱc 型)、无蒂型(Ⅰs 型)和粗蒂或亚蒂大息肉型病灶采用内镜下黏膜剥离术(ESD)。早期大肠癌内镜治疗的标准:标本每隔 2mm 进行连续切片行组织学检查。以癌灶边缘距切缘≥2mm 定义为完全切除,<2mm 为不完全切除,切缘端仍有癌细胞残留者为残留切除。

(2)内镜下置入金属支架:对肠腔狭窄,肠镜无法通过者,先插入钢丝或斑马导丝,然后在导丝引导下,用扩张器对狭窄部位进行扩张,保留导引导丝,退出扩张器,再行肠镜检查。再次准确测量病变上下界,将肠镜退至病变下界以下 3cm 处,将装有支架的支架推送器沿钢丝送入病变部位,在肠镜直视下,边释放边调整至最佳位置后,完全释放,退出支架推送器及导丝。肠镜观察支架位置及扩张情况,如位置不理想,可用活检钳调整至合适位置后,退出肠镜。经内镜钳道释放(TTS)的肠道支架有 Microvasive 公司的Wallstent 支架,这是一种不覆膜的金属支架,有 20mm 和 22mm 两种内径,配有直径为 10Fr、长度从160～255cm 的释放系统。近年来,Boston Scientific 公司也推出了肠道支架 WallFlex,一种镍钛合金支架,体部直径为 22mm,近端伞部直径 27mm,有 6cm、9cm 和 12cm 三种长度。这两种支架都可以通过治疗性内镜的钳道释放;通过导丝释放(OTW)肠道支架有南京微创生产的用于横结肠为无覆膜支架,管径20mm,长度 80～120mm;用于降、乙结肠及直肠为覆膜支架,管径 27～32mm,长度 100～140mm 不等,支架近端喇叭口呈盆形,远端喇叭口呈杯口形,部分支架两端喇叭口呈蘑菇形,支架释放用聚烯化合物三套管推送器,其外套管外管径 5.5～9mm,长度 65～135mm,推送器总长度 90～155mm,其他输送及辅助器材包括猎人头递送导管、超长超滑导丝、长交换导管、超强软头硬导丝、双腔造影导管及球囊导管等。

(3)经肛门置入肠梗阻导管减压:经肛(日本 createmeaic):硅橡胶导管,导管长 120cm,内径 0.8cm,导管前端有气囊(用于固定)和多个侧孔(用于减压)。使用于急性左半结肠恶性梗阻,结肠镜的辅助和 X 线指引下,将导丝置入梗阻近端扩张的结肠内,循导丝以扩张器扩开狭窄部位,再循导丝将肠梗阻导管的前端置入梗阻近端结肠内,水囊内注入 30～40ml 灭菌蒸馏水以固定导管,经导管行结肠灌洗导管末端接负压吸引。

## 【并发症】

置入金属支架并发症为肠穿孔、支架移位、再梗阻,其他并发症(如出血、腹痛、里急后重)少见,且通常并不严重。

肠梗阻导管相关并发症:肠出血、肠穿孔、穿孔所致腹腔感染、导管减压时的肠管坏死等。

## 【术前、术中、术后观察及处理】

术前:以经肛门置入肠梗阻导管减压术为例,详细向患者说明其适应证、优缺点及可能出现的各种并发症。术前钡剂灌肠及内镜检查了解狭窄的部位、长度及程度。肠梗阻导管:硅橡胶导管,导管长 120cm,内径 0.8cm,导管前端有气囊(用于固定)和多个侧孔(用于减压)。术前 15min 分别给予地西泮 5mg 和丁溴东莨菪碱 10mg,肌内注射。

术中:置管在结肠镜直视和 X 线引导下利用活检钳道将导丝越过狭窄部位,经扩张管扩张狭窄部位后,沿导丝插入减压导管,直至气囊部分越过狭窄部位后向气囊内注入 30ml 灭菌蒸馏水,置管成功即可见粪性肠内容物引出。

术后:置管成功后减压冲洗,开始 100ml/次,每 3 小时 1 次开始,第 3 天增加到 3000～3500ml/d 并维持至结束,同时加用甲硝唑注射液冲洗清洁肠腔,每次冲洗完成后夹毕引流管 15min 后予以敞开引流;观察指标:肠梗阻导管减压置管后病人腹痛、腹胀的缓解情况;腹围缩小的程度;测量脐水平腹部的周径变化(置管后测量值/置管前测量值×100%);导管减压引流量(引流量=引出量-冲洗量);腹部 X 线平片的变化。肠梗阻导管拔管指征:临床症状缓解,恢复肛门排气后 1 周,关闭负压引流腔停止减压,继续观察 1～2 周,无肠梗阻症状出现,腹部 X 线检查肠管无积液积气现象,可拔管。

## 【治疗结果】

结-直肠癌支架置入对于结-直肠癌所致梗阻而又不能耐受手术者具有较好疗效,可有效解除患者梗阻症状,对于身体状况较差者,暂时不能耐受手术者,可先给予支架解除梗阻,待身体状况改善后再行手术治疗。

经肛门肠梗阻导管在急性梗阻性左半结直肠癌的治疗中刚刚起步,还存在经验不足和病例数较少的问题。但初步的研究已经证实,经肛肠梗阻导管清洗减压治疗安全、有效,较传统手术治疗具有明显优越性,有望成为治疗急性梗阻性左半结直肠癌的首选措施。

# 三、直肠类癌

类癌起源于神经外胚层的胺前体摄取及脱羧(APUD)细胞系统,是神经内分泌系统肿瘤中恶性程度较低的类型,直肠类癌相对少见,临床表现缺乏特异性。

## 【病因及发病机制】

类癌属于神经内分泌瘤,起源于神经内分泌细胞,多来源于嗜铬细胞,有内分泌颗粒,属于神经外胚层的胺前体摄取和脱羧(APUD)肿瘤,具有复发转移潜能,可分为良性、不确定恶性、低度恶性和高度恶性四种,较少见,好发于消化系统(67.5%～73.7%),其次为呼吸系统(25.1%～25.3%),偶见于肾、中耳、睾丸、卵巢,类癌占全部恶性肿瘤的 0.05%～0.2%,消化系类癌占胃肠道恶性肿瘤的 0.4%～1.5%;组织学特征为肿瘤细胞较小,呈腺管样,菊团样,条索状或实心团块状排列,胞质较空或嗜伊红性,形态较一致,核圆。根据形态可分为腺样型,此型最多见、条索型、实心团块型和混合型。

## 【诊断】

1.临床表现　直肠类癌起病隐匿,多发于 40～60 岁,男性稍多于女性,常在检查肠道其他病变时被偶然发现或术后病理证实。临床表现与肿瘤大小及部位相关,90%发生于黏膜下层。微小直肠类癌多无症状,当瘤体增大后可出现排便次数增多、便血等症状,瘤体增大破溃后,可发生大便习惯改变和肛门疼痛、便秘、腹泻、黏液脓血便、里急后重、肛门瘙痒等,部分患者肛门可有肿物脱出,晚期与直肠癌表现相似。类癌细胞分为嗜银性(起源于中肠)和非嗜银性(起源于后肠),前者分泌 5-HT 及一些功能活性物质,如右半结肠类癌具有嗜银性,在病程晚期或有肝转移时可产生类癌综合征,左半结肠和直肠类癌系非嗜银性,即使晚期、伴肝转移或全身转移也极少出现面色潮红、水肿、喘息、腹痛等类癌综合征表现。直肠类癌少有类癌综合征的表现。

2.辅助检查

(1)结肠镜检查:内镜下表现为黏膜下单一圆形肿物突向肠腔,广基隆起,边缘平或呈陡峭或亚蒂型隆起,黄色或苍白色外观,直径<2.0cm 者表面多有正常黏膜覆盖,质地较硬,直径>2.0cm 者表面有时可见溃疡。

(2)超声内镜(EUS):直肠类癌在 EUS 下多表现为黏膜下层边界清晰、回声均匀的低回声结节。

(3)钡剂灌肠 X 线检查表现为肿块型、息肉型、肠梗阻型及浸润病变肠段僵硬狭窄型。

(4)CT:显示肿瘤实质性部分密度均匀,增强扫描肿瘤强化比较明显,边界清楚,大的肿瘤形态多不规则,分叶状,容易发生囊变坏死,密度不均匀。

(5)生化检查:可作为参考指标,测定血浆 5-羟色胺(5-HT)及 24h 尿 5-羟吲哚乙酸(5-HIAA)是直肠类癌临床诊断及术后随访监测的主要指标。当尿中 5-羟吲哚乙酸在 24h 内达到 40mg 可诊断类癌,超过 50mg 时可确诊为类癌综合征。

## 【内镜治疗】

1.适应证和禁忌证　直肠类癌直径>2cm 高度恶性者行根治性手术。直肠类癌直径在 1.5～2.0cm 可行局部切除,局部切除可完全治愈。

2.方法

(1)EMR:要点在病变边缘的前方将注射针刺入黏膜下层,注入生理盐水或 1∶10000 肾上腺素,注入量以将病变黏膜完全形成隆起并且病变位于隆起的顶端为佳。将圈套器的开口完全置于病变隆起的黏膜并压紧,轻吸肠腔的气让病变周围的部分正常黏膜一并套入,稍收紧圈套器并感觉有抵抗感,接通高频电发生器,将病变完全切除。

(2)ESD:治疗消化道早期癌和黏膜下肿瘤,相对于 EMR,ESD 治疗具有以下优势:可切除体积更大的病灶;大块、完整地切除病变组织,避免 EMR 分块切除带来的病变残留和复发;对完整切除的病变组织进行全面的病理学检查。

## 【并发症】

EMR/ESD 可能出现肠穿孔、出血等严重并发症。

## 【术前、术中、术后观察及处理】

术前:检查血常规、出凝血时间等。禁用甘露醇肠道准备,因甘露醇在肠道内可产生易燃易爆气体。器械准备,除内镜注射针、高频电发生器 IT 刀外、还需准备前端有内槽的透明塑料帽和透明帽前端的圈套器(Olympus SD-221U-25 型)。

术中:抬举征在黏膜下注射生理盐水时,如果病变黏膜可以完全与固有肌层分离,则为抬举征(+),可以采用 ESD/EMR 方法切除病变;如病变不能与固有肌层分离,则抬举征(-),表明肿瘤组织已经浸润至肌层,不能采用 ESD/EMR 方法切除病变。

术后:卧床休息 2～3d,术后禁食 1～2d,给静脉补液。然后改为流质饮食,逐渐过渡到半流质饮食,注意补充足够的营养,禁忌烟酒及辛辣食物等。保持大便通畅,禁用开塞露通便,以免直肠容积扩大,牵拉伤口,使创面延迟愈合。

**【治疗结果】**

直肠类癌是临床少见肿瘤,无特征性表现。直径<1cm 直肠类癌可选择内镜下切除,而>2.0cm 以上直肠类癌应考虑做扩大切除,经肛门局部切除或肠段切除术或根治性手术,对于单发肝转移病灶,应做肝部分切除术。为早期发现、早期治疗直肠类癌,肛门指诊检查和结肠镜检查是重要的手段。

（罗　华）

# 第十九章　肝脏病变内镜治疗

## 第一节　肝脏超声内镜检查技术

Nguyen 等于 1999 年首次报道了肝脏超声内镜检查方法及其超声内镜引导下穿刺活组织检查术（EUS-FNA）的前瞻性研究结果，证实其对肝脏占位的发现、肿瘤分期和鉴别诊断都有重要价值。此后，肝脏的超声内镜检查逐渐发展成熟，并体现出其独特优势。

超声内镜在胃体和胃底部可探查肝脏的左叶和肝门部，在胃窦和十二指肠球部可以探查肝脏右叶。一般采用水囊法，是在超声内镜顶端探头的周围固定水囊，再将超声探头置于胃窦部，通过与水囊相连的管道注入脱气水 5～10ml，尽量吸尽胃内气体，然后，采用类似 ERCP 检查时将内镜弯曲变直的方法将内镜右旋并缓慢地回撤，使内镜的头端偏向肝脏并紧贴胃壁，肝脏的图像出现后，旋转内镜变换角度可获得肝脏各个部分的声像图。肝右叶最理想的探查位置是十二指肠球部。

扫查肝门部时，先将超声探头置于乳头处，充盈水囊并逐渐回拉旋转内镜至十二指肠球部和幽门区，可探及胆总管的近段，此时将镜端向后方弯曲，可以显示肝门部结构，对于肝门部动脉、静脉和淋巴结的影像识别可借助于彩色多普勒超声。

对于肝门部肿瘤也可以在内镜下逆行胰胆管造影（ERCP）同时用高频微探头进行胆管内超声检查（IDUS），检查方法与胃肠道超声探头方法类似，由于胆管内有胆汁存在，检查前不需注水。

超声检查术前患者准备同普通上消化道内镜检查。胆管内 IDUS 检查术前准备同 ERCP。

（罗　华）

## 第二节　适应证、禁忌证及并发症

**【适应证】**

1.肝脏占位的诊断和鉴别诊断，如肝脏实质性或囊性肿块鉴别、原发性肝癌或继发性肝癌的鉴别、肝硬化基础上肝癌的诊断及肝门部肿瘤的诊断等。

2.需要进行 EUS-FNA 进一步明确诊断或辅助治疗的肝脏病变，如肝占位的穿刺诊断、肝脓肿穿刺引流、肝占位的无水乙醇注射治疗、肝内胆管穿刺引流等。

**【禁忌证】**

1.严重心、肺功能不全者。

2.有上消化道内镜检查禁忌者。

3.精神失常或不能配合者。

4.门静脉高压性出血未得到控制者或有再出血高风险者。

5.食管、胃底静脉重度曲张伴出血高风险者为相对禁忌。

**【并发症】**

与其他上消化道内镜检查相同,本项检查一般是安全的。主要并发症有出血、胃肠穿孔、腹痛、感染等,严重者特别是进行 EUS-FNA 操作时有死亡的风险。在进行胆管内 IDUS 检查时,可能发生 ERCP 及其相关技术的并发症。

(罗　华)

# 第三节　肝脏占位性病变

肝脏占位性病变可以分为实性病变、囊性病变,也有部分呈囊实性混合病变,以实性病变多见,其中以恶性肿瘤更为常见,大部分为原发性肝癌,需要与肝转移癌进行鉴别。其他实性占位主要包括肝血管瘤、肝内局灶性结节性增生、结节性肝硬化、肝内寄生虫等。囊性病变以肝囊肿多见,其他少见的包括肝脓肿、淋巴管瘤、肝包虫病等。

一般而言,超声内镜并非肝脏占位性病变的常规检查,只有当腹部 B 超、CT、MR 等影像学检查方法无法明确的病变,才需要超声内镜协助诊断并进行 EUS-FNA 获取病理学检查结果。另一方面,由于超声内镜分辨率高,对于肝内小占位诊断的敏感性要超过上述影像学检查方法,对多个病变的诊断正确率也更高。

## 一、原发性肝癌

原发性肝癌是我国的常见恶性肿瘤之一。好发于 30～50 岁的男性患者。患者大多有慢性病毒性肝炎或肝硬化病史,有腹胀、上腹不适、腹痛、乏力等症状,可伴发热、黄疸、消瘦,有的上腹可及质硬包块,血中甲胎蛋白升高,影像学有特征性发现。目前,用于原诊断的影像学方法包括(MRA)超声检查、腹部 CT、磁共振成像(MPET)、选择怀肝血管造影术、磁共振血管造影术(MRA)、核素肝扫描、正电子发射断层扫描(PET)、单光算机断层扫描(SPECT)和超声内镜检查等。

原发性肝癌的超声内镜检查在近 10 余年得到较大发展,其优点在于能显示较小的病灶和多个病灶,并能根据病变的部位选择经胃/肠壁 EUS-FNA 获取标本行组织病理学检查,尤其针对尾叶及肝门部病变,后者通常是其他影像学引导穿刺受限的部位。近来随着超声内镜技术的发展,对胆囊、近端胆管和肝门周围的淋巴结进行穿刺也成为可能。

原发性肝癌在大体上可分为三型:

1.巨块型　最多见,可为单独的巨块,或由多个结节融合而成。肿块常呈圆形,直径一般在 10cm 以上,发生在右叶者为多。巨块型癌容易发生坏死、液化、破裂、出血。

2.结节型　可为单个或多个结节,大小不等,直径在 0.5～6.5cm。早期多为单个结节,常分布于右叶。多发结节可能是肝癌多中心发生的结果,或为癌肿沿肝内门静脉转移所致。癌结节与周围肝组织的分界不如巨块型明显,大多在肝硬化基础上发生。

3.弥漫型　癌结节呈灰白色,直径 2～5mm 不等,弥漫分布于肝组织中,常伴有肝硬化,肉眼很难与肝硬化结节区别,此型最为少见。

原发性肝癌在组织学上可分为肝细胞型肝癌、胆管细胞型肝癌和混合型肝癌,以前者多见。

### (一)超声内镜声像图特征

原发性肝癌超声内镜声像图特点与腹部实时 B 超的图像相似。

肝脏在超声内镜扫描体积可变小,有局限性增大,外形不规则,表面轮廓凹凸不平。肝癌的形态和内部回声与肿瘤大小有一定关系,当直径小于 5cm 时,多呈类圆形或结节状低回声,周围可有声晕,小于 3cm 者常可见完整的低回声包膜,当大于 5cm 时,多呈类圆形、不规则结节状、巨块样等回声团块,少数呈结节状高回声,周围及内部彩色血流显示丰富。当肿瘤内部有出血、坏死和液化时,肿瘤呈混合性回声。弥漫性肝癌显示肝内布满低回声结节,有时仅可见肝内光点增粗而无结节样回声。另外,EUS 还能发现肿瘤压迫血管导致其变细、绕行,压迫胆管引起肝内胆管扩张等间接征象,有时还可以见到转移征象,如原发肿瘤周围出现卫星状分布的小结节,周围淋巴结肿大或肝静脉、门静脉和下腔静脉内无血流信号的低回声——血管癌栓等。

### (二)诊断

根据上述超声内镜影像学特点,结合病史、临床症状、甲胎蛋白及其他影像学检查结果,原发性肝癌的诊断并不困难。由于不同大小肿瘤回声性质不同,需要与肝血管瘤、肝内局灶性结节性增生、结节性肝硬化,尤其是转移性肝癌等进行鉴别,后者通常在肝内出现两个以上圆形或椭圆形实性占位,大小相仿,内部回声多样化,主要与原发灶的病理类型有关,但同一患者的多个病灶回声相同,肿瘤内一般缺乏血流信号。必要时可以进行 EUS-FNA,以获得病理诊断。近来有报道将超声造影与超声内镜结合,对于肝脏实性肿物的鉴别有一定帮助,但结果有待于大规模临床研究证实。

### (三)影像学比较

1.B 超　原发性肝癌腹部超声的声像图特征与超声内镜结果类似,包括直接征象和间接征象两大类。直接征象显示为肝内大小不等的实性团块,可表现为低回声型、高回声型、等回声型、弥漫型和混合型不等,回声特点与肿瘤大小有一定关系。间接征象包括:①卫星结节:为较大癌组织原发病灶周围的散在结节,一般为低中回声区,少数亦可呈高回声,直径多在 0.5～1.5cm,有重要的诊断价值。②血管绕行征:癌组织周围的肝静脉和门静脉被压后围绕病灶绕行,有时中断或发生移位。③血管内癌栓:在门静脉、肝静脉或下腔静脉内可探查到低回声、无血流信号的血栓,其中以门静脉内血栓多见,也更易发现。④胆管受压表现:位于肝门区的病变可压迫胆管,出现受压部位以上的肝内胆管扩张,胆囊及胆总管正常。

另外,还可进行超声造影,对肝内实性占位进行鉴别。一般而言,原发性肝癌通常动脉期快速显影,门静脉期快速消退,呈"快进快出"特点;转移癌表现为均匀增强或周边环形增强,内部可有点状增强;肝血管瘤表现为从周边向中心向心性持续缓慢填充;而肝局灶结节性增生动脉期迅速增强,门静脉期持续增强。

对于比较大和表浅的病变,B 超引导下经皮穿刺活检简便、快速、安全,能获得很好的病理诊断结果。

2.计算机断层扫描(CT)　CT 能显示直径大于 1cm 的肝脏病灶。绝大多数肝癌 CT 显示为圆形或卵圆形,少数呈分叶状,个别浸润性生长的肿瘤形态极不规则。肿瘤多单发,但多个病灶并存者并不少见,可为多发结节、巨块伴结节、多个巨块。少数肝癌表现为弥漫分布在整个肝脏的大小均等的细小结节。病灶可位于肝脏深部,但以浅在多见,少数肿块明显突出于肝脏表面并带蒂导致 CT 定位困难。病灶边缘与肿瘤生长方式密切相关,以膨胀生长为主的,增长较慢,压迫周围肝组织或引起周围组织纤维化反应形成假包膜,CT 上这类病灶边缘清晰、光滑,当假包膜较厚时,可在肿块边缘出现一圈透亮带,即晕圈征。小的结节边缘往往清楚。浸润性生长的肝癌无包膜形成,边界极为模糊,有时被误认为局灶性脂肪浸润。绝大多数病灶显示为低密度,但也可有等密度或高密度,密度差异主要取决于肿瘤本身的分化程度和内部成分,当病灶中心发生坏死、出血、钙化或伴脂肪变性时,密度表现不均匀。动态增强 CT 有助于检出小病灶并对其性质进行鉴别,还能发现血管内癌栓。CT 引导下肝内病灶穿刺目前也属于成熟的技术,对于鉴别病灶的性质有很大帮助。

3.磁共振成像(MRI)　原发性肝癌在 $T_1WI$ 上的信号复杂多样,多为低信号(占 42%),24% 为等信号,34% 为高信号;大的肿瘤因中心出血坏死常见,表现为混杂信号,主要为低信号中夹杂斑片状或点状的高信号或更低信号。$T_2WI$ 成像 90% 呈高信号,4%~5% 为等信号,2%~3% 为低信号,边界可清楚或不清楚,较大的病灶往往信号不均匀,其中可见到更高信号或低信号,表明有坏死、液化、出血或钙化存在。"镶嵌征"为原发性肝癌的特征性表现,$T_1WI$ 上不易显示,$T_2WI$ 上显示清晰,表现为整个病灶信号不均匀,呈"棋盘格"状的高信号,期间有低信号的线状结构。还有些原发性肝癌由退变结节发展而来,早期表现为在 $T_2WI$ 低信号结节中见到高信号结节,称为"结节中的结节"。$T_1WI$ 和 $T_2WI$ 信号强度的不同对病灶的分级和恶性程度的判断有一定帮助。

### (四)临床评价

腹部 B 超检查简便、安全,是诊断肝脏肿瘤最常用的方法。一般可显示直径为 2cm 以上的肿瘤,可显示肿瘤的大小、形状、部位及其与周围血管的关系,还有助于判断肝静脉、门静脉、下腔静脉有无癌栓。如能结合超声造影和超声引导下穿刺,对直径小于 2cm 的病灶诊断准确性也很高。

平扫 CT 可显示直径 2cm 以上的肝脏肿瘤,动态增强 CT 对直径 1cm 以上的肿瘤检出率可达 80% 以上。目前的 64 排乃至 128 排螺旋 CT 扫描能够更清楚地显示肝脏病变,并且能够进行血管或者胆管系统重建,为肿瘤术前诊断提供更多信息。CT 引导肝肿物穿刺也是一种很成熟的技术,诊断准确率可以达到 70%~90% 不等。

MRI 与 CT 相比其优点是能获得横断面、冠状面、矢状面三种图像,对肿瘤与肝血管的关系显示更佳,对显示子瘤和瘤栓有重要价值。尤其对于小的肝脏实性占位的鉴别,目前普遍认为要优于传统 CT,但和新型螺旋 CT 的对比有赖于进一步的研究。

早在 1999 年,Nguyen 等报道 EUS 可探查到的肝脏肿瘤最大长径中位数为 1.1cm(范围 0.8~5.2cm),平均 1.8cm,大多数病灶的直径小于 2cm,而在 EUS 之前的 CT 检查中,只有 21% 的病灶被发现。随后 Awad 等也报道了 EUS 不仅可以探查到螺旋 CT 显示的所有病灶,而且发现了 CT 未发现的小病灶(28%);Awad 等的研究证实 EUS 对直径小于 1cm 的微小肝癌与增强 CT 相比有显著的优势,发现的最小肝癌直径为 0.3cm;而 Singh 等的结果显示,US、CT、MRI 和 EUS/EUS-FNA 对肝脏占位的诊断敏感性分别为 38%、69%、92% 和 94%,EUS 能够发现更多 B 超、CT 和 MRI 漏诊的实性肿物。Crowe 等人的研究表明,EUS-FNA 与 CT-FNA 相比,对于肝占位的诊断正确率相似,但对肝门部、左叶、尾叶及近端胆管病变 EUS-FNA 有其优势。然而,这些研究都是单中心的,纳入的病例数有限,因而 EUS 的诊断优势还需要更多高质量的研究来证实。

## 二、肝脏其他占位

如前所述,由于超声内镜并非诊断肝脏占位的首选方法,通常在其他影像学检查基础上进行,因此,针对原发性肝癌之外的其他肝脏占位研究很少,通常仅在原发性肝癌的鉴别诊断中涉及。

肝脏其他实性占位主要包括肝血管瘤、肝内局灶性结节性增生、结节性肝硬化等。其声像图有时很难与原发性肝癌区分,需要结合 Dopplar 超声和超声造影进行鉴别,肝血管瘤一般表现为高回声团块,造影显示向心性持续缓慢填充,肝局灶结节性增生动脉期迅速增强,门静脉期保持持续增强。EUS-FNA 获得病理结果往往是鉴别诊断的关键。

肝囊肿为最常见的肝脏囊性占位,表现为边缘光滑、有囊壁、边界清楚的无回声占位,囊肿后部囊壁有回声增强。

近年来,随着 EUS-FNA 技术的成熟和推广,在此基础上的介入诊断和治疗逐渐成为临床研究的重点,包括肝脓肿的穿刺引流、肝囊肿的穿刺及无水乙醇注射治疗、EUS-FNA 下胆管造影、门静脉压力测定及栓塞治疗、血管造影、肝内门体静脉分流、各种原因造成梗阻的肝内胆管穿刺引流、肝转移癌的无水乙醇注射治疗等,都是在 EUS-FNA 成功后再进行后续的操作,但目前多为个案报道或 2～3 例的病例总结,很少超过 6 例,尽管都有很好的临床效果和安全性,但需要更多高质量的研究证实。

（罗　华）

# 第四节　肝门部肿瘤

## 一、声像图特征

肝门部肿瘤主要指位于肝门部的胆管癌(上段胆管癌)、原发性或转移性肝癌以及转移性肿大淋巴结。其共同特点是肿物位置靠近肝门部,最终会导致胆管受压,临床将有梗阻性黄疸乃至胆管炎的表现,EUS 和其他影像学检查都可能发现肝内胆管扩张,但不同来源肿物其声像图特点有所不同。

### (一)肝门部胆管癌

EUS 和 IDUS 声像图显示病灶从胆管内向外浸润,肿瘤沿胆管生长。EUS 能探及不规则肝门部低回声团块,边界不清,边缘不光滑,结合 Dopplar 超声能了解肿物和周围血管的关系。IDUS 表现为局部胆管壁的正常结构消失,代之以不均匀低回声的团块,肿物边界不清,肝门部血管可受压或累及,有时可见到局部肿大淋巴结。

### (二)肝门部肝癌

EUS 显示位于肝右叶与左叶交界区肝脏内单个或多个低回声灶,内部回声不均匀,边界欠清楚,与肝门部胆管癌不同,病变从肝内向胆管浸润生长。

### (三)肝门部转移淋巴结

转移性淋巴结 EUS 多呈椭圆形或圆形低回声灶,边界清楚,常相互融合成团块状压迫胆管,但与胆管壁间有低回声带相分隔。

## 二、诊断

肝门部肿瘤以胆管癌多见,早期可缺乏临床症状,后期患者常有黄疸,B 超、CT 均能显示肝门部占位伴肝内胆管扩张,胆囊可缩小或萎缩。磁共振胆管成像(MRCP)和 ERCP 能发现肝门部胆管狭窄和肝内胆管扩张,有较高的诊断价值。结合超声内镜[EUS 或(和)IDUS]发现肝门部单个或多个低回声灶,局部胆管结构异常可做出诊断。另外,在 ERCP 同时进行胆道细胞刷或胆管内活检,可以检测出肿瘤细胞。

## 三、影像学比较

### （一）B超

早期肝脏形态、轮廓可无改变,肿瘤增大后肝脏体积、形态会出现相应变化。肝门部病灶呈圆形或类圆形的低回声团块,由于肿瘤阻塞或压迫胆管,可发现肝内胆管扩张。Dopplar 超声常发现肿瘤内部血流信号稀少。

### （二）CT

肝门部的肿瘤较小时,CT 通常不能显示病灶本身,只能发现不同程度扩张的肝内胆管。肿瘤增大后,表现为不规则低密度的肿块,可单发或多发,边缘不光滑。转移的淋巴结表现为融合的类圆形低密度肿块。胆囊可缩小甚至于萎缩。

### （三）MRI 与 MRCP

MRI 显示病灶信号的强弱因内部纤维化、坏死及黏液成分的不同而变化,如肿瘤中含纤维成分多而黏液成分少,$T_2WI$ 上为稍高信号或等信号,如黏液成分多,特别是有黏液湖形成时,则在 $T_1WI$ 上为明显的低信号,在 $T_2WI$ 上为明显的高信号;由于病灶内常有多种成分并存,信号往往不均匀。肝内胆管扩张在 $T_1WI$ 上多为低信号,$T_2WI$ 上为高信号。MRCP 能够很好显示整个胆管系统的形态,常可发现上端胆管狭窄及肝内胆管不同程度的扩

张,最常见为弥漫轻度胆管扩张基础上伴有肿瘤周围局部胆管重度扩张,占 35%。

### （四）ERCP

胆管癌通常表现为局限性不规则狭窄,边缘不光滑,管壁僵硬,近端胆管有不同程度的扩张。肿瘤较小时,可仅表现为局限性充盈缺损或狭窄,肿瘤增大完全闭塞胆管,其断端可呈不规则锯齿状、平整直线形、倒 U、倒 V、斜削、圆锥状和鼠尾状等。如肿瘤累及胆囊管开口处,胆囊可不显影。

## 四、临床评价

EUS 和 IDUS 对肝门部肿瘤的探查各有特点。EUS 能清楚显示肝门部的全部结构,包括肝脏、胆管及血管等,结合 Dopplar 超声能更好了解病变与周围血管和胆管的关系,EUS-FNA 能协助肝门部肿物的诊断和鉴别,有重要的临床价值。IDUS 对探头能够到达部位病灶,能清楚显示肿瘤的大小及形态,以及局部胆管壁结构,但对周围肝脏与毗邻血管结构的显示欠佳,因而不能很好判断肿瘤的局部转移及其与肝门部血管的关系。如果肿瘤位置相对较高,IDUS 探头有时不能插至理想部位,EUS 经十二指肠扫描因距离远,肿瘤的远场部分将不能全部展示。另外,对于较大的肿瘤有时 EUS 难以显示全貌,此时,腹部 B 超和 CT 有一定优势。

MRCP 可以显示肝门部肿瘤的大小、胆管狭窄的程度,但不能显示肿瘤与血管的关系。ERCP 结合 IDUS 可以发现胆管狭窄的程度及肿瘤累及范围,ERCP 同时能进行胆管细胞刷或活检,取得病理诊断结果,其对肿瘤诊断的阳性率各家报道不同,在 20%～100% 之间,一般为 50% 左右,可能与病例的选择及取材的多少有关。

肝门部肿瘤导致梗阻性黄疸的患者,如果常规经十二指肠乳头插管 ERCP 引流失败,可以选择经胃/肠 EUS 引导下穿刺并进行胆管造影和引流,目前不多的研究报道显示熟练的操作者能获得较高的成功率和很好的安全性。

（罗　华）

# 第二十章　胆、胰疾病的内镜治疗

## 一、适应证和禁忌证

### (一)适应证

1.良性胆道狭窄　良性胆道狭窄主要位于胆总管中、下段,中段狭窄常因医源性或手术后瘢痕造成,下段多由于慢性胰腺炎所致。对于胆道良性狭窄,可采用气囊或扩张导管进行扩张,为了保持扩张的效果,扩张后通常放置一根甚至数根内支架。

2.胆总管结石　包括原发性胆总管结石、胆总管残余结石、复发性胆总管结石及继发性胆总管结石等。行内镜下乳头括约肌切开后90%以上的结石可以取出。

3.胆囊结石　虽然胆囊结石本身不是治疗性 ERCP 的适应证,但在以下情况时,应首先考虑行 EST治疗。

(1)胆囊结石合并胆总管结石,而且胆总管结石的形状、大小与胆囊结石一致,胆囊管较粗,胆囊内结石容易排入胆总管。

(2)发作胆绞痛或胆囊炎,胆总管内虽无结石,但胆总管扩张且有胆总管下端狭窄者。

(3)胆囊结石合并反复发作的胰腺炎,EST 的目的在于排出胆总管结石,消除胆总管下端狭窄和防止胰腺炎再发,对未排净的结石进行适当的治疗。

4.胆道蛔虫症　经十二指肠镜治疗胆道蛔虫症,方法简便,效果可靠。凡经临床及 B 超诊断胆道蛔虫症者,应尽早行 ERCP。对于虫体未进入胆道内者,可直接用爪型异物钳或取石篮取出,对完全进入胆道者,应行 EST,再用取石篮或气囊小心取出虫体。

5.恶性胆道梗阻　对于因胰胆肿瘤引起的恶性梗阻性黄疸,可采用内镜下放置内支架进行引流减黄,适用于以下患者。

(1)不适宜手术,高龄伴有其他重要脏器疾病,手术危险或不能耐受麻醉。

(2)适宜手术,但经血管造影及腹腔镜等检查,肿瘤不能切除。

(3)手术前胆汁引流。对可以手术切除肿瘤及手术有顾虑时,术前减黄可以减少手术的风险并有利于患者的恢复。

胆总管中下段的恶性梗阻,引流效果较好,对于肝管分叉处肝管内肿瘤引起的胆道梗阻常常引流不全,效果不满意。

6.胆瘘的治疗　胆瘘可由胆总管结石或医源性损伤等原因引起,对于临床上怀疑有胆瘘的患者,应行ERCP,以明确是否存在及其位置,对发生于十二指肠乳头的胆瘘,可行 EST 切开瘘管,对于高位胆道的瘘管,可行鼻-胆引流术或放置内支架。

7.硬化性胆道炎　原发性硬化性胆道炎在临床上治疗效果较差,近年来,有人尝试在内镜下把鼻-胆道放入胆道,然后注入免疫抑制药物,已经取得了初步疗效。

8.溶石治疗 一般多用于对胆囊结石的治疗,有人曾用鼻-胆道插入胆囊,注入甲基叔丁醚及EDTA等药物,有一定效果。但也有报道药物溶石有明显的不良反应。

9.胰腺假性囊肿的引流 较大的胰腺假性囊肿压迫到胃腔时,可行内镜下胃(或十二指肠)囊肿造瘘术。

10.Oddi括约肌功能障碍 患者反复的右上腹疼痛,伴有轻度梗阻性黄疸,B超及ERCP检查正常或胆道稍有扩张,Oddi括约肌压力测定明显增高,多表示为Oddi括约肌功能障碍,EST后症状可以完全消失。

### (二)禁忌证

1.患者全身情况极差,不能耐受内镜检查者,包括心、脑、肝、肾、肺功能严重衰竭等。

2.食管、幽门或十二指肠球部狭窄,十二指肠镜无法通过者。

3.对严重凝血机制障碍及出血性疾病患者应极为慎重。

4.对欲行胆道取石的患者,如胆总管远端的狭窄段大于2cm时,因EST后仍无法取石,故属禁忌。但对于不能耐受手术者,仍可在行EST后放置内支架。

5.小儿及不能合作的患者须在全身麻醉后进行。

## 二、经内镜乳头括约肌切开术

经内镜乳头括约肌切开术(EST)是对胰胆道疾病进行治疗的基础,其原理是采用高频电刀切开乳头的括约肌部分,开放末端胆总管,以进行有关治疗。

1.患者准备 除类似ERCP准备外,患者还应注意以下几方面:常规进行血常规及生化检查;术前一周停服阿司匹林或类固醇类药物,血功能障碍者,可注射VKi或输入新鲜血浆,以防止术中或术后出血。有胆道炎和胆汁淤滞者,术前应预防性使用抗生素。

2.器械准备 十二指肠镜、高频电发生器、造影管、乳头切开刀(包括拉弓式及针式)、导丝等。对B-Ⅱ患者进行EST时,还需准备放置及取出塑料内支架的物品。其他物品如:注射器、造影剂等。

3.操作方法

(1)标准乳头切开术:术前准备同诊断性ERCP。一般患者应先行诊断性ERCP,以了解胆道的解剖结构及胆道内的病变。然后助手护士将一次性乳头切开刀递给操作者,经活检孔道进入到十二指肠乳头,对准位置,助手护士伸、拉式切开刀的刀弓伸入胆总道,通过注入造影剂或摆动乳头切开刀的头部,确认已插入胆道。助手护士送导丝到胆总管,借助导丝:造影成功后,助手护士进导丝,留置导丝,对一般乳头进行切开时,助手护士慢慢回拉乳头切开刀,使刀丝的1/3位于乳头内(一般导管上1/3的地方,有红色或其他颜色的标记),慢慢拉紧刀丝,使导管头部顶住乳头上缘。可利用内镜的抬举钳上下调整刀丝的位置。一般要求刀丝拉紧后,刀丝与倒导管角度约30°~45°,过大容易造成刀丝反弹而导致切口过长,易出现出血或穿孔等并发症。

切开时应沿胆道轴即11~12点的方向逐步切开。高频电(如Olympus的USE或PSD系列)的功率一般为混合电流,调整合适功率,也有学者采用单纯电切或电凝电流。单纯电切电流切割快,组织深部热灼伤轻,但易出血;单纯电凝电流则相反。乳头切开时,应按脉冲式进行,每次的通电时间不超过3s。在切割不畅时,不能盲目增加电流指数和通电时间。乳头切开的长度应根据患者的具体情况而定,一般长度为1.0~1.5cm,切开的最大长度一般不超过十二指肠壁上的胆总道压迹。利用导丝切开时,注意必须使用绝缘导丝,否则,会灼伤肝内胆道。

(2)乳头开窗术:对于十二指肠壶腹部结石嵌顿或肿瘤患者,常因乳头移位而不能进行正常插管及乳头切开。需用针型刀行乳头开窗术。当有结石嵌顿时,一般把针刀直接刺入乳头的十二指肠内最隆起部(通常在乳头开口上方 10mm 左右处)向乳头开口处,用低功率的高频电切开;或直接由乳头开口开始,沿胆道轴直接向上切开。开窗后,可用普通的乳头切开刀扩大切口到满意为止。有时,在切开过程中,嵌顿的结石会直接排入十二指肠内。

(3)憩室内乳头的切开:对于憩室内尤其位于底部的乳头,一般的拉弓式刀很难进行较大的切开。因为刀丝不易避开憩室壁上的黏膜,而容易损伤正常黏膜。可用 Olympus 的"聪明刀"或结合针型刀进行切开。

(4)B-Ⅱ术后乳头的切开:对行 B-Ⅱ 手术后的患者,普通的切开刀及切开方法往往难以成功。现在较提倡的是支架+针刀的办法:胆道造影成功后,置入加强导丝,退出造影管,再放入塑料胆道内支架,然后用针刀沿支架轴线切开乳头,最后拔除支架,再进行取石术。这种办法的优点是:针刀切开有利于控制方向,乳头内有支架,能避免切开时穿孔的危险。

(5)取石:乳头切开后,助手护士接造影剂行胆管造影,确定结石位置,保留导丝,退刀,助手护士递网篮予主刀,经活检孔道送入,借助导丝入胆总管,越过结石后,助手护士将网篮打开,主刀开始取结石,将结石逐一取出,退出网篮,如为泥沙样结石,需用取石气囊取石,再次打造影剂,确定无结石后。助手护士准备好胆汁引流管,将导丝插入管内,递予主刀,经活检孔道送入,借助导丝的力量将胆汁引流管植入胆总管内,引流胆汁及造影剂,防止术后胰腺炎。操作完毕,整理用物,将耗材粘贴于耗材本,并记账。

(6)操作过程中,巡回护士做好患者的病情观察,同时随时增添用物,保证手术顺利进行。

4.术后处理

(1)术后苏醒。因大多数 EST 患者应用镇静剂,故术毕应在密切观察生命体征的前提下送回病房或留观察室,并使患者卧床休息至完全苏醒。

(2)观察患者有无呕血、黑便、腹痛、气急、颈部皮下积气、高热等症状,一旦发现上述症状应考虑有发生并发症的可能性。

(3)常规禁食 1 天,后改流质及软半流质,1 周后可进普通饮食,常规应用广谱抗生素 2～3 天。

5.并发症及处理

(1)出血:如果患者有易出血的病史,乳头切开术前必须常规检查乳头开口有无活动性出血。术前及术后 1 周内,患者应停服阿司匹林和类固醇类药物。梗阻性黄疸、脓毒败血症者以及出血倾向明显者,应输注新鲜血浆和补充维生素 $K_1$。

操作中,避免使用单一切割电流,用切割和凝固混合电流行括约肌切开。轻微出血不必停止操作,出血较多者应立即处理。括约肌切开初期的出血主要来自毛细血管,也可能与病理状态有关,如结石嵌顿导致乳头充血或壶腹部肿瘤引起出血。如果乳头功能正常,出血多呈自限性。大切口的括约肌切开后期的出血或扩大切口引起的出血可能来源于切割了十二指肠后动脉血管变异分支。如果患者出血不止,可用乳头切开刀的凝固和混合电流予以烧灼止血,也可在胆总管远端充气气囊,回拉气囊,使其压迫出血点 5min。轻微出血、持续渗血者,可局部喷洒 1∶10000 的肾上腺素。最有效的止血方法是用可弯曲的内镜注射针向括约肌切开部位注射 1∶10000 的肾上腺素。Teflon 注射针较金属针为好。前者容易通过十二指肠侧视镜的通道进行操作。通常向乳头切开边缘或顶部出血部位的黏膜下组织注射 0.5～1.0ml 的1∶10000 肾上腺素。不可将针头刺入组织盲目注射。应先将针头刺入组织,至黏膜下层,缓慢注射肾上腺素,使其发挥最大的血管收缩和局部填塞作用。注射中可见肾上腺素从乳头边缘溢出,此刻应保持针头远离胰腺开口,避免引起胰管开口周围水肿,导致继发性胰腺炎。注射后可见乳头切开处肿胀、变白。并行鼻胆道引流,避免肿胀的组织引起一过性胆汁引流受阻,继发胆道炎。

乳头切开刀的烧灼止血是另一有效的止血方法。用电凝头凝固止血,同样应避免凝固损伤胰腺开口并发胰腺炎。

若为十二指肠后动脉出血,因出血量大,即刻掩盖内镜视野,可用金属夹止血。若仍无效则应外科手术治疗或动脉插管栓塞止血治疗。

(2)急性胰腺炎:一般 ERCP 及 EST 后约 40%左右的患者会有一过性高淀粉酶血症,但多于 1～3 天后降至正常,其中只有 1/10 的人会发生急性胰腺炎。ERCP 及 EST 发生急性胰腺炎的高危因素有:胰管反复多次显影、年轻女性、造影剂注入过快、EST 及取石等操作。

(3)穿孔:若切开长度超过胆总管的十二指肠段则可引起穿孔,乳头旁憩室做切开时更要注意。根据乳头大小选择适宜的电流强度,切开时通电时间不宜过长,每次 1～3s。保持乳头视野清晰,乳头距视野过近、过远均不利于切开,在切开过程中若肠蠕动过于频繁,亦易误切,可再增补适量解痉、镇静剂。

(4)胆道感染:各类手术器械均应严格消毒,一般乳头切开充分,结石全部取尽,则并发胆道感染机会极少。在有胆道梗阻情况下,为防止感染可做鼻胆道引流或胆总管内置入塑料支架。疑有感染发生的可能时,应静脉滴注广谱抗生素。

(5)结石嵌顿:在网篮取石时,若结石过大,抓取后不能通过切开的乳头,但又不能松解网篮,导致结石嵌顿。此时切勿用力强拉,以免损伤十二指肠壁及十二指肠镜。可卸下操作柄,剪断网篮粗钢丝,退出十二指肠镜,将网篮钢丝接上碎石篮柄(如 COOK 公司碎石器等),类似碎石过程粉碎结石,取出网篮。

## 三、内镜下乳头括约肌气囊扩张术

由于 EST 及内镜下胆道取石亦会引起相应的一些并发症,甚至危及患者生命。因此.近年已有报告在不破坏 Oddi 括约肌及保持乳头括约肌完整性的前提下,以气囊导管扩张乳头开口,以便结石能顺利取出。称为内镜下乳头括约肌气囊扩张术(EPBD)。其优点是保留了乳头括约肌正常生理功能,而不会引起 EST 后出血、穿孔等并发症。

1.适应证

(1)胆总管结石:结石≤10mm,伴有或不伴有胆囊结石者,EST 高危患者及禁忌证者,年龄较轻需保留 Oddi 括约肌功能者及毕 II 式胃切除术后患者。

(2)非结石性病变:Oddi 括约肌功能不良、乳头及胆道下段炎性及瘢痕性狭窄。

2.禁忌证

(1)有 ERCP 禁忌证者。

(2)严重心、肺、肾、脑等重要器官功能障碍者。

(3)胆道结石≥20mm 者。

(4)胆道下段严重瘢痕性狭窄,结石不能通过者。

3.操作方法

(1)术前准备:基本同 EST,可适量加用松弛十二指肠乳头括约肌药物,如丁基溴化东莨菪碱(解痉灵)等。

(2)操作步骤:①按 ERCP 操作方法行胆道造影,了解胆总管宽度及胆道结石部位、大小及个数,以决定是否适宜行气囊扩张后取石。②造影毕循导管插入导丝,拔除导管,再循导丝插入扩张气囊导管,使之通过乳头括约肌及胆道下端,并在 X 线监视下保持气囊中央部位于乳头括约肌处。向气囊内注气,压力为 400kPa,维持 1～2min,可反复 2～3 次。③网篮取石。乳头扩张后,用取石网篮或气囊结石取出器,插入胆道取出结石。若结石略大或乳头扩张不够大,可先用碎石器将结石粉碎后,再用取石网篮或气囊取石器将结石取出。④用气囊导管清扫胆道及阻塞造影,证实胆道内无结石后即结束手术。

（3）术后处理：同 ERCP 及 EST。

4.并发症及处理　内镜下乳头气囊扩张术及取石术并发症少于 EST,故一般情况下不会发生肠穿孔及出血并发症,但胆道感染及 ERCP 后胰腺炎发生率不低于 EST,甚至高于 EST。

（1）扩张术后胰腺炎:主要是扩张气囊反复多次对乳头括约肌及胰管开口部位的机械性刺激及损害,造成胰液引流不畅,发生胰腺炎。因此,术后应采取必要的预防措施及检测手段,如禁食、应用生长抑素及其类似物、解痉药物及制酸剂,以松弛乳头括约肌,减少胰液的分泌,保证引流通畅。

（2）胆道感染:由于乳头括约肌未切开,胆汁引流远不够畅通,加之注入较多的造影剂、胆道压力较高、碎石残留、器械污染等因素,胆道感染的机会高于 EST 后。因此,术后应常规应用广谱的抗生素 2～3 天。

## 四、内镜下鼻胆道引流术

内镜下鼻胆道引流术（ENBD)不仅能充分将胆汁进行引流,而且尚能冲洗胆道,反复进行胆道造影,一旦引流失畅,能及时发现。该技术操作简便,并发症少。

1.适应证

（1）急性化脓性梗阻性胆道炎。既可用于胆道炎的减压引流,也可预防 ERCP 及取石术后胆道炎的发生。

（2）原发性或转移性肿瘤所致的胆道梗阻。

（3）肝胆道结石所致的胆道梗阻,也用于预防胆总管结石嵌顿。

（4）急性胆源性胰腺炎。

（5）胆道良性狭窄。

（6）创伤性或医源性胆瘘。

（7）原发性硬化性胆道炎,可在胆道引流的同时行类固醇激素等药物灌注。

（8）其他用途,如胆石的溶石治疗、体外震波碎石（ESWL)、胆道癌的腔内放疗等。

2.禁忌证

（1）有 ERCP 禁忌证。

（2）有重度食管、胃底静脉曲张并有出血倾向者。

3.操作方法

（1）术前准备

1）器械准备:多同 ERCP 及 EST,另备:①鼻胆引流管。各种规格的鼻胆道（根据前端形状不同分别适合放置于左肝管、右肝管、胆总管内),鼻胆道长约 250cm,外径 6～8F,其前端有一个定型的十二指肠圈,与胆道及十二指肠的解剖形状相吻合,便于固定。所用器械应严格灭菌消毒。②鼻引导管。可用专用鼻引导管,也可用吸氧管或导尿管替代。

2）患者准备:基本同 ERCP。对急性化脓性胆道炎患者,应注意有效地控制胆道感染及抗休克治疗,并在术中进行生命体征的监护及吸氧。

（2）操作步骤

1）常规行 ERCP，了解病变性质及部位。若为急性化脓性胆道炎或结石及肿瘤引起的胆道梗阻，在注入造影剂前，可先抽出部分胆汁，再注入等量的造影剂，可预防因升高胆道内压力而加重败血症。

2）确定 ENBD 的必要性及引流部位。若胆道结石，则应引流结石上方最扩张的胆道。若为良性胆道梗阻，则应引流梗阻部位上方扩张最严重的胆道。若狭窄程度严重，估计鼻胆道通过狭窄部位有困难者，则应先置入引导钢丝，并通过狭窄部位。沿引导钢丝用扩张探条逐级扩张，以便能顺利插入鼻胆道。

3）保持引导钢丝位置不变，退出扩张探条，沿引导钢丝插入鼻胆引流管，并送达理想的引流部位。

4）在 X 线透视监视下，保持鼻胆道位置不变，逐步退出内镜，同时通过插入或外拉调整鼻胆道在十二指肠及胃内形成的理想圈襻。

5）将鼻咽引导管插入鼻孔中，经咽部从口中取出。借助这一导管将鼻胆道引出鼻孔。

6）在 X 线透视监视下，进一步调整鼻胆道在胃内的位置，并固定。

7）若不能确定鼻胆道走行位置是否理想，可再注入少许造影剂，进一步核实。

（3）术中注意事项

1）造影发现胆道梗阻后应尽可能将造影导管插至梗阻以上胆道，在未能通过梗阻段之前，切忌向胆道内注入过多造影剂，以免增加胆道内压力，诱发胆道炎和败血症的发生；即使导管已达到梗阻以上的胆道，最好先尽量抽出部分淤积的胆汁，然后再注入造影剂。

2）运用导丝前端的特性，尽可能选择胆道增粗最显著、引流胆汁最丰富的胆道进行引流，以获得最佳引流效果。对于胆瘘患者，肝外胆道瘘引流部位应在瘘口以上，肝内胆道瘘引流部位应为尽可能接近瘘口的胆道，以获得最佳减压效果。

3）在导管及导丝插入或取出过程中，操作者与助手应密切配合，并及时固定鼻胆道，以免将其拉出。

（4）术后处理

1）术后常规禁食 1～2 天，然后可进流质及半流质。

2）可定期冲洗鼻胆道及注入药物，但每次冲洗或注入药物前应先抽出等量胆汁，一般每次注入的液体量不超过 20ml，以免升高胆道内压力，加重感染。

3）引流的胆汁应计量并送检。

4）固定牢固，以免 ENBD 管脱落。

5）因大量的胆汁丧失会影响患者的消化生理，因此，ENBD 不宜超过 2 周，否则应改用胆道塑料支架引流术（ERBD）。

4.并发症及处理

（1）恶心、咽痛：仅少数患者不能耐受鼻胆道的刺激。除耐心向患者解释，消除其恐惧心理外，还可用硼酸溶液漱口，保持咽部卫生。

（2）胆道炎：主要发生在引流效果不佳的患者，可取胆汁进行细菌培养和药敏试验，加强并及时调整全身用抗生素。引流部位不合适者应尽早重新置管引流。

（3）鼻胆道阻塞：可用稀释的抗生素液冲洗疏通。

（4）鼻胆道脱出：引流量突然减少时，及时透视或造影检查，病情需要时应重新置管。

# 五、内镜下胆道塑料支架引流术

内镜下胆道塑料支架引流术（ERBD）已被确认为梗阻性黄疸内镜治疗的基本技术，成为姑息治疗恶性梗阻性黄疸的首选方法,很大程度上取代了 PTCD 及外科引流术。

**1.适应证**

(1)恶性肿瘤(原发性或转移性)所致的胆道梗阻,既可用于术前准备,也可作为晚期肿瘤患者的姑息性治疗。

(2)胆道结石有以下情况者:①老年或其他手术风险大、不宜手术者;②不宜 EST 或内镜取石不成功者;③预防结石嵌顿或胆道炎发作,可作为术前准备。

(3)良性胆道狭窄,可在内镜胆道扩张后应用,也可治疗原发性硬化性胆道炎。

(4)胆瘘。

**2.禁忌证**

(1)ERCP 禁忌者。

(2)肝门部胆道肿瘤,肝内多级分支胆道受侵,引流范围极为有限者慎用。

**3.操作方法**

(1)术前准备

1)器械准备:同 ERCP 及 EST,另备:①胆道内引流支架,外径 7~12F,有多种形状。②推送器选用与胆道支架配套的,其中 7~8.5F 支架推送器仅是相同口径的推送套管,10F 以上的支架推送器除备与支架相同口径的推送管外,还需 5~7F 内引导管。

2)患者准备同 ENBD。

(2)操作步骤

1)常规行 ERCP,了解胆道病变部位、范围等。

2)确定支架引流的部位及置入支架:①胆总管梗阻者,造影后插入引导钢丝,并通过狭窄处。若狭窄明显,则应先行胆道探条扩张,以便支架顺利通过狭窄,然后保持引导钢丝位置不变,循引导钢丝按说明书要求插入支架及相应的推送管,依靠弯角钮及抬举器的力量逐步将支架送入胆道,而末端倒钩以下的支架端留在十二指肠乳头外。用推送器顶住支架,拉出引导钢丝,可见胆汁顺利溢出。最后依次退出推送器及内镜,患者仰卧摄肝区平片,以了解支架的位置。②肝门部梗阻者,一般将支架置入右肝管内,以引流绝大部分的胆汁。若有可能,左右肝管各置入一支架,引流效果更佳。具体操作为:先用一导丝通过狭窄部,进入一肝管内(左或右),然后再插入一引导钢丝进入另一肝管内,最后分别沿引导钢丝置入支架。此项操作难度较高,导丝容易移位,在两个通过狭窄处的支架间有较大的摩擦,应用一些润滑剂,以减少摩擦。其次第一个支架末端侧翼应远离乳头,这样留有空间,避免在通过第二个支架时,因会向上推进第一个支架,而使第一个支架被推入胆道。③若用于胆总管结石引流,沿导丝插入支架,远端必须超过结石 1~2cm,末端于十二指肠乳头外。

(3)术中注意事项:①为提高引流效果和内置管的引流时效,根据所用内镜尽可能选用最大口径的内置管。内置管的长度应测量梗阻段上界至乳头的距离,避免过长或过短;②在内置管置入过程中,内镜与乳头之间的距离不宜过远,避免支架在十二指肠腔内伸入过长,而应借助内镜屈曲与抬钳器的上举运动将内置管逐渐送入;③内置管放置好后,应仔细观察其引流效果,尽量吸出胆汁和造影剂,确信引流满意后方可取出内镜;④如果乳头附近有狭窄,内置管插入有困难,或拟放置较大口径的内置管时,也可事先行乳头括约肌切开。

(4)术后处理:同 ERCP 及 EST。

4.并发症及处理

(1)早期并发症

1)支架近期阻塞:阻塞原因常为血块、肿瘤坏死组织、泥沙样结石。发生支架阻塞应及时更换支架,使胆道再通。

2)胆道炎:发生率约为16%。发生的原因可能是因为内镜钳道难以彻底消毒,由此途径可将细菌入带胆道;阻塞的胆道原来就可能有感染,置管操作加重了感染,或引流范围小,效果不佳。预防方法主要是避免高压注射造影剂及术后应用抗生素。

3)胆汁性腹膜炎:操作中损伤胆道造成胆道穿孔所致。发生率为1%～5%。预防方法主要是操作时避免粗暴用力。一旦发生,应立即外科手术。

4)胰腺炎或高淀粉酶血症:较常见,对症处理后可短期治愈。

(2)晚期并发症

1)支架阻塞:置管后3个月支架的阻塞率约为30%,6个月后的阻塞率约为70%。阻塞的原因有肿瘤压迫或阻塞支架、泥沙样胆石堵塞支架。塑料支架阻塞后可以更换新的支架,更换时可用圈套器或(和)支架取出器取出支架,然后再置入新的支架。

2)支架移位、滑脱:支架移位、滑脱是一种少见的并发症,其发生率为3%。支架发生移位可产生黄疸(31%)、疼痛(6%)和急性胰腺炎(6%),通过内镜检查及ERCP可确诊。发生支架移位后,塑料支架可以取出后重新安放一个新支架,也可以用气囊导管或取石篮使支架复位,还可再安放一个支架以解决胆道狭窄问题。

3)支架所致的胆道或十二指肠黏膜损伤:十二指肠黏膜的损伤多因弧形支架在十二指肠内露出太多,猪尾形支架很少引起十二指肠损伤。损伤可形成溃疡甚至穿孔。少数发生胆道穿孔,引起胆汁性腹膜炎。小的穿孔因有网膜包绕,可无临床症状,一旦出现临床症状,应及时手术。预防方法主要是避免粗暴操作,另外在留置弧形支架时,其尾端注意不要留得太长。

# 六、内镜下胆道金属支架引流术

由于内镜下胆道金属支架引流术(EBMSD)具有操作简便、扩张性好、直径大、不易阻塞移位等优点,因而近年来被广泛应用于临床。

1.适应证

(1)无法根治性切除的恶性胆道梗阻。

(2)胆汁引流较丰富,估计引流效果理想。

(3)无其他器官功能障碍。

(4)预计患者至少可存活3个月。

(5)经济条件许可。

2.禁忌证　同ERBD。

3.操作方法

(1)术前准备

1)器械准备:①内镜。可用纤维或电子十二指肠镜,活检孔道在3.2mm以上。②引导钢丝。胆道扩张探条、胆道扩张气囊准备同ERBD。③金属胆道支架。其扩张方式分为自膨式和球囊扩张式两大类。目前临床常用支架有Wallstent、Ciantruo-Z等进口支架,国产金属支架业已试用于临床。a.Wallstent支架及国产支架:其由不锈钢丝编织成网状管形,扩张后最大外径为 1cm。支架可装于限制性套管内,并能固定在传送导管上,当置入胆道狭窄处后,拉出其外套管,支架即逐渐自行扩张开放。b.Ciantruo-Z 形支架:其由不锈钢丝或铂金属丝呈 Z 字形编织成圆柱形。可多节连接在一起,扩张后直径达 1.2cm。支架可被压缩入一个直径较小的鞘管内,当鞘管置入狭窄部位后,边退鞘管边将支架推送入胆道,支架即能自行扩张开放。

术前应准备好各种规格的支架,按其需要选择,每种支架有 3～10cm 不同规格。此外,术前仔细阅读产品说明书,了解支架的性能特点、操作前准备及释放方法,并根据要求进行准备。

2)患者准备:同 ERBD。

(2)操作步骤:①首先行胆道插道造影,同 ERCP 配合,了解病变性质、部位、范围,确定金属支架的长度。②助手护士递导丝予大夫,送入导丝通过狭窄段,选择所需引流的胆道。③助手护士检查扩张器并递予大夫,经导丝插入扩张器进行狭窄段扩张。④助手护士检查支架,并递予操作者,将装有支架的输送器顺导丝送入胆道,达到梗阻部位,最后在持续透视和内镜控制下助手护士将支架缓缓释放。⑤进一步调整支架的位置,以达最佳部位,⑥退出内镜后,患者平卧,并摄腹部平片,观察胆道支架扩张情况。⑦如为高位胆道梗阻,支架末端不必暴露于乳头外,可置于胆道内,操作完毕,整理用物,将标签粘贴于植入性医用耗材本,给予记账。

(3)术中注意事项:①支架的长度必须选择适当,多数支架在扩张过程中有所缩短,因而所确定长度应以扩张后的长度为准,同时考虑到肿瘤会继续生长,梗阻段两端的支架长度应在 2cm 以上为宜。②支架定位必须准确,由于释放过程中支架只能后退不能前进,因而释放前可略深一点,释放过程中可不断后拉调整。③部分患者,尤其是支架一端放置于十二指肠内者,可先行胆道括约肌切开,以免影响胰液排泄。此过程配合默契,且娴熟。

(4)操作过程中,巡回护士做好患者的病情观察,同时随时增添用物,保证手术顺利进行。

(5)术后处理:同 ERBD。

4.并发症及处理

(1)胆道炎和败血症:主要见于胆道引流不充分的患者,或术中胆道内注入过多造影剂、胆道压力过大者,一般保守抗炎治疗有效。

(2)胰腺炎:一般较轻,除禁食外,可适量给予抑制胰腺分泌的药物。

(3)支架阻塞:原因主要有肿瘤向支架网眼内生长或向支架两端生长造成支架阻塞,可在支架中央重新放置一根金属或塑料支架,也可鼻胆道引流,往往仍能有效地解除胆道梗阻。

# 七、内镜下鼻胰管引流术

内镜下鼻胰管引流术(EN-PD)是在 ENBD 的基础上发展起来的一种新技术,起初此技术主要用于胰管结石配合体外震波碎石(ESWL)的治疗。近年有报告 ENPD 可用了胰液收集。

1.适应证

(1)配合胰管结石 ESWL 治疗。

(2)收集胰液进行分子生物学及生化检查。

(3)胰瘘。

(4)胰管狭窄。

(5)预防胰腺疾病患者内镜治疗后胰腺炎并发症发作。

(6)与胰管相通的胰腺脓肿。

2.禁忌证

(1)ERCP 禁忌证。

(2)急性胰腺炎或慢性胰腺炎急性发作期(胰管结石致急性胰腺炎除外)。

(3)胆道急性炎症及化脓性胆道炎。

3.操作方法

(1)术前准备

1)器械准备:同 ERCP。另备:①鼻胰引流管:外径有 5、6、7F 三种规格,长度 250cm,鼻胰管先端有数个侧孔有利于胰液的充分引流,并成定形的圈襻;②鼻咽引导管:可用特制的鼻咽引导管,也可用吸氧管及一次性导尿管替代;③胰液贮存器:为特制的负压贮存器,体积小,可置入冰瓶内,便于收集及保存胰液。

2)患者准备:同 ENBD。

(2)操作步骤:①常规行 ERCP,明确胰管病变部位,重点了解胰管结石的部位、大小、数目、胰管狭窄部位、程度及胰管扩张等情况。②胰管深插管,送入引导钢丝,越过狭窄处,退出造影导管,并保持引导钢丝位置不变。③按 ENBD 操作程序插入鼻胰引流管,头端越过狭窄部位或结石。④操作者与助手合作,退出内镜,保持鼻胰管位置不变,并使鼻胰管在十二指肠形成理想圈襻。⑤按 ENBD 的操作程序,鼻胰管经鼻咽部从一侧鼻孔引出,并在 X 线监视下,调整鼻胰管在十二指肠及胃内正确走行轨道,固定鼻胰管于颊旁及耳郭后,使鼻胰管连接胰液收集器。

(3)术中注意事项:①ENPD 操作技术要求高于 ENBD,成功率低,且鼻胰管易脱落,尤其是在十二指肠形成襻时,稍一不慎即脱出胰管,故操作时应特别小心。②若胰管狭窄明显,在置入鼻胰管前应先用扩张探条进行扩张,以便鼻胰管能顺利地插入。③鼻胰管头端应越过狭窄段及结石上方的扩张胰管,以便引流及减轻胰管内压力,预防胰腺炎。④若用胰泌素刺激胰液分泌,则用前必须做过敏试验,并准备必要抢救物品。⑤鼻胰管引流期间,冲洗引流管时,切勿向引流管内一次注入过多的液体,以免诱发胰腺炎。⑥ENPD 与 ENBD 相同,不宜长期引流。若从长远考虑,应行内镜下胰管支架引流术(ERPD)。

(4)术后处理:①ENPD 术后 4～6h 及翌晨抽血检测血清淀粉酶,第二天常规检查血白细胞计数与分类。单纯淀粉酶升高而无症状者,可继续观察淀粉酶变化,不需特殊处理。如血清淀粉酶升高同时伴发热、腹痛、白细胞升高等现象,则应按急性胰腺炎处理。并发重症胰腺炎者必须胃肠减压。②术后患者应卧床休息,禁食 1 天。根据血清淀粉酶来决定第 2 天能否进食。禁食期间注意补液与电解质平衡。③并发胰腺炎者应用抗生素,根据病情严重程度可选用不同的抗生素。④应观察引流液的量、颜色、性状以及鼻胰管是否通畅,引流胰液应迅速行脱落细胞学检查或冰冻保存。

4.并发症及处理

(1)ENPD 并发症同 ERCP,但由于将造影剂吸出,故其术后胰腺炎等并发症比 ERCP 少。

(2)使用胰泌素刺激法收集纯胰液可出现一些不良反应,发生率为 0.79%。可出现肝功能异常及消化道症状如嗳气、腹泻等,另可出现过敏症状如皮疹、过敏性休克等。

(3)放置鼻胰管可出现与局部刺激有关的不适,如鼻腔、咽喉疼痛等,以及鼻胰管扭曲和黏液阻塞鼻胰管侧孔,造成鼻胰管不畅。

# 八、内镜下胰管支架引流术

内镜下胰管支架引流术(ERPD)即内镜下胰管支架置入术。近 10 年来,随着内镜技术的发展,胰管支架引流术在胰腺疾病内镜介入治疗中广泛应用,成为治疗慢性胰腺疾病的重要方法。

1.适应证

(1)胰管良性狭窄。

(2)慢性胰腺炎胰管结石的辅助治疗。

(3)胰腺分裂症。

(4)胰腺假性囊肿。

(5)外伤性胰管破裂形成内瘘。

(6)胰源性腹水。

(7)壶腹部肿瘤、胰腺癌、胰腺转移性肿瘤、胰管乳头状产黏蛋白肿瘤等引起的胰管狭窄的保守治疗。

2.禁忌证　同 ENPD。

3.操作方法

(1)术前准备

1)器械准备:同 ERBD,另备:①胰管扩张探条。②胰管扩张气囊。③胰管支架。常用胰管支架主要有三种:Zimmon 胰管支架,包括带十二指肠倒钩和不带十二指肠倒钩两种(外径 5.0F、7.0F,长 1~12cm);Geenen 胰管支架,包括四倒钩和双倒钩两种(外径 5.0F、7.0F,长 3~12cm);Sherman 胰管支架(外径 5.0~7.0F,长 2~12cm)。④推送导管(Wilson-Cook 公司,外径 5.0F、7.0F,长 170cm)。

2)患者准备:同 ENPD。

(2)操作步骤

1)常规行 ERCP,以了解胰管狭窄情况如狭窄部位、长度、内瘘部位、假性囊肿位置,对疑为胰腺分裂症患者,需经副乳头插管、造影。

2)为保证胰管支架置放的成功率,对胰管狭窄明显者,可先行气囊或探条扩张术,然后再置入胰管支架。

3)胰管支架的选择取决于狭窄的严重程度、部位及近端胰管扩张情况,对胰头部狭窄伴胰管扩张者,宜先行乳头括约肌切开术再置入支架。狭窄近端扩张明显者,可置入较粗的支架(8.5F、10.0F);若近端胰管扩张不明显,可选择外径 5.0F、7.0F 支架。支架的长度一般以支架远端超过狭窄部位 1.0cm,近端暴露于十二指肠乳头外少许为宜,不宜暴露在十二指肠腔内过长,以免损伤对侧十二指肠壁,引起黏膜糜烂、出血。

4)单纯性主胰管狭窄支架置入。①经主乳头插管造影后,确定狭窄部位及长度;②置入引导钢丝,越过狭窄段,沿引导钢丝行狭窄段扩张,确定置入支架长度及外径大小;③在 X 线及内镜直视下按 ERBD 操作技巧,将胰管支架置入;④确认支架在胰管及十二指肠乳头部位合适后,退出引导钢丝及支架推进器,再退出内镜,让患者仰卧位摄腹部平片,进一步确定支架的部位。

5)主胰管与假性囊肿相通支架置入。①先行 ERCP 检查,确定主胰管与假性囊肿是否相通;②置入引导钢丝并达假性囊肿内;③沿引导钢丝行扩张术;④确定支架长度及外径大小后,沿导丝置入支架,远端达囊肿内,近端位于十二指肠乳头外。若伴有主胰管狭窄,且假性囊肿与主胰管不相通,则需行超声内镜引导下的胃或十二指肠假性囊肿穿刺内引流术和内镜下主胰管支架引流术联合治疗,以提高治疗效果。

6)伴有胆道狭窄的支架置入。①先行 ERCP 了解胆道、胰管狭窄部位及长度;②分别于胆道及胰管置入两根引导钢丝;③确定置入支架的长度及外径大小,再分别置入胆道及胰管支架。

7)经副乳头胰管支架置入。经副乳头胰管支架置入术主要适用于胰腺分裂症患者。①经副乳头插管,行胰管造影,了解胰管狭窄情况,置入引导钢丝,必要时行狭窄段扩张;②确定支架长度及外径大小;③沿引导钢丝经副乳头置入支架;④退出引导钢丝、支架推进器及内镜后,患者仰卧摄腹部平片,进一步确认支架位置。

4.并发症及处理　胰管支架的早期并发症有出血、急性胰腺炎、腹痛、胆道炎、假性囊肿感染及胰管破裂,发生率约 20%。经积极的保守治疗多可于 48h 内缓解。胰管支架术后应常规予抗生素预防感染。若术前先行胆道括约肌切开可减少胆道炎的发生。胰管支架远期并发症主要为支架移位、阻塞及胰管形态改变。

(1)支架移位:支架移位较少见。早期带有四个倒钩的支架移位于胰管内的发生率约为 3%,采用改良的双倒钩胰管支架较少发生移位。亦可能与支架的物理特性和胰管的解剖有关。支架移位后患者常有轻、中度持续腹痛,一旦发生需经内镜方法取出,失败者则需手术治疗。

(2)支架阻塞:胰管支架放置后 6 个月内阻塞的发生率可达 50%。阻塞物多为细胞碎屑、钙碳酸盐结晶、钙胆红素盐及细菌等的混合物,蛋白质附着内腔表面可能起重要作用。一旦支架发生阻塞,患者可表现为反复腹痛、胰腺炎或囊肿感染,大多数患者并无症状。支架放置后应密切随访,若患者腹痛发作或 MRCP 显示支架上方主胰管扩张往往提示支架堵塞,必须取出或更换。目前多认为待胰性腹痛症状复发时更换支架较定期(每 2～3 个月)更换更为恰当。支架取出可用异物钳或 Wilson-ook 微型网篮(5.0F/200cm)及微型支架取出器。

(3)胰管形态改变:胰管形态改变是胰管支架独有的并发症,发生率约 80%。长期主(副)胰管支架引流可导致胰管不规则、变窄,侧支胰管扩张以及胰管周围纤维化、萎缩等形态学改变,超声内镜(EUS)还可显示支架周围实质低回声、囊性变以及回声不均匀,类似慢性胰腺炎。去除支架后多数会恢复正常,其发生机制尚不十分清楚。

## 九、经口胆道镜治疗术

经口胆道镜(PCS)又名母子镜,它是在十二指肠镜(母镜)活检钳道内插入胆道镜(子镜),从而可观察胆道、胆囊及胰管。

1.适应证和禁忌证　除胆总管结石外,母子镜还可用于治疗胆囊及肝内结石或插至胰管下治疗胰管结石。禁忌证同 ERCP。

2.操作方法

(1)术前准备

1)器械准备:①母镜为 Olympus TJF-240 十二指肠镜,外径 13mm,活检钳道孔 4.2mm。子镜 BP-30,外径 4.0mm,工作长度 1840mm,有向上 160°、向下 100°弯角机构;活检钳道内径 1.7mm,并具有送气、送水、吸引的普通内镜功能。②取石附件。如取石篮、活检钳、三爪钳。③碎石附件。激光光导纤维、液电冲击波碎石器等(EHL)。

2)患者准备:同 EST 术。

(2)操作步骤

1)插入母镜:同 ERCP 术。

2)通过子镜:子镜端部外径为 4.0mm,故一般先做 EST 术,以便通过子镜。母镜在十二指肠降部处先将弯角钮强烈向上,钩住肠壁,退镜使母镜直线化,以利子镜通过母镜钳道孔。为防止通过钳道口时损伤子镜,母镜钳道口装一套管,保护子镜。

子镜插入胆道,类似 ERCP 插管技术。插入时注意调整乳头与子镜方位,以避免锐角插镜。若插入困难,可先导入导丝至胆道,顺导丝插镜。观察胆道时,需向胆道内滴注灭菌生理盐水。

3)观察胆道:子镜插入胆道后,在 X 线透视下确定位置,充分利用子镜弯角机构及送气、送水与吸引装置顺序观察胆总管(或肝内胆道、胆囊),寻找结石。注意勿过度注气、注水,以免胆道内压升高,引起腹痛及血压下降。过度注气尚有气栓之虞。

4)取石方法:①机械碎石或取石法。经子镜活检钳道通过取石篮或抓取钳碎石取石。但由于子镜在肠道多次弯曲,不易碎石。②经激光碎石后取石。目前认为经内镜胆道取石术危险性较低。但即使经过括约肌切开术后,直径>15mm 的结石也不能通过乳头取出。至今已有多种碎石和排石的方法,如机械碎石法和液电碎石法等。激光碎石为胆道取石开创了新途径。小管径可弯曲性石英纤维激光传导系统使胆道内镜下激光碎石成为可能。激光治疗可经胆道镜或子母镜系统完成。目前使用的 Nd:YAG 激光诱导的震波碎石是一种高效放能过程,减少了碎石过程中总能量的传递,从而使传导入周围正常组织的能量减少。504nm(5Hz,脉冲能量为 30～50mJ)的闪光灯染料激光和 Q-转换 Nd:YAG 激光(20Hz,脉冲能量为 30～40mJ)可使所有类型直径达 30mm 的结石在 500 次脉冲以内完全破碎,不必直接触及结石,但需在直视下对准结石操作,以免致胆道穿孔。大多数结石碎片直径小于 2mm,从而通过网篮取出结石。一般认为胆红素结石的碎石需要 155 脉冲(80～205),40mJ;胆固醇结石则需 355 脉冲(205～405),50mJ,使用标准能量激光只引起胆总管黏膜的浅表损伤。此外还可通过子母镜系统应用 HO:YAG 激光进行碎石治疗。③经液电冲击波碎石。液电碎石(EHL)的原理是在水中置两个电极,瞬间通过高压电流,当电极高压放电时,高热使周围水分瞬间被气化,由于体积膨胀形成压缩波,压力迅速上升形成冲击波,蒸汽气泡反复膨胀、收缩形成气泡搏动性能量,与冲击波同样产生破坏力。冲击波在水中传导,被结石表面吸收而碎石。液电发生装置主要是德国与美国产品,输出功率强度为 0.06J、0.36J 及 0.96J 二单脉冲或连续脉冲波,电极外径 3～9F。常选用 4.5～5FEHL 电极经母子镜进入胆道,在 X 线透视下尽可能直接触及结石,但不可接触及胆道壁,以免损伤。有的电极端部装有气囊,避免电极头直接撞击胆道壁。电极需离胆道镜末端 5mm 以上。从活检钳道内滴注生理盐水,使之充满胆道。另一管道以恒压吸引,防止胆道压力过高。准备就绪,打开碎石机电源,调节输出功率,一般由小到大。用脚踏开关控制通电时间,反复通电至结石破碎为止。吸引出胆道内过剩的生理盐水,用取石篮取出破碎的结石。细小结石能自行排出。操作过程中患者处于绝缘状态,电极不可接触胆道壁。EHL 过程中电极接触可能损伤胆道壁,粉碎的细小结石可直接冲击胆道壁,冲击波可能损伤含气的肺、肠腔等器官。故操作时功率必须由小到大,间断通电,防止胆道内压力骤然增高。

（朱　羮）

# 第二十一章 内镜相关急症

## 第一节 消化内镜在消化急症中的应用

随着内镜技术的发展与普及,消化内镜在消化系统急症诊断与治疗中显示出越来越重要的作用,并蕴含着巨大发展潜力。

### 一、消化道异物的内镜下处理

吞咽异物及食团嵌塞的病例并不少见,大部分异物或食团会自动通过消化道。但有 10%～20% 的病人需要采用非手术方法治疗,≤1% 病人需要手术。食团嵌塞的患者通常有食管疾病,嵌塞、穿孔或梗阻最常发生于锐角部位或生理狭窄处,一旦通过食管,大部分异物可安全通过消化道。

#### (一)诊断

婴幼儿、智力低下者及精神病患者吞咽异物或食团嵌塞时,可表现为窒息、拒绝进食、呕吐等。双平面X线片能发现大部分真性异物,不要常规做造影检查,因为它有吸入危险并对以后的内镜检查有影响。如果怀疑病人吞咽异物,且食管症状持续存在,即使影像学检查阴性,也应进行内镜检查。

#### (二)处理

一旦确诊吞咽异物,即应决定是否需要进行干预治疗。处理方法取决于患者的年龄、临床情况,异物性质、大小和形状,异物卡在什么部位等多种因素。内镜干预时间取决于吸入和(或)穿孔的危险性。

1.食团嵌塞 如果患者严重呼吸窘迫或无法吞咽口中的分泌物,则需要立即进行干预。可将食团整块取出或弄碎后取出,或将食团推入胃内。静脉应用胰高血糖素(1.0mg)松弛食管通常是安全的。

2.钝性物体 圆而光滑的物体最好用网或套篮取出。对于异物已进入胃内的患者,绝大多数可在门诊采用保守方法处理。如果3～4周后物体仍滞留在胃内,应考虑用内镜取出。通过胃并在同一部位滞留1周以上的异物要考虑手术取出。

3.长形物体 长于6～10cm 的物体难以通过十二指肠,应争取取出。最好使用长外套管,伸至胃食管连接以下,抓住异物后送入外套管,连同内镜一并撤出。

4.尖锐物体 当怀疑吞咽了有尖端的物体后,应马上确定其所在部位。如在食管内即需紧急处理,根据部位选择直接喉镜或内镜。卡在环咽肌处或环咽肌上方者,可用直接喉镜取出,卡在环咽肌下方者用内镜取出。已进入胃或近端十二指肠的尖锐物体,也应经内镜取出,以防并发症。如不能安全取出,则应每日拍片跟踪其通过情况,如连续3天异物不往前移动,应考虑手术取出。

5.纽扣、电池 纽扣、电池如卡在食管可很快导致液化坏死及穿孔,但一旦进入胃内大部分最终可安全排出。除非患者有消化道损伤表现或直径大于 20mm 的电池在胃内停留 48h 以上,否则已通过食管的电池不需要取出。催吐、导泻及抑酸并无益处。

6.麻醉包　将麻醉药品装于塑料袋或乳胶套内,藏于体内称作"体内包装"。如果包装破裂,内容物漏出将是致命的,因此不能使用内镜取出以防撕裂。当麻醉包不能排出,病人有肠梗阻表现或怀疑包装袋破裂时应手术。

## 二、消化道穿孔内镜治疗

消化道急性穿孔是消化系统常见的急症,通常以急诊外科手术修补治疗,其最常见原因为消化性溃疡,但近年来随着各项内镜下治疗的广泛开展,各种医源性并发症包括消化道穿孔也随之增多。目前,内镜下金属钛夹闭合消化道穿孔部位技术得到越来越广泛的应用,并取得了很好的效果。

在金属钛夹钳夹操作过程中应注意下列事项:

1.金属钛夹一定要有较完整的组织支撑,不能直接钳夹在创面,否则会引起出血和穿孔。

2.钛夹治疗需要资深医师与护士默契配合,护士负责熟练快速地安装钛夹,送达部位后旋转推送器使2 个夹臂以适当方向与靶组织紧密接触,然后释放钛夹。

3.在封闭穿孔治疗中应使用适合的钛夹型号,目前用于较大的穿孔闭合的钛夹已经进入我国市场。

4.术后应严密观察病情变化,一旦内镜钛夹治疗失败,应立即实施外科手术治疗,以免延误病情。

5.如病灶因位置关系使钛夹不能与病灶垂直接触,直视胃镜操作困难时,可改用侧视十二指肠镜操作,尤其十二指肠乳头旁穿孔,更应掌握侧视镜钛夹放置技巧,通过钳道先端时应充分放低抬钳器,使钛夹容易通过内镜先端部,露出钛夹后操作者需将抬钳器放抬结合,看清钛夹张口大小、方向,应避免收力过大而使钛夹闭合,同时应判断受力情况,以避免收紧时钛夹出现大的移位。选择目标部位后,使钛夹充分张大,通过上抬抬钳器,内镜向上方向调节钮或适当拉退镜的方法,以使钛夹垂直靠近目标,然后适当放松抬钳器,助手迅速用力收紧操纵器,闭合并释放钛夹。

## 三、急性上消化道出血内镜治疗

上消化道出血(UGIB)是指消化道出血部位位于 Treitz 韧带近端。急性 UGIB 可表现为呕血,呕吐"咖啡样物",自胃管抽出红色血液,和(或)黑便伴或不伴血流动力学改变。急性 UGIB 病人可能会有便血(鲜红色血经直肠排出)。

在内镜诊治疗前,UGIB 病人应该稳定病情,复苏治疗。最初的评估应集中在患者的生命体征,有无低血容量或休克,或者其他的合并病。全面了解病人过去药物治疗史很重要,特别是注意有无应用抗凝药物、抗血小板药物或与 UGIB 有关的药物(例如非甾体类消炎药物)。

首先,应输注晶体液来维持血压。病人有低血容量、休克,或持续出血如呕血或频繁便血时,应收入ICU 接受紧急处理。血液制品如浓缩红细胞应输给有持续活动性出血、明显失血表现或心肌缺血者。应当应用质子泵抑制剂(PPI)进行抑酸治疗,可以静脉给药或口服。持续、显著的呕血,或任何原因不能保证气道通畅或有误吸危险的病人,在内镜治疗前应予气管插管。

生长抑素和它的类似物奥曲肽,可以减少门静脉血流和胃十二指肠动脉血流,同时维持肾动脉血流。生长抑素或奥曲肽可减少继续出血风险和需要手术的危险,而且这些药物对消化性溃疡性出血比非消化性溃疡性出血更有效(如出血性胃炎)。这类药物可作为以下情况的辅助:内镜治疗前、当内镜治疗不成功、有内镜禁忌证时,或缺乏内镜治疗条件时。

　　预后差(复发性出血,需要镜下止血治疗或手术,或死亡)有关的临床危险因素:高龄(＞60岁)、严重的合并症、活动性出血(目睹呕血,胃管中有红色血液,便血)、低血压或休克、红细胞输注＞6u、住院期间出血、严重的凝血障碍性疾病。

　　在UGIB病人的诊断和治疗中,内镜对多数原因所致的UGIB有效,并可减少输血,缩短重症监护(ICU)和总住院的时间。早期内镜检查(住院24h内)比晚期接受内镜检查对住院时间和输血需求影响更大。适当情况下,内镜检查可用于评估是否需要住院。在急诊时评估,超过46%的血流动力学稳定的UGIB病人进行内镜检查而发现为低风险再出血征象,他们可以转为门诊治疗。

　　内镜治疗的适应证是:溃疡的活动性出血或动脉喷血,溃疡的血管残端显露。无出血的凝块附着是否需内镜下治疗尚未共识,但最近的数据显示,内镜下去掉凝块而对其下的病变进行治疗,比不治疗的效果好。平坦斑点或溃疡并渗血但无其他出血征象者,能否从内镜治疗中获得好处尚不能肯定。基底干净的溃疡再出血率极低而无需内镜治疗。

### (一)急性非静脉曲张性上消化道出血内镜治疗

　　1.注射止血　注射疗法主要是通过容量效应产生的压塞作用,有的药物尚有其他的药理作用。有压塞作用的注射剂有生理盐水和肾上腺素;组织硬化剂如乙醇、乙醇氨和乙氧硬化醇并不通过产生压塞作用,即可直接导致组织破坏和栓塞,这些药物可联合应用(如使用肾上腺素后接着使用乙醇氨)。有限数据表明,使用大剂量肾上腺素注射在提高止血效果方面有更佳的效果。

　　另一类别的注射剂包括凝血酶、纤维蛋白、组织胶,主要用来封闭出血部位。在多项试验中,凝血酶与热探头、肾上腺素注射一起联合止血,但是只有一项研究(凝血酶联合肾上腺素)表明加用凝血酶有益。没有单用凝血酶治疗的前瞻性随机试验。

　　2.热灼止血　包括热探头、钕-钇铝石榴石激光、氩离子气体凝固(APC)和电凝探头。在大多数中心,激光治疗因费用、人员培训和技术等原因而没有使用。电凝探头包括单极和双极(多极)电凝探头。热探头和电凝探头结合其局部压塞作用(探头在出血部位局部产生机械压力)和热能或电流来凝结出血血管,称为接合作用。氩离子气体凝固使用一种电离的气体流传导电效应,使表面组织凝结。APC主要使用在治疗表浅组织病变,如血管畸形,但也可能对一些其他原因引起的出血有作用。

　　3.机械止血　指通过在出血部位放置止血装置产生物理压塞作用。目前,唯一广泛应用的机械疗法是内镜下止血夹和结扎止血。止血夹通常放置在出血点(如血管显露处)并留置。止血夹一般常用的结构有2个或3个尖端分叉,使其能固定于出血部位,常放置后数天或数周脱落。内镜下结扎法常用于静脉曲张的出血治疗,也用于非静脉曲张所致的出血,通过在组织周围放置橡皮圈产生机械压迫和压塞。

　　4.常见病因的急性UGIB内镜治疗　在UGIB中最常见的病因如下:消化性溃疡病(35%～50%),胃十二指肠糜烂(8%～15%),食管炎(5%～15%),静脉曲张(5%～10%),Mallory-Weiss撕裂(15%),血管畸形(5%),其他原因(如肿瘤)。

　　(1)消化性溃疡:消化性溃疡是UGIB最常见的病因,占发病总数的1/3至1/2。消化性溃疡病最常见病因为非甾体消炎药的使用和幽门螺杆菌感染,虽然一些其他的临床原因能使病人易患消化性溃疡病。

　　对消化性溃疡病所致的UGIB行内镜治疗已经进行随机对照试验。激光疗法、单极电凝术、双极电凝术、热探头、肾上腺素注射法以及联合治疗,如肾上腺素注射法联合组织硬化剂乙醇氨或乙氧硬化醇治疗,均有效于空白对照或安慰剂对照。

　　已进行了多种内镜治疗方法的前瞻性随机性研究,没有任何一种方法在治疗消化性溃疡所致的UGIB中显示出优于其他方法。肾上腺素注射联合第二种治疗方法(联合治疗)减少了出血率、需要手术率和死亡率。操作者经验在方法选择和完成止血治疗过程中起重要作用。

所有消化性溃疡病人都应接受幽门螺杆菌(Hp)感染检测。在活动性出血病人中,快速尿素酶检测敏感性下降,不能据此排除是否有感染。所有检测阳性的病人均应接受根除治疗。所有合并幽门螺杆菌感染的消化性溃疡病人,接受根除治疗后再出血率显著低于仅接受抗酸治疗者。

(2)食管病变:食管炎是 UGIB 的一种常见病因,常见原因有胃食管反流、感染、药物、摄入腐蚀剂及放射线。大多数病人不需要内镜治疗。Mallory-Weiss 撕裂是胃食管连接处、贲门、食管末段黏膜撕裂,出血多为自限性,持续或严重出血的病人需要内镜治疗。多极电凝术显示为最有效的方法,但肾上腺素注射、止血夹和结扎止血也有效。不能控制的出血需要血管造影或外科治疗。

(3)血管畸形:常引起微量慢性失血,偶尔引起急性胃肠出血。这些病变可偶发也可伴发于其他疾病,如肝硬化、肾衰竭、放射线损害、各种胶原病、遗传性出血性毛细血管扩张症等。内镜结扎、激光、APC、接触热灼和硬化剂疗法均报道有效,没有关于血管畸形致 UGIB 治疗方法前瞻性对照研究。

Dieulafoy's 病变常间歇性复发的 UGIB,此病变常由于大口径黏膜下动脉暴露于黏膜层表面并出现破裂而出血,常见于胃,但也见于小肠。内镜治疗 Dieulafoy's 病常用的方法为套扎、止血夹、电灼术、组织胶、硬化剂注射、肾上腺素注射、热探头和激光治疗。大规模的单中心试验并未证实哪一种方法更佳,而且没有前瞻性随机试验发表。单一肾上腺素注射法的再出血率较高。病变处标记可有助于未来复发性出血的治疗。如果内镜治疗失败需要放射介入治疗或手术治疗。

(4)主动脉胃肠道瘘:主动脉胃肠道瘘可为原发(动脉硬化、主动脉瘤、主动脉炎)或继发(合成物移植修复主动脉)。多数主动脉胃肠道瘘发生在十二指肠远端或空肠,这超过了标准胃镜范围,肠腔内可见动脉移植材料突出。CT 扫描和血管造影术有时可证实瘘管存在,通过对比此时能看到造影剂漏入肠腔内。主动脉胃肠道瘘不能通过内镜治疗,手术是唯一的治疗方法。

(5)胃肠道肿瘤:良性或恶性胃肠道肿瘤,无论原发或继发占 UGIB 病因的约 5%。病例报道内镜止血治疗初期成功率等同或低于消化性溃疡出血,但复发出血率高,在 16%～80% 之间,并发症率也高。最佳的治疗方法未确定,手术和血管造影可能达到长期止血效果。UGIB 时,任何可疑恶性病变都要活检。

(6)内镜治疗后复发出血:尽管经过充分的最初内镜治疗,UGIB 病人复发性出血在高危病人中高达 24%,也有更多的近期研究强调质子泵抑制剂联合内镜治疗使出血复发率接近 10%。重复内镜治疗有助控制再出血。有主张对初次内镜治疗时有高危征象出血的病人,随后进行有计划性预定重复内镜治疗,回顾性和前瞻性研究显示,对这类病人进行预定性重复内镜治疗可减低再出血率,而且耗费是有效的。究竟重复内镜治疗的作用有多大尚需确定。

### (二)食管胃静脉曲张出血内镜治疗

内镜治疗的目的是控制急性食管静脉曲张出血。并尽可能使静脉曲张消失或减轻,以防止其再出血。内镜治疗包括内镜下曲张静脉套扎术、硬化剂或组织黏合剂(氰基丙烯酸盐)注射治疗。

药物联合内镜治疗是目前治疗急性静脉曲张出血的主要方法之一,可提高止血成功率。

1.套扎治疗

(1)适应证:急性食管静脉曲张出血;外科手术后食管静脉曲张再发;中重度食管静脉曲张虽无出血史但存在出血危险倾向(一级预防);既往有食管静脉曲张破裂出血史(二级预防)。

(2)禁忌证:有上消化道内镜检查禁忌证;出血性休克未纠正;肝性脑病≥Ⅱ期;过于粗大或细小的静脉曲张。

(3)疗程:首次套扎间隔 10～14d 可行第 2 次套扎,直至静脉曲张消失或基本消失。建议疗程结束后 1 个月复查胃镜,然后每隔 3 个月复查第 2、第 3 次胃镜;以后每 6～12 个月进行胃镜检查。如有复发则在必要时行追加治疗。

(4)术后处理:术后一般禁食24h,观察有无并发症,如术中出血(曲张静脉套勒割裂出血)、皮圈脱落(早期再发出血)、发热及局部哽噎感等。

2.硬化治疗

(1)适应证:同套扎治疗。对于不适合套扎治疗的食管静脉曲张者,也可考虑应用EIS。

(2)禁忌证:有上消化道内镜检查禁忌证;出血性休克未纠正;肝性脑病≥Ⅱ期;伴有严重肝肾功能障碍、大量腹水或出血抢救时,应根据医生经验及医院情况而定。

(3)疗程:第1次硬化治疗后,再行第2、第3次硬化治疗,直至静脉曲张消失或基本消失。每次硬化治疗间隔时间约1周。第1疗程一般需3～第5次硬化治疗。建议疗程结束后1个月复查胃镜,每隔3个月复查第2、第3次胃镜,6～12个月后再次复查胃镜。发现静脉再生必要时行追加治疗。

(4)术后处理:禁食6～8h后可进流质饮食,注意休息,适当应用抗生素预防感染,酌情应用降门静脉压力药物,严密观察出血、穿孔、发热.败血症及异位栓塞等并发症征象。由于胃曲张静脉直径较大、出血速度较快,硬化剂不能很好地闭塞血管,因此胃静脉曲张较少应用硬化治疗。但在下列情况下可以胃静脉曲张硬化治疗作为临时止血措施:急诊上消化道出血行胃镜检查见胃静脉喷射状出血,胃曲张静脉有血囊、纤维素样渗出或其附近有糜烂或溃疡。

3.组织黏合剂治疗

(1)适应证:急性胃静脉曲张出血,胃静脉曲张有红色征或表面糜烂且有出血史(二级预防)。

(2)方法:三明治夹心法。总量根据胃曲张静脉的大小进行估计,最好一次将曲张静脉闭塞。1周、1个月、3个月及6个月时复查胃镜。可重复治疗直至胃静脉闭塞。

(3)术后处理:同硬化治疗。给予抗生素治疗5～7d,注意酌情应用抑酸药。组织黏合剂疗法有效而经济,但组织黏合剂治疗后可发生排胶出血、败血症和异位栓塞等并发症,且有一定的操作难度及风险。

套扎治疗、硬化治疗和组织黏合剂注射治疗均,是治疗食管胃静脉曲张出血的一线疗法。但临床研究证明,其控制效果与生长抑素及其类似物相似,因此在活动性食管胃静脉曲张出血时,应首选药物治疗或药物联合内镜下治疗。有研究显示,联用套扎和硬化治疗有一定的优势,并发症较少、根除率较高、再出血率较低。选用何种内镜治疗方法应结合医院具体条件、医生经验和患者病情综合考虑。硬化和套扎疗法以其安全有效、并发症少成为食管静脉曲张的一线疗法。对于胃底静脉曲张出血患者,有条件时建议使用组织黏合剂进行内镜下闭塞治疗,在某些情况下也可使用内镜下套扎治疗。对不能控制的胃底静脉曲张出血,介入治疗或外科手术亦是有效的抢救措施。

4.二级预防内镜治疗　目的是根除静脉曲张,曲张静脉根除者5年生存率明显高于未根除者。对于急诊采用内镜治疗的食管胃静脉曲张出血者,应连续治疗至食管静脉曲张消除或基本消除,可加用非选择性β-受体阻滞剂以提高疗效。对于食管胃静脉曲张出血时采用药物和双囊三腔管压迫止血者,可在1周内进行内镜治疗。联用非选择性β-受体阻滞剂和套扎治疗,是静脉曲张破裂出血二级预防的最佳选择。药物联合内镜治疗较单一内镜治疗效果更好,但要求患者定期复查胃镜以减少再发出血、延长生存期。

# 四、急性下消化道出血内镜下治疗

下消化道出血占整个消化道出血的20%,国外文献报道结肠憩室是最常见的病因,其次为缺血性肠炎、畸形、痔疮和肿瘤等。下消化道出血的患病率虽不及上消化道出血高,但临床亦常发生。其中,小肠出血比大肠出血少见,但诊断较为困难。近年来由于检查手段增多及治疗技术的提高,下消化道出血的病因诊断率有了明显提高,急性大出血病死率亦有所下降。

## (一)病因

引起下消化道出血的病因甚多,列举如下:

1.肿瘤和息肉　恶性肿瘤有癌、类癌、恶性淋巴瘤、平滑肌肉瘤.纤维肉瘤、神经纤维肉瘤等;良性肿瘤有平滑肌瘤、脂肪瘤、血管瘤、神经纤维瘤、囊性淋巴管瘤、黏液瘤等。这些肿瘤以癌最常见,多发生于大肠;其他肿瘤少见,多发生于小肠。

息肉多见于大肠,主要是腺瘤性息肉,还有幼年性息肉及幼年性息肉病及 Peutz-Jeghers 综合征(又称黑斑息肉综合征)。

2.炎症性病变　引起出血的感染性肠炎有肠结核、肠伤寒、菌痢及其他细菌性肠炎等;寄生虫感染有阿米巴、血吸虫、蓝氏贾第鞭毛虫所致的肠炎,由大量钩虫或鞭毛虫感染所引起的下消化道大出血国内亦有报道。非特异性肠炎有溃疡性结肠炎、克罗恩病、结肠非特异性孤立溃疡等。此外还有抗生素相关性肠炎、坏死性小肠炎、缺血性肠炎、放射性肠炎等。

3.血管病变　如血管瘤、毛细血管扩张症、血管畸形(其中结肠血管扩张常见于老年人,为后天获得,常位于盲肠和右半结肠,可发生大出血)、静脉曲张(注意门静脉高压所引起的罕见部位静脉曲张出血,可位于直肠、结肠和回肠末段)。

4.肠壁结构性病变　如憩室(其中小肠 Meckel 憩室出血不少见)、肠重复畸形、肠气囊肿病(多见于高原居民)、肠套叠等。

5.肛门病变　痔和肛裂。

6.全身疾病累及肠道　白血病和出血性疾病;风湿性疾病如系统性红斑狼疮、结节性多动脉炎、Behcet病等;淋巴瘤;尿毒症性肠炎。腹腔邻近脏器恶性肿瘤浸润或脓肿破裂侵入肠腔可引起出血。

据统计,引起下消化道出血的最常见原因为大肠癌和大肠息肉,肠道炎症性病变次之,其中肠伤寒、肠结核、溃疡性结肠炎、克罗恩病和坏死性小肠炎有时可发生大量出血。不明原因出血虽然少见,但诊断困难,应予注意。

## (二)内镜诊断与治疗

多数下消化道出血有明显血便,结合临床及必要实验室检查,通过结肠镜全结肠检查,必要时配合 X线小肠钡剂造影检查,确诊一般并不困难。内镜检查应根据患者粪便情况制定不同的方案。对粪便潜血阳性的患者应及时行结肠镜检查,如结肠镜检查未发现病变,还应行胃镜检查。对黑便的患者,仅在胃镜检查未发现病变时,才选择结肠镜检以明确诊断。间断的暗红色血便是下消化道出血最常见的症状,多来源于直肠或远端结肠,因此应首选乙状结肠镜或肛肠镜,如未发现病变,再行全结肠镜检查。对急性大出血的患者,应首先评价患者的一般情况,并推荐早期进行结肠镜检查,同时给予内镜下止血治疗。

不明原因消化道出血是指常规消化道内镜检查(包括检查食管至十二指肠降段的胃镜及肛直肠至回肠末段的结肠镜检查)不能确定出血来源的持续或反复消化道出血。多为小肠出血(如小肠的肿瘤、Meckel 憩室和血管病变等),虽然不多见(占消化道出血的 3%～5%),但却是消化道出血诊断的难点。在出血停止期,先行小肠钡剂检查;在出血活动期,应及时作放射性核素扫描或(及)选择性腹腔动脉造影;若上述检查结果阴性则选择胶囊内镜或(及)双气囊小肠镜检查;出血不止危及生命者行手术探查,探查时可辅以术中内镜检查。

行急诊结肠镜检查,可以择期进行。由于该类患者的出血部位还是以上消化道病变为主,并且胃镜检查相对安全易行,应首选。只有当胃镜检查阴性或胃镜所发现的病变不能解释出血时,才考虑行结肠镜检查。对急性血便的患者是否行急诊结肠镜检查,大家的看法可谓"存同求异"。首先对该类患者应评价生命体征和一般情况,在条件允许的情况下,一种观点建议尽早行结肠镜检查,以明确诊断。急诊结肠镜以明确病变为主,而对于内镜下的止血治疗则作用有限。因为无论肿瘤或血管畸形,当病变较弥漫时,止血比较困难。根据目前文献报道,急诊结肠镜检查能明确70%便血患者的病因,能够行内镜下止血的占20%～30%。另一观点认为,在灌肠肠道准备后,结肠镜仅能检查左半结肠。如未能发现病变,应在出血停止后2～3d,在病情稳定并行肠道准备后行结肠镜检查。除非对某些拟行手术治疗的病例,为尽可能明确出血部位,可以在术前行全结肠镜检查。急性出血时,不宜行全结肠镜检查,原因是出血造成视野不清,进镜和发现病变都比较困难;肠道准备欠佳也会遗漏小的病变;此外,常规的肠道准备有时也会诱发出血。

在当前医患关系较为紧张的形势下,对急性下消化道患者,特别是病情危重的患者,应取得患者和家属同意和理解,慎行急诊结肠镜检查。对于鲜血便,尤其是便后出血或喷射状出血的患者,考虑病变位置较低,建议先行直肠镜检查。还应提出注意的是,对老年患者,在出血停止后行结肠镜检查,即使发现血管畸形,也不能判断血管畸形就是引起出血的病灶,还应除外结肠以外的小肠或其他部位的出血。

下消化道出血主要是病因治疗,大出血时应积极抢救。治疗措施包括:一般急救措施及补充血容量;凝血酶保留灌肠有时对左半结肠出血有效;血管活性药物应用;内镜止血治疗;动脉栓塞止血治疗,经内科保守治疗仍出血不止危及生命,无论出血病变是否确诊,均是紧急手术的指征。

内镜下止血治疗是重要的治疗手段,急诊结肠镜检查如能发现出血病灶,可试行内镜下止血。内镜下治疗方法与原则同上消化道出血的相应内镜下处理。

## 五、胆胰急症的内镜治疗

内镜下逆行胰胆管造影(ERCP)是技术要求最高、风险最大的消化内镜操作,为保证操作成功及患者的安全,需要对进行ERCP操作的医师进行严格培训。同时,对于ERCP应用应严格掌握适应证、禁忌证、治疗时机及相应的后续措施。

### (一)ERCP检查及治疗适应证

1.胆道梗阻引起的黄疸。

2.临床、实验室或影像学检查支持胰腺或胆道疾病。

3.症状或表现提示胰腺恶性肿瘤而直接的影像学结果模棱两可或正常。

4.原因不明的胰腺炎。

5.慢性胰腺炎或胰腺假囊肿的术前评价。

6.Oddi括约肌测压。

7.由于胆总管结石、乳头狭窄、Oddi括约肌功能不全、Sump综合征、胆总管囊肿,以及无手术适应证的壶腹癌需行内镜下乳头括约肌切开术。

8.良恶性狭窄、瘘管、术后胆瘘或大的胆总管结石的支架治疗。

9.胆管狭窄的气囊扩张鼻胆引流管放置。

10.胰腺假性囊肿引流。

11.胰管或胆管组织活检。

12.胰腺疾病的一系列治疗。

### (二)ERCP检查和治疗的非适应证

包括实验室或非侵袭性影像学检查未提示腹痛是由于胰胆疾病引起的。在这种情况下,有意义的发现可能性很小,而并发症的发生风险却很大。当考虑对这一类患者行Oddi括约肌测压时,才可进行

ERCP。胆囊切除术前的常规检查,术前 ERCP 只对胆管炎、胆管梗阻可能性很大或者临床及影像学研究提示胆管结石的患者才考虑应用。存在手术切除机会的胆管远端恶性梗阻为解决梗阻常规行 ERCP,但没有证据支持术前的胆管减压治疗可改善手术预后,却会引起术前及术后的并发症。在急性胆管炎或有严重瘙痒症状而手术可能会被推迟的患者,可以手术前 ERCP 解决梗阻。

### (三)并发症

胰腺炎、十二指肠乳头括约肌切开术后出血、感染性并发症;胆管炎多见,也包括胆囊炎及胰腺周围积液的感染;心肺不良反应,通常由于镇静药物引起;穿孔。

### (四)术前准备

术前应了解患者病史及进行相应的体格检查,病史应强调 ERCP 操作的适应证、影响内镜检查的因素(如既往胃肠手术史)以及影响内镜治疗的因素(如心脏除颤装置植入史)。病史还应强调以下影响镇静或麻醉的方面:①重要脏器功能不全;②既往镇静、局麻或全麻过程中曾出现过的不良反应;③药物过敏史、目前应用的药物以及潜在的药物相互作用;④最后一次进食的时间和食物的性质;⑤吸烟、饮酒史,以及药物、毒物滥用史。应对患者进行体检,包括重要生命体征、心肺听诊以及呼吸道评价。

此外,还要评价操作的困难程度、高危患者进行高危操作前预防性应用抗生素。高危患者包括心血管异常患者,如人工瓣膜植入、有细菌性心内膜炎、体肺循环分流、人工血管移植术后少于 1 年,以及复杂的紫绀性先天性心脏病患者,因内镜操作会增加细菌性心内膜炎或血管内感染的机会。高危操作是指那些增加术后菌血症机会的操作,包括已知或可疑的胆管狭窄,如原发性硬化性胆管炎、胆瘘或胰瘘、胰腺假性囊肿或胰腺坏死,此时操作引起的感染风险增加,需要预防性应用抗生素。

术前 8h 应禁食水,服用麻醉止痛剂的患者禁食时间应延长,必须口服的药物可以同时服用,如降压药物等。对于行十二指肠乳头切开的患者,抗血小板药物及抗凝药物应该停用,到作用基本消失前才可行手术,并且术前应该有正常的血小板和凝血指标检查结果。

### (五)胆总管取石

急性胆管炎和严重的急性胆源性胰腺炎,需要快速解除胆道梗阻。要求 ERCP 医师通过括约肌切开、气囊或网篮取石技术,对 85% 以上的患者完成取石操作。如果以上操作失败,机械碎石可将成功率提高到90% 以上,而只有少数患者需要电动液压、激光、体外微波碎石术,可将取石成功率提高至接近 100%。

### (六)胆管分叉处以下部位梗阻的支架放置

原因包括胰腺癌、难以取出的或大的胆总管结石和良性狭窄(慢性胰腺炎、胆管术后)。胆管炎以及器械或造影剂接触胆系的临床黄疸患者,应该解除胆系梗阻。胆管分叉以下部位的梗阻,与肝门部梗阻相比,操作相对容易。

操作中应该对患者进行血氧饱和度、心率、血压监测,尤其对于镇静或麻醉下的患者尤为重要。ERCP操作术后,应该对患者提供 ERCP 操作术后指导、完成操作记录、识别并记录并发症、病理追踪。

## 六、其他

### (一)胃扭转的内镜治疗

胃扭转凡胃的部分或全部大小弯位置发生变换,即大弯在上面(头侧),小弯在下面(足侧)均为胃扭转。胃扭转不常见,其急性型发展迅速,诊断不易,常延误治疗;而其慢性型的症状不典型,也不易及时发现。

胃扭转多与周围韧带先天发育异常有关,如胃结肠韧带、肝胃韧带过长或松弛,也可继发于膈膨出、膈疝，或溃疡、肿瘤等因素的推挤牵拉，也可无任何诱因。

根据扭转方式的不同，可分为三型：①器官轴型或纵轴型扭转，即以贲门与幽门连线为轴心，向上翻转，致小弯向下，大弯向上；②网膜轴型或横轴型扭转，即以长轴相垂直的方向，向左或向右翻转；③混合型扭转，兼有上述两型不同程度的扭转。三种类型中以器官轴型扭转常见，网膜轴型次之，混合型少见。

急性胃扭转起病较突然，发展迅速，其临床表现与溃疡病、胃扭转、急性穿孔、急性胰腺炎、急性肠梗阻等急腹症颇为相似，与急性胃扩张有时不易鉴别。起病时均有骤发的上腹部疼痛，程度剧烈，并牵涉至背部。常伴频繁呕吐和嗳气，呕吐物中不含胆汁。如为胃近端梗阻，则为干呕。此时拟放置胃肠减压管，常不能插入胃内。体检见上腹膨胀而下腹平坦。如扭转程度完全，梗阻部位在胃近端，则有上述上腹局限性膨胀、干呕和胃管不能插入的典型表现。如扭转程度较轻，其临床表现很不典型。腹部 X 线平片常可见扩大的胃阴影，内充满气体和液体。

慢性胃扭转可无明显症状，或其症状较为轻微，类似溃疡病或慢性胆囊炎等慢性病变。胃肠钡餐检查是重要的诊断方法。系膜轴扭转型的 X 线表现为双峰形胃腔，即胃腔有两个液平面，幽门和贲门处在相近平面。器官轴扭转型的 X 线表现有胃大、小弯倒置和胃底液平面不与胃体相连等。

近年来随着胃镜检查术的广泛开展，加上操作者的诊断水平不断提高，逐渐认识和发现此病，胃镜已成为诊断和治疗本病的主要手段。胃镜下见胃大弯侧纵行皱襞在上方、胃小弯在下方、胃前后位置颠倒、胃形态改变或消失、远端幽门看不见等胃形态改变，说明已发生胃扭转。既往常通过 X 线钡餐透视诊断。

胃扭转治疗因人而异，文献报道一般内科保守治疗，有效率 82%。腹部按摩，针灸或变换体位可复位成功；急性胃扭转或合并溃疡病、肿瘤、膈疝、梗阻、出血者，经内科保守治疗无效时，则应及时手术治疗。胃镜复位方法：胃镜通过贲门后先注气扩张胃体腔，然后循腔进镜，以确定胃扭转的类型、部位、方向、程度，依胃扭转的类型采取不同方法复位。若胃体腔潴留液过多，应首先吸出液体，然后注气循腔进镜，根据扭转方向逆时针或顺时针旋转镜身并向前推进，若能看见幽门，继续注气即可复位，有时需要旋转错位处数次方能复位。侧卧不能进入胃窦腔时，需令患者仰卧位容易奏效。复位后可给患者腹部加压，流质饮食 3d。

**（二）肠套叠、肠扭转的内镜治疗**

内镜复位也可应用于部分肠套叠、肠扭转患者，在积极的内科治疗后，依据情况可行肠镜检查，检查的同时也是复位过程。

内镜复位必须注意进镜时动作缓慢、柔和，寻腔进镜，适当充气，不可盲目滑行，旋转角度要由小到大，复位后应注意观察有无肠坏死、穿孔、腹膜炎现象。肠复位失败要立即采取手术治疗。复位后反复复发需手术根治，有原发病变应择期手术治疗。

（张　晶）

# 第二节　消化道异物的内镜处理

## 一、上消化道异物的内镜处理

在日常生活中，人们不慎吞入胃内一些异物，如一些动物骨片、鱼刺等；另外一些刑事犯罪分子为逃避改造，争取保外就医，常自行吞食异物，如打火机、铁钉、缝纫针、牙刷、一次性筷子、窗钩、钥匙……这些异物很少能从消化道自行排出,多需外科手术开腹取出。这既增加了病人的痛苦和经济负担,又要面临手术及术后并发症的风险,有时还会拖延刑事侦查时间。随着内镜技术的进展和设备的普及,内镜下消化道异物取出术逐渐开展起来,成功解决了很多患者的痛苦。

### (一)诊断与指征

消化道异物的诊断主要依靠病史、X 线和内镜检查。常规方法先进行 X 线检查,目的是判断有无适合胃镜取异物的指征。主要观察三点:一是判断异物的位置,如异物到达十二指肠降段以下时,胃镜无法接近异物,不应再进行内镜取异物的尝试;二是判明异物嵌顿的状态,如异物纵轴的方向、与消化道管壁的关系等;三是排除气腹征,当尖锐异物穿透消化道管壁或刺入管壁外组织、器官时,应视为胃镜取异物的禁忌证。只要无上述禁忌证者,绝大多数异物是可以经胃镜取出的。

### (二)术前准备

术前详细了解吞入异物的时间、性质、形态及数量。确定吞入异物的大小、形状、位置及与邻近器官的关系,并排除消化道穿孔。术前用药:麻醉下取异物可以松弛消化道肌肉,减少患者剧烈恶心引起的并发症,减少痛苦,从而提高成功率、减少并发症,术中注意观察患者临床表现及监测呼吸、血压等指标,安全性及成功率均较高。

### (三)器械及手术

内镜选择前视式电子内镜,经口腔进入,配合其专用的异物钳处理异物。钳取异物器械根据异物的形状、性质而定,选择普通活检钳、鼠齿钳、鳄嘴钳、三爪钳、磁吸引棒、网篮、圈套器及外套管、透明帽等。

### (四)操作技巧

胃镜下取胃内异物因形状不同,方法各异。取出异物时关键在于:①如何顺利通过食管三个狭窄区。首先要顺应食管平滑肌舒张与收缩,收缩时须耐心等待时机,不可硬性通过,舒张时须抓住时机,在扩张达内径最大时迅速通过。如果遇到持续痉挛状态时,可以适当注气扩张管腔。②通过食管时应尽量使异物长轴与食道长轴平行,否则可能导致划伤食道黏膜甚至肌层组织造成生命危险,前功尽弃。必须恰当选准圈套器或活检钳固定异物的切入点。这样既不会造成异物途中脱落又可使异物长轴尽量与食道长轴平行。③异物通过三个狭窄区后进入咽部。此区更危险,一旦异物脱落,可能滑入气管造成窒息。这时须使患者充分仰头加大咽部腔隙角度,同时注意患者情绪,使其安定,平静呼吸,并尽可能吸去喉部黏液,以防止误吸后呛咳震动,后者可能导致异物松动脱落。④即使顺利取出异物仍须再次进镜仔细观察有无黏膜损伤,浅表划伤可局部喷洒止血剂,损伤过重出血量大者须及时外科手术。⑤处理一些形状复杂的异物需要胃镜医生有一定的操作经验,恰当地把握角度,运用得好还可以适时、恰到好处地扩张食管、增大管腔。内镜护士的配合默契也是必不可少的。

### (五)操作步骤

1.异物的寻找　患者取左侧卧位,常规进行内镜检查,范围包括食管、胃、十二指肠球部和降部。在检查时应仔细寻找异物。一般在食管中的异物较易发现,胃内的异物往往位于胃大弯侧的黏液湖中,较难发现,如胃内还有食物残渣则更难发现。黏液湖中胃液较多者可边抽吸胃液边寻找,混有食物残渣者应注水冲洗后,再仔细寻找。如在食管和胃内反复寻找无异物者,还应在十二指肠内仔细寻找。找到异物后,可根据异物的大小和形态选用不同的钳取器材,将异物取出。

2.扁平状异物的取出　硬币、刀片、纽扣、布片等扁平状异物可选用活检钳、鼠齿钳、鳄嘴钳等钳物器钳住异物并取出。

3.圆形或光滑的异物取出　玻璃球、小型胃柿石、果核等可选用网篮式取物器将其套住取出。

4.长条形异物的取出　筷子、笔、牙刷、体温表、发夹可选用圈套器取物。将圈套器套住其较钝的一端,圈套器距异物的端侧必须在1cm之内,否则容易卡在贲门或咽喉部等部位。发夹的取出可将圈套器从其开口处套入,然后移行至圆滑的一端取出,亦可直接用钳物器钳在圆滑端取出。

5.不规则形异物的取出 假牙、张开的别针、肉骨头、各种小玩具可选用圈套器或网篮式取物器将其圈套住取出。假牙可套住其钢丝或直接用钳物器钳住钢丝取出。张开的别针卡在食管内常是开口向上、光滑圈向下的状态,可用钳物器钳住其光滑端,沿食管壁轻轻向上滑动,使其转为开口向下的状态取出,亦可顺势将别针推入胃内,钳住其光滑端,使光滑端向上取出。

6.尖锐物的取出 刀片、金属片在取出时易伤及消化道黏膜,可在内镜头部装上一个橡皮保护套管,取到异物后,将其拉入橡皮套管中缓缓退出。

7.软物的取出 蛔虫常扭成一团,可用活检钳将其扯开,钳住蛔虫退出。布团或棉花团亦可直接用钳物器钳住取出。

8.缝线的取出 手术后2年以上的缝线质地脆弱,容易拉断,可用活检钳夹住缝线结,将其拉断取出。术后近期的缝线比较牢固,可用内镜剪刀先将其剪断,然后再用活检钳夹住线结取出。

9.其他 直径在5cm以上的胃柿石不易直接取出,可以用活检钳或鳄嘴钳将其捣碎,较小的碎片可直接排出,较大的用网篮式取物器取出。如上述方法不能捣碎,可用激光将其击碎。有人试用叠氮化铅作为引爆剂,用激光引爆的方法,将胃内巨大柿石炸碎。其方法是将叠氮化铅与光导纤维相连,顶在柿石的中心部位,。用铅玻璃激光引爆,逐步将柿石炸裂。一般需引爆3~4次,安全有效。嵌顿在食管的某些非金属异物如肉骨头,亦可用激光将其中心烧焦、断裂后取出。

### (六)术中注意事项

1.取到异物后,应尽量收紧取物器材,并使其紧贴内镜,这样有利于异物与内镜同时退出。

2.异物取出时在贲门或咽喉部等狭窄部位容易被卡住而难以退出。此时应将内镜朝前推进,将异物推入胃内或食管中,反复调整异物的位置,直至异物能顺利通过狭窄处。将异物随内镜退至咽喉部时,还应将患者的头向后仰,亦有利于异物的取出。

3.嵌顿性异物可试用各种器械先缓缓将其松动,待嵌顿解除后方可取出,切忌强行牵拉造成损伤。

4.异物取出后应注意有无消化道损伤,如有损伤应及时处理。

### (七)并发症及其处理

1.消化道黏膜损伤 较大的锐利物在取出过程中可能会损伤消化道黏膜,尤其是在咽喉部、食管、贲门、幽门、十二指肠等狭窄或管径较小的部位,轻者可造成黏膜撕裂和出血,重者可造成穿孔。操作过程中应小心、轻柔,切忌粗暴,以防损伤。已造成黏膜损伤或有轻度渗血者可禁食、补液,使用抑制胃酸分泌的药物和黏膜保护剂;出血不止者,可在内镜下止血;有穿孔者,应尽早行手术修补,并予以抗生素治疗。

2.继发感染 在损伤的消化道黏膜上可继发细菌感染而发生红肿,甚至化脓。患者在感染的部位有剧烈疼痛,并伴有寒战、发热。治疗上应予禁食、制酸,使用广谱抗生素,已形成脓肿者应手术治疗。

## 二、结肠异物的内镜下处理

结肠异物多数由误服引起,部分为故意吞服或由于肠道内瘘排出进入大肠,它无论在异物种类、性质及对人体的危害等方面都有别于上消化道异物,一般均能自行排出体外,所以大多数大肠异物如无特殊的并发症存在,一般均无需内镜处理。只有当异物在大肠内停留时间过长,估计排出有困难,或有出血、穿孔、梗阻、结肠功能紊乱等并发症时,才应该积极经大肠镜试取。

在肠镜下行异物取出术,亦是一种简便、安全、可靠的方法,可使患者免受外科手术取异物之痛苦,术前准备与常规大肠镜检查相同,在器械准备方面,除常规检查所用的结肠镜外,需要准备根据不同形状异物而选用的各种不同的异物钳取器械,如圈套器、拆线剪刀、三叉型抓持器、鼠齿型抓持器等。

常见大肠异物的取出方法

1.吻合口缝线残留拆除  手术后吻合口缝线内翻于肠黏膜是最常见的大肠内异物,一般情况下,患者无明显的症状及并发症发生时无需处理。但当缝线残留作为异物刺激,引起吻合口黏膜糜烂、溃疡,甚至导致出血、腹泻及腹痛时,应在内镜下予以拆除。对于缝线结已浮于黏膜表面,一般常用的活检钳咬夹拔除即可。如缝线结牢固地结扎于黏膜深面,可用内镜专用手术剪刀剪断缝线,然后再用活检钳拆除,也可用内镜专用拆线器直接拆除。

2.长条形异物取出  大肠内长条形异物,多为遗留于大肠的各种引流管及吞入的各种长条形异物,可用圈套器套住异物一端,随内镜一起退出体外。

3.圆球形异物的取出  大肠内圆球形异物以粪石及胆石最为多见,对于这类异物如体积较小,可选用三爪钳取出,也可用篮型取石篮取出。对于较大的结石可用特别的碎石器,将结石粉碎后再取出。

4.扁平形异物的取出  对此类异物应选用鼠齿钳钳取用其他器械试取时容易滑脱。对于大肠内小而光滑的异物,取出较容易且安全,不会发生并发症;但对不规则形、锐利、带钩的铁质异物试取时,应倍加小心,退出时异物的位置应与肠腔纵轴相平行,并且尽可能靠近肠镜端面,随结肠镜一并退出,操作要轻柔,切勿粗暴及用力外拉,否则会造成肠黏膜损伤、出血,甚至发生肠穿孔等并发症。

(张　晶)

# 第三节　消化内镜诊疗技术相关并发症及处理

自从 Hirschowitz 等首次报道可曲性纤维内镜应用以来,消化内镜技术迅速发展,应用领域更为广泛,不但提高了胃肠疾病诊断的准确性,而且实现了消化系统疾病的微创治疗,同时伴随的并发症也显著减少。本文总结近年文献报道的消化内镜诊疗过程中所遇到的并发症及其处理,以指导临床实践。

## 一、胃肠镜检查的并发症

有创侵入性胃肠镜检查作为消化道疾病诊治的重要手段之一,在我国已普遍开展,由此而导致的各种并发症也时有报道。充分认识和重视胃肠镜检查的各种并发症是保证医疗安全、有效地开展内镜工作的重要前提。本文旨在对此相关内容作一阐述。

### (一)电子胃镜检查并发症

总结文献资料,胃镜检查的各种并发症及防范措施见表 21-1。

表 21-1　电子胃镜检查的各种并发症、原因及防范措施

| 并发症 | 产生原因 | 防范措施 |
| --- | --- | --- |
| 口咽部损伤 | 暴力操作 | 操作轻柔 |
| 义齿脱落 | 活动义齿未取出 | 胃镜检查前取出义齿 |
| 声门气管损伤 | 暴力操作,误入气道 | 操作轻柔,熟悉解剖,循腔进镜 |

续表

| 并发症 | 产生原因 | 防范措施 |
| --- | --- | --- |
| 窒息 | 胃镜误入气管或较大块胃内容物反入气管 | 术前6~8h禁食;检查过程中及时清理胃内容物;注意患者呼吸变化;误入气道及时撤出 |
| 吸入性肺炎 | 胃肠液反流;胃镜于会厌、声门部及气管内送气送水 | 及时吸引胃肠液;避免在会厌部、声门部送气送水 |
| 食道穿孔 | 误入食管憩室;暴力操作 | 进镜轻柔,循腔进镜,识别憩室,始终保持良好的内镜视野 |
| 贲门黏膜撕裂损伤 | 患者耐受性差,剧烈呕吐;暴力操作 | 操作轻柔;反应过重患者术前给予镇静、止吐处理或改无痛检查;术前、术中告诉患者应如何配合检查 |
| 急性胃扩张 | 过度注气注水 | 注气注水适度 |
| 十二指肠穿孔 | 盲目进镜,暴力操作 | 看清视野,注意憩室、溃疡等病变,手法轻柔,循腔进镜 |
| 上消化道出血 | 胃镜擦伤黏膜、血管瘤或曲张静脉 | 操作轻柔,谨慎;熟悉静脉瘤、静脉曲张的内镜表现,能与正常食管、胃底黏膜相区别;辨识不清时勿盲目活检 |
| 上消化道感染性疾病 | 胃镜消毒不严,交叉感染 | 严格进行胃镜及配件的消毒,定期监测、检验。对乙肝、艾滋病等患者最好用专门的胃镜检查 |
| 呼吸、心跳骤停;急性呼衰、心衰等 | 患者多有严重心、肺疾患史,一般状况差 | 高危患者注意术中心肺功能监测;极高危患者禁忌检查。术前告知患者家属操作风险,签署检查同意书 |
| 其他:如胃镜嵌顿等罕见情况 | 存在一定偶然因素 | 规范、谨慎操作;胃镜检查前签署检查同意书,告知患者检查存在的不可预知性风险 |

## （二）结肠镜检查并发症

总结文献资料,结肠镜检查的各种并发症及防范措施见表21-2。

表21-2　结肠镜检查的告知并发症、原因及防范措施

| 并发症 | 产生原因 | 防范措施 |
| --- | --- | --- |
| 肠穿孔、肠破裂 | 肠腔走向不明情况下盲目进镜;误把憩室当成肠腔;不恰当地运用滑镜技术;过度充气,暴力操作 | 始终坚持循腔进镜原则;始终明确肠腔走向和进镜方向;谨慎运用滑镜技术,避免长距离滑镜,初学者慎用此技术;尽量少充气,避免过度充气;操作轻柔 |
| 肠系膜撕裂 | 操作暴力,过度牵拉、扭转肠管;镜身打襻进镜困难时仍强行进镜 | 拉直镜身,保持镜身进出活动的自由状态;成襻时应设法解襻后再行进镜;确需带襻进镜时应掌握力度,不可勉强 |
| 肠扭转 | 操作暴力,过度牵拉、扭转肠管 | 进镜轻柔,拉直镜身,保持镜身自由状态 |
| 肠黏膜损伤、出血肠道感染性疾病 | 多为进镜时擦伤 结肠镜消毒不严,交叉感染 | 可不作处理。坚持正确进镜方法多可避免严格进行结肠镜及配件的消毒,定期监测、检验。对乙肝、艾滋病等患者最好用专门的结肠镜检查 |
| 呼吸、心跳骤停;急性呼衰、心衰等 | 患者多有严重心、肺疾患史,一般状况差 | 高危患者注意术中心肺功能监测;极高危患者禁忌检查。术前告知患者家属操作风险,签署同意书 |
| 其他:如结肠镜嵌顿、肠套叠等罕见情况 | 存在一定偶然因素 | 规范、谨慎操作;结肠镜检查前签署检查同意书,告知患者检查存在的不可预知性风险 |

如何防范胃肠镜检查的并发症,除了上述所列技术层面的注意事项外,对于一名内镜医生而言,具备

良好的心理素质对于防范内镜操作并发症的发生同样十分重要,这也是一名优秀内镜医生所应具备的必须条件之一。尽管每名优秀内镜医生有着不同的操作技巧和风格,但却具有相同的心理素质,即细致、耐心、沉着、冷静、谨慎、认真。具备了这些心理素质的内镜医生将让患者感到安全。当然这些优良品质需要不断地在实践中刻苦学习、积累和磨练。

总之,只要高度重视和认识胃肠镜检查的各种并发症,并始终坚持谦虚而谨慎的态度,就能够将各种胃肠镜检查的并发症消灭于萌芽,做到防患于未然。

## 二、内镜下逆行胰胆管造影检查的并发症及其处理

内镜下逆行胰胆管造影(ERCP)是目前诊断胰胆管疾病的金标准。1968年某学者首次经内镜逆行胰胆管造影获得成功。在此基础上,内镜下取石、胰胆管引流等技术相继开展,加之高频电刀、激光、微波、液电冲击波等新技术的引进,ERCP的治疗范围进一步拓宽。目前ERCP成为当今胰胆疾病重要的诊断治疗手段,其安全性、有效性不断获得认可,甚至对老年人、儿童和孕妇患者也是安全的。但ERCP作为一种侵袭性操作仍存在一定的风险,术后并发症是临床工作中不可忽视的问题。

### (一)ERCP术后并发症

**1.急性胰腺炎**

(1)诊断:ERCP术后24h内出现腹痛同时伴有血淀粉酶的升高至正常水平的4倍(或以上)时,诊断为ERCP术后急性胰腺炎。重症胰腺炎的诊断标准参见2000年全国第8届胰腺外科会议制定的诊断标准。

(2)危险因素:①内镜下括约肌切开术(EST):治疗性ERCP多需行EST,由于热传导作用对胰管的损伤,较易引发急性胰腺炎。某学者认为,尽管EST后急性胰腺炎的几率高于单纯诊断性ERCP,但症状相对较轻,较少合并重症胰腺炎,这可能与EST降低胰管内压力有关。ERCP插管困难或壶腹部结石嵌顿时,常使用针状刀预切开乳头技术。尽管可能引发急性胰腺炎,但利于完成插管,且利于避免重症急性胰腺炎的发生。②反复多次乳头插管:胰胆管汇合部夹角偏小,胆总管插管时易误入胰管,至反复多次插管。某学者研究发现插管次数小于5时,急性胰腺炎的发生率为3.3%;大于20时,急性胰腺炎的发生率为14.9%。③插入胰管位置过深:进行胰管内刷取细胞行细胞学等检查时,导丝或导管插入胰管位置过深,导致胰管上皮损伤而引发急性胰腺炎。④造影剂使用:曾经认为急性胰腺炎的发生与ERCP术中使用造影剂有关。而某学者研究认为:ERCP后并发急性胰腺炎与造影时用离子型或用非离子型造影剂无关。但造影时,注入造影剂压力过高易导致术后急性胰腺炎。

**2.胆道感染**

(1)诊断:ERCP术后出现寒战、高热、黄疸,右上腹疼痛剧烈,白细胞增高等胆管炎症状时要考虑合并胆道感染可能。胆道感染是ERCP术后常见的严重并发症。

(2)危险因素:十二指肠乳头切开范围不够、残余结石嵌顿、乳头肿胀、注入造影剂过多、胆汁引流不畅等都容易导致ERCP术后胆道感染。

**3.术后出血**　ERCP特别是EST术后出血的发生与切开范围过大,乳头部血管变异等因素有关。合并消化道出血时,患者可出现头晕、脉快、面色苍白、四肢冷、黑便等症状,甚至出现血压下降、休克征象。

**4.消化道穿孔**　临床表现为上腹痛,持续性加重,可向腰背部放射,部分患者腹部平片可显示膈下游离气体。胆总管穿孔发生率约为0.15%,病情变化快,处理不及时,后果严重。

### (二)ERCP术后并发症预防及处理

**1.急性胰腺炎**　ERCP术后急性胰腺炎的危险因素很多,降低急性胰腺炎的发病率,需要多方面综合

考虑。

（1）严格选择适应证。

（2）器械充分消毒。

（3）良好的插管技术，尽量减少插管次数。

（4）造影剂中常规加入抗生素，如庆大霉素等。

（5）插管困难时，尽早行乳头预切开术。

（6）注入造影剂时避免压力过高。

（7）选择性插管，如不需胰管显影，尽量避免造影剂注入胰管。

（8）合并乳头狭窄时行乳头预切开术。

（9）选择合适的电凝电切电流。

（10）高危患者可放置鼻胰管引流：研究表明，预防性胰管内置入支架可明显降低并发急性胰腺炎的机会。

（11）如术中出现腹痛，且与十二指肠镜的移动及乳头插管无明显关系时，应尽快结束操作，及早治疗，而不是镇痛处理。

（12）如有条件，术前行 MRCP（磁共振服胆管成像）检查，明确肝内外胆管形态及胰管、胆管汇合特点，预判插管难度。

（13）药物治疗：①抑制胰酶药物，如加贝酯等。某学者研究表明 ERCP 术前及术后连续静滴加贝酯，对预防急性胰腺炎的发生有较好效果。②抗生素：选用能穿透血胰屏障且在局部达到有效浓度的抗生素，如三代头孢抗生素、甲硝唑等。③制酸剂如奥美拉唑等。④生长抑素及其类似物：大量研究表明，生长抑素可以防治 ERCP 术后急性胰腺炎。⑤解痉药物：ERCP 术前应用解痉药物可以减少胃肠道平滑肌收缩、降低 Oddi's 括约肌张力，利于操作及插管。

2.胆道感染　针对 ERCP 术后合并胆道感染的危险因素，应注意：①完善术前检查及诊断，对于术前即合并胆管炎的病例，予抗生素治疗。②术中注意无菌操作，避免一次性物品的重复使用。③插管成功后，注意胆汁的性状，如胆汁浑浊，甚至是脓性胆汁，术后放置鼻胆管引流，既有利于胆汁引流，更为胆汁培养、指导抗生素应用提供便利。④解除胆总管下段、十二指肠乳头梗阻，根据病情行 EST、塑料支架置入术或金属支架置入术等。⑤如存在胆总管结石，尽可能取尽结石；如合并肝内胆管结石，注意胆管结石复发、再次感染可能，放置鼻胆管引流，根据结石分布、位置制定进一步治疗方案。⑥抗生素药物治疗。

3.术后出血　EST 是 ERCP 术后出血的重要危险因素，因此行 EST 时应注意：①严格把握切开范围，不可过大。②切开过程中注意有效止血，必要时应用冰去甲肾上腺素液冲洗，直至出血停止。③术后注意监测生命体征，及时扩容，预防失血性休克。④术后应用止血药物及制酸剂。⑤术后观察粪便性状，动态监测粪便潜血，直至连续 3 次阴性结果。

4.消化道穿孔　ERCP 术中及术后消化道穿孔的预防和处理，应注意：①轻柔操作，避免粗暴进镜、插管。②严格把握 EST 切开范围。③ERCP 术后出现腹痛及腹膜炎体征时，要考虑合并消化道穿孔可能。尽快行腹部平片、超声、血常规等检查明确诊断。④注意有无合并腹腔出血。⑤监测生命体征，预防感染性或失血性休克。⑥禁食、水，予胃肠外营养，提供充足热量，维持患者内环境稳定。⑦予抗生素、制酸剂治疗。⑧观察病情变化，必要时行手术探查。

## 三、双气囊小肠镜的并发症及其处理

气囊辅助小肠镜包括双气囊小肠镜和单气囊小肠镜，是目前临床上诊治小肠疾病的重要手段。在某些情况下,气囊辅助小肠镜也被用于上消化道、结肠或胆胰疾病的诊治。气囊辅助小肠镜的诊治操作方法和传统的上、下消化道内镜操作方法大体相似,根据临床检查治疗目的的不同,可采用经口或经肛进镜两种方式,这时就有可能发生和胃镜操作或结肠镜操作类似的并发症。但是由于小肠镜主要用于观察或治疗小肠病变,检查的指征不同,操作难度相对较大,操作中外套管的应用,操作费时较长,加之小肠迂曲冗长、小肠壁相对较薄等特点,因此,气囊辅助小肠镜的诊治操作也有其与其他内镜操作不同的并发症。现主要介绍气囊辅助小肠镜相关的并发症及其处理。

### (一)咽喉部损伤和食管贲门黏膜撕裂

由于经口小肠镜检查大多是在镇静或丙泊酚静脉麻醉和气管插管下进行,操作时间较长及检查过程中外套管和内镜的反复交替滑动进镜等因素,因此可能对咽喉部造成损伤,出现声音嘶哑,咽喉部不适、疼痛甚至咽喉部感染等反应。个别情况下由于进镜较深,勾拉角度过大,可能导致食管下段和贲门黏膜撕裂,在退镜时可见数条黏膜的轻度撕裂并少许渗血。这些并发反应多在 1～2d 后即可自行消失而无需特殊处理,少数反应较重的患者可给予对症处理。减少这些反应在于操作手法的轻柔,缩短操作时间,注意深部进镜时勾拉的角度不要过大。

### (二)小肠黏膜损伤

气囊辅助内镜的外套管前端和镜身之间有很小的间隙,而外套管前端的锥形使此间隙更小,当进镜角度较大时,前端的间隙就会加大,此时如用力推进外套管或镜身就有可能损伤小肠黏膜或使肠管绞结成襻,操作中在推进外套管或镜身时会感到镜身或外套管前进时有一种反弹的阻力感。这种情况在一些有腹部手术史、可能存在肠粘连的患者中较常遇到。此时重要的是要记住不可强行用力进镜,应该尽可能使角度变钝减缓,或者在 X 线透视下调整角度,解襻后再进镜。这不但可以较好地避免损伤小肠黏膜,更重要的是可以避免发生小肠穿孔的严重后果。一般小肠黏膜的损伤如无明显出血时,可不必特殊处理。如镜下见黏膜损伤较深,有出血之虞时,也可适当予以镜下喷洒止血剂等处理,以防止检查后的出血。

### (三)小肠穿孔

气囊辅助内镜检查应用于临床以来,文献报道的小肠穿孔并发症发生率为 0.3%～0.8%,但在治疗应用如息肉切除、止血等操作时,小肠穿孔的发生率则高于检查,文献报道为 1%～2.3%。我们的近 1500 例次小肠镜检查和 300 余例次小肠镜下治疗经验显示:检查的穿孔发生率为 0.2%,治疗(主要为息肉切除)的穿孔发生率为 1.3%。预防小肠穿孔的关键是操作手法的熟练和轻柔,尤其要注意在遇进镜阻力时不可强行推进,可通过体位变换、调整镜端和镜身角度解除形成的肠襻、改变外套管位置及适当减小气囊压力等方法以减小进镜阻力,如此不但可减少肠穿孔的发生,还有助于提高进镜的深度。遇有困难的病例也可用 X 线透视辅助调整进镜角度和方向。

在镜下治疗操作时,要保证镜下视野清晰,注意圈套息肉时不能太贴近肠壁,通电时间和通电量根据息肉具体情况进行相应的调整,以尽量避免高频电流对肠壁的烧灼引起肠壁穿孔。对 >2cm 或广基息肉可采用分部圈套切除的方法,但也要注意基底部与肠壁要留有一定距离。由于小肠壁较薄,在用高频电流圈套或电凝治疗息肉时还要注意延迟穿孔的发生。我们在一例小肠镜下切除 Peutz-Jeghers 综合征的小肠多发息肉时,其中一枚由于息肉较大,约为 5cm×6cm,在分部切除时通电时间过长,于术后第 5 天发生延迟穿孔,经手术证实并修补治愈。对于息肉切除时所致的肠穿孔一般直径都较大,因此一旦确诊为穿孔,尽早手术治疗预后良好。

由于小肠壁薄,操作时间长而往往会不自觉过多注气,使肠壁更加变薄,因此在注射止血、注射标记时如注射穿刺过深也有可能穿透肠壁导致穿孔。为避免注射时造成的穿孔,可在注射针刺入肠壁后先注入少许气体,如不见黏膜抬起,表明注射针可能刺入腹腔,此时要退针更换位置,不可注射药物或标记染料。

如在操作中怀疑注射针穿透肠壁,应尽量吸引肠腔内气体以减小肠腔压力,一般可以避免有临床意义的小肠穿孔。但检查结束后要密切观察 2～3d,适当禁食,如出现明显穿孔的症状体征时,应视病情予以及时处理。

近年有报道在对小肠良性狭窄病变如克罗恩病进行镜下扩张时发生小肠穿孔,认为在急性炎症或有较深溃疡病变时不宜即行扩张,而且在扩张时注意扩张的幅度,以此避免肠穿孔的发生。

### (四)小肠出血

气囊辅助内镜检查一般不会引起有意义的小肠出血。在小肠黏膜损伤时可见损伤黏膜表面充血或少许渗血,此时通常无需处理。有意义的小肠出血一般发生在小肠镜下治疗时,如息肉切除,小肠血管扩张的止血治疗和小肠狭窄扩张治疗。文献报道的一般为息肉切除后的残根部位出血,可表现为即时的残根表面渗血、小血管出血等,也可发生于息肉切除 24h 以后的延迟出血。原因包括息肉大小、血供情况、电凝时间和操作方法等。通常认为息肉镜下治疗总的小肠出血发生率为 1.5%～5% 之间,但尚无并发出血致死的报道。预防息肉切除后出血的方法可根据息肉大小,对息肉血供情况的判断于切除前在息肉根部黏膜下注射肾上腺素生理盐水液,切除后根据息肉残根是否凝固良好情况,辅以 APC 凝固、补充电凝或注射等方法防止术后的延迟出血。在我们对小肠息肉的镜下高频电流圈套或电凝治疗中,总的出血发生率为 3.7%,其中有 3 例为发生于术后 24h 的延迟出血。所有病例均经内科止血药物为主的治疗而恢复,仅一例因明显贫血输入 2u 混悬红细胞,无一例经需外科手术治疗。

### (五)急性胰腺炎

有个别文献报道在气囊辅助内镜检查后出现急性胰腺炎的并发症,认为这与进镜过程中外套管对十二指肠乳头的压迫或刺激有关。近年有的学者将气囊辅助内镜用于胃毕 II 式术后的逆行胰胆管造影,或在直视下经胆管十二指肠吻合口或胰腺十二指肠吻合口行胆管或胰管造影,此时,如普通经十二指肠镜的逆行胰胆管造影一样,可以引起胰腺炎。此时的处理如同常规的逆行胰胆管造影检查,注意观察病情变化并予以相应治疗,一般均可较快恢复。

(张　晶)

# 第四节　深度镇静技术与内镜操作

无痛苦内镜检查技术是指在内镜检查时适当用镇静剂,使病人在清醒镇静或浅睡眠状态下完成检查,克服了传统内镜操作过程中患者紧张、恶心等缺点,整个检查过程中病人舒适、无痛苦。是当今世界上较流行的内镜诊疗技术。

无痛胃肠镜采用几种高效安全的镇静、镇痛药物,使患者进入催眠状态,然后再进行胃肠镜的诊治,术后患者产生顺行性遗忘。与普通胃肠镜检查相比,无痛苦内镜检查具有更多优势:一般胃镜检查可出现恶心、胀痛不适、呛咳等不良反应,而无痛苦内镜检查无任何不适,对提高胃镜检查诊断地准确性、减少心血管并发症具有重要意义。无痛苦肠镜因麻醉下肠管松弛,很少有肠痉挛,无任何不适感,肠镜时间大大缩短。无痛苦内镜可使医生不必过多地考虑操作时间,从而从容、仔细、彻底地进行内镜诊疗操作。实施镇静技术是在保证病人安全与镇静之间达到最佳平衡,以应用最低药物剂量使镜检引起的外源性刺激所造成的痛觉不向大脑传递或不留下不良记忆。在这个水平上的镇静,病人能对言语或触觉做出反应,并且换气和心血管功能维持良好。镜检是在麻醉医师、内镜医师和内镜室护士共同监护、合作下完成。无痛内镜也相应扩大了胃、肠镜检查的适应证,如果作为健康体检项目可大大提高胃肠道早期肿瘤的检出率。

# 一、无痛苦内镜检查发展史

无痛苦内镜检查术理论的形成及运用于临床,经历了 20 世纪 60~90 年代近 30 年的实践。1967 年,某学者报道在胃镜检查前使用哌替啶镇痛。1968 年,学者们开始在胃镜检查前使用地西泮胃肠外给药。1973 年劳拉地西泮开始用于胃镜检查前给药,80 年代开始咪唑安定用于消化道内镜检查镇静及诱导麻醉,进入 90 年代,无痛苦内镜检查开始在国外大力推广。1991 年某医院开始将芬太尼应用于胃镜检查前镇痛。国内某医院胃镜室开始把咪唑安定用于胃镜检查前的清醒镇静。2000 某医院报道使用异丙酚,实施无痛苦内镜检查,取得了令人满意的效果。

# 二、适应证与禁忌证

## (一)适应证

1.有内镜检查适应证但恐惧常规内镜检查者。

2.剧烈呕吐或其他原因难以完成常规内镜检查者。

3.伴有其他疾病史而病情又非常必要做内镜检查者,如伴有高血压、轻度冠心病、陈旧性心肌梗死、癫痫史、小儿、精神病等不能合作者。

4.费时或复杂的内镜操作,例如内镜逆行性胰胆管造影术(ERCP)和超声内镜检查。

## (二)禁忌证

1.生命处于休克等危重状态。

2.急性上呼吸道感染、咳嗽、咳痰、大量呕血、胃潴留(因容易引起窒息)。

3.腐蚀性食管炎、胃炎。

4.有中度以上的心肺功能障碍患者,急性心肌梗死、急性脑梗死、脑出血患者,支气管炎及哮喘病、严重肺心病、严重的高血压患者。

5.急剧恶化的结肠炎(肠道及肛门急性炎症、缺血性肠炎等),急性腹膜炎等。

6.怀疑有胃肠穿孔者,肠瘘或有广泛肠粘连者。

7.怀疑术后腹膜炎或胃肠道肿瘤术后有广泛肠粘连的患者。

8.极度衰弱,不能耐受术前肠道准备及检查者。

9.肝性脑病(包括亚临床期肝性脑病)。

10.严重肝肾功能障碍者。

11.妊娠妇女和哺乳期妇女。

12.青光眼、前列腺增生症有尿潴留史患者。

13.对异丙酚、咪达唑仑、芬太尼、东莨菪碱、酯类局部麻醉药过敏及忌用的患者。

15.心动过缓患者慎重。

# 三、常用药物

用于无痛苦内镜检查的镇静药物应具有以下特点:①起效快,使用后机体无不良反应,无严重心血管及神经系统副作用;②与静脉输液制剂相容性好;③具有抗惊厥、止吐、镇静和遗忘作用;④苏醒快并可预测(苏醒时间与应用剂量有关);⑤无肝肾功能损伤;⑥术后麻醉残留作用少。虽然关于镇静麻醉胃镜检查的麻醉药物研究很多,但目前仍未找到一种药物能满足以上所有的特点。目前临床常使用的深度镇静麻醉的胃镜静脉麻醉药物主要有阿片类、苯二氮䓬类、烷基酚类,以及苯环己哌啶类等几类药物。为了安全起见,还需备有上述药物拮抗剂。

### (一)镇静药物

**1.异丙酚**　是烷基酚类镇静催眠药,别名双异丙酚或丙泊酚。商品名为得普利麻。丙泊酚作为新型静脉麻醉药,是临床上常用的备受推崇的可控性强的静脉麻醉药,具有速效、短效,苏醒快而完全,持续输注后无蓄积,且有抗呕吐、毒性小等特点,具有其他静脉麻醉药或麻醉性镇痛药无可比拟的优点,特别适用于无痛内镜术,备受国内外内镜工作者的青睐,大量的临床研究已肯定了它在无痛内镜术中应用的安全性。该药诱导平稳,作用时间短,能迅速经肝脏分解,无活性代谢产物,抑制呕吐、咳嗽反射,无药物蓄积作用,其血药浓度与镇静程度成正比,因此可控性很强。通常静脉注射后 $30\sim60s$ 起效,持续约 $1\sim4min$,常用剂量为 $10\sim20mg$ 静脉注射。主要不良反应:呼吸抑制、低血压。

**2.咪达唑仑**　为苯二氮䓬类抗焦虑药。静脉给药后 $3\sim5min$ 起效,持续时间 $1\sim3h$,初始剂量为 $0.5\sim2mg$(或 $0.035\sim0.070mg/kg$),静脉注射,酌情追加,通常每次 $1mg$。主要不良反应:呼吸抑制,低血压。在与阿片类镇痛药物合用或快速推注时,呼吸抑制作用增加。与地西泮相比,咪达唑仑有以下特点:起效快,作用持续时间短,清除快(清除 $t_{1/2}$ 为 $2h$),适合内镜检查使用;血栓静脉炎的发生率低,抗焦虑作用强。

**3.地西泮**　地西泮为苯二氮䓬类抗焦虑药。静脉注射后 $3\sim5min$ 起效,持续时间为 $2\sim5h$,清除 $t_{1/2}$ 约 $24\sim48h$,经肝脏代谢后由肾脏排出。通常用量:$10\sim20mg$ 静脉注射。与麻醉性镇痛药合用时,镇痛药应减量。主要不良反应:呼吸抑制及低血压,老年人易发生上述不良反应,少数患者可发生静脉炎。

**4.哌替啶**　是阿片类镇痛药,镇痛作用较强,有轻度镇静作用。起效时间 $10min$,持续时间 $2\sim3h$。初始剂量:$25\sim50mg$ 静脉注射。主要不良反应:呼吸抑制,低血压,恶心、呕吐,可致眩晕、出汗、口干。与其他阿片类药物相比,起效慢,作用时间和恢复时间较长,适合时间较长的内镜检查。与苯二氮䓬类药物合用时,呼吸抑制作用明显增加,需适当减量。

**5.芬太尼**　为阿片类镇痛药,有轻度镇静作用。起效时间 $5\sim8min$,持续时间 $1\sim3h$。初始剂量:$0.05\sim0.1mg$ 静脉注射。主要不良反应:呼吸抑制、恶心、呕吐及胆道括约肌痉挛。与苯二氮䓬类合用时,呼吸抑制和镇静作用明显增加。芬太尼起效快,恢复时间短,适用于门诊内镜检查。

### (二)拮抗药物

**1.纳洛酮**　为阿片受体拮抗药。用于拮抗麻醉性镇痛药急性中毒的呼吸抑制及拮抗麻醉性镇痛药的残余作用。静脉用药后 $1\sim3min$ 起效,作用持续 $45\sim90min$。一般可先用静脉注射 $0.3\sim0.4mg$,$15min$ 后再次肌内注射 $0.6mg$ 或继之以静脉滴注 $5\mu g/(kg\cdot h)$。应用纳洛酮后,由于痛觉突然恢复,可产生交感兴奋现象,如血压升高、心率增快、心律失常,甚至肺水肿和心室颤动。

**2.氟马西尼**　为苯二氮䓬类拮抗药。可快速有效地对抗苯二氮䓬类引起的镇静和呼吸抑制,明显缩短术后恢复时间。药物作用时间短,单次拮抗作用很快消失。通常用量:$0.003mg/kg$ 静脉注射,每分钟一次至清醒,总量不超过 $2mg$。

## 四、检查方法

### (一)术前准备

1.仔细询问病史,了解患者重要脏器功能状况、既往镇静麻醉病史、药物过敏史及目前用药史等。同时进行针对性的体格检查,包括生命体征、心肺听诊和肺通气功能评估。对患者进行宣教,完善术前检查如心电图、胸片等。

2.影响镇静镇痛效果的因素痛阈值、期望值和药物干预的程度。

3.除内镜检查常规术前准备外,检查当天禁食 8h,禁水 4h。

4.手术知情同意书签字无痛苦内镜检查一般情况下较为安全,但麻醉过程中可能出现呼吸循环抑制等意外,患者或家属应做好思想准备,需签订麻醉知情同意书。

5.建立静脉通路,维持到操作结束和患者不再有心肺功能不全的风险时。

### (二)无痛苦内镜检查操作方法

1.应用镇静/止痛药物　进行无痛苦内镜检查时,一般采用静脉给药,达到中度或深度镇静。给药的方案应规范化、个体化,尽量减少用药的品种和剂量。待其肌肉松弛,睫毛反应消失即停止用药,开始内镜检查,其操作方法同普通内镜检查。

2.无痛苦内镜检查过程中的监护　无痛苦内镜检查过程中可能出现循环系统、呼吸系统等并发症,包括高血压、低血压、心律失常、呼吸抑制、低氧血症等。因此监护内容应包括意识状态、通气情况、血氧水平、心率、血压、呼吸频率等。①应用心电监护仪监测血压、血氧饱和度和心律。②监测呼吸频率和通气情况(包括观察胸/腹式呼吸,胸部触诊)。③吸氧:鼻导管给氧量为 $2\sim4L/min$,必要时可戴面罩加压给氧。④每次静脉给药后,均应监测血压,深度镇静后或对有心血管疾病或心律失常等疾病患者应监测心电图。⑤麻醉师应通过定期问话和轻度触觉刺激(中度镇静)以及更深度的刺激(深度镇静)观察反应,来监测患者的意识状态,根据监测情况决定是否需追加药物。

3.内镜医师与麻醉医师相互配合　①进行无痛苦内镜操作的内镜医师应能熟练完成操作,尽量缩短操作时间。②麻醉医师确认患者达到所需的镇静程度后方可开始内镜操作。③为了防止误吸,内镜检查医师在进行上消化道检查时,应注意吸去咽部和食管内的液体。胃内潴留有大量液体时,应尽量吸去。胃内有大量食物潴留时,应尽快完成操作,并提示麻醉师让患者在恢复时抬高床头、采取半卧位。④给予镇静和止痛药物后,患者的痛阈提高,而且转换体位困难,因此,进行结肠镜检查时,动作要轻柔,少注气,注意采用钩拉等方法,争取在患者左侧体位下完成检查。⑤为防止低血压、心律失常及穿孔等并发症,在进行结肠镜检查时,应尽量避免或减少对胃肠道的牵拉。麻醉医师发现有内脏牵拉反应时,应提示内镜医师。⑥内镜医师预计操作即将完成时,如结肠镜已达回盲部后,应提示麻醉师可不再追加给药。

## 五、镇静内镜检查的并发症及处理

根据国内外应用经验及相关文献报道,无痛苦内镜检查技术安全性较高,但也存在一些不良反应及并发症。

1.舌根后坠、打鼾　部分病人,特别是肥胖病人常因用药后全身肌肉松弛致舌根后坠,出现打鼾或血氧饱和度进行性下降。处理:①立即停止注药;②使病人头后仰,同时将下颌两侧用双手向上向前托起;③用压舌板压住舌根或舌钳拖出舌体;④加大给氧流量。经上述处理后,血氧饱和度一般能迅速恢复正常,并能顺利完成检查。如无改善,应立即退出内镜,待病人回复后再行检查。

2.呼吸抑制、呼吸暂停　用药过程中因呼吸肌松弛,呼吸抑制或呼吸暂停。处理:①立即停药;②使用相应拮抗剂,如氟马西尼、纳洛酮;③实施面罩吸氧,必要时行人工呼吸。

3.咳嗽、咳痰或痰液堵塞呼吸道　少数病人可出现咳嗽、咳痰甚至痰液堵塞呼吸道。其原因主要有:①药物用量偏小,镇静深度不够,内镜刺激咽喉部所致;②病人存在上呼吸道感染、慢性支气管炎等呼吸道疾病,且伴有咳嗽、咳痰等症状,检查过程中,因内镜刺激咽喉部,咳嗽、咳痰加剧。处理:①检查前需详细询问病史,如近期有咳嗽、咳痰症状者,最好在症状控制后再行检查;②检查时,应待镇静深度适中后再进境,操作应轻柔,尽量避免刺激咽喉部;③对轻微咳嗽无痰者,无需特殊处理,可继续完成检查。剧烈咳嗽咳浓痰者应立即退镜至咽喉部,抽吸口腔及咽喉部分泌物及痰液不能奏效者,改用吸痰器吸痰,并迅速按压病人合谷或双眼上眶,使病人尽快清醒。④必要时使用拮抗剂。

4.低血压、心动过缓等心血管系统不良反应 异丙酚等镇静药物对心血管系统有抑制作用,可引起血压下降和心率减慢。考虑其原因与血管扩张、迷走神经兴奋和血容量不足有关。处理:①一般情况下,虽有血压下降和心率减慢,但仍在正常范围内,检查结束后能自行恢复至检查前水平;②血压下降明显,超出正常范围者,可快速输液扩容,同时配合 10~30mg 麻黄碱静注。心动过缓时可用阿托品或异丙肾上腺素对抗。

5.过敏反应 用于无痛苦内镜检查的镇静药物如异丙酚等,罕见过敏反应,但仍需严密观察、及时发现、及时处理。

# 六、术后恢复

1.在观察室监测患者,直到患者的意识状态恢复到大致正常水平,并且生命体征稳定或在可以接受的范围内。

2.给予拮抗药物后需延长观察期(至 2h),以确定拮抗剂效果消失后患者不会再次陷入镇静状态。

3.术后 2h 内应有人陪护,告知患者可能有迟发的镇静作用,忌饮含酒精的饮料。当天不要驾车或骑车,不要高空作业或操作重型机器。

(张 晶)

# 参考文献

1.钱家鸣.消化内科学(第 2 版).北京:人民卫生出版社,2014

2.林寿宁,朱永苹,林树元.消化内科新医师手册(第 2 版).北京:化学工业出版社,2015

3.杨长青,许树长.消化内科常见病用药(第 2 版).北京:人民卫生出版社,2016

4.钱家鸣.消化内科疾病临床诊疗思维.北京:人民卫生出版社,2012

5.林三仁.消化内科学高级教程.北京:人民军医出版社,2013

6.汪荣泉.消化内科临床速查掌中宝.北京:军事医学科学出版社,2014

7.李荣宽,陈骏,王迎春.消化内科处方分析与合理用药.北京:军事医学科学出版社,2014

8.刘玉兰,胡大一.消化内科.北京:北京科学技术出版社,2010

9.王伟岸.胃肠病学手册.北京:人民卫生出版社,2016

10.高峰玉,解祥军,陈宏辉,陈明.实用临床胃肠病学(第 2 版).北京:军事医学科学出版社,2015

11.莫剑忠,江石湖,萧树东.江绍基胃肠病学.上海:上海科学技术出版社,2014

12.姜泊.胃肠病学.北京:人民卫生出版社,2015

13.任建林,王秀伯,刘润皇.整合胃肠肿瘤学基础.北京:人民卫生出版社,2014

14.JeanMarcCanard,Jean-ChristopheLétard.消化内镜临床与实践.上海:上海科学技术出版社,2017

15.(日)芳野纯治.内镜诊断与鉴别诊断图谱-上消化道(第 2 版).辽宁:辽宁科学技术出版社,2014

16.吴斌,陈小良,李建忠.消化内镜基本操作规范与技巧.北京:科学出版社,2017

17.(日)多田正大,大川清孝,三户冈英树,清水诚治.内镜诊断与鉴别诊断图谱-下消化道(第 2 版).辽宁:辽宁科学技术出版社,2015

18.周平红,姚礼庆.消化内镜切除术.上海:复旦大学出版社,2012

19.于中麟.消化内镜诊断金标准与操作手册(第 2 版).北京:科学出版社,2018

20.王深明,名誉,王天宝.消化系统内镜解剖与诊断图谱(第 2 版).广东:广东科技出版社,2014

21.戈之铮,李晓波.消化内镜窄带显像技术临床应用图谱(第 2 版).北京:世界图书出版社,2017

22.叶丽萍,张金顺.消化内镜新技术治疗图谱.北京:科学出版社,2017

23.金震东,李兆申.消化超声内镜学(第 3 版).北京:科学出版社,2017

24.段仲璧,陈继龙.胃肠肝胆胰疾病.北京:科学出版社,2012

25.朱争鸣.反流性食管炎的内科综合治疗.中国现代药物应用,2011,01:30-31

26.伍晓剑.消化内科常见不合理用药问题的研究分析.当代医学,2011,33:22-23

27.罗桂金,雷平光.无痛胃肠镜诊治消化内科疾病 86 例临床分析.中国现代医生,2013,11:148-149+151

28.李茂岚,刘颖斌.全基因组外显子测序在消化系统恶性肿瘤研究中的应用进展.中国实用外科杂志,2013,05:412-414

29.陈志敏.消化内科门诊胃食管反流病的临床分析.大家健康(学术版),2013,09:2-3

30.玛丽安木·马宁.浅谈食管贲门失弛缓症内科治疗.中国伤残医学,2013,07:190-192

31.毛宏杰.探讨消化内科无痛胃肠镜临床的应用疗效.中国保健营养,2013,02:104

32.潘勇娜,常月锋,郭瞰静,王利民,康金旺.化疗对消化系统肿瘤患者抑郁情绪的影响.现代肿瘤医学,2016,24:3967-3970

33.熊宇,张小昊,余丽霞.消化内科内镜微创治疗患者的规范化围术期管理.中国护理管理,2013,11:106-110

34.董建立.反流性食管炎的内科综合治疗.内蒙古中医药,2014,03:13

35.耿雪荞.外源性白蛋白在胃肠内科急危重患者治疗中的应用评价.世界华人消化杂志,2014,16:2347-2350

36.余细球,刘锦涛,李鑫.消化内科老年急性腹痛病因构成及误诊分析.中国全科医学,2014,32:3872-3874

37.陈洁.小儿消化系统疾病临床研究进展.中国实用儿科杂志,2010,06:444-447

38.方玉,杨锐,王艳莉,辛晓伟,张联.消化系统恶性肿瘤病人围手术期营养支持现况调查.肠外与肠内营养,2012,01:16-20

39.吴东平,徐农.食管鳞癌内科治疗现状.实用肿瘤杂志,2012,03:221-225

40.黄丽华.消化内科无痛胃肠镜临床的应用疗效分析.当代医学,2012,25:51

41.许靖,潘新年,韦秋芬,李燕,蒙丹华,闭宏娟,经连芳,谭伟,姚丽平.早产儿胃食管反流内科治疗的效果研究.中国妇幼保健,2016,10:2092-2095

42.吕吉.消化内科门诊胃食管反流病的临床治疗方法与效果研究.中外医学研究,2015,14:15-16

43.李继成.消化内科门诊胃食管反流病的临床分析探讨.中外医学研究,2015,22:28-29

44.王茜茜,王和天.内科综合疗法治疗食管静脉曲张破裂出血研究.检验医学与临床,2015,21:3276-3277